临床心脏病学

吕　毅等◎编著

吉林科学技术出版社

图书在版编目（CIP）数据

临床心脏病学/吕毅等编著.--长春:吉林科学
技术出版社,2017.5
ISBN 978-7-5578-2451-8

Ⅰ.①临… Ⅱ.①吕…Ⅲ.①心脏病学Ⅳ.
①R541

中国版本图书馆CIP数据核字(2017)第113589号

临床心脏病学
LINCHUANG XINZANGBING XUE

编　著　吕　毅等
出 版 人　李　梁
责任编辑　刘建民　韩志刚
封面设计　长春创意广告图文制作有限责任公司
制　版　长春创意广告图文制作有限责任公司
开　本　889mm×1194mm　1/16
字　数　1000千字
印　张　30.5
印　数　1—1000册
版　次　2017年5月第1版
印　次　2018年3月第1版第2次印刷

出　版　吉林科学技术出版社
发　行　吉林科学技术出版社
地　址　长春市人民大街4646号
邮　编　130021
发行部电话/传真　0431-85635177　85651759　85651628
　　　　　　　　　　85652585　85635176
储运部电话　0431-86059116
编辑部电话　0431-86037565
网　址　www.jlstp.net
印　刷　永清县晔盛亚胶印有限公司

书　号　ISBN 978-7-5578-2451-8
定　价　98.00元

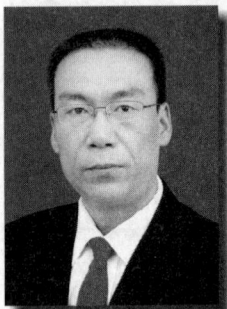

吕 毅

男，汉族，甘肃静宁人，生于1970年5月，中共党员，本科学历，学士学位，心血管内科主治医师，现任甘肃省华亭县中医医院急诊科主任。在高血压急诊、冠心病及心肌梗死、恶性心律失常、心源性休克等诊治方面积累了扎实的理论基础与实践经验。能够熟练开展内科领域常规诊断性穿刺及脑脊液置换术等治疗。于2004年率先在县域内步入"他汀时代"；同年率先在县域内开展静脉留置针及微量注射泵治疗、周围静脉压测定、中心静脉置管等业务技术。熟悉心血管范畴介入性诊断及治疗。先后发表专业学术论文五篇，荣获县级科技进步奖两项，多次荣获单位"医德医风先进个人""先进医务工作者""优秀共产党员""先进管理工作者"等荣誉称号。

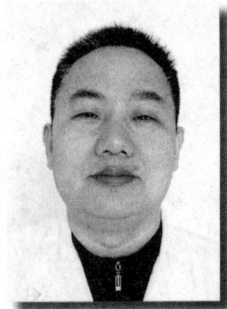

王文德

副主任医师。参加工作二十九年，从事心内科工作十七年，先后在山东省立医院和北京协和医院进修学习，对高血压病、冠心病、心力衰竭等疾病的诊断和治疗有较深的研究，发表论文十余篇，参编内科医学专著两部，取得国家专利两项，当选济宁市心脏病专业学会委员，获济宁市卫生系统先进个人，被评为本院心内科一级学科带头人。

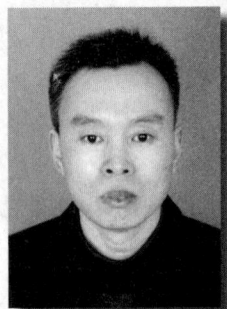

辛瑞军

男，1977年7月出生，山东省菏泽市牡丹区人，研究生学历，医学硕士，2004年6月参加工作，现任山东省菏泽市牡丹人民医院心内科主治医师。从事临床医疗、教学及科研工作十三年，在冠心病的基础与临床研究、心脏病介入诊疗、心脏电生理学检查、心律失常、心力衰竭及高血压病等领域有丰富的临床经验。在国家级、省级医学杂志发表论文三篇，主编专著一部。

心脏内科疾病是危害人类健康的头号杀手。近年来,心脏病的诊断技术和治疗水平发展很快。无论在冠心病还是其他心脏病的诊疗方面,如雨后春笋一样,迅速发展,使心脏疾病的诊疗技术不断更新。在许多时候,不是心脏科医生而是急诊科、全科,甚至外科医生首先发现和接诊心脏病患者,且临床工作中也可能会遇到一些新的心脏疾病问题。因此临床医师均有了解和掌握有关心脏病知识的愿望。基于这一情况,我们编写了这本《临床心脏病学》,以期对临床医生在实际工作中有所帮助。

本书除了密切关注心血管疾病诊治的新技术,还关注传统危险因素如高血压、脂质代谢紊乱、糖尿病和动脉粥样硬化等方面的最新研究进展。本书前面的章节简要介绍了心脏病的特点、心脏的解剖特征、心脏的生理功能、心脏病的危险因素及控制、心脏病的常用诊断方法,以及心脏病的介入诊疗技术;后面的章节详细介绍了各种心脏病的临床诊断与治疗详情。全书内容翔实、形式新颖,实用性、针对性强,重点突出。希望本书成为具有极强临床指导价值的心脏内科学参考用书。

本书是我们在繁忙的日常工作之余,阅读了大量的文献资料精心编撰而成的。但由于知识的局限性,以及写作能力有限,难免会存在失误和不足之处,恳请读者包涵和指正。

《临床心脏病学》编委会

2017 年 3 月

目录 Contents

第一章　心脏病的特点

第一节　心脏病的现状

一、流行病迁移理论

Omran 的流行病迁移理论(epidemiologic transition theory)将人类的健康与疾病史分为 4 个时期：①瘟疫和饥荒时期：人类大部分历史处于瘟疫和饥荒时期，其特征是以感染性疾病和营养不良性疾病为主。此时期心血管疾病导致的死亡率仅占 5%～10%，且疾病种类主要与感染和营养不良有关，如风湿性心脏病、感染或营养不良导致的心肌疾病。②传染病的流行减退时期：增长的财富和食品供应的增加，使营养不良和感染性疾病减少，人均寿命明显延长。此期心血管疾病导致的死亡率占 10%～35%，冠心病导致的死亡率低于脑卒中。③退行性疾病和人为引起的疾病时期：城镇化及相关生活方式的急剧改变，促进了高血压相关疾病如动脉粥样硬化性疾病的出现，同时肿瘤的发病率也明显增加。35%～65% 的死亡与心血管疾病有关，且冠心病导致的死亡率高于脑卒中，大约为(2～3)：1。典型代表是上世纪初期的美国和目前的中国。④迟发性退行性疾病时期：心血管疾病和肿瘤仍然是发病和致死的主要原因，但由于治疗措施的改善及预防措施的推广，减少了心血管疾病导致的死亡，人均寿命持续增加。冠心病与脑卒中导致的死亡率比值增加，一般为(2～5)：1。具有成熟市场体系的国家包括美国目前多处于该时期。

二、心血管疾病的发病情况

我国 20 世纪 90 年代多次调查表明，心血管病(包括脑卒中)已经成为我国人民死亡的主要疾病。1995 年的统计表明，在城市心血管死亡占总死亡人数的 37%，其次是恶性肿瘤占 22%，呼吸系统疾病居第三位占 15%，而在农村心血管病死亡占死亡总数的 26%，仍略高于呼吸系统疾病。1998 年中国 260 万人死于脑卒中和心肌梗死，每 13 秒心血管病会夺走一个中国人的生命。2000 年世界卫生组织报告，全球 1 700 万人死于心血管疾病，占各种死亡原因的 1/3，其中 80% 发生在经济欠发达国家。预计 2020 年这一死亡数字将增加到 2 500 万，其中的 1 900 万将发生在发展中国家。

中国占世界人口的五分之一，其中 69% 的居民生活在农村。从 20 世纪 50 年代起，预期寿命增加了一倍，从 35 岁增加到 70 岁。在同一阶段，心血管疾病死亡率占总死亡率的百分比增加了两倍，从 12% 到 36%。脑卒中是心血管病的首位死因，其中出血性脑卒中高于缺血性脑卒中，女性卒中率高于男性。北方的心血管疾病发病率高于南方。总体来说，中国正处于流行病迁移的第三阶段，心血管疾病的发病率超过 35%，以脑卒中为主，而不像成熟市场经济国家和新兴市场经济国家那样以冠心病为主。

目前，我国心血管疾病的发病率和死亡率明显上升，并已超过了发达国家。在脑卒中持续增长的同时，心肌梗死患病率和死亡率都在急剧增加并快速年轻化。以北京为例，心肌梗死患者死亡率增加非常迅猛，尤其是 35～44 岁的男性患者。如果没有科学预防的意识，将造成中国劳动力的巨大损失。之所以呈现目前的局面，主要有两方面的因素：一方面，我国心血管疾病发病率和死亡率迅速上升，这与我国高血压、高血脂、吸烟、糖尿病及膳食不合理等多方面因素有关，其中吸烟率和高血压发病率快速增长，而且大多数未经控制和治疗；另一方面，美国、欧洲等国家的心血管病得到有效控制，其发病率和死亡率均明显下降。

三、以整体的观点预防心血管疾病

动脉粥样硬化血栓形成是一个全身性疾病，涉及多个学科、多个专业。它供应不同脏器或系统的动脉血管，从而导致不同的临床表现，包括一过性脑缺血发作（TIA）和脑卒中、心绞痛、心肌梗死和心脏性猝死、肾动脉狭窄以及间歇性跛行。作为心血管内科医师不仅要关注心绞痛、心肌梗死、心力衰竭及高血压等疾病，也要关注其他部位的血管病变如外周血管病变等，因为它们同样是心血管事件的预测信号，早期检测及干预其进程是心血管内科医师义不容辞的责任。

心梗患者未来发生心梗的风险增加 4~6 倍，脑卒中增加 3~4 倍；脑卒中患者未来发生卒中的风险增加 9 倍，心梗风险增加 2~3 倍；外周动脉粥样硬化性疾病患者，无论其是否有间歇性跛行的症状，其发生心梗的风险增加 4 倍，脑卒中风险增加 2~3 倍。鉴于动脉粥样硬化血栓形成是全身动脉系统疾病的共同基础，美国糖尿病协会明确推荐：所有大于 50 岁的糖尿病患者，或小于 50 岁但有吸烟、高血压、高血脂等危险因素，或糖尿病超过 10 年，都应常规检查踝臂指数，每 5 年复查一次。颈动脉内膜中膜厚度（IMT）与脑卒中有关，也是预测心肌梗死的有用指标。

所幸的是，心血管疾病是可以预防、可以控制的。2004 年公布的 Inter-Heart Study 为 52 个国家参与的病例对照研究，其中包括七千多名中国人，回答了冠心病的发病主要是由遗传因素决定还是生活方式决定。结果显示，90% 的心肌梗死可被可改变的传统危险因素解释，按其权重依次为：血脂异常、吸烟、糖尿病、高血压、腹型肥胖、缺乏运动、饮食缺少蔬菜水果、精神紧张等，坚持少量饮酒是保护性因素。根据该结果，10 个心梗 9 个可被解释，6 个心梗 5 个可被预防。大量的研究证明，80% 以上的心血管疾病是可以成功预防的。关键是要掌握相关的知识，在疾病发生发展的不同阶段，有与之相应的预防措施和内容。以往心血管科医生只强调治疗，而不重视预防，现在则要求医生进行二级预防的工作，最终让患者获益。

动脉粥样硬化血栓形成不同于传染性疾病，其传染性疾病病因单一、因果关系明确，而动脉粥样硬化血栓形成是由不健康的生活方式为源头，与遗传背景相互作用，导致糖脂代谢方面的代谢异常，作用于动脉血管壁，产生一系列血管生物学改变，如血管内皮功能异常和炎症反应等。应强调一级预防，通过改善生活方式，减少疾病的发生。对于已经出现症状或事件的心血管疾病患者，则应采取积极的二级预防措施，减少致残致死的后果。我国从 1949 年至 1979 年三十年间，人均寿命从 35 岁提高到了 70 岁，这主要是控制传染病的成果。中国现在要进一步延长人均寿命，心血管疾病的预防贡献最大。预防医学家预言，如果人类告别肿瘤，对人类寿命的贡献是 3 年；而如果征服心脑血管疾病，将延长 10 年的寿命。

（庞宇博）

第二节　心脏病治疗中的临床伦理学原则

医学伦理学基本原则是指医学道德中最基础的原则，其中行善原则、不伤害原则、自主原则与公正原则是其最核心的内容。所谓行善原则，是指医务人员有责任去提升患者的最大利益，患者的利益高于医务人员的私人利益；所谓不伤害原则，是指医务人员有责任避免使患者受到伤害，即医务人员应尽可能阻止或减少任何干预导致的对患者的伤害。这两个原则常联系在一起，如临床实践中经常面临的权衡诊断或治疗措施带给患者的潜在获益及伤害即是这两个原则的具体应用。美国食品药品监督管理局（US food and drug administration，FDA）的黑盒警告及药品召回制度，在心血管领域比较独特的是植入性心脏器械的公告制度，这些制度形成的动力即来源于不伤害原则。对于植入性心脏器械，临床医生应当对患者的临床表现、器械植入的适应证、公告的性质及发表的指南等进行综合考虑,然后给出合理的推荐和建议。不伤害原则还要求医务人员不能因为利益而妥协,如临床诊疗决策不能被医务人员与医药公司的关系所影响,策略的制定应当建立在充分考虑患者的安全、利益及花费的基础之上。

尊重原则又称为尊重自主原则,同意书的签署即来源于尊重自主原则。对于有自主能力的患者,医生有义务充分告知他们关于其病情、诊断及治疗选择等信息,以使他们能做出正确的决定;对于缺乏或丧失选择能力的患者,其自主选择权由家属或监护人代理。许多有自主能力的患者拒绝接受医疗干预,包括关于诊断检查、生活方式改变、药物或器械等。尽管其拒绝是错误的,但如果确定患者已被充分告知其获益、风险及拒绝的后果,医务人员应当充分尊重患者的选择,不能因此而放弃患者,而应当为其制定另外一种备选方案。当然,对于上述情况,包括医生的医疗建议及患者的正式拒绝,均应在病历中详细记录并由患者签字确认。尊重自主原则还要求临床医务人员尊重患者的隐私权。临床医生需要了解患者的医疗信息、询问敏感话题(如性活动史等)及做全身体格检查,患者需要确信他们的隐私会得到很好的保护。

公正原则是指医务人员应当平等地对待每一位患者,即根据病情需要而非种族、性别或社会地位来决定诊疗措施。每一个人都具有平等合理享受卫生资源或享有公平分配的权利,享有参与卫生资源的分配和使用的权利。公正不仅指形式上的公正,更强调公正的内容。如在稀有卫生资源分配上,必须以每个人的实际需要、能力和对社会的贡献为依据。公益原则是其延伸,是突出对公共利益的强调。

(庞宇博)

第三节 心脏病诊疗的临床决策

尽管医疗知识和技术的发展突飞猛进,医生的临床决策能力仍是医疗实践的基石。临床决策是一个多步骤的过程,包括对问题的识别、选择合适的检查方法、评估检查结果及选择合适的干预方法等众多步骤,是诊疗过程中非常关键的过程。临床决策的目标是使患者的健康和医疗措施最优化,这种最优化要求认知能力、医疗知识以及对社会、文化和人际敏感性判断的整合与应用。古希腊的大哲学家亚里士多德认为:"哲学应该从医学开始,而医学最终应该归结为哲学"。英国哲学家培根认为:"医学不依靠哲学,就是靠不住的。"从这些伟大医学家和哲学家的论述中,我们可以这样认为,不回归哲学的医学家,不可能成为一名伟大的医学家。

一、临床诊断

临床诊断就是临床医生对患者所患疾病作出的判断性结论。在现代科学技术条件下,对心血管疾病的诊断应该包括疾病病因、病理生理、病理解剖、心脏功能、合并症、并发症、发展转归及趋势等方面内容,在进行全面认识后得出全面的诊断结论。临床哲学思维过程则贯穿在临床诊断的全过程中。确定诊断是一个复杂的认识过程。诊是观察,断是判断。必须通过诊察,然后才能判断。一般来说,要经过以下步骤:

(一)采集资料

采集资料包括采集病史(包括社会、家庭和心理因素等)、全面而仔细客观的体格检查、选择合适的实验室及辅助检查,以获得反映疾病本质的第一手资料。该过程相当于刑侦工作中收集证词和证据的过程,要求全面系统、客观真实,应避免资料不完整、观察不仔细和主观臆断,这是建立正确诊断的根本依据。

随着医疗技术的发展,各种诊断心血管疾病的高新技术相继出现,心脏超声心动图(UCG)、放射性心肌核素扫描(ECT)、64排冠脉CT、心导管术、心内电生理检查术、经皮冠状动脉造影术(CAG)、经皮冠状动脉成形术及支架植入术等,大大提高了心血管疾病的诊疗水平。然而,需要注意避免的是对高新技术的过度依赖,忽略了病史询问、体格检查等基本资料的收集,也忽略了临床思维及对患者心理健康的关注。

张孝骞教授早就指出,现代化的设备只有在与医生对患者直接观察相结合的基础上,才能发挥应有的作用。检查手段的选择必须建立在医生对患者病情了解的基础之上。

任何先进的仪器都是人创造的,都只是人感官的延伸。如果过于迷信设备仪器而忽视临床经验,轻视临床思维,甚至认为"先进工具万能",则会导致思维的退化。例如,超声心动图发现心房心室增大,心电图提示心律失常,然而最终诊断其基础心脏病则仍需临床医生结合临床资料进行综合分析,方可得出正确的判断和合理的治疗。希望仅通过先进仪器设备得出患者的现成诊断是不甚可靠的,即"感觉到了的东西我们不能立刻理解,只有理解了的东西才能更深刻地感觉她。"

除此之外,就仪器本身而言,有可能出现以下三方面的偏差:①仪器输出的能量和信息改变了客体原有状态或原有性质:如超声心动图检测中,医生总是使图像按照自己的需要而在不同深度做不同灰度的调整,从而造成一定程度的失真。②仪器本身的传真度、精密度有限:例如超声探头有不同的使用频率,同一频率探头所显示表浅和深层部分的图像,因声能的衰减,其清晰度也有差异。③操作仪器的人由于操作水平有限和操作方法的不同,会造成结果和结论的不同。

(二)综合分析

对所获得的感性资料进行综合分析,去伪存真、由表及里、由此及彼,将分散、零乱的资料进行整理加工,揭示出疾病的内部本质联系,得出初步诊断。该过程相当于刑侦工作中的分析推理过程。然后,根据诊断进行治疗,并注意观察治疗反应,通过试验治疗、动态观察、修正和补充诊断等过程,使诊断和治疗尽可能精准。这就是一个实践—认识—再实践—再认识的多次反复和逐渐接近于疾病客观实际的过程。对心血管疾病的正确诊断和治疗,不仅需要先进的诊疗技术,同时也需要正确的哲学思维作为指导。

在诊疗过程中,要全面了解患者的病史,进行全面的临床思维,不能片面地"头痛医头、脚痛医脚"。某患者出现逐渐加重的心悸气促、咳嗽咳痰,同时出现食欲缺乏、腹胀、肝区疼痛及水肿,继而出现黄疸及白蛋白降低。尽管有如此多种的临床表现,医生看到的则是一个慢性心衰的晚期表现,即左心衰导致肺循环淤血,右心衰导致体循环淤血。这种种表现是相互联系和影响的,是心衰这个综合征临床表现的多个方面。这就是诊断的"一元论"原则。当然,如果某个诊断不能完全解释全部症状时,应当拓开思路,也要考虑"二元论"甚至"三元论"。最重要的是具体问题具体分析,避免延误诊断。

固然每种疾病都有其自身发生、发展和转归的规律性,但由于人体的特殊性和复杂性,同一种疾病在不同人身上具有不同的表现,而不同的疾病在不同的人身上又可以表现出相同的症状。正如医学家们所强调的那样:"从未见过两个表现完全相同的患者"。因此,临床医生在诊断疾病时既要以疾病一般规律做指导,又要把一般规律和特殊表现结合起来,真正做到具体问题具体分析。这是诊断过程的难点,但同时也是临床思维的本质所在。如心绞痛的部位,有的出现在胸前区,有的出现在上腹部,有的则完全没有疼痛感(如老年患者或糖尿病患者)。

运动是物质普遍具有的本质属性,是物质内部矛盾发展的结果。质量互变规律是辩证法的基本规律之一,提示事物由内部矛盾引起的发展是通过由量变到质变这种循环往复的过程来实现的。疾病的产生也是一个量变到质变的过程,不可能设想,一个正常的心脏可以在一夜之间突然患上某种心脏疾病。临床医生不能把一定阶段获得的对疾病的认识凝固化,需要随着病程的演变不断充实自己的知识,并综合疾病发展的全过程进一步揭示疾病的本质。

二、心血管疾病常见的诊断误区

根据病史、临床症状和体征、实验室检查和器械检查,经过综合分析后容易做出心血管疾病的诊断,如高血压、风湿性心脏病、心肌病、心包疾病或先天性心脏病等。心血管疾病的诊断误区在冠心病和心肌炎的诊断过程中容易发生,包括以下几种。

(一)ST-T改变误诊为冠心病或心肌炎

临床医生容易将非特异性的ST-T改变视为心肌缺血或损伤,忽视动态变化,或未能认识到ST段呈J点抬高或弓背向下抬高是早期复极综合征的表现,从而将其误诊为冠心病(年老者)或心肌炎(青年人)。

冠脉造影结果显示,绝经期前、无其他危险因素的女性出现 ST-T 改变很少是冠心病,可能与交感神经兴奋或 β 受体高敏感有关,并需除外甲状腺疾病及二尖瓣脱垂等。运动试验阴性对此类人群除外冠心病意义重大,而阳性患者中部分是假阳性。因此,对于此类患者,如胸痛不符合心绞痛特点,创伤性冠脉造影是没有必要的。

(二)心律失常误诊为冠心病或心肌炎

随着 CAG 的广泛开展,对于心律失常的病因认识逐渐深化和提高。对于老年心律失常患者,如果没有典型心绞痛和心电图心肌缺血改变者,诊断冠心病应谨慎。随着年龄的增加,房颤发生率增加,但 CAG 结果显示,冠心病和房颤的发生也没有简单的因果关系。因此,对于危险因素少、临床无典型心绞痛、心电图无缺血性 ST-T 改变的老年心律失常患者,诊断冠心病应根据 CAG 的结果,以免误诊。

(三)心绞痛的误诊

对于不典型的心绞痛临床表现认识不足,造成误诊。常见的情况有:①颈椎病:除胸闷胸痛外,该病以头晕和肢体发麻为主。②胸部带状疱疹:先疼痛,后出疹,早期确诊困难。③糖尿病患者:可出现无痛性心肌缺血甚至坏死。④心脏神经症或围绝经期综合征:多见于年轻或中年女性,常有短暂的心前区刺疼。⑤胆心综合征:胆囊病变引起心脏自主神经失衡导致心电图异常,应用扩血管药物无效。⑥其他消化系统疾病:如反流性食管炎、食管裂孔疝等。⑦主动脉瓣狭窄:心脏搏出量少,冠脉灌注不足所致。⑧肥厚型心肌病:类似心绞痛表现,心电图可有 ST-T 改变,超声心动图可明确诊断。⑨主动脉夹层:剧烈胸背部疼痛,超声心动图或 64 排 CT 可明确诊断。⑩肺栓塞:明显胸痛,常伴有呼吸困难、低氧血症甚至意识丧失,多有静脉栓塞史,D-二聚体明显增高,典型心电图出现较晚,肺通气灌注有助于鉴别,肺动脉 64 排 CT 血管成像可明确诊断。

处理策略:首先通过详细询问病史、仔细体格检查和必要的辅助检查,包括心电图(静息、运动或 24 小时)、超声心动图、B 超和 X 线等,采用科学的临床思维方法,正确分析辅助检查,注意进行动态观察,去伪存真,必要时进行 64 排 CT 或 CAG,最终得出正确结论。

三、临床治疗

心血管疾病发病率、患病率高,其导致的致残率、死亡率在所有病因中仅次于肿瘤和脑血管疾病。心血管疾病除少数病种可以治愈或根除外,绝大多数患者需要长期甚至终身治疗,因此,正确运用哲学思维对心血管疾病进行合理治疗就显得尤为重要。

(一)以循证医学证据指导临床治疗

自 20 世纪 80 年代循证医学问世以来,临床和科研有了新的思维和方法。正如抗生素的发现对医学的冲击一样,循证医学正在彻底改变沿习千古的医学实践。以心衰的治疗为例,传统的心衰常规治疗多侧重于血流动力学的改善,洋地黄是传统的正性肌力药物,临床应用已经 200 多年。然而,2012 年欧洲心脏病协会(ESC)公布的心衰指南中,心衰治疗流程为:①使用利尿剂缓解症状,减轻体征。②加用 ACEI,如不能耐受则使用 ARB。③病情稳定后加用 β 受体阻断药。④如仍为 Ⅱ～Ⅳ 级心功,加用醛固酮受体阻断药。⑤如窦性心率＞70 次/分,加用依法布雷定。⑥如仍为 Ⅱ～Ⅳ 级心功,加用地高辛/硝酸酯类药物,终末期使用左室辅助装置或心脏移植。其中,可以反映出洋地黄类药物在心衰治疗中的地位逐渐靠后,目前更强调以神经内分泌拮抗剂为主的血管紧张素转化酶抑制剂(ACEI)、β 受体阻断药受体阻断药和利尿剂等治疗,其中前两者具有改善心脏重构和降低心衰死亡率的重要作用。另外,实验研究曾令人鼓舞地显示出 CAMP 依赖性的正性肌力药物(β 受体激动剂和磷酸二酯酶抑制剂)具有良好的改善血流动力学状况的作用,但长期随访提示,长期应用增加了死亡率。目前已经公认,除洋地黄之外的其他正性肌力药物仅限用于终末期心衰准备进行心脏移植的患者,或者短期应用于部分急性左心功能不全者。

(二)以辩证法原理指导临床治疗

矛盾特殊性原理说明任何矛盾都有自己特殊的质,不同质的矛盾要用不同质的方法才能正确解决。仍以心衰为例,尽管心衰治疗的普遍原则即新的常规治疗包括 ACEI、β 受体阻断药受体阻断药、利尿和强心等,但不同病因引起的心衰具有其特殊性。如:单纯舒张性功能不全性心衰禁用洋地黄类药物和动脉扩张剂;右室心梗导致的单纯右心衰不能使用利尿剂和血管扩张剂等。

人们在观察和处理任何事物过程中面对出现的诸多矛盾时,必须善于以主要精力从多种矛盾中找出和抓住主要矛盾。当矛盾的主次地位发生变化,事物发展进入新阶段时,要善于找出新的主要矛盾。例如高血压性心脏病导致的心衰在不同阶段,其主要矛盾不同,早期主要是心肌肥厚导致舒张性心功能不全,而发展至晚期心脏增大,则为收缩性心功能。因此,在不同阶段其治疗策略是不同的。另外,心脏瓣膜反流导致的心衰,主要矛盾是瓣膜反流引起心脏前负荷增加,而不是心肌收缩减退。因此,治疗的主要措施是置换瓣膜和使用血管扩张剂。

坚持应用发展和动态的观点,反对教条主义和静止的观点。如急性期心梗患者需要卧床休息,以降低心肌耗氧量,减少心衰及恶性事件的发生。然而,随着病情的恢复,稳定期患者则需逐渐增加运动量,以恢复正常的生活和工作状态,改善长期预后。又如,二尖瓣狭窄引起的心衰,如果为正常窦性心律,即使合并急性肺水肿,也应避免使用洋地黄制剂。随着病情的发展,出现快速性房颤或右心衰竭,就可以使用洋地黄类药物了。

（三）治病与致病

20世纪以来,随着医学科学的发展,临床上大量合成药物和现代医疗器械问世。一方面,大大增加了有效的治疗手段和方法,另一方面也带来了越来越多的医源性疾病。所以,治病和治病的关系引起了人们的广泛关注。对药物或器械的评价,不仅仅是观察其短期疗效(即对症状或异常表现的改善),还要观察其长期疗效(如生存时间和生存质量等)。

心律失常抑制试验(CAST)是以急性心肌梗死患者为研究对象,该随机、对照、多中心研究结果显示,CAST-Ⅰ药物治疗组(恩卡尼、氟卡尼)的心律失常死亡率、非心律失常死亡率及总死亡率均高于安慰剂对照组;CAST-Ⅱ显示最初两周使用莫雷西嗪也是有害的。该试验证明:心肌梗死后抗心律失常药物可减少猝死、改善存活率的认识是错误的。该结果震惊了整个心血管界。CAST试验的意义已经超过了试验本身,它证明了大规模随访临床试验的重要性。近年来,大规模临床试验证实Ⅲ类抗心律失常胺碘酮对心梗后和心衰时合并心律失常患者显示出良好效果。欧洲第20届心脏病学会关于"致命性心律失常治疗的循证基础"专题讨论会认为,胺碘酮是唯一具有优越的危险效益比,并被证明可用于室性心律失常的预防性用药。

（四）个体化治疗原则

内科治疗个体化,主要是指药物个体化。不同疾病患者用药自然不同。即使是患同一种疾病,如果机体状况不同,并发症不同,用药的方式也有所不同。否则,单一模式用药可导致疗效差,甚至出现严重不良反应。例如,同样是超急性期心肌梗死患者,无出血倾向者可进行急诊溶栓治疗;而对于有出血倾向或近期有脑出血等病史者,则不适于进行溶栓治疗。

人因年龄、性别、体重、体质和耐受性等的差别,不宜使用同一剂量进行治疗。一般来说,体重大且体质强的中青年患者,用量相对较大。对于体重小、体质差的老年患者,药物剂量应当酌情减量。另外,给药途径也是多种多样的,可口服、含化、肌内注射、静脉或动脉给药。同种药物,当病情危重时可静脉滴注或静脉推注;慢性病变则可用肌内注射或口服药物维持;预防性用药可贴敷或口服;病情急,当时又无静脉制剂时,则可含化,如硝酸甘油或速效救心丸;病情急,又担心全身大量给药会出现较严重不良反应时,可选择性动脉推注,如超急性期心肌梗死时,可急诊冠状动脉内推注尿激酶溶栓治疗;若一种途径给药后出现不适,则可换途径使用。

即使是相同病变时,由于病因不同,用药也需要注意个体化问题。如同样是单纯二尖瓣关闭不全的患者,病因可为风湿性心脏病,也可为急性心肌梗死导致的乳头肌功能不全或腱索断裂。前者因左心血量增多致左心室扩张,心肌拉长而无力,故应在使用扩血管药物的基础上是加用强心药物,增加心肌收缩力;而后者因心肌供氧不足,细胞坏死增多,若给强心药,因增加心肌耗氧量,造成需氧和供氧矛盾,易导致再梗死、急性肺水肿、室性心律失常或心脏破裂,故应在使用扩张血管药物的基础上加用负性肌力药物。

尽管达比加群和利伐沙班已经问世,但由于其出血风险及其他不良反应,所占市场份额仍较少,华法林仍是世界上应用最广泛的口服抗凝药物。由于其治疗窗窄、个体间剂量差异大、受药物食物影响较大,需要定期监测凝抗凝状态,多通过检测凝血酶原时间(常用国际标准化比值 INR 表示)来进行监测。常规的目标 INR 为 2~3,依据 INR 对患者进行个体化用药指导,维持适宜剂量,达到理想的治疗效果。

临床医生需要认识,基因结构即遗传背景不同,会影响甚至决定抗凝治疗的剂量。华法林是通过抑制维生素 K 氧化还原反应来阻断 VitK 的作用,目前已经发现影响华法林抗凝疗效的基因主要有 3 个:CYP2C9(将华法林代谢为无活性产物)、VKORC1(VitK 环氧化物还原酶复合体亚单位 1,阻断 VitK 还原)和 CYP4F2(介导 VitK 代谢)。这 3 个基因中几个位点的多态性通过不同机制显著地影响华法林的代谢和效能,因此,可以通过基因检测来预测、判断华法林的疗效和剂量。

以往临床上华法林的给药方案通常采用首先给予标准剂量,然后医生根据每个患者 INR 值情况,增加或减少剂量直至 INR 达到靶目标范围。美国 Mayo Clinic 临床医学中心的研究表明,与既往服用华法林未进行基因检测队列相比,服用华法林前对患者进行基因检测,其用药后总体住院率下降 31%,因出血或血栓的总体住院率减少 28%。美国 FDA 在 2007 年修改了华法林的使用标签,建议在使用华法林之前进行基因分型,以警示医生及患者个体的遗传差异可能影响其对药物的反应,但是并没有提供一个具体的可操作性方法。

随着研究的深入,临床上采取以药物遗传性为基础实行华法林个体化治理的时代已经来临。在美国,CYP2C9、VKORC1 基因多态性分析已经成为临床实验室的重要检测项目,临床实验室已经成为指导华法林个体化治疗的重要部门。然而,在临床实践中仍然有 20% 的个体不能准确预测,提示华法林使用剂量的其他基因仍有待进一步发掘,且非遗传因素,如饮食、抗生素、合并疾病等对华法林使用剂量也有显著影响。通过基因分型指导华法林使用剂量,可将其分为低、高剂量组,但其他非遗传因素也应是华法林使用中需要考虑的因素,INR 比值仍是临床实践中的金标准。

氯吡格雷作为强效的抗血小板药物,已成为目前抗血栓治疗的中坚力量。作为前体药物,氯吡格雷本身并不具备抗血小板活性,必须在体内通过细胞色素 P450 系统代谢成为活性成分,选择性不可逆地与血小板膜表面的 ADP 受体 P2Y12 结合,阻断 ADP 与血小板受体结合,从而抑制血小板聚集。但近年来研究发现部分患者对氯吡格雷表现为无反应或低反应(氯吡格雷抵抗),同时伴心血管事件发生率增加。研究表明,基因多态性可能成为氯吡格雷抵抗的首要原因。

与氯吡格雷吸收和代谢相关的酶(包括 ABCB1、CYP3A5 和 CYP2C19)的活性在人群中呈明显的遗传多态性,其多态性直接影响患者对氯吡格雷吸收和代谢情况。在众多相关酶中,CYP2C19 成为人们关注的焦点。携带 CYP2C12 * 1 的患者对氯吡格雷代谢功能良好,而 CYP2C19 * 2、* 3、* 4、* 5、* 6、* 7 和 * 8 都是氯吡格雷低反应的基因类型,其中 CYP2C19 * 2 多态性最多见,mRNA 第 681 位点 G-A 变异,即蛋白的第 227 个氨基酸位点产生异常的剪接位点,导致第 5 个外显子 40 个碱基缺失,翻译时第 215 到 217 位点氨基酸缺失,只产生一个仅有 234 个氨基酸的截断蛋白质,该蛋白质因缺少了血红素结合功能区而丧失功能。

美国 FDA 自 2009 年就多次对氯吡格雷的个体差异提出了黑框警告,提醒医生由于基因多态性的不同,部分患者可能对氯吡格雷反应不足。目前,我们已经具备了对 CYP2C19 基因多态性进行检测的条件。通过基因检测认为存在氯吡格雷低反应的患者,可考虑增加药物剂量或换用其他抗血小板药物。尽管如此,目前对于是否应对所有服用氯吡格雷的患者进行常规的基因测定仍存在较大的争论。另外,基因检测的可靠性、特异性和可重复性均不确定;并且除了 CYP2C19 外,还存在其他基因变异类型。鉴于以上几点,不建议对所有氯吡格雷服用者进行常规的基因型和血小板功能测定。

四、心血管疾病常见的治疗误区

(一)冠心病的治疗误区

该误区包括:①过分使用、盲目推荐和应用冠心病介入治疗技术;忽视冠心病的长期药物治疗,对中轻度狭窄的病变滥用 PTCA 和支架;对左主干病变或三支血管病变等明确可从冠状动脉旁路移植技术中获益的患者,泛用介入技术。②抗心绞痛药物应用不规范:规范的抗心绞痛治疗应该是给予单硝基或二硝基类药物口服,必要时加用钙通道阻滞药、β 受体阻断剂、抗血小板药以及他汀类调脂药物。静脉滴注硝酸甘油时,不根据病情递增药物剂量,或递增速度过慢,导致疗效不满意。另外,β 受体阻断剂应用剂量过小,在心绞痛尤其是不稳定型心绞痛时,剂量的递增过于缓慢,过于顾虑该药物对心率和血压的影响。而合理适当的减慢心率,将心绞痛患者的心率控制在 55 次/分钟左右,更有利于心肌缺血的控制。③对非 ST 段抬高型心肌梗死或不稳定型心绞痛进行溶栓治疗,这非但无益,反而有害,对这些患者应该抗栓而非溶栓。小剂量尿激酶持续滴注,并无纤溶作用,反而具有促栓作用,可进一步激活血小板和凝血酶。④血脂高才服用降脂药,血脂不高不服用降脂药。急性心肌梗死和不稳定型心绞痛大多是因为冠状动脉内斑块不稳定,发生斑块破裂随即血栓形成引起。而他汀类药物不仅降血脂,且有消除炎症、稳定斑块、迅速改善内皮功能等多向效应,因此,主张在急性冠脉综合征患者中越早使用他汀类药物越好,并主张进行强化他汀治疗。有研究表明,心梗急性期血脂下降,约 1 周降至最低点,2～3 月后才恢复至梗死前水平。因此,心肌梗死急性期的血脂水平不能反映其真实水平。

(二)心律失常的治疗误区

该误区包括:①对室性期前收缩的过度治疗:不认真分析期前收缩的原因,没有根据地将其归结为心肌炎或冠心病,引起患者的焦虑、紧张和恐惧,从而盲目地使用或滥用抗心律失常药物,导致医源性症状或疾病。②阵发性房颤的药物选择:洋地黄类药物、非二氢吡啶类钙通道阻滞药(维拉帕米和地尔硫䓬)和 β 受体阻断药作用于房室交界区,减慢心室率,可用于房颤心室率的控制。需要注意的是,这些药物对阵发性房颤的复律是无效的,故适用于阵发性房颤发作时控制心室率。在阵发性房颤的非发作期,宜酌情使用 Ⅰc 类药物(普罗帕酮和莫雷西嗪)或Ⅲ类药物(胺碘酮和索他洛尔)。③预防房颤患者血栓形成:错误地认为国人中心房颤动合并血栓栓塞者不多见,抗凝治疗不积极,或者选用阿司匹林进行抗血栓治疗。流行病学调查显示,如果房颤伴有以下危险因素时,应常规华法林抗凝治疗,使国际标准化比值 INR 维持在 2～3 之间。这些危险因素包括:>75 岁、心脏瓣膜病、既往卒中史或 TIA 史、糖尿病、高血压、心衰、左房内径≥45 mm。

(三)心力衰竭的治疗误区

该误区包括:①ACEI 应用不充分或剂量过小:这是心衰治疗中常存在的问题。临床上,往往先给予小剂量 ACEI 及其他扩血管药物,如硝酸酯类治疗后,血压进一步降低即不敢增加剂量。应强调心衰治疗指南的精神,除非有禁忌证或不能耐受,所有心衰患者均需长期应用 ACEI 或 ARB,并逐渐到达目标剂量或可耐受的最大剂量,即使血压不高甚至处于低限水平,以延缓心衰的发展,降低其死亡率。②β 受体阻断剂应用时机不当、应用不足及使用率低:对于慢性心衰,NYHA 心功能分级Ⅱ～Ⅲ级患者必须加用 β 受体阻断药,除非有禁忌证或不能耐受。而心功能Ⅳ级的患者,待病情稳定后(4 天内未静脉使用强心药物或利尿剂、无水钠储留)在严密监护之下谨慎使用。起始剂量要小,加量应慢,3～6 个月达到目标剂量或最大耐受量,以后长期维持。确定目标剂量或最大耐受量,以清醒状况下静息心率控制在 55～60 次/分为宜。③常规使用钙通道阻滞药:对于慢性心衰患者不应常规使用钙通道阻滞药(包括新型的长效剂型),大多数钙通道阻滞药对心衰有害无益。尽管氨氯地平对慢性心衰预后的影响为中性,也仅用于心衰合并高血压或心绞痛的患者。④盲目使用疗效不确切或不可靠的药物:如磷酸果糖等。

(四)高血压的治疗误区

该误区包括:①盲目使用降压药物:对于怀疑为继发性高血压的患者,应仔细询问病史、全面体格检查、选择必要的辅助检查予以诊断和鉴别,不能盲目给出降压药物草草了事,因为继发性高血压如嗜铬细胞瘤及原发性醛固酮增多症时可以通过手术而治愈的。另外,对于没有明确并发症的高血压患者,禁止给予短效钙通道阻滞药舌下含服,否则可能诱发脑梗死。②血压降得越低越好、越快越好:除高血压危象、高血压脑病、急进性高血压等高血压急症需要紧急降压外,大多数缓进型高血压患者应合理使用降压药物,使血压逐渐降至正常或接近正常水平并长期维持,以减轻症状,延缓心脑肾等靶器官的损伤。在一定范围内,血压降低,心脑血管事件减少,但并非血压越低越好。对于部分血压显著升高已达多年的或老年高血压患者而言,血压不宜一定要降至正常或接近正常水平,否则会引发不适感,甚至诱发脑血栓形成、心绞痛甚至心肌梗死、肾功能不全等。③血压降至正常就停药:由于经济条件限制或医药知识的欠缺,相当一部分患者一旦感觉良好或检测血压正常就停药,这种做法是错误的。高血压发展缓慢,如果不在专科医师的指导下坚持服药治疗,多年以后会逐渐发生心脑肾等靶器官的损伤,严重者致残或致死。因此,切忌盲目乐观,擅自停药,应在专科医生指导下检测血压,及时调整降压药物。④其他:高血压的误区还很多,诸如生活方式不健康、不针对病情恰当用药、睡前服药导致夜间低血压、频繁更换降压药物、担心药物不良反应不敢用药、只注重降压但不注重对靶器官的保护等。只有通过普及高血压知识,更新医生的知识,在医生指导下用药,才能更好地治疗高血压。

总之,作为心血管医生,在分析病情做出心血管疾病诊断的整个临床过程中,必须运用哲学思维,走出心血管疾病的诊疗误区,使我们的医疗实践更加科学化、规范化和程序化,才能避免药物与器械的滥用。这样既可以减少可能产生的不良反应,又能降低诊疗成本,给患者带来最大获益,为构建和谐的医患关系做出积极贡献。

(焦　宗)

第四节　心脏病药物治疗的原则

一、药物风险

随着药物治疗的进展,心血管医生将越来越多地面对那些正在接受多种药物治疗的患者。了解药物作用和相互作用的原则,有助于保障患者获得最安全、最有效的治疗。处方任何药物之前,基本原则就是药物的真实或预期作用超过预计风险。例如,利多卡因被广泛应用于终止室性心动过速,直到被认识到不能改善急性心肌梗死患者的死亡率。心律失常抑制试验(cardiac arrhythmia suppression trial,CAST)的结果提示,在生理学未充分理解时将药物的治疗作用扩展至长期治疗存在问题。同样,一系列正性肌力作用药物并未显示其改善长期预后的作用,反而提示使死亡率增加,可能与诱发室性心律失常有关。

药物治疗的风险可以是药物治疗作用的直接扩展,如接受高血压药物治疗的患者出现低血压,或接受血小板受体拮抗剂的患者出现出血。药物的不良反应也可能是药物作用的一种结果,而这是在药物开发和应用于患者时未被觉察到的。如他汀类药物导致横纹肌溶解、血管紧张素转换酶抑制剂(ACEI)治疗中出现血管性水肿、"非心血管药物"如盐酸硫利哒嗪治疗中出现尖端扭转型室速。这些罕见但十分严重的事件只有在药物上市和广泛使用后才会被发现,尽管如此,即使是罕见的不良反应也可能改变对药物治疗利弊的总体观念,并有可能导致迅速撤市。

二、药物作用靶点

药物通过与特定分子靶点结合而起作用,与药物作用产生有益作用的靶点可能与药物产生不良反应的靶点相同或不同,靶点可能位于循环中、细胞表面或细胞内。许多新开发的药物特异性作用于某个期望的药物作用靶点,如 HMG-CoA 还原酶、血管紧张素转换酶和血小板Ⅱb/Ⅲa受体。另一方面,许多在心血管治疗中广泛应用的药物开发于识别特异性分子靶点技术尚未成熟时,如地高辛、胺碘酮和阿司匹林。地高辛主要作用为抑制 Na-K-ATP 酶,而阿司匹林使位于环氧化酶上的一个特定丝氨酸残基持久乙酰化。然而,随着对环氧化酶多种异构体的克隆,使人们认识到阿司匹林事实上作用于多个分子靶点,因此开发出了更具有特异性的抑制剂。

三、药物剂量

一些药物进入人体循环之前发生广泛的代谢,以致产生治疗效应所需药物剂量大大超过该药静脉给药所需剂量。小剂量普萘洛尔(5 mg)所能产生的减慢心率效应等同于较大口服剂量(80~120 mg)所观察到的作用。事实上普萘洛尔吸收良好,但在进入人体循环之前在肝脏和肠道发生了广泛的代谢。另一个例子是胺碘酮,其生化特点使得口服给药时生物利用度仅 30%~50%,因此静脉推注 0.5 mg/min(720 mg/d)相当于 1.5~2.0 mg/d。

四、药物代谢

迅速分布能改变药物治疗发生作用的方式。当利多卡因静脉给药时,在缓慢消除($t_{1/2}=120$ min)前显示一个显著而迅速的分布相($t_{1/2}=8$ min)。结果在单剂量推注后,利多卡因的抗心律失常作用短暂而迅速消失,而较高剂量给药导致相关毒性,故常常禁用。推荐利多卡因在间隔 10~20 分钟后以 3~4 mg/kg 的负荷剂量给药;如静脉推注(50~100 mg/5~10 min)或静脉滴注(20 mg/min,超过 10~20 min)。

药物从体内消除的机制为代谢和排泄。虽然肝外代谢正越来越多被发现,但是药物代谢最多还是发生在肝脏。"Ⅰ期"药物代谢一般涉及特定药物氧化酶对药物的氧化,该过程使药物更具有水溶性,因而更可能被肾脏排泄。药物或其代谢产物常常与特定的化合物结合("Ⅱ期")增强水溶性,这些结合反应可同时被特定的转化酶所催化。

介导药物代谢最普遍的酶学系统是 P450 家族,称为 CYPs。多种 CYPs 在人体肝脏和其他组织内表达。药物作用多样性的一个主要原因是 CYP 活性的多变性,即由于 CYP 表达多样性和基因变量改变 CYP 活性。在人体肝脏和肠道多种含量最多的 CYP 是 CYP3A4 和 CYP3A5,这些 CYPs 参与超过 50%的临床常用药物的代谢。CYP3A 的活性在个体间差异很大,机制之一就是 CYP3A5 基因中存在一个降低其活性的多态性。

五、药物剂量

有两种过程决定了药物及其靶向分子是如何在患者身上产生变异的药物相互作用的。首先是药代动力学,描述了药物在靶向分子中的传送和消除,并且包括了药物的吸收、分布、代谢和排除过程,这些被统称为药物体内分布。第二个过程是药效动力学,描述了药物与其靶向产生的下游分子、细胞、整个器官和整个身体的效用。药效动力学药物变异产生于特异性的靶向分子和药物—靶向分子相互作用发生的生物背景。因此,分析效代动力学的方法倾向于是药物分类特异性的。

达到稳态血浆浓度所需要的时间取决于前面讨论过的消除半衰期。负荷剂量给药可缩短所需时间,但仅适用于药物分布和消除动力学事先已经知道并采用了正确的负荷剂量给药方法。否则,在负荷剂量给药期间可能发生作用过度或不足。因此,负荷剂量给药策略仅适用于紧急适应证。当预期的不良反应十分严重时,最适宜的治疗策略是从非常小的剂量开始,一旦稳态药物疗效已经达到,再评估增加药物剂量的必要性。这种给药方法的优势在于使剂量相关的不良反应最小化,但需要在剂量和疗效之间进行调节。仅在达到稳定药物效应时才增加药物剂量来获得期望的疗效。

例如,与索他洛尔相关的尖端扭转型室速发生风险随药物剂量增加而增加,所以起始剂量要低。在应用索他洛尔进行治疗时,应该监测患者的 QT 间期,最好稳态服药后 1~2 小时完成。对于预期的毒性反应相对较轻的其他药物,可接受的方法是起始剂量稍大于获得治疗效应所需的最小剂量,如一些抗高血压药物就可以按照这种方式给药。当然,应用最低剂量的原则可能使毒性反应最小化,尤其在毒性反应不可预计或与已知药物作用无关时,应作为药物应用的准则。

六、脏器功能对药物代谢的影响

存在进展性肾脏疾病时提示主要经肾脏排泄的药物剂量应当减少,如地高辛、多菲利特和索他洛尔。在肾功能不全尚不严重者,剂量调整可根据有效的临床资料和由于药物消除受损导致在血浆中累积产生严重毒性可能。肾衰竭时将减少某些药物如苯妥英钠的结合蛋白,此时治疗范围内的总血药浓度值可能实际上代表了非结合药物的毒性值。

晚期肝脏疾病的特征为肝脏药物代谢和门体分流降低从而减少药物清除,尤其是首过清除。而且,这类患者通常有其他内环境的代谢紊乱,如凝血功能异常、严重腹水和精神状态改变。这些进展期肝脏疾病的病理生理不仅对获得有效治疗作用所需要的药物剂量产生重要影响,而且还影响着利弊权衡,因此需要改变处方者对治疗实际需要的评估。

心脏疾病同样带来药物消除和药物敏感性的一些紊乱,利弊权衡可能改变治疗剂量和处方者的治疗期望。左心室肥厚的患者常常有基线 QT 间期延长,增加药物产生 QT 间期延长的心律失常风险。许多指南建议,这类患者中应该避免使用延长 QT 间期的抗心律失常药物。在心力衰竭时,肝脏淤血导致药物清除减少,增加一些特定药物常规剂量下发生毒性反应的风险,如一些镇静药、利多卡因和 β 受体阻断剂。另外,心衰患者导致肾脏灌注减少,因此需要调整剂量。心衰同时表现为局部血流再分布,从而导致药物分布容积减少,增加毒性反应发生的风险。

七、年龄对药物代谢的影响

年龄同样是决定药物剂量和疗效敏感性的一个主要因素。儿童的药物剂量一般根据每公斤体重的毫克数来计算,虽然指导治疗的厂商资料中常常没有涉及。老年人往往肌酐清除率降低,甚至在面对一个正常血清肌酐水平,肾排泄药物的剂量也应相应调整。收缩功能障碍与肝充血更常见于老年人。血管疾病和老年痴呆症是常见于老年人,增加低血压和摔倒的风险。因此,使用镇静剂、三环类抗抑郁药或抗凝血剂时,医生应当确定这种疗法的好处大于风险。

（赵国忠）

第二章　心脏的解剖特征

第一节　心脏的形态结构

心位于中纵隔,被心包囊包裹,居胸腔中部,但其中大部斜偏于中线左侧。生活状态下,心有节律地搏动着,其形状、大小和位置是不恒定的,尤其是心的位置随个体的体型和呼吸状态而改变,瘦长型的人吸气时为垂直位,较胖体型者呼气时呈水平位。

一、心的外形

心的外形近似前后略扁的倒置的圆锥体,尖指向左前下方,底朝向右后上方。由于原始心管的盘曲和逆时针方向扭转的结果,容纳静脉性血液的右(半)心占据心的前部,而容纳动脉性血液的左(半)心位居心的后部。心的长轴贯穿左心室心尖部和主动脉根部,位于自右肩到左肋下区之连线上,与身体的水平面约成30°,与正中线约成45°。由于心的斜位,每一半心的心室均位于心房的左侧。心的表面近心底处有分隔心房与心室的环形沟,称为冠状沟,几呈额状位。该沟的前方被主动脉和肺动脉隔断。心底位于冠状沟以上,大部由左心房构成,小部分由右心房构成。心底后面在上、下腔静脉与右肺静脉之间有纵行的房间沟,此即左、右心房在后表面分界标志线,也是房间隔或左心房手术的进路。心底前面在肺动脉和主动脉根部的两旁可见有左心耳和右心耳覆盖其前面,它们分别是左、右房向前突出而成。冠状沟的前下方为心室部,在心室部的前、后面各有一条自冠状沟向下达心尖右侧(心尖切迹)的纵行沟,称前室间沟和后室间沟,也称为前、后纵沟,它们是左、右心室在心表面的分界。心尖由左心室构成,游离于膈的上方,在左侧第5肋间隙距锁骨中线内侧1~2 cm处贴近胸壁,故可在此处触摸到心尖冲动。从外观上游离的心脏可习惯地区分为心尖、心底、三个面(胸肋面、膈面、肺面)和三个缘(右缘、左缘、下缘)。

(一)心的前面观

心的胸肋面的绝大部分呈三角形,由右心室组成。三角形的尖朝向左上方,是肺动脉的起始部。隔着冠状沟,在右心室的右上方是右心房,它向前突出的部分是右心耳,覆盖在主动脉起始部的前方。冠状沟在胸肋面被右冠状动脉、心小静脉和脂肪所填充。上腔静脉居于升主动脉右侧,由上而下垂直注入右心房上部;胸肋面左侧小部分由左心室构成,主要形成心左缘和心尖。左心房向前突出的部分包绕着肺动脉起始部之左侧,称为左心耳,它是心的前面观左心房唯一能见到的部分。左、右心室之间的前室间沟内有左冠状动脉的前室间支及心大静脉行走,亦填充有脂肪。前室间沟下行达心尖的右侧延伸到膈面。两肺膈以胸膜腔覆盖心的胸肋面大部分,吸气时只有位于胸骨和左肋后方的一小部分心前面未被肺遮盖。

(二)心的左面观

从左侧面看,心表面的大部分是左心室的外侧壁及其上部的左心房构成肺面。冠状沟近乎垂直行走,冠状窦和左冠状动脉的旋支即位于此沟内,后室间沟自冠状沟向下达心尖切迹处,内有右冠状动脉的后室间支及心中静脉行走,两沟内都填有脂肪。

(三)心的后面观

心的膈面向后下,贴于膈肌上,大部分由左心室后壁及其上方的左心房构成,而右心室及右心房只占小部分。房间沟、后室间沟与冠状沟在膈面呈十字形交叉,此交汇处称为房室交点区,是四个心腔在膈面的临界区域。在这里冠状窦和左冠状动脉旋支、右冠状动脉后室间支及心中静脉亦形成十字形交叉。房室结动脉亦在此区域发起。左、右肺静脉各有两支从后方注入左心房;下腔静脉到达心的膈面(下壁),于冠状窦右后上方注入右心房。

(四)心的右面观

从右侧观察心,可区分为前、中、后三部。右面上缘由肺动脉干和右心室动脉圆锥由上向下延伸而成,占据右面的前方;右侧面大部分居中,是右心房和右心室;在右房后方的上、下端分别有上腔静脉和下腔静脉回到右心房。在右心室上部最靠前方有肺动脉干向左上后弯行;在肺动脉与上、下腔静脉之间的中部有主动脉从心底上行。

心的右缘垂直,由右心房的外侧缘构成,向上、向下分别与上腔静脉和下腔静脉侧缘相延续;心的左缘即肺面的钝缘,由左心室及小部分左心耳构成,它向上延续为肺动脉和主动脉的侧缘;心左、右缘下端的连线即为心的下缘,它几乎与膈的平面一致,比较锐利,又称为锐缘,主要由右心室构成(仅只近心尖处的锐缘为左心室构成);左、右缘上端的连线可认为是心的"上缘"。

心一般稍大于本人的拳头,我国成人男性心重约(284±50)g,女性(258±49)g,正常心的重量约为体重的1/200。但其重量可因年龄、身高、体重、体力活动等因素而有个体差异,一般认为超过350 g者则为异常。心长轴约为12~14 cm,横径9~11 cm,前后径6~7 cm。四个心腔的体积大致相等,安静时约为60~70 mL。

二、心的位置和毗邻

成人心约2/3居正中线的左侧,1/3位于其右侧,位于胸骨体和第2~6肋软骨之后方,第5~8胸椎体的前方。心底被大血管根和心包返折线所固定,而心室部分较为活动。心外面包有心包,隔着心包腔与其他器官相邻:

(1)前面与胸骨及第2~6肋软骨相对,仅胸骨体下部的左侧半和第4~5肋间才直接与心包相接触(心包裸区),其余大部分均被肺的前缘和胸膜覆盖。左肋纵隔窦在左心耳和左心室的前方。青春期以前,胸腺居于心包的前上方,成年人的胸腺残余仍位于心包前上部大血管的前方。心尖位置恒定,位于左侧第5肋间距锁骨中线内侧1~2 cm处。

(2)左侧面(肺面)与右侧缘,分别与左肺、左侧纵隔胸膜和右肺、右侧纵隔胸膜相接触,两肺的心压迹均在肺根的前方,故呼吸时肺体积的改变对心活动会有所影响。心的两侧与纵隔胸膜之间,肺根前方有膈神经和心包膈动、静脉自上而下穿行。

(3)心底向后与第5~8胸椎体相对,左心房与其后方的左主支气管、食管、左迷走神经和胸主动脉相邻。右心房向后与右主支气管相邻。

(4)心膈面紧贴膈中心腱,并与其下面的肝左叶、胃底、有时也可与结肠左曲相对。

三、心的内部构造

心分为右心房、右心室、左心房和左心室四个腔,由房间隔分隔左、右心房,室间隔分隔左右两心室。正常情况下左右心房间、左右心室间不相通,心房经房室口与心室相通。

(一)心腔

1.右心房

右心房,壁薄腔大,近乎四边形,构成心右缘,在正中线之右,居最浅层,是四个心腔中最靠右侧者,其主轴几乎呈垂直位。按原始心管的发生和内腔结构,右心房可分为前后两部:前部称固有心房,由原始心房演化而来;后部称腔静脉窦,由原始静脉窦演化而成。二部间的分界在心外表面以界沟为标志,此沟是自上腔静脉入右心房处向下至下腔静脉入右心房处的一浅沟。与之相对应,心腔内面二部的分界是一条纵行肌嵴,称为界嵴,又称为终嵴。界嵴起自右心耳,延伸到房间隔并与卵圆窝的上缘相连续,在上腔静脉口处，界嵴的主体部分包围上腔静脉口，并从上腔静脉口前方跨越右心房顶部达外侧壁，近垂直下行经过下腔静脉口前方，到达冠状窦口右下方。界嵴内有后结间束通行。

固有心房其内壁较粗糙，外侧壁的内面有许多梳状肌，它们起自界嵴，肌束呈平行的隆起状，止于右房室口。梳状肌之间房壁较薄，韧度亦较差，呈半透明状。如果右心房因病变扩大，房壁变得更薄，此时做右心导管插管，需注意避免损伤梳状肌之间的薄壁。固有心房向前突出部分即右心耳（right auricle），呈三角形，覆盖于主动脉根部的右侧，其内面的肌束发达且交织成网状，故右心耳内壁凹凸不平。当心功能障碍，血液在心耳内流动缓慢而淤积，则易致血栓形成。右心耳是外科切口的常用部位。

腔静脉窦居右心房后部，其内壁光滑，故界沟以后的部分是常用的右心房手术入路。该部的上方有上腔静脉开口，而其下部有下腔静脉开口。在下腔静脉口的前外侧缘有胚胎时残留的半月形的下腔静脉瓣，也有人称之为"欧氏嵴"。此瓣之形状、大小存在个体差异，有的呈筛状，亦有缺如者。下腔静脉瓣连于界嵴末端与卵圆窝缘之间，故在胎儿时期它有引导下腔静脉回右心房的血液经卵圆孔流入左心房的作用。在下腔静脉口与右房室口之间有冠状窦口，其开口处的下方也有一小而薄的半月形瓣膜，称冠状窦瓣，此瓣也可呈筛状或缺如。冠状窦口的横径为 5~11 mm，纵径为 6~17 mm。如冠状窦口较大，有时做右心导管插管可能误入冠状窦内，甚至引起导管在窦内盘曲，造成窦壁的损伤。由于冠状窦口临近房室交点区，房间隔下部与室间隔膜部亦在此处与心后壁相交，又易与右房室口处的位置混淆，手术操作时应注意确认其准确位置，避免误伤。

右心房的内侧壁是房间隔，其上有卵圆窝、考克三角和主动脉隆凸等具有重要临床意义的解剖学标志。卵圆窝位于右心房内侧壁的后部，居房间隔的下 1/3，它是胚胎时期卵圆孔所在处，出生后卵圆孔闭合，遗留下浅的凹陷痕迹。它的边缘隆起，称卵圆窝缘，该缘的前部及上部较为显著，而下部常缺如。窝底较薄，是从右房入左房心导管穿刺的理想部位，因为此处主要由纤维结缔组织构成，所以卵圆窝缘可作为导管进入卵圆窝的解剖标志。卵圆窝出生后若未闭合，则为房间隔缺损即卵圆孔未闭。有些正常的心，出生后卵圆窝虽然在生理上是关闭的，但在卵圆窝底上方仍留有一潜在性的解剖学通道，有学者观察 50 例标本发现此类通道有 19 例（占 38%）。正常时，左心房压力高于右心房，故不会产生病理性血液分流现象。但在右心房压力高于左心房时，血液可经此通道发生右向左分流，或做心导管插管时，可经此潜在性的通道从右心房进入左心房。右心房内侧壁的前下部，位于卵圆窝的前方，房间隔有一个三角形区域，称为考克三角（triangle of Koch），它是由冠状窦口的前缘、托特洛腱和三尖瓣隔侧尖的附着缘围成的三角。若使下腔静脉瓣紧张，则此三角可清楚显示，因为 Todaro 腱位于下腔静脉瓣内，它是一细长圆形的胶状纤维束，从右纤维三角穿经房间隔而向后延伸，向下连于下腔静脉瓣前端，且被薄层心房肌遮盖。Todaro 腱附于右纤维三角处，恰好是位于房室结与房室束延续部上方，故该腱可作为房室结与房室束分界的标记。Koch 三角的尖（顶角尖）对着膜性室间隔的房室部，三角的顶角内是房室结的所在地。右心房内侧壁前上部邻接主动脉根部，在膜性室间隔和卵圆窝前上方之间，由于其左侧的主动脉右后窦及前窦而形成膨隆，故称为主动脉隆凸。临床上主动脉窦动脉瘤或先天性主动脉窦瘘可经此破入右心房。

右心房的出口位于前下方，称为右房室口，血液经此进入右心室。

2. 右心室

右心室居右心房的左前下方，是四个心腔中位于最前面的部分，它占据了心胸肋面的大部分和膈面的一小部分。由于它的前壁直接与胸骨体的下部相邻，当右心室强烈收缩或右心室扩大时，可在胸骨左缘下部能触摸到其搏动。因为右心室前壁在胸骨左缘第 4、5 肋软骨后方，无胸膜腔和肺缘遮盖，故在胸骨旁第 4 肋间隙做心内注射时多直接注入右心室。右心室壁薄，室间隔凸向右心室这一面，在心横切面上右心室腔呈现新月形，右心室腔整体则略呈三角锥体形，其底为位于后上方的右房室口和左上方的肺动脉口所在处，其尖向左前下方。右心室借右房室口与右心房相通，经肺动脉口通向肺动脉。右心室内腔可以室上嵴为界，区分为后下方的流入道（即窦部）和前上方的流出道（即漏斗部）两部分。

（1）窦部或流入道，入口为右房室口，下界为隔缘肉柱，其壁粗糙不平，室壁肌束纵横交错隆起，右心室腔面观，示流入道及三尖瓣复合体、动脉圆锥至呈海绵状，统称为肉柱。按形态，肉柱有 3 种类型：第一种是附于心室壁的嵴状隆起;第二种是两端固定于室壁上呈桥状跨过室腔,例如隔缘肉柱,从室间隔连于前壁前乳头肌根部,又称为"节制索",这一依附特征,有利于防止右心室壁的过度扩张,也形成了右心室流入道的下界,由于节制索内有房室束的右束支通过,且有前组乳头肌的血管通行,手术操作应注意保护;第三种为根部附于心室壁而尖端伸向心室腔的肉柱,称之为乳头肌。右心室窦部有三尖瓣复合体,由右房室口处的三尖瓣环、三尖瓣、腱索和乳头肌等构成。当右心室收缩时,有利于关闭房室口并防止瓣膜返转,防止血液向右心房逆流。右房室口较大,一般可容纳3~4指尖,其周缘附有三块近似三角形的帆状瓣膜,即右房室瓣,又称"三尖瓣",依其附着部位分别称为前尖、后尖和隔侧尖。它们的底附着于房室口的纤维环上,该环称为三尖瓣环。三尖瓣实际上是一个完整连续的幕状膜性结构,呈袖管状起于三尖瓣环,膜性幕状瓣全降至心室腔内,在瓣膜的游离缘上可见多个缺痕将其分成为三个尖瓣。两个相邻的尖瓣之间的裂凹顶部的膜性组织称为联合,分别称前后联合、前隔联合和后隔联合,瓣膜粘连即多发生在这三个联合处。三尖瓣的前尖最大,介于右房室口与动脉圆锥之间;隔侧尖贴附于室间隔的膜部和肌部,其附着线横过室间隔膜部,于是膜性室间隔右心室面被分为后上、前下两部分。后上部分隔右心房和左心室,即为室间隔膜部后上部的房室部(房室中隔),故室间隔膜部后上部缺损时使右心房与左心室相通,而出现左心室至右心房的分流。前下部分隔右心室与左心室,此即室间隔膜部的室间部。有时隔尖可部分地或完全地遮盖室间隔膜部的缺损,往往不易发现该缺损。后尖被切迹分成三个小瓣,称为前(后)扇叶、中间扇叶和(后)隔扇叶。尖瓣的房面光滑,室面由于有腱索附着而粗糙不平,且依腱索止点分布不同可分为三个带,从游离缘到附着部依次为粗糙带、透明带和基底带。腱索在粗糙带室面附着较多,由于瓣膜关闭接触,粗糙带呈现出在游离缘附近的厚而不平滑的半月形接触区,它的上界即称为闭合线。透明带薄而光滑,无或很少接受腱索。基底带在近三尖瓣环的2~3 mm处,内有血管或心房肌的延伸。各尖均借腱索附于乳头肌上。

右心室的乳头肌有三组:前乳头肌、后乳头肌和隔侧乳头肌。前乳头肌较大,起于前壁中下部;后乳头肌起自后壁;隔侧乳头肌起自室间隔,又称为圆锥乳头肌;它恒定地位于动脉圆锥与右心室流入道之间。偶见隔侧乳头肌起自隔缘肉柱,也可不发达,甚而缺如。右心室乳头肌通常位于两侧尖瓣联合下方,可以是单个,也可呈顶端分叉状,还可是多个一组。腱索起自乳头肌或室壁,止于尖瓣的粗糙带、游离缘及基底带。止于瓣膜联合处者,先呈单干状到达联合游离处后才放射状分散开来,这种扇状腱索是寻找瓣膜联合的标志。从同一乳头肌发出的腱索分别依附于相邻的两个尖瓣。当心室收缩时,血液推顶瓣膜,封闭右房室口,此时相邻瓣膜粗糙带相互对合,由于乳头肌收缩,牵拉了腱索而使瓣膜不至于翻转入右心房,能有效地防止血液逆流。从功能上看,三尖瓣环、三尖瓣、腱索和乳头肌四者是一个整体,保证了血液能在心内定向流动,其中任何一个部分的结构有损伤,将会导致血流动力学上的改变。

(2)漏斗部是右心室的流出道,居于右心室的前上部,其内壁光滑无肉柱,又称为动脉圆锥。流出道与流入道大致成45°交角,两者"中轴线"呈"U"形。漏斗部向左上延续为肺动脉干,两者借肺动脉口相通。肺动脉口的周缘有三个彼此相连的半环形纤维环称为肺动脉瓣环,其上附有三个袋状的半月形的肺动脉瓣。在离体心观察,可见肺动脉瓣一个在前(前半月瓣)、两个在后(左半月瓣,右半月瓣)。当心室收缩时,血流冲开肺动脉瓣,使半月瓣贴壁,血液进入肺动脉干;当心室舒张时,三个袋状半月瓣被倒流回的血液充盈,形成关闭肺动脉口的"塞子",阻止了血液反流入右心室。

右心室流入道与流出道相界处,在肺动脉口与右房室口之间,有跨越室间隔上部(隔肢)和右心室前外侧壁(壁肢)之间的强大的弓形肌性隆起,这就是室上嵴,其隔肢向前延续可连至隔缘肉柱,而壁肢延伸到达三尖瓣前尖基部的室壁上。当心室收缩时,室上嵴的收缩能使房室口缩窄,且能参与使心尖作顺时针方向的旋转。室上嵴肥厚可引起漏斗部狭窄。

3.左心房

左心房构成了心底的大部分,位居其他心腔的最后方,它的位置也比其余的心腔高,并靠近中线。由于它被前方的升主动脉、肺动脉及其他心腔遮挡,故正常的后前位 X 线摄像不能显示出左心房。食管和胸主动脉与左心房后面紧邻,故左房增大时可压迫其后方的食管,右前斜位或左侧位 X 线钡餐造影时可显示出左心房扩大。左心房向前呈指状突出的部分是左心耳,露出于心的胸肋面。左心耳较右心耳细长,位于肺动脉干的左侧,它长而窄,也有弯成钩状者,其内侧面有 2～3 个切迹。左心耳占据了左心房的前部,其内有发达的梳状肌。

二尖瓣狭窄等病变引起左心房血流淤滞时,左心耳内常可形成血栓。左心耳还是常用的经左心房探查二尖瓣的手术进路,左心耳的上缘面对肺动脉干的凹面,此处心耳壁较薄,故手术操作时须谨防撕破此薄壁。左心房后部内壁光滑,两侧各有上、下两个肺静脉口。

肺静脉口无瓣膜,然而左心房壁肌肉伸展到肺静脉根部约 1～2 cm,似袖套样包绕肺静脉,有部分"括约肌"样作用,有利于减少心房收缩时血液向肺静脉内逆流。左心房的右侧壁(内侧壁)是房间隔,在相当于卵圆窝的部位,可见到一半月形的皱襞,称为卵圆孔瓣,又称为隔镰,是胚胎时房间孔的遗迹。整个左心房内腔呈长方形(亦有人认为呈一个不规则六面体,但上、下壁无特殊结构),其出口是左房室口,位于左心房的前下方,血液经此口入左心室。左心房后壁邻近脊柱,当二尖瓣关闭不全,反流血液射向左心房后壁时,吹风样杂音可向背部传导,甚至可沿脊柱向上或向下传导。

4. 左心室

左心室位于右心室的左后方,左心房的左前下方,是四个心腔中居最左侧的一个,构成心左缘、心尖和心膈面的大部分。左心室壁的厚度约为右心室的 2～3 倍。左心室腔横切面呈圆形,整个腔室呈细而长的圆锥形,其尖即心尖,底被彼此贴近的左房室口和主动脉口所占据,前者居左后且位置稍低;后者居右前,且位置稍高。与右心室相类似,左心室腔也可区分为左后方的左心室流入道(亦称窦部)和位于右前方的流出道(又称为主动脉前庭),两者的界限是二尖瓣的前尖。流入道起自左房室口,该部室壁有肉柱,流入道上有二尖瓣复合体的装置,包括有左房室口上的二尖瓣环、左房室瓣即二尖瓣、腱索和乳头肌等结构。

左房室口较右房室口小,约 2～3 指尖大,其周缘有二片帆状瓣膜,即二尖瓣,它有前尖和后尖,其基底附于二尖瓣环,游离缘突向心室腔,形成一个对向左前下方的漏斗形口,引导左心房的血液流到左心室。前尖位于右前方(即前内侧),呈椭圆形或半圆形或近似长方形,也有呈三角形。它介于左房室口与主动脉口之间,并与主动脉壁直接延续。前尖仅有粗糙带和透明带,房室两面均较光滑;后尖位于左后方(即后外侧),它的游离缘有两个切迹将后尖分成三个小扇叶,其中,前外侧扇叶和后内侧扇叶均较小,而中间扇叶较大。前尖的附着缘约占二尖瓣环的 1/3,后尖的占 2/3,但前尖的高(即从游离缘至附着线的"宽度")是后尖的一倍左右,故一般认为两瓣的表面面积大致相等。前尖的活动度大,而后尖活动度较小,主要起支持作用。前尖与后尖的主瓣间有两个较深的裂凹,此二处两瓣分隔并不完全,因其裂隙并未达到二尖瓣环,在裂凹顶部的膜性组织即为前外侧连合和后内侧连合。前外侧连合邻接左纤维三角,对向左腋前线;后内侧连合邻接右纤维三角,对向脊柱左缘。瓣膜的粘连或关闭不全多发生在连合处。后尖与左心房内膜相延续,与纤维环附着部位大,其活动主要是纤维环的收缩而引起,故活动度小。由于纤维环后部缺如,故当左心房扩大时,对后尖有一种牵引力,从而可缩小本来就较窄的后尖的有效面积,导致二尖瓣关闭不全。

二尖瓣借腱索连于左心室乳头肌上。左心室乳头肌有两组:前乳头肌和后乳头肌,前者位于左心室前壁和外侧壁交界处,常常为单个且较粗大;后者位于后壁和近隔壁交界处,通常可见有 2～3 个。乳头肌起自心室壁中、下 1/3 交界处,前、后乳头肌的尖端分别对向前外侧和后内侧(瓣)连合,所以乳头肌也可作为瓣膜连合定位的标志。乳头肌相对地平行排列于左心室壁,通过腱索,在心等容收缩期开始以至心室射血期,给瓣膜以最理想的垂直张力,使两个瓣膜一起活动,射血时防止瓣膜向心房内翻转。如果乳头肌与二尖瓣环不呈垂直状排列,例如当左心室球形扩大时,乳头肌则向外侧移位,这时乳头肌收缩通过腱索作用于瓣膜的力,还有一个向外侧的分力,作用于前瓣则可影响二尖瓣的对合,故导致二尖瓣关闭不全。腱索发自乳头肌的尖端,连于两侧尖瓣的相邻边缘,可终止于瓣膜游离缘、心室面的粗糙带和基底带,至后尖的腱索较到前尖者细而短,依此腱索可分类为扇形腱索、基底腱索和游离缘腱索,约有 90% 的人,二尖瓣的前尖有两个分别由前外侧和后内侧乳头肌发起的粗大的腱索,特称为"支柱腱索"。若支柱腱索断裂,可致二尖瓣严重关闭不全,引起血流动力学的严重紊乱。若因病变引起腱索融合,则减少了腱索间的缝隙,就会影响由左心房进入左心室血流的周围部分的通道,也产生二尖瓣狭窄一样的变化。

有临床资料认为,乳头肌基底部的心室壁和左心房都与二尖瓣的生理功能和病理变化有关,近些年来有学者主张二尖瓣复合装置应包括乳头肌附着处的左心室壁和与二尖瓣有延续关系的部分左心房。

左心室流出道称主动脉前庭,又称为主动脉下区,该部室壁光滑无肉柱。流出道的前壁是室间隔,后壁为二尖瓣的前尖,其出口为主动脉口。实际上左心室因壁厚,腔相对狭而尖,流入道与流出道仅在心舒张期它们的"轴线"相连才呈"V"形,且其入口(左房室口)和出口(主动脉口)几乎贴近,故在心收缩时,左心室腔成为一个完整的射血通道。先天性主动脉瓣狭窄的发生部位即是主动脉口以下的主动脉前庭。若前尖的附着变异或前乳头肌的异常牵拉,可导致主动脉前庭阻塞。若室间隔膜部缺损,则可使左心室内血液向右心房分流。主动脉口居于左心室的右(前)上角,口上附有三个半月形的主动脉瓣,与之相对应的升主动脉根部的管壁向外膨出,在主动脉瓣游离缘以下的升主动脉壁与主动脉瓣之间的内腔称为主动脉窦或称 Valsalva 窦。从离体的心上看,成人主动脉窦两个在前,一个在后,分别称为主动脉左前窦、右前窦和后窦,后窦又称为"无冠状动脉窦",因为左、右冠状动脉分别在主动脉左前窦和右前窦内起自升主动脉。当心舒张时,半月瓣关闭,可阻止血流向左心室内逆流。从左心室面观察室间隔,其膜部恰位于主动脉瓣右前瓣和后瓣的瓣间联合下方。

(二)心的纤维支架

在不停运动着的心中,有部分相对稳定的结构,作为心肌束和瓣膜的附着点,它们位于心底部,主要由致密结缔组织构成,支持心肌、瓣膜及有弹性的冠状动脉,故称之为心纤维支架。心纤维支架包括左纤维三角、右纤维三角、四个瓣膜纤维环(主动脉瓣环、肺动脉瓣环、二尖瓣环和三尖瓣环)、圆锥韧带、室间隔膜部和瓣膜间隔等结构。这些结构不仅起到骨骼肌依附在骨上的类似作用(故人们又称纤维支架为心的骨骼或心纤维骨骼),在外科临床上,心纤维支架在室间隔缺损的修补和人工心瓣膜的缝合方面具有十分重要的作用。随着年龄的增长,心纤维支架可出现不同程度的钙化。

心纤维支架的主体是右纤维三角,习惯称之为"心中心体",其大小约为 20 mm×10 mm×5 mm,触之有软骨样感,隐藏在室间隔膜部上缘之上,位于左、右房室口之间和主动脉口的后方(即位于二尖瓣环、三尖瓣环和主动脉后瓣环之间),有的教科书称其为中央纤维体。右纤维三角向下向前伸展延续于室间隔膜部;向后发出一圆形纤维束,伸入到右心房心内膜深面,称为 Todaro 腱;右纤维三角沿右房室口延伸成三尖瓣环;向后发出镰刀形半环纤维束参与构成二尖瓣环。左纤维三角位于主动脉左瓣环外侧与二尖瓣环连接处,即位于主动脉口之后和左房室口之前。从左纤维三角向后亦发出弧形纤维束,参与构成二尖瓣环。

近年有研究证明,左房室口纤维环并不是完整的环状纤维束,左、右纤维三角向背侧伸出的"U"形的腱样结构只能达房室口的一半,故左房室口的背侧 1/3～1/2 处不存在纤维结缔组织束,故二尖瓣的后尖并无坚实的依附点。后尖与左心房心内膜是延续的,一旦左心房扩大,可牵拉后尖向后移位而导致二尖瓣关闭不全。在主动脉根部,三个半月瓣的附着点形成三个扇形纤维环,统称为主动脉瓣环,其中后半月瓣(无冠状动脉瓣)的扇形纤维与右纤维三角相连,左半月瓣(即左冠状动脉瓣)附着到左纤维三角,而右半月瓣的扇形纤维束的附着点达室间隔膜部。以上三个扇形结构之下是三个近似三角形区域,称主动脉下跨架。在主动脉左瓣环与后瓣环相对缘之间的主动脉下跨架,其两侧附着于左、右纤维三角,向下移行于二尖瓣的前尖,这一膜性结构特称为瓣膜间隔或主动脉下隔,亦有人称之为主动脉下垫。它被一层薄层的心房肌所覆盖,当心室收缩时主动脉下隔突向二尖瓣区,但心室舒张时它又突向主动脉前庭,故主动脉下隔是一个可移动位置的帘状结构,可以调节二尖瓣的开闭。主动脉瓣环、二尖瓣环和三尖瓣环这三部分彼此相互连接,但肺动脉瓣环则比较"独立",它们于前三者较高的平面,且借圆锥韧带与主动脉瓣环相连。由于圆锥韧带可扭曲变形,可以防止左、右心室因不同的射血方向所产生的分离力,保证了心室肌收缩的稳固性。室间隔膜部靠近主动脉口,有时室间隔膜部缺损影响到主动脉瓣,导致主动脉瓣关闭不全。

房室束穿过右纤维三角的右上面,向下行到达室间隔膜部与肌部交界处离开右纤维三角,故房室束是在右纤维三角上面通过房室结连接心房肌和心室肌的。由于右纤维三角与二尖瓣、三尖瓣和主动脉瓣的解剖紧邻关系,临床上处理二尖瓣后内侧连合、主动脉后半月瓣下端或室间隔膜部,操作时应特别注意不要误伤房室束。

（三）心肌

心肌纤维聚集成束，心房肌和心室肌借心传导系统联系，二者肌束是不连续的，被心纤维支架分隔开来。因为心房肌和心室肌是分别附于纤维环和纤维三角上的，故心房、心室可分别收缩，而且当心收缩时，心房、心室都向心底的方向运动，心发生顺钟向旋转。心肌纤维的排列十分复杂，尤其是心室肌的构筑各家描述不一致。一般认为心房肌和心室肌都是分层排列的。心房肌较薄，仅由深浅两层肌组成，其浅层者横行，环绕左、右心房，故为两心房所共有，深层肌则为各心房所固有。心室肌较厚，可分为浅、中、深三层，浅层和深层为左、右心室所共有，而中层为各心室所固有。心室浅层肌斜行，在心尖处捻转形成心涡，然后进入室壁深部移行为纵行的深层肌，形成肉柱和乳头肌。中层心室肌呈环行分布，且为各个心室所固有。总的看来，心肌的浅层、深层肌纤维走向复杂，且有互相交叉或吻合。由于它们分别起自心纤维支架和止于纤维支架，故心收缩时都向着动脉口的方向运动，浅层、深层肌收缩，心室向心底运动且心腔变短；而中层肌收缩则使心腔变窄。又因有心涡的形成，浅层肌均伸入深层参与形成房间隔与室间隔，部分心室肌束呈螺旋状移行，故心收缩时均伴有顺钟向旋转，有利于由心尖向心底充分射血。不过，右心室压力远低于左心室，右心室从功能上表现为容量泵（低压泵），左心室内压力高，它是一个壁厚的压力泵（高压泵）。

（四）心的间隔与瓣膜

1.心的间隔

心的间隔将左心内的动脉（性）血和右心内的静脉（性）血分隔开来。分隔左右心房的是房间隔，左、右心室被室间隔分隔开。房间隔与室间隔的移行区特称为间隔的瓣膜段。

（1）房间隔：房间隔在心表面并无明显的标志，不过其右侧缘与房间沟的位置相当。房间隔较薄，呈由左前偏向右后的倾斜位（偏斜的额状位），与身体正中面相交呈45°，故左心房被隔在右心房的左后方。房间隔两侧房面均有心内膜，中间夹有结缔组织和少量肌束。房间隔近似长方形，高为宽的2倍，其下1/3部有最薄的区域——卵圆窝。房间隔厚约4 mm，而卵圆窝中心厚仅约1 mm，卵圆窝的长轴几呈垂直方位，其右侧面呈凹状，左侧面轻度突向左心房腔，约30%的人有一小孔，为潜在性解剖学通道。

（2）室间隔：其表面标志是前、后室间沟，相当于它的前后缘，也呈45°的斜位。室间隔整体呈三角形，基底位于心底部（上方），顶（角）相当于心尖部。室间隔上方呈额状位，随着向下至心尖部呈顺时针螺旋形扭转，导致室间隔的前部转为弯曲，后部较平直，从而使得左右心室腔的形态不一致。室间隔两侧面也为心内膜构成，大部分两层心内膜之间夹有心肌，较厚，称为肌部。但在室间隔上部，在主动脉口下方处有一小的卵圆形区域，较薄，缺乏心肌，称为膜部。

（3）瓣膜段：实际上是位于房间隔、室间隔的移行处，是室间隔缺损的好发部位，此段紧邻主动脉窦与肺动脉根部的半月瓣，向下与三尖瓣的隔侧尖和二尖瓣的前尖贴近，故在形态及病理变化上有它的临床意义。从形态及位置上又可将此段区分为前部、中间部及后部三个部分。瓣膜段的前部与主动脉和肺动脉的半月瓣相傍，此部的横切面上呈"S"形，其前半凹向右心室，参与构成肺动脉圆锥，后半凹向左侧，组成主动脉的起始部。瓣膜段此部缺损可使主动脉右半月瓣下方与肺动脉右半月瓣相互沟通。瓣膜段的中间部，即为室间隔膜部主体部分，呈卵圆形，其长轴为前后走向，宽约10～12 mm，高约6～8 m，厚不超过1 m，面积约为0.8 m² ＝1 m×0.8 m。其左侧面嵌入主动脉右半月瓣与后半月瓣附着点之间，且跨越后半月瓣中部的下方；其右侧面有三尖瓣的隔侧尖的附着线跨过，故室间隔膜部被划分为后上、前下二区，前下区分隔左、右心室，称室间部，室间隔缺损常发生于此区；后上区介于主动脉前庭与右心房之间，故称为房室部或称此区为"房室隔"。瓣膜段的后部，向后上达其后缘即为右心房壁，故称此部为房室区。二尖瓣前尖的后部与三尖瓣隔侧尖的后3/4分别附于膜的左面和右面，且前尖附着点高于隔侧尖的附着点。

2.心的瓣膜

心像一个肌性"动力泵"。因为在房室口和动脉口，具备顺血流开放，逆血流关闭的房室瓣和动脉瓣，它们类似于泵的闸门一样，保证心内血液定向流动。前已述明，右房室瓣是由前尖、后尖和隔侧尖三个瓣尖所组成；左房室瓣较三尖瓣厚，只由前尖和后尖两个瓣尖组成，围成漏斗状的血流入口（二尖瓣口），两个尖瓣的表面面积大致相等。肺动脉瓣和主动脉瓣分别由三个半月瓣组成,但主动脉半月瓣位置稍低,且结构较厚。左、右冠状动脉的开口均位于半月瓣游离缘水平以上,当心室收缩时,主动脉瓣开放但不会封闭冠状动脉口,故不妨碍血液流入冠状动脉;室腔内血流推压房室瓣而关闭,腱索之牵拉使瓣膜不会翻转入心房,血流不致于逆流入心房,而只能被推送入脉干,动脉瓣被血液推开而开放。当心室舒张时,室内压降低,血流虽可从动脉逆流入室,但此时动脉瓣被动关闭而防止了血流逆流。同时,房室瓣开放,心房内血流灌流入室,且因大动脉的弹性回缩保证了外周血液连续向前流动。但当瓣膜复合装置发生病变,引起瓣膜关闭不全或不能完全充分开放,均可导致心内血流发生紊乱。

(孙 兰)

第二节 心脏的血管

一、冠状动脉

冠状动脉是心的营养血管,它是升主动脉的第一个分支,起始于主动脉窦。在体心的左冠状动脉起自主动脉左后窦(离体心为左前窦),右冠状动脉起自主动脉前窦(离体心为右前窦)。两个冠状动脉均开口于主动脉窦内,即左、右冠状动脉口都位于窦上嵴水平以下。左冠状动脉口的位置稍微高于右侧者,不过左右冠状动脉口分别占据主动脉窦的中 1/3 部分。由于选择性冠状动脉造影广泛开展,冠状动脉口的形态就有一定临床意义。左冠状动脉口呈横位椭圆形,边缘清楚,尤以其下界更为明显;但右冠状动脉口较左侧者为小,呈漏斗状,边缘不太明显。有时右冠状动脉近侧端的正常分支可直接起始于主动脉前窦,左冠状动脉的前降支、左旋支也可能直接起始于主动脉左后窦。这种分支异常开口可以较大,主动脉窦内尚可见在右冠状动脉口前出现较小的开口,它们往往是小的动脉圆锥支或肺动脉壁支,或者是右室前支或右房前支,Symmers 称这些多余的开口为副冠状动脉开口,选择性动脉造影时应了解它们与右冠状动脉口的位置关系。

(一)冠状动脉的分布类型

左、右冠状动脉在心的胸肋面分布范围较为恒定,但它们在心的膈面的分布范围,由于左、右冠状动脉发育不同而有差异。有关它们的分布类型各家划分方法不尽一致,有些过分偏重于形态学的特征,过于烦琐,不便于临床应用。目前,通用的是按 Sctllesiilger 的分类法区分为三型,即以左、右冠状动脉何者跨越了房室交点来划分为右优势型(国人 70%以上)、左优势型和均衡型。我国学者亦有采用 4 个类型来概括冠状动脉在心膈面的分布差异。于彦铮、左焕琛等对 138 个心铸型标本的研究,吴晋宝和于彦铮在 1966 年观察了中国人 530 例不同年龄、性别的心,都说明中国人右冠状动脉分布于左室膈面的占多数,分布类型与性别和年龄并无关系。4 个类型的分法,相当于 3 型基础上加一种右室膈面由左冠状动脉供应。四个类型具体是:Ⅰ型——左心室膈面主要由左冠状动脉分布;Ⅱ型——左心室膈面主要由右冠状动脉分布;Ⅲ型——左心室膈面是由左、右冠状动脉以后室间沟为界均匀分布;Ⅳ型——右心室膈面由左冠状动脉分布。按四个类型,于彦铮观察 138 例铸型标本结果是Ⅱ型出现 78 例(56.52%),Ⅰ型出现 31 例(22.46%),Ⅲ型出现 27 例(19.57%),Ⅳ型出现 2 例(1.40%)。吴晋宝和于彦铮的 530 例国人心冠状动脉观察结果是Ⅱ型(39.4±2.12)%和Ⅲ型(37.0±2.09%)出现率高,而Ⅰ型(17.0±1.64%)Ⅳ型(6.6±1.08%)出现率较少。

(二)左冠状动脉

左冠状动脉起于主动脉左后窦,在肺动脉干和左心耳之间沿着冠状沟行向左前方,主干长约 0.5~1.0 cm,随即分为前降支和旋支。主干的前面有肺动脉干,后面是左心房的前壁,左上方有左心耳,主干的下方是左纤维三角和二尖瓣环的前内侧份。左冠状动脉主干的长度变异较大，国人以1.0 cm多见，最长的可达2.25 cm，亦有报告670例中有11例没有左冠状动脉主干，前降支（前室间支）及旋支则分别开口于主动脉左窦。国人儿童主干长0.6～1.0 cm，少有超过1.1 cm者。

1. 前降支

前降支又称为前室间支，是左冠状动脉的二大终末支之一。从行径方向看，它可看作是左冠状动脉的延续，沿前室间沟下行，绕过心下缘至后室间沟上行，终止于后室间沟下1/3范围者约见于60％，终止于后室间沟中1/3范围内的约见于10％的标本，另有30％的标本前室间支终止于心尖区，一般多在后室间沟内上行1～3 cm。前降支在前室间沟中段常常潜入表层心肌之内，潜入心肌层内的动脉称为壁冠状动脉，而覆盖壁冠状动脉的心肌称为心肌桥。国人壁冠状动脉发生率可高达60％，且最常见于前降支。壁冠状动脉在选择性冠状动脉造影时，由于心室收缩期动脉表面的心肌收缩，可使动脉管腔局部狭窄，很像病变，但舒张期狭窄消失，在造影阅片时应注意鉴别。前降支在心室区可向三个方向发出分支，即左室前支、右室前支和前隔支。

（1）左室前支以锐角起自前降支，有3～9支，供应左心室前壁（胸肋面）的中下2/3的心肌。左室前支粗细不等，其中第1支常常可以很粗大，亦称之为对角支，但也常有直接起始于左冠状动脉分为前降支和左旋支的分叉处。近端的分支一般口径大，分支长，可分布到钝缘；远端分支的口径小，分支亦短，也行向钝缘。多数前降支的左室前支呈弥散型分布，其形态特点是前降支的分支数目少，仅只有1～2条左室前支，且其口径与前降支的相似，多与前降支的主干平行行走一段后再向心钝缘下份分布。仅有少数左室前支呈干线型分布，这些分支的形态特征是前降支发育强大，左室前支由近侧端向远侧端依次起自前降支的主干向心钝缘分布。

（2）右室前支为平行排列的数条短小的分支，起自前降支后，即分布于室间隔附近的右心室胸肋面（右心室前壁）。其第1个分支大约在肺动脉瓣的高度分出，较恒定地分布于动脉圆锥前壁，又称为左圆锥支，常常与右冠状动脉的圆锥支吻合，一般右室前支的分布范围是距前室间沟右侧约20 mm之内，有时口径较大的右室前支的分布也可超出这个范围，跨过右心室前壁可远达右心室前乳头肌的基底部，偶尔可见有右室前支直接分布于前乳头肌。

（3）前隔支又称为前穿通支，有8～22支，起自前降支进入室间隔肌部。由于前降支多终止于后室间沟的下1/3，且前隔支比来自后室间支的后隔支长，故室间隔的前上2/3多由前隔支供应。前隔支的支数较多，且大小、长短又不一致，其中近侧端的第1支或第2支往往较为粗大，在室间隔向后下方行走，有的人这种粗大的分支可以经右心室的节制索而分布于右心室的前乳头肌。前隔支与后隔支在室间隔内有丰富的吻合，此处（多在室间隔中1/3区内）是左、右冠状动脉吻合的重要部位。但室间隔的血供75％～90％是来自前室间支的。若前降支闭塞，可致左心室前壁和室间隔心肌梗死（前间壁梗死）。

2. 左旋支

左旋支是左冠状动脉的两大终末分支之一，与前降支几成直角分开，向左行于冠状沟内，绕过心左缘至左心室的膈面，多终止于心钝缘与房室交点区之间。亦有10％的人，左旋支在冠状沟内继续向右行可达房室交点，甚而向下转折下行于后室间沟，这属于左优势型供血。左旋支在左心室的分支有：

（1）左室前支，多是1～3支较细小的分支，分布于左心室前上部。

（2）左室后支，可为0～5支，分布于左室膈面的左侧半。

（3）左缘支，又称钝缘支，是较为恒定的一个分支，沿左心室最外侧缘，向心尖的主向下行，且较为发达，它分布于心钝缘及邻近的左心室壁。钝缘支可作为冠状动脉造影时辨认分支的标志之一，多数人此动脉为1支，也有出现2支或3支者。

（4）左房支，可有1～2支，分布于左心房。若左旋支闭塞，可导致膈壁或左室侧壁心肌梗死。

（三）右冠状动脉右冠状动脉

右冠状动脉起自主动脉前窦，在肺动脉干与右心耳之间进入冠状沟，向右下行，表面被较多脂肪所包埋，继而绕过心右缘上端到达心膈面，沿冠状沟后部向左行至房室交点区，在此，该动脉向深部弯绕心中静脉而形成"U"形弯曲，且分为两个终末支。"U"形弯曲也是冠状动脉造影时的标志之一。右冠状动脉的分支有：

1. 动脉圆锥支

动脉圆锥支是右冠状动脉的第 1 个分支，也是右室前支中比较恒定的分支，恰位于右冠状动脉与前室间支之间，分布于动脉圆锥前方，故又称为圆锥动脉、漏斗支，也有人称其为脂肪动脉。此动脉较细，但通常不形成阻塞，故它是左、右冠状动脉间的一个重要侧支循环动脉，其分布恒定但起点多变化，例如它可直接起自主动脉窦，这时可称其为"第 3 冠状动脉"，实属副冠状动脉，国人出现率约为 43.5%～56.5%；也有的起自右室前支。在动脉圆锥处，它可与左冠状动脉的同名支吻合。值得注意的是，圆锥支的位置可以恰位于右心室的外科切口处，而左、右冠状动脉的圆锥支形成的吻合——Vieussens 环这一重要的侧支循环路径即位于动脉圆锥前上方，相当于肺动脉半月瓣的高度，手术切口宜注意避免损伤 Vieussens 吻合环及半月瓣。

2. 右室前支

分支数目变动于 1～7 支之间，以 2～4 支多见，分支粗细不均，长短不等。分支数目多者其管径小，分支数目少则管径较大，均分布于右心室前壁（胸肋面）。右室前支行径的特点是分支与主干约呈直角，并略呈弓曲向上继而向下，弯向右心室前壁之内。

3. 右缘支或称锐缘支

右缘支（锐缘支）是右冠状动脉行径于右心室锐缘处，或在锐缘前方发出的分支，较为恒定且较大，它沿锐缘或其附近往下行。锐缘支也是冠状动脉造影辨认分支的标志之一，只有 1 支的多见，2 支的较少，有时也可缺如，这时右心室锐缘区域的血供由邻近的右室前支的分支和右室后支的分支替代。据于彦铮等 138 例冠状动脉铸型标本显示，有发育强大且分支分布锐缘全长的锐缘支 105 例，占 76.09%。其余的均较为弱小，仅止于锐缘的上半部，而锐缘下半部的血供则借助于右室前支，共见有 33 例，占 23.91%。

右心室胸肋面的血供来自左、右冠状动脉的右室前支。来自右冠状动脉的右室前支数目可达 7 支，但分支大小不均。右心室前壁的动脉分支之间的分布有相互消长的趋势：当锐缘支弱小时，则必有发育强大的右室前支向左下方分支分布于锐缘的下方，以替代锐缘支的下段；当起自右冠状动脉的右室前支数目多时，则起自左冠状动脉前降支的右室前支分支较细小，此时右心室前壁几乎全由右冠状动脉的分支分布；当来自前降支的右室前支强大时，则右心室胸肋面上半部为右冠状动脉分支分布，而下半部分则为前降支的分支分布。

4. 右室后支

右室后支可有 0～2 支，细小，分布于右心室后壁（膈面）。右心室膈面的血供来源有 3 个：其外侧份由锐缘支供血；内侧份由后室间支（后降支）分支分布；近右房室间沟的区域由右冠状动脉主干发出的右室后支供血。但因这些分支细小，在活体冠状动脉造影时常不易显影。

5. 后室间支

后室间支又称为后降支是右冠状动脉主干的延续，沿后室间沟下行于心中静脉的右侧或左侧，分支分布于左、右心室的后壁一部分和室间隔后下 1/3 部（后隔支）。后降支的止点多在后室间沟的下 1/3 或心尖区。有时可出现双后降支，两支后降支沿后室间沟下行于心中静脉的两侧，并分别向室间隔发出后隔支，分布于室间隔的后份。后降支的起始部位常常偏离房室交点区（crux 点）的右侧。靠近房室交点区的室间隔血供来源是多源性的。双后降支和先是单干后降支再分为双干型的后降支占了变异例的大多数，它们均可分别发出后隔支，以双排后隔支进入室间隔的后份。若后降支发育弱小时，右室后支、右缘支、左室后支可补充分布室间隔的后份。这些解剖学上的特征，对于搭桥手术、选择性冠状动脉造影及冠状动脉疾患的病理分析都是值得注意的。

6. 左室后支

右冠状动脉在靠近房室交点区发出 1 支或数支短小的左室后支，分布于左心室后壁的右半部和室间隔后部的上 1/3。当后降支发育较差并终止较高，仅达后室间沟的上、中 1/3 交接处时，起自右冠状动脉的强大左室后支或右缘支可斜跨右心室膈面而进入后室间沟的中份，分布到后室间隔中 1/3 区域。

7.右心房支

临床上大部分下壁心肌梗死的病例多因右冠状动脉闭塞所致。

(四)心段

DiDi 等提出,以冠状动脉的大分支为形态基础,可以把人的心分成七个段,于是近十多年来有"心段"这一概念。由于心血管形态上的差异,心室壁各动脉支分布范围是有差异的。

右心室分为三段:圆锥支段、右缘支段和后降支段。

左心室分为四段:前降支段、外侧支段、左缘支段和后心室支段。

(五)左心室壁内的动脉分支分布

1.左心室壁内动脉的分支类型

冠状动脉的分支在心外膜下发出细小分支深入至心肌层。进入肌层的小血管分支有两类:一类以锐角形式分出,仅营养心室肌层的外 2/3;另一类血管以直角形式分出,垂直深入达心内膜下,构成心内膜下丛,肉柱和乳头肌是由这种直支(直型)血管供应的。于彦铮和左焕琛等根据血管的形态和分布,将左心室壁内的血管分成 4 种类型:

(1)心外膜支是直接发自主干的短小丛状细小分支,仅分布到心外膜的脂肪层。

(2)直支:它以直角从主干发出,沿途较少分支而直达肉柱。

(3)乳头肌支为直型的特殊类型,在心室壁内分支少,口径大,直达乳头肌。

(4)树枝状支可达心室肌层外 2/3 或全层,并有分支到达肉柱,它们可参加构成心内膜下血管丛并在心内膜下和直支吻合。

2.左心室的乳头肌

(1)动脉前乳头肌的动脉全来自左冠状动脉,其发起的形式可以有:①单独发自前降支的分支。②单独来自左旋支左缘支的分支。③由前降支和左旋支的分支共同分布。④由前降支与对角支的分支共同分布。当前降支梗阻时,虽然可累及前乳头肌,但因多数人心前乳头肌为二分支联合供应,故不至于累及到整个的前乳头肌血供。

(2)后乳头肌的血液供应并不是与膈面上动脉分类类型相一致。右优势型心后乳头肌血供可以仅来自左冠状动脉的分支,也可单独来自右冠状动脉的分支,还可由左、右冠状动脉的分支共同分布。

后乳头肌比前乳头肌小,而且数目较多,位置较低,血供多来自左、右冠状动脉的末端分支,口径较细,其动脉多呈直钩形分支,从乳头肌基底部向其尖端,延长了末端血管分支的距离。这些解剖学上的特征,可能是后乳头肌缺血较多见于前组的形态学基础。

(六)心房动脉

心房动脉是左、右冠状动脉的分支,可分为房前支、房中间支、房后支。

1.心房动脉的分支

(1)左、右房前支分别起自左、右冠状动脉的近侧端,分布于左、右心房前壁的心耳,多数有 1～3 支,口径为 0.2～2.0 mm,右房前支起点距右冠状动脉口 1～45 mm,左房前支起点距左旋支起点 1～35 mm。口径大于 1 mm 以上的左、右房前支多数为供应窦结区的窦结动脉。

(2)左、右房中间支分别起于心钝缘附近的左旋支和锐缘附近的右冠状动脉。右房中间支较为恒定多为 1 支,口径约 0.4～1.5 mm,行程较垂直地沿右心房向上行,分布于右心房外侧壁及后壁。右房中间支靠近上腔静脉口,可以与窦结动脉相吻合。偶见该支动脉缺如,则由右房前支供应右房中间支的分布区域。左房中间支的出现不如右房中间支那样恒定,若缺如时其分布区血供由左房前支或左房旋支替代;偶尔可见发育强大的左房中间支;可远行达上腔静脉口附近,成为窦结动脉。

(3)左房旋支是起于左旋支近侧端的分支,行程之特征是它平行于左房室沟的上方,向左行,经左心室钝缘水平分布于左心房的后壁。该支口径约 1.2～2.3 mm。强大的左房旋支也可形成窦结动脉,可与其他心房支吻合。这也是左冠状动脉的分支之间或左右冠状动脉的分支之间的侧副循环径之一。

(4)左右房后支在心的膈面发自冠状动脉。右房后支多起自右冠状动脉,常为1支,口径在1 mm以内,多分布于房室沟以上约1 cm范围内的右心房后壁。左房后支起自左冠状动脉,偶尔起于右冠状动脉,多为1支,其口径稍大于右房后支,约为0.4～1.8 mm,分布于左心房和右心房后壁。

2.窦结动脉

窦结动脉因其分布于窦结而得名,它的形态特征是其终末端围绕上腔静脉口基部,所以Gross称这支动脉为上腔静脉口支。该动脉可以起于右冠状动脉近端,口径约1.2～2.2 mm,呈逆时针方向绕上腔静脉口基部;也可起自左旋支近端即起始段数毫米内;偶见起于左冠状动脉主干者。统计国人1 503例,起于右冠状动脉者,占66.7%,起于左冠状动脉只占31.9%,另有少数人(1.34%)有两支窦结动脉分别起自左、右冠状动脉。无论窦结动脉起始于何处,它在行程中与房间前沟和房间束(即Bachmann束)的紧邻关系密切。窦结动脉起于右冠状动脉者,则是它的第1个分支,行经右心耳与主动脉之间,靠近右心房前壁向内上行,直达房间前沟,于Bachmann束下方潜入该肌束,继沿房间前沟上行至上腔静脉根部形成一个围绕上腔静脉口的动脉环,该环穿过窦结的中央。起始于左冠状动脉者,常发自左回旋支起始段数毫米之内,在主动脉和肺动脉干的后方,沿左心房的前壁向右横过并穿入Bachmann束,跨过房间前沟,绕上腔静脉口。故对于房间前沟的手术切割、钳夹、结扎均有可能误伤窦结动脉,操作时应提高警惕。

窦结动脉与上腔静脉口的关系有3种形式:①左右窦结动脉以逆时针方向绕上腔静脉口者占多数;②窦结动脉分叉形绕上腔静脉口者次之。③动脉以顺时针方向绕上腔静脉者更少。窦结动脉起点的变异可见起自左房旋支,也可由右冠状动脉末端延伸而成。

窦结动脉是心房的动脉中最为强大者,其口径大,行程曲折,除对窦结供血外,在行程中还广泛分布到左、右心房壁及房间隔,还可和其他心房支吻合,所以它是心房壁的主要动脉。Brodi称窦结动脉为心房主要动脉。由于窦结动脉上述行程的特征及其分布的广泛性,而且其终末又是恒定的,故几乎最小的房壁梗死都会合并有窦结的梗死,出现房性心律失常。若冠状动脉在窦结动脉分出之前发生阻塞,可致窦结缺血而产生窦性心动过缓、窦性停搏、窦房传导阻滞和心房颤动等房性心律失常。

3.Kugel动脉

1927年Kugel首先描述了心耳大吻合动脉,也有人称其为前房中隔动脉。它起自左旋支近端,也可起自左冠状动脉的近端,也可为右房前支的分支。该动脉的特征是:位置较低,行于主动脉根部的后方及二尖瓣环的上方,并沿心房前壁到达房间前沟,继穿入房间隔的下分,行走于卵圆窝的下方。它是二尖瓣前尖和主动脉半月瓣的血供来源。它也是左、右冠状动脉的胸肋面的分支与膈面的分支间吻合的重要途径,该动脉的口径平均为0.1～0.75 mm,在房间隔内,Kugel动脉向后与心房后壁的左、右冠状动脉的分支吻合,也可以与房室结动脉或窦结动脉吻合。

4.房室结动脉

房室结动脉是右或左冠状动脉行径房室交点区时的一个分支,亦称为中隔纤维支,它行径于左、右房室口之间,并进入考克三角(Koch三角)内,终止于房室结。在其起始处,右冠状动脉常呈现"U"形弯曲,而房室结动脉起自"U"形弯曲的顶端,解剖观察表明,教科书中记述的房室结动脉起始于右冠状动脉"U"形袢之顶端的概念,并不是恒定的。国人1492例观察,房室结动脉起自右冠状动脉者占92.16%,只有7.44%起自左冠状动脉,而左、右冠状动脉各发1支者占0.4%。由于房室结动脉起点的变异性,其行径中与左、右房室口的关系有下列3种形式:①房室结动脉行径于左、右房室口之间者,占55%。②房室结动脉行程偏向左房室口者,占25%。③20%的房室结动脉的行径偏向右房室口。因此,在二尖瓣或三尖瓣的手术或在房室口附近的插管等操作,均要防止损伤房室结动脉。房室结动脉进入房室结后,并不贯穿结的全长,其末端多形成弯曲,分支营养附近心肌及房室束。

(七)心房动脉的吻合

冠状动脉在心房壁上的分支,在左、右侧心房的动脉分支之间,在同侧心房的动脉分支之间或心房动脉与心室动脉的分支之间都可形成吻合,而窦结动脉、房室结动脉、Kugel动脉则是心房动脉分支间吻合的重要途径。选择性冠状动脉造影发现有部分较长期患冠心病的患者,虽然前降支、左旋支、右冠状动脉有严重的狭窄,但 Kugel 动脉、窦结动脉、房室结动脉或左、右心房动脉之间可形成吻合,从而承担了心的供血。

二、心的静脉

心的静脉可为 3 个系统:

(1)心壁内的一些小静脉称心最小静脉,又称为 Thebesian 静脉,主要位于右心房和右心室壁内。Thebesian 静脉直接开口于心各腔。由心最小静脉回流入心腔的血液不足于心肌循环血量的 10%。

(2)右心室前壁有 2～3 支较大的静脉称心前静脉,在右冠状动脉的表面或深面跨过冠状沟,直接开口于右心房。

(3)心其他大部分静脉先汇集于冠状窦。冠状窦位于心膈面的冠状沟内,左心房与左心室之间,其右侧端开口于右心房。其属支有:①心大静脉与左冠状动脉的前降支伴行,向后上至冠状沟绕心左缘到达心膈面注入冠状窦的左端。②心中静脉与右冠状动脉的后降支伴行,向上注入冠状窦即将开口于右心房处。③心小静脉行于心膈面冠状沟的右部,与右冠状动脉伴行,从右向左注入冠状窦右端。④左房斜静脉位于左心房后面。⑤其他位于左心室左缘及后面的小静脉支,都注入冠状窦。

心前静脉和冠状窦的属支之间有许多吻合,而且较大(正常口径约 1～2 mm)。冠状窦属支之间亦有丰富的吻合。

窦结的静脉回流:有两个流向,其上部和中间部的静脉血流向上方,注入上腔静脉与右心房邻接处;其下部和中间部的血液则流向下方,在梳状肌之间注入右心房。

房室结的静脉回流:有三个流向,①房室结和房室束的血液主要经过心小静脉回流。②伴行于房室结动脉的静脉注入心中静脉。③房室束下部的血液回流入心大静脉。

(张亚洲)

第三节　心脏的神经

心受内脏神经支配,可区分为传出部和传入部两部分。

一、传出部

心神经的传出部即心的运动神经,有交感神经和副交感神经两部分:

(一)心的交感神经

低级中枢位于脊髓上胸脊髓节,节前纤维经第 1～5 胸神经及白交通支进入胸交感干,上升至交感干的颈上、颈中、颈下神经节。由三个颈交感干发出节后纤维组成心上、心中和心下神经达主动脉弓周围参与组成心丛。心丛内的交感纤维分布至窦结、房室结和左、右冠状动脉的主干以及心房肌和心室肌。交感神经使窦结发放激动的频率加快,使心房肌和心室肌的收缩力加强,使冠状动脉扩张。

(二)心的副交感神经

由延髓迷走神经背核发出的内脏运动纤维,经迷走神经及其分支心上支、心中支及心下支到达心丛,与交感神经纤维共同组成心丛。心丛的副交感纤维分布到窦结、心房壁肌、房室结和冠状动脉。近年证明,心室壁肌也接受副交感节后纤维。副交感神经使心跳减慢,可抑制房室传导,减少心房肌的收缩力(仍认为对心室收缩作用较小),使冠状动脉收缩。

二、传入部

心神经的传入部，即感觉神经，传入纤维是和交感、副交感传出纤维同行的。

（一）与交感神经伴行的感觉纤维

与交感神经伴行的感觉纤维来源于上部 4～5 胸神经后根脊神经节细胞的周围突，随交感神经至心丛，分布于心及大血管。脊神经节细胞中枢突进入脊髓后角及侧角，在中枢内具体行程目前尚不明确，但一般认为心血管的一般内脏感觉冲动可传向丘脑下部、背侧丘脑和大脑皮质。近年有研究者提出，心的痛觉传导经过伴交感路径的纤维上传。具体通路是：心包、心脏结缔组织、心外膜和心壁的痛觉区域经各心支、交感神经的颈下和颈中神经节，再下达胸交感干，经上四个胸交感神经节及其交通支进入上 4～5 个胸神经，最后经其后根而入相应神经节。后根脊神经节细胞的中枢突至脊髓后角，与该处灰质内的二级神经元形成突触。由二级神经元发出上行纤维交叉至对侧，经脊髓丘脑前束上升至背侧丘脑，终止于丘脑腹后核，在该核团内整合而感知心的疼痛。

（二）与副交感神经同行的感觉纤维

这部分感觉纤维是来自迷走神经结状神经节细胞的周围突，经迷走神经及其心支经过心丛分布于心。结状神经节细胞的中枢突经迷走神经进入延髓的迷走神经背核、孤束核及延髓网状结构，其作用是可反射性地使心跳减慢，感觉冲动也认为是传至丘脑下部、背侧丘脑和大脑皮质。

（赵国忠）

第四节 心脏的传导系统

心传导系统是由特殊分化的心肌细胞构成。心肌细胞分为两类：一类是普通的收缩心肌细胞，构成心壁的心肌层，分别构成心房肌和心室肌，主要执行射血功能；另一类是特殊分化的心肌细胞，包括有 P 细胞、过渡型细胞和 Purkinje 细胞等，它们聚集成结和束，能发动（产生）兴奋和传导兴奋，从而保证了心的自动节律。心房和心室的一般心肌在心传导系的带动下进行有节律的舒缩活动，故心传导系的病变将引起心律失常而影响心的射血功能。

一、传导系统的分部、构造和功能

（一）心传导系统的分部

传导系统是指：①窦结。②心房内的传导束，这又包括结间束（连接窦结和房室结的纤维束）和房间束（连接左、右心房的纤维束）。③房室交接区，包括有房室结、结间束的进入部和房室束。④心室内的传导束，包括房室束的一部分，左束支、右束支及其分支和内膜下的浦肯野纤维网。⑤副传导束，包括房室副束（越经左、右房室间的纤维环，连系心房与心室肌的纤维）、结室副束和束室副束（分别起自房室结、房室束和束支主干到房间隔的传导纤维）、旁路纤维（从结间束连接到房室结下部或到达房室束的纤维）。上述五个部分的结构中，窦结位居心的最高处，它邻近右心房的顶部，是心正常节律活动的起搏点，房室结位于心室的上方，故心的这两个起搏点分别占据着心房与心室的制高点，控制着心房和心室的兴奋。由窦结发出的起搏冲动，通过房内传导束较快地激动心房肌引起心房收缩，同时经结间束较快地传递至房室结。冲动在房室结内传导变慢而发生一定延搁，然后经房室束及左、右束支迅速地传至心室，使心室肌在心房肌收缩之后才发生兴奋而收缩，因此心的兴奋与收缩是按一定频率和顺序进行的，即心房先兴奋和收缩然后是心室兴奋和收缩，发生有节律的收缩与舒张。另外，副传导束与预激综合征的发生有关。

（二）心传导系统

心传导系统主要细胞的特点是分布于窦结和房室结内的 P 细胞和移行细胞、传导系其他部位的浦肯野细胞等不同于普通心肌细胞，它们的肌原纤维含量少，排列不规则，尤其是起搏能力较强的 P 细胞内肌原纤维很少而且散在。这些特殊分化的传导系细胞内缺少与收缩功能相关的横小管，肌浆网也不发达，可见，此类特殊心肌细胞的功能并非以收缩为主，甚至认为它们缺乏收缩功能。在细胞的连接上，P 细胞之间连接区较少且简单，多以桥粒连接；浦肯野细胞间有闰盘连结，而且也有较多缝隙连接。心传导系统细胞的传导功能的特点是，起搏能力高的 P 细胞传导很慢，但只有潜在起搏能力的浦肯野纤维的传导速度很快（详见表 2-1）。

表 2-1　心传导系统的细胞与普通心肌细胞的比较

	P 细胞	过渡型细胞	Purkinje 细胞	普通心肌细胞
所在部位	窦结中央部、房室结	窦结外周部，房室结及其心房扩展部	心室内传导系，房室束，束支及其 Purkinje 纤维网	心房肌、心室肌
大小（μm）	5～10	10～20	10～30	10～20
排列	在结内成群聚集交织成网或散在	成网或较规则	端一端相连，规则	分支相连，规则
细胞间连接	少，主要为桥粒	闰盘	闰盘，多缝隙连接	闰盘
横小管	无	无或少	无或少	有
肌原纤维	很少	少	少	很多
线粒体	少，构造简单	中等	少	大量
糖原	少	中	少	丰富
收缩功能	无或很差	差	差	主要功能
自律功能	高，为主要功能	低，为潜在功能	无	
传导功能	慢，0.2 m/s	慢	快，2～4 m/s	中等，0.4～1 m/s

二、窦房结

窦房结是心正常起搏点，由它产生"窦性心律"。窦房结位于上腔静脉与右心房交界处，即界沟顶端心外膜的深面，结约位于外膜下 1 mm 或更少些，表面部分或全部被心外膜下脂肪组织和厚薄不均的心房肌所覆盖，故人的窦房结在大体解剖时不易辨认其形态及范围。窦房结深面临接心房肌，而不直接接触心内膜。窦房结的长轴与界沟平行，"头"端朝前上，可高达界沟与右心耳嵴的相连处，"尾"朝向下方，位置稍低。结的外形呈两端尖细而中间粗大的近似梭形或半月形，也有的呈马蹄铁形，一般长约 15 mm，厚为 1.5 mm 左右。窦房结动脉纵贯该结，是一个重要的解剖学特征，这条动脉相对地粗大，因为比单纯供应窦房结营养所需要的要粗大得多。窦房结动脉进入窦房结内，失去外面的纵肌层，而代之以增厚的外膜，有很多环形和纵行的神经纤维分布于此动脉。有人认为窦房结动脉是一个压力感受机构，对动脉血压变化起反应，并受心神经的控制。人的窦房结在组织学上的特征是：由致密胶原纤维围绕窦房结动脉，编织成网状支架，其间散在有聚集在一起的特殊分化的细小的心肌纤维，亦围绕于窦房结动脉周围，结内的动脉亦发出许多小的侧支营养窦房结，且与结的支架紧密相连。窦房结的细胞主要有两种：①结细胞：主要位于结的中央部，因具有起搏作用，色苍白，故又习惯称之为"P 细胞"。生理学证实，P 细胞即是心起搏冲动的发生部位。有实验证实，窦房结动脉的管径也可影响结的冲动，将液体直接注入窦房结动脉时，结果发生窦性心动过缓，由此认为，窦房结动脉的管径增大时，心跳减慢；当该动脉管径变小时，则使心跳加速。因为窦房结动脉 55% 起自右冠状动脉近侧段约 2～3 cm 处，约 45% 起自左冠状动脉旋支近侧段 1 cm 处，它们的起点很靠近升主动脉，故心的每一次收缩，必然波及窦房结动脉的口径及管腔内血流速度，亦同步产生其时相性改变。这些改变亦牵动附于窦房结动脉周围的胶原纤维网，作用于网眼内的结细胞而影响和调节结细胞的冲动（放电频率）。有人推论，窦房结动脉对监视中心主动脉压和脉搏有重要的意义。临床亦有因窦房结动脉堵塞导致心房扑动而死亡的个例报道。②过渡型细胞：位于结细胞的外周，它连接于结细胞与普通心肌细胞之间，是窦房结内的传导细胞。结细胞之间的连接很简单，少有特化的结构，结细胞间的传导甚为缓慢；结细胞与移行细胞之间的连接多以桥粒连接；移行细胞之间、移行细胞与普通心肌之间形成近似闰盘的结构连接。

在窦房结前、后缘，有较多的神经节细胞，在结内分布有肾上腺素能神经纤维和大量的胆碱能纤维，也有一些神经纤维是分布于血管的。对比之下，窦房结邻近的心房壁神经供给颇为贫乏。James 等证实，胆碱酯酶大量存在于人心的所有传导系统的组织内，右心房肌仅含少量的胆碱酯酶而心室肌则不含此酶。窦房结的胆碱能神经末梢比房室结的丰富，这些事实与传导系的功能相符，窦房结是正常起搏点，所以其胆碱能神经供给对于神经性窦性心动过缓有关。但有趣的事实是，窦房结动脉不含胆碱酯酶。是否就是因该动脉缺乏胆碱酯酶，而窦房结处胆碱能神经丰富，该动脉在乙酰胆碱刺激下而扩张，导致心跳减慢呢？这值得进一步研究。

从临床上看，有下列几点解剖学要点值得注意：①由于窦房结位置表浅，仅在心外膜下 1 mm 左右，故心外膜炎易累及窦房结。②窦房结动脉与结紧密联系及结构上的特点，小动脉疾患如结节性多发性动脉炎等，波及到窦房结动脉时，可引起心律失常；若冠状动脉阻塞发生在窦房结动脉起始处以上时，也必然累及该动脉而导致房性心律失常；或者若窦房结动脉阻塞则更为严重。③为防止误伤窦房结，在做右心房切开缝合时、心导管插入时，均应避免损伤窦房结和窦房结动脉。④支气管癌或纵隔肿瘤转移影响到窦房结时（紧邻），亦可出现心律失常甚至危象，应有所警惕。

三、心房内的传导束

窦房结产生的冲动是通过什么途径传导至心房和传向房室结的，在相当长时期一直有争论。多数学者认为，心房内并无特殊的传导束联系窦房结和房室结，冲动由窦房结沿心房肌本身呈放射状传至整个心房并传到房室结，认为是以同心圆方式向外扩散的；但也有少数学者如 Pace Thorel 等报告通过窦房结和房室结之间存在着特殊的纤维联系，窦房结的起搏冲动经过这些形态和功能上特化的传导束很快地传向房室结和左、右心房，但由于形态学的证据不充分，故亦未被所有学者所接受。近 30 多年来，仍有不少学者从生理、生化及临床等方面证明心房内存在形态构造和功能上特殊的传导束，近年教科书亦有引用这些资料而认为有结间束存在，其中较为普遍引用 James 于 1963 年的报告：

（一）结间束

1. 前结间束

起自窦房结的上端，向左经过上腔静脉的前方和右心房前壁，并分为两束，一束延续为上房间束至左房前壁，又称之为 Bachmann 束，是房间传导的主要纤维束；另一束弯向后，进入房间隔，在卵圆窝前方下行入房室结的上缘。

2. 中结间束

由窦房结的后上缘发起，向右呈弓状绕过上腔静脉的后方，而后进入房间隔，往下可与前结间束融合，下行止于房室结的上端。此束在房间隔上部还分出少量纤维至左心房壁。

3. 后结间束

此束与 Thorel 报告相当，发自窦房结后缘（尾部），向下进入界嵴内，沿该嵴下行转向内侧，经下腔静脉瓣，跨过冠状窦口的上方到达房室结的后上端，急转向下入房室结的后缘，该束沿途尚有分支经右心房梳状肌散布于右心房壁。应当指出的是，上述由 james 报告的窦房结和房室结间的三组传导束，虽然主要是由 Purkinic 纤维构成，但其纤维并不相连续，中间夹杂着普通心肌细胞。而结间传导束是否为特化的组织束正是长期争论的焦点。

（二）房间束

房间束可有上房间束和下房间束之分。

（1）上房间束，即 Bachmann 束，它发自窦房结前端，向左横行达左心房前壁和左心耳的心肌束内，它是房间传导的主要束,若 Bachmann 束受损可引起心房内传导阻滞。窦房结动脉常有一较大分支到达 Bachmann 束,若窦房结动脉起自左冠状动脉旋支时,则往往经 Bachmann 束到达窦房结,故这时的窦房结动脉可作为确认上房间束的标志。

(2)下房间束由三组结间束在房室结的上方相互交织,且发出分支与房间隔左侧的左心房肌纤维相连,从而冲动到达左心房。

关于心房内传导束的组织结构,各家报告不一。多数学者认为,房间束并非完全由特化的 Purkinje 纤维所构成,只是部分 Purkinje 样细胞和普通心肌细胞并行排列而成。有的作者认为将结间束描述为心室内传导束那样的"束"是不恰当的,因为房内结间传导通路实际上是由右心房肌纤维的特殊几何构筑决定的。右心房好像是一个多孔的球体,这些孔口使心房肌束的纵行走向与结间束的位置一致,而这几个肌束中平行排列的普通心肌细胞可优先传导。在临床上,即使不存在特化的房内传导束,在房间隔处的操作也应警惕,在卵圆窝前、后方不能损伤肌束和界嵴及附近的下腔静脉瓣等结构,目的是为了保护心房内的传导通路或结间束和房间束,否则受损可致房室传导紊乱和房性心律失常。

四、房室交接区

房室交接区或房室连接区,又可称为房室结区,是心传导系在心房与心室之间的连接部分,是冲动从心房向心室传导的必经之路,又是重要的心次级起搏点。该区的中央部分是房室结。按形态和功能,可将房室交接区分为三个部分:①房室结。②房结区,是房室结向心房的扩展部,即相当于结间束连于房室结的终末部。③结束区(结希区),即房室束(His束)的近侧部。

(一)房室交接区的形态

房室交接区位于房间隔下部的右房侧心内膜下,恰位于 Koch 三角内,房室结在三角的尖端,其左下面邻接右纤维三角,而其右侧面有薄层心房肌及心内膜覆盖之。房室结的后上端和右侧面有数条纤维束,即结间束的入结部位,也就是房室结的心房扩展部。房室结向前延伸入房室束,房室束向前下穿右纤维三角而到达室间隔肌部顶上及膜部后下缘处。

1.房室结

房室结呈扁椭圆形,大小约为 6 mm×3 mm×1 mm,但有相当的变异。新生儿新鲜心标本上房室结呈椭圆形突起状,表面有薄层心房肌遮盖,故色淡。房室结是一种分层的构造,其纤维被血管分隔成浅深两层,浅层纤维为纵行,深层纤维有斜行和横行的方向。结的深浅纤维交织围绕在房室结动脉周围。构成房室结的细胞由三层组成:①后上部由移行细胞层交织成网。②中部由上结细胞层(固有结细胞层)组成致密结,这些细胞较短而细,形成致密的束。③前下部由下结细胞层(和房室束相连的细胞层)构成的一束纤维,贴于纤维三角,前连房室束,后可衬贴于结之后下达冠状窦口下方。中部的固有结细胞构成了致密的实体,短而细小的移行细胞使心房肌纤维与多细胞的致密结相连。移行细胞层也包绕致密结而直接与下结细胞层相连,而下结细胞层向前下延续为房室束。房室结产生传导的迟滞,即结延搁是产生在移行细胞和固有结细胞相连接之处,因为这里为多细胞连接。

2.房结区

房室结的心房扩展部由房室结的后上部向后上方散发出数条肌束,分别到冠状窦口及房间隔。其中向后走行的肌束伸向冠状窦口的上、下方,而向上行的肌束则达卵圆窝的前方。在 Toaro 腱下方,有部分浅层肌束连于房室结的浅面,还有些纤维向下伸入三尖瓣的隔尖内。

前、中、后三条结间束的纤维在此区交织,然后分成两部分:①进入房室结后上部的纤维来自前结间束和中结间束。②后结间束的纤维绕过房室结的主体,止于房室结的下部或房室束,这一小部分纤维又称旁路纤维,它们有一部分终止于隔尖的基底。

3.结束区

房室束的近侧部即穿部和未分叉部,它从房室结的深面前端下延而来,在心内膜下向前下行,穿过右纤维三角,约行 1 mm,经过室间隔膜部的后下缘,至室间隔肌部的顶上,最后分叉为左、右束支。

（二）房室交接区的功能

1. 传导作用

冲动从心房传向心室必经房室交接区，且其传导方向是双向的，可以顺传和逆传。冲动经过房室交接区时，有两条通道，一条为慢通道，另一条为快通道，这种双路传导可能与房室结的分层构造，也可能与有旁路纤维有关。冲动到达房室交接区传导缓慢产生延搁作用，在这里传导速度只有 0.05～0.1 m/s，这可能与纤维细小，排列交织成网，细胞很少有缝隙连接等有关。因此，有人认为房室交接区可能有过滤室上冲动的作用。

2. 起搏作用

房室结为心的次级起搏点，其起搏部位在其两端，它只是潜在起搏点。

五、心室内的传导束

房室束穿过右纤维三角后进入心室，在室间隔肌部顶端立即分为左、右束支，分别沿室间隔左、右侧面向下分散于心内膜下，再分成细的 Purkinje 纤维网，在心室内膜下共同构成希浦系统，心室内膜下的左、右束支及其分支和 Purkinje 纤维网在解剖学上均易于显示之。Purkinje 纤维穿入心室肌内，与普通心肌相连。经房室交接区传下来的冲动，到达 His 束以很快的速度沿左、右束支及 Purkinje 纤维至心室肌，引起心室兴奋。

（一）心室内传导束的形态

1. 房室束

房室束的室内部可分为未分叉部和分叉部。未分叉部已归于房室交接区已前述，而分叉部是左、右束支的起始部。房室束在室间隔肌部可居中或常偏向左侧，偶见穿经室间隔顶的肌层。从左侧观，房室束分叉部的前端恰在主动脉右、后半月瓣交接处；从右侧面看，三尖瓣隔尖的前端斜跨房室束，故在主动脉瓣或三尖瓣处手术操作时要慎防误伤房室束或束支的起始部。

2. 左束支及其分支

（1）左束支主干：呈宽短扁带状，由房室束分出，经主动脉右、后半月瓣交接处的下方心内膜下，此处有一小凹，左束支主干宽约 5 mm，自此小凹处沿室间隔左心室侧心内膜下向下逐渐变宽，约下行 16 mm，于室间隔左侧面的中、下 1/3 交接处旋即分叉散开。

（2）左束支的分叉型式：据谭允西等观察，人心左束支分支形式多为网状（42%）和二分叉（33%），少数呈三分叉。有的呈明显的二分叉，其后支宽大而前支细小，但也有相反者。在前、后分支基本等大的例子中，前、后支平均发支到达室间隔。左束支分叉呈网状者，分支难以分辨前、后支或间隔支，相互交织成网。少数三分叉型的左束分为前支、间隔支和后支，且中间的间隔支变异较大。

（3）左束支分支的分布：左束支在左心室内的分布可划分为三组，即前组（左前分支）、后组（左后分支）和间隔组（间隔支）。前组分布于前乳头肌、左心室前壁和侧壁；后组分布到后乳头肌和左心室后壁。这两组先分别到达前、后乳头肌的中下部，分支散开后分布于乳头肌和隔旁区，再继续绕行分布于左心室游离壁内面并交织成网。前、后组的纤维有些是经过游离于心室腔的"假腱"（类似右心室的节制索，但无肌纤维）从室中隔较直接地到达乳头肌或隔旁区的室壁上，在碘染时可以看到这些假腱呈棕黑色的小梁状，而且这些假腱是由 Purkinie 纤维所构成。由于这些假腱是重要的传导组织，在手术时应避免损伤。间隔组分布于室间隔中、下部，并绕心尖而分布于左室游离壁。生理学观察人心证实，左心室有三个部位（前壁、后壁及室间隔的三个内膜区）最早兴奋，就是在前、后乳头肌的根部附近和室间隔的中下部，这与左束支三组传导范围是一致的。临床上左前分支、左后分支传导阻滞，可能与左束支的左前分支和左后分支的病变有关。

3. 右束支及其分支

（1）右束支主干：它是一个单一的细长束，从房室束分出后沿室间隔右心室侧的心内膜深面呈弓形弯向前方，在室间隔前上部的圆锥乳头肌的后下方，转向外下面而入节制索，通过节制索到达前乳头肌的根部,然后分散开在心内膜下交织成网状而分布于右心室壁内。行于室间隔的部分,都有薄层心肌覆盖于右束支主干之表面,而行于节制索内的部分则位于节制索的前外侧心内膜下。右束支主干全长极少分支而呈圆柱状。

(2)右束支的分支和分布:右束支在到达节制索的起始部时才有分支,主干经过节制索到前乳头肌根部附近散开,它的分支也可分为三组:①前组:在前乳头肌前上方及外侧发自主干,分布于右心室前游离壁。②后组:是主干的终末支,它从前乳头肌的基底部向后乳头肌散开,分布于室间隔后下部和右心室游离壁后部。③间隔组:在节制索起点处由主干发出,分散到房间隔右心室侧的下部和前隔旁区肉柱。

4.Purkinje 纤维网

左、右束支在心室壁内膜下形成心内膜下支且交织成内膜下 Purkinje 网,再深入至心室肌层而形成心肌内网:

(1)内膜下 Purkinje 纤维网:在心室的不同部位,该网的分布密度不一致,室间隔的中、下部,心尖和乳头肌根部的 Purkinje 网最丰富;但在室间隔上部,动脉口周围及心底部则分布稀少。室间隔的 Purkinje 纤维分布特点是左心室侧面中下部发自左束支间隔组的纤维密集成细密的网状,上部(即前、后支以上部分)则纤维较少,前上部比后上部更为稀少,到达主动脉口附近几乎缺乏 Purkinje 纤维;右室侧面的前、后部分分别由右束支的间隔组和后组分支而来,且都是由中、下部向上分布,也是下部的 Purkinje 网细密而上部稀少。室间隔的激动都是先由中下部先兴奋,后经心肌传至上部。乳头肌的 Purkinje 纤维分布的特点是:左束支前、后组的纤维各经一组游离小梁(假腱)直接到达乳头肌;右束支主干通过节制索而直接到达前乳头肌的根部,并由此再向后散开进入后乳头肌。所以乳头肌在心室是率先兴奋的,而且是从其基底部开始的,这可保证乳头肌在房室瓣关闭之前兴奋,防止了瓣膜反转,对瓣膜关闭起支持作用。

(2)心肌内网:内膜下 Purkinje 纤维网发出纤维以直角或钝角进入心室肌内,呈放射状向心外膜方向分布而构成心肌内网,由网发出分支与心肌相连。

(二)心室内传导系统的功能

冲动到达房室束及左右束支后,传导速度加快(1.5～5.0 m/s),共需时约为 0.03 s 即可传到心室肌,但心室肌的传导速度则很慢(0.3～0.4 m/s),从心内膜面至心外膜面需时也大约为 0.03 s。冲动在心室内的传递,由于左、右束支在解剖形态上的显著差异,Purkinje 纤维网的分布不同,左、右心室有所不同。例如,左束支的主干短,立即分为三组,所以左心室内膜面有三个区域(左室前、后隔旁区、室间隔中部)首先兴奋,然后才很快地融合而向外扩散;而右束支的主干较长,到达室间隔右侧面的下部才开始发出分支,故室间隔右心室侧下部的兴奋要较左心室侧稍晚一些。右束支的分支主要集中于前乳头肌的根部及其周围,所以右心室的主要兴奋开始区在前乳头肌根部。心室乳头肌基底部的 Purkinje 纤维多是直接由左、右束支的主干到达的,所以乳头肌都在心肌之前先兴奋。

六、副传导束

心房和心室间兴奋的传导除了上述正常的房室束外,少数人尚可出现变异的连结于心房与心室之间的旁路束,即副传导束。由于旁路束不经过房室结,激动由心房直接到达心室壁肌,免除了房室结传导的生理性延搁,从而使得心室肌有一部分预先激动。副传导束可以分为两类:一类与心传导系不相连,即房室副束,由普通心肌束构成;另一类为与房室传导系相连的副束,由特殊心肌构成。

(一)房室副束

房室副束通常又称 Kent 束,它仅见于少数人,是在房室束以外,经左、右房室环浅面上出现另一连接心房肌与心室肌的肌束,一般为一条,有时出现两条或多条,多位于左、右心室的侧壁,少数位于房室间隔。由于 Kent 束很细,直径约 1～3 mm,长约 3～10 mm,由心肌构成,无延搁作用,可将兴奋提早传至心室,因而使一部分心室肌发生预激。由于 Kertt 束出现,房室间有正常传导束和异常副束两条通路,冲动沿一条通路下传时它也有可能经另一条通路折返而再次激动心房,并下传到心室,即形成房室折返性心动过速。

（二）与心传导系相连的副束

此类变异的副传导束也可区分为两种：

1. 结室副束和束室副束

少数人可从房室结、房室束或束支主干上发出纤维连于室间隔心肌，又称为 Mahaim 纤维。在胎儿、新生儿和儿童，Mahaim 纤维多见，多为束支的短路纤维，成人则少见。有此种纤维存在或加上其他损伤，也可以引起心室预激、心律不齐甚至引起患儿死亡。

2. 房结旁路束和房希旁路束

有人称这类旁路纤维为"外侧房室束"。它们主要是由后结间束的大部分纤维和前、中结间束的少部分纤维或小部分心房肌，绕过房室结的主体（经过房室结的右侧表面）而止于其下部（房结旁路束）或终止于房室束（房希旁路束），常统称为 James 旁路。对于 James 旁路各家看法不一，有人认为它是正常结构，有人报告 James 旁路出现率很低，也有人否认其存在。

一般认为这些变异副束是小的先天性变异，至今还没有确切地证实正常人有这些旁路束，Kent 束和 Mahaim 纤维只是在胚胎及婴儿多见，随年龄增长而减少或消失（纤维化）。实际上正常人心的传导系各个部分也可以有位置、大小和形态上的变异，随着年龄增长，心传导系有明显的纤维化倾向，特别是窦房结和房室结。

七、心传导系的神经

（一）窦房结

窦房结主要接受右侧迷走神经和交感神经。在窦房结周围有许多迷走神经的节后神经元，在结的前、后端和上缘更为丰富，甚至有时在结内偶见神经节细胞。副交感神经节的节后纤维穿入窦房结内，沿结的长轴行走，分出细支与结细胞相交织。窦房结内亦有丰富的交感神经纤维。

（二）房室结和房室束

房室结和房室束以迷走神经占优势，且以左侧迷走神经的纤维为多。在房室结周围也有许多神经节细胞，主要集中在后端和结的浅层。一般认为房室结内很少有神经节细胞，但结内的神经纤维有交感和副交感纤维，它们还向房室束内延伸。

（三）束支和 Purkinje 纤维

束支和 Purkinje 纤维神经纤维较少，也较分散，而且是以胆碱能纤维为主。

虽然窦房结和房室结周围有许多副交感神经节，但神经纤维与结细胞的关系并不密切。整个心传导系受胆碱能和肾上腺素能神经双重支配。有实验证明猫心肾上腺素能神经分布在窦房结、房室结和房间隔三处最丰富，但在心房肌与心室肌分布密度几乎无大的差别。胆碱能神经末梢和肾上腺素能神经末梢都和心肌细胞以及窦房结、房室结内的 P 细胞构成突触。

（赵国忠）

第五节　心　包

心包是包裹心和出入心的大血管根部的锥形纤维浆膜囊，可分为纤维心包和浆膜心包两层。

纤维心包是心包囊的外层，由坚韧的结缔组织构成，囊底与膈中心腱愈着，囊口向上，包裹出入心的主动脉、肺动脉、肺静脉和上腔静脉，并与大血管的外膜相移行，故这些大血管犹如"心蒂"一样，使心悬垂于心包囊之内。

浆膜心包是心包囊的内层，按部位又可区分为脏、壁两层。壁层紧贴于纤维心包内面，脏层包于心肌层的表面和大血管根部的表面,心表面的浆膜也就是心包脏层。壁层和脏层浆膜心包在大血管根部互相移行而发生转折,壁脏两层之间的窄隙称为心包腔,内含少量浆液称为心包液,起润滑作用,减少心搏动时的摩擦。

心包腔在主动脉、肺动脉的后方,上腔静脉和左心房前壁的前方的间隙称为心包横窦,此间隙即横界于大动脉与大静脉及左房之间,此处是手术时阻断主动脉、肺动脉和上腔静脉血流的部位。心包腔在左心房后壁、左右肺静脉、下腔静脉(右心房)的后方与心包后壁之间的转折部分,称为心包斜窦,阻断下腔静脉血流需经斜窦下部。

心包腔的前下部,在心包前壁与底部之间的转折处,也称为心包前下窦,心包腔积液时多积聚于此处。92%的人心包腔下界可达第七肋软骨高度,经 Marfran 点心包穿刺即可刺入心包前下窦。

心包前壁大部均被纵隔胸膜和两肺前缘所遮盖,但上部在胸骨柄的后方有胸腺剩件,下部于左侧第4肋软骨至第6肋软骨之间的区域,心包紧贴胸前壁,可在此处行心包穿刺。心包后壁紧邻食管、胸主动脉和支气管等。心包两侧壁与纵隔胸膜之间有膈神经和心包膈血管经过,故渗出性心包炎可刺激膈神经而出现呃逆。心包前壁借韧带固定于胸壁,上部有胸骨心包上韧带连于胸骨柄后面,胸骨心包下韧带连至胸骨体和剑突结合处。两侧尚有膈心包韧带连到膈且编入纤维心包。后壁有脊柱心包韧带,环绕主动脉弓向后上达第3胸椎体,移行于椎前筋膜,可防止心包下移。

心包的功能主要有二:膜功能和机械功能。所谓膜功能是为心提供搏动时光滑的活动面。心包的机械功能主要是指能防止心过度扩大,以保持心血容量的恒定。心包还可防止肺和胸膜的感染向心波及,心包有利于心维持在最适宜的功能位置,有一定的固定作用。

(赵国忠)

第三章　心脏的生理功能

第一节　心脏功能的细胞和分子学基础

一、心肌细胞结构

心肌细胞直径为 $10\sim15$ μm，长度为 $30\sim60$ μm。心肌细胞含多束横带状肌原纤维，沿心肌细胞长轴排列。肌原纤维由肌节组成。肌原纤维间细胞浆内含有①细胞核。②能量产生系统——线粒体。③细胞内钙和其他离子转运和贮存系统——横管（或 T 系统）和肌浆网（或 L 系统）等。

（一）肌节

肌节（sarcomere）是收缩的结构和功能单位，位于两条临近的暗线（z 线）之间。肌节能伸长到 $1.6\sim2.2$ μm。光学显微镜下，肌节呈亮带和暗带交替，使心肌细胞呈条纹状。每一肌节中心是一长 1.5 μm 的暗带，两端是两条亮带。心肌肌节与骨骼肌一样，由两组互相交叉的粗肌丝和细肌丝构成。粗肌丝主要是肌球蛋白，直径约 10 nm，长 $1.5\sim1.6$ μm，分子量为 $500\,000$。每个粗肌丝含有 300 束肌球蛋白分子，每个分子由一个长杆状尾（重链）和一个叶球状头（轻链）组成。肌球蛋白头部称为横桥，与肌动蛋白结合，具有 ATP 酶活性。细肌丝主要由肌动蛋白和原肌球蛋白（tropomyosin）组成。肌动蛋白直径约 5 nm，长 1.0 μm，分子量 $47\,000$。肌动蛋白不具有内在酶活性，在 ATP 和 Mg^{2+} 参与下与肌球蛋白呈可逆性结合，活化肌球蛋白 ATP 酶。原肌球蛋白阻断肌动蛋白活化，有序地防止肌动蛋白和肌球蛋白相互作用。肌钙蛋白（troponin）包括三种成分：①肌钙蛋白 T 将肌钙蛋白与肌动蛋白和原肌球蛋白结合。②肌钙蛋白 C 与 Ca^{2+} 结合触发收缩。③肌钙蛋白 I 抑制肌球蛋白与肌动蛋白相互作用。

（二）肌管系统

肌管系统由肌纤维膜凹入肌浆形成，包括肌浆网和横管两种管道系统。肌浆网是沿纵轴排列的膜性管道，在细胞内相互连接形成一复杂网络包绕肌原纤维。肌浆网与肌节密切配合，与细胞外无直接联系，与横管密切相关。横管在细胞内多次分支，开口于肌细胞膜。横管主要功能是将细胞膜的兴奋迅速传递给细胞内的肌原纤维。肌浆网通过侧囊与横管联结。

肌纤维膜富含快 Na^+ 通道维持和传播动作电位。T 管含有 Na^+ 和 L 型 Ca^{2+} 通道，与肌浆网终末池紧密相连。后者含有高密度 Ca^{2+} 释放通道，专司 Ca^{2+} 释放，Ca^{2+} 通过肌纤维膜 L 型 Ca^{2+} 通道进入细胞，释放通道信号刺激肌浆网释放大量 Ca^{2+}（称钙诱导的钙释放，CICR），激活肌原纤维。纵行肌浆网（LSR）含有 Ca^{2+} 泵（Ca^{2+} ATP 酶），专司肌纤维相互作用后 Ca^{2+} 再摄取，使心肌松弛。水解 1 分子 ATP 能逆浓度梯度跨膜转运 2 个 Ca^{2+}。LSR 含有受磷蛋白（膜蛋白），位于 Ca^{2+}-ATP 酶附近，是 Ca^{2+}-ATP 酶的调节剂。受磷蛋白被环磷酸腺苷（cAMP）依赖性蛋白激酶磷酸化时，ATP 酶与 Ca^{2+} 亲和力增加，去磷酸化时影响 Ca^{2+} 摄取。

二、横桥作用与心肌收缩、舒张过程

心肌横桥是与心肌收缩活动有关的最小超微结构，横桥与邻近肌动蛋白丝的周期性相互作用产生心

肌的收缩活动。钙与肌钙蛋白 T 结合,解除肌钙蛋白 I 的抑制作用,引起原肌球蛋白构形改变,使肌动蛋白(actin)与横桥作用位点暴露;在 ATP 存在情况下与肌球蛋白横桥结合。肌球蛋白横桥头部的 ATP 酶水解产生能量使横桥头部发生弯曲或挺直运动。通过横桥的"撬动"作用引起细肌丝向中央暗带滑动,使肌节缩短,产生心肌收缩。随着 ATP 分解,肌球蛋白横桥与肌动蛋白分离。在 ATP 供应充分和 Ca²⁺ 足够情况下,肌球蛋白和肌动蛋白肌丝即可周而复始连接和断开。Ca²⁺ 浓度降到临界水平以下时两种蛋白丝断开,肌钙蛋白和原肌球蛋白复合物再次阻止肌球蛋白横桥与肌动蛋白肌丝相互作用,发生心肌舒张。Ca²⁺ 是心脏变力状态的主要介质,多数正性肌力药包括洋地黄毒苷、肾上腺素受体阻断药和磷酸二酯酶抑制药通过增加肌丝附近 Ca²⁺ 浓度起作用。cAMP 提高肌钙蛋白 T 的磷酸化,促进心脏松弛。横桥是化学能转变成机械能的关键部位。

三、心肌兴奋—收缩耦联

兴奋—收缩耦联是心肌除极化引起 Ca²⁺ 释放而触发肌动蛋白和肌球蛋白肌丝相互作用产生机械收缩的一种活动过程,这是一种膜性过程。参与此过程的膜性结构包括肌纤维膜、T 管和肌浆网。

心肌收缩发生前,Na⁺ 通过肌纤维膜快 Na⁺ 通道进入肌细胞内使肌纤维膜除极产生动作电位。动作电位通过肌纤维膜传递,并经 T 管传播到邻近肌浆网终末池——Ca²⁺ 释放部位,引起电压依赖性 L 型 Ca²⁺ 通道开放,Ca²⁺ 进入肌浆。此时,Ca²⁺ 流不足以触发肌丝的相互作用,但可诱导肌浆网终末池爆发性释放 Ca²⁺。肌浆内 Ca²⁺ 升到阈值(10～5M)时,肌浆内 Ca²⁺ 与肌动蛋白丝上肌钙蛋白结合,结合钙的肌钙蛋白轻微移动,暴露出肌动蛋白上的结合位点,肌球蛋白丝的横桥与之接触。在 ATP 作用下,未结合的横桥继续与新的位点迅速结合,导致肌动蛋白丝和肌球蛋白丝相互滑动,肌节缩短引起心肌收缩。Ca²⁺ 重新被肌浆网摄取时收缩停止,肌浆内 Ca²⁺ 水平降至 10−7M 时,肌动蛋白丝上的结合位点重新被覆盖,肌动蛋白丝和肌球蛋白丝分离后向相反方向滑动,使肌节松弛产生心肌舒张。

四、心肌代谢

心肌收缩和松弛是一种耗能过程,需要 ATP 水解生成 ADP 和无机磷酸盐(Pi)释放能量,肌纤维膜的 Na⁺-K⁺-ATP 酶控制 ATP 产生。

心肌在肌酸磷酸激酶催化下利用 ATP 合成高能磷酸键——肌酸磷酸盐(CP)。心脏活动持续不停,CP 贮存有限。正常情况下,必须不断提供 ATP 以维持心肌供能。心肌中大部分 ATP 在有氧环境合成,线粒体是 ATP 有氧合成场所,心肌细胞中含有丰富的线粒体。

心肌能源底物为脂肪酸、葡萄糖和氨基酸。禁食状态下,心肌主要依靠脂肪酸代谢供能。脂肪酸以被动扩散形式穿过浆膜进入细胞,游离脂肪酸分解后与 CoA 结合形成脂肪酰 CoA。在 ATP 作用下,脂肪酰 CoA 进入线粒体降解为乙酰 CoA 进入三羧酸循环。心肌供能时,脂肪酸与葡萄糖和糖原竞争,脂肪酸浓度升高时葡萄糖利用明显减少。禁食情况下,葡萄糖或糖原产生的 ATP 仅占心肌合成 ATP 的 15%,餐后增加到近 50%。葡萄糖靠转运—扩散进入心肌细胞,肾上腺素、胰岛素或缺氧及抑制脂肪酸氧化可加速葡萄糖转运。最初,葡萄糖酵解分别产生 2 M 的 ATP 和丙酮酸。有氧条件下,丙酮酸转变乙酰 CoA 进入三羧酸循环生成 CO₂ 和水。缺氧时,丙酮酸转变成乳酸,ATP 生成减少。无氧状态下,糖酵解是 ATP 合成的唯一途径,对缺血心肌的存活至关重要。实验证明,循环灌注液中氧分压降低时,葡萄糖跨膜转运能力和己糖激酶、磷酸化酶、磷酸果糖激酶活性增强使葡萄糖摄取增加 10～20 倍。

有氧状态下,脂肪、碳水化合物和蛋白质能生成乙酰 CoA,乙酰 CoA 使三羧酸循环 ATP 合成增加。虽然三羧酸循环产能很少,其重要价值在于连接线粒体细胞色素链合成 A 种。有氧 ATP 合成最后步骤发生在线粒体内细胞色素链。以乙酰 CoA 与三羧酸循环结合为媒介,细胞色素接受或释放电荷,将电子通过能量辅助因子——烟酰胺腺嘌呤二核苷酸(NAD)和黄素腺嘌呤二核苷酸(FAD)在细胞色素链传递。这一过程释放大量能量,使无机磷酸盐与 ADP 形成 ATP。最后将电荷从细胞色素传递给氧生成水。通过细胞色素链产生 ATP 过程称为氧化磷酸化。1 M 葡萄糖彻底氧化可产生 36 M 的 ATP。

心脏作功增加会影响心肌代谢。心脏作功优先摄取脂肪酸,脂肪酸供能较碳水化合物耗氧多。游离脂肪还可直接抑制糖酵解、兴奋心肌。

（吕　毅）

第二节　心脏泵功能

心脏通过机械性周期活动完成心脏泵血功能。心脏泵功能以心排出量(CO)来表示,是指一个心室每分钟排出的血量,即$CO=SV\times HR$。心搏量(SV)由舒张期心室充盈量(前负荷)、心室射血阻力(后负荷)和心肌收缩力决定。式中HR代表心率。

一、心脏机械周期

心脏泵功能的两个基础变量是压力和容量。机械活动时压力和容量改变构成心脏周期性活动。可以将压力和容量改变视为一种时间函数。

(一)心室收缩

心脏收缩和舒张功能以心室腔内压力和容量的时间过程为特征。压力和容量改变互相依赖。容量改变仅仅是对近、远端压力梯度一种适应过程。心室收缩包括等容收缩期、快速射血期和缓慢射血期。

1.等容收缩期

心脏开始收缩时,左室腔内压力低于主动脉内压,主动脉瓣关闭。左室腔压力超过左心房内压力后,二尖瓣也关闭。在收缩最早期,主动脉瓣和二尖瓣均关闭,为等容收缩期。此期心肌细胞无缩短,左室容量恒定,压力迅速升高。

2.快速射血期

左室腔压力超过主动脉压力(约10.66 kPa),主动脉瓣开放,在压力梯度驱动下血液从左室进入主动脉内,称为快速射血期。此期左室腔容量迅速减小,压力升高速率较等容收缩期慢。

3.缓慢射血期

快速射血期后左室腔压力达顶峰(约16 kPa)后缓慢降低,射血变慢和心室容量进一步减少。

(二)心室舒张

心室舒张包括等容舒张期、快速充盈期、心室舒张后期和心房收缩期。

1.等容舒张期

一旦左室腔内压力降至主动脉内压力以下时,主动脉瓣关闭,射血停止。主动脉瓣关闭时表现主动脉内压力一过性轻度升高,压力波形出现重搏波。随着主动脉瓣关闭,进入心室舒张期。开始,由于主动脉瓣和二尖瓣均处于关闭状态,血液不能进入也不能流出左室,心室处于等容舒张期,此期短暂,此后左室压力迅速下降。

2.快速充盈期

左室压低于左房压时,二尖瓣开放,心室开始充盈。最初左室充盈完全是被动的。正常情况下,此期充盈量约占左室总充盈量的70%。左室充盈量取决于左房和左室间压力梯度,影响压力梯度的因素会改变舒张充盈程度。决定心室充盈主要因素有三种:

(1)心房压心房压力升高使房室间压力梯度增大。正常情况下,心房压力水平较低,心房压力升高并不意味着增加心室充盈。在各种心脏疾病状态下,心房压力升高对维持左室充盈压,尤其是维持左室舒张压升高者的左室充盈压有重要意义。

心房压由心房僵硬度、收缩力及收缩前心房排空程度决定。充盈量相同时,心房顺应性降低使左房压明显升高,房室间压力梯度增加。左心室充盈接近舒张末时,左房收缩力取决于收缩强度。心房颤动(atrial fibrillation,Af)时心房收缩力减低或消失,导致晚期心室充盈能力丧失。心房收缩前排空不完全,存留较多血液,心房扩张明显、压力增高,房室间压力梯度加大。根据 Starling 机制,心房扩张增加时收缩力增强,促进心室被动充盈。

(2)心室舒张:心室舒张是心室被动充盈的第二个决定因素。心室舒张与弹性回缩和舒张抽吸有关。二尖瓣开放后心室开始充盈,由于心室逐渐舒张,心室腔内压力继续下降,心室舒张的抽吸作用使心室继续充盈。心室充盈期,心室作用不仅限于被动接收血液,还通过继续舒张主动吸入血液。快速完全的心室舒张能较好维持充盈压力梯度和心室充盈量。

(3)心室顺应性:心室被动充盈的第三个决定因素是心室顺应性和心室舒张时的被动弹性。心室顺应性好,充盈时心室压力上升幅度小,消耗的压力梯度小,充盈量多。心室顺应性由心肌顺应性、心室壁厚度和心室腔大小决定,也受心室相互作用、心包腔压力和肺膨胀等因素间接影响。

3.心室舒张后期

随着血液充盈,左室舒张压接近于左房压,房室间压力梯度减小,心室继续缓慢充盈,此期称为舒张后期。

4.心房收缩期

舒张末期通过心房收缩完成心室充盈。心房收缩对整个心室充盈的作用取决于被动充盈期间心室充盈程度。如果早期心室充盈不足,不能维持适当的房室间压力梯度,心房收缩对心室充盈作用的价值提高。由于心房内存留较多血液,心房扩张,心房收缩力增加。心室僵硬或松弛不良提示心室早期被动充盈减少,需更有力的心房收缩,以出现第四心音(S4)为特征。Af 时向心室"射血"能力丧失。

二、心室收缩功能

心室泵产生压力和射出血容量有赖于心肌收缩力和缩短速率。心室收缩功能由前负荷、后负荷和心肌收缩力决定。

(一)前负荷

前负荷是指心脏舒张末容量,主要受回流到心脏的静脉血量影响。通过促进舒张期充盈增加左室舒张末容量($IVEDV$),从而增强下一次心室收缩作功,这一特性称为心室的 Starling 机制,心肌收缩力与心肌长度相关。以 $LVEDV$ 为 x 轴,以 SV 为 y 轴绘制出 SV 随 $LVEDV$ 变化的关系,称为 Starling 曲线。舒张期左室充盈和伸展越大,CO 越多。心肌伸展和肌节的长度受以下因素影响:心肌兴奋时 Ca^{2+} 内流、钙依赖的肌浆网释放及肌纤维对 Ca^{2+} 的敏感性。心肌自身调节能保证心室充盈增加、心室收缩力增强和 CO 增加。

1.前负荷决定因素

前负荷是一种被动负荷,由收缩前心肌细胞初长度确定,可用心肌静息长度—张力曲线表示,心脏前负荷则用左室舒张末压力/容量($LVEDP/LVEDV$)曲线来表示。心室前负荷主要由静脉回流和心房收缩力决定。

(1)静脉回流:静脉回流受有效循环血容量、重力、体位、胸腔内压、心包腔内压力、静脉张力、心室舒张和被动压力—容量关系等影响,静脉回流增多能使前负荷增加。失血、脱水引起血容量减少时静脉回流也减少。直立位时,静脉回流减少。肌肉运动促进静脉回流。胸腔内压力升高(如正压机械通气或气胸)时,静脉回流减少。吸气时胸腔内为负压,胸腔内静脉开放,增加静脉回流。运动或焦虑使交感神经兴奋,静脉收缩、容积缩小,推动血液向心脏流动。血管扩张药使静脉血管扩张、容积增大、静脉血液回流减少。舒张早期,心室快速舒张,心室内压力较低,房室间压力梯度加大,心室迅速充盈。心室被动舒张的压力—容量关系决定充盈量多少与压力升高的关系。心室顺应性降低时,相同的充盈量会使心室压力明显升高。

(2)心房收缩:心室舒张末期心房收缩。心房收缩引起心室充盈占总充盈量的 $20\%\sim30\%$。心室肥厚导致心室舒张缓慢或心室僵硬度增加使舒张早期被动充盈受损,此时心房收缩对心室充盈的意义尤为重要。

心房收缩与心室舒张必须同步。房室分离或连接区节律时,心房收缩与心室舒张时间比例失调,致使心室不能在心房收缩时充盈。Af 时,心室充盈能力丧失。

2. 前负荷测定

直接决定心肌和心室作功的标准变量是心室舒张时肌节平均长度,直接测量肌节长度并不现实。心室扩张和心肌伸展时肌节长度增加,测定 LVEDV 更为实际。由于压力测定较容量测定容易,故 LVEDP 测量更为常用。Swan-Canz 导管能准确、可靠测定肺毛细血管楔压(PCWP),PCWP 非常接近左房平均压和 LVEDP。除 LVEDP 外,左室舒张时室壁张力也用来测定前负荷。

3. 前负荷贮备

前负荷贮备是指可利用但尚未使用的心肌细胞长度。当心肌细胞长度<1 max 时,舒张期间心肌能进一步伸展,引起强力收缩。此时,肌浆网钙释放和肌丝对钙的敏感性增加。心肌进一步伸展能提高收缩功的能力称为调动前负荷贮备。

室壁中部肌节最长。心室排空时,此处肌节长约 1.9 μm,随着心室充盈增加,LVEDP 为 1.33~1.6 kPa时肌节伸展达理想长度(2.2 μm)。此压力下心室壁其他部位肌节长度<2.2 μm。随着充盈压升高,室壁中部肌节伸展停止,其他部位较短的肌节则继续伸展,进一步增加收缩力。此为调动前负荷贮备的一种方法。

心室腔内压力升高程度取决于心肌和心室的舒张弹性。心肌僵硬时,心脏失去调动前负荷贮备能力,充盈相同血量会使压力明显升高。心包腔压力、肺膨胀和左右室相互作用也能改变心室肌僵硬度。

左心室舒张期间二尖瓣开放,左心室与肺循环相通,LVEDP 接近肺循环压力。由于肺脏不能耐受较高压力,需要心肌伸展到前负荷贮备上限。肺循环压力过高会引起间质和肺泡水肿,影响气体交换。心肌僵硬度增加时,前负荷贮备增加有可能引起肺淤血。

(二)心室收缩力

心室收缩力由心肌收缩力决定,反映心室产生压力和/或射血容积的内在能力。

1. 心室收缩力改变

钙摄取量变化和肌丝对钙敏感性增加都能影响心肌收缩力。肌纤维膜上各种离子泵和通道功能改变对肌纤维膜离子流的调节,最终使 Ca^{2+} 流改变,影响兴奋-收缩耦联。改变心肌离子转运的药物影响心室泵功能。控制肌纤维膜上离子通道和泵的因素包括:与泵和离子通道功能有关的蛋白质磷酸化状态改变、离子通道阻断和泵功能抑制药。β受体阻断药和磷酸二酯酶抑制药能增加 cAMP 水平,活化 cAMP 依赖性蛋白激酶,进而磷酸化各种蛋白质。磷酸化时,肌纤维膜内 L 型 Ca^{2+} 通道促进 Ca^{2+} 进入肌浆,引起肌浆网终末池释放大量 Ca^{2+},通过增加 Ca^{2+} 摄取率增强心肌收缩力。受磷蛋白的磷酸化促进 Ca^{2+} 摄取使其与 Ca^{2+} 释放保持一致。肌钙蛋白 I 的磷酸化使肌钙蛋白 C 对 Ca^{2+} 敏感性减低。

(1)肾上腺素能活性:肾上腺素能神经冲动引起心脏肾上腺素能神经末梢释放大量去甲肾上腺素作用于心肌β受体,引起心率增快、心肌收缩力增强。神经冲动频率改变调节去甲肾上腺素释放。这是生理状态下影响心肌收缩力最重要的机制。

(2)血儿茶酚胺:肾上腺素能冲动刺激引起肾上腺髓质释放儿茶酚胺,作用于心脏时,引起心率增快、心肌收缩力增强。

(3)血管紧张素:通过对 L 型 Ca^{2+} 通道拮抗作用增加心肌收缩力。

(4)洋地黄类药物:此类药物可通过抑制 Na^+-K^+ 泵引起肌纤维膜下腔隙中 Na^+ 蓄积,激活 Na^+-Ca^{2+}-ATP酶,将 Ca^{2+} 转运入细胞,将 Na^+ 转出细胞。跨膜向内转运 Ca^{2+} 刺激 CICR 和增强正性肌力作用。心率增快同样能影响快 Na^+ 通道,增加 Na^+ 细胞内转运,肌纤维膜下腔隙中 Na^+ 浓度升高,刺激 Na^+-Ca^{2+}-ATP 酶导致进入肌浆的 Ca^{2+} 增多,心肌正性变力作用增强。减慢心率会产生相反作用。

(5)β受体阻断药:能竞争性抑制β受体,降低 cAMP 水平,最终减低慢 Ca^{2+} 通道蛋白磷酸化速率,减少 Ca^{2+} 内流及 CICR,降低心肌收缩力。

（6）K^+通道激动药：腺苷促进复极、缩短动作电位及其Ⅱ期时间，降低心肌收缩力。动作电位Ⅱ期时Ca^{2+}通过Ca^{2+}通道进入肌浆，此期缩短，Ca^{2+}利用率降低，心肌收缩力减弱。

（7）肌纤维膜离子通道阻滞药：Ca^{2+}通道阻滞药阻断L型Ca^{2+}通道，减少Ca^{2+}进入肌浆和CICR，Ca^{2+}摄取率降低。Na^+内流减少使肌纤维膜下腔隙内Na^+浓度下降，激活Na^+-Ca^{2+}-ATP酶，将Ca^{2+}转运出肌细胞外与Na^+交换，减弱CICR，使Ca^{2+}摄取率下降。K^+通道阻滞药通过延迟复极、维持高电压和延长动作电位Ⅱ期时间产生心肌正性变力作用。

2.心室收缩力测定

心室收缩力参数有射血分数（EF）、心搏作功、心肌细胞平均周径缩短速率（Vcf）、等容收缩期压力上升高峰速率（dp/dt）和心室收缩末压力/容量（VSDP/VSDV）关系。EF和Vcf是反映心肌收缩力的敏感参数，前负荷改变对其影响轻微，对后负荷变化则异常敏感。dp/dt是等容收缩期指数，对前后负荷敏感。如果前后负荷恒定不变，上述指数反映心肌变力状态。EF、Vcf、SV、CO和每搏作功可用来测定收缩力。

（1）射血分数：EF为SV占心室舒张末容量（EDV）的百分比，$EF=(EDV-ESV)/EDV\times100$（ESV为心室收缩末容量），是评价心室收缩功能常用的可靠指标，正常值为67%±8%。收缩型心衰SV可以正常，但EF降低。EF与后负荷呈反比关系，后负荷相对恒定时，EF可反映收缩力。EF可通过放射性核素心室造影或超声心动检查测定。

（2）左室收缩末压力/容量关系：LVSDP/LVSDV不受前后负荷影响，是反映心室作功的一个有用指标。LVSDP与LVSDV变化相反。心肌收缩力降低时，ESV增多。UCG检查和心室放射性核素造影能测定。LVSDP/LVSDV关系。

（3）运动实验：测定运动期间循环变化是评价心室的一项有用技术。可以通过测定静息和运动状态LVEDP、CO、总体氧耗量准确评价左室作功。心功能正常者，耗氧量每分钟增加100 mL，CO增加500 mL/min。静息状态下，LVEDP<1.6 kPa，活动后轻度增加或不变，SV增加。左室衰竭者，活动时LVEDP升高超过1.6 kPa，SV不变或降低。与氧耗量增加程度相比，CO增加低于正常。

（三）后负荷

左室后负荷是对抗心肌缩短和心室射血的外在阻力总和，常用系统血管阻力（SVR）表示。在心脏周期中，通过SVR计算出的血流和压力是不断变化的，所以这一定义并不十分准确，尚需考虑血管阻力和顺应性，以主动脉流入阻力作为后负荷可能更好。血管阻力具有频率依赖性，因此可以当作阻力谱来测定。为测定血管阻力谱，压力和血液流动时间过程（Pt和Ft）通过傅立叶分析（Fourier analysis）被分解成正弦波形。任何特定频率的压力幅度/血流幅度比率是这个频率的阻力，阻力谱是对应频率的一段阻力。这段阻力谱构成后负荷。后负荷两个主要组成成分是动脉顺应性和动脉阻力，前者为大动脉特性，后者为小动脉特性，临床只测定动脉阻力。心室阻力测定是评价后负荷的精确方法，反映后负荷的其他变量有心室收缩时的室壁张力、SVR和主动脉压。SVR可用平均压力梯度/平均流量（如平均主动脉压－平均右房压/CO）比率表示。为获取室壁张力，研究者假设了各种左室模型，最简单的是球形模型。通过Laplace关系求出球形室壁张力：

$$\sigma=Pa/2h$$

σ为平均室壁张力；a是心室腔半径；P是心室腔内压力；h为室壁厚度。

更精确和常用的心室模型是椭圆形模型，其周边压力通过下列公式计算：

$$\sigma=(Pb/h)\cdot(1-b2/2a2-h/2b+h2/8a2)$$

σ是平均周边压力；P为瞬时心室腔内压力；a为室壁中部长轴半径；b为室壁中部短轴半径。Laplace关系的内涵即心室腔半径增大室壁张力增加。

射血期间后负荷与心室腔内压力接近平行，后者可作为测定后负荷一种简单易行的方法。后负荷是心室作功的重要决定因素，后负荷增加心室射血作功减少，后负荷降低则心室射血作功增加。心衰时激活神经内分泌机制，血中去甲肾上腺素、血管紧张素Ⅱ、精氨酸血管加压素和ET等血管收缩物质水平升高，后负荷增加。

三、心室舒张功能

心室舒张功能主要取决于心肌舒张功能。

（一）心室舒张功能的决定因素

心室舒张作功以心室充盈容量表示，受心室舒张速度、心室壁僵硬度、心率、房室间压力梯度、心房壁僵硬度、心房收缩力及其舒张前排空程度、心包腔内压力等因素影响。

（二）心室舒张功能测定

目前尚无一种指数能满足心室舒张功能测定需要，测定心室舒张功能常用以下几种方法：

1. Doppler 超声心动指数

Doppler 超声心动测定左室充盈动力指数和舒张功能是通过记录经二尖瓣从左房到左室的血流速率频谱图形实现。主要记录内容有：①E 波代表舒张早期快速充盈时的血流速率图形，E 波升支为血流加速度。②A 波：心房收缩时的血流速率图形。舒张功能测定包括 E 波幅度、A 波幅度及 E/A 比。E/A 比反映舒张早期充盈与舒张晚期充盈关系。此项技术无创、简便易行，常用测量 E/A 比了解舒张功能。正常 E/A$\geqslant$1。随着增龄舒张功能逐渐减退，E/A 比也逐渐降低。

E/A 比反映心室舒张功能障碍情况（如心室松弛障碍和心室僵硬），但缺乏特异性。尽管舒张功能障碍引起 E/A 比降低，但心率增快和前负荷降低所致的舒张功能障碍与之无关。限制型心肌病、二尖瓣反流、严重心衰和容量负荷过重所致的前负荷增加时，E/A 比增加。心率超过 90 bpm 时，E 波和 A 波趋于融合，难于测定。

2. 放射性核素法

1986 年 Spirito 等通过静脉注射放射性核素^{99m}Tc 来测定心室舒张功能，通过连续数毫秒内绘制心室放射活性影像描记出时间-活性曲线。心室瞬时放射活性计数与心室容积相关，与几何学形状无关，但不能测定绝对心室容量。这些计数在心室舒张末期达到正常。心室时间-放射活性曲线代表心动周期中 $LVEDV$ 的时间过程。心室时间-放射活性曲线的多种特征用于舒张功能测定，包括最高心室充盈速率、1/3 充盈分数。

四、心脏贮备

心脏贮备是指 CO 增加的能力，健康人运动时 CO 增加 5～6 倍。心脏贮备主要通过增加心率和 SV 来实现。

（一）心率

心率加快是增加 CO 最简单、迅速和有效的途径，心率增加可使 CO 增加 4～5 倍。当心率超过一定限度时，随心率增加 CO 下降。正常年轻人心率极限为 170～180 bpm，运动员可达 200～220 bpm，老年、平素运动过少或心脏病患者仅为 120～140 bpm。不同人群心率超过上述界限时，心脏舒张时间明显缩短，心室充盈和冠状动脉灌注时间缩短。心率增快使心肌收缩力轻度增强，但绝对收缩时间缩短，结果导致 CO 减少。迷走神经受抑制和/或交感神经活性增强刺激 SAN 引起心率增快。

（二）心搏量

EF 正常为 60%～75%。心肌收缩力增强可增加 EF 和 SV，降低 ESV。ESV 降低可使 EDV 减少或维持不变。静脉回流增多也可增加舒张末心房或心室肌纤维长度。降低后负荷促进心室排空可提高 SV。心脏衰竭早期，尽管 EF 减低，EDV 和心肌细胞长度增加尚可维持 SV。EF 减低是心室衰竭的标志。

（三）增加氧提取

组织对氧需求增加或血供减少时，组织会从流经组织的血液中提取更多氧。肌球蛋白有氧解离特点，有利于氧弥散进入心肌细胞。CO 减少时，增加组织氧提取是主要代偿机制。这种代偿机制对心肌的价值很小。

（四）血流再分布

运动或 CO 减少时，常通过减少皮肤和内脏血流以维持脑、心脏的灌注，称 CO 再分布。再分布发生机制复杂，可概括为：①代谢活跃组织和器官的局部自身调节局部 PO_2、PCO_2、pH、K^+ 浓度改变和其他代谢产物作用于局部血管，降低小血管阻力，增加血流。②交感和副交感神经介导的 CNS 反应代谢活跃组织器官血管扩张，其他组织器官血管收缩。此外交感神经兴奋常引起静脉血管收缩，增加静脉回流，使血液从大静脉转移到心脏、动脉系统和重要器官。

（五）无氧代谢

许多组织特别是骨骼肌利用无氧代谢作为一种贮备机制。此种机制对心肌的价值很有限。正常个体中度活动期间，无氧代谢可提供 5% 的能量，心脏衰竭者活动时 30% 的能量由无氧代谢提供。

（六）心室腔扩张和心室壁肥厚

扩张和肥厚是心脏代偿贮备的重要形式。心脏长期压力或容量负荷过度可引起心室壁肥厚，继而发生心室腔扩张。最初尚可借此维持心脏功能，久之纤维组织增生，心肌纤维断裂终致发生泵衰竭。

（吕　毅）

第三节　心脏的内分泌功能

心脏可以产生和分泌多种激素和生物活性物质（表 3-1），也是人体产生和分泌活性肽的重要内分泌器官之一。心脏分泌的这些活性物质对组织和器官的生长、发育、内分泌和代谢等功能具有调节作用。

表 3-1　心脏分泌的生物活性物质分类

来源	激素/生物活性物质
心肌细胞	ANP、BNP、利尿素、CNP、内源性洋地黄物质、肾素－血管紧张素－醛固酮系统相关激素、AAP、心肌生长因子等
心肌间质细胞	ET、血管紧张素、心肌生长因子
支配心脏的神经	儿茶酚胺、乙酰胆碱、降钙素基因相关肽、血管活性肠肽、阿片肽等
心内膜内皮细胞	NO、前列腺素 I(PGI)、血小板活化因子(PDGF)

一、利钠利尿肽家族

（一）ANP

ANP 是最早发现心脏分泌的激素，哺乳动物 ANP 主要是心房壁肌细胞内合成、储存和分泌，心室内 ANP 含量很少。在正常情况下，人心室细胞不分泌 ANP 颗粒。ANP 具有广泛的心血管作用，与心血管疾病发生发展密切相关。

1. ANP 合成及释放

ANP 合成如图 3-1 所示，合成的 ANP 同时产生 N 末端-ANP(N-ANP)，进入血循环而发挥生物学作用。ANP 的释放主要受心房内压、交感神经兴奋、乙酰胆碱、心输出量、渗透压改变影响。ANP 的降解主要在肾脏，其次是肝脏、肺及四肢。

2. ANP 的生物学作用

人的 ANP 有三种亚型即 α-hANP、β-hANP 和 γ-hANP。ANP 受体有三种亚型即 ANP 受体-A、B、C，亚型 A 主要存在于内皮细胞和上皮细胞，亚型 B 主要表达于血管平滑肌细胞(VSMC)，亚型 C 则与三种肽的清除有关。ANP 通过与靶器官表达的 ANP 受体结合而发挥下列生理作用。

(1)利钠、利尿效应：已发现的几种体液因子如肾素－血管紧张素－醛固酮系统(RAAS)及抗利尿激素都是维持体液的激素,而 ANP 的作用则与其相反,减少血容量。ANP 对肾脏有强大的利钠利尿作用,其机制通过抑制 RAAS,关闭远曲小管钠通道,重吸收钠减少;干扰抗利尿激素的作用;直接扩张血管增加肾血流量,增加肾小球的滤过。

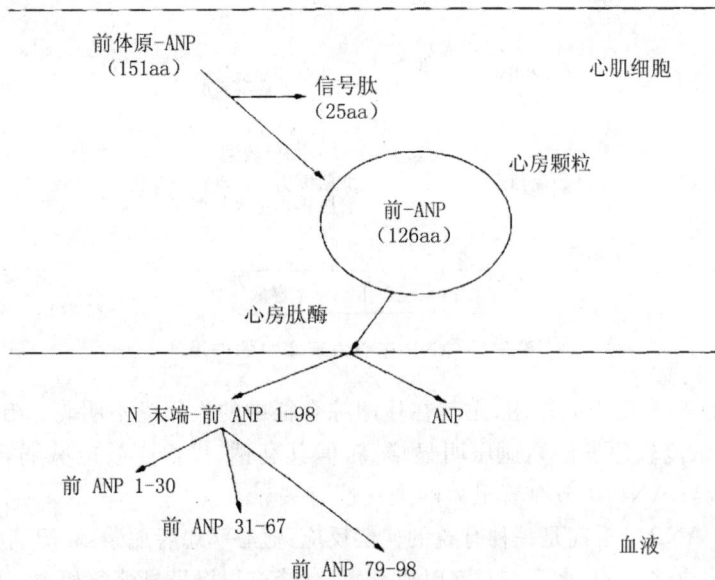

图 3-1 ANP 的合成和分泌过程

(2)扩张血管降低血压:ANP 的舒张血管作用具有选择性,对动脉的作用强于静脉,对大血管强于小血管。主要是通过减少水钠吸收增加排泄等使血压下降,这是其直接作用。其次,ANP 能激活细胞内 cGMP 活性,降低细胞质中游离 Ca^{2+} 浓度,具有类似 Ca^{2+} 抑制剂的作用。ANP 还可通过拮抗去甲肾上腺素、RAAS 及抗利尿激素达到扩张血管效应。

(3)神经系统作用:ANP 不仅可作为内分泌激素,也可作为神经递质作用于中枢和周围神经系统。

(4)内分泌系统作用:ANP 能抑制肾素和醛固酮的分泌。ANP 还可抑制抗利尿激素的释放,减慢下丘脑-垂体后叶释放抗利尿激素,可提高胰岛素水平,减低糖皮质激素水平。

3. ANP 的病理生理作用

(1)心力衰竭:ANP 具有强大的利尿、排钠、扩张血管降低血压作用,心脏各腔室压力变化影响 ANP 的释放和作用,因此,ANP 与心力衰竭密切相关。风湿性心脏病合并心力衰竭患者的血浆 ANP 水平为正常对照组的 7 倍,并明显高于无心力衰竭的患者,其原因可能与心力衰竭时,钠水潴留,心房内压升高,ANP 随着心房压力的增加而分泌增多有关。另有研究显示血浆 ANP 水平与心功能严重程度密切相关,心功能越差 ANP 水平也越高,而不同原因所致的充血性心力衰竭患者血浆 ANP 水平差异较大。先天性心肺疾患致心脏前负荷增加,心房扩张,ANP 分泌增高。法洛四联症左右心房压力不高,很少发生心力衰竭,血浆 ANP 并不增高。ANP 对抗交感神经系统和 RAAS 的激活,延缓病变进展,其在心力衰竭中的作用如图 3-2。因此,血浆 ANP 水平的监测可作为临床诊断、评估心功能的客观指标。

(2)高血压:有关原发性高血压时血浆 ANP 含量变化,文献报道不一。自发性高血压大鼠(SHR)血浆 ANP 水平明显增高,心房和心室内 ANP 的 mRNA 表达也明显增高,随血压增高其基因表达也相应增加。同样临床高血压患者血浆 ANP 水平也明显增高,与血压呈正相关,随年龄的增加,ANP 水平也随之增高。有报道轻度高血压时 ANP 并不升高,只有重度高血压伴心肌肥厚、心功能不全、肾功能不全时血浆 ANP 才明显升高,高血压伴左室肥大者血浆 ANP 含量明显高于无左室肥大者,血浆 ANP 含量与左室重量指数显著相关,提示测定高血压病患者血浆 ANP 含量可作为判断左室肥大的参考指标。但也有学者报道,高血压患者血浆 ANP 含量明显低于正常人,并且与肾素呈负相关,推测高血压患者 ANP 对肾素、Ang II 拮抗作用减弱,可能是原发性高血压患者重要的病理生理机制之一。

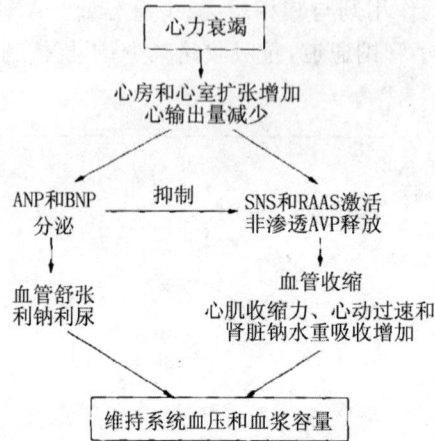

图 3-2　ANP 在心力衰竭中的作用

ANP 在代谢相关性高血压中的作用，尤其在代谢综合征中的作用尚不明确。有报道 2 型糖尿病合并高血压患者血浆 ANP 浓度较原发性高血压明显增高，但其利钠、扩血管效应减弱，提示糖尿病患者易患高血压的病理基础可能与 ANP 调节血管阻力的失代偿有关。

（3）冠心病：①血浆 ANP 的升高是一种有益的代偿反应：冠心病患者血浆 ANP 含量升高，伴随左室舒张功能有不同程度的受损，血浆 ANP 水平与左室射血分数、高峰充盈率呈显著负相关。心肌缺血时，由于心肌舒缓不同步致心室顺应性下降，左室舒张末期压力升高，左房压升高并代偿性扩张。左房容量的扩张及压力的增加均可使 ANP 分泌增加，由此减轻心脏前后负荷；ANP 对冠状动脉具有明显舒张作用，增加冠脉流量，增加缺血区心肌的再灌注，改善心功能。②ANP 作为冠脉病变进展的标志：Casco 等检测了冠脉粥样硬化处利钠肽及其受体分布情况，发现在不同动脉粥样硬化阶段其表现不同，早期脂纹阶段仅表现为低水平的 ANP，中期则可以检测到明显增高的 ANP、CNP 及其受体，ANP 随着冠脉病变的进展而增加。③血浆 ANP 含量可作为反映梗死范围和预后的指标：急性心肌梗死（AMI）后血浆 ANP 含量增高，以发病 3～7 天最高，梗死部位不同血浆 ANP 水平也存在较大差异，下壁梗死右室受累者血浆 ANP 含量升高较下壁梗死无右室受累者显著。当血浆 ANP 水平大于 34 pmol/L 的 AMI 患者近期和远期预后明显较差（图 3-3）。

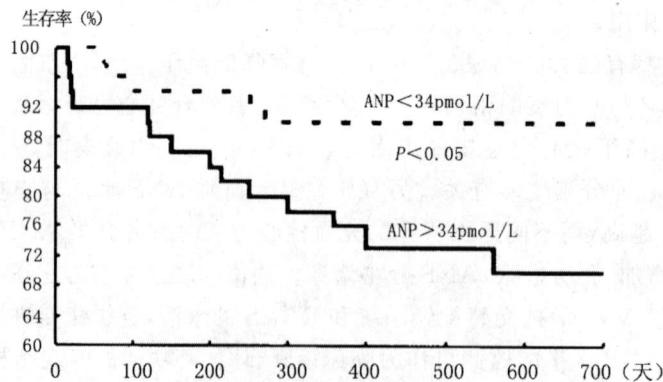

图 3-3　血浆 ANP 水平与心肌梗死后患者生存率的关系

（4）心律失常：风心病二尖瓣狭窄合并房颤患者血浆 ANP 含量较二尖瓣狭窄窦性心律患者明显增高，室上性和室性心动过速患者 ANP 含量较正常人增高 2～3 倍，恢复窦性心律和终止室性心动过速后血浆 ANP 恢复正常。曾经认为，ANP 增高是心律失常继发的结果，心动过速诱发心房内压升高，而促进 ANP 释放。而动物实验表明，ANP 对大鼠氯仿诱发的心律失常有明显对抗作用，主要通过抑制 Na^+ 和 Ca^{2+} 内流而实现的。

（5）肥胖症：肥胖患病率急剧增加，肥胖除可单独存在外，它往往与高血压和糖脂代谢紊乱共存，心血管病是其主要并发症。肥胖相关性高血压与钠水潴留,交感神经活性增高和 RAAS 激活有关。肥胖患者血浆 N-ANP 水平明显低于正常人和超重者,脂肪组织 ANP 受体-C 表达明显增高,即清除血浆 ANP 的能力增加,这可能与增加肾脏重吸收钠水而参与肥胖相关高血压的发生有关,ANP 水平还与肥胖伴有心力衰竭的程度有关。

（二）BNP

BNP 是利钠利尿肽家族里的另一员,在 1988 年由日本学者 Sudoh 等从猪脑中首先发现,因此被称为 BNP,但随后的研究发现 BNP 主要由心脏的心室分泌而并非大脑,以心房中测定的浓度最高。BNP 在结构上与 ANP 具有较高的同源性,在功能上有相近之处,与其受体结合后,刺激鸟苷酸环化酶而抑制 RAAS 的缩血管作用,促进钠水排出,具有较强的舒张血管的作用。

1. BNP 的合成及分泌

BNP 合成过程如图 3-4 所示,成熟的 BNP 释放入血液而发挥全身作用。在血浆中贮存形式有前 BNP 原、前 BNP、活性 BNP。后两者在心室中并不储存,大多数 BNP 是通过小静脉进入心房,然后释放入血液,也有一小部分由心室直接进入血液。

BNP 受体有三种亚型即 A、B 和 C 型,与靶细胞上 A、B 亚型受体结合可以导致 cGMP 增加,从而产生生物学作用。BNP 的代谢主要通过与 C 型受体（清除受体）结合及内肽酶降解两条途径。BNP 还可被内皮细胞、平滑肌细胞、心肌细胞、肾脏上皮细胞及纤维母细胞表面的中间肽内切酶所灭活。

BNP 是在基因水平瞬间合成的,而且和 N 端多肽一起从心室肌中释放。与 ANP 相比,BNP 基因的表达可以在合适的刺激下非常快速地提高。BNP 的分泌受心室压力与容量负荷变化的影响。BNP 的分泌和降解也与年龄、性别、药物和生理状态有关。血浆 BNP 浓度随着年龄增加而增加,而在相同年龄组中,女性 BNP 浓度高于男性。正常人运动后 BNP 浓度可出现短暂升高,只有患病时 BNP 浓度才会持续升高。有些药物会影响血浆 BNP 的浓度,如 β 受体阻滞剂可轻度升高血 BNP 浓度,而血管紧张素转换酶抑制剂（ACEI）可轻度降低 BNP 浓度。

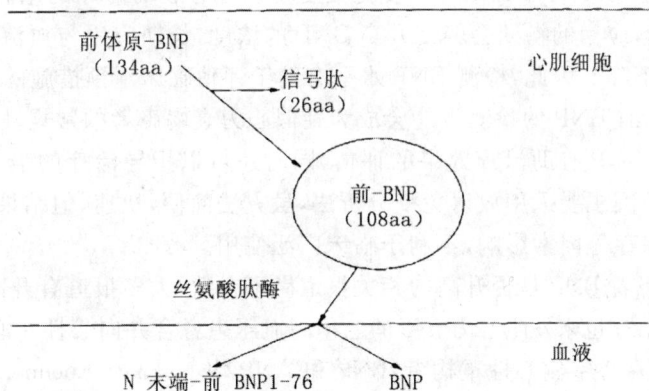

图 3-4　BNP 的合成和分泌过程

2. BNP 的生物学作用

BNP 受体广泛分布于肾脏、心脏、血管内皮、血管平滑肌和中枢神经系统,因此 BNP 作用广泛。

（1）具有排钠和利尿两种特性:通过增加肾小球的滤过率和抑制钠的重吸收来提高钠和水的排泄。BNP 可直接作用于肾小球和髓质内的集合管从而抑制肾素的释放和醛固酮的分泌,增加尿钠的排泄,但并不改变血压、肾小球滤过率和肾血流量。

（2）血管作用:BNP 可调节血管通透性,扩张心外膜和冠状动脉阻力血管,抑制冠脉痉挛,亦能扩张肺动脉轻度减低肺动脉压力。此外,在颈部交感神经节中存在 BNP 受体,表明其参与了交感神经调节血管张力。BNP 可抑制 VSMC 的增殖和血管内皮细胞表达组织因子以及纤溶酶原激活物抑制物-1,从而防治动脉硬化发生。

(3)心肌细胞增殖的影响：Tamura等发现敲除BNP基因的小鼠表现广泛的心室纤维化、无症状的高血压和左室肥大，但在野生型小鼠却无局部纤维化。BNP还对心肌细胞有直接的促进脂质代谢作用，并拮抗血管组织增生和纤维化；对原代培养的新生大鼠心脏灌注BNP发现，其对心脏成纤维细胞增殖有明显抑制作用。BNP作为心肌细胞分泌的内源性抗纤维化因子，在心室重构的过程中发挥重要作用。

3.BNP的病理生理作用

(1)心力衰竭：心力衰竭时心腔压力升高及其导致的心肌细胞受到牵拉将刺激BNP的合成，BNP水平与心力衰竭的发生发展有关。①血浆BNP水平有助于判断心力衰竭的程度：血浆BNP的水平是反映左心室舒张末压的指标之一，与慢性充血性心力衰竭的严重程度密切相关，严重心力衰竭时血浆BNP可较正常增加200～300倍。因此检测BNP水平可反映心力衰竭的程度。当BNP水平≥20 pmol/L，对鉴别轻度或重度充血性心力衰竭患者的敏感性是91%，特异性为92%。BNP水平与心功能关系的敏感性和特异性优于N-ANP和其他生化指标。②血浆BNP水平与心力衰竭的类型有关：早期心力衰竭时，体内增加的ANP和BNP可减弱或延缓全身血管的收缩，增加前负荷，肾脏排泄水钠减少。在心力衰竭患者中，给予人工合成的BNP能降低肺毛细血管锲压，抑制全身血管收缩，增加心输出量。不同心功能状态BNP水平也不同，收缩功能不全患者的BNP浓度比舒张功能不全患者的BNP浓度高，而收缩及舒张功能均下降的患者BNP浓度最高。BNP受血流动力学、神经内分泌因素的影响较小，因此较ANP、ET-1、去甲肾上腺素更为客观而准确，是目前评价心功能不全较为快速、可靠、简单实用的无创性诊断指标之一。③BNP是心力衰竭患者死亡的独立预测因子：在慢性心力衰竭患者中，高浓度的BNP独立于年龄、NYHA分级、心梗病史及左室射血分数之外，与心血管疾病及其他原因引起的死亡率升高有关。在多因素分析中，BNP与死亡率的相关性比NYHA分级及左室射血分数好，BNP浓度的升高是慢性心力衰竭的心源性猝死独立危险因素。④BNP可作为评价治疗效果的指标：在接受利尿剂和扩血管药治疗的失代偿性心力衰竭患者中，BNP浓度随着心室内压力的下降而快速下降。ACEI、AngⅡ受体阻滞药(valsartan)和醛固酮拮抗剂(安体舒通)也可导致BNP和N末端-前BNP水平的明显下降。在随机试验中，接受ACEI治疗的患者的BNP浓度最低，其心率的下降程度比接受传统心力衰竭治疗的患者明显。β受体阻滞剂对BNP浓度的影响比较复杂，应用的初期会轻度升高BNP的浓度，长期应用与血流动力学的变化及左室功能的改善有关，BNP水平下降。因此，检测BNP水平有助于评估临床干预措施的效果。

总之，BNP及N末端-前BNP的检测可能会成为疑似心力衰竭患者的常规性随访项目之一。在心力衰竭患者的治疗期间检测BNP有助治疗效果的评估，同时还可以指导治疗的强度。同时也要看到BNP的局限性。目前BNP的检测主要采用放射免疫分析法，虽方法简便，快速，但结果受血红蛋白、年龄、测定方法、采血方式以及标本保存等因素影响，不利于临床广泛使用。

(2)高血压：高血压病患者BNP是否升高的相关报道尚不一致，大多报道有升高，认为这可能与是否存在左心室肥厚有关。从未治疗也未发生心力衰竭的老年高血压患者合并向心性左心室肥厚者BNP和ANP均升高，但无左心室肥厚或左心室偏心性重构者，BNP和ANP均不升高。Luchner等研究发现左室体积增大及收缩功能不全者血浆BNP水平显著升高。多因素分析显示，BNP与左心室肥厚有关。对1、2、3级高血压患者血浆BNP水平进行相关分析后发现，BNP水平与高血压的严重程度密切相关；进一步实验表明，高血压时血浆BNP水平较ANP增加得更为明显，可能由于BNP由心室分泌，而且从循环中的清除率比ANP要慢，因此作用持续时间较长。

(3)冠心病：血浆BNP在不同类型急性冠脉综合征(ACS)患者中均升高，并且可作为ACS患者预后的标记物。对不同临床类型冠心病与非冠心患者群进行对比研究，将冠心病患者按临床类型分为三组，AMI组BNP水平高于其他三组，不稳定性心绞痛组BNP水平高于稳定性心绞痛组和正常对照组，而稳定性心绞痛组和正常对照组无明显差异，AMI患者发病后16小时血浆BNP水平达到峰值，BNP参与了冠心病的发病过程，并可反映心梗患者远期心功能恢复的情况。肌钙蛋白T(TnT)作为诊断心肌损伤和坏死的"金标准"，BNP与之相关性较好，提示血浆BNP水平也可反映心肌坏死的程度。

(4)糖尿病：糖尿病患者心胸比异常组BNP水平较心胸比正常组为高，而糖尿病心胸比正常组的

BNP 水平也较正常对照组为高,其原因可能是除合并高血压外,糖尿病患者还存在心肌病变,导致的心室功能异常引起 BNP 水平的升高。

（三）CNP

CNP 是利钠利尿肽家族的第三个成员,可通过多种途径发挥广泛的心血管效应,并以自分泌和旁分泌方式参与心血管重构和功能调节。

1. CNP 的合成和释放

1990 年首先从猪的大脑中分离出 CNP,随后发现其主要是由血管内皮细胞产生。CNP 主要分布于神经系统、心、肾、肠、肺等部位。血浆中 CNP 水平远低于 ANP 和 BNP,在正常生理情况下,CNP 可能主要在局部发挥作用。血流切应力作为一种生理刺激,显著增加 CNP 基因表达。多种细胞因子如肿瘤坏死因子 α(TNF-α)、白介素-1、转化生长因子-β(TGF-β)可增加 CNP 基因表达,其中以 TNF-α 和 TGF-β 作用较强。血管内皮生长因子、胰岛素及脂蛋白则抑制 CNP 的分泌。

CNP 主要通过三条途径降解清除,与 C 型受体结合后经内吞和溶酶体酶水解而被清除;或被细胞膜上的中性内肽酶水解;肾脏内存在高浓度的内肽酶可分解 CNP。

2. CNP 的生物学作用

（1）心血管作用:CNP 可降低心脏充盈压、心输出量和动脉血压,表明 CNP 对心脏活动具有抑制作用。体外 CNP 可抑制原代培养的新生大鼠心脏成纤维细胞的 DNA 合成及细胞增生。

CNP 对血管的作用是多方面的。CNP 对动脉的作用弱于 ANP,而对静脉的作用比 ANP 强,为非依赖内皮的舒血管效应。CNP 对离体大鼠有内皮与去内皮的肺动脉、腹主动脉和腔静脉均呈浓度依赖性舒张作用。CNP 也是一种静脉扩张剂,CNP 可明显增加动脉和静脉组织中 cGMP 的浓度,通过 cGMP 而发挥其血管舒张作用。其次可刺激 K^+-ATP 通道的开放,导致细胞膜超极化和 Ca^{2+} 通道关闭,也可激活 $β_2$ 受体、关闭 Ca^{2+} 通道,导致胞浆内 Ca^{2+} 减少使血管舒张。CNP 还可降低血管内皮细胞对生长因子的敏感性而抑制其生长,而且对人 VSMC 增殖同样有抑制作用。生理浓度的 CNP 可抑制 AngⅡ诱导的纤溶酶原激活抑制物的活性及其 mRNA 表达,表明体内生理浓度的 CNP 具有抗血栓的作用。

（2）中枢神经系统作用:CNP 在中枢神经系统分布广泛,有较强的中枢效应。脑室注射 CNP 有抗焦虑作用,多巴胺受体阻滞药及肾上腺素受体阻滞药可减弱该作用。

（3）调节内分泌功能:不同部位 CNP 的作用差异较大,给羊脑室注射 CNP 可增加血浆醛固酮、促肾上腺皮质激素、皮质醇水平,而在外周则抑制促肾上腺皮质激素引起的牛肾上腺球状带醛固酮的产生。

3. CNP 的病理生理作用

在病理情况下 CNP 不仅以旁分泌的形式发挥作用,也可大量释放入血,因此 CNP 在心血管疾病中具有一定的病理生理意义。

（1）心力衰竭:中度或重度心力衰竭时,血中 ANP 和 BNP 的浓度增加,而 CNP 则无变化,虽然 CNP 血浆水平没有升高,但发现心房、心室和血管组织的 CNP 含量增加,表明心力衰竭时,CNP 的合成增加,提示 CNP 以旁分泌方式发挥作用。在作用上,血浆中的 CNP 不同于 ANP,具有特殊的生物学效应,其作用主要来源于内皮细胞的 CNP,与特异的鸟苷酸环化酶耦联的 B 型受体结合而作用于广泛的血管床。

（2）高血压:一系列研究表明,血浆 CNP 水平在正常血压和高血压的动物或人类之间没有明显差别。因 CNP 主要存在于中枢神经系统和与 VSMC 相邻的内皮细胞,可能主要通过旁分泌的方式调节血管张力影响血管舒缩。但在 SHR,CNP 对有内皮和无内皮的主动脉环的舒张作用显著减弱,而 ANP 作用反而有所增强,提示可能存在 B 型受体下调和其信号转导机制改变。

有学者应用 CNP 治疗高血压和血管损伤后再狭窄有很好的效果,但因其在血中降解迅速而体内作用时间短暂,影响其临床应用前景。应用脂质体包裹 CNP 后可舒张血管,降低平均动脉压和抑制 ET 刺激的平滑肌细胞增殖,较单用 CNP 作用明显增强,表明脂质体包裹 CNP 可增强和延长 CNP 的作用,具有潜在的临床应用价值。

（3）冠心病:由于 CNP 具有强烈的扩张血管作用,被认为是内皮衍生的舒张因子,可降低冠状动脉阻力,增加冠脉血流量。即使在心肌缺血的情况下,CNP 也能增加冠脉血流,降低平均动脉压,减少心肌耗氧。人的冠状动脉免疫组化染色显示正常冠脉段内皮细胞 CNP 呈阳性;多细胞的动脉粥样硬化病变中,内皮细胞 CNP 阳性反应减弱,而平滑肌细胞和巨噬细胞有明显的 CNP 阳性反应。然而,进一步发展的动脉粥样硬化病变只有巨噬细胞 CNP 阳性,平滑肌细胞和内皮细胞几乎无 CNP 阳性反应。所以,CNP 在人类和实验动物的动脉粥样硬化病变发生发展中有重要的病理学意义,可能具有抗动脉粥样硬化,可能是将来治疗心肌缺血的有效制剂之一。

二、肾素－血管紧张素－醛固酮系统(RAAS)

随着分子生物学技术的应用,人们发现心脏组织中有肾素及血管紧张素原的基因表达,并在组织中检测到血管紧张素转化酶(ACE)、AngⅡ和醛固酮及其受体等,证实心脏局部存在 RAAS。ACE 主要将 AngⅠ转化为 AngⅡ,AngⅡ具有广泛的生物学效应,RAAS 的各种生理活动主要通过 AngⅡ发挥作用。ACE_2 是最近发现的 RAAS 的新成员,ACE_2 催化水解 AngⅡ产生血管紧张素 1～7[Ang(1～7)]。Ang(1～7)的生成除了由 ACE_2 催化水解 AngⅡ产生外,也可以直接由内肽酶降解 AngⅠ产生,其作用与 AngⅡ作用相反(图 3-5)。长期以来,一直认为 RAAS 是一个循环激素系统,在维持血压和体液平衡中起关键作用。越来越多的证据表明,局部 RAAS 的作用可能比循环 RAAS 在心血管活动调节中作用更重要。

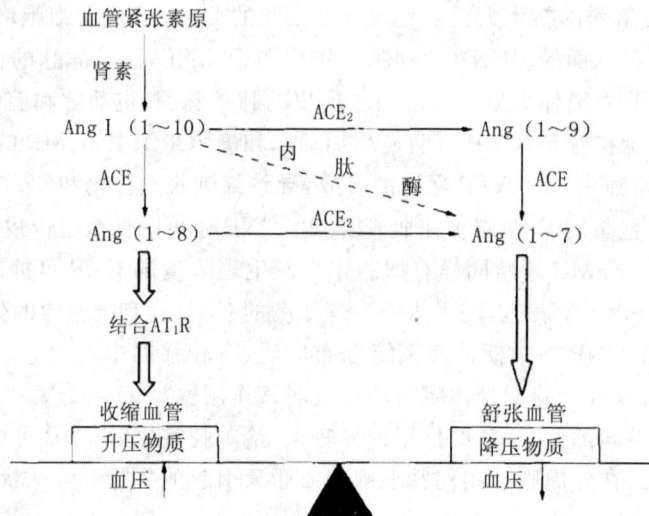

图 3-5 血管紧张素 Ang(1～7)生成过程

(一)心脏局部 RAAS 的生物学作用

RAAS 各组分均可在心脏内合成,心脏局部有独立的 RAAS。ACE 主要将心肌细胞 AngⅠ转化为 AngⅡ,AngⅡ为一种心血管生长因子,在体外能刺激蛋白质合成,对培养心肌细胞产生显著的肥厚效应。心脏局部产生的 AngⅡ以旁分泌和自分泌方式刺激心肌细胞肥大。其次,AngⅡ可减少突触前膜的再摄取,刺激交感神经节增加儿茶酚胺的合成,增加肾上腺髓质儿茶酚胺的释放及突触后结构的敏感性,交感神经末梢递质释放可引起冠脉收缩。最后,AngⅡ还可通过刺激内皮细胞 PGI_2 及拮抗 ANP 影响冠脉的血流。因此,心脏 AngⅡ活性的增高可能参与心肌缺血及缺血诱发的心律失常的发生。

ACE_2 是人类 ACE 的第一个同源基因。ACE_2 蛋白主要存在于冠脉内皮、肾血管和肾小管上皮细胞中,作用广泛。如图 3-5 所示,ACE 与 ACE_2 的生理性底物和产物也不同。ACE_2 水解 AngⅠ和 AngⅡ后分别产生 Ang(1～9)和 Ang(1～7),增加了机体中舒血管物质的水平,ACE_2 作用的结果可引起血压的下降。Ang(1～7)可能是 AngⅡ的内源性拮抗因子,反馈调节 AngⅡ的生物效应。Ang(1～7)通过作用于血管内皮和 VSMC 内钙信号对 AngⅡ的缩血管反应有抑制作用,具有扩张血管、降低血压作用,还具有利尿、利钠,调节水、盐、电解质平衡和抑制平滑肌细胞增殖作用。Ang(1～7)和 AngⅡ协同参与 RAAS 对血压的调节。

除了过去人们认识醛固酮作为盐皮质激素的作用外,近十年来对醛固酮的研究有了新的进展,特别是1995年Struthers提出,在慢性心力衰竭患者应用ACEI治疗过程中,出现醛固酮逃逸现象以及1999年公布RALES临床试验显示醛固酮拮抗剂的有益作用。醛固酮是RAAS一个重要的血管活性物质,心脏表达盐皮质激素受体,并能合成醛固酮。近年来对醛固酮及其拮抗剂的生理和病理生理做了一些新的研究。主要包括:①维持机体水和电解质内环境稳定。②促进心脏Ang II产生,胶原纤维产生增加,使胶原网络代谢失衡,参与心肌纤维化。③醛固酮逃逸。

(二)心脏局部RAAS的病理生理作用

1.心力衰竭

Ang II作为RAAS的重要活性因子,在慢性心力衰竭的发生中具有重要作用。心力衰竭大鼠代偿期,心肌组织ACE水平增高,左室和室间隔ACE水平与心脏扩张的程度呈正相关。反过来心室腔的增大或室壁压力的增加及交感神经活性增强可能介导心脏Ang II表达的增强,Ang II增多可导致冠脉收缩加重心肌缺血而影响心功能。在高血压心脏病形成过程中,肾素、血管紧张素原、ACE和AT_1受体的mRNA表达增加,随着RAAS的持续激活,心功能由代偿期进展为失代偿期,应用ACEI后,由于抑制了内源性Ang II的生成,则有效地改善心功能,逆转左心肥厚。同样应用AT1受体阻滞药(ARB)后,也可有效逆转高血压患者的左心室肥厚。

ACE_2作为调节心脏局部Ang II产生的关键酶之一,ACE_2表达改变影响心功能和心脏结构,是心功能调节的重要分子。ACE_2基因敲除小鼠出现心肌收缩功能严重受损,且血浆、心脏Ang II水平明显增高,说明ACE_2在对Ang II的清除和失活中起重要作用,有利于对心脏功能的维持。小鼠ACE_2和ACE基因双敲除后,亦即缺失Ang II,不出现ACE_2基因敲除的心脏功能受损。因此认为Ang II作为ACE的最主要产物,是ACE_2基因敲除大鼠心脏功能明显损害的重要原因。ACE_2与ACE有相互拮抗作用,ACE增加Ang II的产生,而ACE_2促进Ang II的降解,ACE_2和ACE在体内心脏功能的调节方面发挥着重要作用。ACE_2除了减少Ang II产生,还增加Ang(1～7)的产生,Ang(1～7)具有扩张血管及利尿作用,可能具有改善心功能作用。Loot等通过结扎冠状动脉建立心力衰竭大鼠模型,给予Ang(1～7)静脉注射治疗后,可明显改善左室舒张末期压和左室压最大上升速率,组织学显示心肌毛细血管密度改善。因此,Ang(1～7)具有改善冠脉血流和心功能的作用。临床研究的结果却明显不同,心力衰竭患者给予ACEI后,静脉注射Ang(1～7)对心力衰竭患者前臂血流无影响,认为Ang(1～7)在ACEI治疗的心力衰竭患者体内是失活的。关于Ang(1～7)在心力衰竭中的作用仍需进一步研究。

目前认为,醛固酮在RAAS中占有不可缺少的重要地位。醛固酮具有不完全依赖于Ang II的独立作用,特别是在心肌重塑和心力衰竭方面。近年来,在心肌组织中发现了大量盐皮质酮受体,醛固酮可通过受体直接介导心肌重塑。目前已有多项实验研究证明心脏重塑都有醛固酮参与。在血流动力学状态恶化的重症心力衰竭患者中,心肌组织醛固酮及其受体表达增高,明显心脏重塑,同时血浆醛固酮水平异常升高,Na^+水潴留,造成容量超负荷,使心功能进一步恶化。心力衰竭患者RAAS的活化情况与左心功能不全的严重程度相关。1995年Struthers报道了用ACEI治疗慢性心力衰竭时,发现血浆醛固酮和Ang II含量下降,几个月后,它们又逐渐恢复到原来水平,而血浆ACE水平和血压的下降一直保持原来的效应。最近又有报道,用Ang II受体阻滞药治疗慢性心力衰竭,不论是否合用ACEI,在治疗后均可见醛固酮含量的反跳,即醛固酮逃逸,影响心功能的进一步改善。RALES试验表明,应用醛固酮受体阻滞药螺内酯可降低心力衰竭死亡率和总死亡率,并可改善心力衰竭患者的心肌重构。

2.冠心病

大鼠AMI后,心肌组织ACE水平增高,甚至在重建的组织包括瘢痕组织都有明显的升高,伴随Ang II的增高;AMI后,交感神经系统被激活,同时全身和局部RAAS也明显活化,患者血浆肾素和Ang II水平增高可持续几天,Ang II水平可增高达8倍,提示Ang II在心肌梗死的发展和预后中可能发挥重要作用。Hokimoto等发现ACE活性与心肌梗死面积密切相关,ACE活性增高则心肌梗死面积扩大,而抑制ACE活性则可限制心肌梗死面积,可增加冠脉血流,缩小心肌梗死范围,预防心肌梗死后的心室重构,降低心力衰竭和心律失常的发生率。

目前,ACE$_2$与冠心病的关系研究尚少。在大鼠和人心脏血管内皮细胞和心肌细胞有 ACE$_2$ 的表达支持 ACE$_2$ 在局部血管扩张中的作用。Campbell 等通过测定心力衰竭和冠心病患者的动脉血和冠状窦血的 Ang Ⅰ、Ang Ⅱ 及它们的羧肽酶代谢产物的研究发现,ACE$_2$ 对 Ang Ⅰ 代谢作用很小,而对 Ang Ⅱ 的代谢作用很大,这可能是其影响冠脉血流的作用机制之一。Yuichiro 等研究发现,心肌梗死大鼠虽出现左室功能不全和心脏肥大,但心脏 ACE$_2$ mRNA 没有改变,在给 Ang Ⅲ 型受体阻滞药治疗的大鼠,心脏 ACE$_2$ mRNA 表达水平明显增加,认为 Ang Ⅲ 型受体阻滞药对心脏 ACE$_2$ mRNA 表达有直接促进作用,并改善心功能,部分作用可能是增加的 ACE$_2$ mRNA 表达促进 Ang(1~7)所产生的。Ang(1~7)具有拮抗 Ang Ⅱ 的作用和抑制血小板活化的作用,从而产生多种与 Ang Ⅱ 相拮抗的生理作用,因此 Ang(1~7)可能参与心肌缺血的发生发展。Ang(1~7)对缺血组左室收缩压无影响,但能预防再灌注期左室收缩压下降,并有利于再灌注期冠脉血流的恢复,给予 Ang(1~7)抑制剂可阻断其抗心律失常的作用,提示 Ang(1~7)对心肌缺血再灌注损伤有保护作用。Ang(1~7)与冠心病的关系及其机制有待进一步研究。

心肌梗死后血流动力学改变强烈刺激了循环和局部的 RAAS,不仅 Ang Ⅱ 增高,而且不容忽视醛固酮增多的病理作用。EPHESUS 研究除采用常规治疗(包括再灌注、阿司匹林、他汀类、ACEI/ARB、β 受体阻滞剂)外,于心肌梗死后给予一种选择性的醛固酮抑制剂,总死亡率明显降低,其中心血管死亡也明显降低,这一结果主要由于心脏猝死的明显降低。Hayashi 等研究发现,对第一次患前壁心肌梗死的患者,给予 ACEI、给或不给 β 受体阻滞剂,成功的再灌注治疗后即刻随机给予醛固酮抑制剂治疗,发现醛固酮抑制剂可以极大地改善左室重构,左室射血分数明显提高,左室舒张末期容积减少;同时发现心脏提取物的醛固酮含量明显减少以及心肌胶原蛋白合成减少,这些效果的获得与血压的降低无关。有研究发现醛固酮抑制剂可以减少 AMI 患者心肌醛固酮含量,改善心率变异性,而心率变异性与 NO 效应的改善和活性氧的降低有关,这在心脏猝死的减少中也起了重要作用。

三、儿茶酚胺

儿茶酚胺是由肾上腺髓质或交感神经节细胞合成并释放的一类具有相似化学结构物质的总称。支配心脏的神经递质可直接作用心肌组织,儿茶酚胺分泌后,必须与心血管或其他器官组织细胞上的肾上腺素能受体结合才能发挥作用,儿茶酚胺的作用取决于各组织细胞受体分布的类型。儿茶酚胺的生物学作用明确,本文不再赘述,本节只介绍儿茶酚胺的病理生理作用。

(一)心力衰竭

去甲肾上腺素作为交感神经系统的主要介质对心力衰竭的发生、发展起着重要作用。在心力衰竭的代偿阶段,通过去甲肾上腺素升高和 β 受体对心脏的正性肌力作用,维持心输出量。另外,通过 α 受体和肾素-血管紧张素系统激活使末梢血管收缩,保持重要脏器灌注压,增加静脉回心血量。然而,这种长期活性较高的神经内分泌调节状态将成为心力衰竭发生发展的恶化因素,使心肌舒缩功能障碍。因此,在临床上应用 ACEI 及 β 受体阻滞剂治疗心力衰竭,以阻止神经体液因素对心肌的损害作用。β 受体阻滞剂虽然对心脏有负性肌力作用,但可阻断心力衰竭的恶性循环,改善心功能,减轻患者的症状,降低死亡率。

(二)高血压

高血压患者血中儿茶酚胺及其代谢产物水平增高,交感神经激活是部分高血压产生的始动因素。其机制为:①血中儿茶酚胺升高,与心脏受体结合后,可引起心率增快,心肌收缩力增强,心输出量增多。②儿茶酚胺与外周血管平滑肌上的受体结合,引起阻力血管平滑肌收缩,使总外周阻力增加。③儿茶酚胺使血管平滑肌长期处于高张力状态,导致 VSMC 增生与肥大,使管壁变厚,管腔变小,外周阻力进一步增加;④交感神经活动增强,儿茶酚胺水平升高,使肾动脉痉挛,血压的增高可以造成肾动脉肥厚,管腔变小,结果使肾血流减少,需要更高的血压才能维持肾脏血流。⑤交感神经活动的增强使血压增高对肾素的释放抑制减弱,肾素分泌增多,RAAS 激活,释放 Ang Ⅱ 收缩血管,醛固酮分泌增加引起水钠潴留。⑥儿茶酚胺增加使血小板黏附聚集,血液黏滞度增加,血流阻力增大。

（三）动脉粥样硬化

儿茶酚胺参与了动脉粥样硬化的形成。其机制为：①儿茶酚胺可刺激血管平滑肌持续痉挛，长期的刺激使 VSMC 肥大、增殖甚至迁移，使血管壁增厚。②β_1 肾上腺素能受体与血中的过量儿茶酚胺结合后，导致血管内皮细胞的损伤，从而启动动脉粥样硬化过程。③交感神经通过血小板活化及随后的 PDGF 形成，引起血管壁机械性损伤，造成血压升高及血液黏度增加。④儿茶酚胺可诱导 VSMC 凋亡，凋亡的细胞参与粥样斑块的形成。⑤交感神经系统兴奋可激活肾素－血管紧张素系统，参与动脉粥样硬化的形成。

（四）冠心病

冠状动脉结扎后缺血心肌释放去甲肾上腺素，这可能是由于缺血坏死区组织缺氧、乳酸聚集和 pH 降低引起心脏节后交感神经末梢反射性释放去甲肾上腺素的结果。在实验性 AMI 早期，梗死部位或边缘的心脏感受器的刺激尚可反射性地引起肾上腺髓质分泌肾上腺素，该反射涉及迷走神经、心脏交感神经以及中枢神经系统的某些结构。临床研究发现，AMI 患者发病 12 小时内血浆去甲肾上腺素和肾上腺素的平均峰值较对照组显著增高，而且前侧壁梗死患者显著高于下后壁梗死患者，前侧壁梗死时交感神经活性增强更为显著。同时 AMI 早期血浆去甲肾上腺素较高的患者严重心律失常的发生率明显增多。因此，β 受体阻滞剂可拮抗儿茶酚胺对心脏的毒性作用，提高室颤阈，抗心律失常，抗血小板聚集和减轻心脏血管损害，缩小梗死面积而预防或改善梗死后心室重构，减少心律失常和猝死。

（吕　毅）

第四节　血管的内分泌功能

血管由内膜、中膜和外膜组成。近年研究显示，血管不仅是血液循环的管道，而且内膜、中膜和外膜均具有内分泌功能，血管可分泌多种活性物质（表 3-2）。内皮细胞可释放血管活性物质如 NO 等，调节血管张力。中膜 VSMC 具有自分泌及旁分泌功能，其合成和释放的多种活性物质不仅调节血管收缩与舒张，还影响细胞生长、凋亡、移行等过程。相对于内膜和中膜而言，至今对外膜的生物学意义了解还较少。近年研究发现，外膜参与新生内膜的生成和血管重塑，外膜中的巨噬细胞及成纤维细胞在炎症介质刺激下可表达诱生型 NO 合酶，外膜中 NO 产生量明显高于中膜，并介导血管舒张，且外膜支配的神经末梢释放活性递质，也参与血管功能的调节。因此，血管内皮、中膜和外膜释放的活性物质增多或减少，可影响心血管病的发生发展。

表 3-2　血管分泌的生物活性物质分类

来源	生物活性物质
内皮细胞	NO、内皮素、PGI、肾素、血管紧张素等
平滑肌细胞	PGI、肾素、血管紧张素、PDGF 等
外膜支配的神经	儿茶酚胺、乙酰胆碱、降钙素基因相关肽、神经肽等

一、NO

（一）NO 的合成和释放

NO 由左旋精氨酸在内皮型-氧化氮合酶（eNOS）的作用下合成并释放，能合成和释放 NO 的细胞包括内皮细胞、单核细胞/巨噬细胞、VSMC 等。一些细胞因子如白介素-1，TNF 等可促进 NO 的大量产生。NO 的半衰期约 6 秒，迅速转化为较稳定的代谢产物亚硝酸/硝酸根离子。

（二）NO 的生物学作用

NO 是一种小分子物质，也是重要的细胞内信使，具有多种生理作用。NO 是强力的内源性血管舒张因子。NO 通过增加 VSMC 内的 cGMP,舒张血管平滑肌并抑制其增殖,维持血管张力和血流量的相对稳定,并具有抗血小板聚集和抗血栓形成的作用。

（三）NO 的病理生理作用

研究证实,eNOS 和诱生型 NOS 存在于内皮细胞,并可释放 NO。血管内皮细胞释放的 NO 在心血管疾病中具有重要的病理生理作用。目前对 NO 的研究较多,其病理生理作用如下。

1.心力衰竭

测量升主动脉和冠状动脉窦血中 NO 的含量反映心脏本身产生 NO 的功能,结果发现心脏产生 NO 增加,并与收缩功能呈负相关。进一步研究发现心力衰竭患者心内膜 NOS 活性亢进,在扩张性心肌病患者的心肌同样可见 NOS 蛋白表达增加,而在健康人的心肌检测不到 NOS mRNA。在心脏移植时摘除的心脏中发现,NOS 表达与心功能低下呈正相关。在 CHF 时,NOS 表达增加使 NO 产生增多,提示内皮细胞功能障碍,受体介导的内源性 NO 的释放受损,表现为基础 NO 释放的增加,而内外界刺激引起的内源性 NO 的释放的上调作用减弱。这可能是因为严重心力衰竭时某些活性分子(如 TNF)的增加,激活了心肌细胞或血管中的大量可诱导型 NO 合成酶异构体,从而使内源性 NO 的生成和释放增加,而使阻力血管的基础 NO 释放量增加或不变。低浓度 NO 能增加心肌收缩力,而高浓度 NO 则抑制心肌收缩。心力衰竭时 NO 产生增多,一方面,可抑制心肌收缩力,加重心力衰竭;另一方面,NO 具有直接扩张冠状动脉作用,可能改善心功能。

2.高血压

有研究发现,高血压患者存在内皮依赖性的血管舒张功能减弱,使外周血管阻力增加,血压升高。当给高血压患者桡动脉注射 NO 底物竞争抑制剂 L-NMMA 时发现局部血流减少,表明高血压患者 NO 生成减少,可能是胆碱能受体功能障碍或 NO 基础合成障碍所致,而不是底物减少。对 SHR 研究发现,乙酰胆碱舒张血管的作用显著减弱,血浆左旋精氨酸浓度、NOS 基因表达水平明显低于正常对照,而且 NOS 基因具有多态性变化的特点,这可能与高血压有关。正常大鼠应用 NOS 抑制剂可建立新的高血压模型,主要抑制血管内皮 NO 的产生所致。目前,尚不清楚内皮功能不全是原发的还是继发的。据报道轻微动脉粥样硬化的血管对乙酰胆碱反应低下,提示内皮功能紊乱可能为原发改变。目前认为,这种异常可能与左旋精氨酸代谢障碍、NO 弥散受阻、NO 失活加速、NOS 表达过低、NOS 基因异常及过氧化物的产生增多有关。

3.冠心病

NO 具有扩张血管的作用,NO 减少影响血管基础张力、冠状动脉血流储备,也是冠心病的危险因素。冠脉内一定量 NO 的自发释放,既可拮抗 α 肾上腺素能神经的缩血管反应,又参与 β₂ 肾上腺素能神经的扩张冠脉作用,以维持较低的血流阻力,使冠脉血流正常。在动脉粥样硬化的发生发展过程中,NO 是一种强效的调节因子,参与各个阶段的发展。动脉粥样硬化的早期特点是内皮功能不全,内皮舒血管物质的释放障碍和活性减低,且 eNOS 活性减低与粥样病变的进展相关。NO 能抑制多种参与粥样化病程的物质,如抑制单核细胞对内皮细胞的黏附和迁移;抑制血小板对血管壁的黏附和聚集;抑制 VSMC 的增殖;抑制血管收缩;能阻止氧化型低密度脂蛋白的形成。有报道表明,当内皮受损时,应激状态时冠状动脉血管收缩作用占优势,这种情况可在粥样硬化的动脉以及认为有 NO 释放异常的绝经后妇女的冠状动脉中出现,雌激素能预防这种血管收缩,可能是通过刺激 NO 的生成,或者延长 NO 的半衰期,从而延长它的作用时间。因此内皮功能不全(NO 释放和活性降低)不仅是动脉粥样化的标志,而且是粥样化发展过程的重要调节因素。

二、ET

（一）ET 的合成和释放

ET 分为 ET-1、ET-2、ET-3 三种亚型。ET-1 仅由内皮细胞产生,ET-2 可能产生于肾脏,ET-3 可能主要产生于神经组织。ET 由前内皮素原产生,经 ET 转化酶的作用形成 21 个氨基酸残基组成的 ET。一些化学和机械刺激对 ET mRNA 和蛋白合成有诱导作用,如肾上腺素、TGF-β 等,某些物质可通过受体介导机制促进内皮细胞释放 ET-1,ET 主要经肾脏代谢。

（二）ET 的生物学作用

ET 是目前发现的最强缩血管物质之一,以 ET-1 作用最强。内皮损伤时 ET-1 释放增加,作用于 VSMC 上 ETA 受体致平滑肌收缩,而作用于内皮细胞上的 ETB 受体则通过诱发 NO 和 PGI$_2$ 的释放引起血管舒张,这两种功能协调作用,对于维持血管基础张力和正常功能状态至关重要。ET-11-31 是新近发现的成员,由糜蛋白酶水解 ET-1 后形成的,也可通过 ET 转化酶催化 ET-11-21 而成。ET-11-31 具有中枢调节血压的作用,小剂量具有升压作用,大剂量则有降低血压的作用,其作用可被 ETA 型受体阻滞药所阻断。

（三）ET 的病理生理作用

1. 心力衰竭

ET-1 系统的激活类似肾素－血管紧张素系统,是机体对心力衰竭的神经－内分泌反应的一部分,这种反应可导致心力衰竭的发生及恶化。在慢性充血性心力衰竭（CHF）实验模型中循环 ET-1 水平升高,并与心力衰竭严重程度相关。ET-1 水平有助于心力衰竭病情的判断,不同程度和不同病因的 CHF 患者血浆 ET-1 水平均高于健康人群,但风心病、冠心病、心肌病引起的 CHF 各组间 ET-1 无明显差异,AMI 引起的 CHF 却明显高于其他组。ET-1 含量还与 CHF 的预后明显相关,而与心脏指数及 1 年生存率呈负相关。血浆 ET-1 含量也反映 CHF 患者心脏功能、血流动力学及药物治疗时的神经内分泌反应。严重 CHF 时给予 ET 受体阻滞药 bosentan 可明显减低肺动脉压及血管阻力,使心脏指数增加,直接证实应用 bosentan 对 CHF 血流动力学的改善作用。在一定条件下 ET-1 升高可促进 CHF 的发生,其水平可反映心功能损害的程度,可用于监测疗效和预后的评估。

2. 高血压

已经证实,在高血压的发生过程中,ET-1 具有强烈的收缩血管,促进平滑肌细胞增殖和细胞外基质合成增加等重要作用,但高血压患者血清 ET 含量可增高、正常或减低,可能与 ET-1 分布广泛,主要在局部发挥作用,仅少量释放进入血循环有关。在高血压合并严重并发症时,血浆 ET-1 水平升高显著,ET-1 水平可作为判断高血压并发症的指标之一。而在 SHR 血浆 ET-1 水平可异常升高,血管组织内 ET-1 含量明显增加,ET-1 mRNA 表达也明显增高,当有动脉粥样病变时 ET 表达同样明显增高。静脉注射非选择性 ET 受体阻滞药 bosentan 可使肾性高血压的狗左室内压和平均动脉压明显降低,正常狗的平均动脉压降低。ET-1 受体阻滞药可用来治疗高血压,进一步证实 ET 在高血压中的作用。

3. 冠心病

缺血缺氧是 ET 大量释放的最主要原因之一。在冠状动脉粥样硬化部位,ET 受体密度明显增加,约为正常的 2 倍,该现象在粥样硬化动脉的周围新生血管也可看到。免疫组化研究发现,VSMC 和内皮细胞中有 ET-1 样免疫反应,损伤的内皮细胞可释放大量 ET,可损伤血管和心肌组织,加重病变程度。此外,ET 可能是内源性致病因素,组织缺血缺氧、酸中毒时,冠脉内皮细胞功能紊乱,不仅产生大量的 ET,而且冠脉局部对 ET 反应性增加,致使冠脉痉挛,导致心肌梗死。研究显示,心肌梗死患者血浆 ET-1 水平明显增高,由于其具有强大的冠状动脉收缩作用,因此 ET-1 参与了心肌梗死的发生。有研究发现,AMI 患者不仅血浆 ET-1 水平增高,而且心肌组织 ET-1 含量明显增高,并与病情和预后正相关。AMI 时 ET-1 增高与交感神经激活有关,其次与冠脉内血栓形成释放凝血酶增多有关,凝血酶是 ET 基因表达和释放的激动剂。冠心病时 ET 对机体产生有害作用,在 ET 合成与代谢的任何环节进行调控,都能拮抗 ET 造成的病理损害,但人体是一个复杂的有机体,诸多因素参与 ET 的调节,相关的治疗有待深入研究。

三、血管局部 RAAS

早在 1969 年,Rosenthal 等证实,肾素样活性物质和血管紧张素原存在于大中型动脉和静脉内。ACE 作为 RAAS 的组分之一,ACE 基因和蛋白广泛表达于组织,血清中的 ACE50％ 以上由肺血管内皮细胞合成释放。AngⅡ受体广泛分布于血管内皮细胞和 VSMC,在动脉壁内,近外层肌层含量比内层高。目前已有报道血管组织可合成醛固酮,提示血管局部存在 RAAS。ACE_2 作为 RAAS 的新成员,也可表达于血管组织,近来应用免疫组织化学法显示 ACE_2 蛋白主要存在于大部分血管的内皮细胞,在血管平滑肌细胞和大血管的外膜亦有 ACE_2 蛋白存在。血管局部存在 RAAS 可能与血管疾病的发生密切相关。本部分重点介绍与高血压发生的关系。

(一)血管局部 RAAS 的生物学作用

血管局部存在 ACE_2 与 ACE,两者有相同的底物 AngⅠ,共同调节 RAAS 组分中 AngⅡ和 Ang(1~7)的生成和代谢,维持正常的血管结构和功能。AngⅡ和 Ang(1~7)在血管局部作用不同,AngⅡ的作用如图 3-6。Ang(1~7)则能抑制 AngⅡ的细胞内信号转导,从而产生多种与 AngⅡ相拮抗的生理作用,包括扩张血管、调节血压、抑制 VSMC 增殖。

醛固酮来源有两条途径,其一是由肾上腺皮质球状带合成分泌,受经典的循环 RAAS 影响;其二是心血管局部组织独立存在的 RAAS,它不受全身 RAAS 的影响。醛固酮与 VSMC、内皮细胞、成纤维细胞等细胞浆盐皮质素受体结合,形成激素-受体复合物,后者通过核膜,与核中的 DNA 醛固酮反应基因结合,调节特异性 mRNA 转录,最后合成多种醛固酮诱导蛋白,致内皮功能障碍,使内皮 NO 生物活性降低,促使血管平滑肌收缩及血管壁纤维化,并参与组织修复,调节水、电解质平衡。

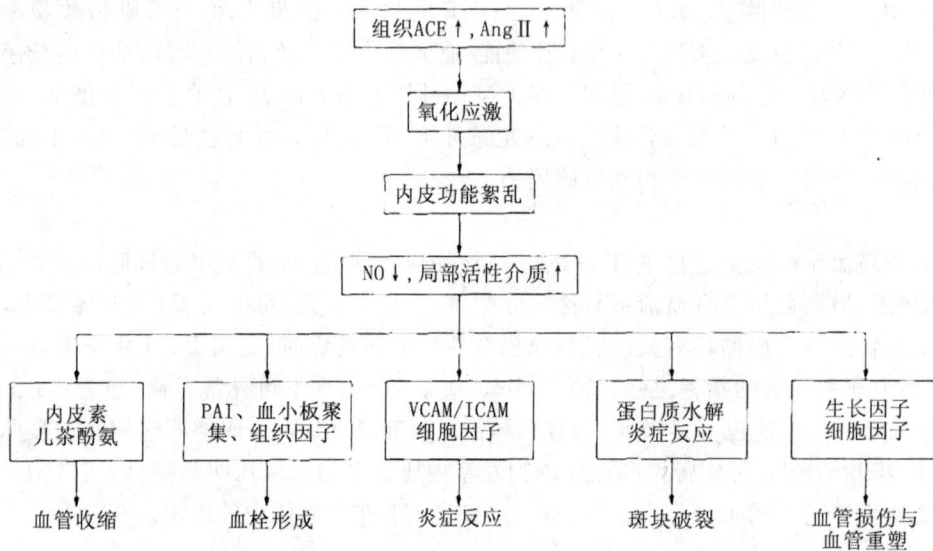

图 3-6　局部肾素-血管紧张素系统的生物学作用

(二)血管局部 RAAS 与高血压

血管局部 RAAS 通过直接的血管作用而参与高血压的发生。如前所述,ACE 参与 AngⅡ、Ang(1~7)等多种血管活性肽的代谢,可以推断 ACE 在血压水平上发挥着重要的作用。SHR 主动脉组织内 AngⅡ的含量随着血压的升高而明显增高,与此同时血浆 AngⅡ明显增高,并引起其他缩血管物质增多,引起血管舒张功能降低,并引起 VSMC 发生表型转变,使 VSMC 由收缩型转变为合成型,导致 VSMC 增殖,引起血管重构,增加血管阻力。通过体外培养 3 周龄 SHR 胸主动脉 VSMC,探讨 SHR 高血压形成前期 VSMC 异常增殖的启动因素,结果发现 3 周龄 SHR VSMC 肾素-血管紧张素系统处于激活状态,即 AngⅡ、ACE mRNA 表达,分泌 AngⅡ的量比 WKY 明显增高,并与 VSMC 增殖有关,ACEI 干预后肾素-血管紧张素系统明显受到抑制。在侧脑室内灌注 ACEI 制剂后,动脉血压上升的幅度明显减低,心脏与主动脉组织内 AngⅡ含量也明显减少,而血浆 AngⅡ无明显变化。在二肾一夹型高血压大鼠的慢性期,其血浆肾素活性被抑制,主动脉 ACE 活性增加,组织内 AngⅡ含量明显增加,给予 ACEI 能降低血压。另有研究 5/6 肾切除的尿毒症高血压大鼠,发现血浆 AngⅡ减低,而离体后肢灌流液中 AngⅡ明显增加。上述研究表明血管局部肾素-血管紧张素系统的激活在高血压发生中发挥重要的作用。

ACE$_2$参与 AngⅡ、Ang(1～7)的调节,可能在高血压的发生中发挥重要作用。与 ACE 相比,有关 ACE$_2$与高血压的报道尚少。Crackower 等研究认为,ACE$_2$基因是高血压大鼠模型 X 染色体上数量性状遗传位点的候补基因,在三种高血压大鼠模型中观察到,ACE$_2$ mRNA 表达及 ACE$_2$蛋白水平在这三种动物模型中均有明显下降;有研究显示 ACE$_2$基因 G 等位基因与代谢综合征患者舒张压增高有关。在以色列盐敏感大鼠,经 4 周的高盐饮食后,随血压逐渐增高,ACE$_2$蛋白表达进一步下降。因此,ACE$_2$的减低与高血压发生有关。推测 ACE$_2$可能使 AngⅡ的代谢减少,血管局部 AngⅡ增多,而 Ang(1～7)产生减少,使血管收缩功能占据优势,导致高血压的发生。Ang(1～7)具有血管活性作用,主要通过拮抗 AngⅡ,抑制交感神经激活,在血压调节中发挥重要作用。有研究发现 Ang(1～7)通过缓激肽/NO 刺激 cGMP 信号通路调节血管收缩和舒张。研究发现,给大鼠输注 Ang(1～7)后收缩压明显下降,体外培养大鼠 VSMC 观察 Ang(1～7)的作用机制,结果显示 Ang(1～7)对 VSMC 增殖有抑制作用,这可能与影响 PKC-ζ 和 ERK1/2 信号蛋白表达有关。

醛固酮在机体水盐代谢平衡调节和高血压的发生中发挥重要作用。血管组织可产生醛固酮,并有盐皮质激素受体存在,在高血压时血管组织醛固酮及其受体表达增加,通过其受体促进钠从细胞外向细胞内转移,小动脉平滑肌细胞内钠含量增加,血管阻力增大,对加压物质的反应增高。其次,醛固酮可致内皮功能障碍,NO 活性降低,促使血管平滑肌收缩,导致高血压发生。最后,血管局部合成的醛固酮可导致 VSMC 增殖,并促进胶原、骨胶原基因表达增强,细胞外基质增多,从而引起血管重构,参与高血压发生。

四、血管外膜的内分泌功能及其病理生理作用

外膜主要包括外弹力层、滋养血管、神经末梢及周围疏松结缔组织。长期以来普遍认为血管外膜除支撑、维系和营养血管外,主要通过其交感或迷走神经末梢可分泌如下血管活性物质参与调控血管平滑肌舒缩反应。

(一)外膜神经末梢分泌的介质

1.去甲肾上腺素

交感神经激活后由末梢释放的神经递质去甲肾上腺素弥散入中层,并与血管平滑肌 α1 和 α2 肾上腺素能受体结合后引起血管平滑肌收缩,同时去甲肾上腺素弥散入内皮,并与内皮 α2 肾上腺素能受体结合进而引起 NO 的释放,另外交感神经末梢中本身有神经型 NOS 存在,当其激活后可持续产生 NO 并导致血管舒张。

2.神经肽 Y(NPY)

交感神经末梢还可释放神经递质 NPY,主要分布于中枢和外周神经系统,它的纤维广泛分布于心血管系统,具有强烈的收缩血管作用,并能促进 VSMC 增殖,在冠心病、脑梗死和高血压发生中发挥重要作用。

3.其他神经递质

其他神经递质包括 P 物质和降钙素基因相关肽(CGRP)等。已明确 CGRP 是一种具有很强舒血管作用的血管活性多肽。

(二)外膜分泌的其他血管活性物质的作用

除了支配外膜的神经递质外,外膜还能分泌其他活性介质。交感神经末梢中本身有神经型 NOS 存在,当其激活后可持续产生 NO 并导致血管舒张。当外膜中的副交感神经激活后由末梢释放的乙酰胆碱,通过血管中层弥散进入血管壁,激活内皮 M 受体释放 NO,NO 使血管平滑肌细胞松弛。外膜也是氧自由基和一系列炎症因子的重要来源,可通过这些因子影响血管内分泌功能(图 3-7)。

采用机械性刮除加胶原酶浸泡能有效去除血管外膜,外膜去除可促进血管细胞增殖并影响血管反应性;高血压及高血脂可进一步增加外膜去除后血管的细胞增殖及血管反应性,高血压主要增加血管收缩性,而高血脂主要促进血管细胞增殖。其机制是高血脂可持续激活氧化应激,而高血压对氧化应激仅有短暂作用,导致外膜炎性介质介导的 NO 减少及血红素加氧酶-1 增高影响血管细胞钙信号、VSMC 增殖及

抗氧化效应。进一步的研究证实氧化应激与 Rho/Rho 激酶通路在高血压和高血脂合并外膜损伤中起重要作用,前者作为血管细胞损伤的始动因子,而后者在促进细胞增殖和功能异常中起重要作用。

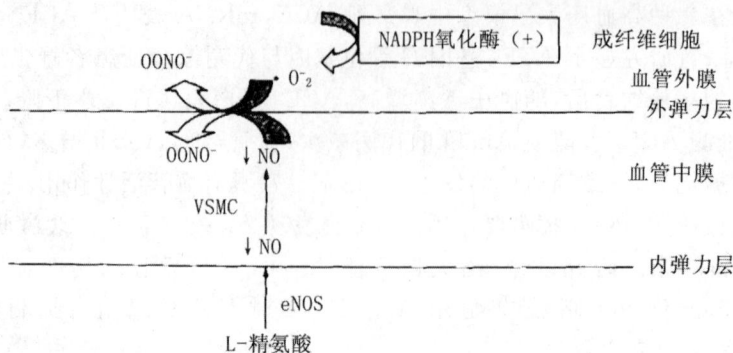

图 3-7　外膜分泌的活性介质影响血管内分泌功能

(三)外膜的病理生理作用

外膜在心血管病理生理过程中也起重要作用,如 SHR 血管外膜细胞数量及胶原含量增多可导致血管顺应性下降;血管成形术后外膜重塑,外膜中肌成纤维细胞增殖并向内膜下移行参与新生内膜形成;内毒素性休克时外膜中可诱导型一氧化氮合酶(iNOS)大量激活导致血管扩张;AngⅡ所致高血压大鼠腹主动脉外膜超氧阴离子增加导致血管自发性收缩。大量研究显示,外膜参与动脉粥样硬化形成过程,于兔颈动脉外置一软的硅胶管致动脉粥样硬化的早期病变出现,即发生内膜增厚,甚至动脉粥样硬化形成。有研究发现,高血压血管重塑过程与血管外膜成纤维细胞合成Ⅰ、Ⅲ型胶原有关,血管紧张素Ⅱ可刺激血管外膜成纤维细胞Ⅰ型胶原蛋白合成及 mRNA 表达。由此表明血管外膜成纤维细胞可能参与高血压血管重塑过程。

通过对外膜实施干预导致血管内膜及中膜结构及功能改变正成为心血管疾病新的干预途径,如 Barker 通过阻断外膜滋养动脉血液供应导致 VSMC 增殖及新生内膜形成;而 Fogelstrand 研究显示在兔颈动脉外置一套管可抑制球囊损伤术后新生内膜形成;直接经外膜使用具有抗增殖但无抗凝作用的肝素可抑制大鼠颈动脉内膜损伤后的平滑肌细胞增生,此种外膜给药方法避免全身给予肝素可能带来的出血不良反应。经外膜局部给予大剂量钙拮抗剂也显示能减轻大鼠颈动脉球囊损伤后内膜增殖。通过外膜途径行 eNOS 基因转染可解除冠脉及脑血管痉挛及抑制球囊损伤术后内膜增殖。外膜途径给药尤其适用于弥漫性血管病变或病变部位处器械难以进入或进入后风险较大者,如糖尿患者钙化及僵硬的冠状动脉较多见,若企图使用导管将药物注入动脉壁内难度较大。

(陈　朋)

第五节　心脏系统的调节肽

随着分子生物学、细胞生物学、微量测定技术的发展,体内新的活性调节肽不断被发现,如抗心律失常肽(AAP)等,调节肽不仅对心血管系统功能、代谢、生长发育具有调节作用,并对心血管疾病的发生、发展具有重要作用。

一、AAP

(一)AAP 的合成和分布

1980 年 Aonuma 等从牛心房肌中分离出一种活性多肽,具有明显的抗心律失常作用,因而被称之为

AAP。AAP 具有 6 个氨基酸组成,它是一种耐热、耐酸的多肽。免疫组织化学显示,AAP 主要分布在右心耳和心房后壁,左心耳也有少量分布。在大鼠,AAP 除了分布于心房肌细胞外,心房传导系统也有少量分布。多数研究者认为人左右心室和室间隔组织无 AAP 表达,也有人认为心室肌中有少量的 AAP 弥散分布。在心脏不同部位的 AAP 免疫反应强度不同,可能与心脏传出神经和心肌钙通道的分布不同有关。肾上腺素能神经或 L 型钙通道分布较丰富的部位 AAP 的免疫反应较强。AAP 可能作为一种神经调质,参与神经末梢递质的调控。

(二)AAP 的生物学作用

1. 抗心律失常作用

Anouma 等报道给小鼠静脉注射 AAP 可逆转乌头碱诱发的房室传导阻滞、异位搏动或室性心动过速,并能预防犬和大鼠的心室颤动,大大延长哇巴因或二磷酸腺苷诱发心律失常的时间,但其对肾上腺素诱发的心律失常无影响。AAP 抗心律失常作用的机制尚未完全清楚,现研究认为,AAP 的作用是通过增加细胞缝隙连接的传导性而实现的。

2. 抗血栓形成作用

将肝素化大鼠血液加入内壁附有丝线的塑料管内,可以引起血栓形成。若在抽血前 1 分钟给大鼠静脉注射 AAP 后,可以防止试管内的血栓形成,并可对抗血小板减少。AAP 还可延缓外周小动脉闭塞所致的组织坏死。由于 AAP 对纤溶系统的活性、复钙时间和动脉血流量等均无明显影响,故其抗血栓形成的机制可能与其对抗血小板的聚集作用有关。

3. AAP 的病理生理作用

(1)心力衰竭:有研究比较房颤组、频发室早组、慢性心力衰竭组与正常对照组血清中 AAP 的含量,结果三组均明显低于对照组,在三组患者中,心力衰竭患者血中 AAP 含量下降最明显,原因可能是心力衰竭时心脏的血流动力学变化最明显,它引起各房室内径及压力的增高,而心肌细胞的拉长等因素,直接增加了心肌细胞间的电阻抗,导致缝管连接的解离,从而削弱了 AAP 的作用强度。也有相反的报道,心力衰竭组 AAP 的浓度明显高于正常对照,可能是血流动力学异常对 AAP 的分泌有促进作用。关于 AAP 与心力衰竭的关系还有待于进一步研究。

(2)冠心病:Aonuma 等研究发现,AAP 具有强大的抗血栓形成作用。给大鼠静脉注射二磷酸腺苷,可以引起冠状动脉内血栓形成,出现典型的心肌缺血和异位搏动。若预先给这些大鼠静脉注射 AAP,可以防止冠状动脉内血栓形成和心肌缺血。其抗血栓形成的机制与其对抗血小板的聚集作用有关。AAP 还与冠心病相关的并发症心律失常有关,患者由于心肌细胞的缺血缺氧及组织间的酸碱失衡,可导致心肌细胞缝管连接的解离。心肌细胞这一结构的变化,使 Na^+、Ca^{2+} 通道及 Na^+-K^+ ATP 酶活性受到影响,导致心肌细胞的除极、复极、不应期及传导发生异常,由此造成各种心律失常的发生。曾有人在游离的兔心上用 AAP10 预防治疗,可明显减少由于缺血诱发的心外膜的活动波形,与缺血有关的心律失常可得到控制,这也间接证明了 AAP 的作用。

(3)心律失常:药物诱发心律失常大鼠的血清和心脏内 AAP 变化明显,氯化钙、乌头碱和肾上腺素诱发心律失常后,血清 AAP 水平约升高了 3 倍,心脏内 AAP 含量增加 2 倍,但肾上腺素诱发的心律失常心脏内 AAP 反而下降 1/3,奎尼丁、普萘洛尔和维拉帕米等药物对大鼠血清 AAP 水平均无影响。这些结果说明不同原因的心律失常对血清和心脏 AAP 的影响可能不同。AAP 可能作为一种心源性循环激素,参与心律失常的病理生理调节。

进一步研究 AAP 体外对心肌细胞的作用有助于阐明其作用机制。对培养的心肌细胞直接灌流发现,低钾溶液和乙酰胆碱可诱发心肌纤维颤动。加入 AAP 可恢复正常节律。高钙或哇巴因也可诱发心肌纤维颤动,加入 AAP 后即消失。给小鼠应用 AAP 可延长氯化钙诱发心律失常的时间,尽管其发挥作用的分子生物学机制仍未被阐明,作为一种特殊的抗心律失常物质,AAP 可能对防治心律失常具有广阔的应用前景。

二、CGRP

CGRP 广泛分布于中枢和外周神经系统,遍布心脏的所有区域,尤其分布在沿心肌纤维和冠状动脉走行的部位及乳头肌、窦房结和房室结的神经纤维中,其中心房较心室大约多 4 倍,近心外膜多于心内膜。在血管系统中,动脉壁与静脉壁上均存在 CGRP,且含量高于心脏。CGRP 在心血管系统的受体分布非常广泛,心房、心室及血管均有 CGRP 受体,其中以右心房密度最高,其次是左心房、右心室和左心室。在冠状动脉中,小冠状动脉的受体密度高于外膜大冠状动脉。CGRP 具有强大的血管扩张,其参与许多心血管功能的调节,在冠心病、心力衰竭、心律失常的发生及其防治有重要的意义。

(一)CGRP 的合成、释放

CGRP 由 37 个氨基酸组成。在甲状腺转录表达成降钙素,在心脏及神经系统转录表达成 CGRP。人类 CGRP 有 A、B 两种形式,其生理作用相同。CGRP 由对辣椒素敏感的感觉神经 C 纤维合成释放,能刺激 CGRP 释放的因素主要有辣椒素、H^+、PGI_2、哇巴因、缓激肽、缺血再灌注等。CGRP 可以在肝、肺、肾等组织中降解。

(二)CGRP 的生物学作用

1. 舒血管作用

CGRP 是目前已知体内最强的舒血管活性多肽,其扩张血管作用比硝普钠强 240 倍;可能对血管平滑肌具有直接舒张作用,且不依赖内皮完整性。其舒血管作用的机制是多方面的:①CGRP 与其特异性受体结合激活腺苷酸环化酶,使细胞内 cAMP 水平升高。②激活平滑肌细胞膜上 ATP 依赖性钾通道。③刺激内皮细胞产生 NO。④通过前列腺素系统发挥效应。

2. 中枢作用

CGRP 对心血管系统的中枢和外周调节作用不同,经脑室注射 CGRP 后发现平均动脉压非但不降,反而显著升高,心率增快,并具有明显的剂量效应关系。应用利血平耗竭交感神经末梢的儿茶酚胺后,CGRP 的中枢升压作用完全消失,说明 CGRP 的中枢作用是通过交感神经兴奋引起的。

3. 正性变时变力作用

大量动物实验证明,静脉给予 CGRP 对心脏具有正性变时变力作用。CGRP 增强心肌收缩力的机制是:①CGRP 对心肌的直接作用,CGRP 能使心肌细胞内 cAMP 水平升高,激活一系列激酶,影响离子通道,使心肌细胞内 Ca^{2+} 含量增加。②CGRP 扩张血管,使血压降低,压力感受器传入冲动减少,引起反射性交感神经兴奋。

(三)CGRP 的病理生理作用

1. 心力衰竭

国内外许多学者观察到,充血性心力衰竭患者血浆 CGRP 浓度明显降低,ET 浓度明显升高。经综合治疗心功能改善后,可见 CGRP 浓度升高,ET 浓度下降。推测 CGRP 水平下降使心肌细胞内 cAMP 水平降低,心肌收缩力下降,而 ET 浓度升高促进了心力衰竭的发生和发展。给难治性心力衰竭患者静滴 CGRP,可见心肌收缩力增强,每搏输出量显著增加,心力衰竭症状明显改善。但也有学者报道,充血性心力衰竭时血浆 CGRP 水平高于正常,增高程度与病情严重程度一致,认为增高的 CGRP 可能是机体的代偿机制。进一步阐明 CGRP 作用机制的基础上,研制能够促进内源性 CGRP 释放的药物,将为心血管疾病的治疗开辟一条新途径。

2. 高血压

CGRP 是目前已知最强的舒血管物质,它由神经末梢所分泌,其神经纤维广泛分布于血管周围,对血管舒缩功能起着重要的调节作用,可能与高血压的发生密切相关。有报道原发性高血压患者及 SHR 大鼠血浆 CGRP 水平明显减低,给予外源性 CGRP 后血压降低,呈剂量依赖关系,表明血浆 CGRP 减低参与高血压的发生。

3.冠心病

CGRP对冠脉的作用不同于体循环,首先作用于冠状循环的微血管,其对大冠状动脉的舒张作用小于小冠状动脉,这是因为在心肌内小血管中CGRP的受体密度明显高于外膜下大冠状动脉。CGRP对粥样硬化的冠状动脉较非病变血管有更显著的舒张效应。Ludman等给冠状动脉粥样硬化患者静脉输入CGRP,可使冠状动脉狭窄段明显扩张,呈剂量依赖性效应关系。有研究显示,静滴CGRP后,可使运动试验中冠心病患者心肌缺血的开始时间、ST段下降的时间推迟,并能缓解麦角新碱所致冠状动脉痉挛。表明CGRP通过扩张冠状动脉、增加心肌血供、扩张体循环血管、降低血压、减轻心脏前后负荷而发挥其抗心绞痛作用。

有研究报道,AMI患者血浆CGRP浓度增加,应用尿激酶溶栓后,血浆CGRP浓度迅速升高,而健康人静滴尿激酶后无CGRP升高,提示CGRP增高系溶栓产物刺激释放所致。CGRP联合溶栓治疗可使尿激酶剂量依赖性地增加血管再通效应,提示用尿激酶溶栓时CGRP有内源性保护意义,外源性CGRP可作血管再通治疗的辅佐剂。

4.心律失常

CGRP可明显对抗哇巴因诱发的窦性心动过缓、早搏、结性心律、室速和室颤等心律失常;减少变态反应所致的房室传导阻滞,缩短房室传导阻滞持续时间;也可以对抗洋地黄类药物所致的房室传导阻滞、室性停搏和异位节律。其对AMI并发的室速、室颤也有治疗作用,对利多卡因、胺碘酮等治疗无效的恶性心律失常应用CGRP也有效。其抗心律失常的作用机制可能是CGRP增加心肌细胞静息电位,提高高动作电位幅度,逆转心肌缺血的复极相异常,此作用是通过激活Na^+-K^+-ATP依赖性通道,使K^+外流、Ca^{2+}内流加速来实现的。

三、肾上腺髓质素

肾上腺髓质素是新近识别的一种调节肽,具有扩张血管、降血压、利钠、利尿和对抗肾素-血管紧张素系统等多种生理作用,与心血管疾病的关系十分密切。

(一)肾上腺髓质素的合成释放

日本学者Kitamuta等从嗜铬细胞瘤中提取出一种活性多肽,发现是一种能使血小板cAMP升高,并引起动物广泛降压效应的多肽,称其为肾上腺髓质素。随后,发现肾上腺髓质素还存在于人类肺、心血管、肾脏和脑。目前研究显示,调节肾上腺髓质素产生及释放的主要因素是细胞因子。此外,一些循环激素和其他生长因子也影响肾上腺髓质素的合成和释放。由此可见,肾上腺髓质素的调节十分复杂。

(二)肾上腺髓质素的生物学作用

1.血管作用

在生理状态下,血浆中微量的AM与NO、PGI_2、ET等生物活性物质共同维持血压的稳定。外源性AM对全身血管具有明显的扩张作用,AM的血管扩张作用与种属和血管不同而异。AM扩血管作用的产生可能与以下机制有关:①作用于血管内皮细胞,通过磷脂酶C活化及三磷酸肌醇形成,激活NOS,增加NO释放。②直接作用于VSMC,增加细胞内cAMP水平。③降低VSMC内Ca^{2+}浓度及由G蛋白介导的平滑肌收缩成分Ca^{2+}的敏感性,从而舒张平滑肌。AM还具有抑制VSMC增殖、迁移及细胞外基质产生,主要通过阻断AngⅡ、ET介导的丝裂素活化蛋白激酶的活化。

2.利钠、利尿作用

肾小管局部产生肾上腺髓质素,通过肾小球前、后小动脉的扩张,增加肾血流量。此效应主要通过血管内皮NO依赖机制。

3.肾上腺作用

肾上腺髓质素能抑制卡巴坤对肾上腺髓质诱导产生的儿茶酚胺分泌。这可能与肾上腺髓质素非竞争性抑制钠内流,减少电压依赖的钙内流有关。球状带细胞体外培养条件下,肾上腺髓质素不改变基础醛固酮分泌,对AngⅡ及高血钾刺激产生的醛固酮分泌起抑制作用,这种效应是剂量依赖性的。

4.中枢神经系统作用

由脑生成的肾上腺髓质素可直接影响中枢神经系统;外周组织生成的肾上腺髓质素,可影响中枢功能。

(三)肾上腺髓质素的病理生理作用

1.心力衰竭

患者在心力衰竭时心脏分泌肾上腺髓质素明显增加。CHF患者血浆中的肾上腺髓质素水平明显增高,其升高幅度与心力衰竭程度成显著正相关。用免疫染色法检测心力衰竭患者和健康人心房肌、心室肌均呈阳性改变,在心房肌中免疫荧光强度更高。健康人和心力衰竭患者心房肌中免疫荧光强度无明显差异,而心力衰竭患者心室肌中免疫反应强度明显高于健康人组,提示心室肌肾上腺髓质素的免疫反应表达与心力衰竭病情有关。提示肾上腺髓质素可能将成为参与调节心血管功能的活性分子之一。

2.高血压

Kohno等测定未经治疗的原发性高血压的患者、临界高血压患者和健康者血浆肾上腺髓质素水平,结果显示,原发性高血压患者血浆肾上腺髓质素水平明显高于临界高血压患者和健康人,同时,相对于临界高血压组和健康人,原发性高血压组伴有血浆肌酐增高或肾小球滤过率降低。用钙离子通道阻断剂对原发性高血压患者进行4周有效的治疗后,尽管血压被控制但肾上腺髓质素水平没有明显变化,而伴有肾功能障碍的高血压患者肾上腺髓质素血浆浓度明显增高,此提示高血压患者血浆肾上腺髓质素水平与肾功能密切相关,而与血压、左室射血分数无相关性。实验研究显示,肾上腺髓质素具有强的降压作用,注射肾上腺髓质素后可引起SHR大鼠和WKY大鼠的平均动脉压迅速短暂下降,且呈剂量依赖关系。

3.急性心肌梗死

Kobayashi等报道,AMI患者起病早期肾上腺髓质素水平迅速升高,然后逐渐降低,起病后三周内,AMI患者血浆肾上腺髓质素水平较正常健康者高,并发充血性心力衰竭的AMI患者血浆肾上腺髓质素水平较不并发充血性心力衰竭患者高,且发现血浆肾上腺髓质素水平与AMI早期肺毛细血管锲压、肺动脉压力、右房压力和心率呈正相关,提示血浆肾上腺髓质素水平增高与水钠潴留、交感神经活性增高及肺血管床压力增高有关。

四、其他调节肽

(一)血管活性肠肽(VIP)

血管活性肠肽主要分布于中枢神经,它的纤维广泛分布于心血管系统,VIP的舒血管作用与血管紧张度有关,VIP在心血管疾病的发生中可能有一定意义。在SHR大鼠下丘脑和皮层VIP mRNA表达明显增高,与高血压存在密切相关。另有研究显示,VIP对肾性高血压大鼠离体心脏的正性变力作用减弱,可能与心肌病和心力衰竭有关。

(二)内源性阿片肽

内源性阿片肽包括脑啡肽、强啡肽和内啡肽三大家族,前两者主要分布于心血管系统。具有外周血管舒张作用,可增强心肌收缩力,还有利尿作用,与高血压、心律失常和脑卒中的发生有关。

(三)速激肽(TK)

速激肽迄今已发现十余种,在哺乳动物体内,主要有五种,包括P物质、K物质、神经介素K、神经肽K和神经肽。TK在心血管系统广泛分布,具有舒张冠状动脉、脑动脉、肺动脉和外周血管的作用。TK的病理生理意义不清,可能与高血压和休克有关。

(陈　朋)

第六节 心肌力学

一、心肌收缩功能

心肌收缩受三种因素影响：①心肌细胞收缩前的长度，即前负荷。②心肌收缩力或心肌变力状态。③后负荷。

（一）前负荷

在一定范围内，心肌收缩力随心肌细胞长度增加而增强，此称为 Starling 机制。心肌发生主动收缩前，需要伸展到一定长度才能产生收缩力，即前负荷。前负荷增加使心肌收缩力增强。心肌长度与收缩力之间并非一种简单关系。心肌在某一长度时收缩力最大，心肌这一长度称为 Lmax。心肌伸展超过 Lmax 时，其收缩力不变或减低。

肌节是 Starling 机制的超微结构基础，肌动蛋白与肌球蛋白肌丝重叠程度可对此种机制进行解释。在达到 Lmax 之前，肌纤维和肌节长度伸长使与肌动蛋白位点作用的横桥数目增多。以骨骼肌为例，肌球蛋白肌丝长度 $<1.6\ \mu m$ 时，两端形状发生改变，肌节的肌动蛋白肌丝相互重叠，肌节力减弱。随着肌球蛋白肌丝长度增加，此种负性作用减弱。肌丝伸展到 $1.6\ \mu m$ 时，肌力开始增加。肌节长度在 $1.6\sim2.0\ \mu m$ 范围内不断增加时肌动蛋白重叠程度减少，肌力增加。当肌节延长到 $2.0\ \mu m$ 时，肌动蛋白双重叠消失呈端端相对状。肌节长度为 $2.05\sim2.2\ \mu m$ 时肌动蛋白与肌球蛋白肌丝重叠程度最佳、与肌动蛋白位点作用的横桥数目最多，肌节力输出最大。肌节长度超过 $2.2\ \mu m$，肌动蛋白与肌球蛋白肌丝重叠程度及与肌动蛋白位点作用横桥数目逐渐减少，使肌节力降低。

无负荷状态下心肌肌节长度为 $1.8\sim1.9\ \mu m$，负荷状态下可伸展到 $2.2\ \mu m$。超过 $2.2\ \mu m$ 则心肌受损。心肌肌节长度范围较骨骼肌小，僵硬度大于骨骼肌。单用肌丝重叠程度不能解释肌力的变化。现已明确，心肌细胞和肌节长度增加会使肌钙蛋白 C 对钙敏感性及肌浆网获取钙量增加。因而，Starling 机制取决于钙获取率。

（二）心肌收缩力

收缩力或变力状态决定心脏作功。传统观点认为，前负荷与后负荷各自独立，变力状态取决于触发肌丝相互作用所能获取的钙量。某些药物（如儿茶酚胺和多巴酚丁胺）通过增加触发肌丝相互作用所需钙量来增强心肌收缩力。增加肌丝对 Ca^{2+} 的敏感性也可部分增强心肌收缩力。

（三）后负荷

后负荷是指对抗心肌缩短的力，在心肌收缩过程中获得。心肌在缩短之前必须产生足够的张力来对抗后负荷。心肌缩短程度和速率与心肌后负荷呈反函数关系。心肌机械活动包括收缩和舒张力两方面。后负荷增加心肌张力增大，其缩短速率降低。心肌张力和心肌缩短之间的反函数关系称为力－速率关系。

二、心肌舒张功能

心肌舒张是一个主动耗能过程。心肌舒张功能包括主动过程——心肌松弛、被动弹性——顺应性和僵硬度。

（一）心肌松弛

心肌松弛是 LSR 摄取 Ca^{2+} 的结果。由于肌浆网内 Ca^{2+} 浓度高达 $10\sim2\ M$，而肌丝相互作用结束时肌浆内 Ca^{2+} 浓度不超过 $10\sim5M$，Ca^{2+} 从肌浆进入肌浆网是主动转运过程。舒张末期，随着 Ca^{2+} 摄取，肌

浆内 Ca^{2+} 浓度降至 $10\sim7$ M。Ca^{2+} 激活 Mg^{2+}-ATP 酶,每水解一个 ATP 能转运 2 个 Ca^{2+}。这一过程由受磷蛋白调节,受磷蛋白 被 cAMP 依赖的蛋白激酶磷酸化,加快 Ca^{2+} 摄取。儿茶酚胺和磷酸二酯酶抑制药使 cAMP 水平增加,促进 Ca^{2+} 摄取和心肌松弛。

(二)被动弹性回缩

心肌僵硬度是心肌抵抗被动伸展的一种特性。顺应性丧失的心肌舒张时所需被动力更大。心室由心肌构成,心室的被动弹性主要由心肌的被动弹性所决定,后者取决于心肌超微结构。除肌纤维、线粒体和肌浆网等细胞器外,心肌还含有结缔组织基质,包括胶原纤维、微纤维和弹性硬蛋白(elastin)。这些物质赋予心肌的伸展和被动弹性特征,同时也限制心肌伸展度。

(陈　朋)

第四章　心脏病的危险因素及控制

引起疾病的单一原因人们称之为病因,然而人类的许多疾病的病因至今不明。深入研究发现,当今人类许多疾病并非单一原因所致,而是与许多因素密切相关,即所谓多因素疾病。许多心血管疾病如高血压、冠心病、心肌病、心律失常等都属多因素疾病。大量的流行病学调查资料表明,众多因素如胆固醇升高、吸烟、高血压、血糖异常、肥胖等与冠心病发生密切相关,人们将这些因素称为冠心病危险因素。

第一节　确定危险因素的基本条件

一、危险因素的基本概念

所谓危险因素,是指在人群中由于某一因素的存在,使相关疾病的发病率增高,而当其被消除后,又可使该疾病的发病率下降,这种与疾病发病率高低有关的因素称为危险因素。从某种意义上讲,危险因素就是病因。

但是,与传统的病因概念相比,危险因素又有 3 点明显的不同:①危险因素是临床流行病学术语。只有在进行群体调查时才能被发现。②危险因素常与慢性、多因性疾病相关联,没有某单一危险因素,相关疾病也可发生。③危险因素不能用作疾病的诊断依据。

例如,目前已公认血浆胆固醇水平升高是冠心病发病的重要危险因素,而冠心病是一慢性、多因性疾病,临床上常见到不少心肌梗死患者的血浆胆固醇水平不高,同时,血浆胆固醇水平升高也不能作为冠心病的诊断依据。

二、危险因素分类

危险因素分类的方法很多,例如依据其来源可分为遗传性和环境性危险因素;根据其出现的早晚,可分为传统的危险因素和新出现的危险因素;根据是否可纠正,可分为能纠正的危险因素和不能纠正的危险。目前,有关冠心病的危险因素研究较为深入和广泛,从人群防治的紧迫性来说,将冠心病危险因素分为 5 类较为实用。

(一)致病性危险因素

总胆固醇[包括低密度脂蛋白胆固醇(LDL-C)]升高、吸烟、高血压、高密度脂蛋白胆固醇(HDL-C)低下、血糖升高。虽然这些危险因素的致动脉粥样硬化的机制尚不十分清楚,但已有大量的证据支持他们与动脉粥样硬化之间存在直接因果关系。同时,这些因素的作用是相互独立的。况且,LDL-C 的升高似乎是动脉粥样硬化发生的必备条件,当 LDL-C 非常低时,即使存在其他危险因素,动脉粥样硬化的过程也是非常缓慢。当血浆 LDL-C 达到一定的"允许值",其他致病性危险因素则起作用或独立性加速动脉粥样硬化的进展。当然,这些危险因素也可称为主要的危险因素,因为他们常见且作用强。

(二)条件性危险因素

包括甘油三酯(TG)、脂蛋白(a)[Lp(a)]、小而密低密度脂蛋白(sLDL)、同型半胱氨酸血症、纤溶酶原激活物抑制物 1(PAI-1)、纤维蛋白原和 C-反应蛋白升高。这些因素的致动脉粥样硬化作用及在人群中的分布频率小于上述致病性危险因素。

（三）促发性危险因素

肥胖、长期静坐、早发冠心病家族史、男性、行为、社会经济状态、种族、胰岛素抵抗，通过增强致病性危险因素的作用或影响条件性危险因素而发挥其加速动脉粥样硬化发展的作用。

（四）斑块负荷作为危险因素

当斑块发展到一定的阶段，其本身就变成了主要冠脉事件的危险因素。现阶段临床上仅能采用年龄和心电图上心肌缺血改变作为间接指标。

（五）易感性危险因素

这种因素的存在与冠心病的发生和发展在生物学的机制上并无关联，但是，当其存在时，则提示该个体有易发生冠心病的可能，如左室肥厚等。

三、致病性危险因素确定

从理论上讲，确定某疾病的致病性危险因素。需要符合 6 项基本条件。

（一）人群研究发现有明确的相关性

常用的研究方法包括对一组人群进行暴露与未暴露于某一危险因素的对照研究、固定人群进行前瞻性队列研究、病例对照研究、横断面研究等。计算的指标主要有相对危险度（RR）和比值比（OR）。

（二）因果时间顺序明确

显然危险因素的存在明显早于疾病的发生。

（三）在不同的研究中，危险因素与疾病的相关性结论一致

在不同的地区和单位，不同的研究者采用不同或相似的研究设计和方法，应用相关的衡量指标，对某种疾病的危险因素进行研究，所得结论一致，危险因素的可信度较高。

（四）相关性存在量效关系

危险因素与某疾病的相关性应是独立的、分级的和连续的，疾病发病率随着危险因素水平的增高而增加。

（五）可信的生物学机制

存在危险因素促发该疾病发生的可信的生物学机制。

（六）干预危险因素

大规模临床对照试验证实，积极干预危险因素可使该疾病的临床终点事件发生率显著降低。

（蒿克宇）

第二节 心血管危险因素的防治

现代研究认为，除了年龄、家族史和性别等遗传因素不可改变外，其他危险因素（尤其是行为因素）都是可以纠正的，因此心血管危险因素是可以防治的。研究还发现，"行为及生物学因素→疾病发生→疾病持续或复发"形成一个病因链。阻断第一个环节是心血管病一级预防的主要措施，阻断第二个环节是心血管病二级预防的主要措施。从防病治病角度看这两个环节都很重要，但根据预防为主的理念，第一环节更重要。

一、高血压

高血压既是疾病，又是许多严重心脑血管疾病的重要危险因素。血压升高是脑卒中、心肌梗死、心力

衰竭、肾功能不全等严重致死致残性疾病的主要危险因素之一。当3次非同日诊室测量血压的平均水平收缩压≥140 mmHg及(或)舒张压≥90 mmHg时,即可诊断为高血压。高血压一经诊断应立即进行全面的诊断评估和危险分层,在此基础上,根据血压水平以及伴随疾病、靶器官损害以及其他危险因素的情况,决定是否应立即进行降压治疗:

(1)血压水平在160/100 mmHg以下,140/90 mmHg以上者,不伴有心血管疾病、靶器官损害以及危险因素的患者,可以在密切监测下先进行强有力的非药物治疗(生活方式干预),主要包括限制钠盐摄入(氯化钠<3.8 g/d)、减轻体重、减少饮酒(乙醇摄入量<10~30 g/d)、平衡膳食和加强体育锻炼等。如非药物治疗效果不明显,应立即开始药物治疗。

(2)血压水平在160/100 mmHg以上的患者应立即开始服用降压药物,同时进行生活方式干预。

(3)血压水平在160/100 mmHg以下,140/90 mmHg以上者,如伴有心血管疾病、靶器官损害以及危险因素而处于高心血管病危险状态的患者,也应及早开始降压治疗,同时进行生活方式干预。

(4)应尽可能选择一天一次服用,控制24小时血压的药物。应尽可能实现降压达标,将血压控制到140/90 mmHg以下。糖尿病患者,或伴有心血管疾病或明显靶器官损害的患者,应尽可能将血压控制在130/80 mmHg以下。对于高心血管病风险的患者,不仅要致力于降压达标,还必须注意降压达标的过程。应在数周内(而非数天或数月内)将血压控制到治疗目标,老年冠脉储备功能不良的患者应尽可能避免将舒张压降低到70 mmHg以下。老年人应当平稳降压,并注意监测。

通常,降压药物需长期甚至终生服用。在药物治疗血压达标后不要突然减少用药量或停药,这会引起血压反跳及其他症状(降压停药综合征)。因此降压治疗过程中换药、减药和停药一定要在医生指导下进行。

二、吸烟

吸烟是心血管病的主要危险因素之一。研究证明吸烟与心血管病发病和死亡相关并有明显的剂量-反应关系。被动吸烟也会增加患心血管疾病的危险。烟草燃烧时产生的烟雾中致心血管疾病作用的两种主要化学物质是尼古丁和一氧化碳。吸烟的危害是低剂量,长期持续的慢性化学物质累积中毒过程。但研究还发现。吸烟者戒烟后,烟对身体的毒性作用会慢慢消失。

烟草危害的控制主要有3种措施:健康教育、立法和价格政策(提高烟价)。因此医务工作者,尤其是从事心血管病预防和治疗的人员有不可推卸的责任,应该做到,第一,自己不吸烟,以能起到表率作用。第二,利用一切场合和机会教育和帮助所有患者不吸烟。第三,对总体心血管病危险高的患者进行诊治时应该把不吸烟作为重点干预措施。第四,对患急性心血管事件(心肌梗死和脑卒中)的吸烟者进行诊治时应抓住时机劝其戒烟,此时的戒烟成功率很高。

需要强调的是在我国戒烟成功者的复吸率仍很高,这与社会环境和风气有关。因此对戒烟成功者要不断进行随访和督促,使他们不再重蹈覆辙。近30年来国际上开发了一些辅助戒烟的药物,主要有安非他酮和尼古丁(有口香糖、贴片、吸入剂、鼻喷剂等多种剂型)等。戒烟咨询与戒烟药物结合使用可以提高戒烟成功率。

三、血脂异常

大量临床和流行病研究证明血脂异常是缺血性心血管病的重要危险因素。人群血清TC(或LDL-C)水平与缺血性心血管病呈正相关,HDL-C水平与缺血性心血管病呈负相关。TC(或LDL-C)水平与缺血性心血管病发病危险的关系是连续性的,并无明显的转折点。因此,诊断血脂异常症的切点是人为规定的。

(一)血脂水平分层标准

根据我国近年大样本流行病调查和临床研究资料,我国学者提出我国人群血脂水平分层标准如下(表4-1)。

表 4-1　我国人群血脂水平分层标准

分层	血脂项目 mmol/L（mg/dL）			
	TG	TC	LDL-C	HDL-C
合适范围	<5.18(200)	<3.37(130)	≥1.04(40)	<1.70(150)
边缘升高	5.18～6.19(20～239)	3.37～4.12(130～159)		1.70～2.25(150～199)
升高	≥6.22(240)	≥4.14(160)	≥1.55(60)	≥2.26(200)
降低				<1.04(40)

早期发现血脂异常并采取干预措施十分重要。由于血脂异常一般没有症状，必须通过血液检验才能发现。故推荐 20 岁以上的成年人至少每 5 年测量一次空腹血脂。已患缺血性心血管病或心血管病高危人群应每 3～6 个月测定一次血脂。

（二）人群中胆固醇升高与冠心病发生危险密切相关

大量的临床流行病学资料都一致证明，血浆胆固醇浓度是冠心病的重要危险因素。经典研究如下：

1. 七国研究

以美国、荷兰、芬兰、希腊、日本、意大利与前南斯拉夫共 7 国 16 个队列的 12 763 名 40～59 岁的男性为研究对象，进行为期 10 年的追踪。结果表明，7 国人群的心血管病的死亡率随总胆固醇（TC）水平增高而上升。

2. 美国弗莱明汉心脏研究

始于 1948 年的此项研究以弗莱明汉全镇 28 000 名居民中的 30～60 岁的 5 209 名男女居民为对象，每 2 年对有关心血管病的相关检测项目复查 1 次，1970 年后并对这些对象的第二代子女同时进行了研究。通过 30 年的追踪观察证实，血 TC 高于 7.8 mmol/L（300 mg/dL）者中，90％的患者可发生冠心病，有心肌梗死史的男性平均血 TC 达 6.3 mmol/L（244 mg/dL），绝大多数患者血 TC 为 5.2～7.0 mmol/L（200～270 mg/dL）。血 TC 水平≥8.0 mmol/L（310 mg/dL）比血 TC <4.9 mmol/L（190 mg/dL）者冠心病危险性增加 7 倍。

3. 多危险因素干预试验（MRFIT）

美国于 1973 年开始此项研究，入选对象为 356 222 名 35～57 岁男性，按 35～39 岁、40～44 岁、45～49 岁、50～54 岁和 55～57 岁 5 个年龄段分为 5 组，其血 TC 水平也按 5 分法。结果发现在 6 年内，冠心病死亡的危险随年龄增长与血 TC 升高呈进行性增高。按 5 分法分组的血 TC 水平，其中最低的第 1 组平均为 4.3 mmol/L（167 mg/dL），而依次增高的第 2、3、4 和第 5 组的冠心病死亡率分别较最低组增加 29％、73％、121％与 242％。血浆胆固醇水平与发生冠心病的危险构成一条连续的曲线。

4. 上海地区研究

对一组 35～65 岁的 9 021 名男女平均随访 8～13 年，也证明基线时血 TC 水平与冠心病死亡呈正相关，血清 TC 每升高 10％（0.47mmol/L），死亡危险增加 23％，只要 TC>3.51 mmol/L（135 mg/dL）就可以看到这种影响。

5. 北京地区研究

从 1985 年到 1999 年，人群胆固醇浓度平均增加 24％，冠心病的死亡率则显著增加。

（三）LDL 是动脉粥样硬化发生必备条件

目前认为，动脉粥样硬化发病的基本过程，是血浆中 LDL 进入血管内皮下层，在血管壁内滞留并被修饰后，可被巨噬细胞吞噬后形成泡沫细胞，不断堆积后可发展为动脉粥样硬化斑块。

在各种动物试验中，诱导高胆固醇血症是动脉粥样硬化的先决条件。升高 LDL-C 能引起冠心病的最易理解的范例是遗传形式的家族性高胆固醇血症（FH）。纯合子型 FH 患者，严重的动脉粥样硬化和早发性冠心病常常是在无其他危险因素的情况下发生。这些疾病提供了 LDL 是体内强效致动脉粥样硬化性脂蛋白的有力证据。此外，某些种类的动物存在遗传形式的高胆固醇血症，则可自然地发生动脉粥样硬化，典型的例子是 WHHL 兔，这种动物的分子缺陷与人家族性高胆固醇血症相一致。

与之相反,低 LDL-C 水平者则耐受良好,LDL-C 低至 0.65~1.55 mmol/L(25~60 mg/dL)完全能满足生理需要。LDL-C 低于 2.07 mmol/L(80 mg/dL)的动物一般不发生动脉粥样硬化。新生儿的 LDL-C 浓度为 0.78 mmol/L(30mg/dL),提示如此低水平的 LDL-C 是安全的。况且,家族性低 β 脂蛋白血症者整个生命期间的 LDL-C 都非常低,这类患者不会发生冠心病,且能长寿。

(四)积极降低胆固醇能有效防治冠心病

许多临床试验的结果更进一步明确了血浆胆固醇与冠心病的关系。从 20 世纪 60 年代开始,全世界范围进行了许多有关降胆固醇防治冠心病的研究。初步的结果表明。血浆胆固醇降低 1%,冠心病事件发生的危险性即可降低 2%。但是,由于缺乏强有效降低 LDL-C 的药物,那时的临床试验尚无法做出决定性结论。20 世纪 90 年代采用新一代的强效降低 LDL-C 的药物,进行了一系列的临床试验,取得了巨大的成就,确定了降 LDL-C 在冠心病防治中的重要地位。所有能够降低 LDL-C 的药物和措施,包括他汀类和其他类,如依折麦布、考来烯胺、烟酸和贝特等药物,也包括严格的饮食控制和外科手术等,都能够降低冠心病危险。

由于 LDL-C 升高是引起冠心病及其相关的死亡和致残的主要原因,积极降 LDL-C 治疗能挽救患者的生命,所以,对于冠心病患者或冠心病高危者,积极降低 LDL-C 是一项心血管疾病防治的基本措施。

(五)血脂异常治疗

详见高脂血症的防治。

四、糖尿病

糖尿病是遗传因素和环境因素共同参与及相互作用所致的一种慢性、全身性、代谢性疾病,主要特征是由于胰岛素分泌不足和(或)胰岛素作用障碍引起慢性高血糖,并伴有脂肪、蛋白质以及水、电解质甚至酸碱代谢紊乱。糖尿病并发症是糖尿病患者死亡的主要原因,主要包括微血管并发症(糖尿病视网膜病、肾病、神经病变)和大血管并发症(心、脑和周围血管病变)。与糖耐量正常者相比,糖尿病患者心血管病发病和死亡是糖耐量正常者的 2~4 倍。人群前瞻研究资料显示,无糖尿病者首发心肌梗死存活的患者的 8 年存活率与有糖尿病而无心肌梗死患者的 8 年存活率相似,因此糖尿病又被称为冠心病的等危症。

(一)糖尿病的诊断

糖尿病可分为 1 型、2 型、其他类型及妊娠糖尿病 4 种。在我国,95% 以上为 2 型糖尿病。糖尿病的诊断依据是空腹和(或)餐后 2 小时血糖,部分患者需要进行口服葡萄糖耐量试验来确诊。目前我国使用的糖尿病和其他类型高血糖诊断标准是 2006 年世界卫生组织(WHO)及国际糖尿病联盟(IDF)提出的(表 4-2)。

表 4-2　目前我国使用的糖尿病和其他类型高血糖诊断标准

诊断类型	血糖水平
正常血糖	空腹血糖<6.1 mmol/L,餐后 2 小时血糖<7.8 mmol/L
糖尿病	空腹血糖≥7.0 mmol/L,及(或)餐后 2 小时血糖≥11.1 mmol/L
糖耐量受损	空腹血糖<7.0 mmol/L 及餐后 2 小时血糖≥7.8 mmol/L,但<11.1 mmol/L
空腹血糖受损	空腹血糖 6.1~6.9 mmol/L,及餐后 2 小时血糖<7.8 mmol/L

(二)糖尿病的治疗

糖尿病的是个体化基础上的综合(生活方式改善加药物)治疗,强调多种危险因素的控制和治疗的达标。饮食调整是糖尿病患者的第一基本治疗,原则是控制总热卡,碳水化合物的热量应占总热量的 55%~65%;蛋白质不多于总热量的 15%;限制饮酒;尽可能使体重控制在正常范围内;在总热量不变的情况下尽可能少食多餐,这样更容易使血糖稳定。运动是第二基本治疗,原则是适量、经常性和个体化。糖尿病的药物治疗原则概述如下:

(1)对于绝大多数 2 型糖尿病患者,可首选二甲双胍。

(2)体重偏瘦的或单用二甲双胍不能有效控制血糖者,可以加用磺脲类或格列奈类降糖药。

(3)餐后高血糖者,可以选用或加用 α-糖苷酶抑制药。

(4)合并高血压、血脂异常、肥胖的患者,可选用噻唑烷二酮类药物作为一线用药。

（5）采用了 2 种以上降糖药而难以控制血糖者,可采用白天口服降糖药,睡前注射中效或超长效胰岛素的治疗往往能获得较为满意的效果。

（6）空腹血糖超过 9 mmol/L、餐后血糖超过 15 mmol/L 的新发糖尿病患者,可以考虑采用短期的胰岛素强化治疗以尽快控制好血糖和更好地保留胰岛 B 细胞功能。

（7）急性心血管事件患者应常规查血糖。如合并严重高血糖(空腹血糖超过 8 mmol/L、餐后血糖超过 13 mmol/L),应该在加强血糖监测的基础上,尽可能应用胰岛素控制血糖。循证医学证明,控制好血糖可有效地降低糖尿病微血管并发症的发病率,但不能使大血管并发症明显下降。

五、不平衡膳食

人类生命活动必需的营养物质主要来源于食物。能满足人体正常生理活动需要并不会导致疾病的膳食称之为平衡膳食。营养成分和结构不合理会导致疾病的膳食称为不平衡膳食。引发心血管病的不平衡膳食因素主要有:①饱和脂肪摄入比例过高。②总热量摄入过多。③胆固醇摄入过多。④钠摄入过多和钾摄入过少。⑤蔬菜(包括豆类食品)和水果摄入过少。

膳食脂肪主要分为饱和脂肪、单不饱和脂肪和多不饱和脂肪,它们是血液中脂肪酸的主要来源。血液中的脂肪酸有调节血液胆固醇和各种脂蛋白浓度的功能。研究证明饱和脂肪(多来源于动物性食物)与动脉粥样硬化形成呈正相关,而单不饱和脂肪和多不饱和脂肪(多来源于植物性食物)没有致动脉粥样硬化的危险,相反,它们有降低心血管病发病危险的作用。食物中的胆固醇过多会使血液中胆固醇水平上升,但这种影响的程度较小。决定血液中胆固醇水平的主要因素是机体的胆固醇代谢水平。但控制食物中的胆固醇量仍很重要。

营养学研究表明调整和控制膳食是预防和治疗心血管病多重危险,降低心血管病发病的重要措施之一。一般人群健康(心脏)膳食的基本特征是:①总热量不超标。②饱和脂肪的比例≤总营养素的 25%。③盐摄入量<6 g/d,低一些更好。④足量的蔬菜和水果。⑤有其他保护性的膳食因素。

六、超重和肥胖

衡量超重和肥胖最简便和常用的生理测量指标是体质指数[英文缩写为 BMI,计算公式为:体重(kg)÷身高²(m²)]和腰围。前者通常反映全身肥胖程度,后者主要反映腹部脂肪蓄积(中心型肥胖)的程度。两个指标都可以较好地预测心血管病的危险。虽然近来的一些研究提示腰围在预测心血管病危险方面要优于 BMI,但前者的测量误差大于后者,因此 BMI 仍是简便、实用、更为精确的测量指标。同时应用两个指标预测价值更好。

成年人正常 BMI 为 18.5～23.9 kg/m²,BMI 在 24～27.9 kg/m² 为超重,提示需要控制体重;BMI ≥28 kg/m² 为肥胖,应开始减重。成年人正常腰围<90/85 cm(男/女),如腰围≥90/85 cm(男/女),同样提示需控制体重,如腰围≥95/90 cm(男/女),也应开始减重。

减重可明显降低超重肥胖患者心血管病危险因素水平,使罹患心血管病的危险降低。控制能量的摄入和增加体力活动是降低体重的有效措施。在饮食方面,除要减少总热量的摄入外,还要遵循平衡膳食的原则,控制高能量食物的摄入,包括高脂肪食物、含糖饮料及酒类等以及适当控制主食量。另外,减慢进食速度也有减少进食量的效果。在运动方面,规律的、中等强度身体锻炼是控制体重的有效方法。此外,超重肥胖患者还应有意识地增加日常生活中的体力活动量。

对于肥胖的患者,减肥药物可作为控制体重的辅助措施。常用的药物包括奥利司他和西布曲明,上述药物应在医生的指导下使用。

七、缺乏体力活动

国内外大量研究证明,缺乏体力活动是心血管病的确定危险因素。约 1/3 缺血性心脏病死亡与缺乏体力活动有关。

（一）适度体力活动的益处

适度的体力活动有明确的保护心血管的效应，反映在 3 个层面上：①直接保护作用，主要是维护血管内皮功能和抗氧化。②间接保护作用，主要是增加心脑血流量、改善微循环、降低升高的血压、降低血糖和胰岛素抵抗，减轻血脂异常（降低 LDL-C 和甘油三酯水平，增加 HDL-C 水平）、减少体重和体内脂肪等。③经常参加体力活动可提高机体对突然缺血缺氧（一般由高强度运动引起）的耐受能力。

（二）体力活动建议

1. 对所有年龄组的人

每周至少 5 天，每天 30～45 分钟的体力活动。其中：①在校学生应每天进行体育锻炼。②办公室工作人员每天抽出时间锻炼。③冠脉疾病患者需在有人监督时或在家人陪伴下进行锻炼。④老年人也应保持日常定时的、适当的体力活动。

2. 提倡有氧锻炼活动

对于中、老年人应特别提倡有氧锻炼活动。有氧代谢运动是大群肌肉参与，需克服的阻力较小，比较有节奏的重复性运动。有氧代谢的能量利用效率最高，产生的废代谢物质最少。典型的有氧运动有步行、慢跑、骑车、游泳、做健美操、跳舞和非比赛性划船等等。应选择适合自己兴趣的运动形式以提高顺应性。典型的体力活动计划包括 3 个阶段：①5～10 分钟的轻度热身活动。②20～30 分钟的耐力活动或有氧运动。③放松阶段，约 5 分钟，逐渐减少用力，使心脑血管系统的反应和产热功能逐渐稳定下来。

3. 增加体力活动量应循序渐进

体力活动应根据个人的身体状况而定。增加活动量一定要循序渐进。对于一些近期活动较少的人、心脑血管病患者或发病危险较高的人以及年龄超过 40 岁者，初期耐力训练的强度和持续时间应适当减少。适应 1 周后再根据耐力情况适当增加运动量。

4. 运动强度要适当

每次运动持续时间、强度和锻炼次数决定运动量的大小。研究证明，低至中等量的运动保护心血管的作用最强。过强的运动对心血管无保护作用，甚至有害。常用的运动强度有两种：①低运动量，每周 4～5 次，每次耐力训练持续 20～30 分钟。②中等运动量，每周 3 次以上，每次耐力训练持续 40～60 分钟。

运动强度可以主观判定，但精确性较差。常用的较为可靠简便的方法是通过检测脉率来判定。在起始阶段，达到各年龄段每分钟最大脉率的 60％就达到了训练目的。

5. 注意运动时出现的不良反应

体力活动不当可能会出现一些不良反应，如心慌、胸痛、头晕、持续咳嗽或晕厥等，应引起注意。对于一些心血管病高危者，年龄＞40 岁且很少活动的人，应在参加较大运动量锻炼之前作心电图运动试验，以防出现意外。若活动时出现以下症状，应立即停止运动，必要时及时就医：①心跳比平时明显加快，有心律不齐、心悸、心慌、心率先快而后突然变慢。②运动中或运动后即刻出现胸痛、咽喉部疼痛或沉重感或其他疑似心绞痛症状。③眩晕或头痛、意识混乱、出冷汗或晕厥。④严重的气短、一过性失明或失语。⑤一侧肢体突然明显无力、身体的某一部位突然疼痛或麻木等。

八、社会心理因素

心理压力引起心理应激，即人体对环境中心理和生理因素的刺激做出的反应，如血压升高、心率加快、激素分泌增加等等。少量的可控制的心理应激对人体无害，是人类适应环境和生存所必需的生理功能。但过量的心理反应，尤其是负性的心理反应会增加心血管病患病危险（是心血管病的危险因素）。引起心理压力增加的原因主要有抑郁症、焦虑症、A 型性格（一种以敌意、好胜和妒忌心理及时间紧迫感为特征的性格）、社会孤立和缺乏社会支持。

心理应激增加心血管病危险的主要机制是：①引起神经内分泌功能失调。②诱发血压升高和心律失常。③引起血小板反应性升高等，这些都是促进动脉粥样硬化的因素。另外，长期负性情绪或过度的情绪波动会诱发冠状动脉收缩，粥样斑块破裂从而引发心脑血管急性事件。对已有心血管病的患者，心理应激会使病情恶化和容易再次引发心脑血管急性事件(复发)。

预防和缓解心理压力是心血管病防治的重要方面。社会进步会增加(而不是减少)心理压力,因此构建和谐社会十分重要。这包括创造良好的心理环境、培养个人健康的社会心理状态。纠正和治疗病态心理是心血管病防治的一项重要工作。病态心理的诊断主要依靠临床观察和询问(本人及亲朋好友、同事等)以及各种心理测试量表,由医学心理专业及心理咨询工作人员完成。必要的生理生化检验对诊断有一定帮助。预防和缓解心理压力的主要方法为:①避免负性情绪。②正确对待自己和别人,正视现实生活。③有困难主动寻求帮助。④处理好家庭和同事间的关系。⑤寻找适合自己的心理调适方法。⑥增强承受心理压力的抵抗力,培养应对心理压力的能力。⑦心理咨询是减轻精神压力的科学方法。⑧避免和干预心理危机(一种严重的病态心理),一旦发生必须及时求医。

(蒿克宇)

第三节 新的心血管危险标志物的评估标准

一项新的危险标志物能否作为将来事件的预测因子,需要符合最基本的要求,即该标志物与所关注的临床事件之间存在显著相关。对新的危险标志物的另一要求是,它的使用应增加传统危险因素的预测能力。评价新标志物是否提供了更多的预后信息,需在一个包括了所有传统危险因素的模型中进行统计分析。在这个模型中,只有足够多的终点事件才可能得出有统计学意义的结果。

此外,对新的危险标志物应进行成本-效益分析。成本-效益分析是权衡新标志物的检测或治疗带来的成本与应用新标志物指导临床决策后带来的益处的定量工具。应用新标志物的总成本不仅包括初次检测的费用,还包括了随访过程中的观察检测以及随后的治疗与临床结局所带来的成本。例如,冠状动脉钙化作为新的危险标志物,它所带来的成本不仅包括开始的 CT 扫描的费用,还包括了随访中的检测(如冠脉造影)以及根据冠脉钙化评分而开始的治疗(如他汀的使用或进行冠脉重建术)费用。成本-效益分析中的效益评估是以患者为中心进行,最有代表性的是预期寿命的增加和生活质量的改善。由于对临床预后的直接影响较小,新标志物的临床效益主要依赖于它改变患者治疗的频率,并进而改善患者的临床预后。然而,目前用临床预后进行心血管危险标志物评估的报告甚少。由于一些心血管危险标志物的高成本以及潜在的危害(如冠脉造影的放射性与造影剂可能对人体造成损害),应谨慎评估其成本-效益比。

在评价新的危险标志物时,还需考虑其他重要的实际问题,包括安全性、可接受性等。如果新标志物的检测在技术上更为简单、安全,重复性更好,个体的变异性更小或成本更低,则即使它不能比传统危险因素提供更多的危险预测信息,也可能最终取代目前使用的传统危险因素。

一项新危险标志物的临床价值,在于对临床决策及最终的临床预后产生影响。危险评估的目的不在于简单知道个体的风险,更重要的是运用这个危险评估的结果来正确地指导治疗,并进而改善患者的临床预后。对于一些干预措施。可不论个体的危险水平,临床医生均可推荐其实施,如戒烟。但对于药物治疗的使用,则必须在患者利益第一的前提下权衡治疗带来的利弊及药物的成本。

在心血管疾病的预防中,目前有公认的危险阈值来决定是否应该开始或加强药物治疗。进行传统危险因素的评估后,根据个体的危险水平将人群进行分类,如美国国家胆固醇教育计划成人治疗工作组 Ⅲ(NCEP-ATP Ⅲ)将人群按每年发生心脏事件的危险 $<1\%$、$1\%\sim2\%$ 以及 $\geqslant2\%$ 分为 3 类。根据 ATP Ⅲ 推荐,该危险达到 2% 的人群即应开始药物治疗,而对于年危险值 $<1\%$ 的人群则不需要药物干预。在应用新的危险标志物后,一些个体的危险水平可发生改变,并进而改变了其原来的危险分类。这种因使用了新标志物而越过危险阈值的个体的比例是评估新标志物临床价值的一个重要指标。

(蒿克宇)

第五章　心脏病的常用诊断方法

第一节　常规心电图

心肌在机械收缩之前所产生的心肌电活动,可通过身体各部组织传至体表,使其发生电位变化,在体表放置电极,将每个心动周期的电位变化按时间顺序记录下来,形成的一系列曲线叫心电图。心电图是检查心律失常必须的、最重要的方法,它方便、经济、无创伤、可反复进行,是其他方法所不可取代的。目前推荐使用12通道同步心电图记录。

心电图产生机制:通常用"电偶"学说说明心肌细胞除极和复极机制。静息心肌细胞为极化状态,细胞膜外带正电荷,膜内带负电荷,两侧保持平衡,不产生电位变化。当心肌细胞一端的细胞膜受到阈刺激时,细胞内外正、负离子的分布发生逆转,膜外带负电荷而膜内带正电荷,产生动作电位,与处于静止状态的临近细胞膜构成一对电偶,其电穴在后,电源在前。此电偶向另一端推移,产生动作电流,直至整个细胞完成除极化。此时若将检测电极置于体表一定位置,便可测得一定的电位变化。于对向细胞除极方向的电极处测得正电位描出向上的波,背离细胞除极方向的电极处测得负电位描出向下的波(图5-1)。心肌细胞完成除极后,细胞膜又逐渐恢复为静止状态为复极化。由此而产生的电偶,电穴在前,电源在后。就单个心肌细胞而言,出现与除极数量相等而方向相反的电位变化,但由于整个心脏复极方向与除极方向相反,故记录的是与除极时产生的主波方向相同的复极波。可以认为,体表所采集的心电变化,是全部参与电活动的心肌细胞的电位变化按"心电综合向量"所综合的结果。

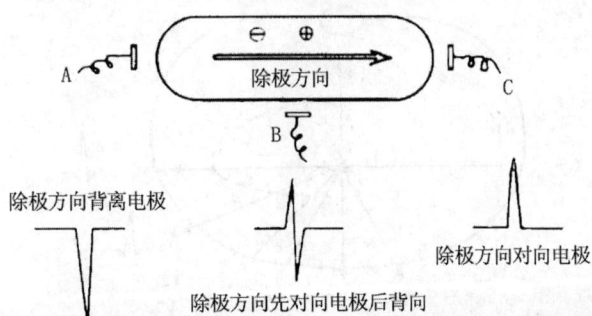

图 5-1　心肌细胞受刺激后的除极以及所产生电位与检测电极位置的关系

一、心电图导联体系

(一)肢体导联

包括双极肢体导联Ⅰ、Ⅱ、Ⅲ及加压肢体导联 aVR、aVL、aVF。其电极主要安放于三个部位:右臂(R)、左臂(L)、左腿(F),连接此三点即成为 Einthoven 三角,用来描述综合心电向量上下、左右的活动及幅度(图5-2)。

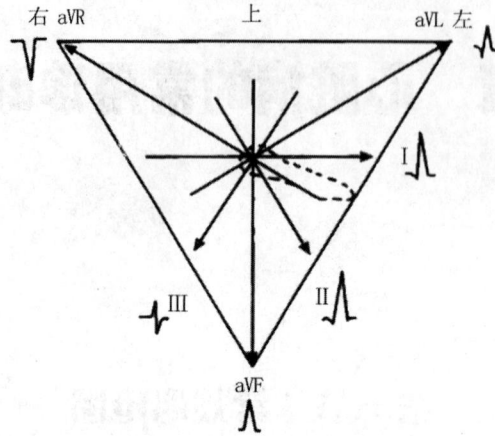

图 5-2　额面心电向量环在肢体导联上的投影

（二）胸前导联

探查的正电极应安放于胸前固定的部位（图 5-3），另将肢体导联的三个电极连接起来，构成"中心电站"或"无干电极"。其电极的具体安放部位及其主要作用见下表（表 5-1），用来描述综合心电向量前后、左右的活动及幅度（图 5-4）。

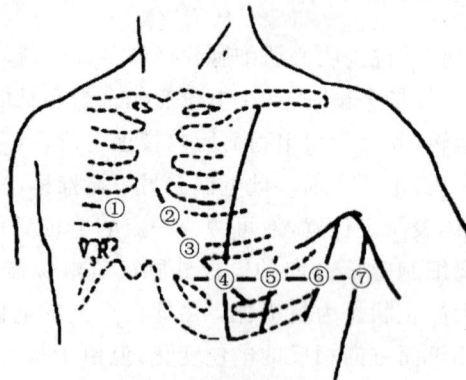

图 5-3　胸前导联正极安放位置

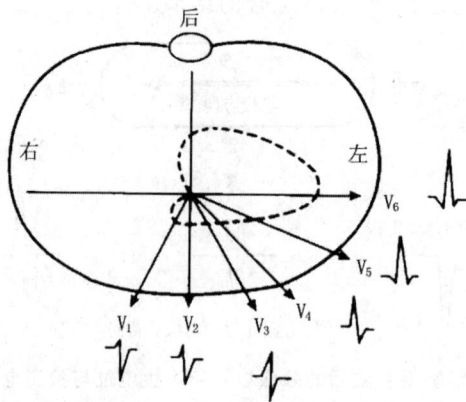

图 5-4　横面心电向量环在胸前导联轴上的投影

表 5-1　常规胸导联及选用导联电极的位置与作用

	导联	正极位置	负极位置	主要作用
常规导联	V₁	胸骨右缘第 4 肋间	无干电极	反映右心室壁改变
	V₂	胸骨左缘第 4 肋间	无干电极	反映右心室壁改变
	V₃	V₂ 与 V₄ 连接线的中点	无干电极	反映左右心室移形改变
	V₄	左锁骨中线与第 5 肋间相交处	无干电极	反映左右心室移形改变
	V₅	左腋前线 V₄ 水平处	无干电极	反映左心室壁改变
	V₆	左腋中线 V₄ 水平处	无干电极	反映左心室壁改变
选用导联	V₇	左腋后线 V₄ 水平处	无干电极	诊断后壁心肌梗死
	V₈	左肩胛骨线 V₄ 水平处	无干电极	诊断后壁心肌梗死
	V₉	左脊柱旁线 V₄ 水平处	无干电极	诊断后壁心肌梗死
	V₃R～V₆R	右胸部与 V₃～V₆ 对称处	无干电极	诊断右心病变
	VE	胸骨剑突处	无干电极	诊断下壁心肌梗死
	S₅	胸骨右缘第 5 肋间	无干电极	诊断下壁心肌梗死
	A	剑突下	胸骨柄	双极导联,重点显示 P 波

注:无干电极＝R＋L＋F,即右臂、左臂、左腿各加电阻后相连接

二、心电图波形简介

每一次心脏搏动前都先在心电图上记录出一组波形(图 5-5)。①P 波:为首先出现的一个振幅不高,圆钝的波形,代表左、右心房的除极过程。②P-R 段:代表心房的复极过程及房室结和房室束的电活动,P波与 P-R 段合计为 P-R 间期,P-R 间期代表心房开始除极至心室开始除极的时间。③QRS 波群:一个狭窄但振幅较高的波群,代表左、右心室的除极过程。④ST-T:继 QRS 波群之后位于基线上的一个平段为ST 段,其后是一个较圆钝宽大的向上的波,称为 T 波,代表左右心室复极过程。⑤U 波:T 波后的一个不明显的朝上的小波。

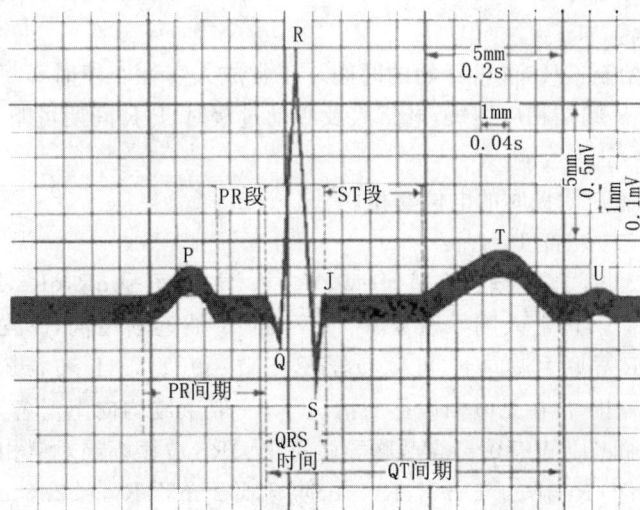

图 5-5　心电图波形

一组正常的心电图是由 P、QRS、T(有无 U 波不定)组成的,一般描计在特定的方格纸上,横向代表时间,每小格 1 mm 代表 0.04 s(按走纸速度 25 mm/s 计算),纵向代表电压,每小格 1 mm 代表 0.1 mV。

三、分析步骤

阅读一份心电图之前,要先了解患者的基本情况,如性别、年龄、临床诊断等——一般主要从四个方面考虑:心律问题,传导问题、房室肥大问题和心肌方面的问题。首先,确定心电图纸上的标准,即 10 mm=1 mV,走纸速度 25 mm/s,图纸是否有干扰;再将各导联大致看一遍,以 P 波显示清楚的导联(一般选Ⅱ、V_1 导联)来注意 P、QR、T 各波群有无及相互之间的关系,基础心律是什么? 有无规律的 P 波? P 波是否均下传心室? 从窦房结开始,逐层下推;再看 P、QRS 波形的大小,有无增宽变形,最后观察 ST-T 形态等。若心中已经有数,则可对大部分较单纯的变化做出正确判断,对可疑或界限不明确的地方,有目的地去做一些必要测量,常用的有 P-P 间期,R-R 间期,F-R 间期,QRS 时限,Q-T 间期以及 P 波和 R 波的振幅等。对最后结果,还要反过来看与临床是否相符合,并提出适当的解释,原则上用一种机理解释所见现象,应首先考虑多见的,从临床角度出发,诊断要顾及治疗和患者的安全。

(一)正常心电图波形特点及正常值

1.心率

由窦房结正常的主宰全心的搏动称之为窦性心律,静息时成人正常值为 60～100 bpm 之间,超过 100 bprn 为窦性心动过速,低于 60 bpm 为窦性心动过缓。

2.P 波

代表心房除极的电位变化。

(1)时间:正常人 P 波时间小于 0.11 s。

(2)波形:P 波形态在大部分导联上一般呈钝圆形,在Ⅰ、Ⅱ、aVF、V_4～V_6 导联中绝大多数直立,aVR 导联倒置,aVL 导联中可直立、平坦或倒置;在 V_1、V_2 导联中可直立或双向。P 波较小在临床上一般没有重要性。

(3)振幅:P 波振幅在肢体导联中高度<0.25 mV,胸壁导联中直立的 P 波高度<0.15 mV。在 V 导联上,首先为右房除极所致的低幅度的初始正向部分,其高度(mm)×宽度(s)的乘积称为起始 P 波指数(IPI),正常<0.03 mm/s。后面的负性部分代表左心房的终末电压($PtfV_1$),计算公式为:负性振幅(mm)×时间(s),正常人 $PtfV_1$ 的绝对值<0.03 mm/s。

3.P-R 间期

P-R 间期是从 P 波开始至 QRS 波群开始的时间。正常成人窦性心律时,一般介于 0.12～0.20 s,在幼儿及心动过速情况下,P-R 间期相应缩短,老年人及心动过缓时,P-R 间期可略延长,但不超过0.22 s。

4.QRS 波群

QRS 波群代表全部心室肌除极时的电位变化。

(1)时间:正常人多为 0.06～0.10 s。

(2)波形和振幅:正常人 V_1、V_2 导联,多呈 rS 型;V_5、V_6 导联,可呈 qR,qRs,Rs 或 R 型;V_3、V_4 导联,R 波和 S 波的振幅大体相似。正常人胸导联自 V_1～V_5 的 R 波逐渐增高,S 波逐渐变小,V_1 导联 R/S<1,V_5 导联 R/S>1。aVR 导联主波向下,可呈 Qs,rS,rSr 或 Qr 型,avL 和 avF 导联波形可呈 qR,Rs,R 或 rS 型。标准肢体导联Ⅰ、Ⅱ、Ⅲ在无电轴偏移的情况下,一般主波均向上。各肢体导联的每个 QRS 正向与负向波振幅绝对值相加不应低于 0.5 mV,胸导联每个 QRS 波振幅绝对值相加不应低于 0.8 mV。

(3)电压:R_{V_1}<1.0 mV,R_{aVR}<0.5 mV,R_{V_1}+S_{V_5}<1.2 mV,R_{V_1}<2.5 mV,R_{aVL}<1.2 mV,R_{aVF}<2.0 mV,R_1<1.5 mV,R_{V_5}+S_{V_1}<4.0 mV(男),R_{V_5}+S_{V_1}<3.5 mV(女),Ⅰ+Ⅱ+Ⅲ>1.5 mV。

5.ST 段

正常的 ST 段多为一等电位线,有时可有轻微的偏移,但在任一导联,ST 段下移不应超过0.05 mV;ST 段上升,在 V_1、V_2 导联不超过 0.3 mV,V_3 导联不超过 0.5 mV,V_4～V_6 与肢体导联不超过 0.1 mV。

6.T 波

(1)方向:正常情况下,T 波的方向大多和 QRS 主波方向一致,Ⅲ、aVL、aVF、V_1～V_3 导联可以向上、双向或向下,但若 V_1 的 T 波向上,则 $V_2 \sim V_6$ 导联就不应再向下。

(2)振幅:正常情况下,在以 R 波为主的导联,T 波的振幅不应低于同导联 R 波的 1/10。T 波高度在胸导联有时可高达 1.2～1.5 mV,尚属正常。

(3)形态:双肢不对称,升肢坡度较斜,降肢较陡,坡顶圆钝。时限 0.05～0.25 s。

7. Q-T 间期

从 QRS 波群的起点至 T 波终末,代表心室肌除极和复极全过程所需的时间。Q-T 间期的长短与心率的快慢密切相关,心率越快,Q-T 间期越短,反之则越长。心率在 60～100 次/分时,Q-T 间期的正常范围应为 0.32～0.44 s。Q-T 间期延长常见于电解质紊乱、药物影响、脑血管意外、冠心病、先天性长 Q-T 综合征等。

8. U 波

在 T 波后 0.02～0.04 s 出现的振幅低小的波,其方向大体与 T 波相一致,以 $V_2 \sim V_4$ 导联明显,一般不超过同导联 T 波的 1/2 或绝对值＜0.3 mV。U 波明显增高常见于血钾过低、脑血管意外、心动过缓、三度房室传导阻滞,也可见于某些正常人等,U 波倒置常见于高血压病、冠心病、左室肥厚等。

9. 电轴

通常指额面 QRS 平均电轴,是心室除极所产生的瞬间综合心电向量与 I 导联轴正侧的夹角。正常成人介于 $-30°$ 至 $+90°$ 之间,$< -30°$ 为电轴左偏,常见于横位心(肥胖体形、妊娠晚期及高度腹水等)、左前分支阻滞、完全性左束支传导阻滞、左室肥大、高血压心脏病、陈旧性下壁心肌梗死、B 型预激综合征、室间隔缺损、动脉导管未闭等,亦可见于少数正常人。$> +90°$ 为电轴右偏,常见于正常垂位心,左后分支阻滞、完全性右束支传导阻滞、右室肥大、慢性肺源性心脏病等。$-90° \sim +180°$ 电轴不确定。

(二)房室肥大心电图

1. 左房肥大

心电图特征为:①PtfV_1 绝对值＞0.04 mm/s。②P Ⅱ 时间常≥0.12 s。③P Ⅱ 出现双峰或切迹,峰间距常超过 0.04 s;(4)P 波宽度与 P-R 段比值超过 1.6。常见于二尖瓣狭窄、高血压病、冠心病、急性左心衰等。

2. 右房肥大

心电图特征为:①Ⅱ、Ⅲ、aVF 导联出现高而尖的 P 波,振幅≥0.25 mV,称为"肺型 P 波"。②在合并慢性肺气肿时,QRS 波群电压降低,即使 Ⅱ、Ⅲ、aVF 导联的 P 波电压达不到 0.20～0.25 mV,只要 P 波呈尖峰状,电压达到同导联 R 波的 1/2 时,即应考虑右房肥大。③$V_1 \sim V_2$ 导联 P 波振幅≥0.15 mV。常见于慢性肺源性心脏病、房间隔缺损、肺动脉高压、三尖瓣病变、低血氧等。

3. 双侧心房肥大

心电图特征为:①P 波振幅增大,Ⅱ、Ⅲ、aVF 导联振幅≥0.25mV。②P 波时间延长,出现双峰或切迹,P 波时间≥0.12 s。③V_1 导联 P 波呈双向,起始部分高而尖,振幅≥0.15 mV,终末部分宽而深,PtfV_1 绝对值＞0.04 mm/s。常见于慢性缩窄性心包炎、风湿性心脏病、某些先天性心脏病等。

4. 左室肥大

心电图特征为:①左室高电压:Rv_5＞2.5 mV,R$_{aVL}$＞1.2 mV,R$_{aVF}$＞2.0 mV,R$_I$＞1.5 mV,R$_I$＋S$_{\text{Ⅲ}}$＞2.5 mV,Rv_5＋Sv_1＞4.0 mV(男),Rv_5＋Sv_1＞3.5 mV(女)。②电轴轻度左偏,大多在 $+0° \sim -30°$ 范围内。③QRS 波时间可延长＞0.10 s,V_5 导联室壁激动时间≥0.05 s。④ST-T 改变:以 R 波为主的导联中 T 波低平、双向或倒置,可同时伴 ST 段压低达 0.5 mV 以上,以 S 波为主的导联(如 V_1 导联),T 波反而直立。电压增高加上 ST-T 改变来诊断左室肥大最准确,符合条件越多及超过正常范围越多者,诊断的可靠性越大。常见于原发性高血压病、冠心病、肥厚型心肌病、室间隔缺损、动脉导管未闭等。

5. 右室肥大

心电图特征为:①右室高电压:Rv_5＞1.0 mV,R$_{aVL}$≥0.5 mV,Rv_1＋Sv_5＞1.05 mV(重症＞1.2 mV)。②V_1 导联 R/S＞1(少数病例可呈 QS 或 qR 型),V_5 导联 R/S＜1,aVR 导联 R/S 或 R/q≥1。③电轴右

偏,重症可＞110°。④V_1 导联室壁激动时间＞0.03 s。⑤ST-T 改变：V_1、V_2 导联 ST 段压低，T_{V_1} 双向或倒置。常见于慢性肺源性心脏病、房间隔缺损、二尖瓣狭窄、肺动脉狭窄、肺动脉高压、法洛氏四联症等。

6.双侧心室肥大

心电图特征为：1)有左室肥大的依据,并同时出现下列一项或几项者：①电轴右偏,②aVR 导联 R/q ≥1,aVR＞10.5 mV,③V_5 导联 R/S＜1,④V_1 导联 R/S＞1；2)有右室肥大的依据,并同时出现下列一项或几项者：①电轴左偏。②V_5、V_6 导联电压增高或伴 T 波倒置,QRS 波时限延长,但＜0.12 s。③当两侧心室的综合心电向量互相抵消时,可呈现大致正常的心电图。常见于室间隔缺损、风湿性心脏病、缺血性心肌病等。

(三)心肌梗死心电图及鉴别诊断

1.基本内容

心电图的特征性改变及其演变规律是确定心肌梗死诊断和估计病情的主要依据。根据病程分为急性、陈旧性；按病变范围分为透壁性和非透壁性；按心电图有无病理性 Q 波,分为 Q 波型和无 Q 波型；按部位分为前壁、侧壁、下壁、右室心肌梗死等。发生心肌梗死后,随着时间的推移,在心电图上可先后出现缺血、损伤和坏死三种类型的改变。

(1)"缺血性"改变：在心肌供血不足时,首先表现为心肌复极时间延长,QT 时限延长,T 向量背离缺血区,呈对称性 T 波。若缺血发生于心内膜面,T 波呈对称性,高而直立；若缺血发生于心外膜面,使外膜面复极延迟于内膜面,复极顺序反常,就出现对称性 T 波倒置；若电极置于前壁,而缺血发生于对侧(即后壁),则其图形变化类似前壁内膜面缺血,出现对称性高而直立的 T 波。

(2)"损伤性"改变：缺血程度进一步加重,就会出现"损伤性"图形改变,主要表现为 ST 段偏移。目前有两种解释：①"损伤电流说"。②"除极受阻说"。

(3)"坏死性"改变：更进一步的缺血导致细胞变性、坏死,梗塞部位心肌的电活动丧失,但健康心肌仍照常除极,故产生一个与梗塞部位相反的心室综合向量,此向量背离梗塞区,投影在坏死区的室波导联的负侧,产生 QS 波或病理性 Q 波。

2.心肌梗死的图形演变及分期

(1)超急性期：此期经过时间极短,仅数分钟或数小时,只有少数病例可记录到。ST-T 呈一宽大直立高耸波,是细胞内钾离子大量外排而呈现的短暂细胞外高钾状态(见图 5-6)。

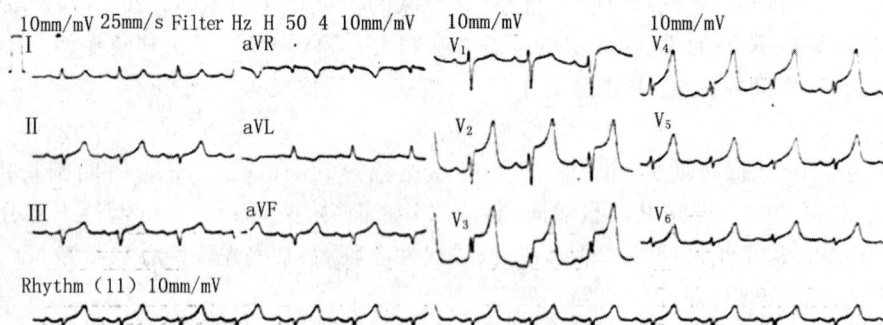

图 5-6 超急性期前壁心肌梗死

(2)急性期：是一个发展过程,开始于梗塞后数小时,持续到数周。心电图表现为：①QR 波或 QS 波。②ST 段呈弓背向上型抬高,逐渐下降至接近基线。③直立的 T 波可演变为后肢开始倒置,并逐渐加深。坏死性 Q 波、损伤性 ST 段抬高和缺血性 T 波倒置在此期内可同时并存(见图 5-7)。

(3)近期：心肌梗死后数周或数月,坏死性 Q 波持续存在,ST 段基本恢复至等电位线,倒置的 T 波由深变浅逐渐直立,恢复正常或变为恒定的 T 波倒置。

(4)陈旧性期：量常出现于急性心肌梗死 3～6 个月之后或更久,仅残留有坏死性 Q 波,ST 段位于等电位线或下移,倒置的 T 波恢复正常或长期无变化。损伤性 ST 段抬高和缺血性 T 波倒置持续 6 个月以上不消失,应考虑室壁瘤的形成。

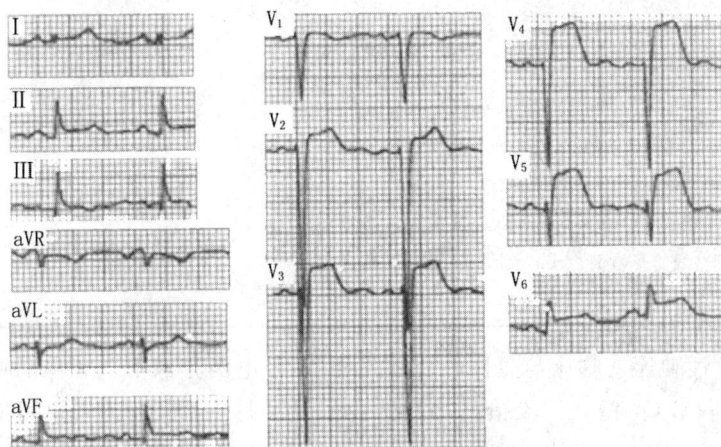

图 5-7 急性期前壁心肌梗死

3.心肌梗死的定位诊断

心肌梗死部位的诊断,是根据探查电极朝向梗塞区时所反映的"心肌梗死基本图形"来确定的。应用常规导联可比较明确地做出左室心肌梗死的心电图定位诊断,如表 5-2 所示。右室心肌梗死的心电图定位诊断为 $V_3R \sim V_6R$、aVR 导联。不能根据 ST-T 改变的导联范围做心肌梗死的定位。

表 5-2 左室心肌梗死定位诊断

	前间壁	前壁	广泛前壁	前侧壁	高侧壁	下壁	正后壁	后侧壁	后下壁
V_1	+	−	+	−	−	−	*		−
V_2	+	±	+	±	−	−	*		−
V_3	±	+	+	+	−	−	*		−
V_4	−	+	+	+	−	−			−
V_5	−	±	+	+	±	−			−
V_6	−	−	+	+	+	−			−
V_7	−	−	−	±	−	−		±	±
V_8	−	−	−	−	−	−		+	+
V_9	−	−	−	−	−	−		+	+
I	±	±	±	+	+	−		−	−
II	−	−	−	−	−	+		−	+
III	−	−	−	−	−	+		−	+
aVR	−	−	−	−	−	−		−	−
aVL	±	±	±	+	+	−		−	−
aVF	−	−	−	−	−	+		−	+

注:"+"为心肌梗死基本图形,即异常 Q 波,ST 段抬高;"±"可能为心肌梗死基本图形;"−"为对应性改变或无改变;"*"为 R 波升高,T 高耸

4.急性心肌梗死的鉴别诊断

(1)ST 段抬高的鉴别诊断:急性心肌梗死的显著改变为 ST 段抬高,临床中亦有引起 ST 段抬高的其他疾病需加以鉴别,见表 5-3。

表 5-3　引起 ST 段抬高的常见疾病的心电图特点

	急性心肌梗死	急性心包炎	左室室壁瘤	变异型心绞痛	早期复极综合征
ECG 衍变	迅速	缓慢	不衍变	迅速	不衍变但不稳定
ST 段抬高范围	局限	普遍	局限	局限	较普遍,多见于左胸导联
相对改变	+	−	+	±	−
病理性 Q 波	+	−	+	−	−
基础 ECG 改变	±	−	+	−	+
ST 段特征	凸面朝上	凹面朝上,通常<0.5 mV	凸面朝上	不定	J 点抬高,凹面朝上
T 波	ST 段回到基线前开始倒	ST 段回到基线后开始倒	不稳定	不稳定	可高尖,但绝不倒
QT 间期	常延长	正常	常延长	正常	正常

(2)急性肺栓塞:急性肺栓塞临床与急性心肌梗死相似,心电图亦像下壁和前间壁心肌梗死的改变,表现为 $S_1Q_3T_3$ 型,V_1 导联呈 Qr 型,ST 段抬高,胸前导联 T 波倒置和顺钟向转位,可能与心脏转位、右室扩张劳损、冠状动脉机能不全有关。但与心肌梗死不同,$S_1Q_3T_3$ 为一过性改变,Ⅲ导联 Q 波非病理性,Ⅱ及 aVF 导联的 ST 段亦不抬高,且常有电轴右偏等可与急性心肌梗死鉴别。

(3)急性心肌炎:急性心肌炎没有特异的心电图改变,可有心律紊乱、房室传导阻滞、束支阻滞和非特异性 ST-T 变化。在急性过程中常有低电压,少数病例有异常 Q 波或明显 ST-T 改变,像急性透壁性心肌梗死。急性心肌炎的 Q 波,是炎性过程引起的心肌电位的丧失,代表心肌功能暂时的丧失或有不可逆转的心肌坏死;ST-T 变化反映心外膜炎症引起的损伤电流,不能和缺血鉴别,其假梗塞图形和真正心肌梗死图形不易区别,临床上可做一系列病毒效价的滴定等检查。婴儿和儿童有梗塞图形时应先考虑急性心肌炎。

(4)肥厚型心肌病:肥厚型心肌病患者的心电图可以显示各种各样的图形,大多数有非梗塞性 Q 波,其深窄长矛样 Q 波和 ST-T 改变很像急性心肌梗死。对有难解释的 Q 波和 T 波倒置的患者,应做超声心动图,排除肥厚型心肌病的可能性。肥厚型心肌病可有高大直立 T 波伴 ST 段抬高,根据高大正向基底宽的 T 波可以和心肌梗死的超急期鉴别。肥厚型心肌病的 ST-T 稳定,无变化,而心肌梗死的超急性期 T 波一般在 24 小时内演变,ST 段不稳定,T 波倒置。通常上述心电图变化,尤其年轻人应考虑心肌病。

(四)心肌缺血与 ST-T 改变

1.基本内容

冠状动脉血流量相对或绝对减少,不能满足心肌代谢需要,心肌消耗其糖原储备进行无氧代谢称为心肌缺血。心肌缺血多发生于左室,且多见于心内膜下心肌。当一支大的冠状动脉发生痉挛或阻塞时,则可发生心外膜下心肌缺血或透壁性心肌缺血。心肌缺血主要影响心室复极过程,常见的心电图表现为 ST 段偏移、T 波变化和 U 波倒置等,有时也可引起 QRS 波群变化。

2.诊断标准

下垂型、水平型 ST 段下移≥0.05~0.1 mV,J 点后 0.08 s 处下移≥0.2 mV,对心肌缺血有诊断价值。

左室心内膜下心肌缺血时,出现与 QRS 主波方向一致的高大 T 波,例如前壁心内膜下心肌缺血时,在 V_2 导联出现高大的 T 波;心外膜下心肌缺血时,出现与 QRS 主波方向相反的 T 向量,例如下壁心外膜下心肌缺血时,在Ⅱ、Ⅲ、aVF 导联出现深倒置的 T 波。

心肌缺血时除可出现 T 波改变外,还可出现 ST 段改变或同时伴 ST 段改变。左室心内膜下心肌缺血时,在Ⅰ、aVL、V_4~V_6 或Ⅱ、Ⅲ、aVF 导联出现 ST 段下移;心外膜下心肌缺血时,可出现 ST 段抬高。缺血性 ST 段抬高主要见于变异型心绞痛,ST 段抬高的诊断标准为:肢体导联两个或两个以上导联 ST 段抬高≥0.1 mV,胸前导联两个或两个以上导联 ST 段抬高≥0.2 mV;缺血性 ST 段抬高呈弓背向上,伴有对应导联 ST 段下移。

（五）药物影响、电解质紊乱的心电图改变

1.洋地黄类

治疗量的洋地黄类药物可引起心电图的改变为：ST 段下斜型下降，T 波负正双向与 ST 段融合呈"鱼钩样"改变。洋地黄类药物中毒情况下可出现多种心律失常，如室早二联律、非阵发性房性、交界性及室性心动过速，以及不同程度的房室阻滞，在同一病例中也可有几种心律失常同时存在。

2.血钾过高

正常血清钾为 3.5～5.5 mmol/L，当细胞外钾离子浓度>5.5 mmol/L，细胞膜对钾的通透性增加，使整个动作电位时间缩短，心电图可表现为 T 波基底部变窄，双肢对称状高耸，QT 间期缩短。随着血钾浓度的继续增高（>6.5 mmol/L），可有 QRS 波时限增宽，其增宽是均匀的，既不像左或右束支传导阻滞，也不像预激综合征的形态，T 波改变同前；当血钾浓度>7.0 mmol/L 时，心房肌的激动传导受抑制，P 波振幅减小，时间延长；当血钾浓度>8.5 mmol/L 时，可出现 P 波消失，"窦室传导"的心电图改变；如血钾浓度>10.0 mmol/L 时，即出现缓慢、规则、越来越宽大的 QRS 波群，甚至和 T 波融合成正弦波状，最后出现室颤或心脏骤停。钠及钙离子有对抗高血钾心电图改变的作用。

3.血钾过低

细胞外钾离子浓度降低时，细胞膜对钾的通透性减少，使动作电位时间延长，起搏细胞 4 位相舒张期除极速度增加，引起自律性增加，可出现各种异位心律。心电图可表现为 Q-T 间期延长，ST 段轻度下移，T 波低平或倒置，U 波明显或 T-U 融合呈驼峰状，各部位的早搏及心动过速，室性较室上性的多见，可出现致命性的尖端扭转性室速。

4.血钙过低或过高

低血钙使动作电位相延长，心电图表现为多导联 ST 段延长，T 波仍正常，总的 QT 间期延长；高血钙使动作电位相缩短，心电图表现为多导联 ST 段缩短或消失。

5.血镁过低或过高

低血镁的心电图特点为非特异性 ST-T 改变，QT 间期延长，偶尔有室性心律失常，与低钾血症心电图改变类似；高血镁的心电图特点为 P-R 及 QT 间期延长，QRS 波增宽。

（六）其他心电图改变

1.非特异性 ST-T 改变

非特异性 ST 段和 T 波改变是最常见的心电图改变，这种复极异常受多种因素影响，需根据患者的临床表现来确定其意义，常见于：

（1）中枢神经系统疾病：脑血管意外（蛛网膜和颅内出血）、脑外伤、脑膜炎、颅内占位性病变等，主要受自主神经张力改变的影响。表现为大而直立的或深而倒置的 T 波及 QT 间期延长。

（2）心外因素引起自主神经调节功能紊乱，包括内分泌疾病，如嗜铬细胞瘤、肾上腺功能不全、甲状腺机能减退等；恐惧、紧张、过度疲劳等也可引起 ST-T 改变。

（3）功能性 T 波改变：换气过度（呼吸性碱中毒）、直立时、饱餐后，心血管神经官能症等，由于交感神经调节，心室复极缩短，复极不同步导致 T 波改变。深吸气、运动、禁食、服用心得安后，大多数健康人 T 波可恢复正常，而器质性心脏病患者病理性 T 波较少改变。

（4）对于有过剧烈胸部钝伤病史的人，出现 ST 段抬高，应考虑心脏外伤的可能性。

（5）腹部急症，如胆囊炎、胰腺炎、迷走神经切断术等血管反射作用引起 ST-T 改变。

（6）急慢性心包炎、心肌炎表现为不典型和广泛的 ST-T 变化。

（7）各种类型心肌病，可仅表现为 ST-T 改变。

（8）药物影响及电解质紊乱等，引起心电图 ST-T 改变。

（9）起搏性 T 波倒置：应用心室起搏后，非起搏性心搏的 T 波倒置，应考虑电张调整性 T 波改变。选择性冠状动脉造影，人工与意外低温等医疗措施引起 T 波异常。

（10）其他情况引起 T 波异常：早搏后，心动过速后及 QT 间期延长综合征等可见 T 波倒置。

2.右位心

右位心指心脏的先天性位置畸形中的镜面右位心,心电图特点为:①Ⅰ、aVL 导联中 P、QRS,T 波均向下(倒置)。②自 $V_1 \sim V_5$ 导联,R 坡逐渐减小而 S 波逐渐增深,R/S 比例逐渐减小。③aVL 导联波形类似正常 aVR 导联波形,而 aVR 导联波形类似正常 aVL 导联波形,aVF 导联波形不变。诊断右位心时应注意两点:首先要排除是否左右手导联线反接,反接时不会有胸导联心电图改变;其次要注意是否有其他异常(如心室肥厚、心肌缺血、束支阻滞等)同时存在,可故意将左右上肢导联线反接,加做 $V_3R \sim V_6R$ 代替 $V_3 \sim V_6$,便可按左位心的标准进行判断。

3.电交替现象

心脏电交替是一种少见的心电异常现象,在排除仪器、电源不稳定、基线移动等心外因素所致的振幅改变后,心电图任何导联上来自相同起搏点的波形和/或振幅运搏改变>1 mm 者即可诊断。临床上 QRS 波电交替最多见,其次为 T 波电交替。目前认为电交替现象与严重心肌疾病有关,其原因多见于冠心病、急性心肌梗死、中毒性心肌炎、扩张型心肌病、心包炎伴心包填塞、急性肺栓塞、电解质紊乱,低温麻醉、各种药物中毒等,其中心包炎、心肌病变和电解质紊乱引起的电交替发生率最高,

4.QRS 波低电压

当肢体导联的每个 QRS 正向与负向波振幅绝对值相加低于 0.5 mV 或Ⅰ、Ⅱ、Ⅲ导联 QRS 波振幅绝对值相加低于 1.5 mV 时,称为肢导联 QRS 波低电压。若其中有一个导联 QRS 波振幅绝对值相加大于 0.5 mV,为肢导联 QRS 波低电压倾向。常见于体形肥胖者、晚期妊娠、肺气肿、心包积液、大量腹水、全身水肿患者或少数正常人等。胸导联每个 QRS 波振幅绝对值相加低于 0.8 mV 时,为胸导联 QRS 波低电压,常见于心包积液、左侧气胸患者等。

(邵华强)

第二节　动态心电图

一、概述

动态心电图(AECG)又称 Holter 系统,是指连续记录 24 h 或更长时间的心电图。该项检查首先由美国学者 Holter 于20 世纪 60 年代初期应用于临床,故又称之为 Holter 监测。动态心电图是用随身携带的记录器连续记录人体 24 h、48 h 或更长时间的心电变化,经计算机处理分析及回放打印的心电图。它可以显示监测时间内的心搏总数、最快与最慢心率、平均心率。并能自动测出室上性或室性期前收缩以及室上性或室性心动过速。可记录心搏停跳情况以及 P-R 间期、QRS 波群、ST 段及 T 波的变化,可检出房室传导阻滞、心房颤动、窦房阻滞、预激综合征等。动态心电图不仅用于定性、定量心律失常,而且广泛用以检测心肌缺血,筛选高危患者心肌梗死后可能发生的心脏事件,评定药物疗效和随诊起搏器功能等。近年动态心电图仪增加了心率变异性测定及晚电位分析等功能,使其功能更加完善,已成为临床不可缺少的重要的非创伤性检查。随着电子学和计算机科学的进展,迄今不仅可以记录动态心电图,还可记录动态血压、动态呼吸、动态脑电图等,且记录时间可按需相应延长,由于长时间监测,能发现常规心电图不易发现的心律失常和一过性心肌缺血,弥补了体表心电图的局限性,从而进一步提高了心电图诊断的准确率。

与常规心电图相比,记录的信息量大且可记录患者不同状况下的心电图。为临床提供许多有价值的资料。现已成为临床上广泛使用的无创性心血管病诊断手段之一。但因导联体系不同,以及容易受体位、活动等因素影响,在分析结果时要慎重。

二、组成及应用

(一)动态心电图仪主要由记录系统和回放分析系统组成

1.记录系统

包括导联线和记录器。导联线一端与固定在受检者身上的电极相连,另一端与记录器连接。记录器有磁带式和固态式两种类型。记录器佩带在受检者身上,并能精确地连续记录和储存 24 h 或更长时间的三通道或十二通道心电信号。

2.回放分析系统

主要由计算机系统和心电分析软件组成。回放系统能自动对磁带或固态记录器记录到的 24 h 心电信号进行分析。分析人员通过人机对话对计算机分析的心电图资料进行检查、判定、修改和编辑,打印出异常心电图图例以及有关的数据和图表,做出诊断报告。

(二)导联选择

目前多采用双极导联,电极一般均固定在躯体胸部。导联的选择应根据不同的检测目的而定,常用导联及电极放置部位如下:

1.CM5 导联

正极置于左腋前线、平第 5 肋间处(即 V_5 位置),负极置于右锁骨下窝中 1/3 处。该导联对检出缺血性 ST 段下移最为敏感,且记录到的 QRS 波振幅最高,是常规使用的导联。

2.CM1 导联

正极置于胸骨右缘第 4 肋间(即 V_1 位置)或胸骨上,负极置于左锁骨下窝中 1/3 处。该导联可清楚地显示 P 波,分析心律失常时常用此导联。

3.M_{aVF} 导联

正极置于左腋前线肋缘,负极置于左锁骨下窝内 1/3 处。该导联主要用于检测左室下壁的心肌缺血改变。

4.CM_2 或 CM_3 导联

正极置于 V_2 或 V_3 的位置,负极置于右锁骨下窝中 1/3 处。怀疑患者有变异性心绞痛(冠状动脉痉挛)时,宜联合选用 CM_3 和 M_{aVF} 导联。无关电极可置胸部的任何部位,一般置于右胸第 5 肋间腋前线或胸骨下段中部。

5.12 导联同步

Holter 是近年来发展起来的无创性心电新技术,共 10 个电极,可连续不间断地记录 24 h 12 导联同步动态心电图,12 导联同步 Holter 比 3 导联 Holter 在心肌缺血、心肌梗死、心律失常(室性期前收缩、室性心动过速、预激综合征等)定位诊断方面具有明显优势,有取代 3 导联 Holter 的趋势。

(三)临床应用

动态心电图可以获得受检者日常生活状态下连续 24 h 甚至更长时间的心电图资料,因此常可检测到常规心电图检查不易发现的一过性异常心电图改变。还可以结合分析受检者的生活日志,了解患者的症状,活动状态及服用药物等与心电图变化之间的关系。其临床应用范围:

(1)心悸、气促、头昏、晕厥、胸痛等症状性质的判断。

(2)对心律失常进行定性和定量诊断。

(3)12 导联同步 Holter 对判定心肌缺血有一定的意义,尤其是发现无症状心肌缺血的重要手段,且能够进行定位诊断,参考标准是"三个一";ST 段呈水平型或下斜型下降≥1 mm;持续 1 min 或以上;2 次发作间隔时间至少 1 min。

(4)心肌缺血及心律失常药物的疗效评价。

(5)心脏病患者预后的评价,通过观察复杂心律失常等指标,判断心肌梗死后患者及其他心脏病患者的预后。

（6）选择安装起搏器的适应证，评定起搏器的功能，检测与起搏器有关的心律失常。

（7）医学科学研究和流行病学调查，如正常人心率的生理变动范围，宇航员、潜水员、驾驶员心脏功能的研究等。

（四）动态心电图分析注意事项

应要求患者在佩带记录器检测过程中做好日志，按时间记录其活动状态和有关症状。患者不能填写者，应由医务人员或家属代写。不论有无症状都应认真填写记录。一份完整的生活日志对于正确分析动态心电图资料具有重要参考价值。动态心电图常受监测过程中患者体位、活动、情绪、睡眠等因素的影响，有时在生理与病理之间难以划出明确的分界线。因此，对动态心电图检测到的某些结果，尤其是 ST-T 改变，还应结合病史、症状及其他临床资料综合分析以做出正确的诊断。需要指出：动态心电图属回顾性分析，并不能了解患者即刻的心电变化。由于导联的限制，尚不能反映某些异常心电改变的全貌。对于心脏房室大小的判断、束支传导阻滞、预激综合征的识别以及心肌梗死的诊断和定位等，仍需要依靠常规 12 导联心电图检查。

（邵华强）

第三节　远程监测心电图

利用计算机及现代通信技术远距离采集、传输、监测心电图称为远程监测心电图。电话传输心电图、遥测心电图等也归于此类。可捕捉偶有或一过性出现症状时的心电图，弥补了常规心电图与动态心电图的不足，可进行远程会诊。

一、适应证

（1）经过临床医师诊治并进行常规 12～18 导联心电图检查，临床需要进一步观察日常心电图变化者。

（2）经常或偶有一过性心律失常出现，但常规心电图及 Holter 不易捕捉者。

（3）有头晕、黑矇、晕厥等症状的患者。

（4）药物治疗前后观察心律、心率及不良反应者。

（5）冠状动脉支架术或搭桥术，术后监测。

（6）急性心肌梗死患者康复期的监护及出院后监测。

（7）安装心脏起搏器患者术后及出院后监测。

（8）有心悸、胸闷等症状而常规检查未能确诊者，及疲劳、乏力、电解质紊乱者。

（9）有其他慢性病及心脏感觉不适者。

（10）社区医疗、健康保健、咨询、特殊人群心电图监测等。

二、禁忌证

（1）本仪器并非设计用于急诊情况。

（2）不能与除颤器同时使用（进行心脏除颤时，将电极导线从电极上取下）；在使用电外科设备或者电凝治疗期间或靠近很强的电磁干扰源（如天线、高压变压器、发电机、磁共振成像设备）或在易燃气体环境下不应使用本仪器。

三、注意事项

（1）安装有心脏起搏器的患者，建议无线发射机与起搏器之间至少保持 30 cm 距离，从而避免对起搏器产生潜在干扰。

（2）佩戴助听器的患者应谨慎使用，一些数字无线发射机可能会给某些助听器带来干扰。

（3）使用任何无线电发射设备（包括远程心电监测仪）都可能干扰未采用足够保护措施的医疗设备，从而影响其功能。如果规章有具体要求，则遇到保健设施时请关机，这是因为医院或保健设施可能正在使用对外部射频能量敏感的设备。

（4）远程心电监测仪的无线通讯部分采用专业的无线通信模块，该模块在通信工作状态下会发出 RF信号。多数现代电子设备都屏蔽 RF 信号，但某些电子设备可能无法屏蔽远程心电监测仪无线发射机所发出的 RF 信号，产生潜在干扰。

四、监测仪设备基本组成

1. 心电采集器

可采集、记录心电信号，是一个便携式的设备。心电采集器主要技术参数有以下几种。

（1）安全分类：心电采集器属于内部电源 BF 型设备。

（2）通道数：单通道、双通道、三通道、十二通道。

（3）记录方式：模拟式、数字式无压缩。

（4）记录时间：$\geqslant 30$ s。

（5）导联方式：胸前模拟双极导联；威尔逊（Wilson）12 导联；改良 12 导联。

（6）输入动态范围：3 mV P-P，$\pm 10\%$ 或 50 μV 两者取大者。

（7）输入阻抗：应 $\geqslant 100$ MΩ。

（8）扫描速度：至少具有 25 mm/s 的扫描速度，其误差不得 $>\pm 10\%$。

（9）耐极化电压：在 ± 300 mV 的直流极化电压下，信号幅度的变化不超过 $\pm 5\%$。

2. 数据传输系统

由发送器、电话机、手机、有线/无线通信传输信息网站系统、接收器组成。可用电话机或手机发送心电图信号。数据传输方式包括手动传输、自动传输、通过标准电话线进行音频传输、互联网传输、数字蜂窝移动通信网、远程数字无线通讯传输。

3. 心电图监测系统

包括接收器、心电图机、心电示波器、计算机、专家诊断工作站显示器、中心服务器、打印机。

五、基本操作流程

1. 基础相关知识

心电记录仪主要适用于可活动的患者，在日常状态下使用，用户必须接受培训。记录和传输参数的设置主要由医务人员完成。患者应该在医师的指导下使用。最终诊断应由医师做出。

2. 远程监测心电图导联方式

（1）胸前模拟双极导联：胸骨柄"一"极，心前区"＋"极（图 5-8）。

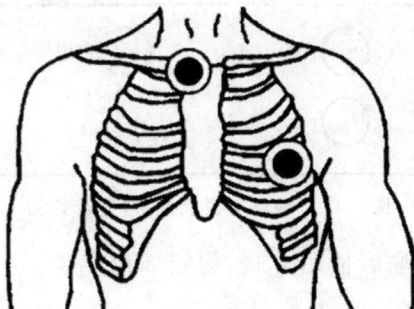

图 5-8 胸前模拟双极导联

（2）威尔逊（Wilson）12 导联：四肢肢端部位安装肢体导联电极（Ⅰ、Ⅱ、Ⅲ、aVR、aVL、aVF），胸部电极安装部位（图 5-9）如下。

V_1：胸骨右缘第 4 肋间隙。

V_2：胸骨左缘第 4 肋间隙。

V_3：V_2 与 V_4 之间。

V_4：左第 5 肋间隙锁骨中线处。

V_5：左腋前线与 V_4 同一平面

V_6：左腋中线与 V_4 同一平面

（3）改良 12 导联：胸部电极安装部位同威尔逊（Wilson）12 导联胸部电极部位，将四肢导联安装部位移至身体躯干部位（图 5-10）。

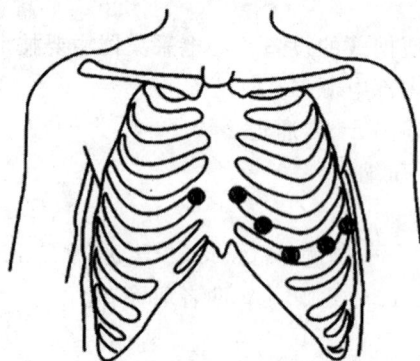

图 5-9　威尔逊（Wilson）12 导联胸部电极安装部位

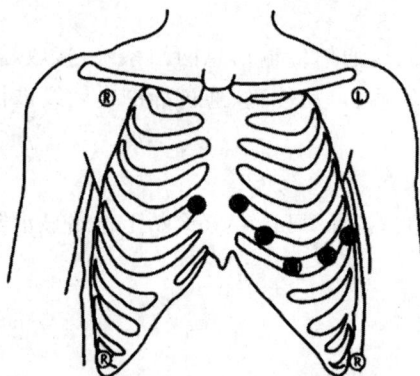

图 5-10　改良 12 导联

3.监测心电图电极方式

（1）触点电极采集方式（图 5-11），使用便利快捷，可重复使用。

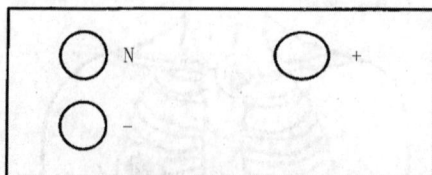

图 5-11　触点电极极性、位置示意图

（2）导联线电极与一次性电极联合使用方式，规定部位安装一次性电极可监测多导联心电图。

4.电极安装

（1）用乙醇擦拭、清洁电极安放处，必要时剃去电极安放区域的体毛。清洁后的皮肤上涂上少量的导电膏。按照导联所示部位,安装电极。

(2)安放电极,使之牢固。不应将电极安放在骨性结构(肋骨、胸骨)的表面,使用优质的电极。

5.心电信号采集操作

(1)仪器由电池供能,装入电池时,注意"+""－"极方向。

(2)开始启动键(仪器显示器上显示出当前的设置和状态)。

(3)被监测者需要选定一个测量姿势,保持身体放松,正常呼吸。需要将仪器按位置放置在胸部,保证仪器电极与胸部皮肤良好接触。

(4)手动记录心电图:当患者出现症状、感到不适等情况发生时,或者根据诊断目标和医师的建议,以固定的时间间隔手动记录心电图。按压开关,开始心电信号的采集。有的仪器会发出"嘟"的一声,表示心电采集正在进行。带有显示器的仪器,会出现心电采集预览界面,显示出当前设置和状态。

(5)心电信号采集结束之后,有的监测仪会发出"嘟"的响声,仪器屏幕会出现界面,此时,应将仪器取下。

(6)自动记录心电图:将电极线连接到电极上,心电图记录初始化就开始了,接通开关后,根据"设置"选项中设定的至少一个自动心律识别标准时,能进行自动记录。例如,心动过缓时心电监测仪就会自动记录心电图。仪器能发出视觉和听觉信号。听到信号后,患者必须保持镇静。开始心电采集时患者同时记录当时的状态,如出现的症状、感到不适等情况。

6.心电图信号的传输

一般心电图在每次记录后进行传输,或者将几个心电图一起传输,或者传输一段存储时间很长的心电图,传输期间,应当避免环境中噪声的干扰。

(1)通过标准电话线进行音频传输:选定音频传输模式选项,拨打请求传输心电图的电话号码,将电话的话筒距离 2 cm 紧靠在心电图记录仪的发声孔上传输心电图(图5-12)。

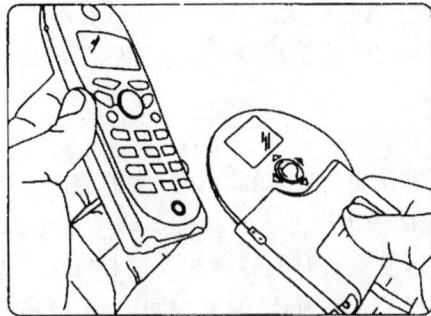

图 5-12 通过电话音频传输

(2)蓝牙传输模式:选择蓝牙传输模式,激活手机蓝牙功能,将手机蓝牙放在其他蓝牙设备能够探测到的地方和有效的范围内(最大距离为 10 m)。心电图记录仪将会搜索位于别的蓝牙设备能够探测到的、有效范围内的、已经激活的蓝牙。

(3)手机的红外接收装置数字信号传送:手机有红外接收装置,在开启状态时可传送心电信号,周围不应有其他的红外接收装置的 IT 产品(如手提电脑)。让手机的红外接收装置正对远程心电监护仪的红外窗口,彼此间的距离为 10～30 cm(图5-13)。

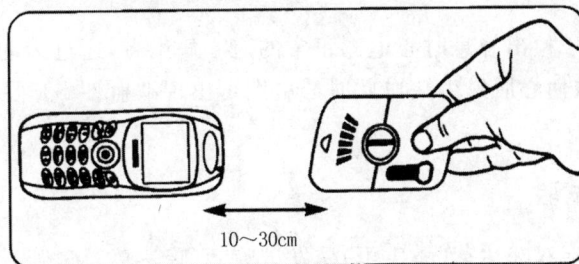

10～30cm

图 5-13 红外装置数字信号传送

（4）手机的数字信号传送：心电记录仪与手机是一体机，记录心电后手机通过数字蜂窝移动通信网、无线局域网技术、GPRS 中国移动网传输心电信息。

7. 远程心电信息网

网站架设在网通数据机房专用服务器上，它提供所有心电病历的在线浏览服务。患者、发送者、专家都可根据自己的用户名登录，并查看用户名权限范围内的心电病历。无线传输在医院内使用，GPRS 一般应用于社区或个人。

12 导联心电图远程诊断系统是基于数字化心电检查设备——手持式心电检查仪设计，并通过互联网实现数字化 12 导联心电图远程诊断的网络系统。系统以手持式心电检查仪为数字化心电检查设备，它由心电信息采集器、PDA、无线发送模块、GPRS 模块组成。通过 A/D 转换获取到数字心电信号，它与 PDA 通过 CF 或 SD 接口连接，采集到的心电信号直接以数字格式存储在 PDA 中。心电病历随时可通过 PDA 内置的无线发送模块或 GPRS 模块发送到心电中心服务器。

8. 专家诊断工作站

它与中心服务器通过互联网连接，可实时查看到发送的心电病历，当新病历到达时有声音提醒。安装独立的心电处理分析软件，心电处理分析软件支持显示、处理、分析心电波形并发出心电诊断显示心电波形、打印心电图。可以对软件的使用者实施权限管理，对使用者赋予不同程度的权限。

六、判断标准

（1）远程监测心电图尚未制定判断标准，一般参考心电图、动态心电图（Holter）的判断标准。
（2）对一过性心律失常，依据病史、当时的状态、出现的症状，感到不适等情况诊断意义较大。
（3）安装心脏起搏器患者术后及出院后监测有诊断意义。
（4）心电图 ST-T 改变，依据病史、当时的状态、出现的症状有参考意义。
（5）患者出现头晕、黑矇、晕厥等症状，依据病史、当时的状态、出现的症状有参考意义。

七、临床意义

远程心电监测仪利用现代计算机及通信技术在心律失常的监测方法上弥补了常规心电图与动态心电图（Holter）的不足，能够监测日常生活中出现的一过性症状时的心电图，对一些慢性病患者和老年人，特别是处于现代化、快节奏中的上班族，能够及时地监测和发送心电信号并与医师快速沟通，得到医师的健康指导。目前除监测心电图外还增加了无创血压、血氧饱和度、呼吸功能生理参数的监测。随着计算机技术的普及，计算机网络、无线技术、PDA 技术、蓝牙技术的发展，远程医疗监测技术必将得到迅速发展。

（邵华强）

第四节　心电图负荷试验

心电图负荷试验主要用于检出静息时心电图正常的冠心病患者，通过运动或药物，增加心肌耗氧量促发病变冠状动脉供血不足，致使心肌发生缺血此时心电图可出现缺血性 ST 段改变，借此提高诊断冠心病的阳性率。

一、心电图药物负荷试验

心电图药物负荷试验包括双嘧达莫（潘生丁）诱发试验、双嘧达莫－食管心房调搏复合试验、腺苷诱发试验、多巴酚丁胺诱发试验以及异丙肾上腺素实验等，限于篇幅，不做赘述。

二、运动负荷试验

运动负荷试验常用的包括活动平板、踏车运动的次极量或极量运动试验,至于双倍二级梯运动实验由于运动量小,在运动中不能监测心电图变化,在发达国家已趋向淘汰。鉴于国情和基层单位需要也略加叙述。

(一)活动平板心电图试验

活动平板心电图试验(简称平板试验,treadmill test):也称为踏旋器运动试验。其基本原理是利用马达带动且能调整一定斜度的转速装置,让受检者迎着转动的平板做就地踏步运动,同时记录受检者心电图变化,判断是否患冠心病的一种方法。目前国内外常用的是 Bruce 运动方案,运动量分为 7 级:Ⅰ级速度为 1.7 m/h,坡度为 10°;每 3 min 增加为 Ⅱ级速度,即为坡度 12°,2.5 m/h;Ⅲ级速度为 14°,3.3 m/h;Ⅳ级为 16°,4.1 m/h;Ⅴ级为 18°,4.9 m/h;Ⅵ级 20°,5.7 m/h;Ⅶ级为 22°,6.5 m/h。而氧耗量 Ⅰ～Ⅴ级分别为 18 mL/(kg·min),25 mL/(kg·min),34 mL/(kg·min),46 mL/(kg·min),55 mL/(kg·min)。

一般达次极量级或极量级运动量时终止运动。极量级运动量指达最大心率时的运动量,次极量级运动量一般指达到最大心率的 85%(即标准心率)时的运动量。不同年龄其运动最大心率和标准心率不同。各年龄组最大心率和标准心率见表 5-4。

表 5-4　年龄与最大心率及标准心率的关系

年龄(岁)	25	30	35	40	45	50	55	60	65
最大心率	200	194	188	182	176	171	165	159	153
标准心率	170	165	160	155	150	145	140	135	130

1.适应证

运动试验是通过强体力活动诱发心肌缺血,以协助诊断冠心病和评估心功能的方法,必须掌握好适应证。一般认为其主要指征是:①作为诊断试验,对疑有但不能肯定为冠心病者,以协助诊断,例如有胸痛而常规心电图正常,不能肯定胸痛性质。②估计冠心病的预后与严重程度,包括急性心肌梗死恢复期患者;③估计心功能及劳动耐量。④估价冠脉搭桥手术或 PTCA 的治疗效果等。

2.禁忌证

禁忌证包括不稳定型心绞痛、急性心肌梗死的头 2～3 周内、严重心律失常(包括高度房室传导阻滞)、重度心衰、高度主动脉瓣狭窄、急性心肌炎及其他急性或严重疾病、严重高血压、近期有栓塞性疾病等。

由于平板试验过程中有可能出现意外,因此必须在试验前先做 12 导联常规心电图,严密监护(心电、血压)下进行。检查室应配备完整的生命支持系统。包括急救药品、氧气、电击复律器等。运动结束后在卧位或坐位继续测心电图至少 6～8 min,视情况隔 2～3 min 测血压 1 次。

3.阳性判定标准

除运动中出现典型心绞痛或血压下降 1.33 kPa(10 mmHg)为阳性标准外,其心电图的评定标准为:运动中或运动后,缺血性心电图改变是 ST 段水平型或下垂型压低≥1 mm,超过 2 min(指 J 点后 0.08 s 测定),持续时间越长,ST 段压低越明显,其诊断价值越大。ST 段抬高较少见,却有很高的诊断特异性,但如在有 Q 波的导联上出现 ST 段抬高,常反映以往坏死的心肌伴有局部反常运动的结果,未必有缺血的意义;ST 段抬高在 R 波为主导的导联应抬高≥3 mm,持续 2 min。

4.可疑阳性

以 R 波为主的导联,ST 段缺血型压低≥0.05 mV 且<0.1 mV,QX/Q-T≥50%持续 2 min;U 波倒置;以 R 波为主的导联,T 波由直立变为倒置,尤其呈"冠状 T"者;出现以下任何一种心律失常:多源室早、短阵室速、房颤、房扑、窦房阻滞、房室传导阻滞、完全性左束支或右束支传导阻滞、不定型室内传导阻滞等。

5.试验的敏感性、特异性、假阳性和假阴性

运动试验的敏感性和特异性随年龄增长而增加,40 岁以下患者的假阳性≥20%,而 60 岁以上者则

<10%。假阴性也可能发生,如单支冠脉病变较多支病变的敏感性低、导联过少;某些心外因素也可能影响结果,β受体阻滞剂也可能影响阳性结果。女性55岁以下易产生假阳性,尤其在经绝期前后。其他如神经官能症、二尖瓣脱垂、应用洋地黄或利尿剂、原有左室肥厚均可能影响心电图的阳性结果,判定时必须加以考虑。

运动试验对拟诊为心绞痛的男性胸痛者,其特异性为70%,敏感性为90%。运动试验对冠心病预后及程度的估计:下述改变提示病变重和预后较差,如在低运动量时即出现心绞痛及ST段改变、ST段压低≥0.3 mV并持续6 min;运动中血压持续降低超过1.33 kPa(10 mmHg);运动后ST段抬高(无变异型心绞痛病史而出现除aVR之外无异常Q波的导联)或U波倒置也提示预后不良。

6.急性心肌梗死患者出院前运动试验的目的

急性心肌梗死患者出院前运动试验的目的有利于识别易发生心脏事件的高危患者,以便进一步确定治疗方案,包括冠脉造影、是否需作PTCA;对患者心功能状态作出评估,对今后的劳动强度作出鉴定。

急性心肌梗死后运动试验应在发病3周以后进行,一般采用心率限制性(最大心率130次/分)、症状自限性或运动量限制在5METS[代谢当量,相当于摄取氧气3.5 mL/(kg·min)]或Bruce方案Ⅰ级,蹬车功量450 kg/(m·min)。

急性心肌梗死运动试验指征,仅适用于急性心肌梗死无并发症的患者,对于有梗死后心绞痛、失代偿性心衰、严重心律失常者应禁忌。终止运动试验的标准应低于一般冠心病,心率达130次/分即可;患者感疲劳、不适或有胸痛等应立即终止运动。

出现下列情况属高危患者,应密切随访:ST段下斜型或水平型压低≥1 mm时,1年病死率达15%,其心脏事件的危险性增加3~8倍;收缩压不能达到14.6 kPa(110 mmHg)或收缩压升高<1.33 kPa(10 mmHg)或降至原血压水平以下;运动中出现心绞痛;出现频发室早、短阵室速或其他严重心律失常者。

(二)踏车试验(bicycle test)

采用特制的踏车,受检者坐位或卧位做踏车运动,由踏车功量计改变踏车阻力而逐级增加运动量,所做之功可由功量计直接显示,功量单位为kg/(m·min),每级运动3 min,运动中连续监测心电图。每级运动前记录心电图和测血压1次。运动方案:男性从300 kg/(m·min)开始,每3 min增加300 kg/(m·min),即由300 kg/(m·min),增至600,900,1 200,1 500 kg/(m·min),直至运动终点。女性和心肌梗死恢复期患者从200 kg/(m·min)开始,每3 min增加200 kg/(m·min),即由200 kg/(m·min),增至400 kg/(m·min),600 kg/(m·min),800 kg/(m·min),1 000 kg/(m·min),直至运动终点。心肌梗死出院前做运动试验评价心功能和预后,应从低运动量开始,如100 kg/(m·min),每3 min增加100 kg/(m·min),当心率达120~125次/分即终止运动。

踏车试验的阳性诊断标准、注意事项等可参考平板运动试验。

(三)双倍二级梯试验(Master test)

让受检者在每级高23 cm的二级梯上做往返运动,用秒表或节拍器来控制登梯的速率和时间,共运动3 min,登梯次数按性别、年龄、体重计算。

阳性判定标准为:运动中出现典型心绞痛或运动后有下列条件之一者为阳性:①R波占优势的导联上,运动后出现水平型或下垂型(即缺血型)ST段压低(ST段与R波顶点垂线的交角≥90°)超过0.05 mV,持续2 min者。如原有ST段压低者,运动后在原有基础上再压低超过0.05 mV,持续≥2 min。②R波占优势的导联上,运动后出现ST段抬高(弓背向上)超过0.5 mV者。

可疑阳性是指符合下列条件之一者:①R波占优势的导联上,运动后出现水平型或下垂型ST段压低0.05 mV或接近0.05 mV及QR/Q-T比例≥50%,持续≥2 min。②R波占优势的导联上,运动后出现T波由直立变为倒置,持续≥2 min者。③U波倒置者。④运动后出现下列任何一种心律失常者:多源性室性早搏、阵发性室性心动过速、房颤或房扑、房室传导阻滞、窦房传导阻滞、左束支传导阻滞或左前分支阻滞、完全性右束支传导阻滞或室内阻滞。近年来为了提高诊断率,有人提出二级梯加强运动试验及3倍量运动试验,前者要求受检者按双倍二级梯加运动试验规定的登梯次数再增加 15％，3 min 内完成。后者要求受检者 4.5 min 完成三倍量的登梯次数，同时提高试验阳性的标准，将缺血型 ST 段降低标准提高到≥0.1 mV，以提高冠心病的检出率。

（邵华强）

第五节　动态血压监测

无创性动态血压监测(ambulatory blood pressure monitoring，ABPM)的应用已有 30 多年历史，但该项技术近年来才获得极大的发展，已广泛应用于临床和高血压防治工作中，使人们对血压及其波动规律的认识提高到一个新水平。ABPM 通常采用上臂袖带间断性自动充气间接测压，根据压力承载法或柯氏音听诊法原理拾取信号并记录贮存。也有根据脉搏波传导速度利用理论或经验公式推算受测血压者。一般每 15～30 min 测定一次，取 24 h 血压平均值，包括 24 h 平均收缩压(MSBP)、平均舒张压(MDBP)、平均脉压(MAP)、基础血压(BBP)。血压负荷范围(指 24 小时内 SBP 或 DBP 超过正常范围次数的百分比)以及血压波动趋势等。毫无疑问，ABPM 比既往随测血压有很多优点，包括具有更好的重复性，较少受心理行为或安慰剂的影响，无白大衣效应，有利于揭示血压昼夜变化规律，观察血压动态变化，有利于评价降压药物的疗效，使我们对于血压病的诊治和研究发生了质的飞跃，对预测高血压并发症的发生和发展以及死亡也颇有价值。

一、血压变化的昼夜节律

1.正常人血压昼夜节律的特点

一般情况下日间血压大于夜间，日间血压波动大，尤其是收缩压。血压曲线类型：①双峰一谷(长柄勺形)，上午 8～9 时血压上升(第一峰)，下午 17～18 时上升(第二峰)，半夜 2～3 时血压最低形成低谷。②双峰双谷，上午 6～11 时上午峰(M峰)，13～14 时为午间谷(N谷)，16～19 时下午峰(A峰)，22～4 时睡眠谷(S谷)。

血压昼夜变异的机制尚未阐明，可能与生物钟的控制作用，白昼以交感兴奋为主，夜间以副交感占优势以及去甲肾上腺素、皮质激素、神经体液活动的昼夜节律变化有关。

2.正常血压者 24 h ABPM 各项参数的数值及波动范围

ABPM 迄今尚无统一的正常值标准，不同作者、地区、民族和人群其值不尽相同，一般参考下列标准：①24 h 血压均值＜16.7～10.7 kPa(125/80 mmHg)。②日间血压均值＜18.0/11.3 kPa(135/85 mmHg)。③夜间血压均值＜16.0/10.0 kPa(120/75 mmHg)。④昼夜血压波动差值范围：2.8～6.5 kPa(21～49 mmHg)。⑤血压负荷值＜10％(即 24 h 内 SBP 或 DBP 超过正常范围次数的百分比)。

3.高血压患者血压昼夜节律特点

(1)大多数轻、中度原发性高血压保持与正常人相似的血压昼夜变化节律，只是总的血压较高，波动较大。

(2)老年高血压、严重高血压、有明显靶器官受损者，血压昼夜变化的节律消失或波动幅度减少。其机制可能包括：下丘脑—垂体—肾上腺系统周期失调或交感神经系统失调以及维持器官供血以防夜间组织缺血的代偿机制失调。

4.动态高血压的诊断标准

根据 1997 年美国 JNC7 的建议，ABPM 白天＞18.0/11.3 kPa(135/85 mmHg)，夜间睡眠＞16.0/10.0 kPa(120/75 mmHg)，即应视为高血压。

二、ABPM 的临床应用

1. 用于诊断轻度高血压

有利于识别"白大衣高血压"或"诊所高血压"。事实上 1/5 的轻型高血压属于"白大衣高血压",因这类受检者 ABPM 正常。此外,ABPM 还能显示"假阴性",即有时偶测血压正常,但 ABPM 有高血压改变。

2. 原发性与继发性高血压的鉴别

原发性高血压绝大多数仍保持血压昼夜变化的节律,而 70% 的继发性高血压缺乏昼夜变化节律,包括嗜铬细胞瘤、肾性高血压、原发性醛固酮增多症等。

3. 评估高血压的严重程度

重度高血压不仅使血压昼夜节律消失,夜间血压仍持续升高者左室肥厚、心脏急性事件的发生率也增高。ABPM 有助于分析心肌缺血、心律失常、脑卒中,尤其与 Holter、ECG 同时监测,可观察冠心病心绞痛、心律失常与血压升高和降低之间的因果关系和时间顺序,有利于制订合理的治疗方案。业已证实,上午 6~12 时是急性心血管事件如急性心肌梗死、心源性猝死、脑卒中的好发时间,而此时往往是血压上升和波动较大的时候,也是血小板聚集率最高、血中去甲肾上腺素和皮质激素浓度增高之时,因此控制这段时间的血压对预防心脏急性事件颇有价值。

4. 指导临床选用降压药和评价疗效

ABPM 不仅能观察降压药的作用持续时间和降压效果,且能确定药物能否有效控制 24 h 血压,有利于选择治疗方案。业已证实,β-受体阻滞剂使夜间 SBP 下降减少,血管紧张素转换酶抑制剂(ACEI)降低夜间 SBP 和 DBP 均较明显,钙拮抗剂或利尿剂对昼夜节律的影响不明显。一般认为 24 h 降压谷峰(T/P)比值>50% 的降压药为理想药物,反之为不理想降压药。

评定抗高血压治疗的疗效标准,目前有两种方法:①治疗后异常血压值比治疗前下降>90% 为显效,较前减少 50%~90% 为有效,<50% 为无效。②治疗后血压非正常值下降至正常的>90% 为显效,50%~90% 为有效,<50% 为无效。

ABPM 是一项有发展前景的诊断新技术,但 ABPM 还不是真正连续的动态血压监测,即使每 20 min 测 1 次血压,仅获得 0.1% 的血压数据,无法取得短时间内血压波动的信息,而且上臂运动还可导致测值误差,目前监测方法也不尽完善等等,均有待进一步改正,但可以预见它对高血压病的诊治将发挥越来越大的作用。

(金朝霞)

第六节　心脏 X 线检查

一、心脏 X 线平片

X 线检查在医学领域的应用非常普及,传统 X 线平片仍广泛应用于临床。尽管超声、CT、MRI 以及核医学等诊断技术的兴起使影像医学发生了革命性变化,但在某些器官(如肺和心脏)和组织(如骨骼)病变诊断方面,X 线平片仍是一种简便、经济和有效的检查方法。

心脏 X 线平片检查要求立位吸气下屏气摄片,X 线球管焦点至胶片距离为 1.8~2 m,心影放大率不超过 5%。常规投照体位如下。

(1)后前位:观察心脏大血管疾病的基本体位,除了能显示心脏和大血管整体形态、大小和位置外,还可了解胸部包括双肺尤其肺循环的改变。

（2）左前斜位（常规60°）：观察胸主动脉和分析左、右房室增大的重要体位。

（3）右前斜位（常规45°）：食管服钡摄片，主要用于观察左房增大对食管的压移情况，也有助于观察肺动脉段突出和右室漏斗部增大等征象。

（4）侧位：一般采用左侧位食管服钡摄片，兼有左、右斜位的作用，还可用于测量心脏和胸廓前后径。

心脏X线平片检查一般采用以下两种组合方式：①后前位和左、右前斜位。②后前位和左侧位。心脏X线平片能显示心脏整体、心房、心室以及大血管大小、形态和位置改变及其程度，可对比观察两侧肺门血管影改变。食管服钡摄片可评价左房大小，也有助于主动脉病变（如主动脉瘤、大动脉炎）以及头臂动脉先天异常（如主动脉缩窄、双主动脉弓）的诊断。在食管（胃）服钡摄片上借助胃（泡）与肝脏相对关系可判断有无腹部内脏转位，有助于心脏和心房位置异常的评价，为某些合并心脏转位的复杂心内畸形诊断提供有价值的信息。

二、心血管造影

随着超声、CT、MRI以及核医学等影像学技术的发展和普及应用，导管法X线心血管造影（简称心血管造影）的适用范围逐渐发生变化，其用于心血管疾病诊断受到挑战，在一些心血管疾病诊断方面已部分被替代。

心血管造影主要通过导管技术实施，选择性心房、心室和血管内注射对比剂，采用正位、侧位以及多轴位角度投照，用于显示心脏和血管解剖结构和血流动力学改变。目前，心血管造影主要用于以下情况：X线平片结合临床检查和心电图、超声、CT、MRI以及核医学成像等技术难以诊断的心血管疾病，例如心脏复杂及复合畸形特别是外科治疗适应证的选择而要求显示病变细节的病例，同时可实施心导管检查（如心脏和大血管各部位测压以及血氧分析等），为某些心血管疾病诊断以及复杂先天性心脏病（简称先心病）手术适应证选择提供重要诊断信息。

几十年来，冠状动脉影像学评价主要依赖导管法造影，其优点是能很好地显示冠状动脉管腔，对于血管狭窄可直接在造影引导下实施介入治疗，但它不能评价血管壁。近年来，多层螺旋CT（Multislice spiral CT, MSCT）冠状动脉成像技术逐渐成熟，其优点是能显示血管壁，但该方法对血管腔的显示与导管法造影相比仍有一定差距。MR冠状动脉成像技术仍处于亚临床阶段。目前，对于冠状动脉及分支病变的诊断而言，导管法造影仍占据重要地位。

近年来，MSCT和MR血管成像技术均取得进展，导管法造影用于心脏以外的血管（如主动脉和肺动脉及其分支血管、内脏血管以及外周血管），疾病诊断有逐年减少趋势，主要用于血管介入治疗引导、细小血管显示、血流动态观察以及血管疑难疾病诊断。

（一）心血管造影设备

1. X线电影摄影

使用大功率X线机，采用单相或双相电影摄影，配以影像增强器与高分辨率电视监视和录像系统以保证导管定位和图像回放。目前，X线电影摄影已逐步被数字化成像系统替代。

2. 数字化成像系统

使用全数字化平板X线机，它具有数字减影血管造影（DSA）、数字化存储和图像后处理功能。DSA可减掉重叠的骨骼和软组织影以清晰显示含有对比剂的血管和组织，减少了对比剂用量，降低了X线剂量。

（二）心血管造影的投照体位

选择性多心腔、多轴位角度投照在一定程度上解决了心脏各房室和大血管某些部位重叠对一些心脏疾病诊断的影响。轴位角度投照使观察部位与X线呈切线位，对心脏疾病尤其先心病诊断有很大帮助。常用投照体位如下。

1. 右心房、右心室（包括肺动脉）系统

一般采用前后位+足头位20°与侧位，可较全面地显示心脏各房室以及主动脉、肺动脉（肺动脉主干及分支)的大小、形态、位置排列和连接关系、体-肺动脉侧支血管以及动脉导管未闭的部位。

2.左心房、左心室系统

一般采用前后位＋足头位20°与侧位，在心脏复杂畸形（如大动脉错位）用于显示心房、心室及两大动脉的连接和空间排列关系。长轴斜位（左前斜位60°～70°＋足头轴位20°～30°）用于显示室间隔前部和左心室流出道，适于观察前部室间隔缺损、左侧心室流出道狭窄以及二尖瓣病变等。四腔位（左前斜45°＋足头轴位30°＋体轴向右15°）使房间隔、室间隔膜部和肌部（后部）、房室瓣环处于切线位，用于观察室间隔缺损、主动脉窦脱垂、二尖瓣以及主动脉瓣的连接关系以及房间隔缺损部位等。

3.肺动脉造影

前后位＋足头位20°，适于显示主动脉与肺动脉、分叉部以及左右分支，用于肺动脉及分支病变诊断。观察一侧肺叶、段肺动脉病变时，可辅以左、右前斜位或侧位。

4.主动脉造影

左前斜位45°～60°或侧位用于显示胸主动脉包括主动脉弓部的分支血管近段。前后位也适于显示主动脉弓部的分支血管以及乳内动脉。前后位可观察腹主动脉及其分支血管，若供应主要脏器的分支血管开口部或近端因重叠观察不清时，应附加左、右前斜位。

5.冠状动脉造影

左、右冠状动脉分别发自主动脉的左冠状窦和右冠状窦。左冠状动脉分为前降支和回旋支，前者沿前室间沟下行至心尖，后者走行于左房室沟；右冠状动脉走行于右房室沟。冠状动脉走行特点要求多角度投照以避免血管重叠影响诊断。左冠状动脉的常用投照体位有左前斜50°～60°、左前斜50°～60°＋足头10°～20°、左前斜50°～60°＋头足10°～20°、右前斜20°～30°、右前斜20°～30°＋头足10°～20°、右前斜20°～30°＋足头10°～20°；右冠状动脉的常用投照体位有左前斜50°～60°、左前斜50°～60°＋足头10°～20°、右前斜30°～45°。

6.左室造影

左室造影主要用于冠心病尤其怀疑室壁瘤形成者。多采用右前斜30°和左前斜60°，观察左室壁运动情况以及二尖瓣功能，为手术适应证以及术式选择提供依据。

（三）对比剂的使用

心血管造影一般要求使用非离子型碘对比剂。选择性心房、心室以及大血管造影时，对比剂用量较大，注射速率较快，须使用高压注射器。冠状动脉以及相对细小的动脉造影时，对比剂用量较小，注射速率较慢，一般采用手推注射方式。

选择性心房、心室或大血管造影时，成人每次注射对比剂30～45 mL，注射速率为15～18 mL/s；婴幼儿和儿童每次注射对比剂1～2 mL/kg，1.5～2 s内注入。冠状动脉造影时，左冠状动脉每次注射对比剂6～8 mL，右冠状动脉每次注射对比剂4～6 mL。成人单次检查的对比剂总量≤200 mL；婴幼儿和儿童单次检查的对比剂总量≤7 mL/kg。

（四）心血管造影的分析方法

1.显影顺序异常

评价心脏血液循环方向的改变。正常显影顺序为体静脉→腔静脉→右心房→右心室→肺动脉→肺静脉→左心房→左心室→主动脉。异常改变包括早期或短路显影、延迟显影、不显影、再显影和反向显影等。右心室和肺动脉显影时，主动脉早期显影提示主动脉骑跨。左心室造影时，右心室同时显影（短路显影）提示心室水平左向右分流。右心室流出道和肺动脉狭窄可使肺动脉分支延迟显影。三尖瓣闭锁时，右心室无顺向显影（不显影）；肺动脉闭锁时，肺动脉无顺向显影（不显影）。静脉—右心造影时，右心房、右心室和肺动脉在左心显影期再显影，提示相应部位由左向右分流。升主动脉造影显示对比剂向左心室逆流或者左心室造影显示对比剂向左心房逆流为反向显影，提示瓣膜反流。

2.解剖结构异常

评价心脏各房室和大血管大小、形态、位置改变及其相互关系，尤其对先心病诊断至关重要。例如，单心室泛指心室区仅有一个解剖学心室,应分析心室肌小梁形态结构以明确左心室或右心室;大动脉错位为主动脉、肺动脉与左心室、右心室的异位连接;对于肺动脉闭锁应评价体肺侧支血管来源、供血以及左、右肺动脉是否融合。心腔内、心房或室壁以及心包肿块为心脏占位性病变的主要表现。

冠状动脉以及心脏以外的血管造影时,除了分析血管本身改变[如狭窄、闭塞和(或)扩张]外,还应观察侧支循环情况。对于实质性脏器如肾脏等,应观察实质期和静脉期以及有无新生血管和脏器内外的侧支血管等异常。

3.显影密度异常

在右侧心腔显影早期,左向右分流(不含对比剂的血液流入)可使其腔内产生显影密度减低区(又称显影缺损),依其大小可粗略评估分流程度。在主动脉瓣或二尖瓣关闭不全时,依据左心室或左心房显影密度变化可粗略估计反流程度。在法洛四联症,根据早期显影的升主动脉密度可大致估计主动脉骑跨程度。

(金朝霞)

第七节 心脏 CT 检查

一、CT 硬件和基本原理

CT 自 1973 年推出以来已广泛应用于临床。CT 基本原理是 X 线以多角度穿过人体并由探测器阵列检测,由探测器阵列检测的信号经数字化转变为像素图像(薄层横断面图像)。与像素对应的灰阶值以水的灰阶值作为参照并定义为 HU 或 CT 值。空气吸收的 X 线比水少,骨骼吸收的 X 线比水多。人体的 CT 值范围为 −1000 HU(空气)~0 HU(水)~+1000 HU(骨骼),代表了人体各种组织的 CT 密度值。

用于心脏成像的 CT 扫描仪包括电子束 CT(Electron bean CT,EBCT)和多层螺旋 CT(Multislice spiral CT,MSCT)。1984 年推出的 EBCT 主要为心血管成像设计,它通过电子枪发射电子束,电子束经电磁偏转系统轰击阳极靶并产生 X 线,X 线穿过人体后由多组探测器检测。电子束偏转速度很快,故 EBCT 的时间分辨力很高(33~100 ms)。但 EBCT 是层面采集,不能实现真正意义的容积扫描。

MSCT 技术的快速发展推动了心脏 CT 的临床应用。目前,16 层和 64 层螺旋 CT 的应用较普及。由于国内 EBCT 装机量极少,仅个别医院在使用。鉴于此,本节仅介绍 MSCT 在心血管疾病诊断中的应用。

1998 年推出的 MSCT 使用旋转的 X 线球管和多排探测器阵列,在扫描床连续进动过程中完成容积扫描。近 10 年来,MSCT 经历了由 4 层螺旋 CT 至 8、16、32、40、64 层螺旋 CT 以及双源 CT 的快速发展,螺旋扫描速度逐步提升。通过新的图像重建算法与心电门控技术,MSCT 的时间分辨力逐步提高(64 层螺旋 CT 和双源 CT 采用单扇区图像重建算法的时间分辨力分别达 165 ms 和 83 ms),明显减轻或消除了心脏运动伪影,冠状动脉 CT 扫描可适用的心率范围逐步扩大;探测器宽度逐渐加大使单位时间内的扫描覆盖范围扩大,心脏 CT 扫描时间更短;实现了更薄层厚扫描,提高了 Z 轴的空间分辨力,可对心脏进行高质量容积成像,通过二维或三维图像重组能获得优良的心脏包括冠状动脉 CT 图像。

二、检查要点

(一)层级选择

对冠状动脉检查而言,4 或 8 层螺旋 CT 检查的成功率以及图像质量满足影像学评价的比例很低,其临床应用受限;16 层螺旋 CT 基本能够满足冠状动脉成像的临床应用,但要求使用者具有丰富的操作和诊断经验;32、40、64 层螺旋 CT 以及双源 CT 冠状动脉检查的成功率以及图像质量满足影像学评价的比例很高。由于 MSCT 的时间分辨力偏低,冠状动脉检查对被检者的心率和心律有一定要求。

目前,MSCT 主要用于心脏解剖结构评价和冠状动脉以及中心和外周血管成像,有时也用于冠状动脉钙化积分和心脏功能的定量评价。

（二）CT 图像后处理

CT 获得数百至数千幅横断面图像,原始图像的阅读和分析很重要。多平面重组在二维平面(如心室短轴和长轴)上显示心脏解剖结构;曲面重组沿血管轴线在二维平面上显示血管,对血管腔评价很有用;最大密度投影重组显示最大 CT 密度的像素,可做出类似于传统血管造影的图像;容积再现重组以三维模式直观和整体显示心脏和血管。

（三）对比剂的使用

除冠状动脉钙化积分测量外,心脏 CT 检查须使用(经外周静脉注射)非离子型碘对比剂。对比剂用量和注射速率主要取决于检查部位和目的以及对比剂碘浓度和 CT 扫描时间。糖尿病、肾功能不全以及充血性心力衰竭增加了对比剂肾病的危险性。对比剂轻度变态反应常见,对比剂严重变态反应罕见。对有严重变态反应史的患者应考虑替代性检查方法。

（四）CT 射线剂量

CT 利用 X 线即电离辐射产生信息并获得图像。医生应权衡 X 线的益处和潜在的危害。患者在 CT 检查过程中接受的射线剂量应是获得满意图像质量的最小剂量。心脏(包括冠状动脉)CT 检查通过使用前瞻性心电门控、心电门控射线剂量调节以及解剖学的球管电流调节等技术,其射线剂量已接近导管法冠状动脉造影。

三、心血管 CT 表现

（一）冠状动脉粥样硬化性心脏病(简称冠心病)

1. 冠状动脉钙化的检测

冠状动脉钙化是血管粥样硬化的标志。CT 显示钙化的敏感度高,依据 CT 上测得的冠状动脉钙化积分能提供不依赖于常规心血管危险因素并具有个性化的冠心病危险性评估。随着 MSCT 冠状动脉成像技术逐渐成熟,该项检查的应用逐年减少。

2. 心脏形态结构和功能的评价

MSCT 有时可以显示心肌缺血或急性心肌梗死所致的低灌注区,但一般不能鉴别两者。MSCT 能显示陈旧性心肌梗死所致的心室壁变薄和密度减低,还可显示心室壁向外扩张形成的室壁瘤及其附壁血栓形成。多相位 CT(可以电影模式显示)可显示受累部位心肌收缩增厚率降低或消失、局部运动功能异常以及射血分数降低。由于 MSCT 的时间分辨力偏低,在左心室和右心室肌块、容积和射血分数定量评价方面不如 MRI。

3. 冠状动脉成像

MSCT 能显示冠状动脉及主要分支,对其有临床意义的狭窄(50%)诊断具有较高敏感度和特异度,基本满足冠心病初步诊断的需要。MSCT 对冠状动脉狭窄诊断的阴性预测值很高,有助于避免冠状动脉正常或不需介入治疗(指无临床意义的狭窄)的患者做有创性的导管法造影,基本满足冠心病介入治疗筛选的需要。MSCT 对冠状动脉其他疾病例如动脉瘤、肌桥以及变异或畸形等的诊断具有优良价值。但MSCT 不能动态显示和定量评价冠状动脉血流,不易区分局限性重度狭窄(狭窄程度 90%～99%)与完全闭塞。快心率、心律失常和血管壁钙化影响血管腔评价。MSCT 可以显示冠状动脉主干以及较粗大分支血管近段有一定体积的斑块,根据斑块 CT 密度值可初步判断其类型,但其空间分辨力不满足斑块组织结构的细微观察。

（二）心脏瓣膜病

心脏瓣膜病主要有风湿性心脏瓣膜病和退行性主动脉瓣膜病等。超声是评价心脏瓣膜形态学和功能的首选检查方法。近年来,MSCT 用于该疾病评价有增多趋势。CT 能用于显示心脏各房室包括瓣膜形态学(如瓣叶增厚、钙化及程度)以及左心房血栓形成,它对左心房血栓尤其左心房耳血栓的检出率高于超声,其特异度也较高。另外,在横断面 CT 图像上可大致评价冠状动脉及主要分支是否有病变以便了解是否合并冠心病。

(三)原发性心肌病

MSCT 是诊断肥厚型心肌病的优良方法,能准确显示心肌肥厚的部位和程度,可显示心肌肥厚所致的心室腔变形和心室流出道狭窄,能对心肌重量(肌块)增加、心肌收缩期增厚率下降以及射血分数等心功能指标进行定量评价,还能以电影方式动态观察心室壁运动情况。MSCT 能用于评价扩张性心肌病患者的心脏各房室大小、形态尤其心室扩张程度,也可用于监测心室容积和射血分数等变化。在限制性心肌病诊断以及与缩窄性心包炎鉴别方面,MSCT 通过显示心包改变有很大帮助,后者的心包增厚、钙化。

(四)先心病

超声和 MRI 是先心病常用的影像学检查手段。CT 也是评价成人和小儿先心病的一种检查方法。心脏 CT 检查简便、快捷,在多数小儿先心病患者不需使用镇静药或使用少量镇静药即可完成检查。

对先心病诊断而言,MSCT 能准确评价心脏各房室和大血管大小、形态、结构(如房间隔、室间隔以及心脏瓣膜等异常)、位置改变以及相互关系,能为临床提供丰富的诊断信息,主要用于心脏复杂畸形诊断和鉴别。

(1)分析心室肌小梁形态结构以确定左或右心室。

(2)心房-心室-大血管连接关系异常(如大动脉错位为主动脉、肺动脉与左、右心室异位连接)以及位置和排列关系。

(3)肺静脉或体静脉与左心房或右心房连接关系异常(如肺静脉异位引流入右心房)。

(4)肺动脉发育不良、肺血管畸形以及体肺侧支血管的来源和供血情况。

(5)主动脉发育异常(主动脉缩窄或闭锁以及侧支循环情况)及其分支血管畸形。

(6)冠状动脉变异和畸形。

(7)肝、脾和胃腔位置以及肺和支气管形态,有助于内脏和心房位置判断。

对于小儿先心病患者,若 CT 获得的诊断信息满足临床应用,就不必冒全身麻醉或使用镇静药的危险做心脏 MRI 检查。对于年轻患者须考虑电离辐射和碘对比剂的影响。

(五)心脏肿瘤与心包疾病

MSCT 能准确评价心脏肿瘤的发生部位、大小、形态、密度以及与心脏各结构包括心包的关系。对于部分心脏肿瘤(如心房黏液瘤、脂肪瘤),依其发生部位或 CT 密度等征象可做出明确诊断。CT 适于诊断心包积液,还可对心包积液量做出定量评估,依其 CT 密度值可大致判断其性质。CT 是诊断缩窄性心包炎的优良方法,能准确显示直接征象即心包增厚、钙化,还可显示间接征象如心腔变形、心房和上腔静脉扩张以及心室舒张受限等。

(六)心脏以外的血管疾病

MSCT 能准确评价体循环和肺循环各部位血管疾病的形态学改变,如主动脉瘤大小、部位及其与分支血管和周围脏器的关系;主动脉夹层类型和范围、分支血管受累情况、内膜破口大小及部位、心包和(或)胸腔积血等;大动脉炎累及的血管(主动脉及其分支血管如头臂动脉和肾动脉等)以及管腔改变的程度。MSCT 通过显示肺动脉管腔内低密度充盈缺损影诊断肺动脉栓塞,它对段以上肺动脉栓塞(包括肺动脉主干和叶、段动脉分支)的诊断敏感度和特异度很高,有时也可显示部分亚段及以下的肺动脉栓塞。目前,MSCT 是诊断主动脉疾病和肺动脉栓塞的一线影像学检查方法。

(金朝霞)

第八节 心脏 MRI 检查

一、MRI 基本原理

MR 现象的产生仅限于具有不成对自旋质子的原子核(如氢)。人体内的水、脂肪和肌肉中的氢含量丰富,临床 MRI 大多涉及氢。磷被用于心脏 MR 波谱成像。在外磁场(主磁场)中,氢质子像一个小磁体并沿外磁场方向排列,其进动方式类似于重力场中的陀螺。对于 1.5 T 磁场,进动频率为 63 MHz,氢质子仅在该共振频率上被射频波激励,使自身的磁场方向发生转动并与主磁场方向形成角度(反转角);当激励停止后,氢质子沿主磁场方向进动并恢复至原来状态(弛豫),在此过程中,能量转换为无线电信号并由接受线圈接收。弛豫过程包括两部分:T_1 弛豫,氢质子在与周围分子的能量交换中缓慢恢复至与主磁场平行的纵向磁化状态;T_2 弛豫,是横向矢量迅速减小的过程。梯度磁场在合适的时间切换以便定位来自人体的信号。

心脏 MRI 检查采用专门的接收线圈、脉冲序列和门控技术。MR 脉冲序列是计算机控制的射频脉冲与梯度磁场切换的结合。心脏 MRI 常用的脉冲序列主要有自旋回波、梯度回波、稳态自由进动、相位流速和反转恢复脉冲序列。自旋回波序列主要用于心血管形态结构评价,快速流动的血液呈暗(黑)信号;梯度回波和稳态自由进动序列(电影模式)主要用于心脏功能评价,快速流动的血液呈亮(白)信号;反转恢复序列(与 MR 对比剂联合应用)主要用于心肌梗死或心肌活力评价,正常心肌呈无(黑)信号,梗死心肌呈亮(白)信号,血液呈中间(灰)信号。心脏 MRI 通过心电门控/触发和呼吸抑制(屏气或呼吸门控)技术减少了图像伪影。与直接获得横断面图像并将其重组为斜面图像的心脏 CT 相比,心脏 MRI 能直接获得斜面图像。非对比增强 MR 血管成像(时间飞跃或相位对比技术)可用于血管形态学评价;对比增强 MR 血管成像以快速三维成像和经静脉注射短 T_1 效应的顺磁性对比剂(钆螯合物)为基础,数据采集在对比剂的动脉期进行,血液呈很高的信号强度。与前者相比,后者的优点是信噪比更高,影像采集更快,不必考虑血流类型和速度。钆对比剂的药物动力学与碘对比剂类似,但其肾毒性和变态反应的危险性很小,其安全性优于碘对比剂。心肌灌注 MRI 是跟踪经静脉团注的钆对比剂在心肌的首次通过效应。MR 冠状动脉成像需要很高的空间分辨力。流速图能用于测量心血管血流速度。MR 心肌标记技术在所有成像技术中是独有的。

二、心脏 MRI 的安全性

以目前的磁场强度($\leqslant 3$ T),心脏 MRI 检查非常安全,无短期或长期不良反应。少数被检者(占 $3\% \sim 7\%$)面临幽闭恐惧问题。自从置入人体的金属材料改为非铁磁性以后,人工髋关节、金属心脏瓣膜、冠状动脉支架和胸骨金属缝合线对于 MRI 检查是安全的,但导致局部伪影。置入人体的电子类物体(如心脏起搏器、灌注或跟踪装置以及神经刺激装置)仍是 MRI 检查的禁忌证。在心脏负荷 MRI 检查时,若需使用大剂量多巴酚丁胺实时显示和评价心脏整体或局部功能以便跟踪心肌缺血的信号,应配备适宜的设备用于监测被检者心电图、血压和血氧饱和度。

三、心血管 MRI 表现

(一)缺血性心脏病

MRI 具有二维和三维成像能力,其时间、空间和对比分辨力很高,是定量评价心脏解剖结构和功能

（如心室容积、射血分数、肌块）的准确和可重复的无创检查方法。

1.心室形态结构和功能的评价

平扫结合对比增强 MRI 可评估心肌梗死范围，还能显示室壁瘤部位、大小和评价有无附壁血栓形成，电影 MRI 能显示受累心肌收缩增厚率降低或消失、局部运动功能异常如运动减弱、消失或矛盾运动以及左心室功能下降（左心室收缩末容积增加、左心室每搏排血量和射血分数降低）。

2.心肌灌注的评价

采用药物（β_1 受体激动药如多巴酚丁胺，血管扩张药如腺苷）负荷 MRI 追踪钆对比剂在心脏的首次通过效应可以评价心肌灌注情况，对局部心肌血流评估有一定价值，心肌信号强度在一定程度上反映了心肌血流量变化，有助于低灌注（缺血）心肌与正常心肌的鉴别。由于患者心电图 ST 段在磁场环境中会失真，因此要求对患者进行严密监测。

3.心肌活力的评价

心脏 MRI 是评价心肌存活的一项有效技术。反转恢复梯度回波序列通过显示继发于心肌坏死的高强化区而能辨别微血管阻塞所致的灌注异常。对比剂增强 MRI 已用于急性心肌梗死患者的预后评估。对比剂延迟增强反转恢复序列对急、慢性心肌梗死的显示具有很高准确度和敏感度。小剂量多巴酚丁胺与延迟增强技术结合应用在评价血管重建患者的心肌活力方面有一定价值。

4.MR 冠状动脉成像

可用于评价三支冠状动脉近、中段，但对冠状动脉远段以及分支血管的显示在技术上还面临困难（由于血管细小、迂曲以及心脏和呼吸运动伪影影响），其临床应用价值有限。目前的冠状动脉支架对于 MRI 检查是安全的，但伪影干扰影像学评价。

（二）心脏瓣膜病

尽管超声是心脏瓣膜形态学和血流异常评价的首选方法，但 MRI 能用于评价心脏瓣膜反流。电影 MRI 通过动态显示心脏瓣膜反流所致的血液涡流区（流空无信号）可做出诊断，根据涡流区大小可大致评估反流程度，还能评价瓣膜形态学（如瓣叶增厚及程度）和动态显示瓣膜运动情况，有时也可显示瓣膜赘生物。根据右心室和左心室搏出量差异或者主动脉和肺动脉相位－流速数据能计算反流量，以此实现单个瓣膜病变的定量评价。MRI 还能定量评价二尖瓣或主动脉瓣狭窄的跨瓣压差和瓣膜口面积。

（三）原发性心肌病

MRI 在该类疾病评价方面具有很高应用价值。对于肥厚型心肌病，MRI 能准确显示心肌肥厚部位、程度并确定其类型，电影序列可动态显示心肌肥厚所致的心室腔变形和流出道狭窄情况，同时还能定量评价心肌重量（肌块）增加和心肌收缩期增厚率下降及其程度。MRI 能用于致心律失常性右心室发育不良患者的心肌被脂肪或纤维组织替代以及心肌炎的评价。MRI 能评价扩张性心肌病的心室扩张程度以及心室壁变薄等表现，尤其对心室容积监测很有价值。

（四）先心病

先心病是心脏 MRI 的主要适应证之一。尽管超声通常是该类疾病诊断的首选方法，但 MRI 能提供准确和全面的心脏解剖、功能和血流信息，尤其对超声显示窗不理想的患者更有价值。MRI 在先心病诊断方面主要用于心脏复杂畸形的评价。与 CT 相比，MRI 的优势是能提供心脏和血管血流动力学信息（如主动脉缩窄的压力梯度测量，通过显示缺损形成的涡流诊断房间隔或室间隔小缺损），无放射损伤，适用于先心病术后随访。但对小儿先心病患者，应权衡 MRI 的益处和偶尔须高度镇静或全身麻醉下实施检查的危险性。

（五）心脏肿瘤

MRI 能准确评价心脏肿瘤的发生部位、大小、形态以及与心脏各结构的关系，结合肿瘤在多种 MR 序列（如 T_1、T_2 自旋回波以及对比增强序列）上的信号变化有助于某些类型肿瘤的定性诊断以及与附壁血栓的鉴别。梯度回波序列能以电影方式动态显示心脏肿瘤运动情况和定量评价心功能。

（六）心包疾病

MRI 对心包积液的显示非常敏感,尤其能检出心包少量积液,积液在多种 MR 序列上的信号特点有助于确定其性质以及与心包增厚鉴别。MRI 可用于诊断缩窄性心包炎,能显示心包增厚以及心腔变形、心房和上腔静脉扩张以及心室舒张受限等征象。尽管 MRI 不能显示心包钙化,但其优点是定量评价缩窄性心包炎所致心脏功能异常和血流异常。另外,MRI 有助于心包囊肿以及心包肿瘤的显示和诊断及其与心脏、纵隔各结构关系的评价。

（七）心脏以外的血管疾病

MRI 在提供体循环和肺循环各部位血管疾病(如主动脉瘤或夹层以及大动脉炎等)解剖形态学信息方面的价值与 CT 类似。与 CT 相比,MRI 的优势是能定量评价血流,而且 MRI(质子密度,T_1、T_2 自旋回波以及脂肪抑制序列)的软组织对比优良,能用于血管壁病变(如血肿或血栓、炎症和粥样硬化斑块)的评价。另外,MRI 适用于因碘对比剂过敏或肾功能不全而禁忌血管 CT 检查的患者。

（金朝霞）

第九节　超声心动图

超声心动图是继心电图之后最广泛用于心血管病诊断的主要设备,它能以自然显像形式显示心脏并记录心脏结构的运动。目前用于心血管病诊断的超声心动图主要有以下几种类型。

一、M 型超声心动图

M 型超声心动图能以极高的灵敏度检测心脏的搏动,测量精度达毫米级,对测量心脏大小、心壁厚薄,了解瓣膜结构和功能,心腔内肿物和心包积液均有很大帮助。由于它属于一维图像,因此探测不到心脏某些部位是其缺点。根据 M 型超声心动图对各种心脏病诊断的准确程度和应用价值,大致可分为三类。

1.具有确诊价值的疾病

二尖瓣狭窄、瓣膜赘生物(如感染性心内膜炎赘生物)、腱索断裂、心包积液(积液量＞50 mL 即能发现)、心内肿瘤(如左房黏液瘤)、肥厚型心肌病等。

2.具有重要参考价值的疾病

二尖瓣脱垂、Fallot 四联症、房间隔缺损、主动脉窦瘤破裂、右心室双出口、单心室、三尖瓣下移畸形、主动脉瓣狭窄及关闭不全、室间隔缺损、肺动脉瓣狭窄。能鉴别心脏负荷过重的类型,即属于容量(舒张期)负荷过重还是压力(收缩期)负荷过重。对扩张型心肌病也有重要诊断价值。

3.作为一般性诊断参考

有冠心病、肺心病、心肌炎、二尖瓣关闭不全、高血压和心律失常、限制型心肌病等。

4.通过心脏声学造影

由外周静脉或直接在心内(通过心导管)注射声学造影剂,如 3% 过氧化氢(按 0.01 mL/kg)释放的氧气及碳酸氢钠与维生素 C 或醋酸产生二氧化碳以改变血液的均质性,在超声束通过时产生浓密的回声反射,可确定心脏解剖结构,确定心内分流部位,测定臂心循环时间以了解心功能状态,观察和确定有无瓣膜关闭不全,也可作为确定心腔大小、心壁厚度及血流速度的参考。

5.测定心功能和心动周期时相

M 型超声心动图可测定:①心脏泵血功能,包括左心室每搏排血量(SV)、心排血量(CO)和心脏指数(CI)、射血分数(EF)等。②心肌收缩力的测定,包括左室短轴缩短率(△D)、左心室周径向心缩短率(Vcf)和平均左室周径向心缩短率(mVcf)、收缩期左心室后壁或室间隔的增厚率(△T)以及左室后壁和室间隔平均收缩速度(Vpw,Vivs)等。③左心室舒张功能测定,包括二尖瓣前叶 EF 斜率、E/A 峰比值、左心室快速充盈期、缓慢充盈期、心房充盈期及其相应充盈分数的测定等。应用 M 型超声心动图也可对心动周期中收缩时间间期以及舒张期各时期进行测定和评估,有利于对患者心功能状态的判定。

二、二维超声心动图

二维超声心动图能形象地直观地显示心脏、大血管的结构平面及其活动状态,分辨率高的仪器尚能观察冠状动脉主干及其主要分支。对心脏的观察比 M 型超声心动图优越,但对某一线上心壁与瓣膜的活动幅度、速度及各界面间的前后径测定,却没有 M 型超声心动图精确。因此,二维超声心动图不能完全代替 M 型超声心动图的作用。目前新型二维超声心动图仪多附有 M 型装置,两者结合可起到相互补充,扬长避短的作用。

由于二维超声心动图能直观实时地显示心脏各大血管的解剖形态及瓣膜、心壁的运动状态,能一目了然地观察出正常与病态变化。与心电图、心音、颈动脉波、心尖搏动图等相结合,能准确地获得心动周期中某个时相的心脏静止图像,并能检测心脏各种功能,如泵血功能、心搏出量、心肌缩短速率、射血分数、收缩时间间期测定等。与多普勒超声检查相结合,可以检出心腔及大血管内任一点的血流信息(血流速度、血流量及湍流发生的部位及时相,判断出心脏杂音产生的部位、来源及血流动力学的变化)。

根据二维超声心动图对各种心脏病诊断的可靠程度和应用价值,可分为以下几类。

1.具有确诊价值的疾病

二尖瓣和三尖瓣狭窄、主动脉瓣和肺动脉瓣狭窄、心包积液、心内占位性病变(包括肿瘤、血栓、赘生物)、肥厚型心肌病、感染性心内膜炎赘生物(一般情况下不能区别感染属于活动期还是静止期,必须结合临床)、心室壁瘤、假性动脉瘤、主动脉夹层、房间隔或室间隔缺损、法洛氏四联症、右心室双出口、单心室、三尖瓣下移畸形等。

2.可提供重要诊断线索的疾病

扩张型心肌病、心肌梗死、慢性肺源性心脏病、二尖瓣或三尖瓣关闭不全、心腔内血栓、主动脉窦瘤破裂、二尖瓣脱垂、二尖瓣环钙化、退行性瓣膜病变、完全性大动脉转位、永存动脉干等。

3.能提供参考价值的疾病

高血压、缩窄性心包炎、限制型心肌病、心脏淀粉样变、心肌炎、心绞痛、人造瓣膜功能状态的观察等。

通过心脏声学造影可提高二维超声心动图诊断心血管疾病的准确性,尤其对伴有右向左或双向分流的先天性心脏病的诊断价值更大。此外配合运动试验或药物负荷试验,如静注双嘧达莫,可提高冠心病的检出率。

三、多普勒超声心动图

多普勒超声心动图常与 M 型或二维超声心动图相结合,以心脏或大血管内血流中的红细胞为声靶,采用高灵敏度电路收集血流后向散射信号,根据多普勒效应原理,对其声波频移信号进行快速傅立叶转换后,将血流的方向、速度及性状用频谱或彩色编码方式显示,故多普勒超声心动图可分为频谱型(包括脉冲多普勒和连续多普勒)和彩色多普勒超声心动图(常用)。

彩色多普勒血流显像是将声波频移的大小和方向的信息,通过色强显示、色彩显示和色差显示,能一目了然地用彩色显示血流方向及流量,能快速确定地测定有无异常血流以及其出现时间、所在部位、波及范围等。

临床上常先用 M 型或二维超声心动图确定心脏和大血管的解剖结构,后用彩色多普勒超声心动图做宏观扫描,以迅速发现异常血流的位置、方向、角度与范围,然后用频谱多普勒对异常血流部位作取样容积选择,以更精确地检测与计算血流的速度、方向及有关参数。目前多普勒超声心动图主要用于判断心内有无分流和反流的存在,鉴别杂音来源,确定心杂音部位。可用于诊断瓣膜狭窄和反流,对二尖瓣和三尖瓣、主动脉瓣和肺动脉瓣的狭窄和关闭不全能做出诊断,其敏感性和特异性均>90%。检测分流性疾病,如房、室间隔缺损,动脉导管未闭等,通过对血流和瓣口面积的观察,可检测瓣膜前后的压力阶差,对分流量和心输出量也可做定量测定。

晚近应用彩色多普勒能量图,通过采集红细胞运动的动能,能完整清晰地显示血管床和网络,有利于末梢血流、低速血流的显示。多普勒组织成像技术也已应运而生,通过从运动的心肌中采集多普勒频移信息,删除血流信息,用彩色多普勒编码心肌的运动,可快速检测与评估心肌的灌注与活性情况。应用声学定量及彩色编码室壁运动分析技术,可对整体心功能、室壁运动状况做出动态、实时的评估。这些新方法的问世,对心血管病的诊治必将发挥越来越大的作用。

四、经食管超声心动图(transesophageal echocardiogram,TEE)

经食管超声心动图是将特制的超声探头置于食管内,由后向前近距离检查心脏深部结构,能清晰地获得相应的超声图像,有利于提高心脏病诊断的敏感性和特异性,且可克服经胸壁做超声心动图检查时,当遇到肺气肿、气胸、肥胖、胸廓畸形等情况,常难以获得满意超声图像的缺点。目前经食管超声心动检查可获得 M 型,二维和多普勒超声心动图图像,与常规超声检查相结合,能更全面地观察心脏大血管的结构形态学、功能状态和血流动力学的变化,有利于心血管疾病的诊断,特别对观察和发现左房及左心耳内的深部血栓及赘生物,主动脉夹层、人造瓣膜的功能异常、有无撕裂、钙化及瓣周漏以及冠状动脉病变(狭窄、局限性扩张、动静脉瘘等)与上腔静脉阻塞和畸形等有重要诊断价值。经食管超声心动图可于心脏直视手术中或导管介入性治疗中(如经皮二尖瓣球囊成形术治疗二尖瓣狭窄),在不干扰手术的情况下,实时监测术中及围手术期的心功能变化,协助手术方案的确定和修订,对有关心脏手术如对心瓣膜病变、先天性心脏病心内畸形矫治的情况及疗效,进行即刻评价。对于有肝硬化食管静脉曲张、各种原因所致的食管狭窄、严重心功能不全或心律失常者,不宜做经食管超声心动图检查。

近年来经食管超声心动图采用多平面纵轴和横轴切面扫查,经计算机贮存、分析和处理后,可获得较理想的三维(立体)超声心动图像。这些方法进一步完善后,相信将为心血管疾病的诊断、心功能评价、疗效考核开辟新途径。

五、血管内超声显像技术

血管内超声显像技术又称为管腔内超声或导管探头超声显像,主要用于血管病变的检查,在介入性治疗前检查,可做定性及定量诊断;介入性治疗后复查,可以评价治疗效果,并可及时发现与治疗相关的并发症,有助于预后判断。

血管内超声可提供高质量的血管壁切面图像,有助于观察血管壁粥样斑块的形态、性质、范围、厚度、成分和血管阻塞程度等,有利于鉴别富含脂质的"软斑块"和富含胶原纤维、钙化的"硬斑块"。目前应用最广的是用来观察冠状动脉和外周血管的病变。血管内超声技术与介入性治疗技术结合为一体的导管应用,使其能够观察各种介入性治疗的过程(如经皮冠状动脉腔内成形术,即 PTCA),提示血管内膜分离情况,帮助临床医生选择最佳介入性治疗方案、评价疗效、估计预后和决定是否需要进一步的介入治疗,且能及时发现介入治疗的并发症如内膜下夹层形成,以便及时采取补救措施。

六、三维和四维超声心动图

将二维超声心动图探头置于胸前或食管内,通过连续截取不同角度平面的二维超声心动图,将此图像数字化,经计算机分析、储存,然后重建心脏立体结构图像,即为三维超声心动图。由于心脏是不断跳动的脏器,在三维超声心动图基础上,根据不同时相和位置模拟正常的心脏跳动,提供动态三维超声心动图,即为四维超声心动图。

三维和四维超声心动图的出现,在超声史上具有划时代的意义。三维和四维超声心动图不仅能重建心室、心房,且对二尖瓣、三尖瓣、冠状动脉、先天性心脏病、心内占位病变(肿瘤、血栓、赘生物等)皆可进行重建;不仅可观察心脏大血管的形态、位置、厚度、内径,而且有助于了解各结构的空间关系与活动情况,能更准确地测量心室容积和心功能的有关参数,更直观逼真地显示左心室壁的整体、局部活动情况,有利于对心室功能做更准确的定量分析。该项技术的进一步完善,必将在心血管病的诊断、判断病情、疗效考核和预后评估方面发挥积极作用。

目前结合超声进行心血管病介入治疗已应运而生,而应用超声能量直接参与心脏和血管内介入治疗的技术也已供临床试用。

（金朝霞）

第六章　心脏病的介入诊疗技术

第一节　冠状动脉造影

一、冠状动脉造影适应证和禁忌证

(一)适应证

CAG首要适应证是用以建立冠心病诊断,协助选择治疗方案和判断预后。还可用于原因不明其他心脏病症状体征的鉴别诊断和非冠脉疾病重大手术前的冠脉状态评价。

1.诊断性冠脉造影

(1)患者出现胸痛不适或憋闷,与劳累等因素无关,含化硝酸酯类或休息不缓解。

(2)上腹部不适症状,但无食管、胃及胆管疾患的客观依据或经治疗不能缓解,需与心绞痛鉴别者。

(3)有心绞痛症状,但运动试验或同位素心肌断层显像无缺血的客观证据者。

(4)动态ECG或运动试验有心肌缺血的客观指征,但无临床症状者。

(5)过度换气综合征患者有心肌缺血证据者。

(6)T波异常或非特异性ST-T改变需排除冠心病者。

(7)为安全或职业的需要,需除外冠心病者,如飞行员或高空作业人员有胸痛不适者。

另外,CAG还可应用于原因不明的心脏扩大、心功能不全和心律失常患者,以明确病因诊断,除外冠心病的可能性。此类患者需同时进行左心室造影和左心室舒张末压测定,还应同时做RHC检查,测定右心各压力指标,必要时还应行肺动脉造影或右心室造影,疑心肌病者进行心内膜心肌活检。

2.指导治疗的冠脉造影

对有典型心绞痛症状,各种无创性检查证实有心肌缺血的冠心病患者,CAG提供确切冠脉病变范围及左心室功能情况,为进一步制定治疗方案提供客观依据。

(1)择期冠脉造影:对稳定性心绞痛、不稳定性心绞痛经药物治疗后趋于稳定,AMI后心绞痛和变异性心绞痛等患者在病情稳定、左心室功能状态平稳时择期CAG,可增加手术安全性。

(2)急诊冠脉造影:需具备娴熟的CAG技术方可进行。

1)不稳定性心绞痛:对不稳定性心绞痛的CAG时机曾有争论。目前认为该类患者应在病情许可的情况下尽早行CAG以明确病变性质,对选择正确的治疗方案十分重要。通常先用药物系统治疗使其稳定后尽早择期进行CAG。若经系统药物治疗后症状未见缓解或治疗过程中症状加重则应行急诊CAG,明确病变情况后决定采用介入性治疗或冠脉旁路移植术。

2)AMI:①目前AMI急性期作CAG的比例已越来越大,在条件具备的导管室,可直接PTCA,不必经过静脉溶栓。有溶栓治疗禁忌证者,可行急诊CAG后行直接PTCA。多项研究结果表明,直接PTCA术后6周的病死率、非致死性再梗死率较溶栓治疗明显降低。②AMI合并心源性休克者,为安全起见,急诊CAG后的直接PTCA应在IABP的支持下进行。③静脉溶栓失败,胸痛症状持续不缓解时。④静脉溶栓成功后再闭塞,或 AMI 后早期(2 周)症状复发者。⑤AMI 合并室间隔穿孔或乳头肌断裂造成急性血流动力学紊乱需急诊手术者,术前行急诊 CAG 确定病变部位和范围,左心室功能及异常血流分布等情况,以确定旁路移植的血管部位和心室壁或乳头肌修补的可能性。

3. 非冠脉疾病重大手术前冠脉造影

(1)心瓣膜病患者行瓣膜置换术前:中年以上者应常规行 CAG 以了解冠脉有无病变并对左心室大小和功能进行评定。年轻患者若有胸痛症状也应于术前做 CAG。

(2)钙化性心瓣膜病患者:因该病多见于老年人,瓣膜置换术前应了解冠脉情况,若同时有冠脉严重病变者应同时做冠脉旁路移植术。

(3)先天性心脏病矫正术前:尤其 Fallot 四联征、大血管转位等可合并先天冠脉畸形者。

(4)特发性肥厚型主动脉瓣下狭窄术前。

(5)其他:非心血管疾病、肿瘤或胸腹部大手术前,需排除冠心病。

4. 与心脏移植相关的冠脉造影

(1)了解供体心脏有无潜在病变者。

(2)心脏移植术后的定期 CAG 检查。

(二)禁忌证

包括不明原因发热、未控制的感染、贫血(Hb<80 g/L)、严重电解质失常、活动性出血、未控制的高血压、洋地黄中毒、造影剂过敏和脑卒中。

二、冠状动脉造影术

(一)患者准备

选择理想的 CAG 检查时机在冠心患者诊断安排中十分重要。造影应在心力衰竭、肾衰竭或精神异常等病情趋于稳定或改善时进行,否则将增加并发症的危险性。在许多特殊情况下,必须进行紧急冠脉检查。此时申请医生与术者在造影前须进行仔细研究以获得所有必要的资料。无论在任何情况下,术者必须复习患者病史、进行体检、阅读实验检查资料,然后向患者及家属讲明造影操作程序,解释检查的必要性和潜在并发症,最后取得患者及家属的签字同意。

术前须完善有关检查,包括基础 ECG、血清电解质和肌酐浓度、WBC 和有关凝血参数。这些资料最好是在术前 24h 内获取。术前所有的心脏用药不能停服,包括阿司匹林;术前 2d 停用华法林,对停用华法林有全身血栓栓塞危险性者,如 Af、二尖瓣狭窄或既往有血栓栓塞史的患者,有必要在术前 1d 入院并充分肝素化。

CAG 常与其他创伤性检查同时进行,如 RHC 检查或左心室造影,其检查顺序取决于优先需要。如冠心病的诊断或治疗是首要适应证者,CAG 检查应先于左心室造影。反之,对心瓣膜病或先心病患者,血流动力学检测、SaO_2 的测定和左心室或主动脉造影应先于 CAG。

术前适当的用药对保证 CAG 安全、舒适进行十分重要,其目的是镇静,即患者的意识得到低限度的抑制,但对语言指令能做出适当反应,并能维持气道通畅。常用的镇静方案是安定 2.5～10 mg 和苯海拉明 25～50 mg 术前 1h 口服。高龄或体弱者上述药物需减量或只用一种或不用。亦可经静脉给予咪达唑仑 1～2 mg,但该药有致呼吸衰竭和停止的危险。也可将芬太尼 25 mg 与非那根 12.5 mg 合用,经静脉给药,必要时可重复给药。

(二)冠脉造影设备

1. 冠脉造影导管

(1)Judkins 导管:是 CAG 中应用最广泛的导管。Judkins 导管被特别成形以助进入冠脉开口。导管由聚乙烯或聚氨酯塑料制成,管壁中层带有细钢丝编带,为导管提供良好的推进力和方向控制力,并防止扭结。根据外径粗细导管又分为 4F、5F、6F、7F 和 8F(1F＝0.33 mm),6F 最为常用。导管分为左、右CAG 导管,导管前部均有 3 个弯曲,第一弯曲为适应主动脉的冠状动脉窦至冠脉开口的弯度;第二弯曲用于导管在升主动脉对侧壁形成一个支撑点;第三弯曲适应于从主动脉弓至升主动脉的弯度。左冠脉导管根据第一弯曲至第二弯曲之间的长度(cm)分为 L3.5、L4.0、L4.5、L5.0 等,右冠脉导管分为 R3.5、R4.0 及 R5.0 等。导管在该弯曲间长度的选择基于患者体形和主动根部的形状与大小而定。成人常用 L4.0 及 R4.0,对升主动脉扩张者(如先天性主动脉瓣狭窄伴狭窄后扩张)可能需要 L5.0 或 L6.0 及 R5.0 或 R6.0 的导管;升主动脉瘤患者可能要用修改形状的 Judkins 导管如 L7.0 至 L10 的导管。导管形状的重塑可用消毒的金属丝为定型导引模经热蒸来完成。

(2)Amplatz 导管:Amplatz 导管可用于股动脉途径或肱动脉途径作 CAG。尽管 Amplatz 导管应用不如 Judkins 导管普遍,但当 Judkins 导管形状不适宜进入冠脉口时,Amplatz 导管则可能是极好的选择。

(3)多功能导管:用一根多功能导管即可完成左冠脉、右冠脉及左心室造影,无须更换导管。多功能导管经股动脉插入,其形状类似于 Sones 导管,但其尖端较 Sones 导管短,其操作方法也与 Sones 导管相似,只是 Sones 导管是经臂动脉插入。

2.三联三通注射系统

该系统借一有二端孔及三个侧臂的多通连接板将测压管、生理盐水冲洗管、造影剂管及指尖控制注射器和导管本身连接成一密闭系统,既便于操作又有利于维持其无菌状态。术前应仔细检查该系统的每一部分的连接是否紧密,并排除全部气泡,以防空气栓塞。

3.动脉扩张套管系统

该系统内带一动脉扩张器,外有尾端带有活瓣的外套管。动脉扩张器便于整个系统插入动脉,并在其插入过程中保护外套管。套管插入动脉后取出动脉扩张器。外套管的活瓣可允许导管插入同时阻止血液流出。套管的尾端侧面连接一根带三通开关的侧管,供冲洗套管、给药和监测动脉压力。动脉套管为导管的进出提供了通路,常用 6F、7F 及 8F 套管,与所用造影导管型号相当。

4.短导引钢丝

短导引钢丝是外径 0.035"、长 45 cm 带有 J 型软头的导丝,可经动脉穿刺针尾部插入动脉腔内,引导动脉扩张套管系统进入动脉腔。

5.长导引钢丝

标准 CAG 导丝外径 0.035,带 3 cm 柔软 J 型尖端,外涂特氟隆的导丝。柔软 J 型尖端可减少导丝前送过程中造成动脉管壁损伤可能性。通过较小臂动脉时,偶尔需用外径 0.15 mmJ 型尖端导丝,有髂动脉或锁骨下动脉粥样硬化时,要成功通过其病变血管段需用其他构型的导丝,如 15 mm 的 J 形尖端加长的柔软远段或外涂亲水材料导丝。

6.心血管造影影像系统

(1)心血管造影机:其组成包括:①高容量和性能良好的 X 线机、大功率 X 线球管固定在 C 形臂或 U 形臂的一端,位于导管床的下方。②影像增强器。③电影摄影及录像系统。④高分辨的透示荧光屏。⑤导管床和支持系统。

(2)高压注射器:在心脏房室腔和大血管造影时用来推注造影剂,使高浓度的造影剂能在数秒内急速注入房室腔或大血管内。目前常用电动高压注射器。

(三)造影投照体位

1.投照体位

由于心脏斜位于胸腔内,故 CAG 常取右前斜位和左前斜位来观察冠脉循环。大的冠状动脉走行于心脏的房室沟和室间沟内,房室沟与室间沟分别与心脏的短轴和长轴一致,因此显示这些血管的最佳投照位是斜位(图 6-1)。但是单纯的右前斜和左前斜有致冠脉血管重叠和缩短的缺陷,所以在取右前斜位造影和左前斜位的同时,几乎总是加以头位或尾位成角。

对多数患者,一般可推荐几个常规体位(图 6-2),但有时需加以变换以适应可能的变异(图 6-3)。在 CAG 中,经常先取前后位加浅的尾侧成角以了解左主干有否病变。其他重要的投照体位包括左前斜加头位以评价左前降支,取该体位时左前斜成角要充分以避免左前降支与脊柱重叠;接着取左前斜加尾位以了解左旋支的近段;取右前斜加尾位以显示旋支和钝缘支的整体轮廓,取浅的右前斜或前后位加头位以显示左前降支的中段。上述顺序被推荐为左 CAG 的最基本体位,也并非绝对。相反,投照体位的选择需依据心脏的转位情况及可能成为血运再建术靶血管的病变而定。

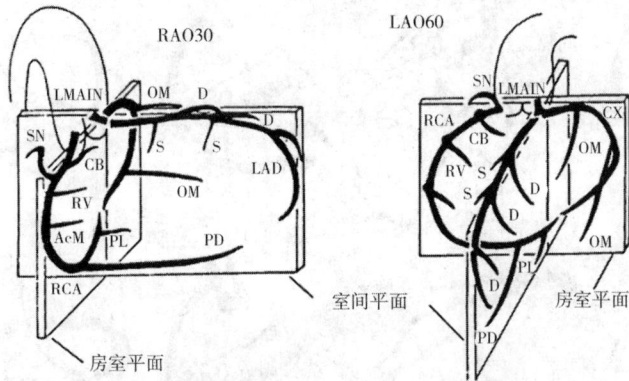

图 6-1 冠脉解剖与室间隔平面及房室瓣平面之间的关系

LAO 60°—左前斜位 60°;RAO 30°—右前斜位 30°;LM—左主干;LAD—左前降支;D—对角支;S—间隔支;CX(LCX)—回旋支;LM—钝缘支;RCA—右冠状动脉;CB—圆锥支;SN—窦房结支;AM—锐缘支;PD—后降支;PL—左室后支

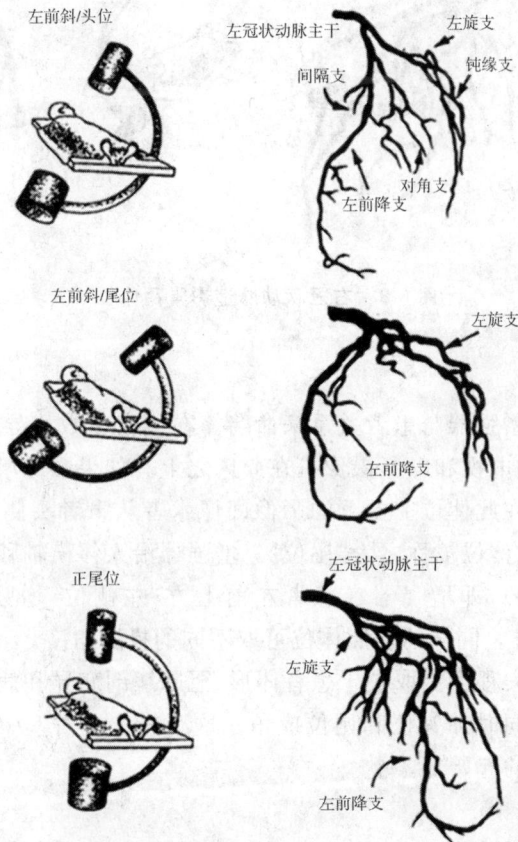

图 6-2 左冠状动脉造影常用体位

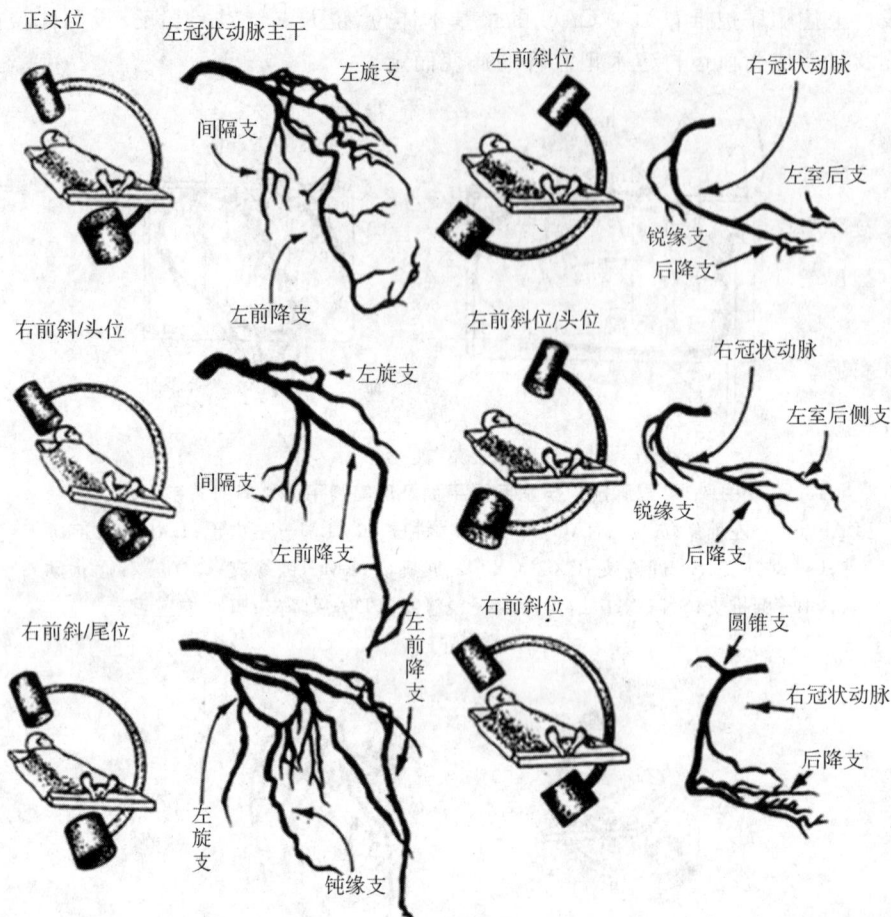

图 6-3　右冠状动脉造影常用体位

2.投照体位的命名

血管造影投照体位以影像增强器与患者关系来命名。在绝大多数心导管室,X线球管在检查操作床之下,影像增强器及与之相连的电视和电影摄像机在此床之上。如果影像增强器沿长轴旋向患者头侧,其形成投照位被称之为"头位"。在此体位上摄下的影像即像术者从患者头侧向下俯看患者心脏。反之,如影像增强器被旋向患者足侧,此体位被称之为"尾位"。增强器沿人体横轴移动可形成前后位,即增强器位于患者正上方;左前斜位(LAO),即增强器在患者左前上方;左侧位,增强器在患者左侧方;右前斜位(RAO),增强器在患者右前上方。同样的投照体位可取不同的投影角度。

最佳投照体位的选择在很大程度上取决于患者体形、冠脉解剖变异和病变部位。因此,左CAG,推荐常规使用左前斜位和右前斜位同时加头位和尾位成角。这些体位左右CAG中有时也有帮助,尤其是用左前斜位加头位以显示后降支的起始部。

(四)冠脉插管技术

左、右冠状动脉的选择性插管可经股动脉途径,也可经肱动脉或桡动脉途径,但目前应用最多的是经股动脉插管。

为了顺利进行左、右冠状动脉选择性插管,插管时宜取左前斜位监测操作过程。因为从解剖学的角度,左主干起源于主动脉的左后侧面,而右冠脉起源于主动脉的前部,稍低于左主干的开口。所以,在此投照体位上,左冠状动脉主干起源于左Valsalva窦,右冠状动脉从主动脉的右侧发出。

1.经股动脉途径冠脉插管

见图6-4。

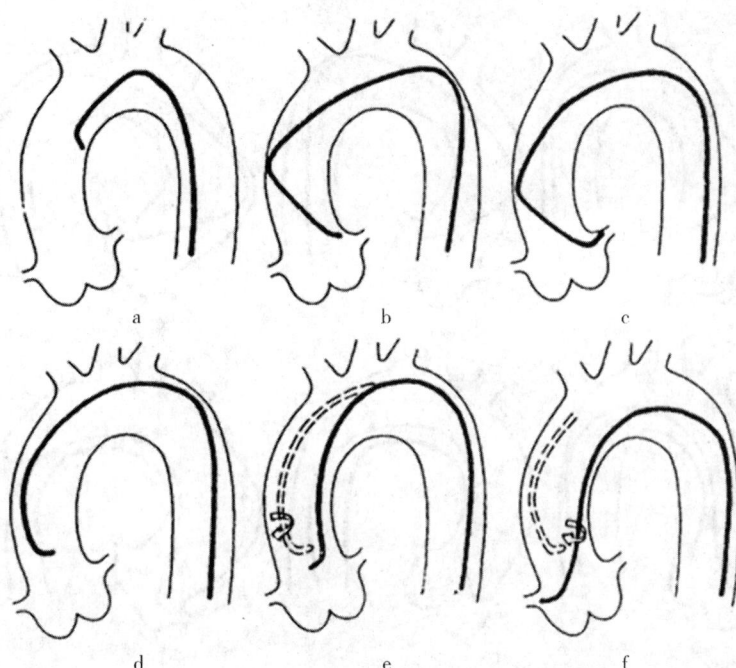

图 6-4 经股动脉途径冠脉插管

Judkins 冠状动脉造影导管操作方法示意图。a. b. c. 为左冠状
动脉造影导管操作法；d. e. f. 为右冠状动脉造影导管操作法

（1）左冠脉插管：先行股动脉穿刺，置入并冲洗股动脉套管，给肝素 2000~5000U 抗凝。将导丝插入 Judkins CAG 导管，使导丝柔软的 J 型尖端露出导管的端孔，然后回撤导丝使其尖端回到导管内并靠近端孔。将导管导丝一起插入股动脉套管内，在透视指导下将导丝从动脉套管送入主动脉，再将导管导丝一起前送至升主动脉。在导丝尖端到达主动脉瓣后，固定导丝，继续前送导管到距主动脉瓣约 10cm 处，取出导丝，抽吸导管，弃去抽吸液，将导管连接到多通连接板上，排出整个管道系统中的气泡，以生理盐水冲去其血迹，并注射少量照影剂观察导管尖的位置。

缓慢将导管沿升主动脉内侧壁向前推送，由于 Judkins CAG 导管的特定形状，如导管大小选择恰当，无须特殊操作，当其抵达主动脉根后会自动寻找左冠脉开口，此时荧光屏上表现为管尖突然向左后的轻轻跳动，表明导管已进入左冠开口。将导管再送数毫米，以缓解导管张力，注射少量造影剂，校正管尖方向。导管尖应是游离状态，指向血流方向而不是动脉壁，此时不应有压力衰减。

在升主动脉过大时，前送左 Judkins 导管将使其第二弯曲形成一锐角，这种导管形状的改变将影响左冠脉插管，故此时应避免进一步前送导管。在升主动脉轻度扩张时，可将导丝再插入导管内以伸直第二弯曲，从而使导管可前送到左 Valsalva 窦。但如主动脉明显扩张，则应换一大号导管（如 JL5.0 或 6.0 导管）。

如左 Judkins 导管的尖端已前送超过了但未进入左冠口，可小心地回撤导管使其进入左冠口。当第一次插管失败后，小心前送和后撤加轻轻顺钟向或逆钟向旋转使左冠脉选择性插管成功。然而，在进一步送导管前，必须保证导管尖端未进入左冠状动脉口。

使用 Judkins 导管作 CAG，插管成功与否很大程度上取决于导管大小选择是否正确（图 6-5）。如几次试插不成功，则不应再浪费时间，应更换一根大小合适导管。

如 Judkins 导管左冠脉插管失败，Amplatz 导管常常是很好的替换选择。用左 Amplatz 导管行左冠插管时，先应选择第二弯曲长度恰当的导管，并将其置于主动脉的右冠瓣尖，使导管尖指向左冠瓣，交替地前送和后撤，并轻轻地顺钟向或逆钟向旋转导管使其管尖进入左冠状动脉口。一旦管尖进入冠脉口，轻轻回撤可获得更加稳定的导管定位。

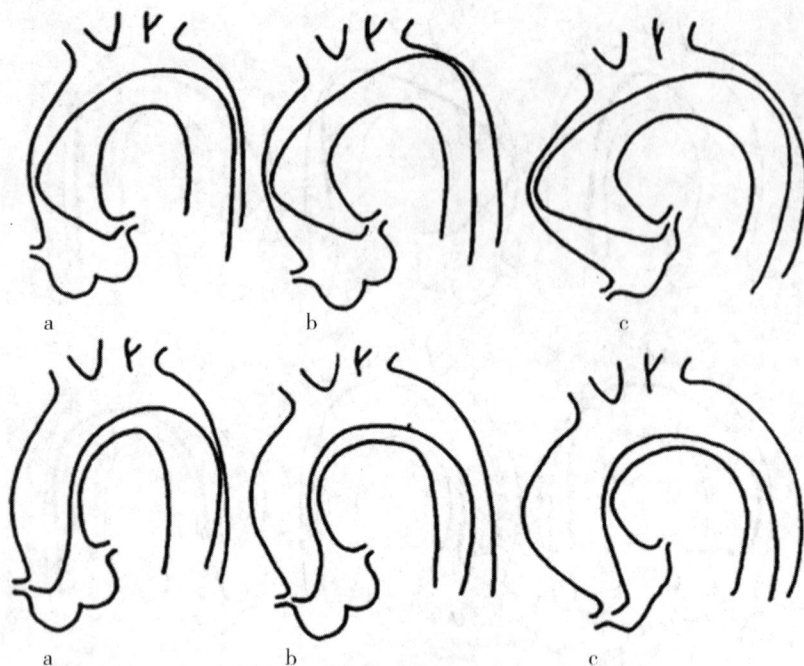

图 6-5　根据主动脉宽度选择心导管型号

a. 为狭小升主动脉,选用 35cm;b. 为正常升主动脉,选用 4.0cm;c. 为扩张升主动脉,选用 5.0cm

(2)右冠脉插管:用前述方法将 Judkins 右 CAG 导管送至主动脉瓣上方 2～4 cm 的水平,缓慢地顺时针方向旋转导管尾部(但不要过度旋转),当达约 60°时,管尖将转向前,向右进入右 Valsalva 窦 2～3 cm,继续缓慢顺时针方向旋转导管,观察管尖是否进入右冠口(管尖常呈"跳跃式"地窜进右冠口)。经适当旋转后仍不能进入,可在进一步旋转下前送导管,这样有助于正确插管。如开始旋转时管尖位置太高,管尖将滑向升主动脉;位置太低,则将滑向右 Valsalva 窦或穿越主动脉瓣进入左心室。Judkins 导管插管失败,可换用 Amplatz 右 CAG 导管。

左心血管内操作导管导丝需在荧光屏监视下进行。如冠状动脉选择性插管成功,应根据需要取多个投照位行 CAG。每次左冠状动脉内一般在 2～3 s 内手推造影剂 6～8 mL,右冠状动脉 4～6 mL,每次造影前都应检查管尖压力,注射造影剂造影时,嘱患者深吸气以避开膈肌,改善影像质量。两次注射间隔时间应足够长,等待 ECG、心率及血压趋于稳定。可令患者咳嗽两声,再做一次深呼吸,然后恢复正常呼吸,这样可缩短冠脉内造影剂注射所致的心动过缓和低血压的时间。

2. 经肱动脉途径插管

肱动脉插管可用肱动脉切开术或穿刺实现。最常用的右肱动脉插管途径可选用 Sones、多功能或 Amplatz 造影导管,如从左肱动脉插管,可选用 Judkins 导管。

3. 经桡动脉途径插管

对成人,CAG 也可用 5F 或 6F 的导管经桡动脉进行。术前应作阿冷(Allen)试验以证实尺动脉确实通畅方可选用桡动脉途径。

(五)冠状动脉旁路移植血管造影

冠脉旁路移植术后 CAG 常用于估价冠心病外科治疗后心绞痛复发的原因。尽管旁路移植外科可使99%的病变血管段获得血运重建,但术后 6 个月只有 87%的大隐静脉移植血管保持通畅,术后 3 年的通畅率只有 75%。乳内动脉移植血管的远期通畅率较高,术后 7～10 年仍可达 85%～95%。近些年,胃网膜动脉用作冠脉移植血管有增长的趋势,但其移植血管发生动脉粥样硬化的比例比用内乳动脉者明显增高。

导致冠脉旁路移植失败的机制较多。术后立即出现症状者可能由于血运重建不全,乳内动脉痉挛或大隐静脉移植血管的早期血栓性闭塞。术后 1 年内出现症状可能是大隐静脉移植血管内膜的纤维性增生,术后 1 年以上出现症状者可能源于移植血管的粥样硬化性改变或冠脉本身病变的进展。

1.冠脉移植血管的插管技术

冠脉移植血管较冠脉本身的选择性插管更为困难,原因主要是移植血管口的位置变化更多,即使外科手术中加用了标志物也是这样。然而,有经验的造影者仍能很容易地找到移植血管的开口。因每一移植血管的开口位置是有规律可循的。因此,对造影医师来说,最关键是造影前仔细阅读冠脉移植手术记录,弄清移植血管的数目、走向和移植血管的类型。

通常,从主动脉到右冠脉远段或后降支的大隐静脉移植血管开口于主动脉的右前侧面,室管嵴起始部约 2 cm 以上;而到左前降支的大隐静脉移植血管则开口于主动脉的前部,窦管嵴上约 5～6 cm(图 6-6)。在多数病例,用单根导管即可完成所有大隐静脉移植血管的插管。大隐静脉移植血管用右 Amplatz2.0 导管插管成功率非常高,其他的导管如右或左血管移植导管也很有用。

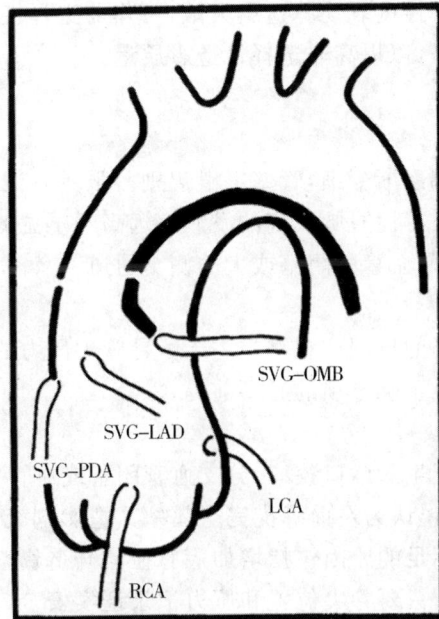

图 6-6 大隐静脉移植血管插管

SVG-OMB:隐静脉旁路移植血管—钝缘支;SVG-LAD:隐静脉旁路移植血管—左前降支;SVG-PDA:隐静脉旁路移植血管—后降支;LCA:左冠状动脉;RCA:右冠状动脉

成功的移植血管造影需要造影术者的良好手眼协调。经股动脉造影时,在左前斜位上观察,顺钟向旋转 Amplatz 导管可见其自左向前转动,导管箭杆运动与管尖反应的关系可预测造影能否成功。如管尖在主动脉内向前运动,管尖有可能进入移植血管口;反之,如为后向运动,则插管不可能成功。在升主动脉的窦管嵴上约 2～6 cm 附近来回进退并不同程度地旋转导管常可找到移植血管的开口。

随着导管进入移植血管,导管尖端突然向外窜动,这时试验性注射小量造影剂可证实导管在移植血管内。即使移植血管已闭塞,但几乎总有一界线清晰残端。须按外科手术记录及外科标志物找到所有需检查的大隐静脉移植血管开口,有的移植血管既未发现通畅的移植血管又未发现残端时,最好作一升主动脉造影以期显示所有大隐静脉移植血管。

冠脉移植血管造影的目的是评价移植血管开口,整个移植血管及其与冠脉本体血管之间的吻合口的状态。评价移植血管开口须选一能显示管尖与移植血管起始部呈平行关系的体位;评价其中段时须注射足量的造影剂,因显影不充分可造成充盈缺损的伪像;充分显示吻合口使其既不与移植血管也不与冠脉本体血管重叠是十分重要的;评价移植血管以远的冠脉本体血管需取修改的显示该血管的常规体位以避免与移植血管重叠。

2. 内乳动脉插管

（1）左内乳动脉插管：左内乳动脉从左锁骨下动脉下方发出，距左锁骨下动脉的开口约 10 cm，借助一种特殊设计的 J 型尖端导管（被称之为内乳动脉导管），左内乳动脉插管并不困难。在左前斜位，将该导管送至左锁骨下动脉开口以远的主动脉弓内，逆钟向旋转导管，使其尖端指向头部并轻轻回撤，导管很容易进入左锁骨下动脉（通常正位于锁骨头下），可注射小量造影剂或放入导丝已证实导丝在左锁骨下动脉中的位置。在荧光屏下前送导管至锁骨外 1/3 段的下方，然后取右前斜位，当导管缓慢回撤时轻轻逆钟向（向前向下）旋转导管，使尖向下，即可选择性地进入左内乳动脉。

（2）右内乳动脉插管：同样选用内乳动脉导管，取左前斜位将导丝小心送入无名动脉（不要误入颈总动脉），一旦导丝达右锁骨下动脉远段，即沿导丝前送导管至预想中的内乳动脉开口以远的锁骨下动脉，然后回撤导管使管尖选择性进入右内乳动脉。

作内乳动脉移植血管造影时，应小心操作，避免不带导丝用力前送导管以减少内乳动脉开口撕裂危险。如锁骨下动脉过度弯曲致选择性内乳动脉造影失败，可作非选择性造影。同时置血压计袖带于同侧上肢并充气加压至高于收缩压水平，以提高非选择性造影质量。

（六）冠脉造影注意事项

1. 解释造影结果的一般原则

正常的冠状动脉从近端向远端逐渐变细，管壁平滑规则。虽然有试图以解剖变异的诊断去解释某些特殊的影像发现，但须强调的是，获得性冠脉疾病的发病率远高于罕见的先天性解剖变异。在把某一异常的血管定为解剖变异前，须排除正常血管的闭塞或大的侧支通道。

2. 左主干狭窄

应取能避开脊柱影的几个不同的投照位观察左主干。导管尖压力的衰减和造影剂反流的缺乏提示存在左主干病变。识别左主干狭窄是正确干预的必要前提。

3. 显影不充分

所注射的造影剂量不足可能产生冠脉口狭窄、分支血管闭塞或血管内血栓等错误印象。同样，左主干过短、造影剂超选注入左旋支可能误认为左前降支完全闭塞。造影剂充盈不足还可低估或高估冠脉的狭窄程度。导致冠脉内造影剂充盈不足的原因包括增加冠脉血流与造影剂间竞争（如左心室肥厚伴主动脉反流或贫血），以及导管超选注射。只要管尖位置和压力记录证实安全，造影剂充盈不足可用增加造影剂注射力度方法予以克服，有时换用一软尖、短头、大腔的 PTCA 导引导管可获更充分的靶血管显影。

4. 偏心性狭窄

冠脉粥样硬化引起的偏心性狭窄多于向心性狭窄。在偏心性狭窄时，如果投照偏心腔的长轴，该血管可能看起来正常或接近正常，只有投照其短轴时才能显示狭窄。因此，CAG 须取至少 2 个相互隔开约 90°的投照体位。

5. 未识别出的闭塞

分叉处的血流紊乱使几支主要冠脉的这些部位容易产生粥样硬化和完全闭塞，加之正常冠脉循环中，侧支的分布和数量不定，使分支血管起始部的闭塞极易被漏诊。有时这样的闭塞只有通过该支血管的远端经侧支循环的延迟显影来识别。

6. 分支重叠

在左前斜位和右前斜位上，左冠状动脉主要分支的重叠可能掩盖这些分支的狭窄和完全闭塞。虽然这个问题常影响左前降支和与其平行的对角支，但加用头位和尾位成角可帮助解决这一问题。左前斜加头位时，隔支易与左前降支混淆。当左前降支在发出第一隔支后闭塞时，该隔支常扩大以提供侧支循环供血给前降支闭塞之远端的血管床。

7. 心肌桥

大的冠脉走行于心外膜表面，然而在有些患者冠脉的某段可向下穿行于心肌内走行一段距离。在人类，这种情况占 5%～12%，并且几乎总是发生在左前降支。由于心肌桥的肌纤维走行于受累的左前降支的某些节段上,故在每一心动周期这些纤维的收缩可引起动脉狭窄。心肌桥在 CAG 影片上有一特征性表现,即肌桥下的血管在心脏舒张期管径正常,但在每一收缩期则突然变窄。由肌桥引起的收缩期狭窄不应与粥样斑块混淆。虽然在多数患者肌桥无任何血流动力学意义,但有人提出当肌桥产生严重收缩期狭窄时,也可引起缺血或 AMI。由于单纯球囊血管成形对肌桥无效,故在介入性心血管治疗中,识别肌桥是十分重要的。

8.再血管化

虽然 CAG 所见的变窄的血管段被认为是狭窄,但这种病变事实上也可能是以前曾一度闭塞而以后又被再血管化的节段。病理研究提示完全闭塞的冠状动脉约有三分之一最终再血管化。凭造影表现可能难以鉴别狭窄与再血管化。再血管化通常引起多个弯曲管道的发生,这些管道相当小,互相紧挨,在造影片上产生一种单支的稍不规则管道印象。在多数闭塞血管再血管化的患者,影片的分辨率不足以显示这些病变,但这在介入性心血管治疗学中仍有重要意义,因在多个小管道中介入性治疗不大可能成功。

(七)定量冠脉造影

在介入性心脏病学领域里,以定量 CAG 判断冠脉狭窄程度是目前最富有争议的部分之一。尽管已产生了多种计算机辅助方法分析 CAG 结果,但判断大的冠脉及分支狭窄严重程度的标准方法仍是目测评价。病变狭窄程度的目测评价受到观察者之间主观差异的影响,因此促进了计算机分析系统的发展。但因统一标准的缺乏及狭窄程度的定量测定与临床后果之间关系的不明确,使其仍难以推荐一种理想的方法。定量造影以造影剂密度变化比例的最大点来界定血管边缘,而目测法则在出现密度梯度的部位测定血管的最小管径。已发现借助手持电子数字测径器,应用多帧图像整合的目测信息获得的血管狭窄程度与计算机分析的结果具有可被接受的一致性。

(八)造影期间药物应用和其他辅助措施

1.药物应用

(1)肝素:经股动脉途径行 CAG 是否需用肝素仍有争议。冠脉外科研究登记的资料表明,CAG 时应用肝素并没有太大益处。然而,对血栓栓塞危险性高的患者,包括严重的进行性外周动脉疾病、动脉粥样栓塞性疾病、内乳动脉插管、冠状动脉旁路移植术的血管插管、或主动脉瓣狭窄等,导管进入动脉后应当给肝素5 000U。对于在动脉内无须带导丝的导管操作,每隔 $30\sim60s$ 应以造影剂或肝素化的生理盐水冲洗导管,以防导管尖端中微血栓形成导致血管栓塞。需强调的是动脉系统中的长时间导丝操作(>1 min)应静脉应用肝素 5 000 U 作抗凝;给过肝素后,导丝也不应在动脉内保留持续超过 2 min。经桡动脉或肱动脉做导管检查或 CAG 时,桡动脉切开前就应给肝素 5 000 U。

术后肝素的抗凝作用可用鱼精蛋白中和,其剂量约为每 100 U 肝素给鱼精蛋白 1 mg。约 20% 用鱼精蛋白的患者有致过敏或严重低血压的危险。用过鱼精蛋白锌胰岛素的患者,鱼精蛋白反应的危险性增加。因此,用过该药者不要应用鱼精蛋白。对有不稳定心绞痛病史者,也不宜用鱼精蛋白,因该种患者常有左主干等高危冠脉病变存在的可能性。经肱动脉或桡动脉行 CAG 的患者亦不应给鱼精蛋白。如肝素的作用未用鱼精蛋白中和,肱动脉套管可待肝素的抗凝作用消除后(ACT<180 s)再拔。

(2)阿托品:过去,推荐用阿托品预防注射造影剂导致的心动过缓,目前不再提倡这种预防性用药,因在严重冠脉病变者有加重不稳定心绞痛的危险。在持续性心动过缓和低血压时方可应用阿托品。

(3)硝酸甘油:硝酸甘油可降低心外膜下冠状动脉的张力,在血压不低于 13.3kPa 的情况下,可用0.6 mg 舌下含化或 $50\sim200$ mg/次冠脉内注射,或持续静脉点滴 25 mg/min。

(4)β受体阻滞药:对不稳定心绞痛和严重冠脉病变者,造影中常需应用β受体阻滞药。对心率大于80 bpm、无支气管哮喘或左心室功能不全等禁忌证的患者,可给一种β受体阻滞药,如美托洛尔 5 mg 缓慢静脉内注射。

(5)泼尼松:有造影剂过敏史的患者,CAG 前 12h 应给予泼尼松 60 mg。

2.其他辅助措施

(1)机械通气:对呼衰、难治性肺水肿或不能保证气道通畅的患者,造影开始前即需实施机械通气。

(2)电除颤器:造影前,应备用除颤器,一旦发生 Vf,立即进行除颤。

（3）IABP：是 CAG 术中对心源性休克和难治性肺水肿患者十分有效的辅助循环措施，任何开展 CAG 的实验室都必须具有应用该技术的能力。

（4）冠脉造影其他辅助设备：包括血流动力学和心电监护、吸氧和负压吸引设备、全麻车、主动脉内球囊控制盘、急救车、ACT 测定计和血氧分析仪，并备用多普勒 UCG 检查。

为保证 CAG 的安全进行，需持续进行 ECG、血压和 ABG 监测。手术者必须随时亲自观察心电及压力变化，以指导手术的顺利进行。

（九）冠状动脉造影的并发症

已有几个大规模多中心的研究报告了 CAG 并发症的发生率，其中有 13 个中心参加的 CASS CAG 并发症研究，共收集病例 7553 人次。经肱动脉径路行 CAG 的人数达 1 087 人，经股动脉径路 CAG 的人数 6 328。肱动脉径路病死率 0.51%，脑缺血性卒中发生率 0.17%，穿刺血管局部并发症 1.85%；经股动脉径路病死率 0.14%，缺血性脑卒中发病率 0.08%，穿刺血管局部并发症 0.24%。

一组对 3071 例门诊患者经股动脉径路行 CAG 并发症发生率的研究显示病死率为 0.13%，非致死性 AMI0.07%，神经系统并发症 0.14%，穿刺血管局部并发症 0.35%。最大一组 CAG 并发症分析报告共 222 553 例，病死率 0.1%，AMI0.06%，脑卒中 0.07%，局部血管并发症 0.46%，造影剂反应 0.23%。严重并发症（死亡、AMI 及脑卒中）在股动脉径路与肱动脉之间比较无差异，但肱动脉径路的局部血管并发症的发生率是股动脉径路的 4 倍。有左主干病变，左心室 EF 小于 30% 及 NYHA 功能Ⅳ级者病死率增加，分别为 0.55%、0.3% 和 0.29%。

诊断性 CAG 期间冠脉内气栓的发生率较低，不足 0.1%。如果冠脉内气栓及气体阻塞综合征发生，可吸入纯氧促进氮气的吸收，用吗啡止痛，出现心律失常用利多卡因或用直流电转复治疗恶性室性心律失常。少量的气体常在吸入纯氧的基础上 2～4 min 内被吸收。

三、冠状动脉造影发现

（一）先天性冠脉异常

1. 致心肌缺血者

（1）冠状动脉瘘：在冠状动脉先天性异常患者中，冠状动脉瘘是最常见的。有一半冠状动脉瘘患者无症状，另一半可发展成心力衰竭、感染性心内膜炎、心肌缺血或动脉瘘样瘤破裂。这些动脉瘘中有一半是右冠状动脉或其分支形成的，不足一半是左前降支或旋支或其分支形成的，极少部分是由多支血管共同形成的。动脉瘘血液回流到右心室约占 41%，右心房 26%，肺动脉 17%，左心室 3%，上腔静脉 1%；有 90% 以上的病例存在左向右分流。选择性 CAG 是明确动脉瘘起源的唯一方法。

（2）左冠状动脉开口起源于肺动脉：这类患者的绝大多数在幼儿时期就会出现心肌缺血。约有 25% 的患者可存活至青少年或成年，但多半有二尖瓣反流、心绞痛或心力衰竭。主动脉造影可见典型的右冠状动脉粗大，而主动脉左窦不见左冠脉开口。主动脉造影后期，通过右冠状分支的侧支循环充盈显露前降支及回旋支分支，并从前降支及旋支逆向充盈模糊不清的左主干及其从肺动脉发出的开口。如果存在广泛的侧支循环，患者的临床预后可能良好。在罕见的病例，右冠状动脉开口可能从肺动脉发出。

（3）先天性冠状动脉狭窄或闭锁：这种异常可以单独存在，也可与其他先天性疾病如主动脉瓣上狭窄、钙化性冠状动脉硬化、高胱氨酸尿症等合并存在。在这些情况下，闭锁的冠状动脉常常通过对侧的冠状动脉侧支循环充盈显影。

2. 非致心肌缺血者

在这类异常中，冠状动脉从主动脉发出，但它们的开口不在正常的位置。虽然心肌灌注是正常的，但会给术者在寻找开口位置时带来麻烦，这些异常在 CAG 的成年人中占 0.5%～1%。

（1）左旋支开口于主动脉右窦：这是常见的异常。左旋支从右冠状动脉开口后方发出，向下经主动脉后方进入左心房室沟。

（2）单一冠状动脉：这种异常有许多变异，当有一根大的分支通过主动脉及右心室流出道之间时，如前所述可能产生明显的血流动力学异常。

(3)三根冠状动脉开口起源于主动脉右窦或左窦分别有不同开口：这种罕见的异常，类似于单冠脉畸形，其主动脉左窦或右窦无冠脉分支，异位冠脉从对侧主动脉窦发出，但它们不是发自于单个冠脉开口，而是2个或3个不同的开口。

(4)右冠脉开口偏高偏前：这种异常经常遇到但没有血流动力学意义。选择常规导管插管不易进入右冠脉开口，可先作非选择性主动脉右窦造影即可显示异常的右冠脉开口位置，然后用右 Judkins 5.0 或左 Amplatz 1.0 或 1.5 的导管进行选择性造影。

3.源于同一个主动脉窦的冠状动脉开口异常

左冠状动脉开口起源于右冠状动脉近段和主动脉右窦，且在主动脉与右心室流出道之间有一通道，该通道与年轻人运动中或运动后的猝死有关。左冠状动脉从异常开口发出后突然向左走行于主动脉与右流出道之间的隧道内，运动期间主动脉及肺动脉血流增加导致隧道向左走行时打结或呈弹簧夹样，走行于隧道内的左冠状动脉受到上述机制的作用而致短暂闭塞是这类猝死的原因。

右冠状动脉开口起源于左冠状动脉或主动脉左窦，走行于主动脉与右心室流出道间的隧道内，但这种情况猝死的危险较小。然而，这种异常也可伴有心肌缺血或猝死，其机制相同。在罕见的病例中，左冠状动脉异常地起源于主动脉右窦，在右心室流出道前方或主动脉后方走行，也可发生心肌缺血，其机制不明。

(二)冠状动脉侧支循环

在正常心脏中，无数细小的相互吻合的分支血管将大的冠状动脉相互连接起来，这些相互吻合的血管大多数直径不到 200 mm，它们是构成侧支循环的基础。在正常或轻度异常的患者中，由于它们的血管直径细小，血流少，CAG 中不易被发现。大血管发生闭塞，闭塞远端的细小血管与其他大血管远端构成相互吻合的细小血管间产生压力阶差。随着这个压力阶差的建立，通过互相吻合，血管内血流量也随之增加，进而出现吻合血管扩张最终成为血管造影中可见的侧支循环。影响侧支循环产生的其他因素包括供血血管的开放程度，血管粗细以及闭塞血管远端的血管阻力。

有的研究通过 CAG 观察 AMI 后持续闭塞的梗死血管对侧支循环产生的短暂反应，表明梗死 6h 以内的患者，血管造影约有一半见到侧支循环；梗死超过 24h 的患者，造影证实所有病例均可见到侧支循环。这说明侧支血流的产生可能比以前想象的要快得多。侧支循环并不代表新生血管的产生，只是对已有的自身血管的充分利用。当大的血管直径狭窄 90% 以上时，CAG 才能出现侧支循环。有大量侧支循环通路存在于严重冠心病患者中，冠脉侧支循环的功能作用一直争论了多年。在有冠脉完全闭塞的患者中，左心室收缩功能在有大量侧支供血的节段要比侧支供血不充分或没有侧支供血的节段要好得多。

在另一项研究中，AMI 未行溶栓治疗的患者进行急诊 CAG，将患者分为二组：一组梗死相关血管远端有充分的侧支循环，另一组则没有充分的侧支循环。有充分侧支循环的那组患者左心室舒张末压低，CI 及 EF 高，节段性室壁运动振幅高，无一例死亡；而无或侧支循环不充分的患者则反之，且病死率也增加。有冠脉闭塞而没有侧支循环的患者，[201]Tl 心肌灌注缺损的发生率较有侧支循环的患者要高。这表明侧支循环可能改善缺血区域的心肌灌注。PTCA 技术的产生使球囊扩张导致狭窄血管的突然闭塞给研究 PTCA 期间冠状动脉侧支循环的血流动力学及血管造影侧支循环分型提供了机会。

Rentropcohen 等提出了侧支充盈 0~Ⅲ级的分类方法：①0 级：没有侧支循环存在。②Ⅰ级：非常微弱的侧支显影，仅充盈小分支。③Ⅱ级：闭塞或严重病变的血管远端经侧支循环灌注显影，但其造影剂密度比供血血管低，且充盈缓慢。④Ⅲ级：病变远端经侧支循环灌注显影，其密度与供血血管相同，且充盈迅速。

PTCA 期间，随着球囊扩张，侧支循环良好的患者较侧支循环差或无侧支循环者胸痛症状要轻，左心室收缩异常的发生率低，S-T 段抬高幅度小。

(三)冠状动脉痉挛

Prinzmetal 首次描述变异性心绞痛，胸痛不能被运动、情绪激动、寒冷或饱食所诱发是其重要特点之一。按目前被普遍接受的理论，认为变异性心绞痛患者，休息或用力均可诱发胸痛，这种疼痛常在同一时间出现,多为早晨,常伴有 S-T 段抬高。每天发作数次,数周或数月后症状消失,然后又复发。S-T 段抬高常是发作性的,口服硝酸甘油疼痛好转时,S-T 段快速自然恢复正常。缺血发作常伴 AVB、VPB、VT 或 Vf。心肌缺血原因是冠脉痉挛。在运动诱发心绞痛、不稳定心绞痛、AMI 及猝死中冠脉痉挛也起重要作用。

冠脉痉挛机制尚不明确。正常血管内皮能释放 NO 及 PGI_2,两种物质能使血管扩张,同时也可抑制其他缩血管活性物质作用。冠脉粥样硬化存在破坏了内皮细胞的正常功能,打破了冠脉舒缩的正常平衡,从而使其收缩性增强。

CAG 在了解冠脉痉挛的病理生理及临床结果方面发挥了重要作用。早在 1970 年研究证实,在变异性心绞痛患者中存在冠脉痉挛。这些研究显示,虽然痉挛通常发生于固定狭窄的部位,但也可发生于冠脉正常的血管段上。尸体解剖研究从根本上肯定了血管痉挛与冠状动脉粥样硬化之间的关系。20 世纪 70 年代后期,在 CAG 时应用麦角新碱激发试验诱发了变异性心绞痛患者的冠脉痉挛。

Bertrand 等对 1089 例因胸痛行 CAG 的患者进行了冠脉痉挛诱发试验,研究对象中排除了左主干病变、三支病变、心功能Ⅲ~Ⅳ级的患者。在 1089 例中,134 例在静脉给予麦角新碱后出现痉挛,其中 59% 痉挛发生于冠脉病变血管段,而 41% 发生于血管造影正常的血管段上;对不典型胸痛或运动性心绞痛患者用麦角新碱诱发血管痉挛不足 5%,对劳力及静息状态诱发心绞痛患者其诱发率为 14%,对变异性心绞痛伴 S-T 段抬高的患者用麦角新碱诱发痉挛可达 85%,新近发生 AMI(<6WK)者,痉挛诱发率为 20%。

在麦角新碱试验中,严重并发症包括不可逆性血管闭塞的发生极为少见,用乙酰胆碱诊断血管痉挛虽可提高试验的敏感性,但缺乏特异性,使临床应用受到限制。几乎所有的冠脉粥样硬化的患者用乙酰胆碱均可出现轻度的血管收缩。冠脉痉挛的诊断必须通过临床特征及对硝酸甘油和钙通道阻滞药的反应来确定。

(四)心肌血流的造影学评价

CAG 的血流分级概念,首先是由 AMI 溶栓研究组提出的。冠脉血流灌注的程度分级如下:

1.0 级

没有灌注,在血管闭塞处以远无任何前向血流。

2.Ⅰ级

有少量灌注,造影剂可以通过狭窄处,但前向血流在任何时间均不能使狭窄处以远的血管完全显影。

3.Ⅱ级

部分灌注,造影剂可以通过狭窄处,通过远端血管血流速度要比非狭窄血管慢。

4.Ⅲ级

完全灌注,前向血流充盈远端血管快速而完全。

决定冠脉血流速度的因素主要有两个:一是血管狭窄的严重程度;二是微循环状态。AMI 接受溶栓治疗后 90 min TIMI 血流Ⅲ级的患者要比 TIMI 血流Ⅰ和Ⅱ级的患者病死率低。

四、介入性冠状动脉造影

在冠脉腔内成形技术问世前的年代里,对于外科手术血管重建来说,冠脉狭窄只需标明病变部位足矣,无须详细描述斑块邻近的血管分支以及病变形态学特点。1977 年 Gruntzig 首先引用冠脉腔内球囊成形,随后对某些特殊的病变类型发展出血管内膜斑块旋切、冠脉内支架、冠脉内激光成形等技术。由于冠脉介入性治疗技术需要精确确定血管的病变长度、形态、以及病变部位及其与分支血管的关系等,故对 CAG 提出了更高的要求。

(一)介入性冠脉造影注意事项

1.排除左主干病变

进行介入治疗前,必须排除未被保护的左主干病变,如果诊断性导管检查出现压力衰减,这反映可能存在明显的左主干狭窄病变,可用大的导引导管行造影以避免压力曲线明显衰减。

2.了解冠脉口与主动脉关系

造影显示冠脉口与主动脉间关系,有助于选择导引导管。

3.了解冠脉解剖

清楚显示病变血管段以前的冠脉解剖,这对选择导引导管、球囊导管、支架等材料至关重要。

4.确定病变形态

多个体位照影排除血管重叠,确定病变形态、长度及需干预部位的血管直径,有无钙化及程度。

5.区别随行分支血管及其开口部的粥样硬化程度

6.明确计划干预血管的远端分布及侧支供血情况

如已完全闭塞,在做以侧支循环供血该支远端的血管造影时,摇片时间应长得足以显示延迟充盈的侧支血管,以期尽可能清晰地显示闭塞之远端。

7.评价冠脉成形术效果

成形术后,需在撤出冠脉内的球囊和导丝后用多个投照体位造影以评价治疗的满意程度,有无血栓及血管夹层等。

(二)病变形态

在 ACC/AHA 冠脉成形分类中,冠脉病变分为简单型(A 型)、中等复杂型(B 型)和复杂型病变(C 型)。在接受常规球囊成形患者系列中,多数是中度复杂型病变。

应用非短缩投照体位评价病变的偏心性,以病变的非对称性为依据。虽然在有些研究中应用狭窄的中心线偏离血管中心线的百分比作为偏心指数来定量评价偏心性,但更常用的还是定性评价。

病变成角也须在非短缩投照位上于心脏舒张期予以估价。常用的方法是目测,但不如半定量法准确。半定量法是从病变近端开始取一段 20 mm 长的狭窄血管的中心线,用这一线段自身的成角角度来判断病变的成角程度。虽然用手持量角器测量其角度是一有用的方法,但有些造影医生习惯用一跨越狭窄的非扩张的球囊来测量病变的成角度。病变弯曲达 45°或以上者被称为"成角",弯曲度达 90°或以上者常被称为"严重成角"。

冠脉内血栓:因为 CAG 只提供了病变边缘的轮廓,所以鉴别冠脉内血栓的能力不如其他有些影像学方法,如血管镜。虽有这种局限性,但对不稳定性心绞痛患者,CAG 对复杂病变和血栓的探测对估计预后和指导治疗有重要意义。

符合斑块破裂或出血,重叠部分闭塞或重建的血管血栓。冠脉血栓的最特异性标志是血管腔内由造影剂完全包绕的球形充盈缺损,通常位于最窄部位的远端。当偏心性病变伴造影剂潴留时,溶栓治疗常常失败,表明这些病变属微血管腔区而非血栓。

PTCA 患者的血栓造影检出率是 6%～17%,在 CAG 患者的检出率是 16%～57%。这种报道的检出率差异被归因于研究类型、患者的人群分布及所用定义的差别。由于发现血栓后 PTCA 常被延期进行,故这组患者的血栓检出率较 CAG 组低。静息性心绞痛或梗死后心绞痛患者冠脉内血栓的可能性少。在不稳定心绞痛患者,CAG 发现复杂或溃疡性病变者,冠脉内血栓的可能性及恶性心脏事件的危险性增高。

冠脉撕裂:介入性心血管治疗中偶尔伴有血管撕裂,这在诊断性 CAG 中虽然罕见,但也有可能发生,因此造影医生必须熟悉血管撕裂的造影表现。有造影剂潴留的严重血管撕裂患者在出导管室后出现并发症的可能性较轻度撕裂者大。美国国家心肺血液研究所登记已经修改了血管撕裂的评分系统以提供统一的撕裂评价标准:①A 级:在注射造影剂时,血管腔内有一放射透明区,常呈线形,但当造影剂清除后只有极少或无造影剂潴留。②B 级:注射造影剂时冠脉呈现由一低密度区分开的双腔或平行管道,造影剂清除后有极少或无造影剂潴留。③C 级:注射造影剂时造影剂立即出血管腔但仍在血管壁内,造影剂从血管腔内清除后在该区仍有造影剂潴留。④D 级:血管腔呈螺旋形充盈缺损,血管内常有广泛的造影剂潴留。

在急性血管闭塞的患者,CAG 和血管镜检出撕裂比血栓更常见。

完全闭塞:完全闭塞的血管造影需要详细评价闭塞部位的解剖、侧支循环形成的范围和完全闭塞血管段的长度。闭塞部位的形态学特点影响着介入性心血管治疗的成功可能性。末端整齐的完全闭塞比末端逐渐变细的漏头状闭塞的血管成形的成功可能性小。闭塞的血管远端偶尔需经对侧的侧支循环来显像。

假性病变：当血管成形的导丝使弯曲的血管变直时，过多的内膜组织可由"手风琴效应"挤压而产生冠脉假性狭窄或内膜套叠，这些狭窄对硝酸甘油治疗无反应，球囊成形也常无效。内膜组织呈楼梯样以锐角突入管腔的特征性表现是存在冠脉假性狭窄的线索。抽出导丝即可消除这种造影异常。

五、冠状动脉造影结果与临床间关系

（一）冠状动脉造影结果与临床预后间关系

大量的研究证明，冠心患者最有力的生存预测指标是：①冠脉病变的范围。②左心室功能。③踏车试验的运动耐受时间。一般说来，造影示冠脉管壁光滑者临床生存时间长，血管壁不光滑或有狭窄者生存率降低。多支血管病变较单支血管病变的生存率低。左主干病变的患者死亡的危险性增加。左心室 EF 是预测患者生存率的更重要的指标，EF 越低，则患者的生存率越低。

（二）冠脉病变形态与临床间关系

血管造影、血管镜和组织学观察的结果显示，斑块炎症、破裂和非闭塞性血栓形成是导致不稳定心绞痛恶化的重要因素。然而，不同的检查方法对这些病变的检出率差异很大。例如，不稳定心绞痛患者 CAG 只有 10%～26% 存在血栓的证据，而血管镜检查发现这些患者中的大多数有冠脉内血栓，从粥样斑块旋切标本检查中发现在不稳定心绞痛患者中有相当大的比例存在冠脉内血栓。这对其余的病例则提出了一个重要的病理生理学问题。尽管许多不稳定心绞痛的发作无疑是由斑块破裂和血栓形成所引起，但也必须考虑到改变心肌氧供和氧需平衡的其他机制，例如如果内皮功能异常，即使无动脉深层的损伤也可发生血管收缩。

有关研究已经表明血管造影的斑块形态与患者的临床状态和预后相关。在对一组 110 例稳定或不稳定心绞痛患者的研究中，Ambrose 及合作者将病变分为四类：边缘光滑的向心性狭窄、边缘光滑的偏心性狭窄、边缘复杂的偏心性狭窄和多种不规则的病变。稳定性心绞痛患者造影的复杂狭窄性病变占 18%，在不稳定心绞痛患者中占 56%。这些资料表明，不稳定心绞痛患者其病变以突起的、扇贝状或不规则边缘为特征，这些病变的发生率是稳定心绞痛患者 3 倍以上。

（三）狭窄严重程度与临床后果间的关系

人们长期以来一直认为，冠脉狭窄患者的危险性与冠脉梗阻的严重程度相关，即狭窄的程度越重，AMI 和死亡的危险性就越高。反之，轻度和中度狭窄（<50%）则危险性较低。但是对降脂或未作降脂治疗的患者应用定期 CAG 的方法进行研究未能证实这种设想。

降胆固醇的造影研究提供了观察病变严重程度与临床事件相互关系的额外机会。在美国心肺血液研究所冠脉干预研究Ⅱ中，116 例低密度脂蛋白胆固醇水平升高男性被随机分为单用饮食治疗或饮食加消胆胺治疗组，在治疗前和 5 年后分别作 CAG 检查。虽然加消胆胺治疗组只有 17% 胆固醇降低，但冠心病进展只有 32%，而对照组患者冠心病进展则为 49%。在家族性动脉粥样硬化治疗的研究中，120 例在给饮食安慰的同时并被随机分为洛伐他汀加 Colestipol、烟酸加 Colestipol 和对照组。治疗两年后洛伐他汀加 Colestipol 组总胆固醇水平降低 34%，烟酸加 Colestipol 组降低 23%，对照组降低 4%。冠心病的进展在洛伐他汀组是 21%，烟酸组是 25%，对照组是 46%。病变消退在洛伐他汀组 32%，烟酸组 39%，在对照组是 11%。尽管在积极治疗的两组中其狭窄程序只降低了 0.3%～1.1%，但临床事件的发生率则有明显差异：致命性或非致命性 AMI 在洛伐他汀组是 4%，烟酸组 6%，而对照组 19%。

在另外几个研究中，也观察到类似的定量造影和临床事件间的关系。在 St·Thomas 动脉粥样硬化退化研究（STARS）中，消胆胺加饮食治疗使动脉狭窄程度降低 1.5%，且伴随病死率和心血管事件发生率的明显降低。因此，降胆固醇治疗虽然只引起有限的血管狭窄程序的降低，但却显著降低了心血管恶性事件的发生率。对这种明显矛盾现象的可能解释之一是与内皮细胞功能和斑块破裂的倾向有关。

有几个研究已经评价了血管狭窄严重程度与 AMI 之间的相互关系。Ambrose 等比较了 38 例先后分别作过 2 次 CAG 的冠心患者基础冠脉狭窄程度，这些患者在两次造影的间期有的发生了 AMI，而其余

的患者则发生了新的血管闭塞但无 AMI。在 AMI 组，只有 22% 的梗死相关病变首次造影时狭窄程度超过 70%；在非梗死组，后来进展为完全闭塞的血管有 61% 的病变首次造影其狭窄程度即已超过 70%；Q 波 AMI 相关病变的特征是平均狭窄只有 34%。

在另一冠心病进展的类似研究中，发现引起 AMI 的病变只有 15% 是严重的（狭窄大于 75%），而有一半在首次造影时病变程度轻（<50%）。新发生的完全闭塞的患者多数没有发生 AMI，这些病变有 48% 在首次造影时狭窄程度大于 75%。

这些观察表明，血管狭窄的严重程度与 AMI 及死亡危险性增加之间并不平衡。CAG 发现冠脉病变存在所提供临床信息比冠脉狭窄程度本身更重要。这种相关缺乏可能是由于 CAG 不能鉴别不稳定性斑块与临床稳定梗阻性狭窄，而不稳定斑块随时都有破裂危险。

（庞宇博）

第二节　经皮冠状动脉介入治疗

1977 年 9 月 Gruentzig 进行了世界上第一例经皮腔内冠状动脉成形术（PTCA），开创了介入心脏病学的新纪元。在此后的 20 多年中以 PTCA 为基础的冠心病介入治疗技术迅速发展，成为冠心病血管重建治疗的重要手段。我国于 1984 年开展 PTCA，尽管数量目前与国外相差甚远，远远不能满足广大患者的需要，但近几年发展也十分迅速。

一、冠状动脉的病变特征与治疗决策

对预后和治疗决策有影响的解剖因素包括 75% 或 95% 狭窄血管的数目以及有无 LAD 近端病变。

左主干（LMCA）狭窄程度 ≥60% 的患者，采用冠脉旁路移植术（CABG）改善生存率可能优于经皮冠脉介入治疗（PCI）或药物治疗。

除前降支（LAD）近端狭窄 95% 的病变之外的 1 支血管病变患者药物治疗预后较好，在药物治疗的基础上采用 PTCA 或 CABG 并不能显著改善预后。但对于 1 支血管病变导致心绞痛的患者，由于 PCI 能改善症状，而且其长期预后等同于或优于 CABG，因此为了改善心绞痛症状，可以考虑 PCI。

左前降支（LAD）近端严重狭窄的 1 支血管病变患者，只要病变特征允许，可首先考虑 PCI，但 CABG 的不良事件发生率和靶血管血运重建（TVR）率可能更低。

无 LAD 近端狭窄的 2 支血管病变患者，采用 CABG 与 PTCA 基本相当。伴有 LAD 近端严重狭窄的 2 支血管病变或 3 支血管病变患者，采用 CABG 可能优于 PTCA。

左主干等同病变早期 CABG 有望改善生存。但 LVEF 正常的患者即使伴有严重右冠状动脉病变，CABG 也不能延长其生存期。多支血管病变合并支架内再狭窄的患者采用 CABG 治疗结果最理想，旋磨术可用于糖尿病（DM）合并支架内再狭窄的患者（以上决策归纳为表 6-1）。

表 6-1　根据危险等级选择治疗

危险等级	特征	治疗评价	推荐治疗
低危	1 支血管病变，无或仅有轻度心肌缺血，LV 功能正常	死亡、MI 发生率：药物=PCI；缓解症状：PCI>药物	药物治疗
中危	多支血管病变，LV 功能正常	死亡、MI 发生率：PCI=CABG；TVR 率：PCI>CABG	CABG 或 PCI
高危	多支血管病变或 LMCA 病变，LV 功能不全，中/重度心肌缺血	生存率：CABG>药物	CABG

二、PTCA 的禁忌证

(一)绝对禁忌证

①病变没有超过正常冠脉参考内径的 50%。②左主干明显病变,除非冠脉分布区域有 1 支以上的非梗阻性旁路桥保护。

(二)相对禁忌证

①有无法接受的严重出血、血栓栓塞的危险或最近已行血管扩张。②大隐静脉呈弥漫性病变,而无可扩张的局灶性病变。③自身冠状动脉弥漫性病变而血管远端适合搭桥。④病变血管为冠脉循环中的独立存在的血管。⑤慢性完全性闭塞,临床特征提示预期成功率很低。⑥临界狭窄的病变(一般小于 50% 的狭窄)。⑦多支血管病变的急性心梗患者行血管成形术时,对其非梗死相关血管进行处理。

三、PTCA 作用机制

冠心病的基本病理特征是冠状动脉粥样硬化引起冠状动脉管腔狭窄。当血管狭窄到一定程度,引起冠脉血流不能满足心肌代谢需求时,便出现各种临床症状。Waller 等证实 PTCA 后血管腔即刻扩大的机制有五种:①斑块压缩。②局限性斑块浅表撕裂。③未受斑块累及的血管的扩张。④斑块压缩不明显而整个血管腔扩大。⑤局限性夹层伴斑块撕裂。PTCA 的结果是上述一种或几种机制共同参与所获得,其中斑块及内膜撕裂是主要机制。

四、操作方法

(一)术前准备

根据冠状动脉造影结果,选择合适的导引导管、导引钢丝、球囊导管。

术前 1 天开始服用抗血小板聚集药物(阿司匹林加噻氯匹定)、硝酸酯类药物及钙离子拮抗剂。术前半小时肌注地西泮 10 mg,皮下注射阿托品 0.5 mg。建立可靠的静脉输液通道。

(二)股动脉插管

(三)放置导引导管和进行冠状动脉造影证实

采用 Seldinger 技术穿刺股动脉并置入动脉鞘,有时需穿刺股静脉,放置静脉鞘及准备好临时起搏器以备急用。经股动脉血管鞘送入导引导管,对拟行 PTCA 治疗的冠脉进行造影,多方位再次证实和清晰显示病变的部位及形态。然后固定导引导管。

(四)肝素化及球囊导管的准备

用 8 000～10 000 U 肝素静脉注入,如 PTCA 操作时间超过 1 h,每个 1 h 追加肝素 800～1 000 U。选择直径与参照血管内径比为 1∶(0.9～1)大小的球囊导管,先用肝素盐水冲洗球囊导管的内腔,排除球囊内的空气,将球囊导管的尾端与加压泵相连,并使球囊处于负压状态,以备应用。

(五)插入球囊导管

将带有导引钢丝的球囊导管沿导引导管送到冠状动脉开口处,然后将导引钢丝沿冠状动脉插入使通过狭窄病变处,直到病变血管的远端,然后将球囊导管沿导引钢丝送入病变狭窄部位。如需快速交换球囊导管,则先插入导引钢丝,然后将球囊导管沿钢丝送入病变处。

(六)加压扩张

在球囊到位后,向球囊内快速注入稀释的造影剂进行加压扩张。首次扩张的压力为 202.65 kPa (2 atm),持续 15 s,如无不适反应,使压力增加至 506.625 kPa(5 atm),观察 15 s,若病情稳定时,可再次加压到 709.275 kPa(7 atm),持续 30～60 s 后,迅速回抽球囊内的造影剂,使球囊张力减低及复位,反复在导引管内注入造影剂进行冠脉造影以观察狭窄血管的变化。若扩张效果不理想,可反复加压扩张 3～5 次,最大压力可达 911.925～1114.575 kPa(9～11 atm),持续时间可长达 30～180 s,直至扩张成功。最后拔出导引钢丝、球囊导管和导引导管。术中持续心电及压力监测。

（七）术后处理

在导管室观察 30～60 min 后，保留股动、静脉导管鞘，送回监护病房监测 24 h。术后 4 h 可拔出导管鞘。

（庞宇博）

第三节 先天性心脏病的介入治疗

先天性心脏病是最常见的心脏病之一，据目前人口出生率及先天性心脏病发病率，估计我国每年有 15 万病儿出生。心导管术过去主要应用于先天性心脏病（先心病）的诊断，而现在已成为一种治疗手段。早在 1966 年 Rashkind 和 Miller 在应用球囊房间隔造口术姑息性治疗完全性大动脉转位取得成功。1967 年 Postmann 首先开展经导管封闭动脉导管技术；1974 年 King 和 Mills 开始房间隔缺损的介入性治疗研究，1975 年 Pack 等用刀片房间隔造口术，完善了产生房间交通的姑息性治疗手段。1979 年 Rashkind 研制封堵器材并在婴幼儿动脉导管未闭的介入治疗中取得成功，此后相继发展了 Sideris 法、Cardiol-Seal 法，特别是 1997 年 Amplatzer 封堵器的临床应用，使先天性心脏病的介入治疗得以迅速发展。过去单一的外科手术方法治愈先天性心脏缺损发展为部分由介入性治疗所取代。

先心病的介入治疗大致分为两大类：一类为用球囊扩张的方法解除血管及瓣膜的狭窄，如主动脉瓣狭窄（AS）、肺动脉瓣狭窄（PS）、主动脉缩窄（COA）等；另一类为利用各种栓子堵闭不应有的缺损，如动脉导管未闭（PDA），房间隔缺损（ASD）、室间隔缺损（VSD）等。由于导管介入性治疗先心病所用材料及工艺不断研究与完善，使其目前在国内外的临床应用得到进一步的发展。不仅可避免开胸手术的风险及创伤，而且住院时间短，不失为很有前途的非手术治疗方法。

一、球囊血管成形术

（一）主动脉缩窄

1982 年最初报道主动脉缩窄（COA）球囊血管成形术以来，此技术不仅应用于原发性 COA，还应用于手术后主动脉再狭窄。对未经外科手术的局限性隔膜型 COA 扩张效果好。扩张的机制为内膜及中层的撕裂，撕裂一般为血管周径的 25%，或沿血管长径，或通过直径。撕裂病变一般总是限于梗阻部位本身。如果选择球囊过大，可以撕裂病变上、下方，发生血管破裂及动脉瘤。因此我们选择球囊的标准为：①比缩窄直径大 2.5 倍～3.0 倍。②小于缩窄上下的主动脉直径的 50%。③尽可能选最细的导管。④球囊长度以 2～3cm 为宜。扩张效果：婴儿及儿童术后压差均可下降 70%。

（二）肺动脉分支发育不良或狭窄

实质上各类型的肺动脉解剖狭窄皆可被成功扩张，一般选择右室收缩压大于 2/3 左室收缩压，且不合并左向右分流的先心病患儿。选择球囊直径要大于最严重狭窄段 3～4 倍。并发症可有肺动脉破裂、动脉瘤、栓塞、球囊退至肺动脉时堵塞血流引起低心排出量等。目前为防止血管成形术后的再狭窄，各种血管支架（stents）技术已应用于临床，特别是球囊可扩张的不锈钢网及弹簧样支架，后者装在球囊扩张导管上，而且被充盈的球囊所扩张，在球囊排空后，支架保持其大小及形状；而且用较大的球囊还可以扩张得更大一些。如果发生再狭窄，在此基础上可再次扩张并放置支架，为血管狭窄成形开辟了更为广泛的前景。

二、经导管封堵术

（一）动脉导管未闭封堵术

动脉导管未闭（patent ductus arteriosus，PDA）的发病率在先天性心脏病中约为 8%，尤其是早产儿多见,女性比男性高3倍。未闭的动脉导管最长可达30 mm,最短仅2～3 mm,直径为5～10 mm不等,分三型:①管型动脉导管,长度多在10 mm以内。②窗型的动脉导管,几乎没有长度,肺动脉与主动脉紧贴相连。③漏斗型的动脉导管,长度与管型相似,在近主动脉处粗大,近肺动脉处狭小,呈漏斗状。而国内目前报道应用最多的PDA封堵器是美国产的Amplatzer PDA封堵器。以下介绍各种PDA封堵法。

1. Porstmann法

先将1根3m长的细软钢丝置心导管内从股动脉插入,逆行经降主动脉,穿过未闭的动脉导管进入右心,再通过下腔静脉由大隐静脉拉出,退出心导管,保留钢丝在体内,形成从动脉进、由静脉出的环形轨道,然后把预备好的泡沫塑料塞子穿入钢丝,由动脉端顶送至动脉导管部位,予以堵闭。该法闭塞率高、栓塞形成率低,但操作复杂,输送鞘粗大易引起血管损伤。Porstmann法要求股动脉内径>3 mm,较PDA管径大20%～30%,其适应证范围窄,只适用于年龄7岁以上PDA内径较小的患者。

2. Rushkind法

在导管内安装一套特殊装置,内有不锈钢制成带有3个臂的伞架,臂末端有钩,支架内填以聚氨酯伞面。该装置可折叠,并与带有弹簧式释放系统装置相连接,推送上述装置的导管经右心和肺动脉插入动脉导管,从导管内伸出支架,折伞张开,并使支架末端钩子嵌入动脉导管壁内,以堵住开放的动脉导管。以后Rashkind对上述方法进一步改进,设计了双伞式无钩修补装置,将带有双伞修补装置的特制导管从腔静脉经右心室、肺动脉及动脉导管到达降主动脉,并在其开口处释放导管内第1伞样修补物,使之紧嵌入动脉导管的主动脉端,后释放第2伞样修补物使之嵌入动脉导管的肺动脉端。双伞适用于任何年龄的患儿,但该方法残余分流的发病率非常高(20%),并可发生栓塞和机械性溶血。

3. 用纽扣式补片经导管关闭PDA

1991年Siders等报道用纽扣式补片经导管关闭PDA首获成功,该装置与关闭房间隔的类似,只是2 mm的线圈由8 mm的替代,并且中间增加了一个纽扣以便在PDA长度不同时可加以调节。此法适合各种大小、形态和不同位置的PDA。由于可用7 F长鞘传送闭合器,对年龄、体重基本无限制,适应证更宽。但也同样存在残余分流问题。

4. 螺旋闭合器堵闭法

1992年Cambier等应用Gianturco螺旋闭合器堵塞PDA。该闭合器由不锈钢丝组成,混合涤纶线以增加导管的血栓形成利于导管闭合。与以前的闭合装置相比,螺旋闭合器的优点是价格相当便宜、医生随时可以应用、输送鞘较小,适用于直径<4 mm的PDA。其并发症有异位栓塞、溶血等。钢圈堵塞PDA的成功率在94%以上,但这种装置的缺点是操作中一旦钢圈跑出导管外则手术不可逆,所以近几年带有安全的可控释放装置的PDA钢圈的应用逐渐增多,它虽然比Gianturco贵一些,但比Rashkind便宜得多。

5. Amplatzer闭合器封堵法

美国AGA公司制造的Amplatzer闭合器由具有自膨胀性的单盘及连接单盘的"腰部"两部分组成,呈蘑菇状,单盘及"腰部"均系镍钛记忆合金编织成的密集网状结构,输送器由内芯和外鞘组成,鞘管外径为6 F或7 F,是目前应用较为广泛的闭合器。该方法操作简单、成功率高、残余分流发生率低、闭合器不合适时可回收;输送鞘管小,适于幼儿PDA堵闭,且对股静脉损伤小;适用范围广,适用直径达3～12 mm的PDA(体重>4kg),不受年龄、PDA形态的影响。其缺点是价格昂贵、不能用于小导管的关闭,个别患者可发生异位栓塞和溶血。

6. 其他方法

1990年Sideris等发明扣式闭合器,成功率高但操作复杂,术后1个月残余分流高达25%。1984年Warneck应用双球囊堵塞法,1988年Magal应用尼龙袋闭合装置,1995年Pozza设计了锥形网自膨装置。

以下主要介绍Amplatzer闭合器:①急诊外科手术。②有较大量残余分流时,应行手术重新闭合PDA。③还应考虑与心导管操作有关并发症。④溶血是PDA封堵术后的一种严重并发症,可见于Rashkind伞及弹簧栓子法,而蘑菇单盘法尚未见报道。残余分流造成机械性溶血的原因是所选封堵器直径偏小未能完全封堵PDA造成,因此,我们建议选用蘑菇单盘应大于PDA造影最窄直径的3～4 mm为宜。封堵器放置后其腰部稍变细为佳。一般认为溶血与残余分流的流速,红细胞形态有关。发生溶血后,发生溶血后一般应静脉给予激素及碳酸氢钠等药物治疗,必要时需行弹簧钢圈封堵或外科手术处理。⑤婴幼儿血管内径偏细,若选择封堵器过大或放置位置不当时,可造成降主动脉或左肺动脉狭窄。因此,术后应测降主动脉及左肺动脉,主肺动脉压力。

PDA 封堵术的操作要点:

(1)准确了解 PDA 大小和形状,尤其是 PDA 最窄处直径的测量最为重要。术前彩色多普勒超声心动图的测量结果仅供参考,应以主动脉弓造影显示的测量结果为准。显示 PDA 精确形态的投照角度常是左侧位 90°,少数需要添加非标准角度。

(2)选择合适的堵闭器,而且质量要好。备用的堵闭器在生理盐水试用时伸缩均匀,形态正常,以免影响堵闭的效果。所选 Amplatzer 堵闭器的直径应比经精确测量的 PDA 最窄处直径大 2 mm 以上。堵闭器太小易造成残余分流、溶血等并发症;太大有造成降主动脉或肺动脉狭窄的可能。

(3)建立下腔静脉→右心房→肺动脉→PDA→降主动脉轨道,导管经肺动脉通过 PDA 送至降主动脉是关键之一。PDA 直径较大时导管较易直接通过,但直径较小(如<2~3 mm)或导管较难通过 PDA 时可采用长 260 cm 交换钢丝引导通过,并注意保持这一轨道。

(4)释放堵闭器操作:应在主动脉近 PDA 处先打开前伞,慢慢往回拉,使前伞紧贴于 PDA 漏斗部。回撤长鞘管使堵闭器"腰部"完全卡在 PDA 内。如发现心脏杂音无明显减弱、堵闭器位置不正、形状欠佳或残余分流较大时,需将堵闭器回收,重新置入或更换。本方法有可回收装置,保证了操作的安全性及成功率。

(二)房间隔缺损(atrial septal defect,ASD)封堵术

ASD 占先天性心脏病的 8%～13%,女性比男性多 2～4 倍。按心房隔缺损部位及其胚胎学来源分以下三型:①继发型房间隔缺损,约占心房间隔缺损的 70%,由于继间隔的发育不全,缺损位于卵圆窝区域。②原发孔心房间隔缺损,约占房缺的 20%。为原发间隔未与内膜垫完全融合所致,缺损位于房间隔下部与房室相连处。③静脉窦缺损,占房缺的 6%～8%,常伴肺静脉畸形引流,缺损部位较高,接近上腔静脉入处。传统的治疗方法是在体外循环下行房间隔缺直视关闭术。外科手术治疗房间隔缺损安全有效,死亡率较低,但仍有一定的并发症和死亡率,还有术后瘢痕等问题。特别是老年患者以及有其他疾病的患者,经开胸治疗房间隔缺损的风险随之加大。1976 年 King 和 Willer 首先用双伞状封装置经导管关闭继发孔房间隔缺损取得成功,但由运载补片的输送系统直径达 23 F,且仅能用于直径于 20 mm 的中央型继发孔房间隔缺损,临床推广极难。20 世纪 80 年代,Rushkind 等发明新的双面伞装关闭房间隔缺损获得成功,但仅能用于小于 10 mm 缺损。20 世纪 90 年代以来,Sideris 等研制出"纽扣"式补片置,成功的关闭成人和婴儿房间隔缺损数百例,能闭合 30 mm 以内的中型房间隔缺损,并且输送装置的径明显缩小。但以上封堵器对于大于 30 mm 的房隔缺损则不能应用。美国研制的 Amplatzer 封堵器用于 30 mm 以上的房间隔缺损,且输送装置的直径较小,是目前国内应用最多的一种封堵器。我们主要介绍 Amplatzer 封堵器。目前国内一项大的分析结果表明,各类先心病介入治疗的成功率为 98.1%,重要并发症为 1.9%,死亡率为 0.09%。而房间隔缺损介入封堵治疗成功率为 99%,失败率为 1%。这些资料提示先心病的介入治疗是极安全有效的。目前,在发达国家介入治疗已逐步成为该病的首选治疗方法。

Amplatzer 封堵器是由美国 AGA 公司制造,由具有自膨胀特性的双盘及连接双盘的"腰部"三部分组成(图 6-7)。是钛、镍记忆合金编织成的网状结构,封堵器内有 3 层涤纶膜以增加封堵性;"腰部"的直径决定于被封堵的 ASD 的大小,根据腰部的直径分为 4～34 mm 等 27 种型号,腰部与 ASD 大小相等,且位于 ASD 部位而两侧伞面长度约大于腰部 10～14 mm,这样便使封堵器更为牢固。封堵器运送的鞘管直径小于 7～10 F,引导系统与封堵器间由螺丝连接,旋转即可撤出。输送系统由输送器和鞘管组成,鞘管外径为 6～11 F。另附有装载器,用于装载封堵器到输送系统。Amplatzer 法最大的优点是:①生物相容性好。②输送系统直径根据缺损直径大小而定。③闭合 ASD 直径达 30mm。④封堵器可收回,重新放置;⑤操作简单,成功率高。

ASD封堵术的适应证:关于封堵术的临床选择原则,国外认为有3点:①ASD直径<20 mm。②ASD边缘距二尖瓣、三尖瓣、上腔静脉、下腔静脉等应>5 mm。③ASD应是左向右分流。国内也有3种观点:①中央型ASD为首要条件。②ASD直径大于29～30 mm者适于封堵的可能性较小。③ASD边缘距周围瓣膜及腔静脉>5 mm。

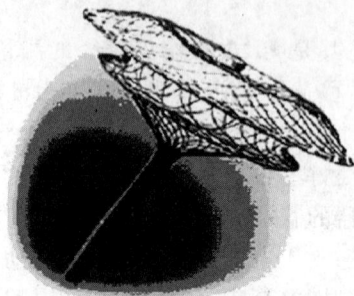

图6-7　Amplatzer房间隔封堵器示意图

ASD封堵术的禁忌证:原发孔型ASD及上、下腔型ASD;ASD合并其他必须手术矫治的畸形;严重的肺动脉高压并已导致右向左分流;下腔静脉血栓形成;封堵前1个月内患有严重感染及超声心动图证实心腔内血栓形成的患者;此外,年龄<1岁的婴儿为相对禁忌证。

操作方法:根据伸展直径选择Amplatzer封堵器腰部圆柱体的大小,使之略大于或等于ASD伸展直径。采用局部浸润麻醉,对不合作的患儿可用气管插管全身麻醉。采用Seldinger法穿刺右股静脉,先行右心导管检查,将一个6～7 F端孔导管经ASD置入左上肺静脉,经260 mm长、J形置换导丝置入测量球囊,使其骑跨ASD,用稀释造影剂充盈球囊,使球囊轻度变形。在食管超声证实无心房水平分流后取出球囊,用同等量造影剂使测量球囊再次充盈,测量膨胀直径。将封堵器与输送器内芯连接,在生理盐水中排尽气体后拉入输送鞘内,将Y形连接器连接于输送鞘的近端,便于注射生理盐水,沿置换钢丝送入长鞘送至左房,使其先端位于左房左肺静脉口附近。在X线和食管超声引导下,送入输送器内芯,使左房盘张开,将其轻轻拉向房间隔,回撤输送鞘,腰部堵住ASD,输送器内芯保持一定张力,回撤输送鞘,使右房盘张开,来回运动输送器内芯,调整其封堵位置。经食管超声确认无左向右分流后,将输送器内芯与右房盘分离。

ASD封堵术后,箭头所示为Amplatzer封堵术见图6-8所示。

疗效判定标准:该封堵器在合适的位置封堵心房水平分流,不引起功能性异常或解剖性阻塞。术后即刻可以出现一定量的残余分流,可以根据术后即刻心脏造影和心脏彩超喷射血流的最大宽度,将残余分流分为5级。1泡沫状:通过涤纶膜微量扩散性漏出;2微量:模糊右房影,喷射宽度<1 mm;3轻度:模糊右房影,喷射宽度1～2 mm;4中度:明显右房影,喷射宽度3～4 mm;5重度:增强右房影,喷射宽度>4 mm。用Amplatzer封堵器封堵ASD的并发症少见,偶有封堵器断裂、短暂ST段抬高,短暂AVB、血栓形成、心肌缺血等。临床评价:在未经选择的ASD患者中,83%者可用Amplazer封堵器封堵,成功率达90%。英国一项多中心研究结果显示,86例ASD患者在术后即刻、24 h、1个月和3个月时的完全封堵率分别为20.4%、84.9%、92.5%和98.9%,仅7例失败,其余均获成功。

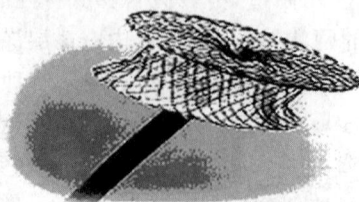

图6-8　ASD封堵术后

随访与术后处理：ASD 术毕立即行 TEE 查观察疗效；所有病例于术后 24 h、1 个月、3 个月行 TTE、心电图等检查评价疗效。术后 3 d 用低分子肝素皮下注射，3 d 内静脉给予抗菌素。口服肠溶阿司匹林（100～200 mg/d），共服 3 个月，以预防血栓形成。ASD 封堵术后，应定期观测各心腔大小及结构变化以评估封堵的疗效。观察指标主要有下列：①封堵的位置形态及周边是否存在残余分流。②观察各心腔大小及大血管内径变化。③各瓣膜的血流速度变化。④用 M 型、二维超声等观察各室壁运动的变化情况。残余分流的判定标准：微量：直径：<1 mm；少量：直径 1～2 mm；中量：直径 3～4 mm；大量：直径>4 mm。

Amplatzer 法主要并发症为封堵器脱落，异物栓塞，术后感染等，但文献报道并发症极少见。

Amplatzer 封堵器治疗 ASD 时经食管超声心动图（TEE）有重要指导作用。适合介入治疗的 ASD 患者，术前应常规行 TEE 检查，以明确 ASD 直径并精确测量缺损边缘与冠状静脉窦、房室瓣及肺静脉、主动脉根部的距离。封堵器大小的选择直接关系手术的成功与否，在 TEE 监测下应用球囊准确测量 ASD 的直径是治疗的重要步骤。但 ASD 直径大于 30 mm 无须再测球囊伸展直径，可以 TEE 所测值为依据，选择封堵器。置入封堵器时，应用 TEE 观察其与房间隔的关系，并可观察有无残余分流。但 TEE 是一种半创伤性的介入方法，有时由于封堵时间较长使患者难以忍受，在一些儿童患者也因 TEE 探头过大及一些成人患者会厌过于敏感而无法行 TEE 检查而失去封堵机会。于是有人提出直接经胸超声心动图（TTE）或加球囊扩张测 ASD 伸展径来指导选择封堵器及其释放。TEE 可免去患者因行 TEE 受的痛苦，减少 TEE 的并发症，扩大 ASD 的封堵适应范围。TEE 对 ASD 的观察略逊于 TEE，但可以用球囊扩张 ASD 测量其伸展径来指导选择封堵器，应用彩色多普勒进一步确定 ASD 的数目及各缺口间距离来选择封堵术。因此可利用 TEE 及 TEE 的上述特点对 ASD 进行筛选来确定患者是否可行介入治疗。

（三）室间隔缺损

心室间隔缺损（ventricular septal defect，VSD）也是常见的先天性心脏病，占先心病的 15.5%，男女性别相近。从解剖学上将心室间隔缺损分为嵴上缺损和嵴下缺损。嵴下缺损位于室上嵴下后方，又可分为膜部缺损、肌部缺损及心内膜垫畸形的心室间隔缺损。其中最为常见的为膜部心室间隔缺损，位于主动脉右冠瓣和无冠瓣连合之上方。肌部心室间隔缺损可以发生在肌部室间隔的任何部位。心室间隔的缺损直径从 2～30 mm 不等，膜部的缺损较大，肌部较小，有的为多个缺损，心室间隔肌部呈筛状。目前主要的治疗手段仍为开胸手术闭合。

室间隔缺损（室缺）的介入性治疗是个尚有争议的问题。1988 年 Lock 等采用 Rash kind 双面伞关闭室缺，此后经历了蚌状夹式闭合器（Clamshell）和 Cardioseal 双面伞封堵室缺。Lock 等一组 136 例室间隔缺损介入治疗报告，54% 为肌部，34% 为手术后残余漏，用 Amplatzer 封堵器关闭肌部室缺的临床应用结果。由于室间隔解剖上的独特及周围结构的复杂，室缺封堵术仍处于研究探索中，应小心慎重开展。由于封堵器及技术难度的原因，室缺的介入治疗开展的例数较少，不到 ASD 及 PDA 介入治疗的 2%。

经导管室间隔缺损封堵术（transcatheter closure of ventricular septal defects，TCVSD）的装置与导管技术早期的 VSD 封堵器大多与 PDA 及 ASD 封堵器相同，后来在此基础上根据 VSD 的解剖特点进行了改进。目前，临床上应用的 VSD 封堵器主要包括 Rashkind 双面伞封堵器、Sederis 纽扣补片式封堵器、Lock 蛤壳式封堵器、可控弹簧钢圈和 Amplazter 封堵器几种。

1. Rashkind 双面伞封堵器

由 Rashkind 双面伞改进而成，左右各有 4 条爪形的金属臂，可用于封堵较大的 VSD（>9 mm）。但由于临床报道多例发生支架臂断裂等并发症，现已很少在临床应用。

2. Lock 蛤壳式封堵器

由 Lock 最早应用于临床，有 12 mm 和 17 mm 两种标准型号。由于伞面较大，需要较大的输送鞘管（大于 8 F），且要求缺损边缘与周围结构的距离较大，仅适合于较小（≤9 mm）的肌部或膜部缺损。对于 VSD 直径较大的婴幼儿，鞘管不易通过。

3. Sederis 纽扣补片式封堵器

1996 年 Sederis 在欧洲心血管病会议上报道推广，操作相对较简单，我国也曾多次在临床试用。但由于其并发症出现较多,一定程度上限制了其应用。

4.可控弹簧钢圈

Kalra 等曾报道一膜部小 VSD 伴膜部瘤形成的病例,在用 Rash kind 双面伞封堵失败后,采用 4 个叠加的弹簧钢圈封堵成功。这为封堵缺损孔道不规则的小 VSD 提供了新的途径。

5.Amplazter 封堵器

由于其具有体积小、可回收、可重置、封堵完全等众多优点,已广泛应用于 PDA、ASD 的封堵。Amplazter封堵器是 VSD 封堵最有应用前景的装置。目前认为用 Amplazter 封堵器治疗单发的肌部 VSD 疗效肯定,但要封堵各种膜周部 VSD(约占 VSD 的 80%)还须在设计上加以改进。美国 AGA 公司最近设计了一种偏心结构的 Amplazter 封堵器,以减小对主动脉瓣运动的影响,并在微型猪模型上封堵膜部 VSD 取得了满意的效果。

以下主要介绍 Amplazter 封堵器。

Amplazter 室间隔封堵器适应证主要包括:

(1)有明显外科手术适应证的先天性 VSD,不合并其他心内畸形。一般认为,单发 VSD 进行 TCVSD 术治疗效果较好,多发 VSD 则要求能用一个封堵器覆盖。肌部 VSD 因距主动脉瓣等重要结构较远,比膜部 VSD 更容易封堵。伴主动脉瓣关闭不全者不宜封堵,以免加重关闭不全。

(2)心肌梗死后室间隔急性破裂。封堵术可以作为外科修补术前稳定血流动力学的过渡性治疗,以提高手术成功率。

(3)VSD 修补术后单发残余分流。封堵术可避免再次手术引起的心室功能不全的危险。

(4)左室—右房通道。作为一种特殊的 VSD 也可选择性进行封堵。

(5)VSD 边缘与主动脉瓣(右冠瓣)的距离大于待置入封器的半径,与肺动脉瓣、三尖瓣下缘也应有一定的距离(不小于 2 mm)。由于病例选择及缺损位置、大小、形态的精确测量对 VSD 术封堵成功至关重要,所以,在封堵前要常规行经胸声心动图(TTE)、经食管超声心动图(TEE)及左心室造影查。术中利用球囊法测量 VSD 的"伸展直径"尤为必要。

TCVSD 术的导管技术要求与 PDA、ASD 封堵术相比,主要困难是装载系统的输送技术。由于 VSD 解剖结构的特殊性,往往左室面比较光滑,而右室面由于峭小梁粗大丰富显得粗糙,而且 VSD 的右室面往往有多个孔隙,导管不易准确进入,所以理论上从左室面送入输送器较理想。但实际操作中很少采用这种途径,因为粗硬的输送器会损伤主动脉瓣及左室心内膜造成严重的并发症。然而,直接将输送器送到右室再通过 VSD 在技术上也有较大难度,目前临床上多采用建立轨道法来解决这一问题。具体方法是:经皮穿刺右股静脉(或右颈静脉)和股动脉,从动脉插入一根 7F 端孔导管入左室,穿过 VSD 入右室。从股静脉端插送一网篮导管(或异物钳)至肺动脉主干或右房,再从股动脉端沿端孔导管送入一根 J 头交换导丝进入网篮,取出端孔导管,收紧网篮,将导丝从静脉端(股静脉或颈静脉)拉出体外,从而建立股静脉(或右颈静脉)—右房—右室—VSD—左室—主动脉—股动脉的导丝滑动轨道。然后将输送鞘管从静脉端沿导丝轨道送入右室,再从动脉端插入端孔导管入左室,并向前下轻轻拉动导丝,引导输送鞘管穿过 VSD 入左室。确定位置后,将选择好的封堵器经输送鞘管推送,在左室面打开封堵器的左室部,使其紧贴于 VSD 的左室面,后撤输送鞘管回右室,再打开封堵器的右室部。术中 TEE 及左室造影显示无明显分流,封堵器位置合适时扭动螺杆释放封堵器。至于穿刺股静脉还是颈静脉则要根据 VSD 的位置而定,如果 VSD 位于室间隔的中下部或顶端,可采用颈静脉穿刺法,以避免导管的过度扭曲;如果 VSD 位于室间隔的前上部(包括膜周部),则一般采用股静脉穿刺法较为顺手。也可不通过股动脉建立轨道,Bridges 等曾采用右股静脉—右房—间隔—左房—左室—VSD—右室—右颈静脉途径,虽然避免了动脉穿刺,但对无 ASD 的患者需穿刺房间隔,增加了技术难度,故仅在并发 ASD(或卵圆孔未闭)的患者中采用。

TCVSD 术的疗效与所采用的封堵装置与封堵技术密切相关。早期,由于技术不成熟,只有一些病情危重不能耐受手术的病例,才愿意接受封堵治疗,故成功率不高,术后并发症也较多。随着介入技术的发展,装置的不断改进,积累的病例越来越多,技术成功率也随之提高。目前 TCVSD 术能获得比较满意的近期效果,至于中远期效果则需要严格的、大规模的、多中心的长期临床随访才能得出结论。随访指标主要包括超声(特别是 TEE)、胸片、心电图、心室造影以及临床症状体征的评价。而目前所报道的病例随访时间大多较短,一般为 1 月~3 月的短期随访。

TCVSD 术的并发症主要包括:①心律失常:主要为完全性束支传导阻滞、心动过速、房室传导阻滞、心室颤动等,多为一过性,严重者不能恢复。主要由于轨道导丝压迫拉扯 VSD 的缺损边缘及导管损伤心内膜而影响传导系统(包括房室结、束支)所致。②主动脉瓣穿孔、主动脉瓣关闭不全:穿孔主要发生在右冠瓣,由于封堵器离主动脉瓣太近或放置封堵器时操作不当,其边缘损伤瓣叶所致,同时也影响了瓣叶的运动,造成关闭不全。所以术前一定要精确测量封堵器边缘到主动脉瓣的距离,选择大小合适的封堵器。③三尖瓣穿孔、三尖瓣关闭不全:多发生在隔瓣,也是由于上述原因引起。有报道 TCVSD 术后原有的三尖瓣反流减轻,但具体机制不清。④术后残余分流:主要由于封堵器大小不合适或封堵器移位引起,如果是微量分流,一般可随着封堵器内的血栓形成而消失。⑤低血压:可能是由于导管操作刺激迷走反射引起,Laussen 等的一组 TCVSD 术病例中,70 例有 28 例发生了低血压(收缩压较基础血压下降 20% 以上),必要时需要撤管及补液处理。⑥心脏骤停:由于操作不当或封堵器急性堵塞左室流出道所致,需要紧急心肺复苏处理。⑦溶血:由于红细胞机械性损伤引起,伴残余分流时发生率会大大增高。⑧感染性心内膜炎:多由心内膜损伤引起,一般要求常规术后口服抗菌素 1 个月。⑨出血、动-静脉瘘、颈神经丛损伤等:系由于常规穿刺引起的并发症,一般作相应的处理。

TCVSD 术的临床应用前景与展望随着介入心脏病学的发展,十几年来 TCVSD 术从动物实验到初步的临床尝试,再到目前一定规模的临床应用,已获得了不少宝贵的经验,技术上也不断成熟,取得了一些令人鼓舞的结果。目前,改进方向主要集中在封堵器与输送导管的设计方面。封堵器逐渐在向小型化、高生物相容性方向发展。最近,美国 AGA 公司提出,理想的封堵器应具备以下几个条件:①体积小,能通过 6F~7F 的输送鞘管,能广泛应用于年龄较小的婴幼儿。②可多次回收、重置,能自我定位(自膨胀)。③结构稳定,能在体内保持长期不变形,不断裂。④外形设计合理,如靠近瓣环结构的轮状边缘可设计成一定的曲线,以减少与瓣膜的接触面积,而对侧可相应增加轮状边缘的面积以固定封堵器,从而尽量减少对瓣膜运动的干扰。⑤生物相容性好,能与组织快速相容,减少异物反应,以达到 100% 封堵率。同时,输送导管的设计也向柔韧性好、损伤性低方面发展,这将使从左室途径送封堵器成为可能,导管技术将变得更加简单。另外,随着超声心动图三维重建技术的发展,将会有更精确的引导和定位技术来保证技术的成功率,使得 TCVSD 术的应用前景更加广阔。值得一提的是 VSD 介入治疗的适应证也在进一步拓宽,与外科协同治疗某些复杂先天性心脏病将成为一大趋势。

近年来,我国国内不少医院都准备开展或已经尝试开展了 TCVSD 术。但我们应当注意到,目前这项技术还不够成熟,VSD 封堵术在临床运用中产生的并发症远多于 PDA、ASD 封堵术,具体的临床应用还需积累足够多的实际操作经验,而且最好是在熟练掌握了 PDA、ASD 封堵技术的基础上逐步开展。

(庞宇博)

第四节 心脏瓣膜疾病的介入治疗

心脏瓣膜病的介入治疗主要是指经皮球囊导管瓣膜成形术(percutaneous catheter balloon valvuloplasty,PCBV),是用介入手段对狭窄的瓣膜进行扩张、解除狭窄,以治疗瓣膜狭窄病变的方法。通过扩大球囊内压力以辐射力形式传递到狭窄的瓣膜组织上,使瓣叶间粘连的结合部向瓣环方向部分或完全地撕开,从而解除瓣口梗阻,而不是瓣口的暂时性扩大。能部分代替开胸手术,具有创伤小、相对安全、术后恢复快等优点。目前应用最广的是二尖瓣成形术。我国于 1985 年开始此项技术,目前主要用于二尖瓣和肺动脉瓣狭窄的病例,三尖瓣狭窄者相对少见;主动脉瓣成形术使主动脉瓣狭窄的瓣口面积增加有限,严重并发症多,死亡率高,再狭窄的发生早,术后血流动力学、左心室功能和生存率均不如外科瓣膜置换术,所以多主张用于高龄不宜于施行换瓣手术者,或作为重症患者一时不适合手术治疗的过渡性治疗,不过目前发展的经皮主动脉瓣置换技术采用经导管的方法植入人工瓣膜,极大地改善了患者的预后,并为不能耐受外科手术的主动脉瓣狭窄患者带来了希望。

一、经皮球囊肺动脉瓣成形术

经皮穿刺股静脉,行右心导管检查测定右心室压力和跨肺动脉瓣压力阶差,沿导引钢丝将球囊导管送至狭窄处,快速手推(相当于 3~4 个大气压的压力)1:10 稀释造影剂入球囊,使其扩张,5~10 秒后迅速回抽,5 分钟后可重复,直至球囊扩张时的腰鼓征消失。术后复测右心室和跨肺动脉瓣压力阶差。疗效评估:术后跨瓣压差 <25 mmHg 为优,<50 mmHg 为良,>50 mmHg 为差。

PBPV 适应证:①右心室与肺动脉间收缩压差大于 40 mmHg 的单纯肺动脉瓣狭窄。②严重肺动脉瓣狭窄合并继发性流出道狭窄。③法洛四联症外科手术后肺动脉瓣口再狭窄等也可考虑应用。④轻型瓣膜发育不良型肺动脉瓣狭窄(应用超大球囊扩张法)。

禁忌证:①沙漏样畸形的瓣膜发育不良型肺动脉瓣狭窄。②合并心内其他畸形者。

PBPV 并发症有:①心律失常,多为窦性心动过缓或窦性暂停,后者多为单球囊法引起,球囊阻塞肺动脉瓣口;室早、短阵室速也可见到,室颤极为少见。②漏斗部反应性狭窄,在较严重的肺动脉瓣狭窄病例,增高的右心室压力可致使流出道的肌肉代偿性肥厚,当瓣膜的狭窄解除后,右心室压力骤降,代偿性肥厚的部分在右心室强力收缩时造成完全性阻塞,严重者可发生猝死。另外,右心室流出道的刺激或过大的球囊损伤了右心室流出道的内膜,也可引起右心室流出道的痉挛。PBPV 术后的漏斗部反应性狭窄多不需外科手术治疗,一般术后 1~2 年消失。有人认为流出道激惹、痉挛可用普萘洛尔治疗。③肺动脉瓣关闭不全,发生率低,对血流动力学影响不大。

二、经皮球囊二尖瓣成形术

经皮穿刺股静脉或切开大隐静脉,置入右心导管和房间隔穿刺针,行房间隔穿刺,送球囊导管入左心房至左心室中部。将稀释造影剂注入球囊前部、后部和腰部,依次扩张球囊。在球囊前部扩张时将球囊后撤,使其卡在二尖瓣的狭窄处,用力快速推注造影剂,使球囊全部扩张,腰鼓征消失,迅速回抽球囊内造影剂(时间约 3~5 秒),球囊撤回左心房。

术前可预防性用洋地黄或 β-受体阻滞剂,控制心室率 <120 次/分。停用利尿剂(心衰者除外)以免影响心室的充盈。术后用抗生素 3 天,阿司匹林 100 mg/d,共 1~2 周。

房间隔穿刺是 PBMV 的关键步骤,但也是 PBMV 发生并发症或失败的主要原因。穿刺部位宜选卵圆窝处,它位于房间隔中点稍偏下,为膜性组织,较薄易于穿刺,穿刺部位过高进入主动脉或左室,过低进入冠状动脉窦或损伤房室交界处组织,或将下腔静脉进入右房处误认为房间隔而穿破下腔静脉。房间隔穿刺的禁忌证为:①巨大左心房,影响定位和穿刺针的固定。②严重心脏移位或异位。③主动脉根部瘤样扩张。④脊柱和胸廓严重畸形。⑤左心房血栓或近期有体循环栓塞。

疗效评定:心尖部舒张期杂音减轻或消失,左房平均压 ≤11 mmHg。跨瓣压差 ≤8 mmHg 为成功,≤6 mmHg 为优。瓣口面积 ≥1.5 cm² 为成功,≥2.0 cm² 为优。

超声心动图(包括经食管超声心动图)在心脏瓣膜介入治疗中为一种无创、可重复、安全、可靠、价廉地评价瓣膜结构和功能,房、室大小和附壁血栓的检测方法。对心脏瓣膜介入手术适应证的选择、术后评价、随访是必不可少的手段。超声心动图将瓣叶的活动度、瓣膜增厚、瓣下病变和瓣膜钙化的严重程度分别分为 1~4 级,定为 1~4 分,4 项总分为 16 分。一般认为瓣膜超声积分 ≤8 分时 PBMV 的临床效果较好。

PBMV 的理想适应证为:①中度至重度单纯瓣膜狭窄、瓣膜柔软、无钙化和瓣下结构异常,听诊闻及开瓣音提示瓣膜柔软度较好。②窦性心律,无体循环栓塞史。③有明确的临床症状,无风湿活动。④超声心动图积分<8分。

PBMV 相对适应证：①瓣叶硬化，钙化不严重。②房颤患者食管超声心动图证实左心房内无血栓（但需要抗凝治疗2~4周）。③分离手术后再狭窄而无禁忌者。④严重二尖瓣狭窄合并重度肺动脉高压或心、肝、肾功能不全，不适于外科手术者。⑤伴中度二尖瓣关闭不全或主动脉瓣关闭不全。⑥声心动图积分8~12分。

PBMV 的禁忌证：①二尖瓣狭窄伴中度至重度二尖瓣或主动脉反流，主动脉瓣狭窄。②瓣下结构病变严重。③左心房或左心耳有血栓者，可予华法林抗凝4~6周或更长后复查超声心动图，血栓消失者或左心耳处血栓未见增大或缩小时，也可进行 PBMV。术中应减少导管在左心房内的操作，尽量避免导管顶端或管身进入左心耳。有报道，左心房后壁血栓经6~10个月长期华法林抗凝后作 PBMV 获得成功。房间隔、二尖瓣入口或肺静脉开口处有附壁血栓者为绝对禁忌证。④体循环有栓塞史者（若左房无血栓）抗凝6周后可考虑。⑤合并其他心内畸形。⑥高龄患者应除外冠心病。⑦超声心动图积分>12分。

PBMV 的并发症包括：心包填塞、重度二尖瓣关闭不全、体循环栓塞（脑栓塞多见）、医源性心房水平分流、急性肺水肿。PBMV 因并发症需紧急手术者的发生率约1.5%；死亡率0~1%。

三、经皮心脏瓣膜置换术

经皮心脏瓣膜置换治疗是近年来应用于治疗心脏瓣膜疾病的新方法。目前，新型经皮瓣膜介入治疗主要针对主动脉瓣狭窄和二尖瓣反流。研究发现，1/3 的严重症状性主动脉瓣狭窄和二尖瓣反流的老年患者，由于高龄、LVEF 较低以及合并其他疾病的比率较高等原因，不适宜接受外科手术。然而，这些高危患者有可能从介入瓣膜手术中受益。需注意的是，经皮瓣膜治疗，尤其是经皮主动脉瓣置换术（percutaneous aortic valve replacement，PAVR），应严格限制用于风险较高且不适宜接受外科手术的患者。

研究证实，PAVR 术可以明显改善左室功能、延长患者寿命、减轻痛苦，特别是对于既往有左室功能不全的患者，能减少症状。标准的 PAVR 术所需要的材料包括瓣膜、输送平台和传送系统（带有三叶生物瓣的圆形平台，且瓣叶需具有良好的血流动力学特点）。目前所使用的经导管人工主动脉瓣有自膨胀式和球囊扩张式两种。自膨胀式主要为 CoreValve 公司的产品，最新一代产品为 ReValvingTM，采用猪心包制备瓣膜，可经18 F 的鞘管输送，有经验的术者操作成功率可达98%。球囊扩张式为 Edwards 公司的产品，早期的为 Cribier-EdwardsTM，它是一个由马的心包瓣膜组成的球囊扩张型不锈钢装置，并且通过无鞘导管（FlexCath）传送。装置可以沿顺行、逆行或经心尖部送入，不会产生明显的瓣周漏，在瓣环或是瓣环下区域有附着点。最新一代为采用牛心包的 Edwards-SAPIENTM 产品，输送直径为22~24F。PAVR 术需要由心血管介入医师、影像学专家和麻醉师甚至心脏外科医师的团队协作，初步的研究结果是令人鼓舞的。

EVERESTI 是应用 Evalve MitraClip（一种经皮二尖瓣修复装置）经皮修复功能性二尖瓣反流的I期临床研究，纳入6例心功能Ⅲ级的严重二尖瓣反流患者（反流程度3+或4+级），排除了风湿性心脏病和感染性心内膜炎等器质性心脏病所致的二尖瓣反流。所有患者成功接受经皮 Evalve MitraClip 治疗，术后30天无严重不良事件；6例患者的二尖瓣反流程度均有不同程度改善。研究表明，功能性二尖瓣反流患者经皮使用 MitraClip 边对边修复二尖瓣的治疗，可以有效降低二尖瓣反流程度，治疗成功率高且较为安全。

（庞宇博）

第五节　射频消融术

射频导管消融（RFCA）自1987年应用于临床以来，已使快速心律失常患者的治疗发生了划时代的变化。1991年至今我国有24个省、自治区、直辖市的100多家医院开展了这项技术，迄今已成为根治阵发性室上性心动过速与特发性室速的最有效和安全的治疗方法。

射频电能通过导管尖到组织,在电极—组织界面上产生阻性加热(resistive heating)与传导性加热,致使组织细胞内外水分驱散,组织烘干,产生凝固性坏死。破坏致心律失常源的心肌组织、房室旁道、部分特殊传导系统,以治疗或控制心脏节律紊乱。

一、适应证选择

(一)明确适应证

①预激综合征合并阵发性心房颤动(心房颤动)并快速心室率引起血流动力学障碍者或已有充血性心力衰竭(CHF)者。②房室折返性心动过速(AVRT)、房室结折返性心动过速(AVNRT)、房性心动过速(房速)、典型心房扑动(房扑)和特发性室性心动过速(室速,包括反复性单形性室速)反复发作者、或合并有CHF者、或有血流动力学障碍者。③典型房扑,发作频繁、心室率不易控制者。④非典型房扑,发作频繁、心室率不易控制者(仅限有经验和必要设备的医疗中心)。⑤不适当的窦性心动过速(不适当窦速)合并心动过速性心肌病。⑥慢性心房颤动合并快速心室率且药物控制效果不好、合并心动过速性心肌病者进行房室交界区消融。

(二)相对适应证

①预激综合征合并阵发性心房颤动心室率不快者。②预激综合征无心动过速但是有明显胸闷症状,排除其他原因者。③从事特殊职业(如司机、高空作业等),或有升学、就业等需求的预激综合征患者。④房室折返性心动过速、房室结折遗性心动过速、房速、典型房扑和特发性室速(包括反复性单形性室速)发作次数少、症状较轻者。⑤阵发性心房颤动反复发作、症状严重,药物预防发作效果不好、愿意根治者。⑥房扑发作次数少、症状重者。⑦不适当窦速反复发作、药物治疗效果不好。⑧梗死后室速,发作次数多、药物治疗效果不好或不能耐受(仅限有经验和必要设备的医疗中心)。⑨频发室性早搏,症状严重,影响生活、工作或学习。

(三)非适应证

①预激综合征无心动过速、无症状者。②不适当窦速药物治疗效果好者。③阵发性心房颤动药物治疗效果好或发作少、症状轻者。④频发室性早搏,症状不严重,不影响生活、工作或学习者。⑤心肌梗死后室速,发作时心率不快并且药物可预防发作者。

(四)儿童RFCA的选择

小儿射频消融适应证与成人有所不同,选择患者时要考虑到不同类型心律失常的自然病程、消融的危险因素、是否合并先天性心脏病,以及年龄对以上各因素的影响。决定是否应对患儿进行射频消融手术时,不仅应考虑具体患者不同的临床特点,还有赖于医生的个人经验及不同电生理室进行射频消融的成功率与并发症的发生率。

1. 明确适应证

①年龄小于4岁,有房室折返性心动过速、典型房扑,心动过速呈持续性或反复性发作,有血流动力学障碍,所有抗心律失常药物治疗无效者;或有显性预激综合征右侧游离壁旁路,心动过速呈持续性发作,有血流动力学障碍者。②年龄大于4岁,有房性心动过速,心动过速呈持续性或反复性发作,有血流动力学障碍,所有抗心律失常药物治疗无效者;或有房室折返性心动过速、特发性室性心动过速,心动过速呈持续性或反复性发作,有血流动力学障碍者;预激综合征伴晕厥者;预激综合征合并心房颤动并快速心室率者;③房室结折返性心动过速,年龄小于7岁,心动过速呈持续性或反复性发作,有血流动力学障碍,所有抗心律失常药物治疗无效者;或年龄大于7岁,心动过速呈持续性或反复性发作,有血流动力学障碍者。

2. 相对适应证

①年龄小于4岁,有房室折返性心动过速、典型房扑,心动过速呈持续性或反复性发作,有血流动力学障碍者;有显性预激综合征右侧游离壁旁路,心动过速呈持续性或反复性发作者。②年龄大于4岁,有房性心动过速,心动过速呈持续性或反复性发作,有血流动力学障碍,除胺碘酮以外的抗心律失常药物治疗无效者;房室折返性心动过速、特发性室性心动过速,心动过速呈持续性或反复性发作者;预激综合征合并

心房颤动,心室率不快者。③房室结折返性心动过速,年龄小于7岁,心动过速呈持续性或反复性发作,有血流动力学障碍,除胺碘酮以外的抗心律失常药物治疗无效者;年龄大于7岁,心动过速呈持续性或反复性发作者。④先天性心脏病手术前发生的房室折返性心动过速和房室结折返性心动过速,术前进行射频消融治疗,可缩短手术时间和降低手术危险性者。⑤先天性心脏病手术获得性持续性房扑,除外因心脏手术残余畸形血流动力学改变所致,真正意义的切口折返性房性心动过速者。

3.非适应证

①年龄小于4岁,有房室折返性心动过速、房室结折返性心动过速、典型房扑,心动过速呈持续性或反复性发作,无血流动力学障碍者;有显性预激综合征右侧游离壁旁路心动过速发作次数少、症状轻者。②年龄大于4岁,有房性心动过速,心动过速呈持续性或反复性发作,有血流动力学障碍,除胺碘酮以外的抗心律失常药物治疗有效者;房室折返性心动过速、房室结折返性心动过速和特发性室性心动过速,心动过速发作次数少、症状轻者。③先天性心脏病手术后"切口"折返性房性心动过速,因心脏手术残余畸形血流动力学改变所致者。

二、术前准备、术中监护和术后处理

术前应了解患者的病情并对其进行体检,复习心电图(窦性心律与快速心律失常)、超声心动图和X线胸片等资料;停用所有抗心律失常药物至少5个半衰期;对有器质性心脏病的患者,应认真做好心脏病性质和心功能的评价。了解心脏、主动脉和周围动脉病变的情况,控制心绞痛和心力衰竭;向患者及家属说明手术过程,指导患者进行配合,并获签字同意;需全身麻醉者应通知麻醉科。RFCA后无并发症的患者可在一般心内科病房观察,穿刺动脉的患者应卧床12～24 h,沙袋压迫穿刺部位6～12 h。仅穿刺静脉的患者应卧床12～24 h。注意检测血压、心率和心动图的变化以及心脏压塞、气胸、血管并发症的发生。有并发症的患者经及时处理后,在CCU内监护。

出院前常规复查超声心动图和X线胸片,术后建立随访制度,尤其应注意消融后3～6个月内的复发。术后口服阿司匹林(50～150 mg/d)1～3个月。

三、房室折返性心动过速的射频消融治疗

AVRT是由房室旁路参与的快速心律失常,国内统计在所有阵发性室上性心动过速(PSVT)中占45%～60%。AVRT中有95%为经房室结前传、旁道逆传的窄QRS型心动过速(顺向型,othodromic),其QRS形态与窦性心律时相同;另5%为经旁道前传、房室结逆传的宽QRS型心动过速(逆向型,antidromic),其QRS形态与窦性心律下的预激图形相同。国外报道60%的旁道既有前传功能也有逆传功能呈双向传导,另40%仅有逆传功能呈单向传导,国内的报道与之相反。绝大多数左侧旁道可以通过经主动脉拟行途径在二尖瓣环的心室侧进行消融,少数情况下可能需要经房间隔穿刺在二尖瓣环的心房侧消融或者在冠状窦内进行消融;右侧旁路在三尖瓣环的心房侧进行消融。目前,RFCA治疗AVRT已具有很高的成功率,而且非常安全。1999年中国生物医学工程学会心脏起搏与电生理分会组织的注册登记显示,RFCA治疗AVRT的成功率高达97.5%,复发率仅为2.8%,并发症率为1.0%,因此已经成为这类心律失常的一线治疗方法。尽管如此,不同经验的术者或者中心的成功率仍有差别。

(一)解剖定位

1.左侧旁道

①左前壁旁道:冠状窦导管进入后伸向前方,从再次弯曲到顶端。②后间隔左侧旁道:从冠状窦口向左2 cm以内。③左侧壁旁道:后间隔左侧外界到左前壁起始。④中间隔左侧旁道:希氏束导管与冠状窦导管间三角区。

2.右侧旁道

①右前间隔旁道:右室前顶端到希氏束之间。②后间隔右侧旁道:右室后顶端到冠状窦口之间。③右侧壁旁道:右前间壁到右后间隔外侧之间。④中间隔右侧旁道:冠状窦口上方到希氏束之间。

治疗前进行常规电生理检查,明确心动过速的发生机制和分辨左、右侧旁道。

(二)消融

1.左侧旁道的 RFCA

消融方法和途径有经动脉逆行法和穿间隔法。

经动脉逆行法如下。

(1)抗凝:放置动脉鞘管后静脉注射肝素 2 000～3 000 U,操作中每小时追加 1 000 U。

(2)标测:①右前斜位 30°,必要时取左前斜位,消融电极沿二尖瓣环细标心室最早激动点(EVA)或心房最早逆传激动点(EAA)。②消融靶点:显性旁道者窦性心律时,双极标测法记录到 EVA,或单极标测法记录到 QS 波形;心室起搏或 AVRT 时,记录到 EAA;局部电位的振幅稳定,伴或不伴有旁道电位,瓣上时 A∶V≤1,瓣下时 A∶V<1。③多旁道指相距 2 cm 以上的两条或多条旁道,应逐条标测消融。

(3)消融:①窦性心律、心室起搏或 AVRT 时消融,输出功率 15～30 W 或预定温度 70℃,试放电 5～10 s,有效则继续放电至 30～60 s;如无效应停止消融,重新标测靶点。②消融过程中,若阻抗急剧升高,导管移位或患者述不适,应立即停止消融。必要时撤出消融导管,清除消融所附炭化焦痂。③消融成功后 30 min 重复心房、心室刺激,证实旁道传导功能被阻断。

2.右侧旁道的射频消融治疗时一般不需抗凝

标测:①左前斜位 45°～60°,消融电极沿三尖瓣环细标 EVA 或 EAA。②消融靶点:显性旁道者窦性心律时记录到的 EVA 绝大多数表现为 A、V 波融合,少数患者 A、V 波间有等电位线,但只要确定为 EVA 即可作为消融靶点。局部心室激动比体表心电图 Delta 波提前至少 20 ms,A∶V≤1;隐匿性旁道者心室起搏或 AVRT 时记录到的 EAA 绝大多数表现为 V、A 波融合,少数 V、A 波间可有等电位线,但只要确定为 EAA 即可作为消融靶点,AVRT 时 EAA 最为准确,A∶V≤1。邻希氏束旁道系指位于记录到最大希氏束电位位置附近、能记录到可识别的小 H 波部位的旁道,标测应在诱发出 AVRT 时进行。

消融:①窦性心律、心室起搏或 AVRT 时消融,输出功率 20～40 W 或预定温度 70℃,试放电 10 s,有效则继续放电至 60 s,可做 1～2 次 60 s 的巩固放电。如无效停止消融,重新标测靶点。②消融过程中,若阻抗急剧增高,导管移位或患者述不适,应立即停止消融。必要时撤出消融导管,清除消融电极所附炭化焦痂。③消融成功后 30 min 重复心房、心室刺激,证实旁道传导功能被阻断。

(三)评价

射频消融旁道是治疗房室折返性心动过速、心房颤动或其他快速房性心律失常伴旁道前传的安全有效方法。国内外大系列临床研究证实左、右侧旁道的 RFCA 成功率和死亡率分别 91%～97% 和 82%～92%,总并发症发生率和死亡率分别为 2.1% 和 0.2%。主要的并发症有:心脏压塞、房室阻滞、瓣膜损伤和血管并发症等。

四、房性快速心律失常的射频消融

(一)房性心动过速的射频消融

消融前应进行常规电生理检查以确诊房速。

1.标测

①激动标测:根据房速时高位右房、冠状窦、希氏束等处记录的 A 波提前情况初定房速移位灶或折返环的关键部位,右房房速用 1～2 根消融导管、左房房速用 1 根消融导管通过未闭卵圆窗孔或穿房间隔区在右、左房内标测,寻找最早 A 波,所记录 A 波比体表心电图最早 P 波提前 25 ms 以上,即可作为消融靶点。②隐匿性拖带标测:用比房速稍快的频率起搏,起搏时的 P 波形态和心内激动顺序与房速时的相同,且心动过速不终止,此为隐匿性拖带。用消融导管作隐匿性拖带标测初定房速起源部位,寻找最短的刺激信号至 P 波(S-P 间期)的部位作为消融靶点。临床上以激动标测常用,隐匿性拖带标测对折返性房速标测有帮助。

2.消融

在房速时放电 10 s,输出功率 15～30 W,如有效,继续放电至 60 s,巩固放电 60 s。最好采用温控消融。

3.成功消融终点

采用各种心房刺激方式(包括静脉滴注异丙肾上腺素)均不能诱发房速。消融成功后观察 30 min 重复上述刺激。

(二)心房扑动的射频消融治疗

射频消融前进行常规电生理检查,确诊房扑,记录房扑时的心房激动顺序以及窦性心律随机时冠状窦口起搏的心房激动顺序。

1.标测

①解剖定位法:三尖瓣环隔瓣心房侧至下腔静脉开口的连线即为连续消融线(靶点),如依此线消融房扑不能终止,可重复消融 1～2 次。如房扑仍不能终止,可将三尖瓣环心房侧至冠状窦口或从冠状窦口至下腔静脉开口的连线作为消融线(靶点)。②局部电位法:在右房下后部冠状窦口附近标测较体表心电图 F 波提前 40 ms 以上、呈隐匿性拖带且最短 S-P 间期的部位作为消融靶点。

2.消融

消融电极导管可选择顶端电极长度为 4 mm 或 8 mm 的,输出功率 20～40 W 或设定温度 70℃。连续消融时每一部位放电 20～30 s,消融电极紧贴心房壁回撤 3～5 mm,依消融线进行消融。如消融过程中房扑终止,则继续完成消融线的消融。局部电位标测时,试放电 10～20 s,如有效继续放电至 90 s,巩固放电 60 s。如试放电无效则需要重新标测。

3.成功消融终点

①采用各种心房刺激方式(包括静脉滴注异丙肾上腺素)均不能诱发房扑。②为减少复发率于消融后在冠状窦口起搏,心房刺激顺序与消融前相比发生改变,即低位右房电位延迟出现。消融成功后观察 30 min 重复上述刺激。

(三)评价

房性心动过速(简称房速)约占阵发性室上性心动多速(简称室上速)的 5% 左右,近年来 RFCA 治疗房速的病例在逐渐增加,其成功率为 60%～90%、并发症<1%、复发率为 10%～30%,无死亡病例报道。对于心房扑动(简称房扑)主要是Ⅰ型房扑 RFCA 成功率为 75%～93%、复发率为 7%～44%,无死亡病例报道。对心房频率快(340～430 次/min)的Ⅱ型房扑 RFCA 成功率较低。RFCA 治疗心房颤动尚处在探索阶段,方法还有待于完善。

五、房室结折返性心动过速的射频消融

(一)方法

治疗前进行常规心内电生理检查,证实心动过速的机制为房室结折返。

1.标测

有"解剖定位"和"电图定位"两类方法。推荐将两者结合的"解剖-电图"定位法。①X 线透视选用右前斜位 30°、后前位或左前斜位 40°～50°。经股静脉穿刺放入消融导管。②估计冠状窦口的大小及其与希氏束电极之间的距离。从后下到前上,将冠状窦口下缘到希氏束电极之间分为 3 个区域,依次为后区(P)、中区(M)和前区(A)。从后向前,再将每一区域分为两个小区,即 P_1、P_2,M_1、M_2 及 A_1、A_2 区。③在冠状窦口边缘与三尖瓣环之间(P 区)以消融导管远端的第1、第2级电极记录心内电图。如果房波明显小于室波(A∶V≤0.5)、房波较宽、无 H 波且心电波形稳固,可作为靶点试消融。④若无消融可能成功的标志,可在冠状窦口到希氏束电极之间的区域,从后下逐步向前上,寻找新的靶点。

2.消融

消融可能成功的标志为消融时出现交界区搏动,若无此现象,一般为无效放电。出现以下情况,应立

即停止消融:①交界区心律的频率过快。②交界区心律时逆传心房出现阻滞。③P-R 间期延长,出现Ⅱ度或Ⅲ度 AVB。④X 线透视见消融电极位置改变。⑤阻抗升高。

3.消融功率和时间

10～30 W,试放电 10～20 s,若出现上述消融可能成功的标志,且没有需要停止消融的情况发生,可延长消融时间,其中至少一次连续放电时间在 30 s 以上。消融过程中应严密观察消融电极位置有无改变。

4.成功消融终点

①心房程序刺激时 A-H 间期跳跃现象消失,且不能诱发 AVNRT。②慢径前传功能仍存在,但不能诱发 AVNRT,静脉滴注异丙肾上腺素后仍不能诱发。若出现心房回波,不应超过 1 个。符合以上两条标准之一者可视为消融成功。成功消融后在导管室观察至少 30 min 再进行程序刺激。仍不能诱发 AVNRT时方可结束操作。

(二)评价

AVNRT 是另一种最常见的 PSVT,国内统计约占所有 PSVT 的 40％～50％。根据房室结双径路的电生理特性可将 AVNRT 分为慢快型(占 80％)、快慢型(占 10％)和慢慢型(占 10％)三种。AVNRT 的消融多在窦性心律下放电,虽然消融部位即可选择慢径,也可选择快径,但大量研究表明,消融慢径的成功率(98％～100％)高于消融快径(82％～96％),而复发率(0％～2％)和Ⅲ度房室传导阻滞(AVB)发生率(0％～1％)均低于消融快径(分别为 5％～14％和 0％～10％)。因此,目前一般多采用慢径消融治疗AVNRT。

六、房室交界区的 RFCA 和改良控制快速房性心律失常的心室率

(一)房室交界区消融的方法

术前应常规电生理检查,如为持续性心房颤动,则免予电生理检查。自静脉系统在房室交界区标测记录到达大 H 波为靶点。消融输出功率 20～40 W,试放电 10 s,消融治疗后出现交界区心律或 P-R 间期延长或 AVB,巩固放电 1～2 次,每次 30 s。试放电无效可继续放电达 30 s,仍未出现Ⅲ度 AVB 应重新标测消融。对于反复消融难以成功者可穿刺动脉在左室主动脉瓣下消融希氏束。

出现持续Ⅲ度 AVB 为成功消融终点,成功放电后观察 30 min。

置入永久性起搏器后至少 48 h 保持起搏频率≥80 次/分,以防止与缓慢心率有关的恶性心律失常发生。此后根据病情需要调整起搏频率。

(二)房室交界区改良

①标测与消融:同房室结慢径的方法。②成功消融终点为持续性心房颤动时放电后心室率≤90 次/分,静脉滴注异丙肾上腺素(1～5 ng/min)时心室率≤120 次/分,成功放电后观察 30 min。

(三)评价

对于药物难以控制心室率的快速房性心律失常,通过消融房室交界区形成Ⅲ度 AVB,可有效控制心室率。其成功率为 70％～95％,一般在 90％以上,并发症低于 2％,与消融手术有关的死亡率 0.1％。虽然这种方法能有效控制心室率,但不能消除血栓栓塞的危险和恢复心房收缩功能,并需要置入永久性起搏器,还偶有晚期猝死的情况,所以适应证应从严掌握。最近应用选择性消融右房后、中间隔区域或改良房室交界区的方法,可控制慢性心房颤动的心室率,并可避免安装永久性起搏器。鉴于其成功率不是很高,加之对方法学尚有争议,故宜慎重抉择,并做好安装永久起搏器的准备。

七、室性心动过速的射频消融治疗

(一)常规电生理检查

证实室性心动过速(VT)。左室 VT 消融时需抗凝(同左侧旁道消融)。

（二）标测

（1）体表心电图可以对特发性室性心动过速（IVT）的起源部位做出大致判断。典型左室 IVT 发作时12 导联心电图呈右束支阻滞图形伴电轴左偏，病灶位于间隔后部左后分支分布范围；右室 IVT 以起源于右室流出道常见，发作时心电图 QRS 波群呈左束支传导阻滞图形，电轴正常或右偏。对于器质性心脏病并发的 VT 体表心电图定位不可靠。

（2）IVT 的标测有激动标测和起搏标测。对于血流动力学稳定的持续性 IVT，一般采用激动标测，寻找 IVT 发作时最早心室激动处消融。成功消融靶点的局部电图较体表心电图提前多在 20 ms 以上。左室 IVT 的靶点电图在 V 波前常有一高频低振幅电位，而右室 IVT 的靶点电图 V 波前一般无异常电位。起搏标测应力求记录到 12 导联心电图的 QRS 波图形与 VT 发作时完全一致。

（3）除上述 IVT 的标测方法外，心肌梗死后 VT 与扩张型心肌病引起的 VT 还可采用隐匿性拖带与舒张期碎裂电位标测法。

（4）符合以下条件为束支折返性室速：窦性心律时 QRS 波群多为完全性左束支阻滞或室内阻滞图形；VT 时每个 V 波前都能记录到希氏束电位（H）或右束支电位（RB）；每个 VT 时 H-V 间期相同，等于或长于室上性波动的 H-V 间期；V-V 间期的变化总是继发于 H-H 间期或 RB-RB 间期的变化。需要注意的是，束支折返性 VT 常合并起源于心肌的单形性 VT。

（三）消融

功率 10～30 W，试放电 10～15 s，如有效则继续放电至 60 s，巩固放电 1～2 次，每次 30～60 s，束支折返性 VT 应记录到 RB 处消融。

（四）成功消融终点

①静脉滴注异丙肾上腺素时程序刺激不能诱发原 VT。②束支折返性 VT 成功消融后，窦性心律的QRS 波为右束支阻滞图形。

（五）评价

目前适用于 RFCA 治疗的室性心动过速（室速）主要是发作时血流动力学相对稳定的室速。根据有无器质性心脏病基本可分为特发性室速和器质性心脏病室速。前者指现有的诊断技术尚不能发现明确器质性心脏病临床证据的室速，这部分室速多起源于局灶心肌，射频消融治疗的成功率较高；后者主要包括与心肌瘢痕有关的室速和少数束支折返性室速。与心肌瘢痕有关的室速的发生机制为围绕瘢痕运行的折返激动，由于通过传统的标测系统常难以确定这类室速折返环路的关键部位，故射频消融的结果不理想。束支折返性室速的消融成功率较高。Stevenson 总结的不同类型室速的消融结果见表 6-2。

表 6-2 室速的类型与消融结果（Stevenson，2000）

室速类型	机制	消融成功率	并发症风险
特发性室速			
起源于右室流出道	自律性升高	80%～90%	低
起源于左室间隔面	折返	90%	低
MI 后可标测的室速	折返		
室速发作减少		70%～80%	5%～10%
室速完全消失		50%～67%	5%～10%
其他瘢痕相关性室速	折返		
RV 发育不良＋RV 扩张		姑息性	
非缺血性心肌病		60%	低
束支折返性室速	折返	100%	AV 传导阻滞

八、小儿快速心律失常的射频消融治疗

(一)方法

小儿患者穿刺困难,易误伤动脉,心肌壁薄易导致心脏穿孔。不同年龄小儿的解剖生理特点不同。用药及剂量也有差异,消融应由儿科心血管专业医师操作或配合下进行。根据患儿年龄、身高和体重选用1~6 F电极导管。如涉及左心导管操作,常规使用肝素。放入动脉鞘管后即刻静脉给予肝素25~50 U/kg,以后每小时追加首次量的半量(总量不超过2 000 U)。术后口服肠溶阿司匹林,每次2~3 mg,每日1次,连服3个月。

射频消融治疗前应常规行电生理检查及标测,操作程序与成人相同。消融部位不同,所用功率不同。左侧旁道15~20W、右侧旁道25~40 W、房室结10~30 W。

儿童正处于生长发育阶段,与成人相比放射线对其更具危害性,术中应在患儿身体下方(视机器球管设置部位而定)放置防护脖套和铅衣。总透视时间不应超过40 min,对疑难病例应严格掌握在60 min以内。

(二)评价

RFCA对儿科患者亦是安全和有效的。14岁以下小儿快速心律失常消融成功率:AVRT和AVNRT为82%~95%、房扑67%、IVT38%~75%,自律性房速成功率较高。

虽然经导管射频消融在治疗儿童快速心律失常的许多方面与成人类似,但有其特殊性。AVRT在小儿快速心律失常中最为常见,消融疗效肯定。AVNRT预后相对良好,且消融中一旦发生Ⅲ度AVB,需安装起搏器,适应证选择应从严。自律性房扑和持续性交界区反复性心动过速(PJRT),易导致心肌病,为RFCA适应证。小儿房扑和心房颤动的RFCA尚处探索阶段。

九、射频消融治疗的并发症

快速心律失常的RFCA治疗较为安全,总并发症约5%,主要包括穿刺部位出血、血肿或感染、心包积液、心脏穿孔/心脏压塞、气胸、血栓形成或栓塞、血管损伤、AVB、冠状动脉痉挛、瓣膜反流、各种心律失常及死亡等。欧洲心脏病学会心律失常协作组的68个中心对1987-1992年报道的4398例患者的资料进行了总结,结果显示室速射频消融的并发症明显高于室上速,达7.5%,其中血栓栓塞的并发症明显增加(2.8%),其原因可能和室速的RFCA需时较长及导管在左室腔内操作导致血栓脱落有关(表6-3)。Ⅲ度AVB为RFCA治疗的严重并发症,多见于消融AVNRT和位于间隔部的房室旁路,也可见于消融起源于后间隔的左室IVT。

目前,我国快速心律失常RFCA治疗工作发展迅速,许多中小医院也已在或准备开展这一项目。在这一情况下应更注意提高术者的技术水平与培训,选择病例时应先易后难,逐步发展,严格控制适应证。

表6-3 欧洲多中心室性心动过速RFCA治疗的并发症(n=320)

并发症	例数	百分比(%)
室性心动过速/心室颤动	8	2.53
Ⅲ度房室传导阻滞	1	0.31
穿刺部位大量出血	2	0.63
心脏穿孔、心脏压塞	1	0.31
心包积液	2	0.63
动脉血栓形成	1	0.31
肺栓塞	2	0.63
外周静脉血栓	2	0.63
脑栓塞(一过性)	2	0.63
脑栓塞(持续性)	2	0.63
死亡	1	0.31
总数	21	7.5

(仇 平)

第七章 冠状动脉粥样硬化性心脏病

第一节 隐性冠心病

一、隐性冠心病的定义及类型

(一)定义

隐性冠心病即隐性心肌缺血或无症状性心肌缺血,是指病理解剖上已经有足以引起冠心病的冠状动脉粥样硬化病变,但临床上患者并无心肌缺血或其他心脏方面的症状,因而也没有被诊断过,是没有症状的隐性患者。1980 年以前,经全国有关会议讨论,冠心病诊断标准中,隐性冠心病为其中的一个类型,即 40 岁以上的患者,休息时心电图有明显的缺血表现,或运动试验阳性的客观证据者,无其他原因(除外其他心脏病,显著贫血、植物神经功能失调等)可诊断为隐性冠心病,并载入教科书中。1980 年以前,我国冠心病普查,基本是根据心电图来判定冠心病的,普查检出的冠心病,70%~80% 为隐性冠心病。我们 1972 年在石家庄城乡进行的冠心病普查,隐性冠心病占检出患者的 79.4%。

有的患者,过去从无冠心病的有关症状,心电图的确发现有陈旧性心肌梗死,称其为未被及时发现的心肌梗死,其意为在急性发病时未被及时诊断,后来在某些情况下发现而诊断为陈旧性心肌梗死,也叫隐性心肌梗死。我们认为此亦应属于隐性冠心病的一个类型。也有的患者,从来没有冠心病的有关症状而发生猝死,生前没有做过心电图或相关检查,但死后尸检证明其死因为冠心病。在过去的尸检中,也常有死于其他疾病的人,生前没有冠心病症状,尸检发现有严重的足可以诊断为冠心病的冠状动脉粥样硬化性狭窄或心肌梗死。

自从 1961 年 Holter 动态心电图问世以后,发现在监测过程中,心绞痛的患者,除了在心绞痛发作时心电图有 ST-T 改变的缺血型表现外,在没有心绞痛症状时也常有心肌缺血的 ST-T 的缺血型心电图表现,并将其称做无痛性心肌缺血或无症状性心肌缺血。我们认为这种无痛性心肌缺血或无症状性心肌缺血的心电图表现亦即隐性冠心病的表现之一。大量报告表明,冠心病有心绞痛的患者,无痛性心肌缺血的 ST-T 心电图改变占 60%~80%,心绞痛发作时的 ST-T 心电图改变仅占总 ST-T 心电图改变的 20%~40%。

我国 1980 年在全国第一届内科学术会议上,心血管病学组建议我国采用世界卫生组织 1979 年的冠心病诊断标准,该标准中没有隐性冠心病的诊断。其后,在国际联合的大型研究或国内的流行学调查研究中,多采用"急性冠心病事件"即急性心肌梗死和冠心病猝死事件作为金标准。

在临床上,隐性冠心病的诊断还是十分必要的。因为这一类患者随访期间急性心肌梗死率或猝死的发生率都很高。虽然单独依靠心电图诊断 ST-T 改变存在一定的假阳性或假阴性,但当前心电图或动态心电图仍是临床上最常用的诊断工具,无创、价廉、操作简便,能及时看出检查结果。在对隐性冠心病的长期随访观察中,他们大多数是死于冠心病。加之在尸检中,发现生前没有冠心病症状的严重冠状动脉狭窄或陈旧性心肌梗死也并非少见,我们认为临床上仍应将隐性冠心病列为一个重要的类型并加强防治。随着核医学、超声心动图学的发展以及冠状动脉造影的广泛应用,为临床诊断隐性冠心病提供更多客观依据。临床上对单独依靠心电图诊断为隐性冠心病的患者如有疑问,可加做超声学或核医学检查,甚至做冠状动脉造影。

许多报告(包括尸检报告)显示,在猝死患者中,许多病例的死亡原因是冠心病。由于病例来源不同,这些冠心病猝死者在猝死总死亡病例中占 70%~95%,并且多数死者,死前没有冠心病病史。20 世纪 70 年代,我们调查的 106 例冠心病猝死的病例中,一半患者在猝死前没有冠心病病史或有关症状。猝死是其冠心病的首发症状,也是最后一个症状。这些从前没有冠心病症状而因冠心病猝死者,也属于隐性冠心病的一个类型。

(二)类型

1.完全无症状者的隐性冠心病

临床上从未出现过冠心病的有关症状,心电图或有关检查发现有心肌缺血或严重冠状动脉狭窄。

2.无痛性心肌缺血(混合型)

临床上有冠心病心绞痛症状,动态心电图监测,在心绞痛发作时,有心肌缺血的心电图表现;在非心绞痛发作的时间,也出现心肌缺血的心电图表现,这种非心绞痛发作时间出现的心肌缺血心电图表现为无痛性心肌缺血。

3.隐性心肌梗死(未被及时发现的心肌梗死)

临床上从无冠心病或心肌梗死的有关症状,心电图或有关检查发现有陈旧性心肌梗死。

二、隐性冠心病的患病率与发病率

(一)完全无症状者的隐性冠心病

1980 年以前,许多地区采用常规心电图或加运动试验调查冠心病的患病率。我国 40 岁以上人口中,冠心病的患病率在 5% 左右,其中 70%~90% 是完全无症状的隐性冠心病患者。1972 年我们对石家庄地区采用常规 12 导联心电图加双倍二阶梯运动试验对 40 岁以上 3 474 例城乡人口进行普查,检出冠心病 233 例,患病率为 6.71%。在检出的冠心病患者中,79.4% 为无症状的隐性患者;休息心电图缺血占 33.9%;双倍二阶梯运动试验阳性占 45.4%。无症状的隐性心肌梗死患者尚未包括在内。在以后的每隔 2 年随访普查 1 次中,40 岁以上人口中,冠心病的发病率为 0.96%,这个数值比西方国家低得多,其中 80.0% 是无症状的隐性患者。1980 年以后,一般不采用该方法调查,但从住院急性心肌梗死的相对发病率和人群冠心病事件登记的流行学研究,均一致证明我国冠心病明显增加。我们估计,完全无症状的隐性冠心病的患病率和发病率必然也相应增加。

(二)无痛性心肌缺血(混合型)

自从 1961 年 Holter 将动态心电图监测应用于临床以来,发现冠心病心绞痛患者除了在发作心绞痛时有心肌缺血的心电图表现外,在非心绞痛发作时间也有心肌缺血的心电图表现,称无痛性心肌缺血。因这一类患者既有心绞痛时的心电图心肌缺血,又有非心绞痛发作时的心电图心肌缺血出现,称其为混合型。在同一个患者,无痛性心肌缺血的心电图出现的次数远超过心绞痛心肌缺血的次数。据报道,心绞痛患者无痛性心肌缺血心电图发生的次数,占总心肌缺血心电图发生次数的 60%~80%。我国 1991 年召开的心肌缺血研讨会的综合资料:对心绞痛患者进行动态心电图监测,无痛性心电图心肌缺血发生的次数占总心肌缺血心电图次数的 67.4%~79.0%。表明心肌缺血心电图总次数的 2/3 甚至更多次数是毫无症状。人们认识到冠心病心绞痛患者出现的心肌缺血心电图表现占比例较少,还有更多次的心肌缺血心电图表现是在非心绞痛发做出现的。同时也指出,对这类患者的治疗,单凭症状是不全面的,应当重视有症状心肌缺血和无症状心肌缺血总负荷概念。

(三)隐性心肌梗死(未被及时发现的心肌梗死)

隐性心肌梗死或被未被及时发现的心肌梗死,即是我们曾报道过的未被及时发现的心肌梗死。因为发现这些患者时,即已经将其诊断为心肌梗死了,但该患者在最初发生心肌梗死时没有症状,也没有被诊断过,后来被我们发现了,所以我们称其为"未被及时发现的心肌梗死"。在 1972 年我们普查 40 岁以上的

3 474 人口中,检出陈旧性心肌梗死 8 例,患病率为 0.23%,共中 4 例为无症状的隐性心肌梗死,占总检出人数的 50.0%。我们分析 1972—1976 年河北省正定心血管病防治区,每两年 1 次心电图普查,经心电图证实为心肌梗死者共 62 例,其中 42 例曾被诊断过急性心肌梗死,20 例为无症状的隐性心肌梗死,隐性心肌梗死占总心肌梗死患者数的 32.3%。

美国弗来明汉(Framingham)地区在每两年 1 次心电图普查的研究中,18 年共发现 259 例,其中 60 例为隐性。每次普查,隐性心肌梗死占心肌梗死患病总数的 20.5%～23.6%。他们认为这较实际数字为低,因为部分隐性心肌梗死后,在心电图普查时可能已经恢复了正常,因而发生遗漏。冰岛对 9 141 例 40 岁以上年龄人口随访 4～20 年,年发病率 300/10 万,1/3 为隐性心肌梗死,女性比男性多,70 岁以上老年人比 65 岁以下者患病率高,其预后和有症状者相似。Medalie 等对 10 059 例 40 岁以上人群随访 5 年,共发生心肌梗死 427 例,其中 170 例为未被临床发现的隐性心肌梗死,占总数的 40.0%。有人认为人群中每发生 1 例有临床症状的急性心肌梗死,很可能还有 1 例没有症状的隐性患者。这个估计似不为过,如 Master 收集了三组尸检证实为愈合性心肌梗死,该三组中隐性心肌梗死分别占 39%、50% 和 52%。

有学者曾对 364 例住院的冠心病进行分析,隐性冠心病仅占 5 例,这 5 例都是因为需要做手术,在手术前进行心电图检查时发现的。我们另外分析了 134 例住院心肌梗死患者的资料,92 例因急性心肌梗死发病住院,另有 42 例为陈旧性心肌梗死。其中 31 例过去未被诊断过心肌梗死。但仔细追问病史,多数过去有类似冠心病的症状,完全没有症状者仅有 5 例。按此计算,住院患者中完全没有冠心病症状的隐性心肌梗死患者,仅占住院心肌梗死总数的 3.73%。隐性心肌梗死都是因其他疾病住院被发现的,大量隐性心肌梗死因为没有症状,如不做心电图或有关检查则不会发现。所以,住院患病率并不能反映自然人群中的实际患病情况。

三、隐性冠心病的临床意义

当前,对隐性冠心病的研究比较少,因此对命名和认识还不完全一致。但许多研究资料表明,各类型的隐性冠心病的预后并不乐观,它与各类有症状的冠心病有同等重要的意义。

(一)无症状的隐性冠心病

无症状的隐性冠心病患者散布在自然人群中,数量很大,危害也最大。因为他们没症状,多数也没有被诊断过,自己认为是一个正常的健康人,缺少警报系统。平时没有防治措施,常可在某些特殊情况下,如过度劳累、旅游、爬山、情绪激动、饮食等情况下而诱发(或者说是促发)心脏事件。长期随访研究资料表明,其心肌梗死和冠心病猝死的发病率和死亡率与症状者相似。有对 1 835 例 40 岁以上人群隐性冠心病随访 14.5 年的报告,其冠心病死亡率增加 4～5 倍。

有学者对朱河防治点普查及 3 年随访资料表明,普查时诊断为冠心病的患者(80% 是隐性冠心病),在随访期间 11.61% 死于冠心病,平均每年死亡 3.8%;非冠心病者,随访期间死于冠心病者平均每年仅 0.29%,两者相差 10 倍以上。死于其他疾病者无明显差别(表 7-1)。

表 7-1　普查时诊断为冠心病者的死亡情况

普查时诊断	总例数	随访期间死亡原因及例数		
		冠心病心衰	心肌梗死	其他疾病
冠心病	112	9	4	6
非冠心病	1882	3	8	87
显著性		$P<0.01$	$P<0.01$	$P>0.5$

从个体来说,确有一些隐性冠心病患者,在相当长时间继续从事原有工作并不产生症状;但就总体来说,隐性冠心病显然较非冠心病者危险性大。

Robb 等曾先后两次随访分析 1949 年—1970 年做过双倍二阶梯运动试验的病例共 3 325 例,其中阳性 449 例,阴性 2 876 例。随访期间,不仅运动试验阳性者冠心病死亡率高,而且死亡率和 ST 段压低的程

度密切相关,即 ST 段压低越多,死亡比率越大:

$$死亡比率 = \frac{运动试验阳性冠心病死亡率}{运动试验阴性冠心病死亡率}$$

他们将 ST 段压低分为以下 3 级:

Ⅰ级:0.1~0.9 mm,死亡比率为 2.0。

Ⅱ级:1.0~1.9 mm,死亡比率为 3.1。

Ⅲ级:≥2.0 mm,死亡比率为 10.3。

（二）无痛性心肌缺血（混合型）

完全无症状的隐性冠心病,因为没有临床症状,一般并不住院治疗。自从动态心电图监测发现在心绞痛患者除了心绞痛发作时有心肌缺血的心电图变化外,在不发作心绞痛时还有更多次心肌缺血的心电图出现,此后人们对此进行了许多研究。

心肌缺血是心肌得不到足够的血液供应,他可以是因冠状动脉狭窄供血不足,也可能是心肌需氧增加,或是两者兼有。心肌缺血先是引起心脏功能性改变,继而是心肌代谢异常和电生理异常;如果此时心肌仍得不到足够的血液供应,将发生可逆性心肌损伤;此阶段如果心肌缺血仍然持续,有可能发展为不可逆的心肌损伤,即心肌坏死,或叫心肌梗死。

球囊闭塞冠状动脉研究,观察其病理生理变化,其顺序是:冠状动脉堵塞→心脏舒张功能异常→收缩功能异常→血液动力学异常→心电图改变→心绞痛。该研究说明心肌缺血达到一定程度和足够时间后,才能引起心绞痛。但是,他不能解释隐性心肌梗死患者的情况,因为该患者已经达到并发生了心肌坏死,而仍没有疼痛的症状。

国内外有较多的研究,认为和个体血液中的镇痛物质水平不同有关。无痛性心肌缺血者血浆中内源性吗啡样物质水平高。国内吴林也曾报道运动前后隐性冠心病较相应的心绞痛者血浆内啡呔高,运动后又较运动前高。

其他,还有认为无痛性心肌缺血是因为个体的痛觉阈值高,或是识别痛觉的神经通道功能受损。

无论是怎样的解释,但都承认心肌缺血可以是没有疼痛的,或无痛性心肌缺血这个事实是存在的。无痛性心肌缺血和有心绞痛的心肌缺血应该同等对待。在临床治疗方面就不只是针对心绞痛,而是要治疗无痛性心肌缺血和有心绞痛的心肌缺血的总负荷。

（三）隐性心肌梗死

无症状的心肌梗死或隐性心肌梗死（未被及时发现的心肌梗死）,我们过去称之为未被及时发现的心肌梗死。我们报道的无症状性心肌梗死病例都是生前在体检时做心电图时发现的陈旧性心肌梗死,在急性期未被及时发现。这类无症状的隐性心肌梗死在发现后,也是因为没有症状,也就没有警觉,一些患者在被发现后也不重视。这一类患者心血管病事件的发生率比同龄非冠心病的死亡率高 16 倍。它的预后和诊断过急性心肌梗死的患者相似（表 7-2、表 7-3）。

表 7-2 隐性心肌梗死的随访

发病年代	例数	各年度死亡例数							1979 年生存例数
		第 1 年	第 2 年	第 3 年	第 4 年	第 5 年	第 6 年	第 7 年	
1972	7	1*		1*	1***	1△			3
1973	0								—
1974	2	2**							0
1975	8	1*		1△					6
1976	3								3
共计	20	4		2	1	1			12

*:猝死;**:心力衰竭;***:再梗死;△:脑卒中

表 7-3　急性心肌梗死的随访(1979 年)

发病年代	例数	各年度死亡例数							1979 年生存例数
		第1年	第2年	第3年	第4年	第5年	第6年	第7年	
1972	5	1***				1*			2
						1△			
1973	9			3*	1△△				5
1974	7	2***			1**				4
1975	8		1*		1*				6
1976	13	1***							12
共计	42	4	1	4	2	2	0	0	29

:猝死; *:心力衰竭;* * *:死于发病后 28 d 以内的急性期;△:脑卒中;△△:糖尿病

四、隐性冠心病的防治

隐性冠心病占整个冠心病的 70%～90%,数量很大。上述资料多是社区人群普查得来的。由于隐性冠心病一般并不到医院门诊或住院治疗,所以对其防治已经超越医院的范围。鉴于它没有症状,不容易被发现,或发现了也不被重视,以致对本病失去警惕,在某种程度上来说,其预后可能更差。随着我国冠心病发病率的不断增多,隐性冠心患者的数量必将相应增加,所以对隐性冠心病的防治应该给予应有的重视。

(一)预防

预防隐性冠心病和预防其他类型的冠心病相同,主要是向群众宣传有关防治知识,尽可能地减少冠心病的易患因素,合理的膳食和生活制度,积极治疗和控制与冠心病相关的疾病,如高血压、血脂异常和糖尿病等。

(二)尽早发现和检出隐性冠心病

治疗的关键,首先是要检出和发现隐性冠心病的患者。在当前,简便易行的方法是每年(对 30 岁或 40 岁以上人口)定期做 1 次常规心电图检查,对疑似者可进一步做心电图负荷试验、24 h 动态心电图、超声学或放射性核素检查,必要时也可考虑做冠状动脉造影。将病情告诉患者,促使其知情并主动进行治疗。

(三)治疗原则

基于我们对隐性冠心病的上述认识,所以我们认为隐性冠心病的治疗原则上应和有症状的冠心病患者相同对待。对既有心绞痛,又有无痛性心肌缺血的患者,不能满足于单纯心绞痛的治疗,还要考虑无痛性心肌缺血心电图的总效益。

(焦　宗)

第二节　稳定型心绞痛

一、概述

心绞痛是由于暂时性心肌缺血引起的以胸痛为主要特征的临床综合征,是冠状动脉粥样硬化性心脏病(冠心病)的最常见表现。通常见于冠状动脉至少一支主要分支管腔直径狭窄在 50%以上的患者,当应激时,冠状动脉血流不能满足心肌代谢的需要,导致心肌缺血,而引起心绞痛发作,休息或含服硝酸甘油可缓解。

稳定型心绞痛(stable angina pectoris,SAP)是指心绞痛发作的程度、频度、性质及诱发因素在数周内无显著变化的患者。心绞痛也可发生在瓣膜病(尤其主动脉瓣病变)、肥厚型心肌病和未控制的高血压以及甲状腺功能亢进、严重贫血等患者。冠状动脉"正常"者也可由于冠状动脉痉挛或内皮功能障碍等原因发生心绞痛。某些非心脏性疾病如食道、胸壁或肺部疾病也可引起类似心绞痛的症状,临床上需注意鉴别。

二、流行病学

心绞痛是基于病史的主观诊断,因此它的发病率和患病率很难进行评估,而且评估结果也会因为依据的标准不同产生差异。

一项基于欧洲社区心绞痛患病率的调查研究显示:45～54 岁年龄段女性患病率为 0.1%～1%,男性为 2%～5%;而 65～74 岁年龄段女性高达 10%～15%,男性高达 10%～20%。由此可见,大约每百万个欧洲人中有 2 万～4 万人罹患心绞痛。

最近的一项调查,其标准为静息或运动时胸痛发作伴有动脉造影、运动试验或心电图异常证据,研究结果证实了心绞痛的地域差异性,且其与已知的全球冠心病死亡率的分布平行。例如,心绞痛作为初始冠脉病变的发病率,贝尔法斯特是法国的两倍。

稳定型心绞痛患者有发生急性冠脉综合征的危险,如不稳定型心绞痛、非 ST 段抬高型心肌梗死或 ST 段抬高型心肌梗死。Framingham 研究结果显示,稳定型心绞痛的患者,两年内发生非致死性心肌梗死和充血性心脏病的几率,男性为 14.3% 和 5.5%,女性为 6.2% 和 3.8%。稳定型心绞痛的患者的预后取决于临床、功能和解剖因素,个体差别很大。

左室功能是慢性稳定性冠脉疾病存活率最有力的预测因子。其次是冠脉狭窄的部位和严重程度。左冠状动脉主干病变最为严重,据国外统计,年死亡率可高达 30% 左右。此后依次为三支、二支与一支病变。左前降支病变一般较其他两大支严重。

三、病因和发病机制

稳定型心绞痛是一种以胸、下颌、肩、背或臂的不适感为特征的临床症候群,其典型表现为劳累、情绪波动或应激后发作,休息或服用硝酸甘油后可缓解。有些不典型的稳定型心绞痛以上腹部不适感为临床表现。William Heberden 在 1772 年首次提出"心绞痛的概念",并将之描述为与运动有关的胸区压抑感和焦虑,不过那时还不清楚它的病因和病理机制。现在我们知道它由心肌缺血引起。心肌缺血最常见的原因是粥样硬化性冠状动脉疾病,其他原因还包括肥厚型或扩张型心肌病、动脉硬化以及其他较少见的心脏疾病。

心肌供氧和需氧的不平衡产生了心肌缺血。心肌氧供取决于动脉氧饱和度、心肌氧扩散度和冠脉血流,而冠脉血流又取决于冠脉管腔横断面积和冠脉微血管的调节。管腔横断面积和微血管都受到管壁内粥样硬化斑块的影响,从而因运动时心率增快、心肌收缩增强以及管壁紧张度增加导致心肌需氧增加,最终引起氧的供需不平衡。心肌缺血引起交感激活,产生心肌耗氧增加、冠状动脉收缩等一系列效应从而进一步加重缺血。缺血持续加重,导致心脏代谢紊乱、血流重分配、区域性以至整体性舒张和收缩功能障碍,心电图改变,最终引起心绞痛。缺血心肌释放的腺苷能激活心脏神经末梢的 A1 受体,是导致心绞痛(胸痛)的主要中介。

心肌缺血也可以无症状。无痛性心肌缺血可能因为缺血时间短或不甚严重,或因为心脏传入神经受损,或缺血性疼痛在脊的和脊上的部位受到抑制。患者显示出无痛性缺血表现、气短以及心悸都提示心绞痛存在。

对大多数患者来说,稳定型心绞痛的病理因素是动脉粥样硬化、冠脉狭窄。正常血管床能自我调节,例如在运动时冠脉血流增加为平时的 5～6 倍。动脉粥样化斑块减少了血管腔横断面积,使得运动时冠脉血管床自我调节的能力下降,从而产生不同严重程度的缺血。若管腔径减少>50%,当运动或应激时,冠脉血流不能满足心脏代谢需要从而导致心肌缺血。内皮功能受损也是心绞痛的病因之一。心肌桥是心绞痛的罕见病因。

用血管内超声(IVUS)观察稳定型心绞痛患者的冠状动脉斑块。发现1/3的患者至少有1个斑块破裂,6%的患者有多个斑块破裂。合并糖尿病的患者更易发生斑块破裂。临床上应重视稳定型心绞痛患者的治疗,防止其发展为急性冠脉综合征(ACS)。

四、诊断

胸痛患者应根据年龄、性别、心血管危险因素、疼痛的特点来估计冠心病的可能性,并依据病史、体格检查、相关的无创检查及有创检查结果做出诊断及分层危险的评价。

(一)病史及体格检查

1.病史

详尽的病史是诊断心绞痛的基石。在大多数病例中,可以通过病史就能得出心绞痛的诊断。

(1)部位。典型的心绞痛部位是在胸骨后或左前胸,范围常不局限,可以放射到颈部、咽部、颌部、上腹部、肩背部、左臂及左手指侧,也可以放射至其他部位,心绞痛还可以发生在胸部以外如上腹部、咽部、颈部等。每次心绞痛发作部位往往是相似的。

(2)性质。常呈紧缩感、绞榨感、压迫感、烧灼感、胸憋、胸闷或有窒息感、沉重感,有的患者只述为胸部不适,主观感觉个体差异较大,但一般不会是针刺样疼痛,有的表现为乏力、气短。

(3)持续时间。呈阵发性发作,持续数分钟,一般不会超过10 min,也不会转瞬即逝或持续数小时。

(4)诱发因素及缓解方式。慢性稳定性心绞痛的发作与劳力或情绪激动有关,如走快路、爬坡时诱发,停下休息即可缓解,多发生在劳力当时而不是之后。舌下含服硝酸甘油可在2～5 min内迅速缓解症状。

非心绞痛的胸痛通常无上述特征,疼痛通常局限于左胸的某个部位,持续数个小时甚至数天;不能被硝酸甘油缓解甚至因触诊加重。胸痛的临床分类见表7-4,加拿大心血管学会分级法见表7-5所示。

表 7-4　胸痛的临床分类

典型心绞痛	符合下述三个特征
	胸骨下疼痛伴特殊性质和持续时间;
	运动及情绪激动诱发;
	休息或硝酸甘油缓解
非典型心绞痛	符合上述两个特征
非心性胸痛	符合上述一个特征或完全不符合

表 7-5　加拿大心血管学会分级法

级别	症状程度
Ⅰ级	一般体力活动不引起心绞痛,例如行走和上楼,但紧张、快速或持续用力可引起心绞痛的发作
Ⅱ级	日常体力活动稍受限制,快步行走或上楼、登高、饭后行走或上楼、寒冷或风中行走、情绪激动可发作心绞痛或仅在睡醒后数小时内发作。在正常情况下以一般速度平地步行200 m以上或登一层以上的楼梯受限
Ⅲ级	日常体力活动明显受限,在正常情况下以一般速度平地步行100～200 m或登一层楼梯时可发作心绞痛
Ⅳ级	轻微活动或休息时即可以出现心绞痛症状

2.体格检查

稳定型心绞痛体检常无明显异常,心绞痛发作时可有心率增快、血压升高、焦虑、出汗,有时可闻及第四心音、第三心音或奔马律,或出现心尖部收缩期杂音,第二心音逆分裂,偶闻双肺底啰音。体检尚能发现其他相关情况,如心脏瓣膜病、心肌病等非冠状动脉粥样硬化性疾病,也可发现高血压、脂质代谢障碍所致的黄色瘤等危险因素,颈动脉杂音或周围血管病变有助于动脉粥样硬化的诊断。体检尚需注意肥胖(体重指数及腰围),有助于了解有无代谢综合征。

(二)基本实验室检查

(1)了解冠心病危险因素,空腹血糖、血脂检查,包括血总胆固醇(TC)、高密度脂蛋白胆固醇

（HDL-C）、低密度脂蛋白胆固醇（LDL-C）及甘油三酯（TG）。必要时做糖耐量试验。

（2）了解有无贫血（可能诱发心绞痛），检查血红蛋白是否减少。

（3）甲状腺，必要时检查甲状腺功能。

（4）行尿常规、肝肾功能、电解质、肝炎相关抗原、人类免疫缺陷病毒（HIV）检查及梅毒血清试验，需在冠状动脉造影前进行。

（5）胸痛较明显患者，需查血心肌肌钙蛋白（CTnT 或 CTnI）、肌酸激酶（CK）及同工酶（CK-MB），以与急性冠状动脉综合征（acute coronary syndrome，ACS）相鉴别。

（三）胸部 X 线检查

胸部 X 线检查常用于可疑心脏病患者的检查，然而，对于稳定型心绞痛患者，该检查并不能提供有效特异的信息。

（四）心电图检查

1.静息心电图

所有可疑心绞痛患者均应常规行静息 12 导心电图。怀疑血管痉挛的患者于疼痛发作时行心电图尤其有意义。心电图同时可以发现诸如左室肥厚、左束支阻滞、预激、心律失常以及传导障碍等情况，这些信息可发现胸痛的可能机制，并能指导治疗措施。静息心电图对危险分层也有意义。但不主张重复此项检查除非当时胸痛发作或功能分级有改变。

2.心绞痛发作时心电图

在胸痛发作时争取心电图检查，缓解后立即复查。静息心电图正常不能排除冠心病心绞痛的诊断，但如果有 ST-T 改变符合心肌缺血时，特别是在疼痛发作时检出，则支持心绞痛的诊断。心电图显示陈旧性心肌梗死时，则心绞痛可能性增加。静息心电图有 ST 段压低或 T 波倒置但胸痛发作时呈"假性正常化"，也有利于冠心病心绞痛的诊断。24 h 动态心电图表现如有与症状相一致 ST-T 变化，则对诊断有参考价值。

（五）核素心室造影

1.^{201}TC 心肌显像

铊随冠脉血流被正常心肌细胞摄取，休息时铊显像所示主要见于心肌梗死后瘢痕部位。在冠状动脉供血不足部位的心肌，则明显的灌注缺损仅见于运动后缺血区。变异型心绞痛发作时心肌急性缺血区常显示特别明显的灌注缺损。

2.放射性核素心腔造影

红细胞被标记上放射性核素，得到心腔内血池显影，可测定左心室射血分数及显示室壁局部运动障碍。

3.正电子发射断层心肌显像（PET）

除可判断心肌血流灌注外，还可了解心肌代谢状况，准确评估心肌活力。

（六）负荷试验

1.心电图运动试验

（1）适应证：①有心绞痛症状怀疑冠心病，可进行运动，静息心电图无明显异常的患者，为达到诊断目的。②确定稳定型冠心病的患者心绞痛症状明显改变者。③确诊的稳定型冠心病患者用于危险分层。

（2）禁忌证：急性心肌梗死早期、未经治疗稳定的急性冠状动脉综合征、未控制的严重心律失常或高度房室传导阻滞、未控制的心力衰竭、急性肺动脉栓塞或肺梗死、主动脉夹层、已知左冠状动脉主干狭窄、重度主动脉瓣狭窄、肥厚型梗阻性心肌病、严重高血压、活动性心肌炎、心包炎、电解质异常等。

（3）方案（Burce 方案）：运动试验的阳性标准为运动中出现典型心绞痛，运动中或运动后出现 ST 段水平或下斜型下降≥1 mm（J 点后 60～80 ms），或运动中出现血压下降者。

（4）需终止运动试验的情况，包括：①出现明显症状（如胸痛、乏力、气短、跛行）；症状伴有意义的 ST 段变化。②ST 段明显压低（压低＞2 mm 为终止运动相对指征；≥4 mm 为终止运动绝对指征）。③ST 段抬高≥1 mm。④出现有意义的心律失常;收缩压持续降低 10 mmHg(1 mmHg=0.133 kPa)或血压明显升高(收缩压>250 mmHg 或舒张压>115 mmHg)。⑤已达目标心率者。有上述情况一项者需终止运动试验。

2.核素负荷试验(心肌负荷显像)

(1)核素负荷试验的适应证:①静息心电图异常、LBBB、ST 段下降>1 mm、起搏心律、预激综合征等心电图运动试验难以精确评估者。②心电图运动试验不能下结论,而冠状动脉疾病可能性较大者。

(2)药物负荷试验:包括双嘧达莫、腺苷或多巴酚丁胺药物负荷试验,用于不能运动的患者。

(七)多层 CT 或电子束 CT

多层 CT 或电子束 CT 平扫可检出冠状动脉钙化并进行积分。人群研究显示钙化与冠状动脉病变的高危人群相联系,但钙化程度与冠状动脉狭窄程度却并不相关,因此,不推荐将钙化积分常规用于心绞痛患者的诊断评价。

CT 造影为显示冠状动脉病变及形态的无创检查方法。有较高阴性预测价值,若 CT 冠状动脉造影未见狭窄病变,一般可不进行有创检查。但 CT 冠状动脉造影对狭窄病变及程度的判断仍有一定限度,特别当钙化存在时会显著影响狭窄程度的判断,而钙化在冠心病患者中相当普遍,因此,仅能作为参考。

(八)有创性检查

1.冠状动脉造影

冠状动脉造影至今仍是临床上评价冠状动脉粥样硬化和相对较为少见的非冠状动脉粥样硬化性疾病所引起的心绞痛的最精确的检查方法。对糖尿病、>65 岁老年患者、>55 岁女性的胸痛患者冠状动脉造影更有价值。

(1)适应证:①严重稳定型心绞痛(CCS 分级 3 级或以上者),特别是药物治疗不能很好缓解症状者。②无创方法评价为高危的患者,不论心绞痛严重程度如何。③心脏停搏存活者。④患者有严重的室性心律失常。⑤血管重建(PCI,CABG)的患者有早期中等或严重的心绞痛复发。⑥伴有慢性心力衰竭或左室射血分数(LVEF)明显减低的心绞痛患者。⑦无创评价属中、高危的心绞痛患者需考虑大的非心脏手术,尤其是血管手术(如主动脉瘤修复,颈动脉内膜剥脱术,股动脉搭桥术等)。

(2)不推荐行冠状动脉造影:严重肾功能不全、造影剂过敏、精神异常不能合作者或合并其他严重疾病,血管造影的得益低于风险者。

2.冠状动脉内超声显像

血管内超声检查可较为精确地了解冠状动脉腔径,血管腔内及血管壁粥样硬化病变情况,指导介入治疗操作并评价介入治疗效果,但不是一线的检查方法,只在特殊的临床情况及为科研目的而进行。

五、治疗

(一)治疗目标

1.防止心肌梗死和死亡,改善预后

防止心肌梗死和死亡,主要是减少急性血栓形成的发生率,阻止心室功能障碍的发展。上述目标需通过生活方式的改善和药物干预来实现:①减少斑块形成。②稳定斑块,减轻炎症反应,保护内皮功能。③对于已有内皮功能受损和斑块破裂,需阻止血栓形成。

2.减轻或消除症状

改善生活方式、药物干预和血管再通术均是减轻和消除症状的手段,根据患者的个体情况选择合适的治疗方法。

(二)一般治疗

1.戒烟

大量数据表明对于许多患者而言,吸烟是冠心病起源的最重要的可逆性危险因子,因此,强调戒烟是非常必要的。

2.限制饮食和酒精摄入

对确诊的冠心病患者,限制饮食是有效的干预方式。推荐食用水果、蔬菜、谷类、谷物制品、脱脂奶制品、鱼、瘦肉等,也就是所谓的"地中海饮食"。具体食用量需根据患者总胆固醇及低密度脂蛋白胆固醇来制定。超重患者应减轻体重。

适量饮酒是有益的,但大量饮酒肯定有害,尤其对于有高血压和心衰的患者。很难定义适量饮酒的酒精量,因此提倡限酒。稳定的冠心病患者可饮少量(<50 g/天)低度酒(如葡萄酒)。

3.ω-3 不饱和脂肪酸

鱼油中富含的 ω-3 不饱和脂肪酸能降低血中甘油三酯,被证实能降低近期心肌梗死患者的猝死率,同时它也有抗心律失常作用,能降低高危患者的死亡率和危险因素,可用作此类患者的二级预防。但该脂肪酸的治疗只用于高危人群,如近期心梗患者,对于稳定性心绞痛伴高危因素患者较少应用。目前只提倡患者每星期至少吃一次鱼以保证该脂肪酸的正常摄入。

4.维生素和抗氧化剂

目前尚无研究证实维生素的摄入能减少冠心病患者的心血管危险因素,同样,许多大型试验也没有发现抗氧化剂能给患者带来益处。

5.积极治疗高血压,糖尿病及其他疾病

稳定型心绞痛患者也应积极治疗高血压、糖尿病、代谢综合征等疾病,因这些疾病本身有促进冠脉疾病发展的危险性。

确诊冠心病的患者血压应降至 130/85 mmHg;如合并糖尿病或肾脏疾病,血压还应降至 130/80 mmHg。糖尿病是心血管并发症的危险因子,需多方干预。研究显示:心血管病伴 2 型糖尿病患者在应用降糖药的基础上加用吡格列酮,其非致死性心肌梗死、中风和死亡率减少了 16%。

6.运动

鼓励患者在可耐受范围内进行运动,运动能提高患者运动耐量、减轻症状,对减轻体重、降低血脂和血压、增加糖耐量和胰岛素敏感性都有明显效益。

7.缓解精神压力

精神压力是心绞痛发作的重要促发因素,而心绞痛的诊断又给患者带来更大的精神压力。缓解紧张情绪,适当放松可以减少药物的摄入和手术的必要。

8.开车

稳定型心绞痛患者可以允许开车,但是要限定车载重和避免商业运输。高度紧张的开车是应该避免的。

(三)急性发作时治疗

发作时应立即休息,至少应迅速停止诱发心绞痛的活动。随即舌下含服硝酸甘油以缓解症状。对初次服用硝酸甘油的患者应嘱其坐下或平卧,以防发生低血压,还有诸如头晕、头胀痛、面红等不良反应。

应告知患者,若心绞痛发作>10~20 min,休息和舌下含服硝酸甘油不能缓解,应警惕发生心梗并应及时就医。

(四)药物治疗

1.对症治疗,改善缺血

(1)短效硝酸酯制剂:硝酸酯类药为内皮依赖性血管扩张剂,能减少心肌需氧和改善心肌灌注,从而缓解心绞痛症状。快速起效的硝酸甘油能使发作的心绞痛迅速缓解。口服该药因肝脏首过效应,在肝内被有机硝酸酯还原酶降解,生物利用度极低。舌下给药吸收迅速完全,生物利用度高。硝酸甘油片剂暴露在空气中会变质,因而宜在开盖后 3 月内使用。

硝酸甘油引起剂量依赖性血管舒张不良反应,如头痛、面红等。过大剂量会导致低血压和反射性交感神经兴奋引起心动过速。对硝酸甘油无效的心绞痛患者应怀疑心肌梗死的可能。

(2)长效硝酸酯制剂:长效硝酸酯制剂能降低心绞痛发作的频率和严重程度,并能增加运动耐量。长效制剂只是对症治疗,并无研究显示它能改善预后。血管舒张不良反应如头痛、面红与短效制剂类似。其代表药有硝酸异山梨酯、单硝酸异山梨酯醇。

当机体内硝酸酯类浓度达到并超过阈值,其对心绞痛的治疗作用减弱,缓解疼痛的作用大打折扣,即发生硝酸酯类耐药。因此,患者服用长效硝酸酯制剂时应有足够长的间歇期以保证治疗的高效。

(3)β受体阻滞剂:β受体阻滞剂能抑制心脏β肾上腺素能受体,从而减慢心率、减弱心肌收缩力、降低血压,以减少心肌耗氧量,可以减少心绞痛发作和增加运动耐量。用药后要求静息心率降至55～60次/分,严重心绞痛患者如无心动过缓症状,可降至50次/分。

只要无禁忌证,β受体阻滞剂应作为稳定型心绞痛的初始治疗药物。β受体阻滞剂能降低心肌梗死后稳定性心绞痛患者死亡和再梗死的风险。目前可用于治疗心绞痛的β受体阻滞剂有很多种,当给予足够剂量时,均能有效预防心绞痛发作。更倾向于使用选择性 $β_1$ 受体阻滞剂,如美托洛尔、阿替洛尔及比索洛尔。同时具有 α 和 β 受体阻滞的药物,在慢性稳定性心绞痛的治疗中也有效。

在有严重心动过缓和高度房室传导阻滞、窦房结功能紊乱、明显的支气管痉挛或支气管哮喘的患者,禁用β受体阻滞剂。外周血管疾病及严重抑郁是应用β受体阻滞剂的相对禁忌证。慢性肺心病的患者可小心使用高度选择性 $β_1$ 受体阻滞剂。没有固定狭窄的冠状动脉痉挛造成的缺血,如变异性心绞痛,不宜使用β受体阻滞剂,这时钙拮抗剂是首选药物。

推荐使用无内在拟交感活性的β受体阻滞剂。β受体阻滞剂的使用剂量应个体化,从较小剂量开始。

(4)钙拮抗剂:钙拮抗剂通过改善冠状动脉血流和减少心肌耗氧起缓解心绞痛作用,对变异性心绞痛或以冠状动脉痉挛为主的心绞痛,钙拮抗剂是一线药物。地尔硫䓬和维拉帕米能减慢房室传导,常用于伴有心房颤动或心房扑动的心绞痛患者,而不应用于已有严重心动过缓、高度房室传导阻滞和病态窦房结综合征的患者。

长效钙拮抗剂能减少心绞痛的发作。ACTION 试验结果显示,硝苯地平控释片没有显著降低一级疗效终点(全因死亡、急性心肌梗死、顽固性心绞痛、新发心力衰竭、致残性脑卒中及外周血管成形术的联合终点)的相对危险,但对于一级疗效终点中的多个单项终点而言,硝苯地平控释片组降低达到统计学差异或有降低趋势。值得注意的是,亚组分析显示,占52%的合并高血压的冠心病患者中,一级终点相对危险下降13%。CAMELOT 试验结果显示,氨氯地平组主要终点事件(心血管性死亡、非致死性心肌梗死、冠状血管重建、由于心绞痛而入院治疗、慢性心力衰竭入院、致死或非致死性卒中及新诊断的周围血管疾病)与安慰剂组比较相对危险降低达31%,差异有统计学意义。长期应用长效钙拮抗剂的安全性在ACTION以及大规模降压试验 ALLHAT 及 ASCOT 中都得到了证实。

外周水肿、便秘、心悸、面部潮红是所有钙拮抗剂常见的不良反应,低血压也时有发生,其他不良反应还包括头痛、头晕、虚弱无力等。

当稳定型心绞痛合并心力衰竭而血压高且难于控制者必须应用长效钙拮抗剂时,可选择氨氯地平、硝苯地平控释片或非洛地平。

(5)钾通道开放剂:钾通道开放剂的代表药物为尼克地尔,除了抗心绞痛外,该药还有心脏保护作用。一项针对尼克地尔的试验证实稳定型心绞痛患者服用该药能显著减少主要冠脉事件的发生。但是,尚没有降低治疗后死亡率和非致死性心肌梗死发生率的研究,因此,该药的临床效益还有争议。

(6)联合用药:β受体阻滞剂和长效钙拮抗剂联合用药比单用一种药物更有效。此外,两药联用时,β受体阻滞剂还可减轻二氢吡啶类钙拮抗剂引起的反射性心动过速不良反应。非二氢吡啶类钙拮抗剂地尔硫䓬或维拉帕米可作为对β受体阻滞剂有禁忌的患者的替代治疗。但非二氢吡啶类钙拮抗剂和β受体阻滞剂的联合用药能使传导阻滞和心肌收缩力的减弱更明显,要特别警惕。老年人、已有心动过缓或左室功能不良的患者应尽量避免合用。

2.改善预后的药物治疗

与稳定型心绞痛并发的疾病如糖尿病和高血压应予以积极治疗,同时还应纠正高脂血症。HMG-CoA还原酶抑制剂(他汀类药物)和血管紧张素转换酶抑制剂(ACEI)除各自的降脂和降压作用外,还能改善患者预后。对缺血性心脏病患者,还需加用抗血小板药物。

阿司匹林通过抑制血小板内环氧化酶使血栓素 A_2 合成减少,达到抑制血小板聚集的作用。其应用剂量为每天 $75\sim150$ mg。CURE 研究发现每日阿司匹林剂量若>200 mg 或<100 mg 反而增加心血管事件发生的风险。

所有患者如无禁忌证(活动性胃肠道出血、阿司匹林过敏或既往有阿司匹林不耐受的病史),给予阿司匹林 $75\sim100$ mg/d。不能服用阿司匹林者,则可应用氯吡格雷作为替代。

所有冠心病患者应用他汀类药物。他汀类降脂治疗减少动脉粥样硬化性心脏病并发症,可同时应用于患者的一级和二级预防。他汀类除了降脂作用外,还有抗炎作用和防血栓形成,能降低心血管危险性。血脂控制目标为:总胆固醇(TC)<4.5 mmol/L,低密度脂蛋白胆固醇(LDL-C)至少应<2.59 mmol/L;建议逐步调整他汀类药物剂量以达到上述目标。

ACEI 可防止左心室重塑,减少心衰发生的危险,降低死亡率,如无禁忌可常规使用。在稳定型心绞痛患者中,合并糖尿病、心力衰竭或左心室收缩功能不全的高危患者应该使用 ACEI。所有冠心病患者均能从 ACEI 治疗中获益,但低危患者获益可能较小。

(五)非药物治疗(血运重建)

血运重建的主要指征:有冠脉造影指征及冠脉严重狭窄;药物治疗失败,不能满意控制症状;无创检查显示有大量的危险心肌;成功的可能性很大,死亡及并发症危险可接受;患者倾向于介入治疗,并且对这种疗法的危险充分知情。

1. 冠状动脉旁路移植手术(CABG)

40 多年来,CABG 逐渐成为了治疗冠心病的最普通的手术,CABG 对冠心病的治疗的价值已进行了较深入的研究。对于低危患者(年死亡率$<1\%$)CABG 并不比药物治疗给患者更多的预后获益。在比较 CABG 和药物治疗的临床试验的荟萃分析中,CABG 可改善中危至高危患者的预后。对观察性研究以及随机对照试验数据的分析表明,某些特定的冠状动脉病变解剖类型手术预后优于药物治疗,这些情况包括:①左主干的明显狭窄。②3 支主要冠状动脉近段的明显狭窄。③2 支主要冠状动脉的明显狭窄,其中包括左前降支(LAD)近段的高度狭窄。

根据研究人群不同,CABG 总的手术死亡率在 $1\%\sim4\%$ 之间,目前已建立了很好的评估患者个体风险的危险分层工具。尽管左胸廓内动脉的远期通畅率很高,大隐静脉桥发生阻塞的概率仍较高。血栓阻塞可在术后早期发生,大约 10% 在术后 1 年发生,5 年以后静脉桥自身会发生粥样硬化改变。静脉桥10 年通畅率为 $50\%\sim60\%$。

CABG 指征:

(1)心绞痛伴左主干病变(ⅠA)。

(2)心绞痛伴三支血管病变,大面积缺血或心室功能差(ⅠA)。

(3)心绞痛伴双支或 3 支血管病变,包括左前降支(LAD)近端严重病变(ⅠA)。

(4)CCSⅠ~Ⅳ,多支血管病变、糖尿病(症状治疗Ⅱa B)(改善预后ⅠB)。

(5)CCSⅠ~Ⅳ,多支血管病变、非糖尿病(ⅠA)。

(6)药物治疗后心绞痛分级 CCSⅠ~Ⅳ,单支血管病变,包括 LAD 近端严重病变(ⅠB)。

(7)心绞痛经药物治疗分级 CCSⅠ~Ⅳ,单支血管病变,不包括 LAD 近端严重病变(Ⅱa B)。

(8)心绞痛经药物治疗症状轻微(CCSⅠ),单支、双支、3 支血管病变,但有大面积缺血的客观证据(Ⅱb C)。

2. 经皮冠状动脉介入治疗(PCI)

30 多年来,PCI 日益普遍应用于临床,由于创伤小、恢复快、危险性相对较低,易于被医生和患者所接受。PCI 的方法包括单纯球囊扩张、冠状动脉支架术、冠状动脉旋磨术、冠状动脉定向旋切术等。随着经验的积累、器械的进步、特别是支架极为普遍的应用和辅助用药的发展,这一治疗技术的应用范围得到了极大的拓展。近年来冠心病的药物治疗也获较大发展,对于稳定型心绞痛并且冠状动脉解剖适合行 PCI 患者的成功率提高,手术相关的死亡风险为 $0.3\%\sim1.0\%$。对于低危的稳定性心绞痛患者,包括强化降脂治疗在内的药物治疗在减少缺血事件方面与 PCI 一样有效。对于相对高危险患者及多支血管病变的稳定性心绞痛患者,PCI 缓解症状更为显著,生存率获益尚不明确。

经皮冠脉血运重建的指征:

(1)药物治疗后心绞痛 CCS 分级Ⅰ~Ⅳ,单支血管病变(ⅠA)。

(2)药物治疗后心绞痛 CCS 分级Ⅰ~Ⅳ,多支血管病变,非糖尿病(ⅠA)。

(3)稳定型心绞痛,经药物治疗症状轻微(CCS 分级Ⅰ),为单支、双支或 3 支血管病变,但有大面积缺血的客观证据(ⅡbC)。

成功的 PCI 使狭窄的管腔狭窄程度减少至 20%~50%以下,血流达到 TIMI Ⅲ级,心绞痛消除或显著减轻,心电图变化改善;但半年后再狭窄率达 20%~30%。如不成功需紧急行主动脉—冠脉旁路移植手术。

(焦　宗)

第三节　急性冠状动脉综合征

急性冠状动脉综合征(ACS)指心脏病中急性发病的临床类型,包括 ST 段抬高型心肌梗死、非 ST 段抬高型心肌梗死和不稳定型心绞痛。近年又将前者称为 ST 段抬高型 ACS,约占 1/4(包括小部分变异型心绞痛),后两者合称为非 ST 段抬高型 ACS,约占 3/4。它们主要涵盖了以往分类中的 Q 波型急性心肌梗死(AMI)、非 Q 波型 AMI 和不稳定型心绞痛。

一、不稳定型心绞痛和非 ST 段抬高型心肌梗死(非 ST 段抬高型急性冠状动脉综合征)

不稳定型心绞痛(UA)指介于稳定型心绞痛和急性心肌梗死之间的临床状态,包括了除稳定型劳力性心绞痛以外的初发型、恶化型劳力性心绞痛和各型自发性心绞痛。它是在粥样硬化病变的基础上,发生了冠状动脉内膜下出血、斑块破裂、破损处血小板与纤维蛋白凝集形成血栓、冠状动脉痉挛以及远端小血管栓塞引起的急性或亚急性心肌供氧减少所致。它是 ACS 中的常见类型。若 UA 伴有血清心肌坏死标志物明显升高,此时可确立非 ST 段抬高型心肌梗死(NSTEMI)的诊断。

(一)发病机制

ACS 有着共同的病理生理学基础,即在冠状动脉粥样硬化的基础上,粥样斑块松动、裂纹或破裂,使斑块内高度致血栓形成的物质暴露于血流中,引起血小板在受损表面黏附、活化、聚集,形成血栓,导致病变血管完全性或非完全性闭塞。冠脉病变的严重程度,主要取决于斑块的稳定性,与斑块的大小无直接关系。不稳定斑块具有如下特征:脂质核较大,纤维帽较薄,含大量的巨噬细胞和 T 淋巴细胞,血管平滑肌细胞含量较少。UA/NSTEMI 的特征是心肌供氧和需氧之间平衡失调,目前发现其最常见病因是心肌血流灌注减少,这是由于粥样硬化斑块破裂发生的非阻塞性血栓导致冠状动脉狭窄所致。血小板聚集和破裂斑块碎片导致的微血管栓塞,使得许多患者的心肌标志物释放。其他原因包括动力性阻塞(冠状动脉痉挛或收缩)、进行性机械性阻塞、炎症和(或)感染、继发性 UA 即心肌氧耗增加或氧输送障碍的情况(包括贫血、感染、甲状腺功能亢进、心律失常、血液高黏滞状态或低血压等),实际上这 5 种病因相互关联。

近年来的研究发现,导致粥样斑块破裂的机制如下。

(1)斑块内 T 淋巴细胞通过合成细胞因子 γ-干扰素(IFN-γ)能抑制平滑肌细胞分泌间质胶原使斑块纤维帽结构变薄弱。

(2)斑块内巨噬细胞、肥大细胞可分泌基质金属蛋白酶如胶原酶、凝胶酶、基质溶解酶等,加速纤维帽胶原的降解,使纤维帽变得更易受损。

（3）冠脉管腔内压力升高、冠脉血管张力增加或痉挛、心动过速时心室过度收缩和扩张所产生的剪切力以及斑块滋养血管破裂均可诱发与正常管壁交界处的斑块破裂。由于收缩压、心率、血液黏滞度、内源性组织纤溶酶原激活剂（tPA）活性、血浆肾上腺素和皮质激素水平的昼夜节律性变化一致，使每天晨起后6时至11时最易诱发冠脉斑块破裂和血栓形成，由此产生了每天凌晨和上午MI高发的规律。

（二）病理解剖

冠状动脉病变或粥样硬化斑块的慢性进展，即使可导致冠状动脉严重狭窄甚至完全闭塞，由于侧支循环的逐渐形成，通常不一定产生MI。若冠状动脉管腔未完全闭塞，仍有血供，临床上表现为NSTEMI即非Q波型MI或UA，心电图仅出现ST段持续压低或T波倒置。如果冠脉闭塞时间短，累计心肌缺血＜20 min，组织学上无心肌坏死，也无心肌酶或其他标志物的释出，心电图呈一过性心肌缺血改变，临床上就表现为UA；如果冠脉严重阻塞时间较长，累计心肌缺血＞20 min，组织学上有心肌坏死，血清心肌坏死标志物也会异常升高，心电图上呈持续性心肌缺血改变而无ST段抬高和病理性Q波出现，临床上即可诊断为NSTEMI或非Q波型MI。NSTEMI虽然心肌坏死面积不大，但心肌缺血范围往往不小，临床上依然很高危；这可以是冠状动脉血栓性闭塞已有早期再通，或痉挛性闭塞反复发作，或严重狭窄的基础上急性闭塞后已有充分的侧支循环建立的结果。NSTEMI时的冠脉内附壁血栓多为白血栓；也有可能是斑块成分或血小板血栓向远端栓塞所致；偶有由破裂斑块疝出而堵塞冠脉管腔者被称为斑块灾难。

（三）临床表现

UA的临床表现一般具有以下三个特征之一。

（1）静息时或夜间发生心绞痛常持续20 min以上。

（2）新近发生的心绞痛（病程在2个月内）且程度严重。

（3）近期心绞痛逐渐加重（包括发作的频度、持续时间、严重程度和疼痛放射到新的部位）。发作时可有出汗、皮肤苍白湿冷、恶心、呕吐、心动过速、呼吸困难、出现第三或第四心音等表现。而原来可以缓解心绞痛的措施此时变得无效或不完全有效。UA患者中约20%发生NSTEMI需通过血肌钙蛋白和心肌酶检查来判定。UA和NSTEMI中很少有严重的左心室功能不全所致的低血压（心源性休克）。

UA或NSTEMI的Braunwald分级是根据UA发生的严重程度将之分为Ⅰ、Ⅱ、Ⅲ级，而根据其发生的临床环境将之分为A、B、C级。

Ⅰ级：初发的、严重或加剧性心绞痛。发生在就诊前2个月内，无静息时疼痛。每日发作3次或3次以上，或稳定型心绞痛患者心绞痛发作更频繁或更严重，持续时间更长，或诱发体力活动的阈值降低。

Ⅱ级：静息型亚急性心绞痛。在就诊前1个月内发生过1次或多次静息性心绞痛，但近48 h内无发作。

Ⅲ级：静息型急性心绞痛。在48 h内有1次或多次静息性心绞痛发作。

A级：继发性UA。在冠状动脉狭窄的基础上，同时伴有冠状动脉血管床以外的疾病引起心肌氧供和氧需之间平衡的不稳定，加剧心肌缺血。这些因素包括：贫血、感染、发热、低血压、快速性心律失常、甲状腺功能亢进、继发于呼吸衰竭的低氧血症。

B级：原发性UA。无可引起或加重心绞痛发作的心脏以外的因素，且患者2周内未发生过MI。这是UA的常见类型。

C级：MI后UA。在确诊MI后2周内发生的UA。约占MI患者的20%。

（四）危险分层

由于不同的发病机制造成不同类型ACS的近、远期预后有较大的差别，因此正确识别ACS的高危人群并给予及时和有效的治疗可明显改善其预后，具有重要的临床意义。对于ACS的危险性评估遵循以下原则：首先是明确诊断，然后进行临床分类和危险分层，最终确定治疗方案。

1.高危非ST段抬高型ACS患者的评判标准

美国心脏病学会/美国心脏病协会（ACC/AHA）将具有以下临床或心电图情况中的1条作为高危非ST段抬高型ACS患者的评判标准。

（1）缺血症状在 48 h 内恶化。

（2）长时间进行性静息性胸痛（>20 min）。

（3）低血压，新出现杂音或杂音突然变化、心力衰竭，心动过缓或心动过速，年龄>75 岁。

（4）心电图改变：静息性心绞痛伴一过性 ST 段改变（>0.05 mV），新出现的束支传导阻滞，持续性室性心动过速。

（5）心肌标志物（TnI、TnT）明显增高（>0.1 μg/L）。

2.中度危险性 ACS 患者的评判标准

中度危险为无高度危险特征但具备下列中的 1 条。

（1）既往 MI、周围或脑血管疾病，或冠脉搭桥，既往使用阿司匹林。

（2）长时间（>20 min）静息性胸痛已缓解，或过去 2 周内新发 CCS 分级Ⅲ级或Ⅳ级心绞痛，但无长时间（>20 min）静息性胸痛，并有高度或中度冠状动脉疾病可能；夜间心绞痛。

（3）年龄>70 岁。

（4）心电图改变：T 波倒置>0.2 mV，病理性 Q 波或多个导联静息 ST 段压低<0.1 mV。

（5）TnI 或 TnT 轻度升高（即<0.1 μg/L，但>0.01 μg/L）。

3.低度危险性 ACS 患者的评判标准

低度危险性为无上述高度、中度危险特征，但有下列特征。

（1）心绞痛的频率、程度和持续时间延长，诱发胸痛阈值降低，2 周至 2 个月内新发心绞痛。

（2）胸痛期间心电图正常或无变化。

（3）心脏标志物正常。近年来，在结合上述指标的基础上，将更为敏感和特异的心肌生化标志物用于危险分层，其中最具代表性的是心肌特异性肌钙蛋白、C 反应蛋白、高敏 C 反应蛋白（HsCRP）、脑钠肽（BNP）和纤维蛋白原。

（五）实验室检查和辅助检查

1.心电图检查

应在症状出现 10 min 内进行。UA 发作时心电图有一过性 ST 段偏移和（或）T 波倒置；如心电图变化持续 12 h 以上，则提示发生 NSTEMI。NSTEMI 时不出现病理性 Q 波，但有持续性 ST 段压低≥0.1 mV（aVR 导联有时还有 V_1 导联则 ST 段抬高），或伴对称性 T 波倒置，相应导联的 R 波电压进行性降低，ST 段和 T 波的这种改变常持续存在（图 7-1）。

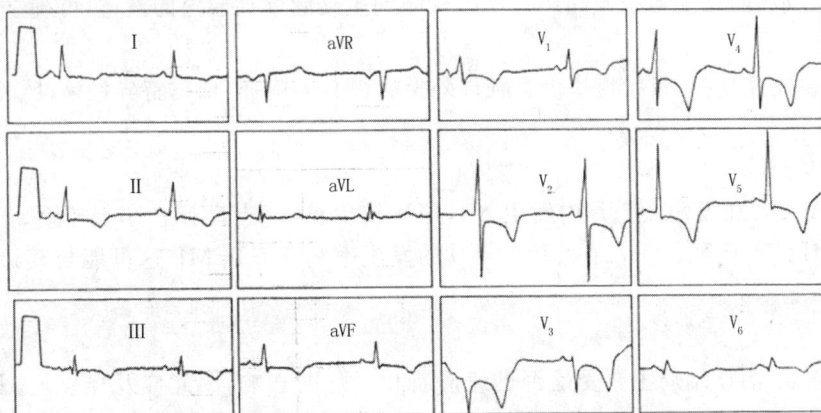

图示除Ⅰ、aVL、aVR 外各导联 ST 段压低伴 T 波倒置

图 7-1　急性非 Q 波性心肌梗死的心电图

2.心脏标志物检查

UA 时，心脏标志物一般无异常增高；NSTEMI 时，血 CK-MB 或肌钙蛋白常有明显升高。肌钙蛋白 T 或 I 及 C 反应蛋白升高是协助诊断和提示预后较差的指标。

3.其他

需施行各种介入性治疗时,可先行选择性冠状动脉造影,必要时行血管内超声或血管镜检查,明确病变情况。

(六)诊断

对年龄>30岁的男性和>40岁的女性(糖尿病患者更年轻)主诉符合上述临床表现的心绞痛时应考虑 ACS,但须先与其他原因引起的疼痛相鉴别。随即进行一系列的心电图和心脏标志物的检测,以判别为 UA、NSTEMI 抑或是 STEMI。

(七)鉴别诊断

鉴别诊断要考虑下列疾病。

1.急性心包炎

尤其是急性非特异性心包炎,可有较剧烈而持久的心前区疼痛,心电图有 ST 段和 T 波变化。但心包炎患者在疼痛的同时或以前已有发热和血白细胞计数增高,疼痛常于深呼吸和咳嗽时加重,坐位前倾时减轻。体检可发现心包摩擦音,心电图除 aVR 外,各导联均有 ST 段弓背向下的抬高,无异常 Q 波出现。

2.急性肺动脉栓塞

肺动脉大块栓塞常可引起胸痛、咯血、气急和休克,但有右心负荷急剧增加的表现,如发绀、肺动脉瓣区第二心音亢进、三尖瓣区出现收缩期杂音、颈静脉充盈、肝大、下肢水肿等。发热和白细胞增多出现也较早,多在 24 h 内。心电图示电轴右偏,I 导联出现 S 波或原有的 S 波加深,Ⅲ导联出现 Q 波和 T 波倒置,aVR 导联出现高 R 波,胸导联过渡区向左移,右胸导联 T 波倒置等。血乳酸脱氢酶总值增高,但其同工酶和肌酸磷酸激酶不增高,D-二聚体可升高,其敏感性高但特异性差。肺部 X 线检查、放射性核素肺通气-灌注扫描、X 线 CT 和必要时选择性肺动脉造影有助于诊断。

3.急腹症

急性胰腺炎、消化性溃疡穿孔、急性胆囊炎、胆石症等,患者可有上腹部疼痛及休克,可能与 ACS 患者疼痛波及上腹部者混淆。但仔细询问病史和体格检查,不难做出鉴别。心电图检查和血清肌钙蛋白、心肌酶等测定有助于明确诊断。

4.主动脉夹层分离

以剧烈胸痛起病,颇似 ACS。但疼痛一开始即达高峰,常放射到背、肋、腹、腰和下肢,两上肢血压及脉搏可有明显差别,少数有主动脉瓣关闭不全,可有下肢暂时性瘫痪或偏瘫。X 线胸片示主动脉增宽,X 线CT 或 MRI 主动脉断层显像以及超声心动图探测到主动脉壁夹层内的液体,可确立诊断。

5.其他疾病

急性胸膜炎、自发性气胸、带状疱疹等心脏以外疾病引起的胸痛,依据特异性体征、X 线胸片和心电图特征不难鉴别。

(八)预后

约 30%的 UA 患者在发病 3 个月内发生 MI,猝死较少见,其近期死亡率低于 NSTEMI 或 STEMI。但 UA 或 NSTEMI 的远期死亡率和非致死性事件的发生率高于 STEMI,这可能与其冠状动脉病变更严重有关。

(九)治疗

ACS 是内科急症,治疗结局主要受是否迅速诊断和治疗的影响,因此应及早发现,及早住院,并加强住院前的就地处理。UA 或 NSTEMI 的治疗目标是稳定斑块、治疗残余心肌缺血、进行长期的二级预防。溶栓治疗不宜用于 UA 或 NSTEMI。

1.一般治疗

UA 或 NSTEMI 患者应住入冠心病监护病室,卧床休息至少 12~24 h,给予持续心电监护。病情稳定或血运重建后症状控制,应鼓励早期活动。下肢作被动运动可防止静脉血栓形成。活动量的增加应循序渐进。应尽量对患者进行必要的解释和鼓励,使其能积极配合治疗而又解除焦虑和紧张,可以应用小剂量的镇静剂和抗焦虑药物,使患者得到充分休息和减轻心脏负担。保持大便通畅,便时避免用力,如便秘可给予缓泻剂。有明确低氧血症(动脉血氧饱和度低于92%)或存在左心室功能衰竭时才需补充氧气。在最初2～3天饮食应以流质为主,以后随着症状减轻而逐渐增加粥、面条等及其他容易消化的半流质,宜少量多餐,钠盐和液体的摄入量应根据汗量、尿量、呕吐量及有无心力衰竭而作适当调节。

2.抗栓治疗

抗栓治疗可预防冠状动脉内进一步血栓形成、促进内源性纤溶活性溶解血栓和减少冠状动脉狭窄程度,从而可减少事件进展的风险和预防冠状动脉完全阻塞的进程。

(1)抗血小板治疗,主要药物包括以下几种。

环氧化酶抑制剂:阿司匹林可降低ACS患者的短期和长期死亡率。若无禁忌证,ACS患者入院时都应接受阿司匹林治疗,起始负荷剂量为160～325 mg(非肠溶制剂),首剂应嚼碎,加快其吸收,以便迅速抑制血小板激活状态,以后改用小剂量维持治疗。除非对阿司匹林过敏或有其他禁忌证外,主张长期服用小剂量75～100 mg/d维持。

二磷酸腺苷(ADP)受体拮抗剂:氯吡格雷和噻氯匹定能拮抗血小板ADP受体,从而抑制血小板聚集,可用于对阿司匹林不能耐受患者的长期口服治疗。氯吡格雷起始负荷剂量为300 mg,以后75 mg/d维持;噻氯匹定起效较慢,不良反应较多,已少用。对于非ST段抬高型ACS患者不论是否行介入治疗,阿司匹林加氯吡格雷均为常规治疗,应联合应用12个月,对于放置药物支架的患者这种联合治疗时间应更长。

血小板膜糖蛋白Ⅱb/Ⅲa(GPⅡb/Ⅲa)受体拮抗剂:激活的GPⅡb/Ⅲa受体与纤维蛋白原结合,形成在激活血小板之间的桥梁,导致血小板血栓形成。阿昔单抗是直接抑制GPⅡb/Ⅲa受体的单克隆抗体,在血小板激活起重要作用的情况下,特别是患者进行介入治疗时,该药多能有效地与血小板表面的GPⅡb/Ⅲa受体结合,从而抑制血小板的聚集;一般使用方法是先静注冲击量0.25 mg/kg,然后10 μg/(kg·h)静滴12～24 h。合成的该类药物还包括替罗非班和依替巴肽。以上3种GPⅡb/Ⅲa受体拮抗剂静脉制剂均适用于ACS患者急诊PCI(首选阿昔单抗,因目前其安全性证据最多),可明显降低急性和亚急性血栓形成的发生率,如果在PCI前6 h内开始应用该类药物,疗效更好。若未行PCI,GPⅡb/Ⅲa受体拮抗剂可用于高危患者,尤其是心脏标志物升高或尽管接受合适的药物治疗症状仍持续存在或两者兼而有之的患者。GPⅡb/Ⅲa受体拮抗剂应持续应用24～36 h,静脉滴注结束之前进行血管造影。不推荐常规联合应用GPⅡb/Ⅲa受体拮抗剂和溶栓药。近年来还合成了多种GPⅡb/Ⅲa受体拮抗剂的口服制剂,如西拉非班、珍米洛非班、拉米非班等,但其在剂量、生物利用度和安全性方面均需进一步研究。

环核苷酸磷酸二酯酶抑制剂:近年来一些研究显示西洛他唑加阿司匹林与噻氯匹定加阿司匹林在介入治疗中预防急性和亚急性血栓形成方面有同等的疗效,可作为噻氯匹定的替代药物。

(2)抗凝治疗:除非有禁忌证(如活动性出血或已应用链激酶或复合纤溶酶链激酶),所有患者应在抗血小板治疗的基础上常规接受抗凝治疗,抗凝治疗药物的选择应根据治疗策略以及缺血和出血事件的风险。常用有的抗凝药包括普通肝素、低分子肝素、磺达肝癸钠和比伐卢定。需紧急介入治疗者,应立即开始使用普通肝素或低分子肝素或比伐卢定。对选择保守治疗且出血风险高的患者,应优先选择磺达肝癸钠。

肝素和低分子肝素:肝素的推荐剂量是先给予80 U/kg静注,然后以18 U/(kg·h)的速度静脉滴注维持,治疗过程中需注意开始用药或调整剂量后6 h测定部分激活凝血酶时间(APTT),根据APTT调整肝素用量,使APTT控制在45～70 s。但是,肝素对富含血小板的血栓作用较小,且肝素的作用可由于肝素结合血浆蛋白而受影响。未口服阿司匹林的患者停用肝素后可能使胸痛加重,与停用肝素后引起继发性凝血酶活性增高有关。因此,肝素以逐渐停用为宜。低分子肝素与普通肝素相比,具有更合理的抗Ⅹa因子及Ⅱa因子活性的作用,可以皮下应用,不需要实验室监测,临床观察表明,低分子肝素较普通肝素有疗效肯定、使用方便的优点。使用低分子肝素的参考剂量:依诺肝素40 mg、那曲肝素0.4 mL或达肝素5 000～7 500 U,皮下注射,每12 h一次,通常在急性期用5～6天。磺达肝癸钠是Ⅹa因子抑制剂,最近有研究表明在降低非 ST 段抬高型 ACS 的缺血事件方面效果和低分子肝素相当,但出血并发症明显减少,因此安全性较好,但不能单独用于介入治疗中。

直接抗凝血酶的药物:在接受介入治疗的非 ST 段抬高型 ACS 人群中,用直接抗凝血酶药物比伐卢定较联合应用肝素/低分子肝素和 GP Ⅱ b/Ⅲ a 受体拮抗剂的出血并发症少,安全性更好,临床效益相当。但其远期效果尚缺乏随机双盲的对照研究。

3.抗心肌缺血治疗

(1)硝酸酯类药物:硝酸酯类药物可选择口服,舌下含服,经皮肤或经静脉给药。硝酸甘油为短效硝酸酯类,对有持续性胸部不适、高血压、急性左心衰竭的患者,在最初 24～48 h 的治疗中,静脉内应用有利于控制心肌缺血发作。先给予舌下含服 0.3～0.6 mg,继以静脉点滴,开始 5～10 μg/min,每 5～10 min 增加 5～10 μg,直至症状缓解或平均压降低 10% 但收缩压不低于 12.0 kPa(90 mmHg)。目前推荐静脉应用硝酸甘油的患者症状消失 24 h 后,就改用口服制剂或应用皮肤贴剂。药物耐受现象可能在持续静脉应用硝酸甘油 24～48 h 内出现。由于在 NSTEMI 患者中未观察到硝酸酯类药物具有减少死亡率的临床益处,因此在长期治疗中此类药物应逐渐减量至停用。

(2)镇痛剂:如硝酸酯类药物不能使疼痛迅速缓解,应立即给予吗啡,10 mg 稀释成 10 mL,每次 2～3 mL 静脉注射。哌替啶 50～100 mg 肌内注射,必要时 1～2 h 后再注射 1 次,以后每 4～6 h 可重复应用,注意呼吸功能的抑制。给予吗啡后如出现低血压,可仰卧或静脉滴注生理盐水来维持血压,很少需要用升压药。如出现呼吸抑制,应给予纳洛酮 0.4～0.8 mg。有使用吗啡禁忌证(低血压和既往过敏史)者,可选用哌替啶替代。疼痛较轻者可用罂粟碱,30～60 mg 肌内注射或口服。

(3)β 受体阻滞剂:β 受体阻滞剂可用于所有无禁忌证(如心动过缓、心脏传导阻滞、低血压或哮喘)的 UA 和 NSTEMI 患者,可减少心肌缺血发作和心肌梗死的发展。使用 β 受体阻滞剂的方案如下:①首先排除有心力衰竭、低血压[收缩压低于 12.0 kPa(90 mmHg)]、心动过缓(心率低于 60 次/分)或有房室传导阻滞(PR 间期＞0.24 s)的患者。②给予美托洛尔,静脉推注每次 5 mg,共 3 次。③每次推注后观察 2～5 min,如果心率低于 60 次/分或收缩压低于 13.3 kPa(100 mmHg),则停止给药,静脉注射美托洛尔的总量为 15 mg。④如血流动力学稳定,末次静脉注射后 15 min,开始改为口服给药,每 6 h 50 mg,持续 2 天,以后渐增为 100 mg,2 次/日。作用极短的 β 受体阻滞剂艾司洛尔静脉注射 50～250 μg/(kg·min),安全而有效,甚至可用于左心功能减退的患者,药物作用在停药后 20 min 内消失,用于有 β 受体阻滞剂相对禁忌证,而又希望减慢心率的患者。β 受体阻滞剂的剂量应调整到患者安静时心率 50～60 次/分。

(4)钙拮抗剂:钙拮抗剂与 β 受体阻滞剂一样能有效地减轻症状。但所有的大规模临床试验表明,钙拮抗剂应用于 UA,不能预防 AMI 的发生或降低病死率,目前仅推荐用于全量硝酸酯和 β 受体阻滞剂之后仍有持续性心肌缺血的患者或对 β 受体阻滞剂有禁忌的患者,应选用心率减慢型的非二氢吡啶类钙拮抗剂。对心功能不全的患者,应用 β 受体阻滞剂后再加用钙拮抗剂应特别谨慎。

(5)血管紧张素转换酶抑制剂(ACEI):近年来一些临床研究显示,对 UA 和 NSTEMI 患者,短期应用 ACEI 并不能获得更多的临床益处。但长期应用对预防再发缺血事件和死亡有益。因此除非有禁忌证(如低血压、肾功能衰竭、双侧肾动脉狭窄和已知的过敏),所有 UA 和 NSTEMI 患者都可选用 ACEI。

(6)调脂治疗:所有 ACS 患者应在入院 24 h 之内评估空腹血脂谱。近年的研究表明,他汀类药物可以稳定斑块,改善内皮细胞功能,因此如无禁忌证,无论血基线 LDL-C 水平和饮食控制情况如何,均建议早期应用他汀类药物,使 LDL-C 水平降至＜800 g/L。常用的他汀类药物有辛伐他汀 20～40 mg/d、普伐他汀 10～40 mg/d、氟伐他汀 40～80 mg/d、阿托伐他汀 10～80 mg/d 或瑞舒伐他汀 10～20 mg/d。

4.血运重建治疗

(1)经皮冠状动脉介入术(PCI)。UA 和 NSTEMI 的高危患者,尤其是血流动力学不稳定、心脏标志物显著升高、顽固性或反复发作心绞痛伴有动态 ST 段改变、有心力衰竭或危及生命的心律失常者,应早期行血管造影术和 PCI(如可能,应在入院 72 h 内)。PCI 能改善预后,尤其是同时应用 GP Ⅱ b/Ⅲ a 受体拮抗剂时。对中危患者以及有持续性心肌缺血证据的患者,也有早期行血管造影的指征,可以识别致病的病变、评估其他病变的范围和左心室功能。对中高危患者,PCI或CABG具有明确的潜在益处。但对低危患者,不建议进行常规的介入性检查。

(2)冠状动脉旁路移植术(CABG)。对经积极药物治疗而症状控制不满意及高危患者(包括持续ST段压低、cTnT升高等),应尽早(72 h内)进行冠状动脉造影,根据下列情况选择治疗措施:①严重左冠状动脉主干病变(狭窄>50%),最危及生命,应及时外科手术治疗。②有多支血管病变,且有左心室功能不全(LVEF<50%)或伴有糖尿病者,应进行CABG。③有二支血管病变合并左前降支近段严重狭窄和左心室功能不全(LVEF<50%)或无创性检查显示心肌缺血的患者,建议施行CABG。④对PCI效果不佳或强化药物治疗后仍有缺血的患者,建议施行CABG。⑤弥漫性冠状动脉远端病变的患者,不适合行PCI或CABG。

二、ST段抬高型心肌梗死

心肌梗死(MI)是在冠状动脉病变的基础上,发生冠状动脉血供急剧减少或中断,使相应的心肌严重而持久地急性缺血所致的部分心肌急性坏死。临床表现为胸痛,急性循环功能障碍,反映心肌急性缺血、损伤和坏死一系列特征性心电图演变以及血清心肌酶和心肌结构蛋白的变化。MI的原因常是在冠状动脉粥样硬化病变的基础上继发血栓形成所致,其中NSTEMI前已述及,本段阐述ST段抬高型心肌梗死(STEMI)。其他非动脉粥样硬化的原因如冠状动脉栓塞、主动脉夹层累及冠状动脉开口、冠状动脉炎、冠状动脉先天性畸形等所导致的MI在此不作介绍。

(一)发病情况

本病在欧美国家常见。WHO报告1986—1988年35个国家每10万人口急性MI年死亡率以瑞典、爱尔兰、挪威、芬兰、英国最高,男性分别为253.4、236.2、234.7、230.0、229.2,女性分别为154.7、143.6、144.6、148.0、171.3。美国居中,男、女性分别为118.3和90.7。我国和韩国居末二位,男性分别为15.0和5.3,女性分别为11.7和3.4。美国每年约有110万人发生心肌梗死,其中45万人为再梗死。本病在我国过去少见,近年逐渐增多,现患心肌梗死约200万人,每年新发50万人。其中城市多于农村,各地比较以华北地区尤其是北京、天津两市最多。北京地区16所大中型医院每年收住院的急性心肌梗死病例,1991年(1 492例)病例数为1972年(604例)的2.47倍。上海10所大医院1989年(300例)病例数为1970年(78例)的3.84倍。

近年来,虽然本病的急性期住院病死率有所下降,但对少数患者而言,此病仍然致命。

本病男性多于女性,国内资料比例在1.9∶1至5∶1之间。患病年龄在40岁以上者占87%~96.5%。女性发病较男性晚10年,男性患病的高峰年龄为51~60岁,女性则为61~70岁,随年龄增长男女比例的差别逐渐缩小。60%~89%的患者伴有或在发病前有高血压,近半数的患者以往有心绞痛。吸烟、肥胖、糖尿病和缺少体力活动者,较易患病。

(二)病理解剖

若冠状动脉管腔急性完全闭塞,血供完全停止,导致所供区域心室壁心肌透壁性坏死,临床上表现为典型的STEMI,即传统的Q波型MI。在冠状动脉闭塞后20~30 min,受其供血的心肌即有少数坏死,开始了AMI的病理过程。1~2 h后绝大部分心肌呈凝固性坏死,心肌间质则充血、水肿,伴多量炎性细胞浸润。以后,坏死的心肌纤维逐渐溶解,形成肌溶灶,随后渐有肉芽组织形成。坏死组织约1~2周后开始吸收,并逐渐纤维化,在6~8周后进入慢性期形成瘢痕而愈合,称为陈旧性或愈合性MI。瘢痕大者可逐渐向外凸出而形成室壁膨胀瘤。梗死附近心肌的血供随侧支循环的建立而逐渐恢复。病变可波及心包出现反应性心包炎,波及心内膜引起附壁血栓形成。在心腔内压力的作用下,坏死的心壁可破裂(心脏破裂),破裂可发生在心室游离壁、乳头肌或心室间隔处。

病理学上,MI可分为透壁性和非透壁性(或心内膜下)。前者坏死累及心室壁全层,多由冠脉持续闭塞所致;后者坏死仅累及心内膜下或心室壁内,未达心外膜,多是冠脉短暂闭塞而持续开通的结果。不规则片状非透壁MI多见于STEMI在未形成透壁MI前早期再灌注(溶栓或PCI治疗)成功的患者。

尸解资料表明,AMI 患者 75% 以上有一支以上的冠状动脉严重狭窄;1/3～1/2 所有三支冠状动脉均存在有临床意义的狭窄。STEMI 发生后数小时所作的冠状动脉造影显示,90% 以上的 MI 相关动脉发生完全闭塞。少数 AMI 患者冠状动脉正常,可能为血管腔内血栓的自溶、血小板一过性聚集造成闭塞或严重的持续性冠状动脉痉挛的发作使冠状动脉血流减少所致。左冠状动脉前降支闭塞最多见,可引起左心室前壁、心尖部、下侧壁、前间隔和前内乳头肌梗死;左冠状动脉回旋支闭塞可引起左心室高侧壁、膈面及左心房梗死,并可累及房室结;右冠状动脉闭塞可引起左心室膈面、后间隔及右心室梗死,并可累及窦房结和房室结。右心室及左、右心房梗死较少见。左冠状动脉主干闭塞则引起左心室广泛梗死。

MI 时冠脉内血栓既有白血栓(富含血小板),又有红血栓(富含纤维蛋白和红细胞)。STEMI 的闭塞性血栓是白、红血栓的混合物,从堵塞处向近端延伸部分为红血栓。

(三)病理生理

ACS 具有共同的病理生理基础(详见前文"不稳定型心绞痛和非 ST 段抬高型心肌梗死"段)。STEMI 的病理生理特征是由于心肌丧失收缩功能所产生的左心室收缩功能降低、血流动力学异常和左心室重构所致。

1.左心室功能

冠状动脉急性闭塞时相关心肌依次发生 4 种异常收缩形式:①运动同步失调,即相邻心肌节段收缩时相不一致。②收缩减弱,即心肌缩短幅度减小。③无收缩。④反常收缩,即矛盾运动,收缩期膨出。于梗死部位发生功能异常同时,正常心肌在早期出现收缩增强。由于非梗死节段发生收缩加强,使梗死区产生矛盾运动。然而,非梗死节段出现代偿性收缩运动增强,对维持左室整体收缩功能的稳定有重要意义。若非梗死区有心肌缺血,即"远处缺血"存在,则收缩功能也可降低,主要见于非梗死区域冠脉早已闭塞,供血主要依靠此次 MI 相关冠脉者。同样,若 MI 区心肌在此次冠脉闭塞以前就已有冠脉侧支循环形成,则对于 MI 区乃至左室整体收缩功能的保护也有重要意义。

2.心室重构

MI 致左室节段和整体收缩、舒张功能降低的同时,机体启动了交感神经系统兴奋、肾素-血管紧张素-醛固酮系统激活和 Frank-Starling 等代偿机制,一方面通过增强非梗死节段的收缩功能、增快心率、代偿性增加已降低的心搏量(SV)和心排血量(CO),并通过左室壁伸展和肥厚增加左室舒张末容积(LVEDV)进一步恢复 SV 和 CO,降低升高的左室舒张末期压(LVEDP);但另一方面,也同时开启了左心室重构的过程。

MI 发生后,左室腔大小、形态和厚度发生变化,总称为心室重构。重构过程反过来影响左室功能和患者的预后。重构是左室扩张和非梗死心肌肥厚等因素的综合结果,使心室变形(球形变)。除了梗死范围以外,另两个影响左室扩张的重要因素是左室负荷状态和梗死相关动脉的通畅程度。左室压力升高有导致室壁张力增加和梗死扩张的危险,而通畅的梗死区相关动脉可加快瘢痕形成,增加梗死区组织的修复,减少梗死的扩展和心室扩张的危险。

(1)梗死扩展:是指梗死心肌节段随后发生的面积扩大,而无梗死心肌量的增加。导致梗死扩展的原因有:①肌束之间的滑动,致使单位容积内心肌细胞减少。②正常心肌细胞碎裂。③坏死区内组织丧失。梗死扩展的特征为梗死区不成比例的变薄和扩张。心尖部是心室最薄的部位,也是最容易受到梗死扩展损伤的区域。梗死扩展后,心力衰竭和室壁瘤等致命性并发症发生率增高,严重者可发生心室破裂。

(2)心室扩大:心室心肌存活部分的扩大也与重构有重要关联。心室重构在梗死发生后立即开始,并持续数月甚至数年。在大面积梗死的情况下,为维持心搏量,有功能的心肌增加了额外负荷,可能会发生代偿性肥厚,这种适应性肥厚虽能代偿梗死所致的心功能障碍,但存活的心肌最终也受损,导致心室的进一步扩张,心脏整体功能障碍,最后发生心力衰竭。心室的扩张程度与梗死范围、梗死相关动脉的开放迟早和心室非梗死区的局部肾素-血管紧张素系统的激活程度有关。心室扩大以及不同部位的心肌电生理特性的不一致,使患者有患致命性心律失常的危险。

（四）临床表现

按临床过程和心电图的表现，本病可分为急性期、演变期和慢性期三期，但临床症状主要出现在急性期，部分患者还有一些先兆表现。

1. 诱发因素

本病在春、冬季发病较多，与气候寒冷、气温变化大有关，常在安静或睡眠时发病，以清晨 6 时至午间 12 时发病最多。大约有 1/2 的患者能查明诱发因素，如剧烈运动、过重的体力劳动、创伤、情绪激动、精神紧张或饱餐、急性失血、出血性或感染性休克，主动脉瓣狭窄、发热、心动过速等引起的心肌耗氧增加、血供减少都可能是 MI 的诱因。在变异型心绞痛患者中，反复发作的冠状动脉痉挛也可发展为 AMI。

2. 先兆

半数以上患者在发病前数日有乏力、胸部不适，活动时心悸、气急、烦躁、心绞痛等前驱症状，其中以新发生心绞痛（初发型心绞痛）或原有心绞痛加重（恶化型心绞痛）为最突出。心绞痛发作较以往频繁、性质较剧、持续较久、硝酸甘油疗效差、诱发因素不明显；疼痛时伴有恶心、呕吐、大汗和心动过速，或伴有心功能不全、严重心律失常、血压大幅度波动等；同时心电图示 ST 段一过性明显抬高（变异型心绞痛）或压低，T 波倒置或增高（"假性正常化"），应警惕近期内发生 MI 的可能。发现先兆及时积极治疗，有可能使部分患者避免发生 MI。

3. 症状

随梗死的大小、部位、发展速度和原来心脏的功能情况等而轻重不同。

（1）疼痛：是最先出现的症状，疼痛部位和性质与心绞痛相同，但常发生于安静或睡眠时，疼痛程度较重，范围较广，持续时间可长达数小时或数天，休息或含用硝酸甘油片多不能缓解，患者常烦躁不安、出汗、恐惧，有濒死之感。在我国，约 1/6～1/3 的患者疼痛的性质及部位不典型，如位于上腹部，常被误认为胃溃疡穿孔或急性胰腺炎等急腹症；位于下颌或颈部，常被误认为牙病或骨关节病。部分患者无疼痛，多为糖尿病患者或老年人，一开始即表现为休克或急性心力衰竭；少数患者在整个病程中都无疼痛或其他症状，而事后才发现患过 MI。

（2）全身症状：主要是发热，伴有心动过速、白细胞增高和血细胞沉降率增快等，由坏死物质吸收所引起。一般在疼痛发生后 24～48 h 出现，程度与梗死范围常呈正相关，体温一般在 38 ℃ 上下，很少超过 39 ℃，持续 1 周左右。

（3）胃肠道症状：约 1/3 有疼痛的患者，在发病早期伴有恶心、呕吐和上腹胀痛，与迷走神经受坏死心肌刺激和心排血量降低组织灌注不足等有关；肠胀气也不少见；重症者可发生呃逆（以下壁心肌梗死多见）。

（4）心律失常：见于 75%～95% 的患者，多发生于起病后 1～2 周内，尤以 24 h 内最多见。各种心律失常中以室性心律失常为最多，尤其是室性期前收缩；如室性期前收缩频发（每分钟 5 次以上），成对出现，心电图上表现为多源性或落在前一心搏的易损期时，常预示即将发生室性心动过速或心室颤动。冠状动脉再灌注后可能出现加速性室性自主心律与室性心动过速，多数历时短暂，自行消失。室上性心律失常则较少，阵发性心房颤动比心房扑动和室上性心动过速更多见，多发生在心力衰竭患者中。窦性心动过速的发生率为 30%～40%，发病初期出现的窦性心动过速多为暂时性，持续性窦性心动过速是梗死面积大、心排血量降低或左心功能不全的反映。各种程度的房室传导阻滞和束支传导阻滞也较多，严重者发生完全性房室传导阻滞。发生完全性左束支传导阻滞时 MI 的心电图表现可被掩盖。前壁 MI 易发生室性心律失常。下壁（膈面）MI 易发生房室传导阻滞，其阻滞部位多在房室束以上，预后较好。前壁 MI 而发生房室传导阻滞时，往往是多个束支同时发生传导阻滞的结果，其阻滞部位在房室束以下，且常伴有休克或心力衰竭，预后较差。

（5）低血压和休克：疼痛期血压下降常见，可持续数周后再上升，但常不能恢复以往的水平，未必是休克。如疼痛缓解而收缩压低于 10.7 kPa（80 mmHg），患者烦躁不安、面色苍白、皮肤湿冷、脉细而快、大汗淋漓、尿量减少（<20 mL/h）、神志迟钝，甚至昏厥者，则为休克的表现。休克多在起病后数小时至 1 周内

发生,见于 20%的患者,主要是心源性,为心肌广泛(40%以上)坏死、心排血量急剧下降所致,神经反射引起的周围血管扩张为次要的因素,有些患者还有血容量不足的因素参与。严重的休克可在数小时内致死,一般持续数小时至数天,可反复出现。

(6)心力衰竭:主要是急性左心衰竭,可在起病最初数日内发生或在疼痛、休克好转阶段出现,为梗死后心脏舒缩力显著减弱或不协调所致,发生率为 20%～48%。患者出现呼吸困难、咳嗽、发绀、烦躁等,严重者可发生肺水肿或进而发生右心衰竭的表现,出现颈静脉怒张、肝肿痛和水肿等。右心室 MI 者,一开始即可出现右心衰竭的表现。

发生于 AMI 时的心力衰竭称为泵衰竭,根据临床上有无心力衰竭及其程度,常按 Killip 分级法分级:第Ⅰ级为左心衰竭代偿阶段,无心力衰竭征象,肺部无啰音,但肺楔压可升高;第Ⅱ级为轻至中度左心衰竭,肺啰音的范围小于肺野的 50%,可出现第三心音奔马律、持续性窦性心动过速、有肺淤血的 X 线表现;第Ⅲ级为重度心力衰竭,急性肺水肿,肺啰音的范围大于两肺野的 50%;第Ⅳ级为心源性休克,血压 12.0 kPa(90 mmHg),少尿,皮肤湿冷、发绀,呼吸加速,脉搏快。

AMI 时,重度左心室衰竭或肺水肿与心源性休克同样是左心室排血功能障碍所引起。在血流动力学上,肺水肿是以左心室舒张末期压及左房压与肺楔压的增高为主,而在休克则心排血量和动脉压的降低更为突出,心排血指数比左心室衰竭时更低。因此,心源性休克较左心室衰竭更严重。此两者可以不同程度合并存在,是泵衰竭的最严重阶段。

4.血流动力学分型

AMI 时心脏的泵血功能并不能通过一般的心电图、胸片等检查而完全反映出来,及时进行血流动力学监测,能为早期诊断和及时治疗提供很重要依据。Forrester 等根据血流动力学指标肺楔压(PCWP)和心脏指数(CI)评估有无肺淤血和周围灌注不足的表现,从而将 AMI 分为 4 个血流动力学亚型。

Ⅰ型:既无肺淤血又无周围组织灌注不足,心功能处于代偿状态。CI>2.2 L/(min·m^2),PCWP≤2.4 kPa(18 mmHg),病死率约为 3%。

Ⅱ型:有肺淤血,无周围组织灌注不足,为常见临床类型。CI>2.2 L/(min·m^2),PCWP>2.4 kPa(18 mmHg),病死率约为 9%。

Ⅲ型:有周围组织灌注不足,无肺淤血,多见于右心室梗死或血容量不足者。CI≤2.2 L/(min·m^2),PCWP≤2.4 kPa(18 mmHg),病死率约为 23%。

Ⅳ型:兼有周围组织灌注不足与肺淤血,为最严重类型。CI≤2.2 L/(min·m^2),PCWP>2.4 kPa(18 mmHg),病死率约为 51%。

由于 AMI 时影响心脏泵血功能的因素较多,因此 Forrester 分型基本反映了血流动力学变化的状况,不能包括所有泵功能改变的特点。AMI 血流动力学紊乱的临床表现主要包括低血压状态、肺淤血、急性左心衰竭、心源性休克等状况。

5.体征

AMI 时心脏体征可在正常范围内,体征异常者大多数无特征性:心脏可有轻至中度增大;心率增快或减慢;心尖区第一心音减弱,可出现第三或第四心音奔马律。前壁心肌梗死的早期,可能在心尖区和胸骨左缘之间扪及迟缓的收缩期膨出,是由心室壁反常运动所致,常在几天至几周内消失。约 10%～20%的患者在发病后 2～3 天出现心包摩擦音,多在 1～2 天内消失,少数持续 1 周以上。发生二尖瓣乳头肌功能失调者,心尖区可出现粗糙的收缩期杂音;发生心室间隔穿孔者,胸骨左下缘出现响亮的收缩期杂音,常伴震颤。右室梗死较重者可出现颈静脉怒张,深吸气时更为明显。除发病极早期可出现一过性血压增高外,几乎所有患者在病程中都会有血压降低,起病前有高血压者,血压可降至正常;起病前无高血压者,血压可降至正常以下,且可能不再恢复到起病之前的水平。

(五)并发症

并发症可分为机械性、缺血性、栓塞性和炎症性。

1. 机械性并发症

(1)心室游离壁破裂:3%的 MI 患者可发生心室游离壁破裂,是心脏破裂最常见的一种,占 MI 患者死亡的 10%。心室游离壁破裂常在发病 1 周内出现,早高峰在 MI 后 24 h 内,晚高峰在 MI 后 3～5 天。早期破裂与胶原沉积前的梗死扩展有关,晚期破裂与梗死相关室壁的扩展有关。心脏破裂多发生在第一次 MI、前壁梗死、老年和女性患者中。其他危险因素包括 MI 急性期的高血压、既往无心绞痛和心肌梗死、缺乏侧支循环、心电图上有 Q 波、应用糖皮质激素或非甾体抗炎药、MI 症状出现后 14 h 以后的溶栓治疗。心室游离壁破裂的典型表现包括持续性心前区疼痛、心电图 ST-T 改变、迅速进展的血流动力学衰竭、急性心包压塞和电机械分离。心室游离壁破裂也可为亚急性,即心肌梗死区不完全或逐渐破裂,形成包裹性心包积液或假性室壁瘤,患者能存活数月。

(2)室间隔穿孔:比心室游离壁破裂少见,约有 0.5%～2%的 MI 患者会发生室间隔穿孔,常发生于 AMI 后 3～7 天。AMI 后,胸骨左缘突然出现粗糙的全收缩期杂音或可触及收缩期震颤,或伴有心源性休克和心力衰竭,应高度怀疑室间隔穿孔,此时应进一步作 Swan-Ganz 导管检查与超声心动图检查。

(3)乳头肌功能失调或断裂:乳头肌功能失调总发生率可高达 50%,二尖瓣乳头肌因缺血、坏死等使收缩功能发生障碍,造成不同程度的二尖瓣脱垂或关闭不全,心尖区出现收缩中晚期喀喇音和吹风样收缩期杂音,第一心音可不减弱,可引起心力衰竭。轻症者可以恢复,其杂音可以消失。乳头肌断裂极少见,多发生在二尖瓣后内乳头肌,故在下壁 MI 中较为常见。后内乳头肌大多是部分断裂,可导致严重二尖瓣反流伴有明显的心力衰竭;少数完全断裂者则发生急性二尖瓣大量反流,造成严重的急性肺水肿,约 1/3 的患者迅速死亡。

(4)室壁膨胀瘤:或称室壁瘤。绝大多数并发于 STEMI,多累及左心室心尖部,发生率为 5%～20%。为在心室腔内压力影响下,梗死部位的心室壁向外膨出而形成。见于 MI 范围较大的患者,常于起病数周后才被发现。发生较小室壁瘤的患者可无症状与体征;但发生较大室壁瘤的患者,可出现顽固性充血性心力衰竭以及复发性、难治的致命性心律失常。体检可发现心浊音界扩大,心脏搏动范围较广泛或心尖抬举样搏动,可有收缩期杂音。心电图上除了有 MI 的异常 Q 波外,约 2/3 的患者同时伴有持续性 ST 段弓背向上抬高。X 线透视和摄片、超声心动图、放射性核素心脏血池显像、磁共振成像以及左心室选择性造影可见局部心缘突出,搏动减弱或有反常搏动(图 7-2)。室壁瘤按病程可分为急性和慢性室壁瘤。急性室壁瘤在 MI 后数日内形成,易发生心脏破裂和形成血栓。慢性室壁瘤多见于 MI 愈合期,由于其瘤壁为致密的纤维瘢痕所替代,所以一般不会引起破裂。

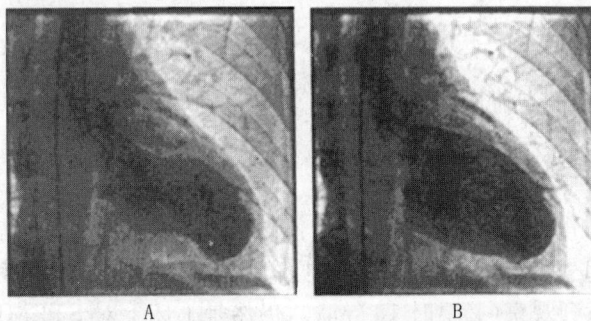

A. 图示心脏收缩期左心缘外突,腔内充满造影剂;B. 图示心脏舒张期左心腔内充满造影剂,与收缩期比较,左心缘的变化不大

图 7-2　左心室室壁瘤的左心室造影(右前斜位)

2. 缺血性并发症

(1)梗死延展:指同一梗死相关冠状动脉供血部位的 MI 范围的扩大,可表现为心内膜下 MI 转变为透壁性 MI 或 MI 范围扩大到邻近心肌,多有梗死后心绞痛和缺血范围的扩大。梗死延展多发生在 AMI 后的 2～3 周内,多数原梗死区相应导联的心电图有新的梗死性改变且 CK 或肌钙蛋白升高时间延长。

(2)再梗死:指 AMI 4 周后再次发生的 MI,既可发生在原来梗死的部位,也可发生在任何其他心肌部位。如果再梗死发生在 AMI 后 4 周内,则其心肌坏死区一定受另一支有病变的冠状动脉所支配。通常再梗死发生在与原梗死区不同的部位,诊断多无困难;若再梗死发生在与原梗死区相同的部位,尤其是 NSTEMI 的再梗死、反复多次的灶性梗死,常无明显的或特征性的心电图改变,可使诊断发生困难,此时迅速上升且又迅速下降的酶学指标如 CK-MB 比肌钙蛋白更有价值。CK-MB 恢复正常后又升高或超过原先水平的 50% 对再梗死具有重要的诊断价值。

3.栓塞性并发症

MI 并发血栓栓塞主要是指心室附壁血栓或下肢静脉血栓破碎脱落所致的体循环栓塞或肺动脉栓塞。左心室附壁血栓形成在 AMI 患者中较多见,尤其在急性大面积前壁 MI 累及心尖部时,其发生率可高达 60% 左右,而体循环栓塞并不常见,国外一般发生率在 10% 左右,我国一般在 2% 以下。附壁血栓的形成和血栓栓塞多发生在梗死后的第 1 周内。最常见的体循环栓塞为脑卒中,也可产生肾、脾或四肢等动脉栓塞;如栓子来自下肢深部静脉,则可产生肺动脉栓塞。

4.炎症性并发症

(1)早期心包炎:发生于 MI 后 1~4 天内,发生率约为 10%。早期心包炎常发生在透壁性 MI 患者中,系梗死区域心肌表面心包并发纤维素性炎症所致。临床上可出现一过性的心包摩擦音,伴有进行性加重的胸痛,疼痛随体位而改变。

(2)后期心包炎(心肌梗死后综合征或 Dressier 综合征):发病率为 1%~3%,于 MI 后数周至数月内出现,并可反复发生。其发病机制迄今尚不明确,推测为自身免疫反应所致;而 Dressler 认为它是一种变态反应,是机体对心肌坏死物质所形成的自身抗原的变态反应。临床上可表现为突然起病,发热,胸膜性胸痛,白细胞计数升高和血沉增快,心包或胸膜摩擦音可持续 2 周以上,超声心动图常可发现心包积液,少数患者可伴有少量胸腔积液或肺部浸润。

(六)危险分层

STEMI 的患者具有以下任何 1 项者可被确定为高危患者。

(1)年龄>70 岁。

(2)前壁 MI。

(3)多部位 MI(指 2 个部位以上)。

(4)伴有血流动力学不稳定如低血压、窦性心动过速、严重室性心律失常、快速心房颤动、肺水肿或心源性休克等。

(5)左、右束支传导阻滞源于 AMI。

(6)既往有 MI 病史。

(7)合并糖尿病和未控制的高血压。

(七)实验室和辅助检查

1.心电图检查

虽然一些因素限制了心电图对 MI 的诊断和定位的能力,如心肌损伤的范围、梗死的时间及其位置、传导阻滞的存在、陈旧性 MI 的存在、急性心包炎、电解质浓度的变化及服用对心电有影响的药物等。然而,标准 12 导联心电图的系列观察(必要时 18 导联),仍然是临床上对 STEMI 检出和定位的有用方法。

(1)特征性改变。在面向透壁心肌坏死区的导联上出现以下特征性改变:①宽而深的 Q 波(病理性 Q 波)。②ST 段抬高呈弓背向上型。③T 波倒置,往往宽而深,两支对称;在背向梗死区的导联上则出现相反的改变,即 R 波增高,ST 段压低,T 波直立并增高。

(2)动态性改变:①起病数小时内,可尚无异常,或出现异常高大、两支不对称的 T 波。②数小时后,ST 段明显抬高,弓背向上,与直立的 T 波连接,形成单向曲线。数小时到 2 天内出现病理性 Q 波(又称 Q 波型 MI),同时 R 波减低,为急性期改变。Q 波在 3~4 天内稳定不变,以后 70%~80% 永久存在。③如不进行治疗干预,ST 段抬高持续数日至 2 周左右,逐渐回到基线水平,T 波则变为平坦或倒置,是为亚急性期改变。④数周至数月以后,T 波呈 V 形倒置,两支对称,波谷尖锐,为慢性期改变,T 波倒置可永久存在,也可在数月到数年内逐渐恢复(图 7-3、图 7-4)。合并束支传导阻滞尤其左束支传导阻滞时、在原来部位再次发生 AMI 时,心电图表现多不典型,不一定能反映 AMI 表现。

微型的和多发局灶型 MI,心电图中既不出现 Q 波也始终无 ST 段抬高,但有心肌坏死的血清标志物升高,属 NSTEMI 范畴。

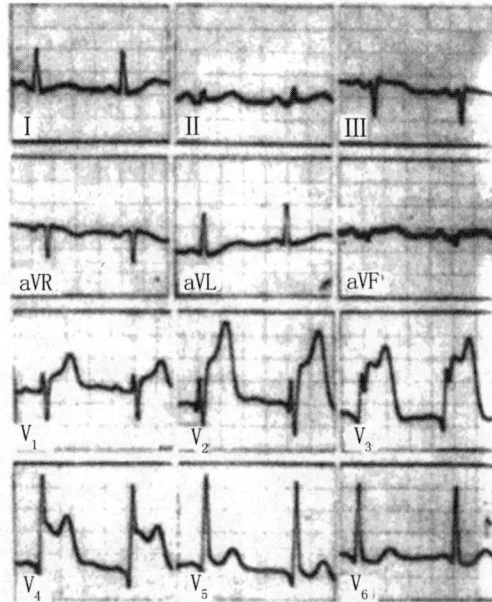

图示 V_3、V_4 导联 QRS 波呈 qR 型,ST 段明显抬高,V_2 导联呈 qRS 型,ST 段明显抬高,V_1 导联 ST 段亦抬高

图 7-3 急性前壁心肌梗死的心电图

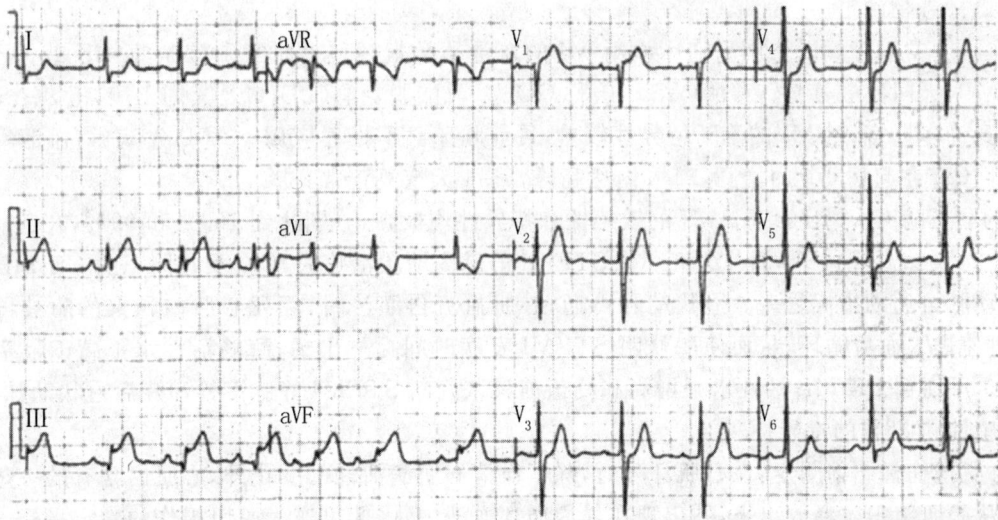

图示Ⅱ、Ⅲ、aVF 导联 ST 段抬高,Ⅲ导联 ORS 波呈 qR 型,Ⅰ、aVL 导联 ST 段压低

图 7-4 急性下壁心肌梗死的心电图

（3）定位和定范围：STEMI 的定位和定范围可根据出现特征性改变的导联数来判断（表7-6）。

表 7-6　ST 段抬高型心肌梗死的心电图定位诊断

导联	前间隔	局限前壁	前侧壁	广泛前壁	下壁*	下间壁	下侧壁	高侧壁**	正后壁***
V₁	+			+		+			
V₂	+			+		+			
V₃	+	+		+		+			
V₄		+		+					
V₅		+	+				+		
V₆			+				+		
V₇			+				+		+
V₈									+
aVR									
AVL	±		+	±	−	−	−	−	−
aVF		…	…	…	+	+	+		
Ⅰ		±		±	−	−	−	+	−
Ⅱ		…	…	…	+	+	+		
Ⅲ		…	…	…	+	+	+		−

注：①＋：正面改变，表示典型 Q 波、ST 段抬高及 T 波倒置等变化。②−：反面改变，表示与＋相反的变化。③±：可能有正面改变。④…：可能有反面改变

* 即膈面，右心室 MI 不易从心电图得到诊断，但此时 CR4R（或 V₄R）导联的 ST 段抬高，可作为下壁 MI 扩展到右心室的参考指标

** 在 V₅、V₆、V₇ 导联高 1～2 肋间处有正面改变

*** V₁、V₂、V₃ 导联 R 波增高

2.心脏标志物测定

（1）血清酶学检查。以往用于临床诊断 MI 的血清酶学指标包括肌酸磷酸激酶（CK 或 CPK）及其同工酶 CK-MB、天门冬酸氨基转移酶（AST，曾称 GOT）、乳酸脱氢酶（LDH）及其同工酶，但因 AST 和 LDH 分布于全身许多器官，对 MI 的诊断特异性较差，目前临床已不推荐应用。AMI 发病后，血清酶活性随时相而变化。CK 在起病 6 h 内增高，24 h 内达高峰，3～4 天恢复正常。

CK 的同工酶 CK-MB 诊断 AMI 的敏感性和特异性均极高，分别达到 100％和 99％，在起病后 4 h 内增高，16～24 h 达高峰，3～4 日恢复正常。STEMI 静脉内溶栓治疗时，CK 及其同工酶 CK-MB 可作为阻塞的冠状动脉再通的指标之一。冠状动脉再通，心肌血流再灌注时，坏死心肌内积聚的酶被再灌注血流"冲刷"，迅速进入血液循环，从而使酶峰距 STEMI 发病时间提早出现，酶峰活性水平高于阻塞冠状动脉未再通者。用血清 CK-MB 活性水平增高和峰值前移来判断 STEMI 静脉溶栓治疗后冠状动脉再通，约有 95％的敏感性和 88％的特异性。

（2）心肌损伤标志物测定：在心肌坏死时，除了血清心肌酶活性的变化外，心肌内含有的一些蛋白质类物质也会从心肌组织内释放出来，并出现在外周循环血液中，因此可作为心肌损伤的判定指标。这些物质主要包括肌钙蛋白和肌红蛋白。

肌钙蛋白（Tn）是肌肉组织收缩的调节蛋白，心肌肌钙蛋白（cTn）与骨骼肌中的 Tn 在分子结构和免疫学上是不同的，因此它是心肌所独有，具有很高的特异性。cTn 共有 cTnT、cTnI、cTnC 3 个亚单位。

cTnT 在健康人血清中的浓度一般小于 0.06 ng/L。通常，在 AMI 后 3～4 h 开始升高，2～5天达到峰值，持续 10～14 天；其动态变化过程与 MI 时间、梗死范围大小、溶栓治疗及再灌注情况有密切关系。由于血清 cTnT 的高度敏感性和良好重复性，它对早期和晚期 AMI 以及 UA 患者的灶性心肌坏死均具有很高的诊断价值。

cTnI 也是一种对心肌损伤和坏死确具高度特异性的血清学指标，其正常值上限为3.1 ng/L，在 AMI

后 4～6 h 或更早即可升高,24 h 后达到峰值,约 1 周后降至正常。

肌红蛋白在 AMI 发病后 2～3 h 内即已升高,12 h 内多达峰值,24～48 h 内恢复正常,由于其出现时间均较 cTn 和 CK-MB 早,故它是目前能用来最早诊断 AMI 的生化指标。但是肌红蛋白广泛存在于心肌和骨骼肌中,二者在免疫学上也是相同的,而且又主要经肾脏代谢清除,因而与血清酶学指标相似,也存在特异性较差的问题,如慢性肾功能不全、骨骼肌损伤时,肌红蛋白水平均会增高,此时应予以仔细鉴别。

(3)其他检查:组织坏死和炎症反应的非特异性指标 AMI 发病 1 周内白细胞可增至 10×10^9/L～20×10^9/L,中性粒细胞多在 75%～90%,嗜酸性粒细胞减少或消失。血细胞沉降率增快,可持续1～3周,能较准确地反映坏死组织被吸收的过程。血清游离脂肪酸、C 反应蛋白在 AMI 后均增高。血清游离脂肪酸显著增高者易发生严重室性心律失常。此外,AMI 时,由于应激反应,血糖可升高,糖耐量可暂降低,约 2～3 周后恢复正常。STEMI 患者在发病 24～48 h 内血胆固醇保持或接近基线水平,但以后会急剧下降。因此所有 STEMI 患者应在发病 24～48 h 内测定血脂谱,超过 24～48 h 者,要在 AMI 发病 8 周后才能获得更准确的血脂结果。

3.放射性核素心肌显影

利用坏死心肌细胞中的钙离子能结合放射性锝焦磷酸盐或坏死心肌细胞的肌凝蛋白可与其特异性抗体结合的特点,静脉注射^{99m}Tc-焦磷酸盐或^{111}In-抗肌凝蛋白单克隆抗体进行"热点"显像;利用坏死心肌血供断绝和瘢痕组织中无血管以至^{201}Tl或^{99m}Tc-MIBI 不能进入细胞的特点,静脉注射这些放射性核素进行"冷点"显像;均可显示 MI 的部位和范围。前者主要用于急性期,后者用于慢性期。用门电路 γ 闪烁显像法进行放射性核素心腔造影(常用^{99m}Tc-标记的红细胞或白蛋白),可观察心室壁的运动和左心室的射血分数。有助于判断心室功能,判断梗死后造成的室壁运动失调和室壁瘤。目前多用单光子发射计算机断层显像(SPECT)来检查,新的方法正电子发射计算机断层扫描(PET)可观察心肌的代谢变化,判断心肌是否存活。如心脏标志物或心电图阳性,作诊断时不需要做心肌显像。出院前或出院后不久,症状提示 ACS 但心电图无诊断意义和心脏标志物正常的患者应接受负荷心肌显像检查(药物或运动负荷的放射性核素或超声心动图心肌显像)。显像异常的患者提示在以后的 3～6 个月内发生并发症的危险增加。

4.超声心动图

根据超声心动图上所见的室壁运动异常可对心肌缺血区域做出判断。在评价有胸痛而无特征性心电图变化时,超声心动图有助于除外主动脉夹层。对 MI 患者,床旁超声心动图对发现机械性并发症很有价值,如评估心脏整体和局部功能、乳头肌功能不全、室壁瘤(图 7-5)和室间隔穿孔等。多巴酚丁胺负荷超声心动图检查还可用于评价心肌存活性。

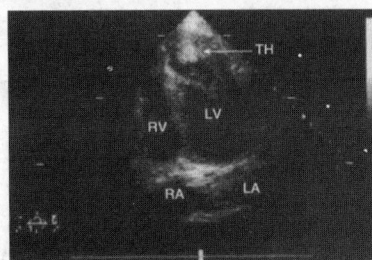

显示前壁心肌梗死后,心尖部室壁瘤形成,室壁瘤内有附壁血栓(箭头)
LA:左心房;LV:左心室;RA:右心房;RV:右心室;TH:血栓
图 7-5 超声心动图心尖四腔心切面像

5.选择性冠状动脉造影

需施行各种介入性治疗时,可先行选择性冠状动脉造影,明确病变情况,制订治疗方案。

(八)诊断和鉴别诊断

WHO 的 AMI 诊断标准依据典型的临床表现、特征性的心电图改变、血清心肌坏死标志物水平动态改变,3 项中具备 2 项特别是后 2 项即可确诊,一般并不困难。无症状的患者,诊断较困难。凡年老患者突然发生休克、严重心律失常、心力衰竭、上腹胀痛或呕吐等表现而原因未明者,或原有高血压而血压突然降低且无原因可寻者,都应想到 AMI 的可能。此外有较重而持续较久的胸闷或胸痛者,即使心电图无特征性改变,也应考虑本病的可能,都宜先按 AMI 处理,并在短期内反复进行心电图观察和血清肌钙蛋白或心肌酶等测定,以确定诊断。当存在左束支传导阻滞图形时,MI 的心电图诊断较困难,因它与 STEMI 的心电图变化相类似,此时,与 QRS 波同向的 ST 段抬高和至少 2 个胸导联 ST 段抬高>5 mm,强烈提示MI。一般来说,有疑似症状并新出现的左束支传导阻滞应按 STEMI 来治疗。无病理性 Q 波的心内膜下MI 和小的透壁性或非透壁性或微型 MI,鉴别诊断参见前文"不稳定型心绞痛和非 ST 段抬高型心肌梗死"段。血清肌钙蛋白和心肌酶测定的诊断价值更大。

2007 年欧洲和美国心脏病学会对 MI 制定了新的定义,将 MI 分为急性进展性和陈旧性两类,把血清心肌坏死标志物水平动态改变列为诊断急性进展性 MI 的首要和必备的条件。

1.急性进展性 MI 的定义

(1)心肌坏死生化标志物典型的升高和降低,至少伴有下述情况之一:①心肌缺血症状。②心电图病理性 Q 波形成。③心电图 ST 段改变提示心肌缺血。④做过冠状动脉介入治疗,如血管成形术。

(2)病理发现 AMI。

2.陈旧性 MI 的定义

(1)系列心电图检查提示新出现的病理性 Q 波,患者可有或可不记得有任何症状,心肌坏死生化标志物已降至正常。

(2)病理发现已经或正在愈合的 MI:然后将 MI 再分为 5 种临床类型。Ⅰ型,自发性 MI,与原发的冠状动脉事件如斑块糜烂、破裂、夹层形成等而引起的心肌缺血相关;Ⅱ型,MI 继发于心肌的供氧和耗氧不平衡所导致的心肌缺血,如冠状动脉痉挛、冠状动脉栓塞、贫血、心律失常、高血压或低血压;Ⅲ型,心脏性猝死,有心肌缺血的症状和新出现的 ST 段抬高或新的左束支传导阻滞,造影或尸检证实冠状动脉内有新鲜血栓,但未及采集血样之前或血液中心肌坏死生化标志物升高之前患者就已死亡;Ⅳa 型,MI 与 PCI 相关;Ⅳb 型,MI 与支架内血栓有关,经造影或尸检证实;Ⅴ型,MI 与 CABG 相关。

此外,还需与变异型心绞痛相鉴别。本病由 Prinzmetal 于 1959 年首先描述,心绞痛几乎都在静息时发生,常呈周期性,多发生在午夜至上午 8 时之间,常无明显诱因,历时数十秒至 30 min。发作时心电图显示有关导联的 ST 段短时抬高、R 波增高,相对应导联的 ST 段压低,T 波可有高尖表现(图 7-6),常并发各种心律失常。本病是冠状动脉痉挛所引起,多发生在已有冠脉狭窄的基础上,但其临床表现与冠脉狭窄程度不成正比,少数患者冠脉造影可以正常。吸烟是本病的重要危险因素,麦角新碱或过度换气试验可诱发冠脉痉挛。药物治疗以钙拮抗剂和硝酸酯类最有效。病情稳定后根据冠脉造影结果再定是否需要血运重建治疗。

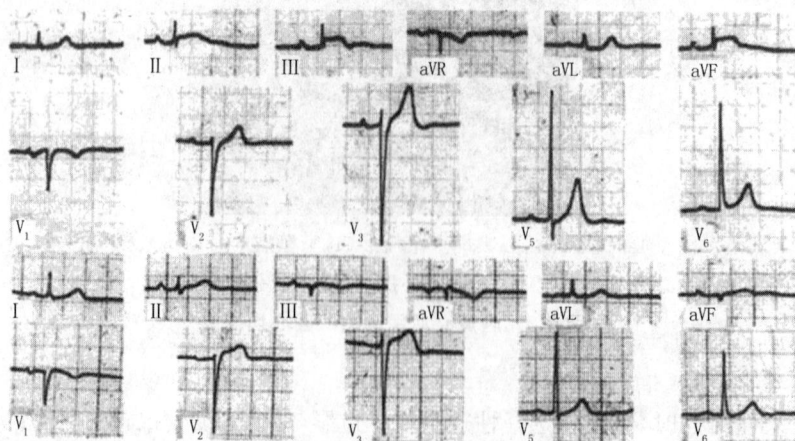

上两行为心绞痛发作时,示Ⅱ、Ⅲ、aVF ST 段抬高,aVL ST 段稍压低,
V₂、V₃、V₅、V₆、T 波增高。下两行心绞痛发作过后上述变化消失

图 7-6 变异型心绞痛的心电图

（九）预后

STEMI 的预后与梗死范围的大小、侧支循环产生的情况、有无其他疾病并存以及治疗是否及时有关。总死亡率约为 30%，住院死亡率约为 10%，发生严重心律失常、休克或心力衰竭者病死率尤高，其中休克患者病死率可高达 80%。死亡多在第 1 周内，尤其是在数小时内。出院前或出院 6 周内进行负荷心电图检查，运动耐量好不伴有心电图异常者预后良好，运动耐量差者预后不良。MI 长期预后的影响因素中主要为患者的心功能状况、梗死后心肌缺血及心律失常、梗死的次数和部位以及患者的年龄、是否合并高血压和糖尿病等。AMI 再灌注治疗后梗死相关冠状动脉再通与否是影响 MI 急性期良好预后和长期预后的重要独立因素。

（十）防治

治疗原则是保护和维持心脏功能，挽救濒死的心肌，防止梗死面积扩大，缩小心肌缺血范围及时处理各种并发症，防止猝死，使患者不但能度过急性期，且康复后还能保持尽可能多的有功能的心肌。

1. 一般治疗

参见前文"不稳定型心绞痛和非 ST 段抬高型心肌梗死"段。

2. 再灌注治疗

及早再通闭塞的冠状动脉，使心肌得到再灌注，挽救濒死的心肌或缩小心肌梗死的范围，是一种关键的治疗措施。它还可极有效地解除疼痛。

（1）溶栓治疗：纤维蛋白溶解（纤溶）药物被证明能减小冠脉内血栓，早期静脉应用溶栓药物能提高 STEAMI 患者的生存率，其临床疗效已被公认，故明确诊断后应尽早用药，来院至开始用药时间应 <30 min。而对于非 ST 段抬高型 ACS，溶栓治疗不仅无益反而有增加 AMI 的倾向，因此标准溶栓治疗目前仅用于 STEAMI 患者。

1）溶栓治疗的适应证：①持续性胸痛超过 30 min，含服硝酸甘油片症状不能缓解。②相邻 2 个或更多导联 ST 段抬高 >0.2 mV。③发病 6 h 以内者。若发病 6～24 h 内，患者仍有胸痛，并且 ST 段抬高导联有 R 波者，也可考虑溶栓治疗。发病至溶栓药物给予的时间是影响溶栓治疗效果的最主要因素，最近有研究认为如果在发病 3 h 内给予溶栓药物，则溶栓治疗的效果和直接 PCI 治疗效果相当，但 3 h 后进行溶栓其效果不如直接 PCI 术，且出血等并发症增加。④年龄在 70 岁以下者。对于年龄 >75 岁的 AMI 患者，溶栓治疗会增加脑出血的并发症，是否溶栓治疗需权衡利弊，如患者为广泛前壁 AMI，具有很高的心源性休克和死亡的发生率，在无条件行急诊介入治疗的情况下仍应进行溶栓治疗。反之，如患者为下壁 AMI，血流动力学稳定可不进行溶栓治疗。

2）溶栓治疗的禁忌证：①近期（14 天内）有活动性出血（胃肠道溃疡出血、咯血、痔疮出血等），作过外科手术或活体组织检查，心肺复苏术后（体外心脏按压、心内注射、气管插管），不能实施压迫的血管穿刺以及外伤史者。②高血压患者血压 >24.0/14.7 kPa（180/110 mmHg），或不能排除主动脉夹层分离者。③有出血性脑血管意外史，或半年内有缺血性脑血管意外（包括 TIA）史者。④对扩容和升压药无反应的休克。⑤妊娠、感染性心内膜炎、二尖瓣病变合并心房颤动且高度怀疑左心房内有血栓者。⑥糖尿病合并视网膜病变者。⑦出血性疾病或有出血倾向者，严重的肝肾功能障碍及进展性疾病（如恶性肿瘤）者。

3）治疗步骤：①溶栓前检查血常规、血小板计数、出凝血时间、APTT 及血型，配血备用。②即刻口服阿司匹林 300 mg，以后每天 100 mg，长期服用。③进行溶栓治疗。

4）溶栓药物：①非特异性溶栓剂，对血栓部位或体循环中纤溶系统均有作用的尿激酶（UK 或 rUK）和链激酶（SK 或 rSK）。②选择性作用于血栓部位纤维蛋白的药物，有组织型纤维蛋白溶酶原激活剂（tPA），重组型组织纤维蛋白溶酶原激活剂（r-tPA）。③单链尿激酶型纤溶酶原激活剂（SCUPA）、甲氧苯基化纤溶酶原链激酶激活剂复合物（APSAC）。④新的溶栓剂还有 TNK-组织型纤溶酶原激活剂（TNK-tPA）、瑞替普酶（rPA）、拉诺普酶（nPA）、葡激酶（SAK）等。

5）给药方案：①UK：30 min 内静脉滴注 100～150 万 U；或冠状动脉内注入 4 万 U，继以每分钟

0.6～2.4万U的速度注入，血管再通后用量减半，继续注入30～60 min，总量50万U左右。②SK：150万U静脉滴注，60 min内滴完；冠状动脉内给药先给2万U，继以0.2～0.4万U注入，共30 min，总量25～40万U。对链激酶过敏者，宜于治疗前半小时用异丙嗪(非那根)25 mg肌内注射，并与少量的地塞米松(2.5～5 mg)同时滴注，可防止其引起的寒战、发热不良反应。③r-tPA：100 mg在90 min内静脉给予，先静注15 mg，继而30 min内静脉滴注50 mg，其后60 min内再给予35 mg(国内有报道，用上述剂量的一半也能奏效)。冠状动脉内用药剂量减半。用r-tPA前，先用肝素5 000 U，静脉推注；然后，700～1 000 U/h，静脉滴注48 h；以后改为皮下注射7 500 U，每12 h 1次，连用3～5天，用药前注意出血倾向。④TNK-tPA：40 mg静脉一次性注入，无需静脉滴注。溶栓药应用期间密切注意出血倾向，并需监测APTT或ACT。冠状动脉内注射药物需通过周围动脉置入导管达冠状动脉口处才能实现，因此比较费时，只宜用于介入性诊治过程中并发的冠脉内血栓栓塞；而静脉注射药物可以迅速实行，故目前多选静脉注射给药。

6)溶栓治疗期间的辅助抗凝治疗：UK和SK为非选择性的溶栓剂，故在溶栓治疗后短时间内(6～12 h内)不存在再次血栓形成的可能，对于溶栓有效的AMI患者，可于溶栓治疗6～12 h后开始给予低分子量肝素皮下注射。对于溶栓治疗失败者，辅助抗凝治疗则无明显临床益处。r-tPA和葡激酶等为选择性的溶栓剂，故溶栓使血管再通后仍有再次血栓形成的可能，因此在溶栓治疗前后均应给予充分的肝素治疗。溶栓前先给予5 000 U肝素冲击量，然后以1 000 U/h的肝素持续静脉滴注24～48 h，以出血时间延长2倍为基准，调整肝素用量。亦可选择低分子量肝素替代普通肝素治疗，其临床疗效相同，如依诺肝素，首先静脉推注30 mg，然后以1 mg/kg的剂量皮下注射，每12 h 1次，用3～5天为宜。

7)溶栓再通的判断指标如下。①直接指征：冠状动脉造影观察血管再通情况，冠状动脉造影所示血流情况通常采用TIMI分级。TIMI0级：梗死相关冠状动脉完全闭塞，远端无造影剂通过。TIMI1级：少量造影剂通过血管阻塞处，但远端冠状动脉不显影。TIMI2级：梗死相关冠状动脉完全显影但与正常血管相比血流较缓慢。TIMI3级：梗死相关冠状动脉完全显影且血流正常。根据TIMI分级达到2、3级者表明血管再通，但2级者通而不畅。②间接指征：①心电图抬高的ST段于2 h内回降>50%。②胸痛于2 h内基本消失。③2 h内出现再灌注性心律失常(短暂的加速性室性自主节律，房室或束支传导阻滞突然消失，或下后壁心肌梗死的患者出现一过性窦性心动过缓、窦房传导阻滞)或低血压状态。④血清CK-MB峰值提前出现在发病14 h内。具备上述4项中2项或2项以上者，考虑再通；但第②和③两项组合不能被判定为再通。

(2)介入治疗：直接经皮冠状动脉介入术(PCI)是指AMI的患者未经溶栓治疗直接进行冠状动脉血管成形术，其中支架植入术的效果优于单纯球囊扩张术。近年试用冠脉内注射自体干细胞希望有助于心肌的修复。目前直接PCI已被公认为首选的最安全有效的恢复心肌再灌注的治疗手段，梗死相关血管的开通率高于药物溶栓治疗，尽早应用可恢复心肌再灌注，降低近期病死率，预防远期的心力衰竭发生，尤其对来院时发病时间已超过3 h或对溶栓治疗有禁忌的患者。一般要求患者到达医院至球囊扩张时间<90 min。在适宜于做PCI的患者中，PCI之前应给予抗血小板药和抗凝治疗。施行PCI的适应证还包括血流动力学不稳定、有溶栓禁忌证、恶性心律失常、需要安装经静脉临时起搏或需要反复电复律以及年龄≥75岁。溶栓治疗失败者，即胸痛或ST段抬高在溶栓开始后持续≥60 min或胸痛和ST段抬高复发，则应考虑做补救性PCI，但是只有在复发起病后90 min内即能开始PCI者获益较大，否则应重复应用溶栓药，不过重复给予溶栓药物会增加严重出血并发症。直接PCI后，尤其是放置支架后，可应用GPⅡb/Ⅲa受体拮抗剂辅助治疗，持续用24～36 h。直接PCI的开展需要有经验的介入心脏病医生、完善的心血管造影设备、抢救设施和人员配备。我国2001年制定的"急性心肌梗死诊断和治疗指南"提出具备施行AMI介入治疗条件的医院应：①能在患者来院90 min内施行PTCA。②其心导管室每年施行PTCA>100例并有心外科待命的条件。③施术者每年独立施行PTCA>30例。④AMI直接PTCA成功率在90%以上。⑤在所有送到心导管室的患者中，能完成PTCA者达85%以上。无条件施行介入治疗的医院宜迅速将患者送到测算能在患者起病6 h内施行介入治疗的医院治疗。如测算转送后患者无法在

6 h 内接受 PCI,则宜就地进行溶栓治疗或溶栓后转送。

发生 STEAMI 后再灌注策略的选择需要根据发病时间、施行直接 PCI 的能力(包括时间间隔)、患者的危险性(包括出血并发症)等综合考虑。优选溶栓的情况一般包括:①就诊早,发病≤3 h 内,且不能及时进行 PCI。②介入治疗不可行,如导管室被占用,动脉穿刺困难或不能转运到达有经验的导管室。③介入治疗不能及时进行,如就诊至球囊扩张时间>90 min。优选急诊介入治疗的情况包括:①就诊晚,发病>3 h。②有经验丰富的导管室,就诊至球囊扩张时间<90 min,就诊至球囊扩张时间较就诊至溶栓时间延长<60 min。③高危患者,如心源性休克,Killip 分级≥Ⅲ级。④有溶栓禁忌证,包括出血风险增加及颅内出血。⑤诊断有疑问。

(3)冠状动脉旁路移植术(CABG)。下列患者可考虑进行急诊 CABG:①实行了溶栓治疗或 PCI 后仍有持续的或反复的胸痛。②冠状动脉造影显示高危冠状动脉病变(左冠状动脉主干病变)。③有 MI 并发症如室间隔穿孔或乳头肌功能不全所引起的严重二尖瓣反流。

3.其他药物治疗

(1)抗血小板治疗:抗血小板治疗能减少 STEMI 患者的主要心血管事件(死亡、再发致死性或非致死性 MI 和卒中)的发生,因此除非有禁忌证,所有患者应给予本项治疗。其用法见前文"不稳定型心绞痛和非 ST 段抬高型心肌梗死"段。

(2)抗凝治疗:除非有禁忌证,所有 STEMI 患者无论是否采用溶栓治疗,都应在抗血小板治疗的基础上常规接受抗凝治疗。抗凝治疗能建立和维持梗死相关动脉的通畅,并能预防深静脉血栓形成、肺动脉栓塞以及心室内血栓形成。其用法见前文"不稳定型心绞痛和非 ST 段抬高型心肌梗死"段。

(3)硝酸酯类药物:对于有持续性胸部不适、高血压、大面积前壁 MI、急性左心衰竭的患者,在最初24~48 h 的治疗中,静脉内应用硝酸甘油有利于控制心肌缺血发作,缩小梗死面积,降低短期甚至可能长期病死率。其用法见前文"不稳定型心绞痛和非 ST 段抬高型心肌梗死"段。有下壁 MI,可疑右室梗死或明显低血压的患者[收缩压低于 12.0 kPa(90 mmHg)],尤其合并明显心动过缓或心动过速时,硝酸酯类药物能降低心室充盈压,引起血压降低和反射性心动过速,应慎用或不用。无并发症的 MI 低危患者不必常规给予硝酸甘油。

(4)镇痛剂:选择用药和用法见前文"不稳定型心绞痛和非 ST 段抬高型心肌梗死"段。

(5)β 受体阻滞剂:MI 发生后最初数小时内静脉注射 β 受体阻滞剂可通过缩小梗死面积、降低再梗死率、降低室颤的发生率和病死率而改善预后。无禁忌证的 STEMI 患者应在 MI 发病的 12 h 内开始 β 受体阻滞剂治疗。其用法见前文"不稳定型心绞痛和非 ST 段抬高型心肌梗死"段。

(6)血管紧张素转换酶抑制剂(ACEI):近来大规模临床研究发现,ACEI 如卡托普利、雷米普利、群多普利等有助于改善恢复期心肌的重构,减少 AMI 的病死率,减少充血性心力衰竭的发生,特别是对前壁MI、心力衰竭或心动过速的患者。因此,除非有禁忌证,所有 STEMI 患者都可选用 ACEI。给药时应从小剂量开始,逐渐增加至目标剂量。对于高危患者,ACEI 的最大益处在恢复期早期即可获得,故可在溶栓稳定后 24 h 以上使用,由于 ACEI 具有持续的临床益处,可长期应用。对于不能耐受 ACEI 的患者(如咳嗽反应),血管紧张素Ⅱ受体拮抗剂可能也是一种有效的选择,但目前不是 MI 后的一线治疗。

(7)调脂治疗:见前文"不稳定型心绞痛和非 ST 段抬高型心肌梗死"段。

(8)钙拮抗剂:非二氢吡啶类钙拮抗剂维拉帕米或地尔硫䓬用于急性期 STEMI,除了能控制室上性心律失常,对减少梗死范围或心血管事件并无益处。因此不建议对 STEMI 患者常规应用非二氢吡啶类钙拮抗剂。但非二氢吡啶类钙拮抗剂可用于硝酸酯和 β 受体阻滞剂之后仍有持续性心肌缺血或心房颤动伴心室率过快的患者。血流动力学表现在 KillipⅡ级以上的 MI 患者应避免应用非二氢吡啶类钙拮抗剂。

(9)葡萄糖-胰岛素-钾溶液(GIK):应用 GIK 能降低血浆游离脂肪酸浓度和改善心脏做功,GIK 还给缺血心肌提供必要的代谢支持,对大面积 MI 和心源性休克患者尤为重要。氯化钾 1.5 g、普通胰岛素 8 U加入 10% 的葡萄糖液 500 mL 中静脉滴注,每天 1~2 次,1~2 周为一疗程。近年,还有建议在上述溶液中再加入硫酸镁 5 g,但不主张常规补镁治疗。

4.抗心律失常治疗

(1)室性心律失常:应寻找和纠正导致室性心律失常可纠治的原因。血清钾低者推荐用氯化钾,通常可静脉滴注 10 mmol/h 以保持血钾在 4.0 mmol/L 以上,但对于严重的低钾血症(K$^+$<2.5 mmol/L),可通过中心静脉滴注 20~40 mmol/h。在 MI 早期静脉注射 β 受体阻滞剂继以口服维持,可降低室性心律失常(包括心室颤动)的发生率和无心力衰竭或低血压患者的病死率。预防性应用其他药物(如利多卡因)会增加死亡危险,故不推荐应用。室性异位搏动在心肌梗死后较常见,不需做特殊处理。非持续性(<30 s)室性心动过速在最初 24~48 h 内常不需要治疗。多形性室速、持续性(≥3 s)单形室速或任何伴有血流动力学不稳定(如心力衰竭、低血压、胸痛)症状的室速都应给予同步心脏电复律。血流动力学稳定的室速可给予静脉注射利多卡因、普鲁卡因胺或胺碘酮等药物治疗。

利多卡因,50~100 mg 静脉注射(如无效,5~10 min 后可重复),控制后静脉滴注,1~3 mg/min 维持(利多卡因 100 mg 加入 5‰ 葡萄糖液 100 mL 中滴注,1~3 mL/min)。情况稳定后可考虑改用口服美西律 150~200 mg,每 6~8 h 一次维持。

胺碘酮,静脉注射首剂 75~150 mg 稀释于 20 mL 生理盐水中,于 10 min 内注入;如有效继以 1.0 mg/min 维持静脉滴注 6 h 后改为 0.5 mg/min,总量<1 200 mg/d;静脉用药 2~3 天后改为口服,口服负荷量为 600~800 mg/d,7 天后酌情改为维持量 100~400 mg/d。

索他洛尔,静脉注射首剂用 1~1.5 mg/kg,用 5‰ 葡萄糖液 20 mL 稀释,于 15 min 内注入,疗效不明显时可再注射一剂 1.5 mg/kg,后可改为口服,160~640 mg/d。

无论血清镁是否降低,也可用硫酸镁(5 min 内静脉注射 2 g)来治疗复杂性室性心律失常。发生心室颤动时,应立即进行非同步直流电除颤,用最合适的能量(一般 300 J),争取一次除颤成功。在无电除颤条件时可立即做胸外心脏挤压和口对口人工呼吸,心腔内注射利多卡因 100~200 mg,并施行其他心脏复苏处理。急性期过后,仍有复杂性室性心律失常或非持续性室速尤其是伴有显著左心室收缩功能不全者,死亡危险增加,应考虑安装 ICD,以预防猝死。在 ICD 治疗前,应行冠状动脉造影和其他检查以了解有无复发性心肌缺血,若有则需要行 PCI 或 CABG。加速的心室自主心律一般无需处理,但如由于心房输送血液入心室的作用未能发挥而引起血流动力学失调,则可用阿托品以加快窦性心律而控制心脏搏动,仅在偶然情况下需要用人工心脏起搏或抑制异位心律的药物来治疗。

(2)缓慢的窦性心律失常:除非存在低血压或心率<50 次/分,一般不需要治疗。对于伴有低血压的心动过缓(可能减少心肌灌注),可静脉注射硫酸阿托品 0.5~1 mg,如疗效不明显,几分钟后可重复注射。最好是多次小剂量注射,因大剂量阿托品会诱发心动过速。虽然静脉滴注异丙肾上腺素也有效,但由于它会增加心肌的氧需量和心律失常的危险,因此不推荐使用。药物无效或发生明显不良反应时也可考虑应用人工心脏起搏器。

(3)房室传导阻滞:二度 I 型和 II 型房室传导阻滞 QRS 波不宽者以及并发于下壁 MI 的三度房室传导阻,滞心率>50 次/分且 QRS 波不宽者,无需处理,但应严密监护。下列情况是安置临时起搏器的指征:①二度 II 型或三度房室传导阻滞 QRS 波增宽者。②二度或三度房室传导阻滞出现过心室停搏。③三度房室传导阻滞心率<50 次/分,伴有明显低血压或心力衰竭,经药物治疗效果差。④二度或三度房室传导阻滞合并频发室性心律失常。AMI 后 2~3 周进展为三度房室传导阻滞或阻滞部位在希氏束以下者应安置永久起搏器。

(4)室上性快速心律失常:如窦性心动过速、频发房性期前收缩、阵发性室上性心动过速、心房扑动和心房颤动等,可选用 β 受体阻滞剂、洋地黄类、维拉帕米、胺碘酮等药物治疗。对后三者治疗无效时可考虑应用同步直流电复律器或人工心脏起搏器复律,尽量缩短快速心律失常持续的时间。

(5)心脏停搏:立即作胸外心脏按压和人工呼吸,注射肾上腺素、异丙肾上腺素、乳酸钠和阿托品等,并施行其他心脏复苏处理。

5.抗低血压和心源性休克治疗

根据休克纯属心源性,抑或尚有周围血管舒缩障碍,或血容量不足等因素存在,而分别处理。

(1)补充血容量:约20%的患者由于呕吐、出汗、发热、使用利尿剂和不进饮食等原因而有血容量不足,需要补充血容量来治疗,但又要防止补充过多而引起心力衰竭。可根据血流动力学监测结果来决定输液量。如中心静脉压低,在0.49～0.98 kPa(5～10 cmH$_2$O)之间,肺楔压在0.8～1.6 kPa(6～12 mmHg)以下,心排血量低,提示血容量不足,可静脉滴注低分子右旋糖酐或5%～10%葡萄糖液,输液后如中心静脉压上升>1.76 kPa(18 cmH$_2$O),肺楔压>2.0～2.4 kPa(15～18 mmHg),则应停止。右心室梗死时,中心静脉压的升高则未必是补充血容量的禁忌。

(2)应用升压药:补充血容量,血压仍不升,而肺楔压和心排血量正常时,提示周围血管张力不足,可选用血管收缩药:①多巴胺:10～30 mg加入5%葡萄糖液100 mL中静脉滴注,也可和间羟胺同时滴注。②多巴酚丁胺:20～25 mg溶于5%葡萄糖液100 mL中,以2.5～10 μg/(kg·min)的剂量静脉滴注,作用与多巴胺相类似,但增加心排血量的作用较强,增快心率的作用较轻,无明显扩张肾血管的作用。③间羟胺(阿拉明):10～30 mg加入5%葡萄糖液100 mL中静脉滴注,或5～10 mg肌内注射。但对长期服用胍乙啶或利血平的患者疗效不佳。④去甲肾上腺素:作用与间羟胺相同,但较快、较强而较短,对长期服用胍乙啶或利血平的人仍有效。0.5～1 mg(1～2 mg重酒石酸盐)加入5%葡萄糖液100 mL中静脉滴注。渗出管外易引起局部损伤及坏死,如同时加入2.5～5 mg酚妥拉明可减轻局部血管收缩的作用。

(3)应用血管扩张剂:经上述处理,血压仍不升,而肺楔压增高,心排血量低,或周围血管显著收缩,以至四肢厥冷,并有发绀时,可用血管扩张药以减低周围循环阻力和心脏的后负荷,降低左心室射血阻力,增强收缩功能,从而增加心排血量,改善休克状态。血管扩张药要在血流动力学严密监测下谨慎应用,可选用硝酸甘油(50～100 μg/min静滴)或单硝酸异山梨酯(2.5～10 mg/次,舌下含服或30～100 μg/min静滴)、硝普钠(15～400 μg/min静滴)、酚妥拉明(0.25～1 mg/min静滴)等。

(4)治疗休克的其他措施:包括纠正酸中毒、纠正电解质紊乱、避免脑缺血、保护肾功能,必要时应用糖皮质激素和洋地黄制剂。

上述治疗无效时可用主动脉内球囊反搏术(IABP)以增高舒张期动脉压而不增加左心室收缩期负荷,并有助于增加冠状动脉灌流,使患者获得短期的循环支持。对持续性心肌缺血、顽固性室性心律失常、血流动力学不稳定或休克的患者如存在合适的冠状动脉解剖学病变,应尽早作选择性冠状动脉造影,随即施行PCI或CABG,可挽救一些患者的生命。

(5)中医中药治疗:祖国医学用于"回阳救逆"的四逆汤(熟附子、干姜、炙甘草)、独参汤或参附汤,对治疗本病伴血压降低或休克者有一定疗效。患者如兼有阴虚表现时可用生脉散(人参、五味子、麦冬)。这些方剂均已制成针剂,紧急使用也较方便。

6.心力衰竭治疗

主要是治疗左心室衰竭。

治疗取决于病情的严重性。病情较轻者,给予袢利尿剂(如静脉注射呋塞米20～40 mg,每天1次或2次),它可降低左心室充盈压,一般即可见效。病情严重者,可应用血管扩张剂(如静脉注射硝酸甘油)以降低心脏前负荷和后负荷。治疗期间,常通过带球囊的右心导管(Swan-Ganz导管)监测肺动脉楔压。只要体动脉收缩压持续>13.3 kPa(100 mmHg),即可用ACEI。开始治疗最好给予小剂量的短效ACEI(如口服卡托普利3.125～6.25 mg,每4～6 h 1次;如能耐受,则逐渐增加剂量)。一旦达到最大剂量(卡托普利的最大剂量为50 mg,每天3次),即用长效ACEI(如福辛普利、赖诺普利、雷米普利)取代作为长期应用。如心力衰竭持续在NYHA心功能分级Ⅱ级或Ⅱ级以上,应加用醛固酮拮抗剂(如依普利酮、螺内酯)。严重心力衰竭者给予动脉内球囊反搏可提供短期的血流动力学支持。若血管重建或外科手术修复不可行时,应考虑心脏移植。永久性左心室或双心室植入式辅助装置可用作心脏移植前的过渡;如不可能做心脏移植,左心室辅助装置有时可作为一种永久性治疗。这种装置偶使患者康复并可3～6个月内去除。

7.并发症治疗

对于有附壁血栓形成者,抗凝治疗可减少栓塞的危险,如无禁忌证,治疗开始即静脉应用足量肝素,随后给予华法林3～6个月,使INR维持在2～3之间。当左心室扩张伴弥漫性收缩活动减弱、存在室壁膨胀瘤或慢性心房颤动时,应长期应用抗凝药和阿司匹林。室壁膨胀瘤形成伴左心室衰竭或心律失常时可行外科切除术。AMI 时 ACEI 的应用可减轻左心室重构和降低室壁膨胀瘤的发生率。并发心室间隔穿孔、急性二尖瓣关闭不全都可导致严重的血流动力改变或心律失常,宜积极采用手术治疗,但手术应延迟至 AMI 后 6 周以上,因此时梗死心肌可得到最大程度的愈合。如血流动力学不稳定持续存在,尽管手术死亡危险很高,也宜早期进行。急性的心室游离壁破裂外科手术的成功率极低,几乎都是致命的。假性室壁瘤是左心室游离壁的不完全破裂,可通过外科手术修补。心肌梗死后综合征严重病例必须用其他非甾体类消炎药(NSAIDs)或皮质类固醇短程冲击治疗,但大剂量 NSAIDs 或皮质类固醇的应用不宜超过数天,因它们可能干扰 AMI 后心室肌的早期愈合。肩手综合征可用理疗或体疗。

8. 右室心肌梗死的处理

治疗措施与左心室 MI 略有不同,右室 MI 时常表现为下壁 MI 伴休克或低血压而无左心衰竭的表现,其血流动力学检查常显示中心静脉压、右心房和右心室充盈压增高,而肺楔压、左心室充盈压正常甚至下降。治疗宜补充血容量,从而增高心排血量和动脉压。在血流动力学监测下,静脉滴注输液,直到低血压得到纠治,但肺楔压如达 2.0 kPa(15 mmHg),即应停止。如此时低血压未能纠正,可用正性肌力药物。不能用硝酸酯类药和利尿剂,它们可降低前负荷(从而减少心排血量),引起严重的低血压。伴有房室传导阻滞时,可予以临时起搏。

9. 康复和出院后治疗

出院后最初 3~6 周体力活动应逐渐增加。鼓励患者恢复中等量的体力活动(步行、体操、太极拳等)。如 AMI 后 6 周仍能保持较好的心功能,则绝大多数患者都能恢复其所有正常的活动。与生活方式、年龄和心脏状况相适应的有规律的运动计划可降低缺血事件发生的风险,增强总体健康状况。对患者的生活方式提出建议,进一步控制危险因素,可改善患者的预后。

(十一)出院前评估

1. 出院前的危险分层

出院前应对 MI 患者进行危险分层以决定是否需要进行介入性检查。对早期未行介入性检查而考虑进行血运重建治疗的患者,应及早评估左心室射血分数和进行负荷试验,根据负荷试验的结果发现心肌缺血者应进行心导管检查和血运重建治疗。仅有轻微或无缺血发作的患者只需给予药物治疗。

2. 左心室功能的评估

左心室功能状况是影响 ACS 预后最主要的因素之一,也是心血管事件最准确的预测因素之一。评估左心室功能包括患者症状(劳力性呼吸困难等)的评估、物理检查结果(如肺部啰音、颈静脉压升高、心脏扩大、第三心音奔马律等)以及心室造影、核素心室显像和超声心动图。MI 后左心室射血分数<40% 是一项比较敏感的指标。无创性检查中以核素测值最为可靠,超声心动图的测值也可作为参考。

3. 心肌存活的评估

MI 后左室功能异常部分是由于坏死和瘢痕形成所致,部分是由存活但功能异常的心肌细胞即冬眠或顿抑心肌所致,后者通过血管重建治疗可明显改善左室功能。因此鉴别纤维化但功能异常的心肌细胞所导致的心室功能异常具有重要的预后和治疗意义。评价心肌存活力常用的无创性检查包括核素成像和多巴酚丁胺超声心动图负荷试验等,这些检查能准确评估节段性室壁运动异常的恢复。近几年正逐渐广泛应用的正电子发射体层摄影以及造影剂增强 MRI 能更准确预测心肌局部功能的恢复。

(胡志良)

第四节　急性心肌梗死并发心源性休克

急性心肌梗死（AMI）的主要致命性并发症是室性心律失常和泵衰竭。心源性休克则是严重泵衰竭的表现。近来，急性心肌梗死并发心律失常的防治研究取得显著进展，泵衰竭，尤其是心源性休克的问题仍相对突出。

心源性休克是指心肌大量坏死或严重心肌缺血致心排血量过少、血压显著下降、重要器官和周围组织灌注严重不足而发生一系列代谢和功能障碍的综合征。急性心肌梗死并发的心律失常和急性机械性并发症（如室间隔穿孔、乳头肌断裂等）是心源性休克的促发因素。

由于心源性休克的诊断标准不统一，或未按严格的血流动力学标准诊断，下列心源性休克发生率仅供参考，1970 年—1989 年上海市 10 所医院共 3 983 例急性心肌梗死患者中，住院期并发心源性休克的发生率为 19.9%，与北京地区的 17.1%、河北省的 19.7% 相接近。对各年代的发生率进行年龄校正后发现，心源性休克的发生率有所下降，从 20 世纪 70 年代的 23.4% 降至 80 年代后期的 13.9%。近年来由于广泛开展急性心肌梗死静脉溶栓治疗及急性期 PTCA 治疗，心源性休克发生率明显下降。

一、发病机制和血液动力学的改变

（一）泵衰竭造成心排血下降

急性心肌梗死后血液动力学紊乱程度与梗死范围直接相关，梗死使左心室心肌丧失 20% 以上时则易并发心力衰竭，丧失 40% 以上时，就会并发心源性休克。显然，心肌丧失愈多，就愈难维持其正常的排血功能。急性心肌梗死后，非梗死区心肌的收缩性亦暂时性减弱，这也会阻碍心脏射血。排血减少后，血液蓄积于左心室，致使左心室容积和舒张末压力升高（心脏扩大）。这是一种代偿机制，可使尚有功能的心肌最大限度地利用 Frank-Starling 原理，以维持足够的心排血量。测定表明，急性心肌梗死患者要维持正常的心排血量，最适宜的左心室舒张末压一般为 1.9～2.4 kPa（14～18 mmHg），有时可高达 2.7 kPa（20 mmHg）。当提高左心室充盈压也不能维持足够的心排血量，以至心脏指数低于 2.2 L/(min·m²)时，则会出现外周组织和全身重要器官灌注不足的临床表现。

急性心肌梗死并发心源性休克，多数患者有严重的多支病变，急性心肌梗死后大量心肌坏死，坏死部分收缩期向外膨出，形成急性室壁瘤，使左室射血分数严重下降，之后坏死心肌水肿、僵硬、顺应性降低，心室舒张功能障碍，左室舒张末压升高。在坏死区周围，为缺血尚未坏死的心肌，收缩功能丧失或严重减低，称为"顿抑心肌"。另一部分因冠状动脉严重狭窄长期处于缺血的心肌，持续性收缩功能减低，称为"冬眠心肌"。急性心肌梗死时往往同时存在上述两个过程，加重心功能损害。既往的多次陈旧梗死或长期慢性缺血后的心肌纤维化，也都会加重心功能的损害，或在急性心肌梗死前已形成缺血性心肌病或已存在心力衰竭。当心肌损害的累积数量（新鲜加陈旧坏死）超过左室功能性心肌的 40% 时，即会发生心源性休克。

其他促发心源性休克的因素包括急性心肌梗死时的机械性并发症，如乳头肌断裂致严重二尖瓣反流、室间隔破裂致大量左向右分流、心室游离壁破裂致急性心包填塞、下壁心肌梗死伴右室梗死等。右室梗死时因右心功能严重减低，左心室充盈压下降，使心室功能减低并进一步恶化。

心源性休克时左心室舒张末压增高，使肺毛细血管压升高、肺间质或肺泡水肿；心排血量减低，使器官和组织灌注减少，器官严重缺氧；肺泡水肿引起肺内右向左分流，使动脉氧分压下降，进一步加重组织缺氧，促发全身的无氧代谢和乳酸酸中毒。

(二)外周血管运动张力失调及微循环障碍

有学者报道,一部分急性心肌梗死后无并发症的患者与一部分休克患者的心排血量是相等的,因此有人认为,在休克的发生和发展过程中,外周血管运动的张力失调及微循环障碍亦起着重要作用。急性心肌梗死并发休克时,可因外周血管收缩而导致总外周阻力升高,也可因舒张而导致总外周阻力的降低。前者是由于心排血量减少致血压下降后,刺激主动脉和颈动脉窦的化学感受器,加上心前区疼痛和精神紧张等因素,使交感神经兴奋性增强,反射地引起外周血管的收缩。这种收缩又被循环血中儿茶酚胺等缩血管物质所加剧。在适当限度内,这一反应具有保护意义,它可提高动脉压而保障重要器官的足够灌注。但若收缩过甚,则可加重心肌的后负荷,减少心排血量,增加心肌需氧量,扩大梗死范围。另一方面,毛细血管前动脉剧烈而持久的收缩,可诱发微循环障碍。血管舒张的发生是由于心排血量的下降使室内压升高后,室壁张力的刺激壁内压力感受器,通过自主神经传入支,对脑干血管运动中枢的交感神经节产生抑制作用,从而使血管舒张。在正常情况下,这种反射可能也是一种生理调节机制,它使外周小血管舒张,心室后负荷减轻,从而有利于心脏射血,因而也助于心室内压的降低。但若减压反射过于强烈,便可在心排血量下降不十分严重的情况下,诱发低血压综合征。急性心肌梗死时,外周血管运动张力状态取决于两种反射的相对强度。大部分心源性休克患者的外周血管阻力升高,少部分不变或位于正常值的下限。

(三)血容量问题

约20%急性心肌梗死休克患者存在低血容量,可能由于液体的额外丢失(大量出汗、呕吐、利尿)或液体摄入不足或液体渗入血管外间隙所致。这类患者的预后要比单纯由于心泵衰竭所致休克者好。

(四)心源性休克的恶性循环

心泵后向性衰竭导致肺淤血,再加上肺脏微循环障碍,常发生肺功能不全,严重时发生 ARDS。急性心肌梗死患者的动脉血氧张力大为减低,休克者尤甚。低氧血症因减少心肌供氧,可使梗死范围扩大。这种心肺的因果关系愈来愈引起人们的重视。

另外,胰腺等腹腔内脏缺血、溶酶体解体、组织蛋白酶活性增强等,致使组织蛋白分解,产生心肌抑制因子,使心肌收缩性进一步减弱。

正常心肌供血供氧由相对低的血容量和相对高的氧摄取率(65%~70%)维持,运动时心肌供氧增加,依赖冠状动脉扩张增加供血来增加供氧。严重冠状动脉狭窄或闭塞时,冠脉灌注压(以舒张压代表)是冠状动脉供血的主要决定因素。因此,休克会恶化心肌供血和无氧代谢,后者又进而使休克加重,组织缺血产生的酸性代谢产物,有毒的体液因子,如心肌抑制因子、高浓度儿茶酚胺、交感肾上腺素能系统和肾素-血管紧张素系统激活,都会使休克过程恶化。

二、心源性休克的病理生理

急性心肌梗死发生后,大量心肌丧失收缩功能,使心脏泵功能急剧下降。心源性休克实际上是泵功能衰竭最严重的表现。泵功能损害程度与心肌损伤坏死范围成正比。

左心室泵功能的严重损害进一步减少冠状动脉血流量,从而加重和扩大了心肌缺血,反过来后者又进一步降低心泵功能,两者互为因果,形成恶性循环,使心肌进行性坏死导致不可逆泵衰竭和死亡。减轻心脏负荷和改善心肌供氧和需氧平衡的措施,可减少心肌缺血性损伤并挽救尚有收缩功能的心肌。近年来,尤其是急性心肌梗死血管再通技术的应用和推广,使急性心肌梗死并发休克发病率大幅度下降,并使心源性休克的病死率大幅度下降。

(一)决定心肌氧供主要因素

决定心肌氧供的主要因素是冠状动脉血流量和血氧含量,前者又决定于:①主动脉舒张压。②冠状动脉大支的血流阻抗。③冠状动脉微循环的血流阻抗。④左心室顺应性、室壁张力和右心房充盈阻抗。⑤心室舒张时间。尸检资料显示,急性心肌梗死并发心源性休克和猝死患者常伴有新发生的动脉粥样硬化斑块破裂和新鲜血栓形成。在这种情况下,胶原纤维的暴露促使血小板激活并释放出各种血管活性物质,这有助于局部血管发生强烈收缩。由于内皮细胞功能障碍,依赖于内皮细胞的血管张力调节功能表失。内皮细胞破坏,激活血小板并释放各种血管活性物质,并抑制其他生理性内源性扩血管活性物质释放,诱发血管强烈收缩。在动脉粥样硬化斑块的邻近部位,内皮细胞因缺氧受损后,依赖内皮细胞的血管扩张作用明显减弱。这些均可引起较大冠状动脉分支局部收缩,使动脉粥样硬化斑块不稳定、破裂而致动脉管腔闭塞,导致急性心肌梗死或心肌梗死范围的扩大,因而造成心源性休克。

(二)心肌氧需的因素

1.左心室前负荷

左心室前负荷主要决定于左心室舒张末期容量和左心室顺应性。

2.后负荷

后负荷是左心室射血时必先达到的张力,临床上可以以动脉压做出粗略的估计。

3.心肌收缩力及室壁张力

根据 LaPlace 定律($T=PR/2H$),室壁张力(T)与心室半径(R)和心室内压(P)呈正比,与室壁厚度(H)呈反比。室壁张力和心肌收缩力增加均可使氧需增加。正性肌力药物增加心肌收缩力而减少心室容量,其对心肌氧需的影响由对心肌收缩力和室壁张力两种机制作用的净效应而定。

4.心率

心率本身是心肌耗氧的重要决定因素,它还是心肌收缩力的决定因素之一,因为收缩力直接随心率变化而变化。

5.其他

急性心肌梗死患者的冠状动脉内皮细胞丧失或因缺氧功能受损,依赖内皮的血管扩张作用明显减弱,甚至反而发生冠状动脉痉挛或收缩,心肌供氧明显降低。另一方面,心肌泵功能因梗死而严重受损,心室扩大,室壁张力增高;交感神经活性增强和儿茶酚胺释放增加,可引起心动过速和外周血管阻力增加,再加上患者烦躁不安、呼吸急促等,均导致心肌氧需的明显增加。急性心肌梗死患者组织氧利用的有效性明显降低亦进一步加重心肌缺血,最终发生或加重心源性休克。

(三)决定左心室泵功能的因素

决定左心室泵功能的因素与影响心肌氧需者相同。

当应用洋地黄制剂或儿茶酚胺类药物增加心肌收缩功能时,Frank-starling 心室功能曲线向左上偏移,上升支变陡;在有严重心肌缺血或急性心肌梗死的患者,心肌收缩减弱,曲线向右下移动,上升支变平坦。当左心室流出道阻抗下降(后负荷降低)时,也可使该曲线向左上移动,它与增加心肌收缩功能引起的曲线向左上移动无区别。

当急性心肌梗死导致泵衰竭或心源性休克早期时,交感神经活性增强和儿茶酚胺释放增加,可引起心动过速和外周血管阻力升高。但由于心肌严重损伤,有收缩功能的心肌大大减少,所以心泵功能不会有代偿性改善,而心动过速、儿茶酚胺的正性肌力作用,以及因外周阻力升高和心脏扩大而造成的室壁张力增加均导致心肌氧需的大大增加,从而加重心肌缺血,使泵衰竭或心源性休克更趋严重。

三、心源性休克的临床表现及诊断

(一)临床表现

心源性休克定义为有足够的血管内容量,由于严重的心脏疾患导致急性泵功能衰竭、心排血量异常降低,而不能满足外周组织器官的血供及代谢需要引起的一系列综合征。临床上表现为收缩压低于10.7 kPa(80 mmHg)、脉细数、神志淡漠、皮肤湿冷、少尿或无尿、左室充盈压增高大于 2.4 kPa(18 mmHg)、心脏指数小于 1.8 L/(min·m²)、动静脉氧差大于 5.5 mL/dL(表7-7)。

表 7-7　心源性休克的临床特征

1.收缩压低于 10.7 kPa(80 mmHg)或较既往血压水平降低 4.0 kPa(30 mmHg)

2.神志的改变(混乱、淡漠、昏迷、烦躁)

3.外周血管收缩的临床表现(皮肤湿冷、眼睛发花、脸色苍白)

4.尿量<20 mL/h

5.非心脏因素引起低血压及低心排血量得以纠正而休克持续存在(心律失常、疼痛、低血压、低血容量等)

6.左室充盈压>2.4 kPa(18 mmHg)或 PCWP>2.4 kPa(18 mmHg)

7.心脏指数<1.8 L/(min·m²)

(二)诊断

体循环动脉压是诊断心源性休克的最基本要素,但不同学者诊断心源性休克时低血压的界定差异很大。一般认为体循环的动脉血压应低于 12 kPa(90 mmHg)或低于 10.7 kPa(80 mmHg),动脉血压的降低是循环低灌注的一种表现。此外,无创血压的测量不足以信(如袖带血压),应进行有创的动脉血压监测并连续监测动脉血压。右心导管获得的血流动力学数据在诊断心源性休克中非常有用,心排血量的降低常支持休克的诊断。在部分学者的研究中,心脏指数为 2.2 L/(min·m²)或以下时且合并休克的其他症状时支持休克的诊断。也有学者认为心脏指数为 1.8 L/(min·m²)或以下支持心源性休克的诊断。

四、心源性休克血流动力学监护

除心电和动脉血气的监护之外,血流动力学监护对急性心肌梗死伴心源性休克及其并发症的诊断与处理起着重要作用。

(一)动脉血压

在休克状态,尤其是在外周小血管剧烈收缩的情况下,袖带血压计测量血压有时不准确,甚至测不到肱动脉压,而动脉插管直接测量却显示中心动脉压并不降低,在严重休克早期,过度血管收缩时袖带法测不到血压,而动脉内测压则升高,故推荐应用动脉插管进行血压监护和动脉血取样。

(二)左心室充盈压(LVFP)

测定 LVFP 对判断心泵功能十分重要。直接测定需用动脉插管,因系创伤性,故多采用间接法。起初人们利用中心静脉压(CVP)作为反映 LVFP 的粗略指标。心排血量减少,且 CVP 低于 490 Pa(5 cmH₂O)时,即应考虑血容量不足的问题,但中心静脉压主要反映右心功能,反映左心室功能不敏感,并且受静脉张力和右心功能的影响,故这一方法在国内外已广泛被气囊导管(swan-gans 导管)监护肺动脉压的技术所代替。肺血管阻力不变时,肺动脉舒张末压(PAEDP)和肺毛细血管楔压(PCWP)能较准确地反映左心室充盈压。心排血量降低或 PCWP 低于 20 kPa(15 mmHg),提示低血容量可能是低心排血量的原因之一,应予扩容。现多主张,当以 PCWP 或 PAEDP 监护左心功能并作为输液指征时,应使之提高到 2.4~2.7 kPa(18~20 mmHg),或者虽不到这一水平但休克已被解除。扩容时记录中心静脉压、肺动脉舒张末压和肺毛细血管压的连续变化及其对输液的反应,要比孤立地测定一两次数值更有意义。如快速给 100 mL 胶体液(如羟乙基淀粉代血浆,在 5~10 min 内快速滴入),上述压力的升高不超过 0.1~0.3 kPa(1~2 mmHg),并且随液体的输入心排血量增加,且休克症状改善,即可断定低血容量是造成低心排血量的原因之一。若快速输入 100 mL 胶体液后,上述压力升高 0.3 kPa(2 mmHg)或更高,但心输出量或动脉升高不明显,则说明低血容量已不存在。

除了给左心室选择最适的前负荷外,PCWP 为 2.4~2.7 kPa(18~20 mmHg)时,开始出现肺充血;2.8~3.3 kPa(21~25 mmHg)时,发生轻-中度肺充血;3.5~4.0 kPa(26~30 mmHg)时,发生中-重度肺充血;大于 4.6 kPa(30 mmHg),则发生急性肺水肿。有人推荐使用胶体渗透压-肺毛细血管压阶差来监测肺水肿,认为较单用 PCWP 可靠,阶差若小于 0.5 kPa(4 mmHg)时,通常会发生肺水肿。

（三）心排血量

此项监护十分有用。心排血量的进行性下降,常预示迟发性休克的发生。利用从心排血量计算的一些标准,并结合 LVEDP 可准确地评定心脏功能,判断患者的预后。

（四）其他

肺功能最好由动脉血气的监测来评定。心源性休克患者应常规吸氧(>6 L/min),提高血氧水平可缩小梗死范围。通气情况可因肺水肿或先前存在的慢性肺部疾病使功能障碍的情况发生变化,应迅速给予呼吸支持。尿量的监测简单易行,是判断心排血量、肾功能和微循环功能的可靠指标,只要每小时尿量$>25～30$ mL,则上述脏器功能正常,不怕血压轻度降低。应常规放置导尿管监测每小时尿量。

五、心源性休克的预示因素

由于心源性休克潜在的严重后果,明确患者发生心源性休克的高危因素是非常重要的。有学者已经设计出预测院内心源性休克发生的预测表(表 7-8),为急性冠状动脉综合征,其中包括 ST 段抬高心肌梗死发生心源性休克的积分情况,根据此表 GUSTO-Ⅰ与 GUS70-Ⅲ的积分指数高度一致,提示它适用于所有的人群。有学者依据 GUS70-Ⅰ的预测表对持续 ST 段抬高心肌梗死预后的预测,揭示某些统计数据及临床差异与心源性休克发生有高度相关性。其中年龄与休克的发生最相关,年龄每增高 10 岁,心源性休克的发生率便增高 47%。除年龄外,动脉血压、心率、Killip 分级的差异预示 85% 的心源性休克的发生。除了持续性 ST 段抬高心肌梗死及其他急性冠脉综合征亚组休克患者的病理生理及临床表现差异外,预示发生的心源性休克的因素类似。入院初期伴明显 ST 段压低的心肌梗死者,更易发生心源性休克。在 GUSTO-Ⅰ预测表中,测量物理检查的差异简单易行,这些在预示心源性休克发生中具有较大意义,也提示临床医师应仔细地进行体格检查,以发现微细的变化,例如心率轻度增快、动脉血压降低、肺内湿啰音等,均提示休克临床前期的出现。虽然在此预测表中包括许多参数,但还有其他的主要参数未包括在内,例如在 ST 段抬高心梗者,ST 段抬高的范围,ST 段抬高的导联数及抬高的幅度,伴有 ST 段的明显压低,以及 QRS 综合波最末部分形态在预测心源性休克的发生中均十分重要,所以 GUSTO-Ⅰ预测表尚不是十全十美的,应当有所补充。另外,它还有一些中性预测值,虽然该患者有较多危险因素,但仅 50% 发生了心源性休克。

六、心源性休克的治疗

急性心肌梗死并发心源性休克的治疗在这 20 余年中取得了长足进展,特别是最近 10 年(1990 年)进展最快。1975—1990 年心源性休克患者住院死亡率超过 70%,1997 年以后下降为 59%,不仅如此,最近这些年入院的休克患者均是高危病情凶险者。

心源性休克的治疗应遵循以下 4 条原则:①初期的积极抢救及一般性支持疗法。②特殊药物以维持适当的血容量、动脉压及心排出量,维持主要器官的灌注。③心脏机械辅助措施。④紧急的心脏外科治疗。

（一）积极抢救及一般的支持疗法

首先建立通畅的气道,保证有效的通气,血气分析是评价呼吸功能的最佳方法。若 $PCO_2>6.7$ kPa(5 mmHg)、动脉血 pH 值下降,提示通气不足,存在呼吸性中毒。动脉 PO_2 及血氧合度反应动脉氧合的状况,PO_2 至少>2.7 kPa(20 mmHg),28%～40% 的面罩吸氧可以保证足够的血氧浓度。如果呼吸功能极差,可以采用气管内插管及机械辅助通气,如呼吸功能进一步恶化,可以采用 PEEP 方法。应该注意,吸入氧的浓度不应超过 60%,长时间及高浓度吸氧,可致氧中毒。

严重的低血压可很快致脑组织、心肌组织的不可逆性损伤,因此应积极治疗以维护足够的灌注压。患者应采用头低脚高位,促进静脉血液回流。当发生明显的循环衰竭时,应用血管活性药物如多巴胺、去甲肾上腺素,以快速提高中央灌注压、心肌收缩力及血管阻力。

表 7-8　ST 段抬高心肌梗死患者发生心源性休克预测表

预示因子	积分	预示因子	积分
年龄（岁）		体重（kg）	
20	6	40	19
30	12	60	17
40	19	80	15
50	25	100	12
60	31	120	10
70	37	140	8
80	43	160	6
90	49	180	4
		200	2
		200	0
心率（次/分）		收缩率（kPa,mmHg）	
40	3	10.7,80	59
60	0	13.3,100	49
80	8	16,120	39
100	14	18.7,140	32
120	17	21.3,160	27
140	19	24,180	23
160	22	26.7,200	18
180	24	29.3,220	14
200	27	32,240	9
240	29	34.7,260	5
260	32	37.3,280	0
280	34		
舒张压（kPa,mmHg）		治疗	
5.3,40	4	rt-pA	0
8.0,60	5	ivsk	5

　　积极纠正酸碱平衡紊乱,呼吸性酸中毒需进行更有效的通气,呼吸性碱中毒需面罩呼吸＋镇静剂。代谢性酸中毒是最常见的酸碱平衡紊乱,酸中毒 pH 值小于 7.2 时,抑制心肌收缩力,促进心律失常的发生,应以 $NaHCO_3$ 纠正;静脉注射高渗 $NaHCO_3$ 是有害的;过量的钠离子易引起高血容量状态及肺水肿;pH 值的矫枉过正,易引起碱中毒,它抑制氧从血红蛋白向组织的释放,也促进心律失常的发生。

　　心律失常及传导紊乱也是引起和加重心源性休克的重要因素,室性心律失常及快速房颤均可导致心功能的快速下降并增加缺血心肌损害。发生急性血流动力学紊乱应立即电转复,血流动力学不十分严重时,可使用抗心律失常药物。缓慢的心律失常常伴低血压及低心排出量,静脉注射阿托品 1.5～2 mg 可纠正。对阿托品不敏感或高度房室传导阻滞者应静脉安置临时起搏器。

　　心肌梗死时剧烈的胸痛可导致交感神经过度兴奋,增加心肌氧耗量,加重心肌缺血。静脉注射吗啡 4～8 mg,间隔 5～15 min 后可以重复使用,直至疼痛缓解或出现中毒的不良反应（低血压、呼吸抑制）。使用吗啡时,可引起外周血管及静脉的扩张,注意低血压的发生。

　　（二）心源性休克患者血容量的补充

　　按照 Frank-Starling 定量,心脏的前负荷是决定心脏做功的主要因素,因此维持最佳的左室充盈压是治疗心源性休克的关键。不幸的是,在心源性休克时左室充盈压是增高的,此时增加血容量是不利的;相反,利尿剂有利于减轻肺充血。血流动力学监测 PCWP 及 PAEDP 治疗心源性休克已广泛地讨论过。应该强调 CVP 在评价 AMI 后心源性休克患者的血容量状态及指导输液治疗中少有价值。通常状态下,PCWP 为 $1.9\sim2.4$ kPa($14\sim18$ mmHg)或 PAEDP $2.7\sim3.2$ kPa($20\sim24$ mmHg),可使心排出量达最大。这是因为梗死后左室的协调性下降,左室舒张末压-容量关系曲线右移,这就需要较正常值高的左室舒张末压才能达到较为理想的左室充盈。右心导管检查术可以获得许多的血流动力学参数,但是对依赖于右心导管术指导治疗心源性休克仍有争议,因为尚未建立基于这些检查数据的治疗指南及规则。Holmes 等报道,GUSTO-Ⅰ试验中的患者,接受较为积极的治疗时,包括右心导管检查术(虽然右心导管检查术不是预测预后的独立危险因素)都有较好的预后。但也有学者报道,在十分严重的患者(包括心源性休克患者)使用右心导管监测血流动力学会增加病死率。GUSTOO-Ⅰ中资料显示,接受右心导管检查可以提供治疗准则,当心排出量大于 5.1 L/min 及肺楔压为 2.7 kPa(20 mmHg)时,病死率很低,而低于5.1 L/min 或肺压大于 2.7 kPa(20 mmHg)时,病死率增加。另外,这些数据仍有局限性,因为它们均是在心源性休克发生后不同时间及药物治疗(正性肌力药物和血管活性药物)后测定的。再者,患者的体表面积差异很大,单独测定心脏排出量有其局限性,测定心脏指数有较大的意义。

(三)心源性休克的药物治疗

1.拟交感胺类药物

心源性休克最常用的药物是拟交感胺类,不同的药物作用于不同的受体而发挥相应的 α、β 作用。另外,这些药物的作用尚依赖于它们不同的剂量及药物作用的特殊血管床(表 7-9)。

表 7-9 拟交感胺类药物对肾上腺素源受体的作用

药物	α 外周	β₁ 心肌	β₂ 外周
去甲肾上腺素	++++	++++	○
肾上腺素	+++	++++	++
多巴胺	++++	++++	++
异丙基肾上腺素	○	++++	++++
多巴酚丁胺	+	++++	++

(1)多巴胺:为去甲肾上腺素的前体,主要作用于 α、β 受体,其作用随剂量不同有很大差异。小于 5 mg/(kg·min)时主要要作用于 β 肾上腺素能受体,增加心肌收缩力、肾脏血流量,而对心率及外周血管阻力无影响。剂量为 $5\sim15$ mg/(kg·min)时,主要作用于 α 肾上腺素源受体引起外周血管收缩,外周阻力增加,心肌耗氧量增加及致心律失常作用。

(2)多巴酚丁胺:为合成的拟交感胺类药物,主要作用于 β 受体,增加心肌收缩力。用药应从小剂量开始,3 mg/(kg·min)。由于它主要增加心输出量而使左室充盈降低,对于外周血管阻力不增加者,其心肌耗氧量将进一步增加,所以与作用 α 受体的药物合用或血压达 12.0 kPa(90 mmHg)时使用多巴酚丁胺效果更理想。

(3)去甲肾上腺素:当多巴胺和多巴酚丁胺不能维持足够的灌注压时,加用小剂量去甲肾上腺素,该药作用于外周的。肾上腺素源受体作用弱,推荐剂量为 $0.1\sim0.5$ mg/(kg·min)。

2.利尿剂

通过纠正低血容量状态及改善肾脏的灌注压才能保证适当尿量的排出,对低血容量及低血压患者使用利尿剂是危险的,会加剧恶化组织的灌注。高 PCWP 肺充血的心源性休克患者可以使用静脉呋噻米或利尿酸,合用血管扩张剂将更有效,使用最小剂量的利尿剂以保证尿量 $40\sim50$ mL/h,并严密监测血压及心室充盈压。应注意呋噻米增加静脉容量,降低 PCWP 的作用先于利尿的作用;另外,由于肺充血及血氧的改善,利尿剂缩小心脏体积,从而降低心脏氧需量。

3.强心苷类

虽然强心剂对充血性心力衰竭和左心功能有良好的效果,但临床研究的资料显示强心剂对心源性休克没有益处而是有害的。作为一种正性肌力药物,此时它的作用不如拟交感胺类强。静脉注射强心剂会引起一过性的外周血管及冠状动脉收缩,导致前负荷的增加及冠脉血流的减少,恶化心源性休克患者的血流动力学。另外,低氧、酸中毒、肾功能的损害,易致洋地黄中毒,引起触发性心律失常。心源性休克患者使用洋地黄类药物仅限于治疗室上性心动过速及对许多正性肌力药物效果差的轻-中度的心力衰竭患者。

4.血管扩张剂

心源性休克时,使用血管扩张剂可以打断此时的恶性循环过程。血管扩张剂的潜在益处包括以下几点:①扩张动脉、毛细血管前括约肌、静脉,改善毛细血管的血流。②降低毛细血管后阻力,有利于血液在血管床内的流动。③通过降低前后负荷降低心肌需氧量。

(1)静脉扩张剂:扩张周围静脉,使回流减少,左室舒张末期压力及左室舒张末容量减少,前负荷降低,心肌耗氧量降低。常用药物为硝酸甘油 $1\sim20$ mg/(kg·h)及硝酸异山梨醇[$1.5\sim10$ mg/(kg·h)]。

(2)动脉扩张剂:扩张周围动脉,降低外周血管阻力及后负荷。常用药物为酚妥拉明 $0.1\sim2$ mg/min。

(3)动脉及静脉扩张剂:常用药物为硝普钠,它同时扩张动脉及静脉血管平滑肌。该药使用时以小剂量[0.5 mg/(kg·min)]开始,根据血流动力学及组织灌注状态逐渐增加剂量,常用剂量为 $0.5\sim1$ mg/(kg·min)。长时间应用会引起肾功能损害及氰化物中毒。

(四)溶栓治疗

心源性休克的结果与梗死血管的开通与否有密切关系。梗死相关动脉持续闭塞,使缺血区域及梗死区域进行性的扩大,心脏的泵功能进行性降低。统计资料显示,心源性休克发生于梗死 6 h 者占 50%,及早的溶栓治疗,开通闭塞血管,拯救濒于坏死的心肌,可以降低 ST 段抬高心肌梗死心源性休克的发生率。GUSTO-Ⅰ试验结果显示,组织型纤溶酶原激活剂较链激酶能更有效地预防心源性休克的发生。还有学者报道,新的溶栓剂,例如 reteplase 有更高的再灌注率,与组织型纤溶酶原激活剂一样能降低心源性休克的发生率。

溶栓治疗对已发生心源性休克患者的作用令人失望。GISSI-Ⅰ研究比较了链激酶的作用,链激酶溶栓 146 例心源性休克患者中 69.6% 于 21 d 内死亡,对照组 134 例心源性休克患者 70.1% 死亡,两组比较无显著性差异。一旦发生休克,链激酶、组织型纤溶酶原激活剂的效果均不好,这可能是冠脉内压力低的原因。

(五)机械辅助循环装置

传统的药物治疗心源性休克患者失败的主要原因是,药物多增加体循环血压及心排出量,但也增加心肌氧需要量,这将进一步加剧缺血心肌的损伤。机械辅助循环装置能改善衰竭左心室的功能而不引起缺血心肌的损害。

1.心肺旁路技术

虽然心肺旁路技术已经应用于治疗心源性休克,但对血细胞的严重破坏大大限制了该技术安全使用的时间;另一个不利点为灌注是非脉冲式的。因此,动脉压在整个循环中是恒定的,即意味着冠状动脉血流的增加是由于舒张压增高的同时收缩压也升高,也是左室做功增加的结果。

2.部分旁路技术

部分旁路技术已应用于治疗心源性休克,包括左房动脉旁路技术、左室动脉旁路技术、左室-主动脉旁路技术、腹式左心室辅助装置,由于以上技术的复杂性、并发症的高发性及价值高昂,均未广泛地使用。

(六)反搏技术

1.主动脉内球囊反搏

(1)方法及原理:将顶端附有气囊的导管,自股动脉插入左锁骨下动脉水平以下的降主动脉,由心电图 R 波触发,气泵泵入和泵出 $30\sim40$ mL 的氦气,泵入和泵出的时间分别与左室的舒张和收缩早期同步。

通过增加舒张期的灌注压来增加冠状动脉及脑动脉的血流,降低后负荷而提高心排出量,室壁张力下降而心肌氧需量下降。

以往主动脉内球囊反搏(intra aortic balloon counter pulsation,IABP)导管需外科切开股动脉插入,近年一些先进的中央导管带腔可行血压的监测,注射药物可安全、高效地插入导丝。最近,一种更新的导管可以通过 Seldinger 技术经皮穿刺插入,更方便地插入或撤出。

实验研究证实主动脉内球囊反搏可使收缩压、左室舒张末压和心肌耗氧量降低,心输出量增加 $10\%\sim40\%$。采用 Dopplar 导管测定前壁心肌梗死患者前降支的血流,结果显示冠脉峰值血流速度增加了 30%,冠脉狭窄远端血流没有增加,但 PTCA 成功后血流增加明显。

(2)适应证:IABP 常用于 AMI 严重泵衰竭休克、药物治疗无效时,也用于 AMI 机械性合并症,如急性室间隔穿孔、急性瓣膜反流。其适应证见表 7-10。

表 7-10　主动脉内球囊反搏术的适应证

1.急性心肌梗死泵衰竭性心源性休克
2.急性室间隔穿孔、心脏压塞
3.急性重度二尖瓣反流
4.作为完成心导管或急诊心外科术的循环支持
5.心脏外科术后泵衰竭
6.顽固性少肌梗死心绞痛或不稳定心绞痛药物治疗
7.进行性心肌缺血伴危及生命的心律失常药物治疗无效者

除上述适应证外,IABP 在高危 FIEA 术中的应用越来越广泛,为完成 FIEA 治疗复杂病变,降低急性闭塞提供有力的支持。FIEA 术中应用 IABP 的情况如下:

1)高危 FTCA:①准备好主动脉球囊反搏,贴好心电图。②择期应用主动脉球囊反搏。预见性的在高危 FTCA 前做好插入反搏球囊的准备,一旦发生并发症导致血流动力学紊乱,可马上进行反搏。根据血流动力学紊乱发生的可能性大小进行不同程度的准备,如于床旁准备好反搏球囊贴好电极片,或穿刺放置好动脉鞘,必要时插入反搏球囊,也可直接放置好反搏球囊,于低频率下搏动,一旦需要时即开始正常的搏动。

2)PTCA 中急诊放置主动脉球囊反搏:患者在 PTCA 术中发生血流动力学紊乱或心肌缺血,插入主动脉反搏球囊,稳定血流动力学,使术者有充足的时间从容地将导丝通过病变,进行长时间球囊扩张及支架的植入。

3)PTCA 失败后主动脉球囊反搏术的应用:为急诊外科手术争取时间:PTCA 失败,梗死相关动脉未开通,患者血流动力学欠稳定,插入 IABP 稳定血压和血流动力学,为冠脉旁路移植术的准备提供一个过渡阶段。

4)急性心肌梗死 PIEA 中应用 IABP:此刻应用 IABP 的主要目的是降低 PTCA 再通后的急性再闭塞率。Shihara 等观察 PICA 术后施行 IABP,急性再闭塞率由 18% 下降至 2%;Ohman 的结果显示,急性再闭塞率为 0,这可能是由于应用 IABP 后冠脉内血流呈搏动性,血流速度更快。对于静脉桥的介入治疗、多个支架的植入及不稳定的血栓性病变同样可以降低急性闭塞率。

主动脉球囊反搏术对稳定心源性休克患者病情有很大的价值,与溶栓合用时提高梗死血管的再通率。它增加舒张期冠脉内灌注压,降低后负荷而不增加心肌需氧量,但仍很少有资料显示 IABP 能改善心源性休克患者的预后。早期的资料显示 IABP 与血管成形术联合应用,明显提高患者的生存率。Anderson 等报道,早期使用 IABP 与血管成形术联合治疗降低 30 d 及 1 年心源性休克患者的病死率。

(3)并发症:尽管主动脉球囊外径日益缩小,但仍有 $10\%\sim15\%$ 的患者发生并发症。Cohen 等分析 1 119 例患者应用 1 174 次 IABP 治疗中,并发症发生率达 15%。其中 11% 为大的并发症,包括栓塞和肢体缺血需外科手术者,创伤出血需输血或外科治疗,全身感染或球囊破裂。Mackenzie 等报道,股动脉入路的并发症达 29%,25% 发生肢体缺血,20% 需手术治疗,大多数患者术前就有闭塞性动脉疾病。此外,并发症的发生与糖尿病、周围血管疾病、老年女性、主动脉球囊反搏放置的时间有关。

为避免并发症的发生,术前应仔细检查球囊入路血管的条件,如果患者有间歇性跛行、腹部杂音、股动脉搏动减弱,应该重新考虑适应证,必要时行腹主动脉及对侧髂动脉或股动脉造影,以明确有无血管狭窄、迂曲。穿刺点应尽量低,利于术后拔管止血。术中先送入长导丝,后沿导丝再送入球囊,操作应轻柔。注意全身肝素化,给予肝素 5 000 U 后,以 800~1 000 U/h 连续输入,保持 APTT 在 35~75 s。

(4)脱机标准:先将反搏频率降至 1:2,1~3 h 后血流动力学无恶化,将反搏频率降至 1:3,30 min 后,如仍无恶化便可拔管(表 7-11)。

表 7-11 脱机标准

临床标准	血流动力学标准
组织灌注好:尿量>30 mL/h	心脏指数>2.0 L/(min·m2)
精神状况改善,温暖	MAP>9.3 kPa(70 mmHg)
无肺啰音,无 S_3,无恶性心律失常	心率<110 次/分

2.体外反搏技术

体外反搏技术是一种通过对四肢施予正压或负压,借以增加舒张期压力,降低后负荷的非创伤性技术。机械泵与心电图同步,于舒张期充盈,收缩期抽吸,最大正压达 33.3 kPa(250 mmHg),抽吸的负压达 -13.3 kPa(-100 mmHg)。此与有创的主动脉内球囊反搏相比有以下优点:①非创伤性的。②快速、方便、安全、长时间使用、设备不复杂。③并发症少,但长时间应用仅有下腹的不适感、皮肤的损伤、下肢静脉血栓形成及可能发生的肺动脉栓塞。虽然尚没有临床资料显示体外反搏降低心源性休克的病死率,但一系列的研究显示,它可以稳定血流动力学,为进一步的治疗起过渡手段。

(七)冠状动脉的血运重建术

1.PTCA

与溶栓治疗心源性休克令人失望的结果相比,机械性血管成形术给人们带来令人欣慰的结果,特别是冠状动脉成形术,但尚未见报道外科治疗心源性休克带来满意的结果。GUSTO-I 试验中成功的血管成形术与心源性休克患者的存活率密切相关。这些益处并不依赖于许多基础参数,然而这些基础参数对未进行血管成形术的心源性休克患者却带来不利的影响。Berger 的结果显示成功进行血管成形术的心源性休克患者较未成功者的预后好,而且这种益处至少持续 1 年。Hochman 等报道,SHCOK 研究显示成功进行血管成形术的患者预后也要好于未成功进行血管成形术者。在 SHOCK 试验中该实验结果显示,血管成形术或外科冠脉搭桥术及联合应用主动脉内球囊反搏术(n=152)较保守治疗(内科治疗,包括溶栓治疗、IABP 及在最初 54 h 进行 PCI,n=150)有明显的优势。患者在心源性休克诊断 12 h 内进行分组,机械原因及主要由右室梗死引起的心源性休克患者除外,30 d 病死率(初级终点),介入治疗组为46.7%,保守治疗组为 56.0%,没有显著性差异。6 个月的病死率(二级终点),血管成形术组显著降低(50.3% 对63.1%,P=0.027),而且这种优势一直持续到随访的 12 个月。两个治疗组 Kaplan-Meier 生存曲线显示血管成形术最初 5 d 的死亡率明显增加,这可能与手术相关的并发症有关,然而确切的原因尚无法解释清楚,5 d 以后,存活率增加的优势一直保持到随访的 12 个月。另外,在前瞻性亚组分析中,血管成形术的优势在年龄大于 75 岁的患者中受到限制(30 d 的病死率为 56.8% 对 41.4%,内科治疗组对血管成形术组),相对危险性为 0.73(95% CI 为 0.56~0.95)。虽然有许多令人注目的报告提示血管成形术可能改善心源性休克患者的预后,对亚组进一步分析的结果也要慎重对待。

血管成形术对心源性休克有选择性亚组患者预后非常良好,但不要被这些结果误导,由于以上资料均来源于休克早期存活的患者,而且合并机械性原因休克的患者被除外,如心脏破裂等。有良好的医疗设备和良好训练,能立即开展血管成形术医师的医疗单位,如 SHOCK 试验中,从治疗分组到首次血管成形术的中位时间为 0.9 h,进行外科治疗者为 2.7 h,如此迅速地进行血管成形术的医疗单位并不代表目前普通的临床水平,使用血管成形术成功不太严密的定义(50％或以下的残余狭窄,20％以上改善狭窄的程度),血管成形术的成功率低于80％(如果使用较为严格的标准,即达 TIMI 3 级者,血管成形术的成功率也将明显降低),因此相对较为"健康"的心源性休克患者被转诊,而较危重的患者未被转诊,由此存在选择病例的偏差。

2.冠状动脉搭桥术

恢复缺血心肌的血流,逆转濒死心肌,限制梗死体积。已证实冠脉搭桥术可能恢复心绞痛及急性心肌梗死患者异常左室阶段运动障碍和泵功能衰竭,一小组心源性休克患者在血流动力学恶化的 24 h 内紧急行 CABG,生存率为 44％～74％。Mundth 等报道心源性休克患者生存率为 46％,但遗憾的是 120 例患者中仅 51 例适于手术治疗,不能手术治疗患者的生存率是 28％,做移植的患者远端血管条件良好,还得有可移植的大血管供应异常左室的区域。该术没有广泛的应用是由于最初 24 h 与外科手术相关的病死率太高,急诊搭桥术后导致梗死区心肌内出血、水肿而致心脏泵功能进一步下降。对于慢性闭塞的血管、多支血管病变,其解剖学特征不适宜 FIEA,在症状出现 6 h 以内行 CABG,可能有一定的效果。

(八)心源性休克急诊外科治疗

虽然冠脉搭桥术治疗心源性休克尚未收到令人满意的结果,但对由于机械性原因为主引起的心源性休克患者行积极的外科干预有良好的效果,例如梗死区域切除术、室壁瘤切除术、室间隔缺损修补术、瓣膜闭锁不全修补术等。对于由于广泛的心肌损伤致心源性休克射血分数低于 25％者,手术的危险很高,手术效果差。

(九)心肌组织代谢疗法

长时间的缺血及低灌注,心肌常发生严重的功能及结构的损伤,因此,虽然罪犯血管的功能已得到恢复,但心肌代谢的损伤仍可阻止心肌正常功能的恢复。实验研究证实胰岛素可以恢复心肌脂肪酸代谢,Lcamidine 治疗或 adenosine alalayes 同样具有恢复心肌代谢,促进正常功能的恢复,但是尚缺乏临床数据支持上述药物在临床实践中的作用。在 PURSUIT 试验分析中,血小板糖蛋白Ⅱb～Ⅲa 受体拮抗剂 eptifibatide 将心源性休克病死率降低至 50％左右。尽管 eptifibatide 不能降低心源性休克的发生率及发展过程,但早期的数据显示它却对心源性休克有有益的作用,这可能是由于减轻了血小板在冠脉微循环中的阻塞作用,改善缺血心肌的微循环,确切机制有待进一步研究。

七、心源性休克的预防

心源性休克的预防主要是对迟发型休克而言。对任何急性心肌梗死患者,在急性期努力纠正心肌氧供需失衡并积极采取维护缺血心肌的措施,都有可能挽救一部分梗死边缘区心肌,限制或缩小梗死范围,从而达到预防泵衰竭的目的。在急性心肌梗死后 6 h 内进行溶栓治疗,有可能早期使血运重建,缩小梗死范围,减少泵衰竭发生率。预防心源性休克大致可分为以下三方面:

(一)恢复缺血区心肌氧供需平衡

恢复缺血区心肌氧供需平衡,即设法减少需氧并增加供氧,如用 β 阻断剂解除心功能亢进状态和心动过速,治疗急性心肌梗死后的血压增高;用硝酸甘油改善缺血区侧支循环和降低过高的前负荷;吸氧等。

(二)恢复缺血区心肌能量供需失衡

要恢复缺血区心肌能量供需失衡,就要给予葡萄糖-胰岛素-钾溶液,以增加缺血区心肌细胞对营养基质的利用等。

(三)早期血运重建术

如采用静脉溶栓或直接行 PTCA 将梗死相关血管开通,可明显减少休克泵衰竭的发生率。我国医务工作者用升阳益气、活血化瘀的中药治疗急性心肌梗死收到一定疗效,降低迟发型休克的发病率。如中医研究院等单位用抗心梗合剂治疗 118 例急性心肌梗死,迟发型休克仅发生 6 例(5.1％);阜外医院用补阳还五汤治疗 98 例急性心肌梗死,迟发型休克的发生率为 6.1％;而未用中药的对照组(100 例)的发生率为 17％。

实验表明,升阳益气、活血化瘀的中药有增加冠脉血流量、降低血小板黏滞性、增加动物对氧的耐受力等作用。因此可以设想,它们或许有减小梗死范围的可能性。

对每个急性心肌梗死患者,都要警惕并发休克的可能性。合理应用维护缺血心肌、缩小梗死范围的措施,并迅速使缺血心肌血流再灌注,可望降低心源性休克的发生率。

（辛瑞军）

第五节　急性心肌梗死并发心力衰竭

心力衰竭是急性心肌梗死的重要并发症之一。北京地区 1972 年—1983 年急性心肌梗死住院病例的统计资料表明,心力衰竭的发生率为 19.5%～25.1%。合并心力衰竭者预后较差。心力衰竭在急性心肌梗死早期和恢复期都可出现,85% 发生在 1 周之内,其中半数以上在 24 h 以内。急性心肌梗死合并心力衰竭主要是左心衰竭,但随着左室重构的持续发展,迟早会影响右侧心脏,导致发生全心衰竭（也可发生室间隔穿孔、乳头肌断裂等而突然出现全心衰竭）,右室梗死则主要表现为右室衰竭,部分患者过去有左心衰竭发作史,或有慢性心力衰竭,发生心肌梗死后,可表现为心力衰竭突然加重。

一、发病机制和血液动力学改变

（一）泵衰竭造成心排血下降

急性心肌梗死后,血液动力学紊乱程度与梗死范围直接相关;梗死使左心室心肌丧失 20% 以上时,则易并发心力衰竭;丧失 40% 以上时,极易并发心源性休克。显然,心肌丧失愈多,就愈难维持其正常的排血功能。急性心肌梗死后,梗死周围缺血区心肌的收缩性亦可发生暂时性减弱,这也有碍于心脏射血。心脏排血减少后,血液蓄积于左心室,致使左心室容积和舒张末压力升高（心脏扩大）。这是一种代偿机制,可使尚有功能的心肌最大限度地利用 Frank-Starling 原理以维持足够的排血量。测定表明,急性心肌梗死患者要维持正常的心排血量,最适宜的左心室舒张末压一般为 1.9～2.4 kPa（14～18 mmHg）,有时可高达 2.7 kPa（20 mmHg）。当过度提高左心室充盈压也不能维持足够的心排血量,并且心脏指数低于 2.2 L/（min·m²）时,则会出现肺淤血和周围组织灌流不足的临床表现,即心源性休克,为心力衰竭的极重型表现。

（二）急性心肌梗死并发心源性休克

多数患者有严重的多支病变,急性心肌梗死后大量心肌坏死,坏死部分收缩期向外膨出,形成急性壁瘤,使左室射血分数严重下降,之后坏死心肌水肿、僵硬,顺应性降低,心室舒张功能障碍,左室舒张末压升高。在急性心肌梗死时,往往同时存在上述两个过程,加重心功能损害。既往的多次陈旧心肌梗死或长期慢性缺血后的心肌纤维化,也都会加重心功能的损害,或在急性心肌梗死前已形成缺血性心肌病或已存在心力衰竭。当心肌损害的累积数量（新鲜＋陈旧）超过左室功能性心肌的 40% 时,即会发生严重的心力衰竭或心源性休克。

（三）其他因素

促发心力衰竭的因素包括急性心肌梗死时的机械性并发症:①乳头肌断裂致严重二尖瓣反流。②室间隔破裂致大量左向右分流。③心室游离壁破裂致急性心包填塞:左心室游离壁破裂的患者常迅速死亡;发生较缓者,称亚急性心脏破裂,可存活数十分钟至数小时。④下壁心肌梗死伴右室梗死。右室梗死时因右心功能严重减低,左心室充盈压下降,使心室功能减低进一步恶化。

心源性休克时（严重心衰＋休克）,左心室舒张末压增高,使肺毛细血管压升高,肺间质或肺泡水肿;心排血量减低使器官和组织灌注减少,器官严重缺氧;肺泡水肿引起肺内右向左分流,使动脉氧分压下降,进一步加重组织缺氧,促发全身的无氧代谢和乳酸酸中毒。

(四)急性心肌梗死并发左心衰竭的主要因素

1.前负荷

前负荷是指左室收缩前所承受的负荷,可用左室舒张末容量、左室舒张末压力代表。前者可通过两维超声心动图测定左室舒张末期周边纤维长度或容量表示之。测定后者不太方便,当无二尖瓣狭窄、肺血管病变时,肺毛细血管压(肺动脉楔压)可代替左室舒张末压。临床上采用 Swan-Ganz 导管在床旁经外周静脉在压力监测下送抵右房、右室、肺动脉,气囊嵌顿在肺动脉分支内,通过连通器的原理,测得肺小动脉嵌顿压(肺毛细血管压),即可代表左室舒张末压。

2.后负荷

后负荷为左室射血后承受的负荷,取决于动脉压。

3.心肌收缩状态和左室壁的顺应性

急性心肌梗死后,左心室因心肌缺血、坏死,其收缩性及舒张期顺应性均降低,心输出量低于正常,可使血压下降,这样便刺激主动脉及颈动脉内压力感受器,使其发生冲动增强,通过交感-肾上腺素能神经系统及肾素-血管紧张素系统的作用,导致全身小动脉收缩,血流重新分布。这本来是反射性自身保护机制,以保证重要生命器官的供血。但对心功能障碍的患者,则使后负荷加大,心输出量进而减少。同时,也使左室舒张末容量和左室舒张末压增加,进而导致肺淤血和肺水肿。

急性心肌梗死后,多数患者是由于左室舒张末压增加或左室顺应性突然下降,其中左室舒张末压增加是更重要的机制。如果左室有大约 20% 的心肌无运动,则收缩末残留血量增多,射血分数降低,左室舒张末容量也会显著增多。射血分数是代表左室射血或收缩性能的指标,为每搏血量与舒张末容量的比值。梗死早期、坏死节段的顺应性增加,可使收缩期坏死节段延展和向外膨出,是产生上述血流动力学变化的重要因素。尔后,顺应性降低,则减低了整个左室的顺应性,并减少梗死节段的膨出,可有利于提高左室射血分数,使心衰程度获得某些改善,但最终顺应性降低要使左室舒张末压增加,心衰加重。

左室射血分数降低的重要决定因素是梗死面积的大小。若是左室损失功能心肌数量的 25% 时,则表现为明显的心力衰竭。射血分数在梗死后 24 h 内变化较大,之后则相对恒定。若发生新的梗死(梗死扩大)、梗死区延展变薄(梗死伸展)或有新的缺血区添加时,可使射血分数进一步下降。

(五)心肌顿抑和心肌冬眠

最近明确,缺血或梗死心肌发生心功能不全尚有另外的机制。此种情况包括心肌顿抑和心肌冬眠。心肌顿抑是指急性心肌梗死后,应用溶栓治疗、经皮冠状动脉内成型术,或心肌梗死后血栓溶解,自发再通,缺血心肌虽得到血流灌注,但可引起收缩功能不全及舒张功能不全,持续数日或数周。产生机制可能与心肌再灌注损伤后氧自由基、钙离子失衡、兴奋-收缩脱耦联有关。心肌冬眠是指由狭窄冠状动脉供血的心肌,虽有生命力,但收缩性长期受到抑制。这实际上是缺血心肌的一种保护性机制,可使供氧不足的心肌减低氧耗量,免受损害。因此,在梗死后心肌内可能存在"顿抑区"和"冬眠区",可能参与心肌梗死后心力衰竭的形成机制。左室舒张末压增加可增加心肌纤维的初长,即增加前负荷。可使梗死后尚存活的心肌充分利用 Frankstarling 机制,增加心输出量。用肺毛细血管压代替左室舒张末压,其临界高度为 2.40 kPa(18 mmHg)。在此之前,随左室舒张末压增加,心输出量呈线性增加,以后则呈平台状并进而下降。一般从 2.40~2.67 kPa(18~20 mmHg)开始有肺淤血表现;2.67~3.33 kPa(20~25 mmHg)为中度肺淤血;3.33~4.00 kPa(25~30 mmHg)为重度肺淤血;大于 4.00 kPa(30 mmHg)则发生肺水肿。

心源性休克是心力衰竭的极重型表现,左室功能性心肌损失超过 40%。这时除肺毛细血管压高于 2.40 kPa(18 mmHg)外,心脏指数会降至 2.2 L/(min·m²)以下。不但有明显的肺淤血表现,还表现出淡漠、衰竭、尿少、紫绀、肢冷等周围循环衰竭表现。

二、心力衰竭的发病因素

（一）梗阻时间和梗死面积

急性心肌梗死合并心力衰竭，与缺血区域大小及心肌丧失量密切相关。实验证明，冠状动脉梗阻1 min 内，缺血中心就出现矛盾运动，缺血边缘区收缩力微弱。心肌坏死达左室的 20%～25%时，即有明显心力衰竭表现；当心肌丧失达左心室功能心肌的 40%时，往往导致心源性休克。

（二）既往心肌受损情况

心力衰竭发生与既往心肌受损的情况密切相关。长期心肌缺血，可引起心肌纤维化，使心肌收缩力减弱，急性心肌梗死后即易于发生心力衰竭。既往有陈旧性心肌梗死或心力衰竭史的患者，心肌梗死后再次出现心衰的可能性则相对较大。

（三）并发症

有高血压史或梗死后血压持续增高者，心脏后负荷过重，易于发生心力衰竭。心肌梗死如并发乳头肌功能不全、室壁瘤、室间隔穿孔等，都可使心脏负荷加重，诱发心力衰竭和恶化心力衰竭。心力衰竭与心律失常并存，互相促进或加重。其他如输液速度过快、合并感染、用药不当或延误诊治、未及时休息等，均为心力衰竭的诱发因素。

在心肌梗死合并心力衰竭的患者中，前壁心肌梗死较多见，Q 波梗死多见。一般 Q 波梗死多为冠状动脉内新鲜血栓形成所致，因心肌内多无侧支循环的保护，梗死面积较非 Q 波梗死为大。通常前壁梗死较下壁梗死面积大，梗死伸展或室壁瘤出现的可能性较下壁梗死多见。因此，心力衰竭是前壁梗死的常见并发症，左室射血分数在下壁梗死时平均为 0.55（0.30～0.60），而在前壁梗死时为 0.30～0.45（0.15～0.55）。下壁梗死时射血分数最低者为前壁导联出现明显 ST 段压低的病例，提示前壁严重缺血受累。当患者出现下壁心肌梗死并发心力衰竭时，应考虑下述可能性：并发二尖瓣反流或室间隔穿孔；同时存在下壁和前壁远隔部位的梗死，新鲜梗死加陈旧梗死；或有冠心病以外致心力衰竭的病因或发病因素。

少数病例的肺水肿并非来自心肌梗死，而是来自较长时间持续的心肌缺血。在心肌缺血缓解后，复测左室射血分数正常或接近正常。这些患者有较高的死亡率。因此，应注意识别这些患者，早日行冠状动脉腔内成型术或冠状动脉旁路移植术。或者采用较大剂量的抗心肌缺血药物，对心肌缺血进行强化治疗。

三、心力衰竭的临床表现

急性心肌梗死并发心力衰竭以左心衰为主。由于前向衰竭，可出现重要脏器供血不足，表现为头晕、无力、气短、肢冷、发绀、尿少、烦躁、淡漠，甚至昏迷。后向衰竭可出现肺淤血的症状和体征。

（一）左心衰竭

1.肺脏表现

呼吸困难是最主要的临床表现，患者感到呼吸费力、短促，需垫高枕头，采取半卧位或端坐呼吸，往往增加供氧亦不能缓解。肺部湿性啰音是最主要体征，可表现为肺底湿性啰音，或两肺满布干性或湿性啰音、哮鸣音，甚至在急性肺水肿时，两肺可"状如煮粥"。胸片可依据心衰程度不同，表现为：①上肺野血管纹理粗重，下肺野纤细、模糊。②两肺野透光度减低。③出现 KerleyA、B、C 线：A 线为肺野外围斜行引向肺门的线状阴影；B 线多见于肋膈角区，长 2～3 cm，宽 1～3 cm，为水肿液潴留而增厚的小叶间隔与X线呈切线时的投影；C 线为中下肺野的网格状阴影。④肺门周围阴影模糊，增大，出现蝶翼状阴影，两肺野出现边缘模糊的片状阴影。⑤出现叶间胸膜增厚、积液或少量胸膜积液。急性心肌梗死并发心力衰竭时，多数不能摄取常规胸片，床头片往往质量差，但可参考上述影像表现决定诊断与治疗。

2.心脏表现

急性心肌梗死后，左心衰竭主要表现为窦性心动过速、交替脉、S_3 或 S_4 奔马律。S_1 往往低钝，S_2 可亢进或有逆分裂。急性心肌梗死后大约 1/2 可闻及心尖部收缩期杂音，随治疗或病程进展消失。若有乳头肌功能失调,可出现心前区向左腋部传导的收缩期杂音;室间隔穿孔的杂音往往在胸骨下端左缘3~5肋间,可向右侧传导。

心电图 V_1 导联 P 波的终末电势(PTF-V_1)是判断左室功能的敏感指标。正常人 PTF-V_1 很少低于 -0.02 mm/s,<-0.04 mm/s 者为心衰。PTF-V_1 呈负值增大,与肺毛细血管压升高呈线性关系。

（二）右心衰竭

急性心肌梗死后主要表现右心衰竭者,见于右室梗死。急性前壁心肌梗死一般不并发右室梗死,急性下壁心肌梗死并发右室梗死相当多见,占 17%～43%。梗死通常由左室后壁直接延伸至右室后游离壁,甚至前侧部分。在下壁心肌梗死患者中,右胸前导联 V_{3R}、V_{4R} ST 段抬高伴病理性 Q 波,是诊断右室梗死颇为敏感和特异的指标。少数患者右室梗死面积大,ST 段抬高可出现在 V_1～V_3 导联。右室梗死患者右室射血分数明显压低(<0.40),右室扩张甚至超过左室,并压迫左室,使左室功能受损。大约半数患者有明显右心衰竭,出现肝大、颈静脉怒张和低垂部位水肿、低血压或休克。房室传导阻滞是常见并发症。

实验室检查发现,CPK 释放量与下壁心肌梗死面积不相称。超声心动图和放射性核素心室造影会发现右室扩张,甚至超过左室。右室射血分数明显降低,右室充盈压明显增高,而左室充盈压正常或仅轻度增高(RVFP/LVFP>0.65),说明有右室功能障碍,心房压力曲线有深的 X 和 Y 凹隐(后者$>$前者),并且吸气时右房平均压增高,而肺毛细血管压正常或仅轻度增高。右房平均压/肺毛细血管楔压$\geqslant 0.86$。

（三）心肌梗死后心脏功能的临床评价

急性心肌梗死后的心功能评价,要求简便易行,适合床边进行。因此,广泛应用 Killip 分型和Forrester血流动力学分类。

Killip 分型(表 7-12),其优点为主要根据临床资料分类,与病死率相结合,适合在心肌梗死的急性期应用。

表 7-12 Killip 分型与死亡率的关系

分类	病死率（%）	
	Killip	日本国立循环疾病中心
Ⅰ 型:肺野无啰音,无 S3 及心功能不全症状	6	5
Ⅱ 型:肺部啰音占肺野 50% 以下,有 S3	17	16
Ⅲ 型:湿性啰音占肺野 50% 以上(肺水肿)	38	21
Ⅳ 型:心源性休克	81	86

在床边插入 Swan-Ganz 导管,根据测定的血流动力学指标,进行分型并指导治疗。在心肌梗死的急性期,Suan-Ganz 导管血流动力学监测对于血流动力学不稳定或危重患者是十分必要的。可按 Forrester 的分型给予不同的治疗(表 7-13)。

表 7-13 Forrester 血流动力学分类

PCWP kPa(mmHg)	CI(L/min・m²)	治疗措施
Ⅰ 型$\leqslant 2.4$(18)	>2.2	吸氧、镇痛、镇静
Ⅱ 型>2.4(18)	>2.2	利尿剂、血管扩张剂
Ⅲ 型$\leqslant 2.4$(18)	$\leqslant 2.2$	输液、儿茶酚胺药物、起搏器
Ⅳ 型>2.4(18)	$\leqslant 2.2$	儿茶酚胺药物、血管扩张剂、利尿剂、主动脉内气囊泵

四、心力衰竭的治疗

急性心肌梗死并发心力衰竭为 Killip 分型的 Ⅱ 型和Ⅲ型。若同时有低心排血量,则可能属于Ⅳ型,即心源性休克。因此,对患者除采用常规的吸氧、镇静、镇痛、采用半卧位的一般治疗措施外,最好在床边插入 Swan-Ganz 导管,确定血流动力学类型,以指导治疗。若病情危重,严重呼吸困难,血压不能测出,处于心源性休克状态,或无进行血流动力学监测的条件,可按 Killip 分型进行治疗。

根据日本管原的资料,24 h 内入院的 457 例急性心肌梗死病例,KillipⅠ型占 67.6%,KillipⅡ、Ⅲ型共占 17.3%,KillipⅣ型占 15.1%。国内虽未通行 Killip 分型,但与我国北京地区统计资料中心衰所占比例相近。

(一)一般治疗

患者采用最舒适的体位,有呼吸困难者采用半卧位,头部抬高程度根据肺淤血程度决定,以使患者舒适为度。严重肺水肿患者,可能需前屈坐位,胸前重叠几个枕头,俯在上面。若处于休克时,则需抬高下肢,放低头部。

胸痛、呼吸困难、不安感强烈时,给予盐酸吗啡 3～5 mg/次,每 5～30 min/次,直至胸痛缓解。吗啡可缓解交感张力,增高引起的动静脉收缩,减轻心脏前后负荷,减轻肺淤血和肺水肿程度。

吸氧应该为＞6 L/min,采用鼻导管或面罩给氧。患者患有严重肺水肿、心力衰竭,或有机械并发症时,单纯鼻导管给氧可能难以纠正低氧血症。经充分吸氧,若氧分压仍低于 6.67 kPa(50 mmHg)以下时,给予气管内插管和机械通气。

(二)药物治疗

1. 利尿剂

心衰时最常应用的利尿剂为呋噻米。呋噻米兼有利尿作用和静脉扩张作用,在改善肺淤血的同时,降低左室充盈压,减低心肌耗氧量。结果使心肌收缩状态得到改善,心输出量增加。根据心衰程度可给予 20～40 mg 静注,以心衰缓解为度。强力利尿可致低钾血症和低血容量,而引起休克或降低心脏功能。

2. 血管扩张剂

采用利尿剂使肺毛细血管压不能充分降低,或临床症状未得到充分改善时,应并用血管扩张剂。以肺淤血为主要表现者,主要应用扩张小静脉的硝酸酯制剂;以低心排血量为主要表现者,主要应用扩张小动脉制剂,减轻心脏后负荷。目前,单纯小动脉扩张剂如肼苯哒嗪、硝苯地平不宜用于急性心肌梗死,可考虑应用对动静脉均有扩张作用的血管紧张素转换酶抑制剂及硝普钠等。急性心肌梗死期间若伴有心室扩大或心衰表现,则毫无例外地应该应用血管紧张素转移酶抑制剂。已证实该药能明显改善左室重构和心衰患者的预后。

3. 硝酸酯

为心肌缺血的主要治疗药物,改善心肌氧的供求平衡,增加缺血心肌的供血,并有利于侧支循环的建立。扩张全身小静脉,减轻心脏前负荷和肺淤血。急性心肌梗死常用硝酸甘油静点,由 0.1～0.2 μg/(kg·min)开始,在监测血压和心率的同时,每隔 5～10 min 递增 1 次,递增 5～10 μg/min,最大剂量 200 μg/min。输注过程中应避光,并避免使用聚乙烯管道,因该管道大量吸收硝酸甘油。增剂量的终点应为临床症状控制;血压正常的患者平均压降低 10% 以内,高血压患者降低 30% 以内,但收缩压绝不能低于 12.0 kPa(90 mmHg);心率增加不超过 110 次/分。

4. 硝普钠

对小动脉和小静脉有同等扩张作用,通过降低体动脉压,减轻前负荷和后负荷,减低心肌耗氧量,而增加心输出量,改善心脏功能。硝普钠作用很快,一旦达到有效剂量,在 2～5 min 即可出现治疗作用。停止滴注 5～15 min,其效应消失。口服无效。不能直接静脉注射,而是配成 2.5～20 mg/100 mL 溶液静脉点滴,可溶于 5%～10% 葡萄糖或低分子右旋糖酐内,药液内不能加入其他药物。平均需要量 1 μg/(min·kg),一般输液速度介于 20～200 μg/min 之间,个别需要 300～500 μg/min。用药以 10 μg/min 开始,以后每 5 min 以 5～10 μg/min 的速度增加至所需剂量。治疗过程中应密切监测血压,如不能监测肺毛细血管压,则以体动脉压和其他体征为依据。收缩压在 14.67 kPa(110 mmHg)以上者,可以下降 15%～20%,一般不应低于 12.67 kPa(95 mmHg)。治疗达到效果后,维持输液 12～48 h。如病情改善,可以停药。因其起效快及作用短暂,停药后如有必要,可以随时恢复治疗,仍然有效。硝普钠应在给药前新鲜配制,输液瓶用黑纸包裹避光,配制药液如超过 8 h,应重新配制。硝普钠的不良反应有头痛、头晕,还可发生意识模糊、惊厥、肌肉抽搐、恶心、呕吐、不安、出汗等,这些不良反应多与治疗药物过量有关。对持续用药超过 72 h 者,应测血中硫氰酸盐含量,并以此作为判断中毒的指标,>10~12 ng/dL 为中毒水平,应予停药。本药在急性心肌梗死时应用,有学者报道可致缺血区供血减少,因此不利于侧支循环建立并挽救缺血心肌,应予注意。如有急性二尖瓣反流或室间隔穿孔时,本药通过减轻左室射血阻抗,可明显增加心输出量,并减少血流反流,有利于改善病情。

5. 酚妥拉明

为 α 肾上腺素能受体阻滞剂,对 $α_1$ 和 $α_2$ 受体均有阻滞作用。以扩张小动脉为主,同时也扩张小静脉。因此,可减轻心脏前后负荷,减少心肌耗氧量,而增加心排血量。对急性心肌梗死并发心力衰竭、急性肺水肿及心源性休克均有明显的治疗作用。此外,它能解除心力衰竭时的胰岛素抑制,增加心肌对葡萄糖的利用。酚妥拉明静滴后,80%的心肌梗死患者发生心动过速,可能与该药阻滞 $α_2$ 受体,使儿茶酚胺递质释放增多有关。

用法:10 mg 溶于 10%葡萄糖液 100~200 mL 内,静脉滴注,初始剂量 0.1~0.3 mg/min,效果不明显时,可每 5 min 递增 1 次 0.1~0.5 mg 的剂量,最高剂量可达 2 mg/min。起效时间 2~5 min,停药后 10~15 min作用消失。

6. 儿茶酚胺类药物

该类药物兴奋心肌 $β_1$ 受体,有正性变力作用。因此,急性心肌梗死时可能增加心肌耗氧量,并加重心肌缺血。若对以上治疗措施反应不佳时,可给予多巴胺和多巴酚丁胺静滴治疗。根据我们的经验,急性心肌梗死时,由于对洋地黄的作用反应差,并易发生毒性反应,而儿茶酚胺类药物作为主要的增强心肌收缩力的药物,可与硝酸甘油同用,以减轻该类药物的某些不良作用,增加心输出量,减低肺毛细血管压、心肌耗氧量,以发挥更有效的抗心衰作用。

多巴胺同时具有 α 受体和 β 受体刺激作用,因此,除具有正性变力作用外,尚具有血管收缩作用。以 2~5 $μg/(kg·min)$ 给药,兴奋肾脏多巴胺受体,增加肾血流量,可有明显利尿作用。5~20 $μg/(kg·min)$ 同时具有 α 受体和 β 受体兴奋作用,可用于维持血压和增加心输出量,>20 $μg/(kg·min)$ 主要表现 α 受体兴奋作用,增加左室射血阻力,对纠治心衰不利。心源性休克时主要给予多巴胺,以增加血管收缩作用,维持血压。

多巴酚丁胺主要兴奋心肌的 $β_1$ 受体,增强心肌收缩力,而增加心率的作用弱,与多巴胺相比,末梢血管收缩作用小,可使左充盈压降低,肺毛细血管压降低,肺淤血改善。一般用量为 2.5~10 $μg/(kg·min)$,也可增至 15 $μg(kg·min)$。

7. 硝普钠＋多巴胺或多巴酚丁胺

两者合用可使血流动力学和临床症状明显改善,部分垂危患者得到挽救。但两药合用时必须单独设立液路,并注意输液后血压不能降得过低。

8. 洋地黄强心苷

洋地黄强心苷至今仍是治疗心力衰竭的重要药物,但近年来的研究及临床实践表明,使用洋地黄治疗急性心肌梗死并发心力衰竭时,需做特殊考虑。

洋地黄增加心肌收缩性,改善泵血功能和射血分数,可使左室舒张末容量减少、左室舒张末压降低,因此有利于减低心肌耗氧。洋地黄有一定的血管收缩作用,其增加心肌收缩力的结果,可增加心肌需氧。但随着心力衰竭的改善,可解除交感神经反射活动引起的血管收缩和心率增快。血管舒张作用常超过血管收缩作用,最终效应常呈血管普遍扩张,心脏后负荷得以减轻。上述情况表明,洋地黄治疗心力衰竭,在出现疗效前,首先通过增强心肌收缩力付出过多耗氧的代价,之后随心功能改善、前负荷及后负荷降低、心率减慢,才使耗氧减少。若心腔明显扩张,根据 Laplace 定律(T=Pr/h。P:血管内压力;r:腔内半径;h:室壁厚度),室壁张力(T)与心室内压和心室内径成正比。洋地黄可缩小心室内径,增加室壁厚度。因此使室壁张力明显下降,故可明显减低心肌耗氧。

急性心肌梗死时,使用洋地黄治疗的下列不利因素值得考虑:①急性心肌梗死早期治疗中需要迫切解决的是改善心肌氧的供求失衡,任何增加心肌耗氧量的措施,都将会扩大梗死范围;而洋地黄的正性肌力作用首先要付出增加心肌耗氧的代价,故早期使用有扩大梗死范围的危险。②急性心肌缺血,首先是膜的通透性改变,细胞内钾离子外溢,细胞内钾离子浓度降低,静息膜电位负值减小,趋向阈电位,是形成异位心律的重要病理基础。洋地黄抑制心肌细胞膜 Na^+-K^+-ATP 酶活性,使钾-钠离子泵使用减弱。心肌收缩过程中,由细胞内溢出的钾离子不能泵回,细胞外钾离子浓度进一步升高,加重细胞内外钾离子比例失调,更易促进心律失常。③梗死的心肌已丧失收缩功能,对洋地黄的正性肌力作用无反应;正常心肌或缺血心肌由于心脏交感神经的兴奋以及血中内源性儿茶酚胺的浓度增高,早已处于收缩活动的顶峰。这时洋地黄的正性肌力作用将加剧左心室收缩失调的性质和范围。对于伴有心源性休克的患者,左心室坏死区太大,洋地黄难以发挥改善血流动力学的效应。

综上所述,对急性心肌梗死合并心力衰竭者使用洋地黄时,必须持慎重态度。目前认为,急性心肌梗死后 24 h 以内,应避免应用洋地黄。对于合并急性左心衰竭者,可选用血管扩张剂和利尿剂。24 h 以后,一般认为梗死过程多已完成,方可考虑应用,但应尽量推迟为宜。剂量应较通常减少 $1/3 \sim 1/2$,选用快速作用制剂西地兰较好。如有不良反应,立即停药,其药效消失亦较快。最大剂量 0.4 mg,加入 $10\% \sim 50\%$ 葡萄糖 $20 \sim 40$ mL 内,缓慢静脉推注;或毒毛旋花子苷 K $0.125 \sim 0.25$ mg,按上述方法加入葡萄糖液中静脉推注。

实际上,急性心肌梗死时应用洋地黄仍有争议,某些研究提示应用后使病死率增加,而另一些研究提示对病死率无影响。近期研究证实,洋地黄对左室收缩功能障碍的患者可改善症状,并且对神经内分泌的作用良好。DIG(Digitalis Investigator Group)近期报道对 7 788 例充血性心衰(70% 是缺血性心脏病)伴窦性心律患者的研究,与安慰剂组比较,观察地高辛对各种病因病死率的影响,90% 以上还给予转换酶抑制剂和(或)利尿剂,第二指标是因心力衰竭住院、心血管死亡率和死于心力衰竭。该试验结果证实,使用地高辛不能降低总死亡率。但是地高辛治疗的患者心衰病死率降低,与心衰有关的死亡及住院减少。在地高辛治疗组观察到死于心律失常和(或)心肌梗死有增加趋势。目前主张急性心肌梗死恢复期伴有室上速和(或)转换酶抑制剂或利尿剂无效的心力衰竭患者使用洋地黄。

9.β 受体阻滞剂

急性心肌梗死并发轻度心力衰竭时,仍可用应用 β 受体阻滞剂,若无禁忌证,可用美托洛尔 6.25 mg,每日 $2 \sim 3$ 次,如能耐受可逐渐增加剂量,最大可用至 $50 \sim 100$ mg,每日 $2 \sim 3$ 次。β 受体阻滞剂应用过程中应密切监测病情变化,病情改善则继续用药,病情加重时则减药或停用。急性心肌梗死后病情稳定、心腔扩大和(或)LVEF 明显降低者,应用选择性 β_1 受体阻滞剂,可降低心功能不全患者的病死率并改善预后。

(三)右室梗死并发休克和心力衰竭的治疗

右室梗死,右房和右室舒张压增高 >1.333 kPa(10 mmHg),心脏指数 <2.5 L/(min·m²),收缩压 <13.33 kPa(100 mmHg),左室充盈压正常或升高,是重要的值得充分认识的综合征。这些患者对利尿剂非常敏感,而对液体负荷疗法有良好反应。虽有明显的颈静脉怒张、肝大,亦不能给予利尿剂或大剂量血管扩张剂。这些患者通常为下壁心肌梗死延及右室,左室功能障碍多数为轻至中度。治疗原则与左室梗死并发心衰不同,必须迅速给予液体负荷,直至血压稳定,左室充盈压 >2.67 kPa(20 mmHg)或右房压 >2.67 kPa(20 mmHg)。儿茶酚胺类药物可以应用,多巴酚丁胺优于多巴胺,因后者可增加肺血管阻力。如对上述措施仍反应不佳,可采用动脉内气囊泵治疗。右室梗死必须与心脏亚急性破裂时心包填塞相鉴别,后者可见于右室梗死后右室破裂或左室梗死后破孔较小且发生过程缓慢时。后者只需及时心包穿刺、心肌补片、手术缝补破孔,即可成功。亚急性心脏破裂通过手术可望获救。

(四)主动脉内气囊泵治疗心衰

主动脉内气囊泵导管现在可细至 9.5 F,可经皮穿刺股动脉,插至胸降主动脉左锁骨下动脉开口以下。心室舒张期气囊膨胀以加强主动脉内压和冠状动脉灌流压,有利于心肌供氧;收缩期气囊收缩,以减少左室射血阻抗,以增加心输出量,并减少心肌氧耗量,改善心肌氧的供需平衡。本法对急性心肌梗死合并机械性并发症,如空间隔穿孔、乳头肌断裂等所致急性心力衰竭有明显改善病情、支持手术的疗效。对心源性休克、低心排血量综合征,也可望改善病情及预后。一般先用其他强心、利尿及血管扩张剂,若无明显疗效,可考虑使用主动脉内气囊泵。现在国内也积极使用该措施,已取得明显稳定病情的疗效。日本高野等认为,给予儿茶酚胺强心药 1 h 后,若每搏指数仍达不到 20 mL/m^2,即有 70% 可能性死亡,这时即为主动脉内气囊泵的适应证。

(五)急性心肌梗死溶栓治疗与冠状动脉腔内成形术(PFCA)

急性心肌梗死发病早期,使用尿激酶、链激酶或组织型纤溶酶原激活剂(t-PA),使血栓溶解,或者采用球囊将闭塞部位扩开,可使缺血和梗死部位得到血流再灌注,缩小梗死范围,改善或预防心力衰竭。PTCA 不受病程制约,急性心肌梗死患者入院后可直接进行 PTCA,也可在溶栓后仍发作缺血的病例做挽救性 PTCA。患者存在缺血心肌并且心衰症状明显时,可行挽救性 PTCA 或择期 PTCA,以挽救缺血濒死心肌。实践证明,这两项措施对改善心功能有利。

此外,急性心肌梗死并发心力衰竭时应为抗凝治疗的适应证。在心力衰竭时,尤其老年患者,更易形成心腔内血栓和深静脉血栓。低分子肝素(50 mg,腹部皮下注射,每日 2~3 次)在急性心肌梗死发病后 12~18 h 内开始应用,持续应用 5~7 d,可成功地减少静脉血栓的发生率,并发心力衰竭者可望获得明显益处。抗血小板聚集药物阿司匹林也应使用,可望减少冠状动脉血栓形成的发生率。可用小剂量(每日 50~150 mg)口服。

(付玉波)

第六节　急性心肌梗死中的心律失常

冠心病和心肌梗死可以合并各种各样的心律失常,可以分成快速性和缓慢性心律失常,室上性和室性心律失常。有些心律失常可存在于心肌梗死以前,有些是伴随急性心肌梗死(AMI)而发生的。心肌梗死发生恶性室性心律失常是发生院前死亡最主要的原因。

心律失常所致的心脏性猝死是临床医生面临的严峻挑战,在美国每年发生心脏性猝死的病例接近 50 万。大部分猝死是发生于冠状动脉疾病发作中,而且年龄较轻的患者占很大比例。有些患者甚至会以心脏性猝死作为冠心病的首发症状或表现。由发生猝死时的动态心电图记录和院外心脏骤停复苏患者记录的资料分析,可知心脏性猝死最多的原因为心室纤颤。这些心室纤颤的发作很可能由于严重心肌缺血,这种缺血过程是由于原先并不存在侧支循环的冠状动脉的急性血栓性闭塞所致。心肌梗死存活下来的患者可以发生慢性的室性心律失常,其发生时间既可以在 AMI 后立即发生,也可以很晚才出现,有的甚至在心肌梗死后数年。一旦发生则这些慢性心律失常可以存在数月或数年,其存在预示或说明室颤的危险和心脏性猝死的危险增加。

一、对缺血性室性心律失常发生机制的研究

(一)冠脉动脉急性闭塞后的室性心律失常

长时间以来,冠状动脉闭塞与心律失常之间的关系一直是人们关注的内容。慢性心律失常的临床和流行病学的重要意义在心律失常动物模型上的研究有了很大发展,而在动物模型上的研究发现,其特征与在人类发生的心律失常特征相似。开始,这些研究和观察是在实验动物模型上进行的。150 年前,JE Erichson 在狗身上结扎了一支冠状动脉,观察到了心脏停搏并伴随轻微的抖动,这可能就是冠状动脉闭塞后发生心室纤颤的最早描述。此后大约 50 年,John A. McWillians 提出这个室颤过程是心血管发作和猝死的常见原因这一看法。他说,在哺乳类动物进行的大系列研究已经使我们相信,通常情况下心脏性猝死经常不是心室静止,而是室颤。

心电图记录的应用使心脏病患者心脏不正常收缩的研究有可能和有手段进行。RH Halsey 发表了由濒死患者获得的心电图记录(1915 年),报告了 1 例心室纤颤。随后,大量的研究开始在心脏代谢与心

脏节律失常的联系上进行,在正常和缺血心脏都做了这方面的工作。这些工作,有许多是对患者进行的,但这方面的认识更多是从实验动物模型的研究中得到的。尽管这些动物模型不像在人体的研究更有价值,在动物模型中得到的资料却应该在理论上加以解释。当然不同种系的心肌代谢和血液供应可能有很大区别。除此之外,有些实验性因素也使得实验结果的解释更为困难。

虽然缺血性室性心律失常的机制还没完全搞清楚,但现已明确,在实验动物模型和人研究中的心律失常是由于心脏冲动形成和传导异常引起的,而其发生与代谢、血流动力学和心脏结构性因素有关系。这些因素包括:①由缺血所引起的急性代谢变化。②并存的慢性代谢和离子异常,如低血钾。③局限或整体的心脏功能的急性变化。④慢性结构性因素,如心肌肥厚或先前存在的心肌梗死。

急性冠状动脉闭塞后,室性心律失常双峰分布的特点在许多种属动物实验中都有描述,据推测这种心律失常也同样发生于人体,但是尚未得到证实。在冠状动脉阻断后的最初 2 min 并没有观察到心律失常,室性心律失常的发生是在冠状动脉闭塞的 2 min 后开始增加(包括室性早搏、室速和室颤),5 min 时达高峰,10 min 时减少。这些很早期发生的室性心律失常被定为Ⅰa期。室性心律失常的第二期开始于冠状动脉阻塞后的 12 min,15～20 min 达到高峰,30 min 以后减少。这些心律失常被定为Ⅰb期。Ⅰa期和Ⅰb期心律失常的机制有很大区别,将在下面分别讨论。

1. Ⅰa期心律失常

Ⅰ期心律失常以缓慢传导为其特点,由缺血引起的传导速度减慢是很重要的,这时冠脉血流量减少75%以上。传导速度在单独缺氧和轻度缺血时并不表现减慢的变化。同样,传导减慢在心内膜下蒲肯野纤维很少表现出来,这可能是因为心腔内的血液可浸透到 40～60 个心肌细胞的深度。Kleber 等提出了测量传导速度的方法,他应用离体猪心脏放置相距仅 1 mm 的心外膜电极共 99 根,同步记录心电活动,结果正常情况下传导速度为 50.1 ± 2.13 mm/s,缺血情况下则为 33.3 ± 3.86 mm/s。

折返性心律失常的起始和维持需要缓慢传导的存在。当心脏激动波的缓慢传导不断地围绕单向阻滞区运动并且再次返回,再激动阻滞的近端区域时折返激动即可发生。折返机制一直被认为是缺血性心律失常的机制。这样一个机制是基于在对应心外膜电图存在连续性电活动(舒张桥)。Ⅰa期心律失常的折返机制的更直接的证据是最近由 Pogzwid、Witkowski 和 Corr 提出的。他们应用计算机控制的能同步记录 232 个双极位点的心脏标测系统进行标测,然后准确地定位心脏的激动位置,分析电生理学和解剖的数据,获得三维激动的等时标测图。当出现下列三种情况时,心动过速就被确定为折返机制:①在心动过速发作之前的搏动有连续除极的证据。②发生心动过速的位置靠近原先搏动终止的部位。③由原先搏动终止的位置至折返搏动始部位的传导速度,近似于原先激动的终末端的传导速度。应用这样一个定义,Pogzwid 和 Corr 提出室性期前收缩和非持续性室速的75%在Ⅰ期为折返机制。另一方面,由室速坠入室颤也似乎是以折返机制为中介。

在Ⅰa期起重要作用的非折返机制是由延迟后除极引起的触发激动。触发激动是依赖于后除极的连续激动,即发生于动作电位上升支以后的膜电位振荡。在早期心肌缺血的过程中,许多因素都会导致后除极的发生。例如,离体心肌细胞的机械牵拉可以引起后除极,缺血心肌的收缩异常可以牵拉心肌细胞产生后除极。损伤电流可能是另一个后除极的原因。损伤电流是由于在靠近心肌细胞之间的膜电位的差异造成的。舒张期电流是由于与正常组织相比的缺血组织的除极,而收缩期损伤电流是由于正常和缺血组织之前动作电位幅度的差异。儿茶酚胺和细胞 Ca^{2+} 超负荷也引起后除极。后除极的后两个原因可能是Ⅰb期心律失常的重要因素。

2. Ⅰb期心律失常

冠状动脉闭塞后大约 10 min,室性心律失常的发作频度和严重程度减轻。几分钟以后,室性心律失常的发生率又再次增加(Ⅰb期)。关于Ⅰb期心律失常的机制并不是如Ⅰa期那样清楚,然而前面提到的机制似乎是起一定作用的。非折返机制在Ⅰb期似乎起更大的作用。在Ⅰb期传导速度减慢的特点不太明显,特别是在该期的早些时候更是如此,甚至在传导速度完全正常的情况下也可以发生心律失常。

在冠脉闭塞后 15～20 min 时发生的内源性儿茶酚胺储存的释放好像是非折返性室性心律失常的中

介,也可能是Ⅰb期观察到传导速度改善的原因。例如,Russell等发现,离体豚鼠(guinea)心脏中,Ⅰb期心律失常总是以自发性的动作电位幅度和0位相上升速度,以及不应期的改善为先导。内源性儿茶酚胺的缺乏,或用β受体阻滞剂预防这些电生理学的"改善"也降低Ⅰb期心律失常的发生率。这些结果提示,儿茶酚胺是Ⅰb期心律失常,可能是后除极和触发激动的中介物。

在Ⅰb期末,传导速度再度下降,这是由于内在纵向阻抗的增加,这种变化的原因是不可逆损伤细胞摄取Ca^{2+},导致缝隙连续的缺乏。折返机制在该期可能也起一定作用。

(二)心肌梗死犬2~24 h心律失常的观察与研究

1.实验性冠状动脉闭塞后出现的室性异位心律

实验证明,结扎冠状动脉后可出现各种室性心律失常。我们在实验中的观察发现,一次完全结扎冠状动脉左前降支以后,可以出现偶发、频发的室性早搏,短阵室性心动过速甚至发生室颤,而当采用二次结扎时则发生室速和室颤的机会大为减少。这个阶段大约持续30 min。急性冠状动脉闭塞后所引起的心肌缺血使心肌的传导性、兴奋性、自律性和不应性发生变化,从而产生心律失常。在冠状动脉结扎30 min以后可以出现心肌坏死,而在坏死心肌、缺血心肌和正常心肌表现出其电生理特性的不均一性,成为发生心律失常的基础,这时发生异位自发性心律失常的位置恰是正常组织与缺血坏死组织的交界处的正常组织侧,因为这时在该部位存在组织传导速度和不应期差异。David等采用建立心肌梗死犬模型并再灌注的方法,观察了结扎狗冠状动脉以后不同时间的心脏电活动的改变,并发现在结扎后2~12 min记录的连续性电活动的主要机制是舒张过度和折返;而在结扎后13~30 min出现的连续电活动则可能与折返无关;当结扎30 min后实施再灌注时,又表现出严重的心律失常。作者在相似的动物观察中也发现冠状动脉结扎后即可出现频发室性异位激动,当结扎2 h后实施再灌注时表现出多种形式的室性异位激动,甚至短阵室速或室颤。Kaplinsky等在非再灌注犬心肌梗死模型观察发现结扎后30 min内的心律失常机制为折返激动。

冠状动脉主干的突然闭塞可导致很高的室速和室颤的发生概率。冠状动脉闭塞后30 min内发生的致死性心律失常机会很高,它与冠状动脉发生闭塞的部位有关,当冠状动脉左前降支起点下15~20 cm处突然闭塞后,室颤的发生概率超过50%。犬冠状动脉闭塞后出现的心律失常分成三个时期,第一期为冠状动脉结扎后的2~5 min,有很高的发生室速和室颤的危险;第二期为冠状动脉结扎后异位节律减少期,持续4~8 h;第三个时期为8~48 h。也就是说犬冠状动脉结扎后的最初阶段是发生恶性室性心律失常的高危时期,持续不超过30 min,而实际上冠状动脉闭塞后4~8 h的阶段发生的室性心律失常反较最初数分钟内减少,表现为少发室性异位激动(0~5个/分),在8~48 h则实际又处于室性心律失常发生的另一个相对不稳定期,在这个阶段又会出现严重的室性心律失常,室性心律失常的发生概率也大为增加。所谓延迟出现的室性心律失常则是指冠状动脉闭塞后3~4 d,直至7 d发生的心律失常。

2.犬左前降支阻塞后2~24 h自发性的室性心律失常

采用Harris氏两期结扎法阻断冠状动脉左前降支以后,明显降低了初始数分钟内发生室颤的机会,但却不能减少随后2~24 h内发生的猝死。对狗冠状动脉阻塞后2~24 h发生的心律失常的监测结果发现,100只犬发生猝死者占33例,发生猝死的时间为冠状动脉闭塞后13.3±0.8 h,发生的心律失常为单形性室性心动过速变为室颤,其中有30例犬发生的室速持续超过15 s,100例犬中发生自发性持续性室速者共有48例。早先由Scherlag和El-sherif等完成的实验研究表明,持续性单形性室速可以在冠状动脉闭塞后24 h的梗死犬由程序电刺激诱发,而冠状动脉闭塞后2~24 h自发的持续性单形性室速的出现和维持需要两个条件:第一是具备使持续出现的单形性室速存在的基础;第二是需要有始动持续性单形性室速的事件。冠状动脉阻塞后6 h,有25%的实验动物可以由心室起搏引发持续性单形性室速,在24 h有55%~88%的实验动物可被诱发出持续性单形性室速,而快频率室速只能由超过330次/分的快速起搏所诱发。尽管其电生理学基础尚不十分清楚,但却可能与自律性异常或延迟后除极的触发激动关系不大,更多地与局部心肌折返有关。应用β-阻滞剂和采用左星形神经节切除术可以降低冠脉闭塞后6~24 h的快频率室速的最大频率和猝死发生率。Scherlag等对184只冠状动脉左前降支阻塞6~24 h的心肌梗死犬模型自发和起搏诱发的持续性单形性室速历时 3 年的研究表明,自发持续性单形性室速转成室颤者 46 例 (25%),心室起搏诱发的持续性单形性室速转成室颤者 60 例(43%),总的发生率与其他学者的研究报告相似。

在犬冠状动脉结扎后 24 h 自发性室性异位搏动的机制可能是一种机制,可能包括自律性异常、折返激动和触发激动。最常见的自发心律失常为不规律的室性异位心律,为多形性,单个早搏不能加速心室异位节律。发生室性异位激动的部位常位于左前降支支配的范围内,由心电记录可知发生室性异位激动时置于左前降支附近的电极最先激动,与窦性心律时的激动顺序明显不同。

3.正常自律性升高和异常自律性

正常犬心室的特化纤维具有自发电活动,左室蒲肯野纤维可表现缓慢自发舒张期除极化,其自动频率为 1~10 次/分。Harris 曾经提示,交感肾上腺素能兴奋、组织胺释放、坏死损伤心肌蛋白或多肽的释放引起损伤心肌内的可兴奋细胞存在自律性和应激性增强,这些改变与异位灶的出现有关。整体和离体心肌组织的一系列实验研究确认,正常犬蒲肯野纤维的自律性升高与心肌梗死犬心内膜下蒲肯野纤维异常自律性的基本电生理学特征的重要区别。正常自律性可明显被快速起搏所抑制,氯化铯不能改变心肌梗死后自发心室节律的形成。现今并没有可靠证据说明犬冠状动脉结扎以后蒲肯野纤维或心室肌存在明显的正常自律机制的升高。

将心肌梗死组织中尚存活的心内膜下心肌组织分离并灌流于正常台氏液中时,缺血损伤的蒲肯野纤维可以发生自发性除极和传导性搏动。犬冠状动脉结扎后 24 h 对损伤和缺血的左室蒲肯野纤维的研究观察发现,除极纤维的最大舒张电位减小(−50~−70 mV),幅度也变小(40~120 mV),4 位相除极加强,以及离体组织标本连续脉冲(频率 40~90 次/分)的形成。还有一些研究观察了缺血损伤心肌 4 位相自律性改变的离子流,发现梗死心肌的尚存活的心室肌和蒲肯野纤维实验标本在 24 h 的电生理特性和延长灌流的纤维电生理学特性的正常化,使电压钳制状态下确定膜电流并不那么容易。仅有的新近研究提出了利用离子特异性微电极细胞内记录技术对组织基本电生理改变的观察结果,提示冠状动脉结扎 24 h,缺血性损伤狗的蒲氏纤维细胞内钾离子浓度(以活性确定)呈中度至重度降低,随着再灌注时间的延长(3~6 h),缺血性损伤的组织细胞膜电位回复至正常水平(−94±4 mV)。细胞内钠离子浓度的变化也用相似的方法做了研究,提示冠状动脉闭塞后 24 h,内向钠离子活性升高,而在正常台氏液超灌注后 3~6 h 明显回复。心肌梗死后,心内膜下心肌蒲肯野纤维的缺血损伤所表现出的自发性冲动,形成有许多常见于含钡剂台氏液灌注正常蒲肯野纤维所诱发的自律性的一般特性。狗心脏冠状动脉闭塞后 24 h 和存活心内膜下心肌组织标本表现的自发节律为:①β受体激动剂和交感神经刺激可以明显提高其自律性。②β受体阻滞剂和交感神经阻滞剂可以轻度降低或不完全抑制其自律性和频率。③存活的缺血性损伤心肌组织的 α 受体刺激(新福林)或抑制(酚妥拉明)并不能明显改变自发节律的形成及其频率。

4.延迟后除极和触发节律

以正常给氧的台氏液超灌流的长时间作用过后,存在心肌梗死病变基础的除极化心内膜下蒲肯野纤维(−50~−70 mV)缓慢地回复到膜电位水平,尽管不存在自发节律和静息膜电位的恢复,但心内膜下心肌组织表现出明显的电生理学异常,最明显的是形成延迟后除极和触发性室性节律。50~120 次/分的室性节律可以由周期短于 1 000 ms 的心室起搏或单个室性早搏引发。重复性心室节律的起始与利用短联律单个心室早搏,或用增加起搏时间而使刺激周长缩短始动的延迟后除极幅度的增加有关。快速起搏和(或)早搏刺激也能够终止室性持续性节律,而且其终止以延迟后除极不再能达到阈电压为特征。心室延迟后除极幅度的增加和引发持续性室性心律的能力在缺血性损伤的心内膜心肌可以因肾上腺素(6~10 M)的作用而易于实现,也可因提高细胞外钙离子浓度(2.7~8.1 mm)而容易出现。钙离子通道阻滞剂异搏定(6~10 M)、硝苯吡啶(200 µg/L)和硫氮䓬酮(1 mg/L)可以使由于增加细胞外钙离子浓度而增加的后电位幅度减少,并且可以防止引发由快速起搏导致的持续性心室节律。

触发心室节律和异常自律性而致的自发心律失常在狗冠状动脉闭塞后可持续 24 h。对于折返激动、自律性异常和触发激动的鉴别,可以参考有关电生理参数的特性。

5.狗冠状动脉闭塞后 24 h 的室性节律

狗冠状动脉结扎后 24 h 可以由心室起搏诱发快速的持续性室性心动过速。经心电图证实的穿壁性心肌梗死实验动物,在冠状动脉闭塞后 24 h,经心室起搏诱发持续性单形性室性心运过速的概率为 60%～90%。由心室起搏引发的室性心动过速能够依据频率、QBS 波形态、起源部位、起始和终止的形式清楚地与自发心室节律相区别,由起搏诱发的持续性单形性室速具有重复诱发的特点。持续的舒张中,电活动仅表现于缺血性损伤的心外膜心肌,而不表现在正常心肌组织中。这种舒张中期电活动随着室速的终止而消失。在冠状动脉闭塞 24 h,以心室起搏诱发的持续性单形性室速的频率是很快的,可导致明显的低血压,如果不能被快速起搏刺激或电休克终止则常易坠入室颤。在犬冠状动脉结扎后 24 h 观察到,起搏诱发的持续性单形性室速的频率和形态与 6～24 h 发生猝死动物的自发性室速相同。由心室刺激诱发的持续性单形性室速的机制,已被确信与局部折返有关,其折返部位是位于梗死心肌中尚存活的心外膜层心肌。心外层下心肌的折返可以采用连续舒张期电活动的记录和多电极标测技术确定,折返环路的标测、快速的心室率、心律失常的诱发和终止形式,都提示在狗冠状动脉结扎后 24 h 诱发的室速机制为局部心肌的折返。

心肌梗死后 24 h 的尚存活心内膜下心肌组织的电生理改变的早期实验研究,发现了由程序期前电刺激的方法引发的重复搏动的形式。实验观察发现,由程序期前激动引发的室速频率与异常自律性或延迟后除极引起的室速相比,室速的频率较快。由单个期前程序刺激引发的重复性节律的电生理基础是局部心肌折返。这个假设由下列几点得到支持:①可以延缓传导却不能引起局部传导阻滞的抗心律失常药可以加重心律失常的发生。②重复节律只伴随着期前刺激才观察到,而且激动的发生可以延迟到局部不应期。③增加局部组织不应期,并且延迟传导的抗心律失常药,可以防止重复心室搏动的出现。④重复性心室搏动可以出现先延迟后除极和(或)自发节律。在心肌梗死后尚存的心内膜下,蒲肯野纤维由单个程序期前刺激诱发的重复性节律于冠状动脉闭塞后 24 h 的活体心脏可以出现,也可以不出现。缺血性损伤的心内膜下,折返机制可以解释犬心脏冠状动脉闭塞以后 24 h 的短联律室性异位激动和连续三个室性节律,但并没有支持这一假说的直接证据。

Scherlag 等人发现,依据 Harris 氏两步方法结扎狗冠状动脉左前降以后建立的心肌梗死犬模型在冠状动脉结扎以后 24 h 可以由程序电刺激诱发持续性室速,较自发性室性心动过速的频率(154±26 次/分)较快,其频率多为 320 次/分以上,并且表现出心肌动作电位舒张束自动除极的加快。他们认为,在狗冠状动脉结扎后 24 h 的室速由于可以被程序期前刺激诱发和终止,并且见到明显的室速拖带现象,因此室速的机制是折返激动。Miehelson 等人的研究认为,在狗冠状动脉结扎以后 12～72 h 发生的致死性心律失常与折返机制有关。但是,David 氏等人则认为,不能只简单地把冠状动脉结扎以后 24～72 h 发生的心律失常仅与触发激动和折返激动有关,尽管确实存在折返机制,但异常自律性机制也可能是这一时期发生室性心律失常的重要机制之一。

(三)犬冠状动脉闭塞后 3～5 d 的折返性心律失常

折返激动是与心肌缺血和梗死有关的室性心律失常的重要机制。早在 1977 年,El-sherif 和他的同事们就对存活犬的心肌梗死初始阶段和梗死后 3～7 d 的室性心律失常做了观察,在狗梗死后的折返性室性心律失常可以自发出现,但是更多的则是由程序电刺激诱发的室性心律失常。关于折返性室速的解剖和电生理学基础的研究随后有了一系列的研究报告,这些研究提示,折返激动是围绕功能性的传导阻滞带发生的,这个功能性的传导阻滞带系由于缺血诱发的部分不应期长度不均一性造成。折返性室速具有“8”字形的折返激动形式,其顺钟向或逆钟向的两个波前(wavefront)围绕两个分离的功能性阻滞带,两个循环运行的波前在共同传导道合并成一个共同波前,并在两个功能性阻滞带之间缓慢传导。利用冷刺激可以成功地使折返性激动在共同波前运行的区域终止。

1.在心肌梗死后 3～5 d 折返性激动的解剖与电生理基础

狗冠状动脉左前降支结扎以后,心内膜下心肌的血流较外膜下心肌减少更为明显,心肌梗死组织血流阻力的变化使血流在心外膜层发生血流的重新分布,伴随着侧支循环血管的扩张,血流更多地分布到尚存活的心外膜心肌组织。尽管梗死区的形状在不同的实验研究有所不同,但病理学研究显示坏死心肌组织中心区外的存活心外膜组织层的变化结果是一致的,这部分心外膜层变厚,可以由几个细胞层变成几毫米厚度,直至达 200 个细胞层。存活的心外膜层一般是楔形的,与梗死中央部分相比其边界更深。尽管以外膜层在显微镜下看来似乎是存活组织,但较正常的心脏的血流是减少的。从存活的缺血心外膜细胞内记录来看,细胞内有不同程度的去极化,动作电位幅度降低和动作电位 0 位相上升速率下降。心肌反应性的恢复通常较动作电位时间长,这是存在复极后不应期的反应。缓慢传导、文氏现象、2∶1 或高度传导阻滞很容易经快速起搏或期前刺激诱发出来。标测研究发现,功能性传导阻滞区域和缓慢传导的波前是发生在心肌梗死区存活组织的电生理特性异常的心外膜层。有些学者认为,心肌梗死后折返环路所在的深度是心外膜下 1～3 m 处的梗死边缘内 15 mm 左右的位置,起搏刺激电极在该部位易于诱发室速。

由缺血诱发的心肌细胞的不正常跨膜动作电位并没有一个合理的完整解释。一些研究结果提示,缺血性心肌细胞的跨膜电位可以是由受抑制的快钠通道发生的,快钠通道的心肌细胞缺血时受到抑制。这种现象可以用静息膜电位的部分除极可以受到抑制加以解释。钠钾泵(Na^+-K^+ 泵)在存活的缺血心肌细胞受到抑制,导致细胞内 Na^+ 负荷增加,这可以减小内向 Na^+ 电流的电化学驱动力。缺血性心肌细胞的细胞膜特性异常,可能不只是存活的缺血性心外膜细胞层发生缓慢传导和阻滞的原因,缺血后细胞外阻力的增加和电不匹配也可能是重要原因之一。缺血诱发的细胞内 Ca^{2+} 的增加和 pH 值降低,可以增加闰盘连接通道的阻力。

心外膜心肌细胞是紧密的、相互平行的排列在一起的,与左前降支冠状动脉的走行成直角,沿心肌细胞长轴方向上的传导比横向上的传导更快。横向传导速度较纵向传导较慢,可能系由于轴向阻抗较高,而实际上心肌纤维侧面的闰盘较少可能也是一种解释。正常各向异性的传导特性,可能会因心外膜心肌缺血而发生改变,提示缺血心外膜层发生早搏刺激时的传导阻滞位置可以由其传导的各向异性的特征决定,那就是沿着心外膜心肌纤维长轴的早搏刺激发生阻滞。缺血心外膜层心肌期前刺激的功能性阻滞是由于不应期突然出现的分离性改变所致。部分不均一性的不应期分布既可在心肌纤维的长轴上,也可以在横轴上。

2.自发和期前刺激诱发的折返激动及其心外膜激动形式

犬心肌梗死以后 1～5 d 可以由单个或多个期前刺激引发折返激动,在基础起搏时,通常心肌梗死心外膜表面的等时标测说明其激动传导相对较快,但少数情况下也可见到缓慢传导区或传导阻滞区。引入期前刺激时可以引起单向阻滞。这种阻滞是功能性的,在无基础起搏刺激时并不存在。这种单向阻滞的存在是程序期前刺激诱发折返性心律失常的重要基础。如果利用单个早搏刺激不能诱发折返性心律失常,则可加入第二个期前刺激,以两个早搏刺激再行诱发。第二个早搏通常可以使传导阻滞带加长和围绕传导阻滞区的传导更加明显,这就使单向阻滞区易于再次激动而发生折返,其折返仍然是以顺时钟或逆时针方向成"8"字样运动。缺血性心肌的传导延迟和阻滞以心动过速依赖性为特征,即心动过速依赖的功能性传导延迟和阻滞。在犬心肌梗死后 1～5 d,折返性激动常在期前刺激后发生,而期前刺激干扰了规律的心脏节律。所谓规律的心脏节律是窦性心律,也可能是起搏心房律或起搏心室律。要使折返激动在规律的心脏节律基础上发生,则要求临界频率相对较窄,即这个心率使潜在存在的折返通道表现文氏型的传导阻滞。在文氏型传导周期,功能性传导阻滞区逐渐延长,传导阻滞区的延迟程度也越来越重,直至激动的波前被阻滞或有效地推迟,使心肌组织近端的某一部分恢复了可兴奋性,并可被延迟的激动波前再次兴奋。文氏样传导顺序有可能是始动重复性折返激动的机制。

3.折返激动的始动与不应期长度不均一性的作用

Mines 氏提出的维持环形激动的条件是:①激动波可以通过环路返回起始点(环形通路存在)。②单向阻滞区。③某一点的激动波可以切入环路中。一些研究结果表明,"8"字样的折返激动可以在冷凝装置或冷冻电极置于最早激动带的共同折返路径时被打断,但在最早激动部位的刺激却通常不能干扰折返。在这个部位,共同通路的折返波前通常是狭窄的,并且被功能性的传导阻滞区环绕两侧。

现已发现,缺血性心外膜存活心肌的不应期以部分不均一的方式延长,不应期延长的形式像一个向心的环,由正常带指向缺血带的中心。由期前刺激引发的功能性传导阻滞区尚存在着不应期的梯度差,不应期的长度和阻滞区的长度定位依赖于期前刺激的提早程度(即 S1S2 间期)。当单个早搏不能诱发折返时,可以适当调整诱发部位,或引入第二个早搏刺激。第二个早搏刺激可以进一步缩短不应期,并且随着 S1S2 或 S2S3 间期的缩短,可以引起缺血性心肌的不应期和传导速度的不均一性改变,而成为诱发室性折返性心律失常的有利条件。

4.程序电刺激诱发的室性心动过速的拖带、终止、加速和诱发特点

在"8"字形的折返环路中,传导阻滞的两个带和缓慢传导的共同折返区,是随着激动波前功能性确定的和周期依赖性的,在折返性心动过速中存在某一特定的部位,循环激动的波前紧随先前激动的不应期的尾端,折返环路的传导时间由缓慢的共同折返波前的最长不应期决定。以一个较短于心动过速周长的刺激波前就有可能侵入到折返性心动过速的诱发基础,也是电刺激终止折返性心动过速的前提。要想使折返性心动过速由程序电刺激终止,刺激波前必须能够进入这一激动窗口,并引起折返环中本已脱离不应期的部分处于功能性的传导阻滞状态,而使激动波前遇到由刺激波前引起的功能性传导阻滞区时被终止,这样即可以折返性心动过速发作终止。有三个因素决定刺激波前能否侵入折返环路而导致传导阻滞:①刺激周长。②刺激的个数。③刺激的部位。利用电刺激终止折返激动的最佳情况是给予一个临界的配对早搏,使其侵入到折返波前的缓慢共同通道而使之引发阻滞,如果单个早搏不能终止折返激动,则可以加用多个早搏刺激。如果用串刺激则可直接增加串刺激的个数或频率,但一旦打断折返激动要立即停止串刺激,否则串刺激可以再次引发同样的折返激动,甚至有时使心动过速加速,或导致室颤。相比之下,多个早搏刺激或串刺激导致折返性心动过速加速或发生室颤的机会明显比单个早搏刺激多。折返激动的心动过速的程序刺激终止效果的研究表明,刺激部位有重要意义,刺激部位越靠近折返环路则终止机会越高,强调了精确定位折返环路的缓慢传导带和其中激动波前方向的重要性。拖带现象是折返激动的重要特征之一。

一般来说,能由相同条件的程序电刺激诱发和终止的室速为折返性室速,但不能排除触发激动导致的室速的可能。我们以单个早搏刺激在心肌梗死后 72 h 的犬未能诱发室速,但由两个早搏刺激则可以诱发和终止持续性室速,但有时也可诱发室颤。当使用三个早搏刺激时,引发室颤的概率更高。由程序电刺激的方法在心肌梗死后 72 h 后,犬模型既可诱发单形性持续性室速,也可以诱发出多形或扭转型室速。有学者在实验中持续小剂量静脉点滴异丙肾上腺素时,通常可以增加程度电刺激诱发室速的机会,但同时也增加了由于异位自律性增加导致的室性异位激动的发生率和自发性心律失常的发生率。我们在实验中还发现,以程序电刺激起搏心室并导致心室重复反应后,有些时候心室重复反应终止后,可以出现室性自搏律,然后恢复窦性心律,有时虽然电刺激未能诱发室速或心室重复反应,但也出现短暂的室性自搏心律后才恢复窦性心律,究其原因尚不能肯定。这时在静点异丙肾上腺素则容易出现。

(四)心肌梗死晚期发生的心律失常

心肌缺血和心律失常密切相关,心肌缺血和梗死患者发生室性心律失常是常见的,这些心律失常可能是由于心肌缺血和梗死区域的心肌细胞不正常的电生理特性引起的,只有更好地理解发生于缺血和梗死心肌的室性心律失常机制,才能对缺血性心律失常的治疗有合理的方案。早在 20 世纪 70 年代,大量有关急性和亚心肌梗死犬模型的实验研究使人们对心肌梗死后发生的心律失常和电生理特性有了深入的了解。这对处于恢复或晚期的心肌梗死后心律失常和电生理特性,及其与其他因素的相互作用、代谢改变、残存心肌短暂缺血发作关系的研究具有重要价值。

Fridman 氏等于 20 世纪 70 年代中期研究了利用由 Harris 提出的两期结扎冠状动脉法对狗冠状动脉左前降支结扎后 24 h~7 d 发生的电生理学和结构异常,其研究发现,冠状动脉阻塞后 3 d,自发的心律失常消失,在梗死后期出未记录到蒲肯野纤维快速的重复性自发活动。Iaznuu 等研究了犬冠状动脉左前降支结扎以后 10 d~3 个月的电生理学异常,但他们在梗死区域和存活的蒲肯野纤维网记录时并没有发现心律失常和自律性增高,也没有记录到跨膜动作电位的异常。Friedman 等的病理学研究显示,由冠状动脉结扎的方法可以导致狗大面积心肌坏死,在心肌坏死区域内可以有少数心肌在急性阶段存活,在恢复期

以后心内膜下存活的蒲肯野纤维结构正常,这与在人体研究得到的结果不尽相同。Kimura 等的资料显示了在实验室建立慢性心肌梗死模型的结果,犬冠状动脉结扎以后约 2 个月时,心肌梗死瘢痕的存活心内膜下心肌纤维的组织结构和特性正常,尽管自发性室性心律失常或诱发的室性心律失常并未做详细的观察研究,但在对心肌梗死后 2～4 个月的麻醉猫做 60 min 的自发性室性心律失常的观察时,发现有 4 只猫(4/6,17％)发生了室性心动过速,有 6 只猫(10％)发生了复杂的室性早搏,并且在做细胞电生理学研究时发现了始终存在的细胞电生理特性的异常。

细胞电生理学观察显示,位于缺血区心室肌细胞的膜电位在缺血发生以后和冠状动脉结扎以后数分钟内发生了明显改变,静息膜电位。动作电位幅度,0 位相上升速率及动作电位时程变小或缩短,在急性缺血时传导速度变慢。与之相反,当心肌梗死位于恢复期(2 个月)时,由分离出的左室心肌细胞记录到的跨膜动作可以发现,梗死瘢痕中的心肌细胞动作电位时程较正常区组织明显较长。这种缺血心肌的跨膜电位改变可能与离子环境和(或)电张力的相互作用有关。

有关自律性的研究表明,在犬冠状动脉结扎后 24 h 内并没有发现自律性增高的迹象,在冠状动脉闭塞后数月内也没有见到自律性增高,而且在最初的几天还表现出自律性的逐渐下降。有人观察到,由梗死区蒲肯野纤维记录到的心肌动作电位的特性与非梗死区或正常心脏蒲肯野纤维的动作电位并无统计学差别,而且自发除极速率也没有差别,然而梗死区的蒲肯野纤维却表现出其自律性更明显地受快速起搏的抑制,这说明在梗死的慢性(陈旧)阶段所发生的心律失常与自律性异常关系并不密切。

Cameron 和 Han 两氏的研究提示,肾上腺素可以使心肌梗死后 24 h 的梗死区蒲肯野纤维非梗死区更大程度地升高自律性,说明心肌梗死犬 24 h 后儿茶酚胺在心律失常的发生中有重要作用,但在梗死后恢复期却没有见到自律性对 β 肾上腺素能刺激反应加强的现象,也就是说心肌梗死 24 h 自律性异常与儿茶酚胺水平有明显关系。α 肾上腺素能刺激在大部分成年哺乳类动物心脏,通常是降低蒲肯野纤维的自律性。Corr 等人描述,猫心肌急性缺血时 α 肾上腺素能受体增加,但心律失常的发生是否与梗死区蒲肯野纤维 α 肾上腺素能反应加强有关尚不能肯定。

触发激动是由早期或延迟后除极引起的,由于早期后除极引发的触发激动可以由高浓度的儿茶酚胺、某些抗心律失常药物(如 N-乙酰普鲁卡因酰胺、奎尼丁等),或铯的化合物引起,延迟后除极引起的触发激动可以在洋地黄中毒的蒲肯野纤维、高浓度儿茶酚胺作用下的猿二尖瓣和犬冠状窦纤维发现。由延迟后除极引发的触发激动也可以在心肌梗死 24 h 见到,在心肌梗死慢性阶段的哺乳类动物模型也有发现,但更多见的是犬心肌梗死后 48～96 h 细胞膜超极化增加。在心肌梗死恢复期的实验对象中,有 34％ 可以记录到延迟后除极和触发激动。强心苷增加心肌细胞内 Ca^{2+} 浓度,抑制钠-钾泵,并且由于对钠-钾泵的抑制作用而使得 Na^+-Ca^{2+} 交换中,但尚不知道出现延迟后除极的梗死区蒲肯野纤维细胞内是否有 Ca^{2+} 或 Na^+ 浓度升高。已发现心肌缺血可以引发早期后除极的触发激动。

前面已经描述了不应期和传导异常的分离和不均一性使缺血性心肌发生折返性心律失常。在急性缺血的早期,不应期随着动作电位的变短而缩短,而在正常区和缺血区之间出现不应期的不均一性;倘若缺血时间进行性延长时,不应期可以超越动作电位时程,即所谓复极后不应期,导致不应期的不均一性更加明显。在心肌梗死恢复期,不应期的变化是多种多样的,其变化依赖于心肌某一区域持续存在的电生理异常的程度。在心肌梗死区域和其周围的兴奋性、传导性受损的正常区域之间的临界带可能是发生单向阻滞的位置,尽管折返可能并不能在每个实验对象中都诱发出来,但这个临界带可能是发生折返的基础。El-sherif 等人在犬冠状动脉结扎后 3～7 d 的心肌梗死模型对室性快速性心律失常做了研究,他们在研究中从存活的心外膜心肌细胞经常可以记录到多个连续电活动,这些电活动与室性早搏和室速有关,并提示其机制为折返,进一步证实了通过心外膜等时标测证实的室速的折返机制。Gessman 和 El-sherif 等还研究了梗死区心外膜区域冷冻可以阻滞折返环路的传导终止,防止心动过速发作的现象。在犬心肌梗死慢性阶段,室速可以经程序电刺激诱发和终止,心外膜标测技术研究的结果也提示,犬梗死后几周内发生室速的重要机制为折返激动。

（五）再灌注引起的心律失常

由再灌注引起的再灌注损伤和心律失常是许多冠脉闭塞的动物模型的重要特征。为此，对 Corr 或 Witkowsky 做了较多研究。幸运的是，再灌注治疗临床上的心肌梗死患者已有近 10 年的经验，已经证明再灌注性心律失常是经常发生的，并且再灌注的成功，通常以再灌注性心律失常开端。在患者最特征的再灌注性心律失常是加速性室性自主心律，心率范围是 70～110 次/分。相反，在犬再灌注常导致室颤，在猫常导致 VT。这些种属差异还没有合理的解释，很有可能，具有较高心肌黄嘌呤氧化酶的种系容易发生由自由基中介的再灌注性损伤。这种对心肌细胞膜的损伤促使严重心律失常的发生。大鼠具有较高的心肌黄嘌呤氧化酶水平，再灌注可引起严重心律失常，大鼠发生的再灌注性心律失常可以由黄嘌呤氧化酶抑制剂（allopyrinol，别嘌呤醇）预防。人类的心肌具有很少量的黄嘌呤氧化酶。心肌黄嘌呤氧化酶水平低，不能作为人类再灌注性心律失常相对是较良性的自然过程的唯一解释，因此在具有较高心肌黄嘌呤氧化酶种系，再灌注性心律失常的发病机制中，自由基的作用仍然有争论。

有人对再灌注性心律失常的机制做了研究，他们在猫模型的标测研究显示 75% 的非持续性的 VT 是由于非折返机制。他们认为，这些非折返性心律失常的一个重要原因是由 α 肾上腺素能介导的细胞 Ca^{2+} 积聚引起的触发性激动。我们利用离体单细胞动作电位和载体单相动作电位记录技术对再灌注心律失常的机制进行了研究，结果提示后除极在再灌注性心律失常的发生中起一定作用。理解再灌注心律失常的机制与一些严重高危患者组猝死的预防有关。临床上发生心肌梗死的患者可能会有自发性溶栓，导致心肌再灌注。院外心脏性猝死的一个可能的原因就是发生再灌注性心律失常。再灌注性心律失常在冠脉痉挛的患者是有临床意义的。动态监护资料显示，不稳定心绞痛的患者可以发生严重心律失常，甚至发生心室纤颤，而这些心律失常是发生在抬高的 ST 段（变异心绞痛）恢复后（再灌注）。在这组患者，当心肌缺血发作，特别是缺血持续时间较长时，再灌注心律失常一般较严重。

临床研究和观察，再灌注的心肌梗死患者在再灌注时，室性早搏的发生率非常高，有的报告甚至达 100%。再灌注心律失常的 VT 发生率也较高，但各报告不尽相同，最高可达 95% 以上。但大多数文献都认为再灌注并未增加室颤的发生率，也就是说在心肌梗死患者再灌注性心律失常中，室颤发生率与未再灌注者并无明显差异。再灌注成功的患者中发生加速性室性自主心律的概率为 75%～90%，较未再通者（35%～50%）高。

二、常见的心律失常的诊断和处理原则

（一）室上性快速性心律失常

房性早搏、房性心动过速和心房纤颤，是心肌梗死患者常见的室上性心律失常，如果患者在发生 AMI 之前就有上述心律失常的发作，可以选择对症的药物治疗。如果患者的症状不明显，可以严密观察。如果患者发生 AMI 以后才发现有快速性的房性心律失常，通常有两个问题要明确：其一是患者是否发生了心房梗死，房性心律失常是心房梗死的表现之一；其二是患者由于 AMI 造成了心室明显的功能损害，由于心室功能的受损，包括舒张和（或）收缩功能的损害。

对于心脏泵功能损害不明显的患者，治疗发生于心肌梗死后的房性快速性心律失常的药物，可以选择 β 受体阻滞剂、钙离子拮抗剂、洋地黄，以及Ⅲ类抗心律失常药物或普罗帕酮，对于有心功能不全表现的患者，洋地黄类药物仍然是可以选择的药物。但是，由于缺血性心脏病的特点，我们不希望在临床治疗的过程中造成心肌氧耗量的增加，因此对可能增加心肌耗氧量的洋地黄类药物的应用常常要慎重。此外，由于近年来的研究大多认为心肌梗死长期应用钙离子拮抗剂存在其潜在的不良作用，因此也是应该特别注意的。由于近年来对于胺碘酮大规模临床试验的支持，对于冠心病和心肌梗死并发的房性快速性心律失常，胺碘酮不失为一个较好的选择。索他洛尔作为Ⅲ类抗心律失常药物，可以用于在房颤和房扑的治疗。

起搏器房性心动过速研究结果提示，在起搏基础上，应用索他洛尔或奎尼丁维持窦性心律的时间长于对照组。Azimilide 治疗室上性心律失常研究（ASAP）观察了 Azimilide 作为Ⅲ类抗心律失常药物治疗房颤和房扑的有效性和安全性，结果提示 Azimilide 125 mg 治疗房性心律失常的效果并不理想，并不能延长

患者的无心律失常存活时间。关于心房纤颤最优化治疗的研究（Atrial Fibrillation Followup Investigation of Rhythm Management Study，AFFIRM），由美国和加拿大 200 个医疗中心承担，入选 4 060 例患者，结果显示：心率控制组的生存率高、生活质量好，与心律控制组相比，两组的脑卒中终点相似，提示房颤控制心室率是可以接受的治疗。另一项研究是在第 48 届 ACC 年会上报告的加拿大房颤试验（CTAF），研究比较了胺碘酮和其他传统的抗心律失常药物（普罗帕酮和索他洛尔）对房颤发生的影响，结果显示普罗帕酮治疗组心律失常事件发生率为 12%，索他洛尔组为 7%，胺碘酮组为 6.5%，非心血管、心律失常事件的发生率三组分别是 15%、9% 和 12%。胺碘酮组房颤复发率为 35%，其他药物治疗组为 63%。转复房颤后房颤预防研究（PAFAC）比较了房颤转复以后索他洛尔和奎尼丁加异搏定的预防房颤复发的效果，结果显示各组的复发率均为 10%，但是索他洛尔组有 1 例发生尖端扭转型室速（TDP），没有提示索他洛尔的优势。

有学者在临床上控制心肌梗死心功能不好合并的房性心动过速和房颤/房扑快速心室率时，会用洋地黄类药物和 β 受体阻滞剂，主要是应用西地兰和美托洛尔（倍他乐克）。β 受体阻滞剂已经由多个试验研究或临床观察证实了其在 AMI 治疗中限制心肌梗死范围和改善预后的作用，我国正在进行的 CCS-2 也将提供有关 β 受体阻滞剂在冠心病 AMI 中的临床使用价值报告。在没有急性或严重的心力衰竭/泵衰竭的情况下，即使患者有心功能受损的情况，β 受体阻滞剂也不是禁忌证。我们在心功能可以耐受的患者，单用 β 受体阻滞剂就可以达到很好的控制房性心律失常快速心室率的目的。我们常常容易困惑的问题是，快速房性心律失常的患者通常有心慌和气短症状，而临床医生很容易将这种心慌和气短症状归咎于 AMI 造成的心功能减低，这种临床判断常会导致临床上使用洋地黄类药物而不应用 β 受体阻滞剂。事实上，我们应该首先判断患者的心慌、气短是由于心功能因素引起的，还是由于快速性的房性心律失常造成的。如果我们判断心动过速是引起心慌、气短的主要原因，那么即使心功能有一定程度的降低，β 受体阻滞剂仍然可以使用，而不必应用洋地黄。因为快速心室率本身是引起心慌、气短的因素，同时也是引起心功能不全的诱发原因，所以当心率被控制以后，可以缓解心衰症状，控制心率，而一般不会加重心功能不全。相反，如果快速性的房性心律失常主要是由于心力衰竭造成的，也就是说快速心率是心力衰竭严重时的一个表现，那我们就要考虑到 β 受体阻滞剂可能会加重心衰的可能性。在这种情况下使用洋地黄并不是反指征。

但是应有一个特定的前提，那就是我们现在面对的是 AMI 的患者，我们希望控制心室率，但是除非严重的心力衰竭，我们并不希望增加患者的心肌收缩力，因为增加心肌收缩力会增加心肌的氧耗量，由此会引起心肌梗死面积的扩大和心室重构不良。再者，许多临床医生都有自己的临床经验，那就是静脉应用西地兰以后，心房快速性心律失常的心室率控制并不是立即出现，有时甚至剂量较大时也需要 30 min 以上才能较好地控制心室率。为什么呢，我们知道，洋地黄药物控制心室率的作用主要通过两个电生理学作用，其一是洋地黄本身对房室传导系统的直接作用，延长其传导的不应期；其二是洋地黄通过兴奋迷走神经的作用间接延长房室传导和不应期。但是，患者在发生心力衰竭和快速心室率的房性心律失常时，都会伴有交感神经的激活或活性增强，而交感神经活动的加强是加快房室传导和缩短房室传导的不应期的，这在一定程度上使洋地黄的控制心室作用被削弱。如果我们在应用洋地黄的同时使用 β 受体阻滞剂则可以对抗交感神经活性增强的影响，这时候洋地黄的正性肌力作用被 β 受体阻滞剂的负性肌力作用减弱或抵消，避免了因为心肌收缩力的增加而导致心肌耗氧量的升高，同时使洋地黄和 β 受体阻滞剂的控制心室率的作用叠加，发挥更好的临床治疗效果。

除了洋地黄和 β 受体阻滞剂以外，钙离子拮抗剂、普罗帕酮（普罗帕酮）、胺碘酮等均可以用于房性心律失常的治疗。但是，一般情况下，在 MI 患者，这些药物通常不作为首选药物。作为控制快速房性心律失常的用药，临床应用胺碘酮、普罗帕酮和硫氮草酮，既可以作为紧急控制心室率使用，也可以作为维持心率的药物；既可以口服，也可以静脉使用。目前已经完成的大规模临床试验的结果均证实，在房颤的控制心室率治疗中，胺碘酮的作用是值得肯定的。对于有明显心功能异常的患者，仍然可以在严密的监护情况下使用胺碘酮和硫氮草酮。但是，如果患者需要长期口服控制心室率时，由于缺乏大规模临床试验证实其有益的作用,在缺血性心脏患者一般不主张长时间应用普罗帕酮和硫氮䓬酮维持心室率,而更多选择 β 受体阻滞剂和胺碘酮。控制房性快速心律失常时,索他洛尔也是可以选用的,而且也经过临床循证医学的证实。然而,其他的药物一般不主张用于与心肌梗死有关的快速性房性心律失常。

近年来,房颤治疗的另一个进展是心脏起搏,已经完成的临床研究包括 CTOPP、MOST、PASE、STOP-AF、RAMP、PA-3、SYNBI-APACE 和 DAPPF 等,这些临床实验的研究和观察,比较了不同方式的心房和(或)心室起搏对房颤以后窦性心律的维持效果和预防发作心房纤颤的情况。DAPPF 研究、观察了 100 例患者,比较高位心房起搏和靠近冠状静脉窦的低位心房起搏,以及两者联合进行起搏的效果,结果显示双部位起搏可以改善预后,但是要验证起搏预防心房纤颤的效果,还需要长时间的随访。CTOPP 和 MOST 研究提示,采用生理起搏(DDD、DDDR)可以减少房颤发生,SYNBIAPACE 研究(JACC2002)提示双心房起搏预防房颤的效果优于单独右心房起搏,与心肌梗死 rza(2002)的结果相似。但是 PA-3 的研究将患者随机分入生理起搏和单独心室起搏(VVI)组,观察对房颤的预防作用,结果没有提示生理起搏比 VVI 起搏有更大的益处。大多数的研究结果提示,心房心室顺序生理起搏有预防房颤发生的作用,对于有阵发房颤的患者生理起搏可以减少阵发房颤的发作,但是对于有房性快速性心律失常发作和发作危险的患者,如果选择 DDD(R)方式的生理起搏,应该选用带有自动模式转换功能的起搏器,使发作房颤时的起搏方式自动改为 VVI(R)方式,以避免发生快速心室率。

(二)室性快速性心律失常

一般情况下,功能性的或器质性的室性心律失常应该根据其心律失常的严重程度决定给予或不给予治疗,并不一定有心律失常就一定予以抗心律失常药物治疗。例如功能性的室性早搏,患者无明显不适症状,或经一般处理可以正常生活或工作者,不一定给予抗心律失常药物治疗,即使患者有器质性心脏病,也应根据具体情况决定是否药物治疗。有些情况下要认真纠正引起心律失常的原因,这对有效地控制心律失常可能起到至关重要的作用。例如,对心肌缺血引起的室性早搏或室性心动过速,必须在对症处理心律失常的同时,积极纠正其心肌缺血,而在纠正心肌缺血后常可以有效地控制心律失常;又如与心衰密切相关的心律失常,必须积极主动地控制其心衰,如果单纯治疗心律失常,难以获得满意的效果。

首先应该清楚抗心律失常药物的选择和应用原则。室性心律失常的药物治疗是复杂而棘手的临床问题,有许多顽固的心律失常治疗非常困难。对于临床医生来说,首先应该明确的是哪些患者应该予以抗心律失常药治疗,而哪些患者不必要给予治疗,其次是患者最适宜于哪种药物和如何治疗。另一个关键的问题就是如何把握抗心律失常药物的治疗终点,也就是如何根据治疗反应或效果继续或停止用药,并且不容忽视的是药物的不良反应和药物的致心律失常作用。合理的抗心律失常药物治疗的重要前提是对心律失常药物的充分深入的认识。

应用抗心律失常药物时,要克服用药习惯的影响,同时又要根据具体情况选择不良反应小的常用药,比如,对房性早搏的治疗,许多医师都以 β 受体阻滞剂为首选药物,而室性早搏则以 Ib 类抗心律失常药作为首选,但有些时候却不是这样。我们曾经遇到一例心肌梗死后反复发作持续性室速和室颤的患者,住院后终不能控制,Ib、Ic 和 III 类抗心律失常药应用后都不能预防其室性心动过速的发作。在应用二氢奎尼丁和普通奎尼丁以后未再发生室速和室颤,出院后随访达 3 年仍很好。又如,对特发性左室来源的右束支阻滞样图形、电轴左偏的室性心动过速,利多卡因等无明显疗效,但用异搏定却可有效地终止其发作和预防复发。我们遇到的几例右束支阻滞型、电轴左偏(肢导 I、II、III 导均为 rs 型 QRS 波)的特发性室速,都可以用异搏定有效终止和预防复发,而其他抗心律失常药无效。对一些 AMI 并发的扭转型室性心动过速、极短联律间期而正常 QT 间期的室性心动过速对异搏定敏感,利多卡因却常常无效,而另一些扭转型室速却对普萘洛尔敏感。

抗心律失常药的联合应用,在对顽固性的心律失常的治疗上有重要作用。大多数情况下,心律失常可由一种抗心律失常药控制,但如果单用一种抗心律失常药不能有效控制心律失常的发作时,可以考虑几种抗心律失常药的联合应用。一般联合应用时多以不同类的抗心律失常药联合,而同一类药物一般不联合应用,同时还应注意不同类抗心律失常药联合应用以后不良反应的互相增强或叠加。我们习惯上的联合用药以Ⅰb+Ⅲ类、Ⅰb+Ⅱ类、Ⅰa+Ⅱ类、Ⅱ类+Ⅲ类、Ⅰa+Ⅰb为多用。我们曾经以慢心律和奎尼丁联合应用,有效地控制顽固的室性早搏;也曾用慢心律加用乙胺碘呋酮控制顽固室早、室速,都获得较为满意的临床效果。

根据目前的多中心临床研究,Ⅲ类抗心律失常药物胺碘酮和Ⅱ类抗心律失常药物是控制心律失常,特别是预防和长期应用时的安全、有效的选择。电生理学试验指导的临床用药意义有限。据报告,有临床发作危及生命的心律失常病史、电生理学试验不能诱发心律失常的患者应用β受体阻滞剂的预后最佳,能够诱发心律失常而用β受体阻滞剂和电生理指导的抗心律失常药物治疗的两组预后并无差别,提示电生理学试验能否诱发心律失常发作有临床预后意义,但其指导临床抗心律失常药物治疗的意义值得商榷。

如果患者有临床的危险心律失常发作,给予经验性的胺碘酮治疗与动态心电图监测或电生理学试验指导下的药物治疗相比较,经验性的胺碘酮治疗能取得更好的临床效果。这组患者有些应用了植入式电复律除颤器(ICD)治疗,而应用经验性的胺碘酮治疗的患者,ICD的实际放电次数较动态心电图和电生理学检查指导的抗心律失常药物治疗组少,说明胺碘酮治疗是有效的经验性治疗。

心肌梗死患者发生的室性心律失常,应该根据患者的临床情况综合考虑后选择治疗方案。与急性心肌缺血发作有关的室性早搏和室性心动过速,应该积极治疗心肌缺血,去除诱发原因和基本病因。有器质性或缺血性心脏病,但是心功能状态较好而且症状不明显的患者,室性早搏如果少于5次/分,可以不必积极治疗,应密切观察。但有冠心病的患者,虽然心功能良好,室性早搏的次数在5次/分以下,然而患者有早搏引起的明显症状,应该在积极治疗心肌缺血的同时,予以对症治疗和(或)抗心律失常药物治疗,以解除患者的焦虑和紧张。冠心病患者如果室性早搏5次/分以上,或有成对、多源、多形、连发和RonT的室性早搏时,不论患者有无症状都应该予以治疗,以防止发生室性恶性心律失常。

心肌梗死早期发生QT间期正常的极短联律间期(280～320 ms)的室速,可以考虑应用异搏定治疗,发生于过缓心律失常的尖端扭转型室速可以应用异丙肾上腺素提高心率,最好选用临时起搏治疗。对于心肌梗死患者无β受体阻滞剂应用反指征的,不论患者有无心律失常危险,均可以应用β受体阻滞剂治疗。对于发生于心肌梗死的室性心律失常的预防和长期用药,以应用Ⅲ类抗心律失常药物为首选。发生于溶栓治疗过程中的非阵发性室性心动过速,一般不必积极治疗。

对于急性发生的室性早搏和室性心动过速,通常首选利多卡因治疗。利多卡因无效的可以使用普罗帕酮或胺碘酮。但是,一般在室性早搏或室性心动过速得到控制以后,不主张长时间维持,除非患者反复发生心律失常。然而,需要长期维持治疗的患者,主张应用胺碘酮口服维持。对于室性心动过速,利多卡因不能终止而其他药物也不能奏效,患者的血流动力学状态不稳定,如血压下降时,应该立即给予同步直流电复律,发生心室纤颤时应该立即电除颤。发生心源性猝死应及时进行心肺复苏。

目前已经得出临床结论的有关抗心律失常药物治疗的大规模临床试验,给了我们新的启示。有关胺碘酮在心肌梗死和心力衰竭患者中抗心律失常治疗的临床试验已经有多项结果。现在已经完成的有关抗心律失常药物治疗的试验很多,较早的如CAPS、CAST试验,以后有DRAF、ESVEM、C心肌梗死AT、E心肌梗死AT、GESICA、PI-LOT、CASCADE和BASIS试验等。这些试验告诉我们,冠心病心肌梗死患者的室性心律失常长期治疗的药物以β受体阻滞剂和胺碘酮为较合理的选择,Ⅰ类抗心律失常药物的长期应用对冠心病心肌梗死患者不利,对于伴有心功能不全或心力衰竭的患者,胺碘酮的应用是相对安全的。应用胺碘酮可能还是第一个被证明在室颤和室速造成的心脏骤停治疗中有效的药物,这已经得到胺碘酮对难治性持续性快速室性心律失常患者院外复苏试验(ARREST)的支持。

近些年来,很多新的Ⅲ类抗心律失常药物正在进行研究,有的已经应用于临床或正在进行的临床试验,这些药物包括Ibufilide、Azimilide、Dofetilide、Dronedarone和索他洛尔等。但是,直至目前还缺少或没有更多的,有关新的Ⅲ类抗心律失常药物治疗室性心律失常较胺碘酮有更好的临床治疗效果的证据,包括已经临床应用较长时间的索他洛尔。

对于AMI并发恶性室性心律失常和心肌梗死后有心脏性猝死高度危险的患者,在初期治疗获得成功以后,应该对患者的预后,即再发恶性心律失常的危险进行评估,判断患者发生由于室性心律失常导致心脏骤停的危险性。有条件的医疗中心应该对这样的患者进行电生理学的评价,进行完整、系统的心脏电生理学检查。对那些心电监测发现有频发的室性早搏,电生理检查有室性心动过速或室颤的患者,应该根据和参考 ICD 植入指南,考虑应用 ICD。关于 ICD 的临床试验已经给了我们明确的结论,目前已经完成比较重要的有关 ICD 治疗室性恶性心律失常的临床试验有 AVID、CASH、CIDS、MADIT、MUSTT、MADIT II、心肌梗死 OVIRT 等。这些试验从不同的研究视角,研究和比较了 ICD 植入、β 受体阻滞剂和胺碘酮等药物对室性心律失常导致的心脏性死亡的治疗效果,得出了令人信服的结论。这些试验研究的结果表明,ICD 对于恶性室性心律失常造成的心脏骤停具有作用,可以降低死亡率,与 β 受体阻滞剂和胺碘酮相比,能够更有效地降低心脏性猝死。因此,对于具有指征的心肌梗死患者,应该告诉患者 ICD 治疗的必要性,对有指征和条件的患者,应该植入 ICD。但是,值得注意的问题是,安装 ICD 的患者仍然可以应用胺碘酮预防心律失常,同时应该加强对患者的随访和跟踪,及时有效地解决存在的问题,保证 ICD 的正常使用状态。

(三)与心肌梗死有关的过缓性心律失常

过缓性心律失常是 AMI 常见的心律失常,其发生原因直接与心肌梗死对心脏自律和(或)传导系统的影响有关。没有发生 AMI 的患者,也可以因为长期严重的心肌缺血导致过缓性心律失常。有些心律失常就是发生在心绞痛发作时,心绞痛缓解以后心律失常也恢复。因此,从某种意义上讲,能否有效控制心肌缺血和缺血造成的心脏自律和(或)传导系统的改变,是治疗 AMI 造成的过缓性心律失常的重要手段之一。比如前壁心肌梗死造成的完全性房室传导阻滞患者,如果我们不能及时开通闭塞的冠状动脉,房室传导阻滞恢复的可能就会减少,但是如果在很短的时间内能够重建闭塞冠状动脉的血运,那么可以有较多的机会使传导阻滞恢复。我们这里主要是介绍心律失常的药物和非药物治疗,其中起搏治疗的指征,可以参考中国起搏和电生理学会关于 AMI 临时和永久起搏的指南,血运重建将在其他章节介绍。

窦性心律失常,主要包括窦性心动过缓、窦房传导阻滞、窦性停搏等,可以发生在心肌梗死以后,对于心率在 50 次/分以上的窦性心动过缓不必积极处理,对于 50 次/分以下的则要严密观察,有些血流动力学稳定的患者,可以待其自然恢复,观察其进展情况而定,有些患者尽管心率只有 40～50 次/分,但是血流动力学稳定,也可以作为严密观察的对象。对于心率明显减慢的,主要是血流动力学状态不稳定,心率 45次/分以下的,可以考虑临时性心脏起搏支持,但是通常没有必要将起搏频率提高到 60 次/分或以上,一般情况下保持有效的临时起搏频率在 50 次/分即可。

窦房传导阻滞的治疗对策主要根据心率的变化。对于心室率 50 次/分以上、血流动力学稳定的患者,可以严密观察,不必积极处理,对于有窦性停搏的患者特别是停搏时间较长,患者有明显症状和血流动力学状态较差的,应该考虑临时性起搏的支持。

室内传导阻滞是常见的心律失常,可以表现出不同的形式,通常以右束支传导阻滞、左前分支阻滞、右束支加左前分支阻滞、左束支传导阻滞、右束支传导阻滞或左束支阻滞加一度房室传导阻滞等较为多见,由于左后分支的双重血运,单纯的左后分支阻滞较为少见。对于室内传导阻滞来说,一般并不需要立即处理,只是需要积极治疗心肌梗死,如溶栓治疗和介入干预,做直接冠脉成形术和支架。但是,临床医生必须要知道室内传导阻滞发生的临床和预后意义。发生室内传导阻滞大多见于左室梗死,而且发生室内传导阻滞通常意味着发生的心肌梗死的范围较大,有很多的临床研究已经证实,发生于前壁的 AMI 合并右束支传导阻滞和(或)左束支传导阻滞,常常预示患者的预后不良,住院期间和出院后病死率明显高于不伴有束支传导阻滞的 AMI 患者。另外,双束支阻滞的患者,如右束支加左前分支阻滞、右束支阻滞加一度房室传导阻滞、左束支加一度房室传导阻滞等,常常表明患者有较高发生完全性房室传导阻滞的危险。

房室传导阻滞是 AMI 常见的缓慢心律失常,下壁心肌梗死较前壁心肌梗死更容易并发房室传导阻滞,但是前壁发生的传导阻滞较下壁心肌梗死更难恢复,危害性更大。但是,临床上对于房室传导阻滞的治疗原则是相似的。一般情况下,发生于心肌梗死后的一度和二度一型房室传导阻滞不必处理,只是处理 AMI 本身的问题,而对于二度二型房室传导阻滞的情况应该根据具体情况确定。如果二度二型房室传导阻滞的下传比例较高,即多个 P 波只有一个不能下传心室产生 QRS 波,则可以观察,然而,若 2:1 和 3:1

的二度二型房室传导阻滞,应该特别注意,心室率特别慢的可以考虑临时性心脏起搏支持。可能有人会问,二度二型 3：1 的房室传导阻滞的心室率可以不是很慢,为什么要临时起搏支持,这里应该明确的是房室传导阻滞的稳定性问题,然后这个问题就可以解释了。通常,发生在二度一型的房室传导阻滞的阻滞部位多发生在房室结的上半部分或结区,而二度二型房室传导阻滞的阻滞部位多在房室结下和希氏束,因此,二度二型房室传导阻滞的稳定性较二度一型差,在观察期内进展为高度和完全性房室传导阻滞的概率要高,这正是有些情况下可以考虑临时性心脏起搏的理由。毫无疑问,发生于心肌梗死的三度房室传导阻滞是临时心脏起搏的指征。

异丙基肾上腺素、阿托品在 AMI 发生的过缓性心律失常治疗中的作用是什么？在发生窦性心动过缓、窦房传导阻滞、窦性停搏、二度一型房室传导阻滞有血流动力学影响时,可以应用阿托品作为临时性手段,一般单次剂量应该在 0.5 mg 以上。但是由于阿托品的明显不良反应,除口干、作用时间不持久、心率维持不恒定等外,还可以引发新的心律失常,如房颤等。异丙基肾上腺素的静脉点滴维持心率也是可以选择的方法,但是一般的输入速度为 $1\sim2~\mu\mathrm{g/min}$。由于心率维持的不恒定性,还可以引起患者明显的不适,心跳加快时还会有诱发梗死面积增大和诱发心肌缺血的情况。对于二度二型和三度房室传导阻滞,阿托品通常没有效果,而需要应用异丙基肾上腺素。对于需要长时间药物治疗、短时间内不能恢复正常心率的患者,应该尽早应用临时起搏。

应该特别指出的是,不论应用阿托品还是异丙基肾上腺素,心室率的维持水平不要太高,一般维持心室率在 45~50 次/分即可。心室率过快时通常增加氧耗量,同时由于异丙基肾上腺素的心肌兴奋作用,可以导致室性心律失常。

心肌梗死后期持续存在的严重过缓性心律失常应该考虑永久心脏起搏器治疗。由下壁心肌梗死引发的过缓性心律失常大多数可以随着 AMI 的稳定而恢复,因此不主张在心肌梗死后较早期进行永久起搏器安装术,只有临床证据提示患者的过缓性心律失常不能恢复时,才可以选择永久起搏治疗。虽然大多数学者都认为下壁心肌梗死引起的过缓性心律失常通常在一周内恢复,但是我们也曾遇到下壁 AMI 发生房室传导阻滞一个多月才恢复的病例。

另外一部分患者是我们容易忽视的,那就是完全性左束支传导阻滞、双束支阻滞、三束支阻滞的患者。这些患者有着较高的发生严重缓慢性心律失常的潜在危险,对这部分患者应该充分考虑现代起搏进展的临床应用问题,如双心室起搏、生理性起搏等,通过有效的起搏,使心脏电活动和机械活动接近生理,起到治疗心律失常、保护心功能的作用。

电生理检查在 AMI 发生的心律失常评估中有着不可替代的作用,特别是评估患者发生室性恶性心律失常和三度房室传导阻滞的危险。如果急性心肌梗死患者恢复期可以由程序电刺激诱发恶性室性心律失常,应该考虑 ICD 植入,没有条件的患者应该口服胺碘酮或胺碘酮加 β 受体阻滞剂、索他洛尔等药物；对于完全性左束支传导阻滞心内电生理学检查 H-V 间期明显延长(甚至≥100 ms)、双束支和或三束支阻滞,并且 H-V 间期明显延长等情况,应该考虑心脏起搏器治疗。

总之,AMI 合并的心律失常是临床心律失常治疗学的一部分,也是 AMI 本身治疗的一部分。在临床处理 AMI 合并的心律失常时,既要考虑心律失常本身的治疗,也要考虑 AMI 的治疗,包括血运重建,如冠状动脉成形术和支架术、冠状动脉搭桥术等,有效的血运重建有时是治疗心律失常的最有效的手段。各种治疗方式,如抗心律失常药物和非药物选择应该具体问题具体分析,对患者的临床状态进行综合分析,找出患者的主要问题所在,选择最合理有效的治疗方法。

(张亚洲)

第七节　急性心肌梗死并发心脏破裂

急性心肌梗死并发心脏破裂仅次于心律失常和心源性休克，是急性心肌梗死早期最重要的死因之一。心脏破裂常发生于急性 Q 波心肌梗死。随着冠心病监护病房的建立，急性心肌梗死早期溶栓的广泛应用，有效的抗心律失常和抗休克措施的应用，死于其他并发症者减少，而心脏破裂的发生率相对地增加，该并发症在预防和治疗中的地位日益突出。由于冠状动脉急性血栓堵塞，导致心室壁贯通性坏死、心脏破裂，其中主要为左室游离壁的破裂，其次为室间隔穿孔和乳头肌断裂。心脏破裂后果严重，尤其左室游离壁破裂，患者往往发生急性心包填塞，迅即死亡。心脏破裂，尤其左室游离壁的破裂仍为一种致死性并发症；但早期诊断，尤其亚急性心脏破裂、间隔破裂和乳头肌断裂，外科治疗仍有抢救成功的可能性，故积极预防心脏破裂有着重要的意义。

一、心脏破裂的概念

急性心肌梗死并发心脏破裂是心肌梗死主要的死亡原因之一，占急性心肌梗死死因的 $10\% \sim 15\%$。在急性心肌梗死住院患者中，心脏破裂的发生率为 $2\% \sim 6\%$，而在急性心肌梗死各种死因中所占的比例为 $4.7\% \sim 13\%$，平均 8%。我国和日本的报道较高，日本学者报道，心脏破裂在急性心肌梗死尸检中所占的比例为 $4.5\% \sim 9\%$，我国已有的报道为 $18.6\% \sim 30.6\%$，且近年有增多趋势。以北京地区为例，1973 年心脏破裂占急性心肌梗死死因的 1.7%，1977 年—1986 年则为 12.9%。一般认为心脏破裂在法医报道的病例和精神病院患者中为高。

二、心脏破裂的受累部位与临床特征

心脏破裂最常发生于心脏游离壁，游离壁破裂约占心脏破裂的 90%，其发生率占急性心肌梗死死亡者的 10% 以上，其次为室间隔穿孔，约占急性心肌梗死死亡的 $1\% \sim 2\%$，乳头肌断裂极少见，其发生率不足 1%。偶见心室游离壁破裂同时合并间隔穿孔或乳头肌断裂。

心脏破裂常发生于急性心肌梗死后 1 周内，尤以第一天内最为多见。破裂发生在急性心肌梗死后数小时内和 1 周以后则较少见。心脏破裂在梗死后第一周内发生率最高，其次为第二周，第三周后发生者少见。如果发生破裂，可能为再次梗死的结果，或为假性室壁瘤、真性室壁瘤破裂。Oblath 认为，梗死发病后 24 h 内和 $3 \sim 7$ d 是心脏破裂的两个好发时期。London 等报道，47 例心脏破裂中，破裂发生于 24 h 内者 12 例（26%），3 日内者为 24 例（50%），1 周内者 36 例（76%），2 周内者 44 例（89%）；而小岛等报道破裂发生于梗死发病后 24 h 之内者占 63%。心脏破裂通常发生于初次急性透壁心肌梗死，即 Q 波心肌梗死，尤其是前壁心肌梗死。心脏破裂最常见的先兆症状是在急性心肌梗死发病后，出现持续或反复发作的剧烈胸痛，而心电图并无梗死延展的表现。此胸痛药物难以缓解。

三、心脏破裂的影响因素

1. 性别与年龄对心脏破裂的影响

多数学者认为，高龄患者尤其女性患者发生率较高，60 岁以后男女发生率均显著增加。发生率最高者为 70 岁和 80 岁年龄组，50 岁以下少见。少数学者认为男女发生率相等或男性高于女性，实际上这是未考虑到男性急性心肌梗死的发生率绝对数高于女性所致。Zeman 认为高龄女性容易发生破裂的原因如下：①女性冠心病发病年龄较迟，因为心肌纤维化较少，心肌肥厚较轻，并且心肌内缺乏侧支循环的保护。②高血压的发生率女性高于男性。

2.心脏破裂与高血压

梗死期间高血压与心脏破裂的关系:多数学者强调梗死期间高血压是心脏破裂的重要影响因素;少数学者认为梗死后高血压与心脏破裂无关。Edmondson 等研究了心脏重量、高血压与心脏破裂的关系,指出心脏重量正常,梗死后高血压持续者最容易发生心脏破裂,而梗死后血压正常或低血压者最不易发生心脏破裂。Maher 探讨了梗死高血压、心力衰竭与心脏破裂的关系,发现有高血压无心力衰竭者 25 例中,10 例(40%)发生破裂;而有心力衰竭、血压正常者 50 例中,仅 2 例发生破裂(4%)。Griffith 等认为小面积的轻度坏死、破裂主要在高血压存在下发生;而大面积的梗死在正常血压下也会发生破裂。在心肌梗死急性期,血压持续上升至 20/12 kPa(150/90 mmHg)以上易于破裂。反之,长期有高血压史的患者,常因左室壁心肌肥厚,而且多支冠状动脉粥样硬化严重狭窄,因而有一定侧支循环。急性心肌梗死多限于心内膜下心肌,心外膜下仍有存活的心肌,故不易引起心脏破裂,并能防止梗死区向外膨胀破裂。

3.初次急性 Q 波心肌梗死易发生心脏破裂

患者既往无明确的心绞痛史和心力衰竭史,因冠状动脉突然血栓形成或严重冠状动脉痉挛,又无足够的侧支循环,常导致 Q 波心肌梗死,即透壁性心肌梗死。这种初次心肌梗死患者,平素无心肌缺血、无陈旧瘢痕组织作为支架,而非梗死区心肌收缩功能又较好,当周围心肌收缩时,对坏死区心肌起着剪切作用,故易造成破裂。下述资料支持这一观点:①病理资料显示,心脏破裂者的心脏较小,无明显心肌肥厚。②发生破裂者较非破裂者冠状动脉粥样硬化程度轻,累及的血管支数较少。③既往有较重的心绞痛史者,在心脏破裂者仅为 39%,而非破裂者达 83%,有陈旧性心肌梗死或心力衰竭史者在心脏破裂者中各占 7%,而在非破裂者中各占 60%,显而易见,心脏破裂者在急性心肌梗死发病前往往心脏功能较好,缺乏侧支循环,一旦发生冠状动脉急性完全性堵塞,容易导致贯通室壁全层的心肌坏死,因而易于破裂。④从尸检病理切片中发现,心脏破裂者心肌多数未见明显的心肌间质纤维化,而非破裂者的心肌多数可见明显的、范围广泛的间质纤维化。可见破裂组缺乏"抵御"心肌破裂的纤维组织成分。

4.侧支循环对心脏破裂的保护作用

侧支循环的存在对心脏破裂起保护作用,即使冠状动脉发生急性堵塞导致急性心肌梗死,可能仅限于心内膜下心肌,或仅出现异常 Q 波,或 R 波仅变小而不消失。由于保护了心外膜下心肌,使心脏形态不致向外扩张,可防止心脏破裂。心脏内形成侧支循环见于下述情况:陈旧性心肌梗死、慢性缺血、心肌纤维化、心绞痛及心力衰竭史等。

有些左室游离壁破裂,未发生急性心包填塞,因其破口被血栓和壁层心包所封堵,防止了心包填塞。随着时间的推移,可演变为与心室相通的假性室壁瘤,其瘤壁由机化的血栓和心包膜所组成,可通过小孔与心脏相通,为心脏破裂的特殊类型,这种类型极不牢固,随时可以发生破裂,甚至在梗死晚期亦可发生。一般认为急性心肌梗死后,持续紧张、过早活动或劳力、延迟就医或药物引起血压骤升,以及过晚(>12 h)或过量的溶栓治疗均可能促发心脏破裂。早期应用 β 受体阻滞剂、血管紧张素转换酶抑制剂治疗,有可能预防或减少心脏破裂的发生。

四、心室游离壁破裂

(一)发病机制

心室游离壁破裂是心脏破裂最常见的类型,最常发生于左心室,尤其是前壁或侧壁近心尖处。因为这些部位是左前降支终末分布区,供血较差,再加上心尖部的肌肉较薄弱,处于供血终末端,若有大面积坏死,侧支循环差,则易产生破裂。一般左室游离壁的破裂极为常见,而右心室壁破裂少见。心房很少发生破裂,这可能因为心脏收缩时左心室所承受的压力远远大于右室和心房所致。破裂部位多在心肌梗死与正常心肌交界处,与存活心肌收缩时产生的剪切应力有关。心脏破裂很少发生于再梗死的患者,若发生破裂往往不在原陈旧性梗死部位,而发生于新的梗死部位,同一部位再次发生急性心肌梗死,不易发生心脏破裂。有的患者发生急性室壁瘤,其破口多在室壁瘤边缘处。尸检发现,心脏破裂并非心肌突然全层破裂,而是先在心内膜出现破口,血液从破口流至心肌内,形成心肌夹层血肿,逐渐穿透至心外膜,在心肌内有逐渐延伸解离的过程,解离处心肌内有血小板附着,即可说明这种逐步发生的解离过程,最终全层破裂发生心包填塞。部分患者临床表现为亚急性过程,急性心肌梗死后伴有持续的或反复发作的剧烈胸痛,心肌出现夹层血肿,血压下降,病情恶化。血压持续维持在较低水平上,持续数小时至十余小时,心包腔内渗血逐渐积聚,然后出现心包填塞现象。这类患者心脏离壁的破裂是渐进的解离过程。对这类患者如能做出早期诊断,及时进行急诊手术治疗,可望取得成功。有的心肌已穿破,由于心外膜至心包膜壁壁层间有附壁血栓,封闭了破口,因而未出现心包积血,或者形成假性室壁瘤,临床上常表现为心功能不全。

（二）临床表现

左室游离壁的破裂大多数呈现典型临床表现,少数不典型游离壁的破裂可逐渐导致急性心包填塞。破裂前部分患者可有剧烈胸痛、恶心、呕吐,心电图表现一过性 ST 段抬高及 T 波高耸,可听到心包摩擦音,甚至听到通过破裂口的往返性双期杂音。若患者在急性心肌梗死后,有持续心前区痛,常为剧烈的撕裂样痛,任何止痛剂及扩冠药物均不易缓解,且病情突然恶化,出现恶心、呕吐、欲大便、面色苍白、神志丧失、呼吸骤停并伴无心音、无脉搏,但却有窦性心律或窦性心动过缓、结区心律或室性自搏心律,即可疑及心室游离壁的破裂伴心包填塞。查体见无心音、无脉搏、无呼吸,心浊音界正常或增大,颈静脉怒张,偶尔可闻及通过破裂孔的心脏杂音,若病情突变,当时仍有窦性心律或窦缓、结区心律等,则称为"电-机械分离"。此时患者无心音、无脉搏,测不到血压,但心电图呈现 QRS 波群,表明心脏中无机械性收缩运动,但仍有节律性电活动,胸外按摩不会产生周围性搏动。这些患者多于数分钟内死亡,来不及救治。右室游离壁破裂少见,表现为梗死后病情逐渐恶化,伴有重度右心衰竭或轻度左心衰竭伴严重全心衰竭,常无典型的心包填塞征象。偶尔少数患者无急性心肌梗死的临床表现,呈无症状性心肌梗死,并突然心脏破裂,表现为"猝死"。少数患者心脏破裂时,心电图表现窦性心动过速、快速房颤、室性心动过速和心房颤动,因而临床医师常未能考虑心室游离壁破裂的可能性。采用床旁二维超声心动图进行监测,可发现心脏前后被液性暗区迅速增宽,从而可以确定心脏破裂。床旁心包穿刺,抽出不凝固的血性心包积液,也可证实诊断。X 线检查显示心影正常或扩大。至于亚急性左室游离壁破裂,因少量血液逐渐渗入心包腔,造成缓慢心包填塞的症状和体征,病情相对缓和。这是由于破裂口较小、较迂曲、破裂前口周围心包壁层和脏层粘连,室壁破裂后,血液渗入粘连腔内并被限制于该腔而不至突然发生心包填塞。国外文献报道,这一类型的游离壁破裂,急诊手术治疗常能取得成功。

（三）诊断与鉴别诊断

急性心肌梗死,尤其高龄女性（＞60 岁）心肌梗死者,无心绞痛、心肌梗死、心力衰竭的既往史,梗死后有持续高血压未合并心力衰竭、心脏不大;并且有反复发作的剧烈胸痛,出现心包摩擦音者;尤其在梗死后1 周之内,要考虑存在心脏破裂的可能性。急性心肌梗死后,病情突变,神志丧失,但仍存在窦性心律或心动过缓或交界区心律,继而出现室性自搏心律,即出现"电-机械分离"现象,这是心脏破裂造成心包填塞时的重要体征。超声心动图显示有急性心包积液,立即行心包穿刺,抽出不凝血,可明确诊断。若出现房颤、窦速、房扑、房颤、室速或室颤,则需用超声心动图显示有心包积液征,并抽出不凝血才可考虑心脏破裂。

（四）治疗

当临床上怀疑有心包填塞时,应采取下述措施:

(1)应立即行心包穿刺术,抽出心包积血,以缓解心包填塞。

(2)同时补充血容量,静脉滴注低分子右旋糖酐、羟乙基淀粉代血浆或输血,以争取时间。

(3)碳酸氢钠纠正代谢性酸中毒。

(4)给予多巴胺、多巴酚丁胺,以改善心肌收缩力和增加冠状动脉灌流。

(5)心动过缓时给予大剂量阿托品。

(6)立即开胸行心包引流或手术修补裂口。

外科急诊手术是挽救生命的唯一治疗措施,但常因病情发生迅猛而立即死亡。即使早期能做出诊断,也因体外循环不能立即开始,经缝合或修补的心肌裂口因心脏复跳又会再次裂开,对于亚急性的左室游离壁破裂,应迅速诊断,争取时间做外科破裂口修补术。

可同时行冠状动脉旁路＋环死心肌切除术＋破裂口修补术。采用 Teflon 补片三明治缝合修补破裂孔。

五、室间隔穿孔

(一)病理与病理生理

室间隔穿孔与心室游离壁破裂相比相对少见,约占心脏破裂总数的 $1/3\sim1/10$,最常发生于急性心肌梗死后的第一周内。好发部位是在室间隔的前下方近心尖处。因此,前壁心肌梗死易发生室间隔穿孔;但亦有学者认为室间隔与后下壁接界处破裂多见,因此,多见于下壁心肌梗死。但室间隔的基底部破裂少见。破裂孔缺损直径自数毫米至数厘米不等,穿孔可呈筛孔状或不规则形潜行撕裂通道。位于基底部的破裂通常形态复杂。大多数室间隔穿孔的患者为多支血管病变。室间隔穿孔将于心室水平出现左向右分流,分流量的大小取决于穿孔面积以及体循环和肺循环血管的阻力比值。穿孔面积大则分流量大,体循环/肺循环阻力比值大,则分流量大。心室水平的左向右分流使心室容量负荷加大,右房压、右室压、肺动脉和肺毛细血管楔压均增高,同时前向排血减少,SV 及 CI 下降。反射性交感神经兴奋使体循环血管阻力增加,更进一步增加左向右的分流,使血流动力学恶化。因此,治疗时应设法降低体循环血管阻力,同时不降低肺循环血管阻力,或降低体循环血管阻力作用大于降低肺循环阻力,才可达到最佳治疗效果。心肌梗死后的室间隔穿孔常伴有室壁瘤,据文献报道,室间隔穿孔并发室壁瘤的发生率为 $35\%\sim68\%$。推测与心肌梗死的面积大小有关。另有一组报道心肌梗死后无室间隔穿孔者,室壁瘤的发生率小于 12.4%。

(二)临床表现

临床上室间隔穿孔往往发生于急性心肌梗死发病后 1 周之内,半数以上的患者有严重胸痛。血流动力学变化各异。约 50% 的患者迅速出现严重心力衰竭和休克,表现为呼吸困难、大汗、皮肤苍白或紫绀、四肢厥冷、血压下降、尿少、神志淡漠、心慌、气短、不能平卧,伴有颈静脉怒张、肝大等严重的右心及左心衰竭的体征。有 $47\%\sim54\%$ 的患者出现心源性休克。这主要是由于室间隔穿孔时发生心室水平的左向右分流,对已有大面积心肌梗死的心脏突然增加的负荷,加剧了血液动力学恶化。若穿孔较小,梗死面积不大,病情就相对平稳,不会出现心力衰竭或仅有轻度心力衰竭。部分患者分流量小,血液动力学变化较缓慢。查体最具特征的是在胸骨左缘下部出现全收缩期杂音,伴有收缩期震颤,还常有全心衰体征。偶有室间隔穿孔杂音最响部位在心尖处,易误诊为乳头肌断裂,但后者很少伴有震颤。

右心室的血氧含量较右心房增高 1% 以上,表明心室水平有左向右的分流。

X 线胸片示肺淤血,左心室和右心室增大。

超声心动图可显示间隔穿孔的部位和大小。但多发性小的室间隔穿孔或穿孔通道呈曲折匍匐状穿过室间隔时,超声心动图则难以发现。冠状动脉造影可发现冠状动脉病变部位及梗死相关冠状动脉,左室造影是诊断室间隔穿孔最可靠的手段。两者相结合可以确切地了解冠状动脉病变和间隔穿孔的部位、大小、有否室壁瘤并存,以及评价残留心肌的收缩功能。借此在计划修补室间隔缺损手术的同时,准备好进行主动脉——冠状动脉旁路移植术或室壁瘤切除术,以提高手术近期和远期的预后。患者发生室间隔穿孔后,首先采用主动脉内气囊泵稳定病情,可根据病情稳定情况,急诊或择期进行手术治疗;而选择性冠状动脉和左室造影,亦可推迟到术前进行;若在急性早期并发低血压、休克或肺淤血等情况,病情危笃,应争取在主动脉内气囊反搏术及辅助循环的支持下,进行冠状动脉和左心室造影,然后进行急诊手术;若病情十分危重,不容迟疑,则不做心血管造影,紧急施行室间隔缺损修补手术。

(三)诊断与鉴别诊断

在急性心肌梗死后,胸骨左缘突然出现 $\mathrm{IV}\sim\mathrm{VI}$ 级全收缩期杂音,向胸骨右缘传导,多数能触及震颤,伴有休克及(或)心力衰竭,诊断即能成立。超声心动图显示室间隔连续性中断。冠状动脉和左心室造影可明确冠状动脉病变及梗死相关动脉的情况、穿孔的部位、轮廓以及左心室的形状、轮廓、室壁运动等。应注意和先前存在的室间隔缺损并发心肌梗死鉴别。

（四）治疗与预后

心肌梗死后并发室间隔穿孔的预后较差,室间隔穿孔后24 h内24％的患者死亡,1周内有46％的患者死亡,2个月内病死率在67％～82％之间,1年内的存活率仅为5％～7％,仅有少数患者不做手术可以存活多年,估计是梗死面积不大,并且穿孔较小,对血液动力学影响较少。少数情况下不经手术治疗而室间隔穿孔自然闭合。若穿孔发生后,病情相对平稳,无明确心力衰竭,或仅有轻度心力衰竭,经利尿及扩血管剂等药物治疗,血压平衡,病情好转,手术治疗可推迟至发病后2个月进行。此时穿孔周围瘢痕组织,可使修补更为牢固。择期手术是在患者一般情况明显好转、心功能和血液动力学有了明显改善的条件下进行,手术的成功率高,危险性低。在修补术的同时,根据冠状动脉病变情况及有否室壁瘤,可决定是否同时施行冠状动脉旁路移植术(CABG)及室壁瘤切除术。

若穿孔后分流量大,患者发生心源性休克或低心排血量综合征或严重心力衰竭,首先应用主动脉内球囊反搏或左室辅助泵辅助循环,并配合应用正性肌力药物如多巴胺、多巴酚丁胺、血管扩张剂硝普钠等,根据血压调节药物的剂量,并配合应用利尿剂,要特别注意降低体循环血管阻力的作用要大于降低肺循环血管阻力,否则分流量增加。争取术前行冠状动脉和左室造影,以明确冠状动脉病变及左室的病变,尽早进行修补术及冠状动脉旁路移植术。若病情十分危重,不能行心血管造影,则必须行急诊手术修补室间隔穿孔,以期改善预后。穿孔并发心源性休克是外科急诊手术的一个指征。延迟手术,往往因休克导致多脏器的低流量灌注,发生多脏器功能衰竭,最终导致死亡。术前发生心源性休克和右心功能不全,依然是影响手术疗效的最重要的因素。曾有报道,心源性休克Forrester血液动力学分级Ⅳ级者,其病死率高达100％。

总之,经内科保守治疗包括主动脉内球囊泵反搏,无明显疗效的危重患者,为紧急手术治疗指征;而较轻的病例,通过内科药物治疗4～6周后择期手术。目前对伴有心源性休克或严重心力衰竭的患者,经内科保守治疗,症状稍有改善或趋向再度恶化的患者,如何选择手术时间,尚有不同意见。一种观点认为应及早手术,认为早期手术可挽救患者。早期手术效果不佳,不是由于手术时间选择不当,而是病情太重所致。对于病情严重的患者,早期手术确是唯一的挽救措施。特别危重的病例,血液动力学和全身状况迟早会恶化,并不完全是手术所致。主动脉内球囊反搏的最佳效果,只出现在反搏术后24～48 h内,如不能解决心室间隔穿孔,病情仍将恶化。另一观点则认为,对这类患者持续进行有效的内科治疗,这样,尽可能在血液动力学和全身状况获得改善后施行手术治疗。但这样,虽可降低手术的死亡率,但将使患者病死率增加。一般病情的患者可能在等待手术期间发生进行性恶化、死亡。因此,具体的处理方法应根据患者情况而决定。

六、乳头肌断裂

（一）乳头肌断裂的病理与病理生理

左心室乳头肌分为前侧和后内侧两组乳头肌,左心室前侧乳头肌由左冠状动脉前降支的分支及旋支的钝缘支供血,后内侧乳头肌由冠状动脉旋支或右冠发出的后降支或心室后支双重供血。乳头肌断裂在心脏破裂中相对少见,主要因为乳头肌的血液供应差,常有慢性缺血或小梗死灶,存在较多的纤维瘢痕,故不易发生完全断裂。乳头肌断裂则由乳头肌梗死坏死后断裂所致。左室前侧乳头肌断裂较后内乳头肌断裂少见,为1:4～1:12,可能与前侧乳头肌血液供应相对丰富有关。前侧乳头肌血液通常来自左冠前降支的左室前支或(和)左回旋支的边缘支,有双重的血液供应,同时动脉之间有较多侧支循环吻合;而后内侧乳头肌的血液来源,可来自右冠状动脉的后降支或(和)左旋支,常常是单支血管供应,故左室后内侧乳头肌较前侧乳头肌易受缺血的影响。后内侧乳头肌断裂常见于穿壁性急性下壁心肌梗死,而前侧乳头肌断裂常是急性前侧壁心肌梗死的后果。右心室乳头肌断裂极罕见。乳头肌断裂可以分成完全断裂和部分断裂两种。完全断裂则发生急性二尖瓣大量反流,造成急性循环衰竭、严重的急性肺水肿,约1/3的患者立即死亡,半数患者死于24 h内;而部分断裂,可导致严重二尖瓣反流,可存活数天;伴有明显的急性循环衰竭、心力衰竭或急性心源性休克。

（二）临床特征

急性心肌梗死后患者存在持续性、剧烈的心前区疼痛，突然胸闷，气短加重，端坐呼吸，咯粉红色泡沫痰，颈静脉怒张，休克或突然循环衰竭。满肺有干湿啰音等严重急性循环衰竭或左心衰竭的表现。病情发展迅猛为特征。此时心尖部可闻及一个响亮的全收缩期杂音，Ⅱ～Ⅵ级，不常伴有震颤或全无杂音。前侧乳头肌断裂时，杂音向左腋下传导；后内侧乳头肌断裂时，杂音向心底部传导，有时需与室间隔穿孔的杂音相鉴别。前者杂音多在心尖部，向心底部或左腋下传导；而后者杂音多位于胸骨中下部，伴右收缩期震颤。但本病更多是与乳头肌功能不全相鉴别。有的患者全无杂音，可能因乳头肌完全断裂后，二尖瓣几乎丧失其活动，在心脏收缩与舒张时，左房室腔成为一个共同的大室腔，不能形成血液涡流，或由于突发的循环衰竭使心肌收缩力减弱所致。

床边 Swna-Ganz 导管检查，肺毛细血管压（肺毛细血管楔嵌压）曲线上显示明显的巨大收缩波，即巨大的 V 波，而无心室水平的分流，可与室间隔穿孔鉴别。

X 线胸片，显示严重肺淤血及肺水肿，短期内可见左心明显扩张。

二维超声心动图显示二尖瓣前后叶失去正常对合关系，左室容量负荷急剧增加，断裂乳头肌呈连枷样回声，随心脏舒缩移动于左房左室间，多普勒超声可见二尖瓣反流。

冠状动脉和左心室造影，需在主动脉内球囊反搏术协助下进行检查。左室造影可见严重的二尖瓣反流。

（三）诊断与鉴别诊断

急性心肌梗死后患者心尖部出现新的收缩期杂音和（或）全无杂音，临床上突然呈现急性严重左心衰竭或循环衰竭。血液动力学监测肺毛细血管压力曲线出现巨大的 V 波，而无左向右分流征象。X 线胸片显示严重水肿征象。二维多普勒超声或左室造影可见二尖瓣严重反流，必须排除亚急性心脏破裂后则可诊断。

（四）治疗

外科手术治疗是唯一的救命措施。乳头肌断裂后，大多数立刻出现严重左心衰竭或肺水肿，必须立即施行二尖瓣置换术，否则患者不能存活。若延缓手术，严重肺水肿得不到控制，也会立即死亡。发病后，可首先针对泵衰竭予以药物治疗，快速给予大剂量利尿剂，如呋噻米 40～80 mg、丁尿胺 1～2 mg 静脉推注，以减轻肺淤血；正性肌力药物多巴胺、多巴酚丁胺以维持血压；并与扩血管药物硝普钠合用，以减低心脏前后负荷；强心剂西地兰（毛花洋地黄甙 C）增加心肌收缩性，单独或联合应用，以稳定或改善病情。在用药同时，立即给予辅助循环，可用左心辅助，亦可立即采用主动脉内气囊泵反搏，以降低心脏前后负荷，减轻肺淤血，增加心排血量，增加冠状动脉灌注压，以增加心肌的供氧，从而赢得时间做好手术治疗准备。若患者病情允许，经主动脉内气囊泵稳定后，术前争取做心血管造影，为置换瓣膜及冠状动脉旁路移植术做准备。冠心病心肌梗死二尖瓣受损伴泵衰竭的患者，通常经外科手术后有 54% 存活，其中约一半患者需要冠状动脉的血流重建术，但手术的死亡率仍然较高。对冠心病二尖瓣反流患者施行二尖瓣置换及冠状动脉旁路移植术，死亡率为 14%～55%。手术死亡率直接与术前左室功能受损的程度、急性心肌梗死的范围、脑、肾、肺等重要脏器功能状态有关。

七、心肌梗死并发心脏破裂的预防

心脏破裂预后极差，必须重在预防。近年来积极开展心肌梗死后血运重建的治疗以改善心肌供氧，并降低心肌耗氧量等诸多治疗措施，尤其是开展了急诊 CABG 手术及室间隔穿孔修补、瓣膜置换手术等治疗，不少患者因而获得了满意效果，但手术的死亡率仍较高，心脏破裂至今仍然是急性心肌梗死的重要死因。为了进一步降低急性心肌梗死的病死率，改善预后，心脏破裂应重在预防。其预防措施可分为以下两个方面。

（一）心肌血运重建治疗

心肌血运重建治疗是当今治疗心肌梗死的最重要治疗措施，也是预防急性心肌梗死并发心脏破裂的最重要措施。心脏破裂多见于广泛透壁性急性心肌梗死,及早使堵塞的梗死相关冠状动脉再通,使缺血的心肌获得再灌注,可挽救濒临坏死的心肌,有效地限制或缩小梗死面积,对预防急性心肌梗死并发心脏破裂和泵衰竭有肯定价值。心肌再灌注治疗包括急性心肌梗死的溶栓治疗、急诊冠状动脉内成形术加支架治疗、急诊冠状动脉旁路移植术等。

(二)内科治疗及预防措施

急性心肌梗死发生后,应有效地控制诱发心脏破裂的有关因素,改善心肌供氧并减少心肌需氧。

急性期梗死患者在发病早期,应卧床休息,避免劳累或紧张,并尽早应用静脉溶栓治疗,有条件时可尽早直接进行 PTCA 治疗,β 受体阻滞剂对预防心脏破裂有肯定意义。它可最大限度地降低心肌耗氧量,以延缓急性心肌梗死的发展,并且应尽早给予硝酸甘油静脉持续滴注或口服硝酸酯类药物,以改善心肌供血。若血压偏低(收缩压 13.3~12 kPa 或 100~90 mmHg),则不宜用硝酸甘油静脉滴注。若心率过快(超过 120 次/分),可用镇静药、β 受体阻滞剂适当减慢心率,β 受体阻滞剂在患者有轻度心衰时仍可应用,但应选用具有脂溶性的 β 受体阻滞剂,如美托洛尔、噻吗洛尔、比索洛尔等。β 受体阻滞剂在低血压 12~13.3 kPa(90~100 mmHg)或严重心力衰竭、房室传导阻滞时不宜用。总之,β 受体阻滞剂或硝酸甘油均可降低室壁张力,减少心脏破裂的危险。保持大便通畅,避免大便干燥,慎重使用升压药物对预防心脏破裂有益。急性心肌梗死伴低血压或休克时,应用加压胺类药物,要严格控制其浓度和滴速,使血压平稳上升至合适水平,切忌血压较大波动。如突然明显升高,可致心脏破裂。早期有文献报道,抗凝治疗增加心脏破裂的发生率,在没有条件施行溶栓治疗或急诊冠状动脉腔内成形术的情况下,若无抗凝治疗禁忌证,应在急性心肌梗死早期予以肝素治疗,以防止冠状动脉内血栓形成的继续延伸、梗死面积的扩大;如出现心包摩擦音,应停用抗凝药。

(王文德)

第八节 冠心病猝死

一、概述

(一)猝死的定义

1959 年世界高血压和冠心病专家委员会定为"从临床症状发作数分钟内发生的死亡为即刻死亡"。1969 年和 1970 年国际心脏病学会的动脉粥样硬化和缺血性心脏病科学会议,美国心脏学会的动脉粥样硬化和流行病学会议,以及世界卫生组织提出猝死的定义:"突然未能预期(自然发生)的死亡,定义为即刻死亡,或从急性症状及体征发生后估计在 24 小时内的死亡。"1976 年世界卫生组织负责病理研究的专家定义为"看着健康的人,或是一个病情平稳或正在好转的患者在 6 小时内意想不到地发生非暴力性死亡"。1979 年世界卫生组织在冠心病诊断的命名与标率中把"突然发生的并设想系由于心脏电不稳定所致的,而缺少做出别的诊断依据的死亡,定义为原发性心脏骤停,若未进行复苏或复苏失败,则原发性心脏骤停归类于猝死"。1982 年 Goldstein 建议,在病状起始后 1 小时内死亡称为猝死。

由此可知,近 30 年来造成猝死定义的混乱,主要是判定由起病到死亡的时间的标准不一。此外,对那些症状视为发病开始时间的看法亦不尽一致,因此,硬性的规定是不妥的。我国 1979 年郑州会议采用世界卫生组织的规定为 6 小时内,而近年来多数心脏病专家主张以 1 小时作为猝死的时间标准。

(二)流行病学资料

在工业发达国家,猝死在 20~60 岁男子的死因中名列首位,其中冠心病猝死占半数以上。据估计美国每天约 1 200 人猝死。

据报道,猝死发生率男性为多,1/(1000·年),而女性仅为 0.2/(1000·年);55～64 岁男性增至 2.7/(1000·年),女性增至 0.4/(1000·年)。据美国一组前瞻性研究资料证明,女性 45 岁以下罕见发病,我国猝死平均年龄在男性 55～60 岁,女性 65～73 岁。北京个别资料报道,男与女猝死之比为 4∶1,从年龄组分析女性较男性晚 10 年左右,与冠心病的发病率一致。北京地区年猝死率为 1.5%。

(三)心性猝死的病因

1.冠心病

冠心病是心性猝死中最常见的病因。据报道,在起病 1 小时内死亡者 90% 是由于冠心病,约半数死于急性心肌梗死,死因大都为心室颤动所致。

冠心病猝死发生率与其冠脉病变的范围和程度密切相关,血管受累越重,范围广,或冠脉主干受累,猝死的发生率越高。冠脉的急性病变,如斑块破裂,血小板聚集,急性血栓形成是发生猝死的重要病理基础。有多支冠状动脉严重受累,小冠状动脉有弥漫性的增生性病变,冠状动脉内有新鲜血栓形成,急性心肌梗死的最早 1 小时内,或有精神诱发因素,如过度紧张、悲伤、恐惧等情况时均有较高的猝死发病率。男性多于女性,30～39 岁、40～49 岁年龄组发病率也较高。

研究证明,多数缺血性死亡患者均有广泛的冠脉狭窄,而 85% 狭窄是一个有意义的临界水平。但是,冠脉正常或有轻度硬化者,亦有发生猝死。经研究证实,冠脉痉挛在冠心病的临床表现和猝死中起重要作用,冠脉的正常舒缩反应依赖于血管内皮细胞的完整性,在内皮细胞损伤后,内皮细胞舒张因子和前列环素合成减少,而内皮素释放增多,易引起冠脉持久性痉挛,中断心肌血供,心肌缺血后心肌乳酸堆积,钾(K^+)外流,膜电位降低,与正常心肌间产生电位差,易致折返引起心室颤动,此外,应激引起儿茶酚胺大量释放,心肌细胞内钙(Ca^{2+})增加,亦易诱发心室颤动。

2.累及冠脉的其他疾病

如马方综合征,梅毒性主动脉炎,主动脉夹层动脉瘤,冠状动脉炎等。

3.心肌炎

病变除有心肌细胞水肿、坏死外,侵犯传导系统可引起严重心律失常,侵犯冠状动脉引起管腔狭窄和缺血,重症心肌炎时可有心肌弥漫性病变,导致心源性休克和猝死。

4.原发性心肌病

原发性心肌病有心肌肥大、心肌纤维增生、瘢痕形成,病变以侵犯心室为主,也可累及心脏传导系统,室性心律失常发生率高,且本病易发生心衰,洋地黄应用较多。由于心肌变性、瘢痕等改变,对洋地黄耐受性减低,易发生洋地黄中毒性心律失常,至多源性室性期前收缩、室性心动过速、心室颤动致猝死。肥厚型心肌病常发生猝死,约半数发生在 20 岁以前,但亦可发生于任何年龄,室间隔肥厚≥25 mm 者猝死的危险性增加。既往人们强调的引起左室流出道狭窄,对判断猝死的危险性并无显著意义,手术解除流出道狭窄后,猝死率并未见显著降低。较肯定者是有阳性家庭史的患者及泵衰竭伴有心律失常者猝死率高。确切的机制仍有争论。

5.风湿性心脏病

风湿性心脏病伴主动脉瓣狭窄患者约 25% 可致猝死,可能与冠状动脉供血不足致心室颤动,心脏传导阻滞、心脑缺血综合征有关。另外,严重心衰或合并亚急性感染性心内膜炎时易猝死。

6.Q-T 间期延长综合征

先天性 Q-T 间期延长综合征为常染色体显性遗传性疾病,有家庭史,伴先天性耳聋,Q-T 间期延长,有报道一家庭三代人 14 名成员中 6 例 Q-T 间期延长,其中 3 例猝死。晕厥的发作多由于扭转性室性心动过速引起,平均发生在交感神经活动突然增强的情况,运动是猝死的重要诱因,包括先天性耳聋、Q-T 间期延长、晕厥发作,易发生猝死。继发性者常见原因为低血钾、奎尼丁、胺碘酮药物影响、Q-T 间期延长,致易损期延长,室性期前收缩落在易损期易折返形成扭转性室性心动过速。

7.二尖瓣脱垂综合征

二尖瓣脱垂综合征多指病因不明的原发性二尖瓣脱垂,可能为常染色体显性遗传性疾病。是由于二尖瓣本身或（和）腱索、乳头肌病变造成二尖瓣的一叶或两叶脱垂，形成二尖瓣关闭不全，并产生相应的收缩期杂音——喀喇音所构成的临床综合征。因心肌应激性增加，常引起快速心律失常，如短阵心房颤动或室性心动过速，约 1‰ 发生猝死，猝死前常有以下预兆，出现室性期前收缩、T 波异常、收缩晚期或全收缩期杂音、晕厥发作，多数情况死于室性心动过速或心室颤动。

8.先天性心脏病——冠状动脉畸形

如左冠状动脉起源于右侧冠状窦或与右冠状动脉相连。法洛四联症状术前严重肺动脉瓣狭窄时可猝死。

9.预激综合征合并心房颤动

心房颤动发生时，旁道不应期的时限与心室率密切相关。房室旁道不应期越短，发生心房颤动时经旁道快速下传至心室就越有可能转变为恶性心律失常——心室颤动而猝死。Klein 报道 25 例心房颤动时发生心室颤动者，其旁道不应期＜250 毫秒。

10.病态窦房结综合征

多因冠状动脉疾病、心肌炎、心肌病、引起窦房结动脉缺血、退行性变、致窦房结缺血、坏死、纤维化。严重缓慢心律失常可导致心室颤动。

二、发病机制

（一）自主神经系统与心性猝死

自主神经系统不仅控制心肌的收缩和冠脉血流，而且也控制心脏电生理功能的每个部分，如传导速度、不应期、复极等，动物试验早已证明刺激交感神经可使心室颤动阈下降，刺激为迷走神经或切除星状神经节则可使心室颤动阈提高，当交感神经与迷走神经同时被刺激时，对心电生理的影响并非代数相加，而是一种相互影响的复杂关系。近 20 年的研究业已证实。心性猝死的主要病理机制是心电不稳定性导致恶性心律失常，发现在发生心室颤动之前心率显著增加，提示交感神经活性增强，及短暂心肌缺血，致心室颤动作用，多通过交感神经而促成。

交感神经与迷走神经的分布亦有一定的意义。1985 年发现交感神经纤维穿行于心外膜下分布于心内膜下，而迷走神经纤维穿引于心内膜下，分布于心外膜下，当穿壁性心肌梗死时，同时阻断交感及迷走神经，非穿壁性心肌梗死时，可能主要阻断迷走神经，众所周知，不同部位的心肌缺血，可引起不同的自主神经反射，如前壁心肌缺血常引起交感神经兴奋，而下壁心肌缺血时，则往往引起迷走神经兴奋，因为下壁具有较多的迷走神经感受器。

自主神经系统对心脏的影响是复杂的，自主神经系统的失衡亦为猝死的诱发因素之一，至今仍有许多问题有待进一步阐明，但临床医生在医疗工作中应将此因素考虑在内，尤其应警惕不要因自己的用药使自主神经系统失衡或加重失衡。

（二）心肌梗死与猝死

在冠心病猝死病例中大多数冠状动脉可有较严重的病变，急性尤其是陈旧性心肌梗死的检出率都较高，此类心肌的代偿功能已处于衰竭边缘，此时如出现某种诱因如过度疲劳、精神紧张、大量儿茶酚胺释放使心肌耗氧量增加，就会突然使需血和供血不相适应，导致急性循环衰竭、猝死，这样的情况在冠心病猝死中多见。

（三）代谢功能紊乱与猝死

代谢功能紊乱患者既往常无明显心脏病史或临床症状，其心肌也无明显的损伤和坏死，冠状动脉偶有轻度硬化，但由于这种轻度病变的存在使动脉敏感性增高，易因各种诱因引起反射性持续痉挛。①由于痉挛缺血引起应激性的心内、外儿茶酚胺大量释放，心肌内大量 Ca^{2+} 内流，从而明显加强了肌原纤维丝的滑动，致心肌内 ATP 大量消耗和肌原纤维痉挛性，不同步性收缩以致心室颤动；在形态学上表现为波浪状变性、收缩带形成，以至心肌断裂。②冠状动脉痉挛：心肌严重缺血后，心肌灌注良好区域与缺血区的代谢产生显著差异，表现缺血区乳酸堆积，局部酸中毒，K^+ 外流，缺血区心肌细胞内缺钾、膜电位降低，当降到

207

－60 mV 时,快 Na^+ 通道失活,而慢 Na^+ 通道激活 Ca^{2+} 内流,这种反应使缺血区心肌细胞的极化速度远远慢于正常的速度,心电活动延缓;在缺血心肌和健康心肌之间,以及缺血程度不同的心肌之间,发生断续的不同步的电活动,如邻近部位已复极时,缺血区仍处于激活状态,结果邻近心肌激活,造成重复频繁的折返激动,使自律性已增高的缺血心肌区形成局部小块的心室颤动,进而直接引起整个心室颤动,或者这种缺血区与邻近组织区的快速反复折返,引起频发室性期前收缩、室性心动过速以至心室颤动。有人称"心脏自身电杀"或"心电不稳定""心电衰竭"。

变异性心绞痛、冠状动脉闭塞后再次灌注,冠状动脉痉挛消失后再灌注,心肌侧支循环建立而冠状动脉再灌注时,均可因此机制产生心室颤动或猝死。

(四)血小板微血栓形成与猝死

Haxerem 在猝死组心肌中发现小动脉和小静脉内多处血小板微栓形成,尤以瞬间死亡组多见,认为在急性应激性过程中血小板凝集形成大量微血栓,后者影响心肌微循环,引起心肌缺血功能紊乱而猝死。有人证实血小板合成及释放的血栓素 A_2 具有强烈的促凝血和收缩血管作用,并可加重心肌缺血和坏死。正常血管内膜能合成前列环素 PGI_2,它具有血栓素 A_2 的相反作用,是强烈的血小板凝集抑制药,并具有扩张冠状动脉的作用。目前认为继发于某些动因使正常冠状动脉这一收缩和舒张的平衡失调,如动脉粥样硬化时,动脉内膜合成 PGI_2 减少,对抗血栓素 A_2 作用减弱、血管收缩、心肌缺血、促进血小板黏附和聚集,造成血管内膜反应微血栓形成。这种微栓形成也可见于动脉大量注射儿茶酚胺时,证明儿茶酚胺是血小板的强导剂,可使血小板脱颗粒而凝集,这就使痉挛性收缩的心肌缺血加重。

(五)传导系统病变与猝死

引起传导系统病变的因素有:①急性坏死和炎细胞浸润,见于心肌梗死、心肌炎或心肌病等。②传导纤维萎缩、纤维化等见于隐性冠心病、原发性双束支纤维化或严重的主动脉瓣和二尖瓣瓣膜病等。③传导系统的供血动脉发生硬化闭塞,见于冠心病、多动脉炎等。④传导系统异位、发育不良和变性见于先天性心脏畸形和婴儿心脏性猝死。⑤病因不明的传导系统周围神经组织的退行性变,见于 Q-T 间期延长综合征。当传导系统病变发展到足以引起重度完全性房室传导阻滞时,可使心室节律不稳,易因各种原因而引起心室颤动。

(六)非心律失常性心脏性猝死

非心律失常性心脏性猝死又称"电机械分离",其主要因素:①前负荷减少,见于心脏或主动脉破裂。②后负荷过重,如肺动脉栓塞引起急性流出道受阻。③泵衰竭或交感神经反射性抑制,如大片心肌梗死或严重心肌病时均可引起机械分离。

三、冠心病猝死的危险因素和诱发因素

(一)冠心病的有关危险因素

心性猝死最多见于冠心病患者,有时可作为冠心病的最初表现和唯一表现,即猝死型冠心病。引起冠心病的一般危险因素如高血压、糖尿病、吸烟、饮酒、高血脂、肥胖、高龄、性格等因素都和猝死有密切关系。如吸烟,研究证明,在 30～59 岁组吸烟者猝死的危险性要比不吸烟者高 2～3 倍。有人对 310 例心脏骤停幸存者随访了 3 年,发现继续吸烟组再次心脏骤停的占 27%,而停止吸烟者猝死率显著下降,仅占 19%。资料还表明,超重不仅和冠心病发病有关,也和猝死有密切关系。随体重的相对增加和冠心病的总死亡率增加,猝死的比例也由 39% 上升到 70%。另外大量饮酒者及 A 型性格者,其心性猝死的发生率均明显增高。

(二)心肌梗死后的高危因素

患过心肌梗死的患者常有较高的猝死危险性,尤其在透壁性心肌梗死的恢复期。在急性心肌梗死之后的一年中,发生死亡的约为 10%,其中一半为猝死。在所有心性猝死的病例中,经病理解剖证明有新近心肌梗死病理变化的虽然仅为 20%,然而在多数(75%)患者中却能确定有心肌梗死后愈合的瘢痕组织存在。其致死原因归咎于心肌梗死后广泛瘢痕组织存在引起的折返性心动过速以及冠状动脉病变的进一步

发展。所以对此类人应警惕其发生猝死可能性。另外,分级运动试验心电图出现缺血性改变,心电图示双束支传导阻滞或希氏束电图示 H-V 间期延长者,也列为易发因素。

（三）室性期前收缩

室性期前收缩(VPB)虽然也能发生在健康青年人,但发生在下述情况时,VPB 却具有特别的临床意义和不同的预后。

(1)如患者年龄在 30 岁以上,随着年龄增大,则与之相应的冠心病和猝死的可能性均增加。

(2)由于各种心脏病而出现左心功能异常时,VPB 引起猝死的危险性增大,特别在心肌梗死之后。

(3)VPB 发作的频度与猝死直接相关。有资料表明,VPB 发生在连续心电监测达每小时 20 次以上,或者多形性 VPB 呈二联律、RonT 现象或 VPB 连发时,经长期随访观察,猝死的危险性都明显增加。

（四）神经、精神因素

中枢神经系统和心电稳定之间关系密切。Ruberman 等对 2 320 例心肌梗死后的男性生存者作过统计调查,凡生活在高度应激状态者及行为孤僻者,其总死亡率及猝死率均增加 4 倍。资料也证明,在发病前生活出现显著变化者,猝死率也明显增加。不良的精神、神经因素,包括过度脑力劳动,过度疲劳、忧虑、悲伤或兴奋,情绪激动等。

（五）其他因素

1.昼夜节律性

Willish 的研究结果表明,上午 6～12 时心性猝死的发生明显高于其他时段,尤其在 7～9 时之间,每小时心性猝死危险较其他时间每小时的心性猝死危险至少高出 70%,这与有人观察到清晨冠状动脉张力高,冠状血管径小,即使小量运动就能引起痉挛的现象一致。

2.季节

国内也有报道认为冠心病猝死的发作和季节有关,以冬季最多,说明寒冷是不利因素。

3.过劳、饱餐或过量饮酒体力

劳累,远远超过日常的劳动强度,饱餐或过量饮酒,均是引发猝死的原因。

四、冠心病猝死的预防

（一）高危猝死患者的检查

1.心电生理检查

单一刺激心房、心室或窦性心律出现反复心室转动,为心电不稳定性的敏感指标,如可诱发持续性 VT,猝死危险大。

2.晚电位阳性

有报道晚电位阳性者,发生室速的机会 50%,而晚电位阴性者,不发生室性心动过速的可能性 92.2%。目前已公认晚电位阳性对心肌梗死恢复期患者的猝死预测有很大价值,但合并 RRRB 者可靠性差。

3.对室性期前收缩的评价

(1)无器质性心脏病,尤其是年轻人中的单纯性室性期前收缩不增加猝死的危险性。

(2)发生在器质性心脏病者的频发室性期前收缩,应认真处理,尤其在急性心肌梗死时,室性期前收缩均应视为有猝死危险,复杂性室性期前收缩发生在器质性心脏病者应视为猝死先兆。

(3)运动试验诱发复杂性室性期前收缩示猝死危险性增加。

(4)室性期前收缩的提前指数(偶联间期/Q-T)≤1.0,尤其是<0.8 时,有报道 77% 发生 VT。

(5)多形性室性期前收缩为预后不佳之兆。

(6)心肌梗死患者室性期前收缩的数目与猝死危险性相关。

4.心功能不全的评估

对有心功能不全的患者,应做出心功能等级评估,特别是对左心室功能不全,冠脉多支严重狭窄猝死危险性增加。

5.心电图分析

Q-T 间期延长伴室性期前收缩者,预激综合征伴心房颤动,且具有不应期<250 毫秒之房室旁道者是猝死易发生者。

(二)冠心病猝死的预防

1.利多卡因

急性心肌梗死时,在住院前即予利多卡因预防是有益的,Valentine 对 532 例急性心肌梗死者观察,利多卡因组 156 例中死亡 2 例,VF 1 例;安慰剂组 113 例死亡 6 例,VF 2 例(P<0.05)。急性心肌梗死 48 小时内予利多卡因可防止 VF,有报道,107 例无 1 例 VF,而安慰剂组 105 例发生 VF 9 例。在急性心肌梗死第 2～3 周,如发现复杂性室性心律失常,提示 4～24 个月内猝死机会增加,应予抗心律失常药,把室性期前收缩数目减少 90%,出院后仍继续用药 6～12 个月。

2.β受体阻滞药的应用

Snaw 在 1965 年首先报道,在 AMI 第一组普萘洛尔(心得安),能降低死亡及猝死的总数 3.5%～16%,以后许多人进行了临床研究,大多认为服 β 受体阻滞药可降低冠心病猝死率,因而主张长期应用:①降低心脏做功量,心肌耗氧减少,改善心肌缺血程度,缩小梗死面积,去甲肾上腺素的释放减少。②具有膜稳定性,减少梗死早期的室性心律失常。心绞痛、高血压或快速性心律失常是 β 受体阻滞药的用药指征,甚至在轻-中度心衰时,在纠正心衰的同时也可使用,但在严重心力衰竭、低血压、心脏传导阻滞时禁用。

3.抗血小板凝聚药物的使用

冠脉硬化时,血管内皮细胞损伤,内膜下层的胶原纤维暴露于血流中,使血小板黏附于局部,并释放出血清素。纤维细胞生长因子,肾上腺素,血栓素 A 等活性物质,引起血管平滑肌增生及血管收缩,血小板被激活后易于形成血栓,在闭塞冠脉中起重要作用。Hazerem 发现猝死者心肌中,其小动脉和小静脉内有多数血小板微血栓形成,认为大量的微血栓影响心肌微循环,引起心肌缺血、功能紊乱而猝死。亦有人证实,儿茶酚胺为血小板的强诱导剂,可使血小板脱颗粒而凝集,形成小动脉、静脉内微血栓。给予抗血小板集聚的药物如阿司匹林、双嘧达莫(潘生丁),可使冠心病患者的猝死率减低,Elwood 的研究表明,每日服阿司匹林 0.3 g,一年存活率将得到改善。

五、猝死的救治

心脏骤停主要的救治就是心肺复苏(CPR),是抢救成功的关键。心肺复苏包括初级心肺复苏和高级心肺复苏。

(一)快速识别

一旦确信急救场所安全,急救者应首先检查患者的反应。拍打患者肩部,并对其大声呼喊"你怎么样啊?"如果有反应,但受伤或者需要医疗救助,急救者需离开拨打急救电话。然后尽快回到患者身边对其进行再次检查。

(二)启动急救医疗服务(EMS)系统

如果发现没有反应,如没有活动或对刺激没有反应等,急救者应启动 EMS 系统(拨打急救电话),如果有自动体外除颤(AED),则取出 AED,然后回到身边进行 CPR,如果需要,可进行除颤。如果有多名急救者在现场,一名急救者按步骤进行 CPR,另一名启动 EMS 系统,同时取出 AED。

(三)初级心肺复苏

即基础生命活动的支持(BLS),其步骤和方法如下:

1.纠正体位

在开始 CPR 时,应将患者平放于硬质的平面上,仰卧。

2.打开气道

当没有证据表明患者头或颈部受伤时,专业救护者可使用仰头举颏法打开气道。如果专业救护者怀疑患者颈部脊髓损伤,应使用双手推举下颌法来打开气道。而当使用双手推举下颌法不能打开气道时,应使用仰头举颏法。对于怀疑有脊髓损伤的,应使用人工脊髓制动而不是使用制动装置。非专业救护者不推荐双手推举下颌法。

3.人工呼吸

在气道打开后,通过观察、听和感觉来评估是否存在呼吸。如果不能在 10 秒钟之内检测到适当的呼吸,应先对患者进行 2 次吹气。推荐以下简单的吹气方式:①给予 2 次紧急吹气,每次吹气超过 1 秒;在 CPR 过程中,各种通气方式包括口对口、1∶3 对鼻、面罩通气和高级气道通气,均推荐持续 1 秒钟,以使患者胸部起伏。②给予有效的潮气量,使患者出现看得见的胸部起伏。③避免快速或者用力吹气。④当进行了进一步气道干预(如气管内插管和气食管联合插管等)后,2 人进行 CPR 的吹气频率为8～10 次/s,不需考虑通气与按压同步。通气时胸部按压不需要暂停。

4.脉搏检查

对于非专业急救者,如果意识丧失的患者没有呼吸,就可假定为心脏骤停。对于专业急救者,可以用较长时间来检查患者是否存在脉搏,而决定脉搏存在与否也是有困难的。专业急救者检查脉搏时间不超过 10 秒。如果在 10 秒内不能确定脉搏,就开始胸外按压。

5.胸外按压

(1)固定恰当的按压位置,用手指触到靠近施救者一侧患者的胸廓下缘。

(2)手指向中线滑动,找到肋骨与胸骨连接处。

(3)将手掌贴在患者胸骨的下半部,另一手掌重叠放在这只手背上,手掌根部长轴与胸骨长轴确保一致,保证手掌全力压在胸骨上,可避免发生肋骨骨折,不要按压剑突。

(4)无论手指是伸直,还是交叉在一起,都不应离开胸壁。

胸外按压要求做到:①有效胸外按压的频率为 100 次/分,按压深度 4～5 cm,允许按压后胸骨完全回缩,按压和放松时间一致。②减少对胸外按压的干扰。③最佳按压通气比例推荐,按压∶通气＝30∶2。

(四)高级心肺复苏

即进一步生命支持(ALS),是在 BLS 的基础上,应用辅助设备、特殊技术建立更有效的通气和血液循环。其主要措施如下:

1.通气与氧供

行气管插管,予简易气囊或呼吸机维持通气,纠正低氧血症。

2.除颤与除颤方法

因为无外伤的 SCA 最常见的心律为心室颤动,电除颤是终止心室颤动最有效的方法。要求做到院外 5 分钟完成,院内 3 分钟完成,且不限复苏的阶段。及早除颤及与之配合的高质量 CPR 往往是复苏成功不可分开的两个关键环节,在尽可能短的时间内完成高质量和有效的 CPR,是复苏成功的重中之重。

电除颤时只给予 1 次电击;之后立即做 5 组 30∶2 的 CPR(约 2 分钟)后再检查患者的心律。基于双相波的应用提高了首次电击除颤成功率,以及 3 次连续电击会影响 CPR 的操作,所以只给 1 次电击是合理的。仍采用单相波技术的除颤器首次电击能量应为 360 J,而不应是原来所认为的由 200 J 逐渐增加能量以保证首次除颤成功率。

(五)高级心肺复苏的药物应用

高级心肺复苏时应尽快建立外周静脉给药通道,且要求在脉搏检查后、除颤器充电时或除颤后尽早给药,给药时不能中断 CPR,应用的主要药物有:

1.肾上腺素

CPR 时肾上腺素常规给药方法为首次静脉注射 1 mg,每 3～5 分钟重复 1 次,可逐渐增加剂量(1 mg、3 mg、5 mg),也可直接使用 5 mg。目前不推荐常规大剂量静脉应用肾上腺素,如果 1 mg 肾上腺素治疗无效时可以考虑应用。肾上腺素气管内给药吸收良好,合理的给药剂量尚不清楚,但应至少是静脉内给药的 2～2.5 倍。目前使用的"标准"剂量(1 mg)静脉注射与 1 mg 肾上腺素心内注射可能会产生相同的作用,且因心内注射可增加发生冠脉损伤、心包填塞和气胸的危险,同时延误胸外按压和肺通气开始时间,因此仅在开胸按压或其他给药方法失败后才考虑应用。每次从周期静脉给药时,应该稀释成20 mL,以保证药物能够到达心脏。

在抢救心脏骤停患者时,可能需要连续静脉滴注肾上腺素,其给药剂量应该与标准静脉注射的剂量(1 mg/3～5 min)相类似。可以将1 mg肾上腺素加入250 min 0.9%氯化钠注射液中,给药速度应从1 μg/min开始加至3～4 μg/min。为减少发生液体渗漏的危险并保证好的生物利用度,持续静脉滴注肾上腺素时应该建立大静脉通道。

2.血管加压素

血管加压素与肾上腺素作用相同,也可作为CPR的一线选择药物,血管加压素剂量为40 U静脉注射1次。

3.胺碘酮

目前认为心脏骤停伴心室颤动或室性心动过速者,尤其是顽固性心室颤动或室性心动过速者,都是胺碘酮应用的适应证。胺碘酮的用法与剂量是:

对于无脉性室性心动过速或心室颤动引起的心脏骤停,初始剂量300 mg,稀释于20～30 mL 0.9%氯化钠注射液中静脉滴注;复发性或顽固性室性心动过速或心室颤动可重复注射150 mg,然后以1 mg/min静脉滴注维持24小时,总量一般不超过2 000 mg。

4.利多卡因

利多卡因在心脏骤停时给药方法:心脏骤停患者,初始剂量为静脉注射1.0～1.5 mg/kg,快速达到并维持有效浓度。顽固性室性心动过速或心室颤动患者,可酌情再给予1次0.5～0.75 mg/kg的冲击量,3～5分钟给药完毕。总剂量不超过3 mg/kg(或>200～300 mg/h)。心室颤动或无脉性室性心动过速时,除颤或肾上腺素无效,可给予大剂量的利多卡因(1.5 mg/kg)。只有在心脏骤停时才采取冲击疗法,但对心律转复成功后是否应给予维持用药尚有争议。有较确切资料支持在循环恢复后预防性给予抗心律失常药,持续用药维持心律的稳定是合理的,静脉滴注速度最初应为1～4 mg/min。若再次出现心律失常应小剂量冲击性给药(0.5 mg/kg),并加快静脉滴注速度(最快为4 mg/min)。

5.碳酸氢钠

心脏骤停时应在电除颤、心脏胸外按压、有效人工通气及应用肾上腺素至少一次以后应用碳酸氢钠。过早应用不仅无益,反而有害,且强调心肺复苏时的补碱原则为:"宁酸勿碱"。碳酸氢钠的用法与剂量是:一般首剂为1 mmol/kg静脉注射(换算:1 mL含碱0.6 mmol),随后依需要每隔10分钟重复首剂的一半,或依血气分析调节剂量。

6.异丙肾上腺素

在抑制尖端扭转性室性心动过速前给予异丙肾上腺素可作为临时性措施。对已影响血流动力学的心动过缓,而且阿托品和多巴酚丁胺无效,又尚未行经皮或经静脉起搏处置时,予异丙肾上腺素可作为临时性治疗措施。用药方法:将1 mg异丙肾上腺素加入5%葡萄糖注射液500 mL液体中,浓度为2 μg/mL。

7.镁剂

严重缺镁也可导致心律失常、心功能不全或心脏猝死。给药方法:负荷量为1～2 g(8～16 mEq),加入5%葡萄糖注射液50～100 mL液体中,5～60分钟给药完毕,然后,静脉滴注0.5～1.0 g(4～8 mEq)/h,根据临床症状调整剂量和滴速。

(六)复苏后的治疗

1.心脏骤停后自主循环的恢复

心脏骤停患者自主循环恢复(ROSC)后,经常会发生心血管和血流动力学的紊乱。常见有低血容量性休克、心源性休克和与全身炎性反应综合征(SIRS)相关的血管舒张性休克。

复苏后期的主要治疗目标是完全恢复局部器官和组织的血液灌注,但是单纯恢复血压和改善组织的气体交换,并不能提高生存率。值得注意的是,内脏和肾脏的血液循环的恢复,对乏氧缺血心脏骤停后

MODS 的发生起重要作用。

复苏后治疗的近期目标：提供心肺功能支持，满足组织灌注，特别是大脑的灌注。及时将院前心脏骤停患者转至医院急诊科，再转运至设备完好的重症监护病房。

复苏后，患者的身体状态会发生很大变化。有的患者可能完全康复，血流动力学和大脑功能均恢复正常。相反，有的患者可仍处于昏迷状态，心肺功能仍不正常。所有患者都需要仔细地反复地评估其一般状态，包括心血管功能、呼吸功能和神经系统功能。临床医生还应该及时发现复苏时的各种并发症，如肋骨骨折、血气胸、心包填塞、腹内脏器损伤和气管插管异位。

2.复苏的最佳反应

复苏后最好的情况是，患者能处于清醒状态，有意识和自主呼吸。能提供多导联心电监护和足够氧的供给。

3.单器官或多器官系统

自主循环恢复后，患者可能相当长的一段时间内始终处于昏迷状态。此时自主呼吸可能消失，需要呼吸机辅助呼吸治疗。血流动力学也可能处于不稳定状态，伴有异常的心率、心律、体循环血压器官灌注。低氧血症和低血压可加速脑损伤，要注意避免发生。患者也可能处于昏迷状态或表现为反应性降低。每一个器官系统的基本状态一定要明确，并给予监测和恰当的治疗。当有足够的通气和血液再灌注后，多数心脏骤停导致的酸血症可以自然缓解，而无须用缓冲液治疗。

在转送患者去重症监护病房的过程中，必须持续给予机械通气、氧气供应和心电监护。并可以通过触诊颈动脉和股动脉的搏动、持续动脉内压力监测或肢端氧饱和度的监测对患者的循环状态做出评估，这样如果再次出现心脏骤停可以立即进行心肺复苏治疗。

(七)脑死亡的判断

CPR 后，如心跳恢复，而呼吸未恢复并有瞳孔散大、四肢无肌张力、无任何反射活动、脑电图无电活动征象者，判断为脑死亡者。

(八)终止心肺复苏的指征

凡来诊患者心脏骤停、呼吸停止，且心肺复苏已历时 30 分钟者，而出现下列情形是终止心肺复苏的指征：

(1)瞳孔散大和固定。

(2)对光反射消失。

(3)呼吸仍未恢复。

(4)深反射活动消失。

(5)心电图成直线。

(王文德)

第八章　高血压

第一节　原发性高血压

高血压是一种以体循环动脉压升高为主要表现的临床综合征,是最常见的心血管疾病。可分为原发性及继发性两大类。在绝大多数患者中,高血压的病因不明,称之为原发性高血压,又称高血压病,占总高血压患者的95％以上;在不足5％的患者中,血压升高是某些疾病的一种临床表现,本身有明确而独立的病因,称之为继发性高血压。

我国高血压的发病率较高,1991年全国高血压的抽样普查显示,血压＞140/90 mmHg(18.7/12.0 kPa)的人占13.49％,美国＞140/90 mmHg(18.7/12.0 kPa)的人占24％。在我国高血压的致死率和致残率也较高。

我国高血压的知晓率、治疗率和控制率均较低。据2000年的资料,我国高血压的知晓率为26.3％;治疗率为21.2％,控制率为2.8％。

一、病因和发病机制

原发性高血压的病因尚未完全阐明,目前认为是在一定的遗传背景下由于多种后天环境因素作用使正常血压调节机制失代偿所致。

（一）遗传和基因因素

高血压病有明显的遗传倾向,据估计人群中至少20％～40％的血压变异是由遗传决定的。流行病学研究提示高血压发病有明显的家族聚集性。双亲无高血压、一方有高血压或双亲均有高血压,其子女高血压发生率分别为3％、28％和46％。单卵双生的同胞血压一致性较双卵双生同胞更为明显。

（二）环境因素

高血压可能是遗传易感性和环境因素相互影响的结果。体重超重、膳食中高盐和中度以上饮酒是国际上已确定且亦为我国的流行病学研究证实的与高血压发病密切相关的危险因素。

国人平均体重指数(BMI)中年男性和女性分别为21～24.5和21～25,近10年国人的BMI均值及超重率有增加的趋势。BMI与血压呈显著相关,前瞻性研究表明,基线BMI每增加1 kg/m²,高血压的发生危险5年内增加9％。每日饮酒量与血压呈线性相关。

膳食中钠盐摄入量与人群血压水平和高血压病患病率呈显著相关性。每天为满足人体生理平衡仅需摄入0.5 g氯化钠。国人食盐量每天北方为12～18 g,南方为7～8 g,高于西方国家。每人每天食盐平均摄入量增加2 g,收缩压和舒张压分别增高2.0 mmHg(0.3 kPa)和1.2 mmHg(0.16 kPa)。我国膳食钙摄入量低于中位数人群中,膳食钠/钾比值亦与血压呈显著相关。

（三）交感神经活性亢进

交感神经活性亢进是高血压发病机制中的重要环节。动物实验表明,条件反射可形成狗的神经精神源性高血压。长期处于应激状态如从事驾驶员、飞行员、外科医生、会计师、电脑等职业者高血

214

压的患病率明显增加。原发性高血压患者中约 40% 循环中儿茶酚胺水平升高。长期的精神紧张、焦虑、压抑等所致的反复应激状态以及对应激的反应性增强,使大脑皮层下神经中枢功能紊乱,交感神经和副交感神经之间的平衡失调,交感神经兴奋性增加,其末梢释放儿茶酚胺增多。

（四）肾素-血管紧张素-醛固酮系统（RAAS）

体内存在两种 RAAS,即循环 RAAS 和局部 RAAS。Ang II 是循环 RAAS 的最重要成分,通过强有力的直接收缩小动脉或通过刺激肾上腺皮质球状带分泌醛固酮而扩大血容量,或通过促进肾上腺髓质和交感神经末梢释放儿茶酚胺,均可显著升高血压。此外,体内其他激素如糖皮质激素、生长激素、雌激素等升高血压的途径亦主要经 RAAS 而产生。近年来发现,很多组织,例如血管壁、心脏、中枢神经、肾脏肾上腺中均有 RAAS 各成分的 mRNA 表达,并有 Ang II 受体和盐皮质激素受体存在。

引起 RAS 激活的主要因素有:肾灌注减低,肾小管内液钠浓度减少,血容量降低,低钾血症,利尿剂及精神紧张,寒冷,直立运动等。

目前认为,醛固酮在 RAAS 中占有不可缺少的重要地位。它具有依赖于 Ang II 的一面,又有不完全依赖于 Ang II 的独立作用,特别是在心肌和血管重塑方面。它除了受 Ang II 的调节外,还受低钾、ACTH 等的调节。

（五）血管重塑

血管重塑既是高血压所致的病理改变,也是高血压维持的结构基础。血管壁具有感受和整合急、慢性刺激并做出反应的能力,其结构处于持续的变化状态。高血压伴发的阻力血管重塑包括营养性重塑和肥厚性重塑两类。血压因素、血管活性物质和生长因子以及遗传因素共同参与了高血压血管重塑的过程。

（六）内皮细胞功能受损

血管管腔的表面均覆盖着内皮组织,其细胞总数几乎和肝脏相当,可看做人体内最大的脏器之一。内皮细胞不仅是一种屏障结构,而且具有调节血管舒缩功能、血流稳定性和血管重塑的重要作用。血压升高使血管壁剪切力和应力增加,去甲肾上腺素等血管活性物质增多,可明显损害内皮及其功能。内皮功能障碍可能是高血压导致靶器官损害及其合并症的重要原因。

（七）胰岛素抵抗

高血压病患者中约有半数存在胰岛素抵抗现象。胰岛素抵抗指的是机体组织对胰岛素作用敏感性和（或）反应性降低的一种病理生理反应,还使血管对体内升压物质反应增强,血中儿茶酚胺水平增加。高胰岛素血症可影响跨膜阳离子转运,使细胞内钙升高,加强缩血管作用。此外,还可影响糖、脂代谢及脂质代谢。上述这些改变均能促使血压升高,诱发动脉粥样硬化病变。

二、病理解剖

高血压的主要病理改变是动脉的病变和左心室的肥厚。随着病程的进展,心、脑、肾等重要脏器均可累及,其结构和功能因此发生不同程度的改变。

（一）心脏

高血压病引起的心脏改变主要包括左心室肥厚和冠状动脉粥样硬化。血压升高和其他代谢内分泌因素引起心肌细胞体积增大和间质增生,使左心室体积和重量增加,从而导致左心室肥厚。血压升高和冠状动脉粥样硬化有密切的关系。冠状动脉粥样硬化病变的特点为动脉壁上出现纤维素性和纤维脂肪性斑块,并有血栓附着。随斑块的扩大和管腔狭窄的加重,可产生心肌缺血;斑块的破裂、出血及继发性血栓形成等可堵塞管腔造成心肌梗死。

（二）脑

脑小动脉尤其颅底动脉环是高血压动脉粥样硬化的好发部位,可造成脑卒中,颈动脉的粥样硬化可导致同样的后果。近半数高血压病患者脑内小动脉有许多微小动脉瘤,这是导致脑出血的重要原因。

（三）肾

高血压持续 5～10 年,即可引起肾脏小动脉硬化（弓状动脉硬化及小叶间动脉内膜增厚,入球小动脉玻璃样变),管壁增厚,管腔变窄,进而继发肾实质缺血性损害(肾小球缺血性皱缩、硬化,肾小管萎缩,肾间质炎性细胞浸润及纤维化),造成良性小动脉性肾硬化症。良性小动脉性肾硬化症发生后,由于部分肾单位被破坏,残存肾单位为代偿排泄废物,肾小球即会出现高压、高灌注及高滤过("三高"),而此"三高"又有两面性,若持续存在又会促使残存肾小球本身硬化,加速肾损害的进展,最终引起肾衰竭。

三、临床特点

(一)血压变化

高血压病初期血压呈波动性,血压可暂时性升高,但仍可自行下降和恢复正常。血压升高与情绪激动、精神紧张、焦虑及体力活动有关,休息或去除诱因血压便下降。随病情迁延,尤其在并发靶器官损害或有合并症之后,血压逐渐呈稳定和持久升高,此时血压仍可波动,但多数时间血压处于正常水平以上,情绪和精神变化可使血压进一步升高,休息或去除诱因并不能使之满意下降和恢复正常。

(二)症状

大多数患者起病隐袭,症状阙如或不明显,仅在体检或因其他疾病就医时才被发现。有的患者可出现头痛、心悸、后颈部或颞部搏动感,还有表现为神经官能症状如失眠、健忘或记忆力减退、注意力不集中、耳鸣、情绪易波动或发怒以及神经质等。病程后期心脑肾等靶器官受损或有合并症时,可出现相应的症状。

(三)合并症的表现

左心室肥厚的可靠体征为抬举性心尖搏动,表现为心尖搏动明显增强,搏动范围扩大以及心尖搏动左移,提示左心室增大。主动脉瓣区第2心音可增加,带有金属音调。合并冠心病时可发生心绞痛,心肌梗死甚至猝死。晚期可发生心力衰竭。

脑血管合并症是我国高血压病最为常见的合并症,年发病率为120/10万~180/10万,是急性心肌梗死的4~6倍。早期可有一过性脑缺血发作(TIA),还可发生脑血栓形成、脑栓塞(包括腔隙性脑梗死)、高血压脑病以及颅内出血等。长期持久血压升高可引起良性小动脉性肾硬化症,从而导致肾实质的损害,可出现蛋白尿、肾功能损害,严重者可出现肾衰竭。

眼底血管被累及可出现视力进行性减退,严重高血压可促使形成主动脉夹层并破裂,常可致命。

四、实验室和特殊检查

(一)血压的测量

测量血压是诊断高血压和评估其严重程度的主要依据。目前评价血压水平的方法有以下3种。

1.诊所偶测血压

诊所偶测血压(简称偶测血压)系由医护人员在标准条件下按统一的规范进行测量,是目前诊断高血压和分级的标准方法。应相隔2 min重复测量,以2次读数平均值为准,如2次测量的收缩压或舒张压读数相差超过5 mmHg(0.7 kPa),应再次测量,并取3次读数的平均值。

2.自测血压

采用无创半自动或全自动电子血压计在家中或其他环境中患者给自己或家属给患者测量血压,称为自测血压,它是偶测血压的重要补充,在诊断单纯性诊所高血压,评价降压治疗的效果,改善治疗的依从性等方面均极其有益。

3.动态血压监测

一般监测的时间为24 h,测压时间间隔白天为30 min,夜间为60 min。动态血压监测提供24 h,白天和夜间各时间段血压的平均值和离散度,可较为客观和敏感地反映患者的实际血压水平,且可了解血压的变异性和昼夜变化的节律性,估计靶器官损害与预后,比偶测血压更为准确。

动态血压监测的参考标准正常值为:24 h低于130/80 mmHg(17.3/10.7 kPa),白天低于135/85 mmHg(18.0/11.3 kPa),夜间低于125/75 mmHg(16.7/10.0 kPa)。夜间血压均值一般较白天均值低10%~20%。正常血压波动曲线形状如长柄勺,夜间2~3时处于低谷,凌晨迅速上升,上午

6～8时和下午4～6时出现两个高峰,尔后缓慢下降。早期高血压患者的动态血压曲线波动幅度较大,晚期患者波动幅度较小。

（二）尿液检查

肉眼观察尿的透明度、颜色,有无血尿;测比重、pH值、蛋白和糖含量,并做镜检。尿比重降低(<1.010)提示肾小管浓缩功能障碍。正常尿液pH值在5.0～7.0。某些肾脏疾病如慢性肾炎并发的高血压可在血糖正常的情况下出现糖尿,系由于近端肾小管重吸收障碍引起。尿微量蛋白可采用放免法或酶联免疫法测定,其升高程度,与高血压病程及合并的肾功能损害有密切关系。尿转铁蛋白排泄率更为敏感。

（三）血液生化检查

测定血钾、尿素氮、肌酐、尿酸、空腹血糖、血脂,还可检测一些选择性项目如PRA、醛固酮。

（四）X线胸片

早期高血压患者可无特殊异常,后期患者可见主动脉弓迂曲延长、左心室增大。X线胸片对主动脉夹层、胸主动脉以及腹主动脉缩窄有一定的帮助,但进一步确诊还需做相关检查。

（五）心电图

体表心电图对诊断高血压患者是否合并左心室肥厚、左心房负荷过重和心律失常有一定帮助。心电图诊断左心室肥厚的敏感性不如超声心动图,但对评估预后有帮助。

（六）超声心动图(UCG)

UCG能可靠地诊断左心室肥厚,其敏感性较心电图高7～10倍。左心室重量指数(LVMI)是一项反映左心肥厚及其程度的较为准确的指标,与病理解剖的符合率和相关性较高。UCG还可评价高血压患者的心脏功能,包括收缩功能、舒张功能。如疑有颈动脉、外周动脉和主动脉病变,应做血管超声检查;疑有肾脏疾病的患者,应做肾脏B超。

（七）眼底检查

可发现眼底的血管病变和视网膜病变。血管病变包括变细、扭曲、反光增强、交叉压迫及动静脉比例降低。视网膜病变包括出血、渗出、视乳突水肿等。高血压眼底改变可分为4级。

Ⅰ级,视网膜小动脉出现轻度狭窄、硬化、痉挛和变细。

Ⅱ级,小动脉呈中度硬化和狭窄,出现动脉交叉压迫征,视网膜静脉阻塞。

Ⅲ级,动脉中度以上狭窄伴局部收缩,视网膜有棉絮状渗出、出血和水肿。

Ⅳ级,视神经乳突水肿并有Ⅲ级眼底的各种表现。

高血压眼底改变与病情的严重程度和预后相关。Ⅲ和Ⅳ级眼底,是急进型和恶性高血压诊断的重要依据。

五、诊断和鉴别诊断

高血压患者应进行全面的临床评估。评估的方法是详细询问病史、做体格检查和实验室检查,必要时还要进行一些特殊的器械检查。

（一）诊断标准和分类

如表8-1所示,根据1999年世界卫生组织高血压专家委员会(WHO/ISH)确定的标准和中国高血压防治指南(1999年10月)的规定,18岁以上成年人高血压定义为:在未服抗高血压药物的情况下收缩压≥140 mmHg(18.7 kPa)和(或)舒张压≥90 mmHg(12.0 kPa)。患者既往有高血压史,目前正服用抗高血压药物,血压虽已低于140/90 mmHg(18.7/12.0 kPa),也应诊断为高血压;患者收缩压与舒张压属于不同的级别时,应按两者中较高的级别分类。

（二）高血压的危险分层

高血压是脑卒中和冠心病的独立危险因素。高血压病患者的预后和治疗决策不仅要考虑血压水平,还要考虑到心血管疾病的危险因素、靶器官损害和相关的临床状况,并可根据某几项因素合并存在时对心血管事件绝对危险的影响，做出危险分层的评估，即将心血管事件的绝对危险性分为 4 类：低危、中危、高危和极高危。在随后的 10 年中发生一种主要心血管事件的危险性低危组、中危组、高危组和极高危组分别为低于 15%、15%～20%、20%～30%和高于 30%（见表 8-2）。

高血压危险分层的主要根据是弗明翰研究中心的平均年龄 60 岁(45～80 岁)患者随访 10 年心血管疾病死亡、非致死性脑卒中和心肌梗死的资料。但西方国家高血压人群中并发的脑卒中发病率相对较低，而心力衰竭或肾脏疾病较常见，故这一危险性分层仅供我们参考（见表 8-3）。

表 8-1　1999 年 WHO 血压水平的定义和分类

类别	收缩压(mmHg)	舒张压(mmHg)
理想血压	<120	<80
正常血压	<120	<85
正常高值	130～139	85～89
1 级高血压(轻度)	140～159	90～99
亚组:临界高血压	140～149	90～94
2 级高血压(中度)	160～179	100～109
3 级高血压(重度)	≥180	≥110
单纯收缩期高血压	≥140	<90
亚组:临界收缩期高血压	140～149	<90

注：1 mmHg＝0.133 kPa

表 8-2　影响预后的因素

心血管疾病的危险因素	靶器官损害	合并的临床情况
用于危险性分层的危险因素： 1.收缩压和舒张压的水平(1～3 级) 2.男性>55 岁 3.女性>65 岁 4.吸烟 5.胆固醇>5.72 mmol/L 　(2.2 mg/dL) 6.糖尿病 7.早发心血管疾病家族史(发病年龄<55 岁,女<65 岁) 加重预后的其他因素： 1.高密度脂蛋白胆固醇降低 2.低密度脂蛋白胆固醇升高 3.糖尿病伴微量白蛋白尿 4.葡萄糖耐量减低 5.肥胖 6.以静息为主的生活方式 7.血浆纤维蛋白原增高	1.左心室肥厚(心电图、超声心动图或 X 线) 2.蛋白尿和/或血浆肌酐水平升高 106 ～177 μmol/L(1.2～2.0 mg/dL) 3.超声或 X 线证实有动脉粥样硬化斑块(颈、髂、股或主动脉) 4.视网膜普遍或灶性动脉狭窄	脑血管疾病： 1.缺血性脑卒中 2.脑出血 3.短暂性脑缺血发作(TIA) 心脏疾病： 1.心肌梗死 2.心绞痛 3.冠状动脉血运重建 4.充血性心力衰竭 肾脏疾病： 1.糖尿病肾病 2.肾衰竭(血肌酐水平>177 μmol/L 或 2.0 mg/dL) 血管疾病： 1.夹层动脉瘤 2.症状性动脉疾病 重度高血压性视网膜病变 1.出血或渗出 2.视乳突水肿

表 8-3　高血压病的危险分层

危险因素和病史	血压(kPa)		
	1 级	2 级	3 级
Ⅰ无其他危险因素	低危	中危	高危
Ⅱ1～2 危险因素	中危	中危	极高危
Ⅲ≥3 个危险因素或靶器官损害或糖尿病	高危	高危	极高危
Ⅳ并存的临床情况	极高危	极高危	极高危

（三）鉴别诊断

在确诊高血压病之前应排除各种类型的继发性高血压，因为有些继发性高血压的病因可消除，其原发疾病治愈后，血压即可恢复正常。常见的继发性高血压有下列几种类型。

1. 肾实质性疾病

慢性肾小球肾炎、慢性肾盂肾炎、多囊肾和糖尿病肾病等均可引起高血压。这些疾病早期均有明显的肾脏病变的临床表现，在病程的中后期出现高血压，至终末期肾病阶段高血压几乎都和肾功能不全相伴发。因此，根据病史、尿常规和尿沉渣细胞计数不难与原发性高血压的肾脏损害相鉴别。肾穿刺病理检查有助于诊断慢性肾小球肾炎；多次尿细菌培养和静脉肾盂造影对诊断慢性肾盂肾炎有价值。糖尿病肾病者均有多年糖尿病史。

2. 肾血管性高血压

单侧或双侧肾动脉主干或分支病变可导致高血压。肾动脉病变可为先天性或后天性。先天性肾动脉狭窄主要为肾动脉肌纤维发育不良所致；后天性狭窄由大动脉炎、肾动脉粥样硬化、动脉内膜纤维组织增生等病变所致，此外，肾动脉周围粘连或肾蒂扭曲也可导致肾动脉狭窄。此病在成人高血压中不足1%，但在骤发的重度高血压和临床上有可疑诊断线索的患者中则有较高的发病率。如有骤发的高血压并迅速进展至急进性高血压、中青年尤其是30岁以下的高血压且无其他原因、腹部或肋脊角闻及血管杂音，提示肾血管性高血压的可能。可疑病例可做肾动脉多普勒超声、口服卡托普利激发后做同位素肾图和肾素测定、肾动脉造影，数字减影血管造影术（DSA），有助于做出诊断。

3. 嗜铬细胞瘤

嗜铬细胞瘤90%位于肾上腺髓质，右侧多于左侧。交感神经节和体内其他部位的嗜铬组织也可发生此病。肿瘤释放出大量儿茶酚胺，引起血压升高和代谢紊乱。高血压可为持续性，亦可呈阵发性。阵发性高血压发作的持续时间从十多分钟至数天，间歇期亦长短不等。发作频繁者一天可数次。发作时除血压骤然升高外，还有头痛、心悸、恶心、多汗、四肢冰冷和麻木感、视力减退、上腹或胸骨后疼痛等。典型的发作可由于情绪改变如兴奋、恐惧、发怒而诱发。年轻人难以控制的高血压，应注意与此病相鉴别。此病如表现为持续性高血压则难与原发性高血压相鉴别。血和尿儿茶酚胺及其代谢产物香草基杏仁酸（VMA）的测定、酚妥拉明试验、胰高血糖素激发试验、可乐宁抑制试验、灭吐灵试验有助于做出诊断。超声、放射性核素及电子计算机X线体层显像（CT）、磁共振显像可显示肿瘤的部位。

4. 原发性醛固酮增多症

病因为肾上腺肿瘤或增生所致的醛固酮分泌过多，典型的症状和体征见以下三个方面。

（1）轻至中度高血压。

（2）多尿尤其夜尿增多、口渴、尿比重下降、碱性尿和蛋白尿。

（3）发作性肌无力或瘫痪、肌痛、抽搐或手足麻木感等。

凡高血压者合并上述3项临床表现，并有低钾血症、高血钠性碱中毒而无其他原因可解释的，应考虑此病之可能。实验室检查可发现血和尿醛固酮升高，血浆肾素降低、尿醛固酮排泄增多等。

5. 皮质醇增多症

系肾上腺皮质肿瘤或增生分泌糖皮质激素过多所致。除高血压外，有向心性肥胖、满月脸、水牛背、皮肤紫纹、毛发增多、血糖增高等特征，诊断一般并不困难。24 h尿中17-羟及17-酮类固醇增多，地塞米松抑制试验及肾上腺皮质激素兴奋试验阳性有助于诊断。颅内蝶鞍X线检查、肾上腺CT扫描及放射性碘化胆固醇肾上腺扫描可用于病变定位。

6. 主动脉缩窄

多数为先天性血管畸形，少数为多发性大动脉炎所引起。特点为上肢血压增高而下肢血压不高或降低，呈上肢血压高于下肢血压的反常现象。肩胛间区、胸骨旁、腋部可有侧支循环动脉的搏动和杂音或腹部听诊有血管杂音。胸部X线摄影可显示肋骨受侧支动脉侵蚀引起的切迹。主动脉造影可确定诊断。

六、治疗

(一)高血压患者的评估和监测程序

如图 8-1 所示,确诊高血压病的患者应根据其危险因素、靶器官损害及相关的临床情况做出危险分层。高危和极高危患者应立即开始用药物治疗。中危和低危患者则先监测血压和其他危险因素,而后再根据血压状况决定是否开始药物治疗。

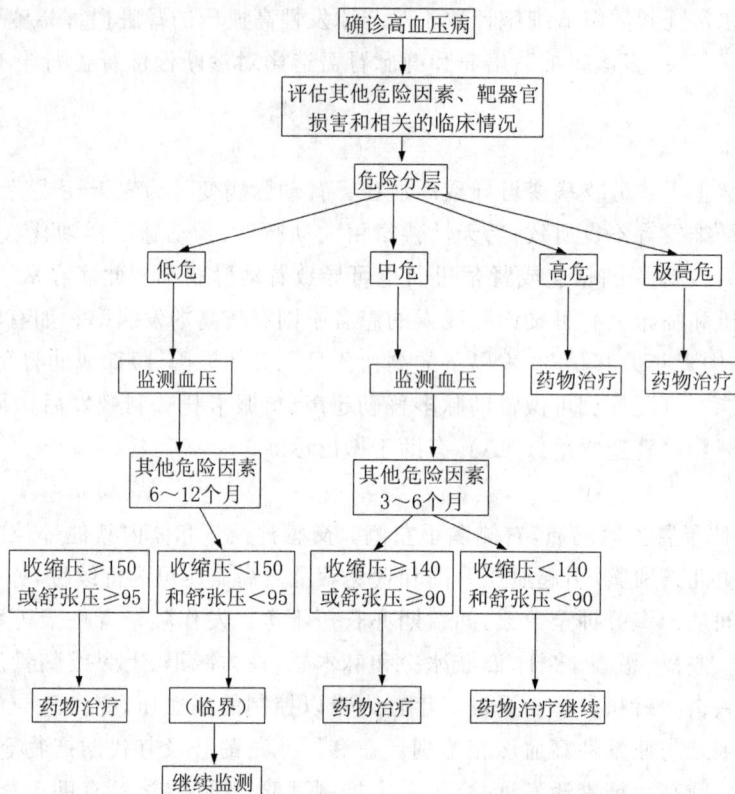

图 8-1　高血压病患者评估和处理程序(血压单位为 mmHg)

(二)降压的目标

根据新指南的精神,中青年高血压患者血压应降至 130/85 mmHg(17.3/11.3 kPa)以下。HOT 研究表明,舒张压达到较低目标血压组的糖尿病患者,其心血管病危险明显降低,故伴糖尿病者应把血压降至 130/80 mmHg(17.3/10.7 kPa)以下;高血压合并肾功能不全、尿蛋白超过 1 g/24 h,至少应将血压降至 130/80 mmHg(17.3/10.7 kPa),甚至 125/75 mmHg(16.7/10.0 kPa)以下;老年高血压患者的血压应控制在 140/90 mmHg(18.7/12.0 kPa)以下,且尤应重视降低收缩压。

(三)非药物治疗

高血压应采取综合措施治疗,任何治疗方案都应以非药物疗法为基础。积极有效的非药物治疗可通过多种途径干扰高血压的发病机制,起到一定的降压作用,并有助于减少靶器官损害的发生。非药物治疗的具体内容包括以下几项。

1.戒烟

吸烟所致的加压效应使高血压合并症如脑卒中、心肌梗死和猝死的危险性显著增加,并降低或抵消降压治疗的疗效,加重脂质代谢紊乱,降低胰岛素敏感性,减弱内皮细胞依赖性血管扩张效应和增加左心室肥厚的倾向。戒烟对心血管的良好益处,任何年龄组在戒烟 1 年后即可显示出来。

2.戒酒或限制饮酒

戒酒和减少饮酒可使血压显著降低。

3.减轻和控制体重

体重减轻10％,收缩压可降低6.6 mmHg(0.8 kPa)。超重10％以上的高血压患者体重减少5 kg,血压便明显降低,且有助于改善伴发的危险因素如糖尿病、高脂血症、胰岛素抵抗和左心室肥厚。新指南中建议体重指数(kg/m^2)应控制在24以下。

4.合理膳食

按WHO的建议,钠摄入每天应少于2.4 g(相当于氯化钠6 g)。通过食用含钾丰富的水果(如香蕉、橘子)和蔬菜(如油菜、苋菜、香菇、大枣等),增加钾的摄入。要减少膳食中的脂肪,适量补充优质蛋白质。

5.增加体力活动

根据新指南提供的参考标准,常用运动强度指标可用运动时的最大心率达到180或170次/分减去平时心率,如要求精确则采用最大心率的60％～85％作为运动适宜心率。运动频度一般要求每周3～5次,每次持续20～60 min即可。中老年高血压患者可选择步行、慢跑、上楼梯、骑自行车等。

6.减轻精神压力,保持心理平衡

长期精神压力和情绪忧郁既是导致高血压,又是降压治疗效果欠佳的重要原因。应对患者作耐心的劝导和心理疏导,鼓励其参加体育/文化和社交活动,鼓励高血压患者保持宽松、平和、乐观的健康心态。

(四)初始降压治疗药物的选择

高血压病的治疗应采取个体化的原则。应根据高血压危险因素、靶器官损害以及合并疾病等情况选择初始降压药物。

(五)高血压病的药物治疗

1.药物治疗原则

(1)采用最小的有效剂量以获得可能有的疗效而使不良反应减至最小。

(2)为了有效防止靶器官损害,要求一天24 h内稳定降压,并能防止从夜间较低血压到清晨血压突然升高而导致猝死、脑卒中和心脏病发作。要达到此目的,最好使用每日一次给药而有持续降压作用的药物。

(3)单一药物疗效不佳时不宜过多增加单种药物的剂量,而应及早采用两种或两种以上药物联合治疗,这样有助于提高降压效果而不增加不良反应。

(4)判断某一种或几种降压药物是否有效以及是否需要更改治疗方案时,应充分考虑该药物达到最大疗效所需的时间。在药物发挥最大效果前过于频繁地改变治疗方案是不合理的。

(5)高血压病是一种终身性疾病,一旦确诊后应坚持终身治疗。

2.降压药物的选择

目前临床常用的降压药物有许多种类。无论选用何种药物,其治疗目的均是将血压控制在理想范围,预防或减轻靶器官损害。新指南强调,降压药物的选用应根据治疗对象的个体情况、药物的作用、代谢、不良反应和药物的相互作用确定。

3.临床常用的降压药物

临床常用的药物主要有六大类:利尿剂、α受体阻滞剂、钙通道阻滞剂、血管紧张素转换酶抑制剂(ACEI)、β受体阻滞剂以及血管紧张素Ⅱ受体拮抗剂。降压药物的疗效和不良反应情况个体间差异很大,临床应用时要充分注意。具体选用哪一种或几种药物就参照前述的用药原则全面考虑。

(1)利尿剂

作用机制:此类药物可减少细胞外液容量、降低心输出量,并通过利钠作用降低血压。降压作用较弱,起作用较缓慢,但与其他降压药物联合应用时常有相加或协同作用,常可作为高血压的基础治疗。螺内酯不仅可以降压,而且能抑制心肌及血管的纤维化。

种类和应用方法:有噻嗪类、保钾利尿剂和襻利尿剂三类。降压治疗中比较常用的利尿剂有下列几种:氢氯噻嗪12.5～25 mg,每日一次;阿米洛利5～10 mg,每日一次;吲达帕胺1.25～2.5 mg,每日一次;氯噻酮12.5～25 mg,每日一次;螺内酯20 mg,每日一次;氨苯蝶啶25～50 mg,每日一次。在少数情况下用速尿 20～40 mg,每日两次。

主要适应证:利尿剂可作为无并发症高血压患者的首选药物,主要适用于轻中度高血压,尤其是老年高血压包括老年单纯性收缩期高血压、肥胖以及并发心力衰竭患者。袢利尿剂作用迅速,肾功能不全时应用较多。

注意事项:利尿剂应用可降低血钾,尤以噻嗪类和呋塞米为明显,长期应用者应适量补钾(每日1～3 g),并鼓励多吃水果和富含钾的绿色蔬菜。此外,噻嗪类药物可干扰糖、脂和尿酸代谢,故应慎用于糖尿病和血脂代谢失调者,禁用于痛风患者。保钾利尿剂因可升高血钾,应尽量避免与 ACEI 合用,禁用于肾功能不全者。利尿剂的不良反应与剂量密切相关,故宜采用小剂量。

(2)β 受体阻滞剂

作用机制:通过减慢心率、减低心肌收缩力、降低心排血量、减低血浆肾素活性等多种机制发挥降压作用。其降压作用较弱,起效时间较长(1～2 周)。

主要适应证:主要适用于轻中度高血压,尤其在静息时心率较快($>$80 次/分)的中青年患者,也适用于高肾素活性的高血压、伴心绞痛或心肌梗死后以及伴室上性快速心律失常者。

种类和应用方法:常用于降压治疗的 β_1 受体阻滞剂有:美托洛尔 25～50 mg,每日 1～2 次;阿替洛尔25 mg,每日 1～2 次;比索洛尔 2.5～10 mg,每日 1 次。选择性 α_1 和非选择性 β 受体阻滞剂有:拉贝洛尔每次 0.1 g,每日 3～4 次,以后按需增至 0.6～0.8 g,重症高血压可达每日 1.2～2.4 g;卡维地洛6.25～12.5 mg,每日 2 次。拉贝洛尔和美托洛尔均有静脉制剂,可用于重症高血压或高血压危象而需要较迅速降压治疗的患者。

注意事项:常见的不良反应有疲乏和肢体冷感,可出现躁动不安、胃肠功能不良等。还可能影响糖代谢、脂代谢,因此伴有心脏传导阻滞、哮喘、慢性阻塞性肺部疾患及周围血管疾病患者应列为禁忌;因此类药可掩盖低血糖反应,因此应慎用于胰岛素依赖性糖尿病患者。长期应用者突然停药可发生反跳现象,即原有的症状加重、恶化或出现新的表现,较常见有血压反跳性升高,伴头痛、焦虑、震颤、出汗等,称之为撤药综合征。

(3)钙通道阻滞剂(CCB)

作用机制:主要通过阻滞细胞浆膜的钙离子通道、松弛周围动脉血管的平滑肌,使外周血管阻力下降而发挥降压作用。

主要适应证:可用于各种程度的高血压,尤其是老年高血压、伴冠心病心绞痛、周围血管病、糖尿病或糖耐量异常妊娠期高血压以及合并有肾脏损害的患者。

种类和应用方法:应优先考虑使用长效制剂如非洛地平缓释片 2.5～5 mg,每日 1 次;硝苯地平控释片 30 mg,每日 1 次;氨氯地平 5 mg,每日 1 次;拉西地平 4 mg,每日 1～2 次;维拉帕米缓释片120～240 mg,每日 1 次;地尔硫䓬缓释片 90～180 mg,每日 1 次。由于有诱发猝死之嫌,速效二氢吡啶类钙拮抗剂的临床使用正在逐渐减少,而提倡应用长效制剂。其价格一般较低廉,在经济条件落后的农村及边远地区速效制剂仍不失为一种可供选择的抗高血压药物,可使用硝苯地平或尼群地平普通片剂 10 mg,每日 2～3 次。

注意事项:主要不良反应为血管扩张所致的头痛、颜面潮红和踝部水肿,发生率在 10% 以下,需要停药的只占极少数。踝部水肿系由于毛细血管前血管扩张而非水钠潴留所致。硝苯地平的不良反应较明显且可引起反射性心率加快,但若从小剂量开始逐渐加大剂量,可明显减轻或减少这些不良反应。非二氢吡啶类对传导功能及心肌收缩力有负性影响,因此禁用于心脏传导阻滞和心力衰竭时。

(4)血管紧张素转换酶抑制剂(ACEI)

作用机制:通过抑制血管紧张素转换酶使血管紧张素 II 生成减少,并抑制缓激肽,使缓激肽降解。这类药物可抑制循环和组织的 RAAS,减少神经末梢释放去甲肾上腺素和血管内皮形成内皮素;还可作用于缓激肽系统,抑制缓激肽降解,增加缓激肽和扩张血管的前列腺素的形成。这些作用不仅能有效降低血压,而且具有靶器官保护的功能。

ACEI 对糖代谢和脂代谢无影响,血浆尿酸可能降低。即使合用利尿剂亦可维持血钾稳定,因 ACEI 可防止利尿剂所致的继发性高醛固酮血症。此外,ACEI 在产生降压作用时不会引起反射性心动过速。

种类和应用方法:常用的 ACEI 有:卡托普利 $25\sim50$ mg,每日 $2\sim3$ 次;依那普利 $5\sim10$ mg,每日 $1\sim2$ 次;苯那普利 $5\sim20$ mg,雷米普利 $2.5\sim5$ mg,培哚普利 $4\sim8$ mg,西那普利 $2.5\sim10$ mg,福辛普利 $10\sim20$ mg,均每日 1 次。

主要适应证:ACEI 可用来治疗轻中度或严重高血压,尤其适用于伴左心室肥厚、左心室功能不全或心力衰竭、糖尿病并有微量蛋白尿、肾脏损害(血肌酐<265 $\mu mol/L$)并有蛋白尿等患者。本药还可安全地使用于伴有慢性阻塞性肺部疾患或哮喘、周围血管疾病或雷诺现象、抑郁症以及胰岛素依赖性糖尿病患者。

注意事项:最常见不良反应为持续性干咳,发生率为 $3\%\sim22\%$。多见于用药早期(数天至几周),亦可出现于治疗的后期,其机制可能由于 ACEI 抑制了激肽酶 Ⅱ,使缓激肽的作用增强和前列腺素形成。症状不重应坚持服药,半数可在 $2\sim3$ 月内咳嗽消失。改用其他 ACEI,咳嗽可能不出现。福辛普利和西拉普利引起干咳少见。其他可能发生不良反应有低血压、高钾血症、血管神经性水肿(偶尔可致喉痉挛、喉或声带水肿)、皮疹以及味觉障碍。

双侧肾动脉狭窄或单侧肾动脉严重狭窄、合并高血钾血症或严重肾衰竭等患者 ACEI 应列为禁忌。因有致畸危险也不能用于合并妊娠的妇女。

(5)血管紧张素 Ⅱ 受体拮抗剂(ARB)

作用机制:这类药物可选择性阻断 Ang Ⅱ 的 Ⅰ 型受体而起作用,具有 ACEI 相似的血流动力学效应。从理论上讲,其比 ACEI 存在如下优点:①作用不受 ACE 基因多态性的影响。②还能抑制非 ACE 催化产生的 Ang Ⅱ 的致病作用。③促进 Ang Ⅱ 与 AT_2 结合发挥"有益"效应。这三项优点结合起来将可能使 ARB 的降血压及对靶器官保护作用更有效,但需要大规模的临床试验进一步证实,目前尚无循证医学的证据表明 ARB 的疗效优于或等同于 ACEI。

种类和应用方法:目前在国内上市的 ARB 有三类:第一、二、三代分别为氯沙坦、缬沙坦、依贝沙坦。氯沙坦 $50\sim100$ mg,每日 1 次,氯沙坦和小剂量氢氯噻嗪(25 mg/d)合用,可明显增强降压效应;缬沙坦 $80\sim160$ mg,每日 1 次;依贝沙坦 150 mg,每日 1 次;替米沙坦 80 mg,每日 1 次;坎地沙坦 1 mg,每日 1 次。

主要适应证:适用对象与 ACEI 相同。目前主要用于 ACEI 治疗后发生干咳等不良反应且不能耐受的患者。氯沙坦有降低血尿酸作用,尤其适用于伴高尿酸血症或痛风的高血压患者。

注意事项:此类药物的不良反应轻微而短暂,因不良反应需中止治疗者极少。不良反应为头晕、与剂量有关的体位性低血压、皮疹、血管神经性水肿、腹泻、肝功能异常、肌痛和偏头痛等。禁用对象与 ACEI 相同。

(6)α_1 受体阻滞剂

作用机制:这类药可选择性阻滞血管平滑肌突触后膜 α_1 受体,使小动脉和静脉扩张,外周阻力降低。长期应用对糖代谢并无不良影响,且可改善脂代谢,升高 HDL-C 水平,还能减轻前列腺增生患者的排尿困难,缓解症状。降压作用较可靠,但是否与利尿剂、受体阻滞剂一样具有降低病死率的效益,尚不清楚。

种类和应用方法:常用制剂有哌唑嗪 1 mg,每日 1 次;多沙唑嗪 $1\sim6$ mg,每日 1 次;特拉唑嗪 $1\sim8$ mg,每日 1 次;苯哌地尔 $25\sim50$ mg,每日 2 次。

适应证:目前一般用于轻中度高血压,尤其适用于伴高脂血症或前列腺肥大患者。

注意事项:主要不良反应为"首剂现象",多见于首次给药后 $30\sim90$ min,表现为严重的体位性低血压、眩晕、晕厥、心悸等,系由于内脏交感神经的收缩血管作用被阻滞后,静脉舒张使回心血量减少。首剂现象以哌唑嗪较多见,特拉唑嗪较少见。合用 β 受体阻滞剂、低钠饮食或曾用过利尿剂者较易发生。防治方法是首剂量减半,临睡前服用,服用后平卧或半卧休息 $60\sim90$ min,并在给药前至少一天停用利尿剂。其他不良反应有头痛、嗜睡、口干、心悸、鼻塞、乏力、性功能障碍等,常可在连续用药过程中自行减轻或缓解。有研究表明哌唑嗪能增加高血压患者的死亡率,因此现在临床上已很少应用。

（六）降压药物的联合应用

降压药物的联合应用已公认为是较好和合理的治疗方案。

1.联合用药的意义

研究表明,单药治疗使高血压患者血压达标（＜140/90 mmHg 或 18.7/120 kPa）比率仅为40％～50％,而两种药物的合用可使70％～80％的患者血压达标。HOT 试验结果表明,达到预定血压目标水平的患者中,采用单一药物、两药合用或三药合用的患者分别占 30％～40％、40％～50％和少于10％,处于联合用药状态约占 68％。

联合用药可减少单一药物剂量,提高患者的耐受性和依从性。单药治疗如效果欠佳,只能加大剂量,这就增加不良反应发生的危险性,且有的药物随剂量增加,不良反应增大的危险性超过了降压作用增加的效益,亦即药物的危险/效益比转向不利的一面。联合用药可避免此种两难局面。

联合用药还可使不同的药物互相取长补短,有可能减轻或抵消某些不良反应。任何药物在长期治疗中均难以完全避免其不良反应,如 β 受体阻滞剂的减慢心率作用,CCB 可引起踝部水肿和心率加快。这些不良反应如能选择适当的合并用药就有可能被矫正或消除。

2.利尿剂为基础的两种药物联合应用

大型临床试验表明,噻嗪类利尿剂可与其他降压药有效地合用,故在需要合并用药时利尿剂可作为基础药物。常采用下列合用方法。

（1）利尿剂加 ACEI 或血管紧张素 Ⅱ 受体拮抗剂:利尿剂的不良反应是激活 RAAS,造成一系列不利于降低血压的负面作用。然而,这反而增强了 ACEI 或血管紧张素 Ⅱ 受体拮抗剂对 RAAS 的阻断作用,亦即这两种药物通过利尿剂对 RAAS 的激活,可产生更强有力的降压效果。此外,ACEI 和血管紧张素 Ⅱ 受体拮抗剂由于可使血钾水平稍上升,从而能防止利尿剂长期应用所致的电解质紊乱,尤其是低血钾等不良反应。

（2）利尿剂加 β 受体阻滞剂或 α₁ 受体阻滞剂:β 受体阻滞剂可抵消利尿剂所致的交感神经兴奋和心率增快作用,而噻嗪类利尿剂又可消除 β 受体阻滞剂或 α₁ 受体阻滞剂的促肾滞钠作用。此外,在对血管的舒缩作用上噻嗪类利尿剂可加强 α₁ 受体阻滞剂的扩血管效应,而抵消 β 受体阻滞剂的缩血管作用。

3.CCB 为基础的两药合用

我国临床上初治药物中仍以 CCB 最为常用。国人对此类药一般均有良好反应,CCB 为基础的联合用药在我国有广泛的基础。

（1）CCB 加 ACEI:前者具有直接扩张动脉的作用,后者通过阻断 RAAS 和降低交感活性,既扩张动脉,又扩张静脉,故两药在扩张血管上有协同降压作用。二氢吡啶类 CCB 产生的踝部水肿可被 ACEI 消除。两药在心肾和血管保护上,在抗增殖和减少蛋白尿上亦均有协同作用。此外,ACEI 可阻断 CCB 所致反射性交感神经张力增加和心率加快的不良反应。

（2）二氢吡啶类 CCB 加 β 受体阻滞剂:前者具有的扩张血管和轻度增加心输出量的作用,正好抵消 β 受体阻滞剂的缩血管及降低心输出量作用。两药对心率的相反作用可使患者心率不受影响。

4.其他的联合应用方法

如两药合用仍不能奏效,可考虑采用 3 种药物合用,例如噻嗪类利尿剂加 ACEI 加水溶性 β 受体阻滞剂（阿替洛尔）,或噻嗪类利尿剂加 ACEI 加 CCB,以及利尿剂加 β 受体阻滞剂加其他血管扩张剂（肼屈嗪）。

七、高血压危象

（一）定义和分类

已经有许多不同的名词被用于血压重度急性升高的情况。但多数研究者将高血压急症定义为收缩压或舒张压急剧增高（如舒张压增高到120～130 mmHg 或 16.0～17.3 kPa 以上）,同时伴有中枢神经系统、心脏或肾脏等靶器官损伤。高血压急症较少见,此类患者需要在严密监测下通过静脉给药的方法使血压立即降低。与高血压急症不同,如果患者的血压重度增高,但无急性靶器官损害的证据,则定义为高血压次急症。对此类患者,需在24～48 h内使血压逐渐下降。两者统称为高血压危象(见表8-4)。

表 8-4 高血压危象的分类

高血压急症	高血压次急症
高血压脑病	进急性恶性高血压
颅内出血	循环中儿茶酚胺水平过高
动脉硬化栓塞性脑梗死	降压药物的撤药综合征
急性肺水肿	服用拟交感神经药物
急性冠脉综合征	食物或药物与单胺氧化酶抑制剂相互作用
急性主动脉夹层	围术期高血压
急性肾衰竭	
肾上腺素能危象	
子痫	

(二)临床表现

高血压危象的症状和体征的轻重往往因人而异。一般症状可有出汗、潮红、苍白、眩晕、濒死感、耳鸣、鼻出血;心脏症状可有心悸、心律失常、胸痛、呼吸困难、肺水肿;脑部症状可有头痛、头晕、恶心、眩目、局部症状、痛性痉挛、昏迷等;肾脏症状有少尿、血尿、蛋白尿、电解质紊乱、氮质血症、尿毒症;眼部症状有闪光、点状视觉、视力模糊、视觉缺陷、复视、失明。

(三)高血压危象的治疗

1.治疗的一般原则

对高血压急症患者,需在 ICU 中严密监测(必要时进行动脉内血压监测),通过静脉给药迅速控制血压(但并非降至正常水平)。对高血压次急症患者,应在24～48 h内逐渐降低血压(通常给予口服降压药)。

静脉用药控制血压的即刻目标是在 30～60 min 内将舒张压降低 10%～15%,或降到110 mmHg (14.7 kPa)左右。对急性主动脉夹层患者,应 15～30 min 内达到这一目标。以后用口服降压药维持。

2.高血压急症的治疗

导致高血压急症的疾病基础很多。目前有多种静脉用药可作降压之用(见表8-5)。

表 8-5 高血压急症静脉用药的选择

	药物选择
急性肺水肿	硝普钠或乌拉地尔,与硝酸甘油和一种襻利尿剂合用
急性心肌缺血	柳氨苄心定或美托洛尔,与硝酸甘油合用。如血压控制不满意,可加用尼卡地平或 fenoldopam
脑卒中	柳氨苄心定、尼卡地平或 fenoldopam
急性主动脉夹层	柳氨苄心定、或硝普钠加美托洛尔
子痫	肼苯哒嗪,亦可选用柳氨苄心定或尼卡地平
急性肾衰竭/微血管性贫血	fenoldopam 或尼卡地平
儿茶酚胺危象	尼卡地平、维拉帕米或 fenoldopam

(1)高血压脑病:高血压脑病的首选治疗包括静脉注射硝普钠、柳氨苄心定、乌拉地尔或尼卡地平。

(2)脑血管意外:对任何种类的急性脑卒中患者给予紧急降压治疗所能得到的益处目前还都是推测性的,还缺少充分的临床和实验研究证据。①颅内出血:血压小于 180/105 mmHg(24.0/14.0 kPa)无须降压。血压大于 230/120 mmHg(30.7/16.0 kPa)可静脉给予柳胺苄心定、拉贝洛尔、硝普钠、乌拉地尔。血压在 180～230/150～120 mmHg(24.0～30.7/20.0～16.0 kPa)之间可静脉给药,也可口服给药。②急性缺血性中风：参照颅内出血的治疗方案。

(3)急性主动脉夹层：一旦确定为主动脉夹层的诊断，即应力图在15～30 min内使血压降至最低可以耐受的水平（即保持足够的器官灌注）。最初的治疗应包括联合使用静脉硝普钠和一种静脉给予的β受体阻滞剂，其中美托洛尔最为常用。尼卡地平或fenoldopam也可使用。柳氨苄心定兼有α和β受体阻滞作用，可作为硝普钠和β受体阻滞剂联合方案的替代。另外，地尔硫草静脉滴注也可用于主动脉夹层。

(4)急性左心室衰竭和肺水肿：严重高血压可诱发急性左心室衰竭。在这种情况下，可给予扩血管药如硝普钠直接减轻心脏后负荷。也可选用硝酸甘油。

(5)冠心病和急性心肌梗死：静脉给予硝酸甘油是这种高血压危象时的首选药物。次选药为柳氨苄心定，静脉给予。如血压控制不满意，可加用尼卡地平或fenoldopam。

(6)围术期高血压：降压药物的选用应根据患者的背景情况，在密切观察下可选用乌拉地尔、柳氨苄心定、硝普钠和硝酸甘油等。

(7)子痫：近年来，在舒张压超过115 mmHg(15.3 kPa)或发生子痫时，传统上采用肼苯达嗪静脉注射，此药能有效降低血压而不减少胎盘血流。现今在有重症监护的条件下，静脉给予柳氨苄心定和尼卡地平被认为更安全有效。如惊厥出现或迫近，可注射硫酸镁。

3.高血压次急症的治疗

对高血压次急症患者，过快降压会影响心脏和脑的血流供应（尤其是老年人），引起严重的不良反应。如果血压暂时升高的原因是容易识别的，如疼痛或急性焦虑，则合适的治疗是止痛药或抗焦虑药。如果血压增高的原因不明，可给予各种口服降压药（见表8-6）。降压治疗的目的是使增高的血压在24～48 h内逐渐降低，这种治疗方法需要在发病后头几天对患者进行密切的随访。

表8-6　治疗高血压次急症常用的口服药

药名	作用机制	剂量(mg)	说明
卡托普利	ACE抑制剂	25～50	口服或舌下给药。最大作用见于给药后30～90分钟内。在体液容量不足者，易有血压过度下降。肾动脉狭窄患者禁用
硝酸甘油	血管扩张剂	1.25～2.5	舌下给药，最大作用见于15～30 min内。推荐用于冠心病患者
尼卡地平	钙拮抗剂	30	口服或舌下给药。仅有少量心率增快。比硝苯地平起效慢而降压时间更长。可致低血压的潮红
柳氨苄心定	α和β受体阻滞剂	200～1 200	口服给药。禁用于慢性阻塞性肺病、充血性心力衰竭恶化、心动过缓的患者。可引起低血压、眩晕、头痛、呕吐、潮红
可乐宁	α激动剂	0.1，每20分钟一次	口服后30分钟至2小时起效，最大作用见于1～4小时内，作用维持6～8小时。不良反应为嗜睡、眩晕、口干和停药后血压反跳
速尿	袢利尿剂	40～80	口服给药。可继其他抗高血压措施之后给药

在目前缺少任何对各种高血压药物长期疗效进行比较的资料的情况下，药物品种的选择应根据其作用机制、疗效和安全性资料确定。

硝苯地平和卡托普利加快心率，可乐宁和柳氨苄心定则减慢心率。这对于冠心病患者特别重要。其他应注意的问题包括：柳氨苄心定慎用于支气管痉挛和心动过缓以及Ⅱ度以上房室传导阻滞患者；卡托普利不可用于双侧肾动脉狭窄患者。在血容量不足的患者，抗高血压药的使用均应小心。

（王文德）

第二节 继发性高血压

继发性高血压也称症状性高血压,是指由一定的基础疾病引起的高血压,约占所有高血压患者的1%～5%。由于继发性高血压的出现与某些确定的疾病和原因有关,一旦这些原发疾病(如原发性醛固酮增多症、嗜铬细胞瘤、肾动脉狭窄等)治愈后,高血压即可消失。所以临床上,对一个高血压患者(尤其是初发病例),应给予全面详细评估,以发现有可能的继发性高血压的病因,以利于进一步治疗。

一、继发性高血压的基础疾病

1.肾性高血压

(1)肾实质性:急、慢性肾小球肾炎,多囊肾,糖尿病肾病,肾积水。

(2)肾血管性:肾动脉狭窄、肾内血管炎。

(3)肾素分泌性肿瘤。

(4)原发性钠潴留(Liddle's 综合征)。

2.内分泌性高血压

(1)肢端肥大症。

(2)甲状腺功能亢进。

(3)甲状腺功能减退。

(4)甲状旁腺功能亢进。

(5)肾上腺皮质:库欣综合征、原发性醛固酮增多症、嗜铬细胞瘤。

(6)女性长期口服避孕药。

(7)绝经期综合征等等。

3.血管病变

主动脉缩窄、多发性大动脉炎。

4.颅脑病变

脑肿瘤、颅内压增高、脑外伤、脑干感染等。

5.药物

如糖皮质激素、拟交感神经药、甘草等。

6.其他

高原病、红细胞增多症、高血钙等。

二、常见的继发性高血压几种类型的特点

(一)肾实质性疾病所致的高血压

1.急性肾小球肾炎

(1)多见于青少年。

(2)起病急。

(3)有链球菌感染史。

(4)发热、血尿,水肿等表现。

2.慢性肾小球肾炎

应注意与高血压病引起的肾脏损害相鉴别。

(1)反复水肿史。

(2)贫血明显。

(3)血浆蛋白低。

(4)蛋白尿出现早而血压升高相对轻。

(5)眼底病变不明显。

3.糖尿病肾病

无论是胰岛素依赖型糖尿病(1型)或非胰岛素依赖型糖尿病(2型),均可发生肾损害而有高血压,肾小球硬化、肾小球毛细血管基膜增厚为主要的病理改变,早期肾功能正常,仅有微量蛋白尿,血压也可能正常;病情发展,出现明显蛋白尿及肾功能不全时血压升高。

对于肾实质病变引起的高血压,可以应用 ACEI 治疗,对肾脏有保护作用,除降低血压外,还可减少蛋白尿,延缓肾功能恶化。

(二)嗜铬细胞瘤

肾上腺髓质或交感神经节等嗜铬细胞肿瘤,间歇或持续分泌过多的肾上腺素和去甲肾上腺素,出现阵发性或持续性血压升高。其临床特点包括以下几个方面。

(1)有剧烈头痛,心动过速、出汗、面色苍白、血糖增高、代谢亢进等特征。

(2)对一般降压药物无效。

(3)血压增高期测定血或尿中儿茶酚胺及其代谢产物香草基杏仁酸(VMA),显著增高。

(4)超声、放射性核素、CT、磁共振显像可显示肿瘤的部位。

(5)大多数肿瘤为良性,可作手术切除。

(三)原发性醛固酮增多症

此病系肾上腺皮质增生或肿瘤分泌过多醛固酮所致。其特征包括以下几点。

(1)长期高血压伴顽固的低血钾。

(2)肌无力、周期性麻痹、烦渴、多尿等。

(3)血压多为轻、中度增高。

(4)实验室检查:有低血钾、高血钠、代谢性碱中毒、血浆肾素活性降低、尿醛固酮排泄增多。

(5)螺内酯(安体舒通)试验(+)具有诊断价值。

(6)超声、放射性核素、CT 可作定位诊断。

(7)大多数原发性醛固酮增多症是由单一肾上腺皮质腺瘤所致,手术切除是最好的治疗方法。

(8)螺内酯是醛固酮拮抗剂,可使血压降低,血钾升高,症状减轻。

(四)皮质醇增多症(库欣综合征)

由于肾上腺皮质肿瘤或增生,导致皮质醇分泌过多。其临床特点表现为以下几点。

(1)水钠潴留,高血压。

(2)向心性肥胖、满月脸、多毛、皮肤纹、血糖升高。

(3)24 h 尿中 17-羟类固醇或 17-酮类固醇增多。

(4)肾上腺皮质激素兴奋者试验阳性。

(5)地塞米松抑制试验阳性。

(6)颅内蝶鞍 X 线检查、肾上腺 CT 扫描以及放射性碘化胆固醇肾上腺扫描可用于病变定位。

(五)肾动脉狭窄

(1)可为单侧或双侧。

(2)青少年患者的病变性质多为先天性或炎症性,老年患者多为动脉粥样硬化性。

(3)高血压进展迅速或高血压突然加重,呈恶性高血压表现。

（4）舒张压中、重度升高。

（5）四肢血压多不对称，差别大，有时呈无脉症。

（6）体检时可在上腹部或背部肋脊角处闻及血管杂音。

（7）眼底呈缺血性进行性改变。

（8）对各类降压药物疗效较差。

（9）大剂量断层静脉肾盂造影，放射性核素肾图有助诊断。

（10）肾动脉造影可明确诊断。

（11）药物治疗可选用 ACEI 或钙拮抗剂，但双侧肾动脉狭窄者不宜应用，以避免可能使肾小球滤过率进一步降低，肾功能恶化。

（12）经皮肾动脉成形术（PTRA）手术简便，疗效好，为首选治疗。

（13）必要时，可行血流重建术、肾移植术、肾切除术。

（六）主动脉缩窄

为先天性血管畸形，少数为多发性大动脉炎引起。其临床特点表现为以下几点。

（1）上肢血压增高而下肢血压不高或降低，呈上肢血压高于下肢的反常现象。

（2）肩胛间区、胸骨旁、腋部可有侧支循环动脉的搏动和杂音或腹部听诊有血管杂音。

（3）胸部 X 线摄影可显示肋骨受侧支动脉侵蚀引起的切迹。

（4）主动脉造影可确定诊断。

（王文德）

第三节　高血压急症

一、概述

区别高血压急症和次急症，注意高血压急症类型。

高血压急症特点：

（1）血压≥200/120 mmHg。

（2）自主神经功能失调征象：发热、多汗、口干、心悸、尿频。

（3）靶器官急性损害的表现。

（4）静脉使用降压药物及保护相应的靶器官，以降低死亡率。

二、病因

常见诱因：①寒冷刺激、精神创伤、外界不良刺激、情绪波动和过度疲劳等。②应用拟交感神经药物后发生的儿茶酚胺释放。③高血压患者突然停用可乐啶等降压药物。④经期或绝经期内分泌紊乱。⑤嗜铬细胞瘤。

三、病史

（1）血压显著升高，可达 200/120 mmHg 以上。

（2）自主神经功能失调征象：发热、多汗、口干、心悸、尿频。

（3）靶器官急性损害的表现。

（4）前庭和耳蜗内小动脉痉挛：耳鸣、眩晕、恶心、呕吐、平衡失调、眼球震颤等。

（5）视网膜小动脉痉挛：视力模糊、偏盲、眼前网状物及黑矇。

(6)肠系膜动脉痉挛:腹部绞痛。

(7)冠状动脉痉挛:心绞痛、胸闷。

(8)肾小动脉痉挛时出现尿频、排尿困难或尿少。

(9)脑部小动脉痉挛:一过性感觉障碍、偏瘫或失语。

(10)高血压脑病:烦躁不安、精神萎靡、嗜睡、昏迷等脑水肿表现。

(11)高血压并急性左心力衰竭:呼吸困难、不能平卧、咳嗽、咳泡沫痰。

四、体检要点

(一)血压

通常收缩压＞200 mmHg 或舒张压＞120 mmHg。

(二)心脏血管

左心力衰竭:心率快、S_3、肺部湿性啰音。

主动脉夹层:心底部收缩期、舒张期或双期杂音。左右上肢或上下肢血压不对称,腹部肾动脉杂音。

(三)神经系统

脑卒中和高血压脑病,表现为定向障碍、感觉障碍、意识障碍和运动障碍。

(四)眼底

高血压危象、高血压脑病和先兆子痫均可出现眼底改变,如眼底动脉收缩、视盘水肿渗出、视网膜出血。

五、实验室及相关检查

(一)尿常规

血尿、蛋白尿、尿比重降低。

(二)肾功能

尿素氮、肌酐升高,提示肾衰竭。

(三)电解质

钾升高或降低,提示肾衰竭;血钾降低提示醛固酮增多症。

(四)心电图

ST 弓背向上抬高伴异常 Q 波提示心肌梗死。

(五)胸片

心脏扩大、肺间质水肿、胸腔积液提示左心功能衰竭。

(六)B 超

双肾上腺、双肾超声检测是否有肿瘤(嗜铬细胞瘤)。

(七)超声心动图

主动脉根部扩张、主动脉内膜撕裂提示主动脉夹层。

(八)CT 或 MRI

鉴别脑出血或脑梗死;发现胸腹部主动脉夹层。

六、诊断及鉴别诊断

诊断及鉴别诊断见表8-7。

表 8-7 高血压急症鉴别诊断

高血压急症	临床线索	诊断性试验
高血压脑病	精神状态改变、视神经盘水肿	头部 CT
脑梗死、脑出血	神经系统定位体征	头部 CT
蛛网膜下腔出血	突然发作的严重头痛,颈项强直	头部 CT、腰椎穿刺
心肌梗死	压榨性前胸痛、恶心、出汗	心电图、心肌酶
左心力衰竭	气短、呼吸困难、夜间阵发性呼吸困难	胸片、超声心动图
主动脉夹层	撕裂样胸痛、急性主动脉反流、胸片上纵隔增宽	主动脉造影、胸部 CT 或 MRI、经食管超声心动图
先兆子痫或子痫	血压升高、蛋白尿、水肿	尿蛋白定量

七、危险分层

根据临床症状及有无靶器官损害分为高血压急症和高血压次急症。高血压急症必须快速有效降压。高血压次急症一般不需静脉用药快速降压,口服降压药物即可。

八、治疗

高血压危象的处理:静脉应用硝普钠、硝酸甘油、尼卡地平、艾司洛尔或酚妥拉明。一般不用利尿剂。

合并急性左心力衰竭:静脉用硝普钠或硝酸甘油、镇静、利尿、吸氧。

合并急性心肌梗死:止痛、镇静、吸氧、硝酸甘油、阿司匹林抗血小板、低分子肝素抗凝,血流动力学稳定时加用 β 受体阻滞剂、溶栓或直接经皮冠脉血运重建术。

合并主动脉夹层:静脉用硝普钠联合 β 受体阻滞剂快速降低血压、减慢心率,吗啡镇痛。急性近端主动脉夹层、急性远端主动脉夹层并发重要脏器进行性损害、夹层破裂或即将破裂、逆行延伸到升主动脉等需外科手术。

合并急性脑卒中:血压在 180~230 mmHg/105~120 mmHg 超过 60 分钟或血压高于 230/120 mmHg 且超过 20 分钟者要降低血压 20%~25%。

先兆子痫或子痫:硫酸镁解痉,硝苯地平、肼苯达嗪或阿替洛尔(氨酰心安)等降压,安定镇静,血浆或全血或白蛋白或低分子右旋糖酐扩容。

嗜铬细胞瘤:明确肿瘤部位后行外科手术。

(王文德)

第九章　快速性心律失常

第一节　窦性心动过速

正常窦房结发放冲动的频率易受自主神经的影响,且取决于交感神经与迷走神经的相互作用,此外,还受其他许多因素的影响,包括缺氧、酸中毒、温度、机械张力和激素(如三碘甲状腺原氨酸)等。

窦性心率一般在 60~100 次/分,成人的窦性心率超过 100 次/分即为窦性心动过速(sinus tachycardia)。包括生理性窦性心动过速和不适当窦性心动过速。

生理性窦性心动过速(physiological sinus tachycardia)是一种人体对适当的生理刺激或病理刺激的正常反应,是常见的窦性心动过速。

不适当窦性心动过速(inappropriate sinus tachycardia)是指静息状态下窦性心率持续增快,或窦性心率的增快与生理、情绪、病理状态或药物作用水平无关或不相一致,是少见的一种非阵发性窦性心动过速。

一、原因

生理性窦性心动过速与生理、情绪、病理状态或药物作用有关。健康人运动、情绪紧张和激动、体力活动、吸烟、饮酒、喝茶和咖啡,以及感染、发热、贫血、失血、低血压、血容量不足、休克、缺氧、甲状腺功能亢进、呼吸功能不全、心力衰竭、心肌炎和心肌缺血等均可引起窦性心动过速。药物的应用如儿茶酚胺类药物、阿托品、氨茶碱和甲状腺素制剂等也是引起窦性心动过速的原因。其发生机制通常认为是由于窦房结细胞舒张期 4 相除极加速引起了窦性心动过速。窦房结内起搏细胞的位置上移也可使发放冲动的频率增加。

不适当窦性心动过速见于健康人。其发生机制可能是窦房结本身的自律性增高,或者是自主神经对窦房结的调节失衡,表现为交感神经兴奋性增高,迷走神经张力减低。也见于导管射频消融治疗房室结折返性心动过速术后。

二、临床表现

生理性窦性心动过速时,频率通常逐渐加快,再逐渐减慢至正常,心率一般在 100~180 次/分,有时可高达 200 次/分。刺激迷走神经的操作如按摩颈动脉窦、Valsalva 动作等均可使窦性心动过速逐渐减慢,当增高的迷走神经张力减弱或消失时,心率可恢复到以前的水平。患者大多感觉心悸不适,其他症状取决于原发疾病。

不适当窦性心动过速患者绝大多数为女性,约占 90%。主要症状为心悸,也可有头晕、眩晕、先兆晕厥、胸痛、气短等不适表现。轻者可无症状,只是在体格检查时发现;重者活动能力受限制。

三、心电图与电生理检查

（一）生理性窦性心动过速

表现为窦性 P 波，频率＞100 次/分，PP 间期可有轻度变化，P 波形态正常，但振幅可变大或高尖。PR 间期一般固定。心率较快时，有时 P 波可重叠在前一心搏的 T 波上。

（二）不适当窦性心动过速

诊断有赖于有创性和无创性的检查。

（1）心动过速及其症状呈非阵发性。

（2）动态心电图提示患者出现持续性窦性心动过速，心率超过 100 次/分。

（3）P 波的形态和心内激动顺序与窦性心律时完全相同。

（4）排除继发性窦性心动过速的原因，如甲状腺功能亢进等。

四、治疗

（一）生理性窦性心动过速

生理性窦性心动过速的治疗主要在于积极查找并去除诱因，治疗原发疾病，如戒烟、避免饮酒、勿饮用浓茶和咖啡；感染者应予以控制，发热者应退热，贫血者应纠治，血容量不足者应补液等。少数患者可短期服用镇静剂，必要时选用 β 受体阻滞剂、非二氢吡啶类钙通道阻滞剂等以减慢心率。

（二）不适当窦性心动过速

是否需要治疗主要取决于症状。药物治疗首选 β 受体阻滞剂，非二氢吡啶类钙通道阻滞剂也能奏效。对于症状明显、药物疗效不佳的顽固性不适当窦性心动过速患者，有报道采用导管射频消融改善窦房结功能取得了较好的效果。利用外科手术切除窦房结或闭塞窦房结动脉的方法进行治疗也有成功的个案报道。

（孙秋月）

第二节 期前收缩

期前收缩（premature beats）也称早搏、期外收缩或额外收缩，是指起源于窦房结以外的异位起搏点提前发出的激动。期前收缩是临床上最常见的心律失常。

一、期前收缩的分类

期前收缩可起源于窦房结（包括窦房交界区）、心房、房室交界区和心室，分别称为窦性、房性、房室交界性和室性期前收缩。前三种起源于希氏束分叉以上，统称为室上性期前收缩。室性期前收缩起源于希氏束分叉以下部位。在各类期前收缩中，以室性期前收缩最为常见，房性和交界性期前收缩次之，而窦性期前收缩极为罕见，且根据心电图不易作出肯定的诊断。

（1）根据期前收缩发生的频度可分为偶发和频发期前收缩。一般将每分钟发作＜5 次称为偶发期前收缩，每分钟发作≥5 次称为频发期前收缩。

（2）根据期前收缩的形态可分为单形性和多形性期前收缩。

（3）依据发生部位分为单源性和多源性期前收缩，单源性期前收缩是指期前收缩的形态和配对间期均相同，而多源性期前收缩的形态和配对间期均不同。

期前收缩与主导心律心搏成组出现称为"联律"。"二联律""三联律"和"四联律"指主导心律搏动和期前收缩交替出现,每个主导心律搏动后出现一个期前收缩称为二联律;每两个主导心律搏动后出现一个期前收缩称为三联律;每三个主导心律搏动后出现一个期前收缩称为四联律。两个期前收缩连续出现称为成对的期前收缩,3~5次期前收缩连续出现称为成串或连发的期前收缩。一般将≥3次连续出现的期前收缩称为心动过速。

期前收缩按照发生机制可分为自律性增高、触发激动和折返激动。目前认为折返激动是期前收缩发生的主要原因,也是大部分心动过速发生的主要机制。

二、期前收缩的病因

期前收缩可发生于正常的人,但器质性心脏病患者更常见,也可以由心脏以外的因素诱发。期前收缩可以发生于任何年龄,在儿童相对少见,但随着年龄增长发病率升高,在老年人较多见。炎症、缺血、缺氧、麻醉、心导管检查、外科手术和左心室假腱索等均可使心肌受到机械、电、化学性刺激而发生期前收缩。期前收缩常见于冠心病、心肌病、风湿性心脏病、肺心病、高血压左心室肥厚、二尖瓣脱垂患者,尤其在发生急性心肌梗死和心力衰竭时。洋地黄、酒石酸锑钾、普鲁卡因胺、奎尼丁、三环类抗抑郁药中毒等也可以引起期前收缩。电解质紊乱可诱发期前收缩,特别是低钾。期前收缩也可以因神经功能性因素引起,如激烈运动、精神紧张、长期失眠,过量摄入烟、酒、茶、咖啡等。

三、临床表现

期前收缩患者的主要症状是心悸,表现为短暂心搏停止的漏搏感。偶发期前收缩者可以无任何症状,或仅有心悸、"停跳"感。期前收缩次数过多者可以有头晕、乏力、胸闷甚至晕厥等症状。

心脏体检听诊时,发现节律不齐,有提前出现的心脏搏动,其后有较长的停搏间歇。期前收缩的第一心音可明显增强,也可减弱,主要与期前收缩时房室瓣的位置有关。第二心音大多减弱或消失。室性期前收缩因左、右心室收缩不同步而常引起第一、第二心音的分裂。期前收缩发生越早,心室的充盈量和搏出量越少,桡动脉搏动也相应地减弱,甚至完全不能扪及。

四、心电图检查

(一)窦性期前收缩

窦性期前收缩(sinus premature beats)是窦房结起搏点提前发放激动或在窦房结内折返引起的期前收缩。

心电图特点:①在窦性心律的基础上提前出现P波,与窦性P波完全相同。②期前收缩的配对间期多相同。③等周期代偿间歇,即代偿间歇与基本窦性周期相同。④期前收缩下传的QRS波群多与基本窦性周期的QRS波群相同,少数也可伴室内差异性传导而呈宽大畸形。

(二)房性期前收缩

房性期前收缩(atrial premature beats)是起源于心房并提前出现的期前收缩。

心电图特点:①提前出现的房波(P'波),P'波有时与窦性P波很相似,但是多数情况下二者有明显差别;当基础窦性节律不断变化时,房性期前收缩较难判断,但房波(P'波与窦性P波)之间形态的差异可提示诊断;发生很早的房性期前收缩的P'波可重叠在前一心搏的T波上而不易辨认造成漏诊,仔细比较T波形态的差别有助于识别P'波。②P'R间期正常或延长。③房性期前收缩发生在舒张早期,如果适逢房室交界区仍处于前次激动过后的不应期,该期前收缩可产生传导的中断(称为未下传的房性期前收缩)或传导延迟(下传的P'R间期延长,>120毫秒);前者表现为P'波后无QRS波群,P'波未能被识别时可误诊为窦性停搏或窦房阻滞。④房性期前收缩多数呈不完全代偿间歇,因P'波逆传使窦房结提前除极,包括房性期前收缩P'波在内的前后两个窦性下传P波的间距短于窦性PP间距的两倍,称为不完全代偿间歇;若房性期前收缩发生较晚或窦房结周围组织的不应期较长,P'波未能影响窦房结的节律,期前收缩前后两个窦性下传P波的间距等于窦性PP间距的两倍,称为完全代偿间歇。⑤房性期前收缩下传的QRS波群大多与基本窦性周期的QRS波群相同,也可伴室内差异性传导而呈宽大畸形(图9-1)。

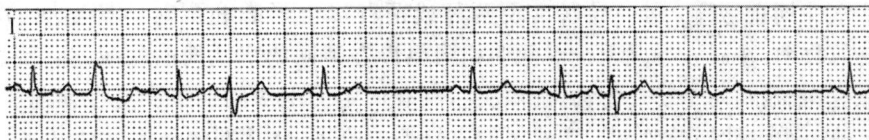

图 9-1　房性期前收缩

提前发生的 P'波,形态不同于窦性 P 波,落在其前的 QRS 波群的 ST 段上,P'R 间期延长,在 T 波后产生 QRS 波群,呈不同程度的心室内差异性传导,有的未下传,无 QRS 波群,均有不完全代偿间歇

(三)房室交界性期前收缩

房室交界性期前收缩(junctional premature beats)是起源于房室交界区并提前出现的期前收缩。提前的异位激动可前传激动心室和逆传激动心房(P'波)。

心电图特点:①提前出现的 QRS 波群,形态与窦性相同,部分可伴室内差异性传导而呈宽大畸形;②逆行 P'波可出现在 QRS 波群之前(P'R 间期<0.12 秒)、之后(RP'间期<0.20 秒),也可埋藏在 QRS 波群之中。③完全代偿间歇,因房室交界性期前收缩起源点远离窦房结,逆行激动常与窦性激动在房室交界区或窦房交界区发生干扰,窦房结的节律不受影响,表现为包含房室交界性期前收缩在内的前后两个窦性 P 波的间距等于窦性节律 PP 间距的两倍(图 9-2)。

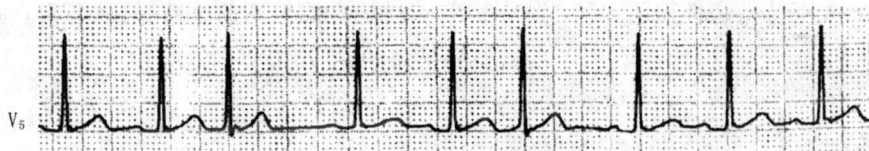

图 9-2　房室交界性期前收缩

第 3 个和第 6 个 QRS 波群提前发生,畸形不明显,前无相关 P 波,后无逆行的 P'波,完全代偿间歇

(四)室性期前收缩

室性期前收缩(ventricular premature beats)是由希氏束分叉以下的异位起搏点提前激动产生的期前收缩。

心电图特点:①提前发生的宽大畸形的 QRS 波群,时限通常≥0.12 秒,T 波方向多与 QRS 波群的主波方向相反。②提前的 QRS 波群前无 P 波或无相关的 P 波。③完全代偿间歇,因室性期前收缩很少能逆传侵入窦房结,故窦房结的节律不受室性期前收缩的影响,表现为包含室性期前收缩在内的前后两个窦性下传搏动的间距等于窦性节律 RR 间距的两倍(图 9-3)。

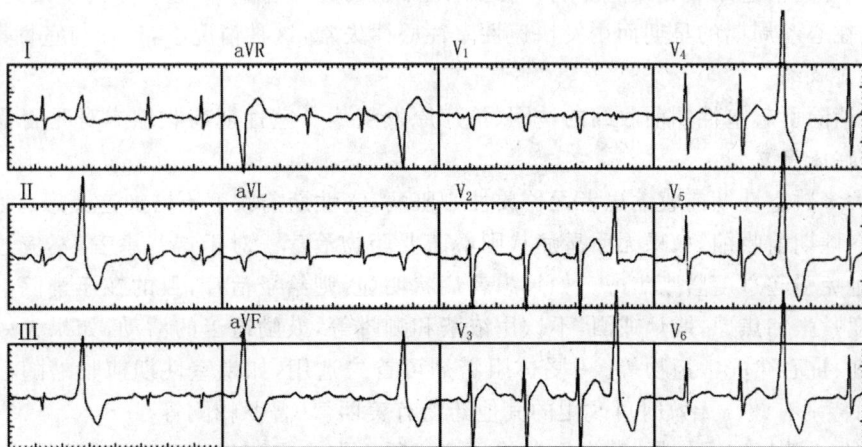

图 9-3　室性期前收缩

各导联均可见提前发生的宽大畸形 QRS 波群及 T 波倒置,前无 P 波,代偿间歇完全

室性期前收缩可表现为多种类型:①插入性室性期前收缩:这种期前收缩发生在两个正常窦性搏动之间,无代偿间歇。②单源性室性期前收缩:起源于同一室性异位起搏点的期前收缩,形态和配对间期完全

相同。③多源性室性期前收缩:同一导联出现两种或两种以上形态和配对间期不同的室性期前收缩。④多形性室性期前收缩:在同一导联上配对间期相同但形态不同的室性期前收缩。⑤室性期前收缩二联律:每一个室性期前收缩和一个窦性搏动交替发生,具有固定的配对间期。⑥室性期前收缩三联律:每两个窦性搏动后出现一个室性期前收缩。⑦成对的室性期前收缩:室性期前收缩成对出现。⑧R-on-T 型室性期前收缩:室性期前收缩落在前一个窦性心搏的 T 波上。⑨室性反复心搏:少数室性期前收缩的冲动可逆传至心房,产生逆行 P 波(P′波),后者可再次下传激动心室,形成反复心搏。⑩室性并行心律:室性期前收缩的异位起搏点以固定间期或固定间期的倍数规律的自动发放冲动,并能防止窦房结冲动的入侵,其心电图表现为室性期前收缩的配对间期不固定而 QRS 波群的形态一致,异位搏动的间距有固定的倍数关系,偶有室性融合波。

五、诊断

患者的心悸等不适症状可提示期前收缩的诊断线索。体检时心脏听诊大多容易诊断期前收缩。频发的期前收缩有时不易与心房颤动等相鉴别,但后者心室律更为不整齐;运动后心率增快时部分期前收缩可减少或消失。心搏呈二联律者,大多数由期前收缩引起,此外也可以是房室传导阻滞 3:2 房室传导。

心电图检查是明确期前收缩诊断的重要步骤,并能进一步确定期前收缩的类型。尤其是某些特殊类型的期前收缩,如未下传的房性期前收缩、插入性期前收缩、多源性期前收缩等,更需要心电图确诊。

六、治疗

(一)窦性期前收缩

通常不需治疗,应针对原发病处理。

(二)房性期前收缩

一般不需治疗,频繁发作伴有明显症状或引发心动过速者,应适当治疗。主要包括去除诱因、消除症状和控制发作。患者应避免劳累、精神过度紧张和情绪激动,戒烟戒酒,不要饮用浓茶和咖啡。有心力衰竭时应适当给予洋地黄制剂。治疗的药物可酌情选用 β 受体阻滞剂、钙通道阻滞剂、普罗帕酮及胺碘酮等。

(三)房室交界性期前收缩

通常不需治疗。由心力衰竭引起的房室交界性期前收缩,适当给予洋地黄制剂即可控制。频繁发作伴有明显症状者,可酌情选用 β 受体阻滞剂、钙通道阻滞剂、普罗帕酮等。起源于房室结远端的期前收缩,有可能由于发生在心动周期的早期而诱发快速性室性心律失常,这种情况下,治疗与室性期前收缩相同。

(四)室性期前收缩

首先应积极消除引起室性期前收缩的诱因、治疗原发疾病。室性期前收缩本身是否需要治疗取决于室性期前收缩的临床意义。

(1)临床上大多数室性期前收缩患者无器质性心脏病,室性期前收缩不增加这类患者心源性猝死的危险,可视为良性室性期前收缩,如果无明显症状则不需要药物治疗。对于这些患者,不应过分强调治疗室性期前收缩,以避免引起过度紧张焦虑。如果患者症状明显,则给予治疗,目的在于消除症状。患者应避免劳累、精神过度紧张和焦虑,戒烟戒酒,不饮用浓茶和咖啡等,鼓励适当的活动,如果无效则应给予药物治疗,包括镇静剂、抗心律失常药物等。β 受体阻滞剂可首先选用,如果室性期前收缩随心率的增加而增多,β 受体阻滞剂特别有效。无效时可改用的其他药物有美西律、普罗帕酮等。

患者无器质性心脏病客观依据,若室性期前收缩起源于右心室流出道,可首选 β 受体阻滞剂,亦可选用普罗帕酮;若室性期前收缩起源于左心室间隔,首选维拉帕米。对于室性期前收缩频发、症状明显、药物治疗效果不佳的患者,可考虑射频导管消融治疗,大多数患者能取得良好的效果。

(2)发生于急性心肌梗死早期的室性期前收缩,尤其是频发、成对、多源、R-on-T 型室性期前收缩,应首先静脉使用胺碘酮,亦可选用利多卡因。如果急性心肌梗死患者早期出现窦性心动过速伴发室性期前收缩,则早期静脉使用β受体阻滞剂等能有效减少心室颤动的发生。室性期前收缩发生于某些暂时性心肌缺血的情况下,如变异型心绞痛、溶栓和冠状动脉介入治疗后的再灌注心律失常等,可静脉使用利多卡因。

器质性心脏病伴轻度心功能不全(EF 40%～50%)时发生的室性期前收缩,如果无症状,原则上积极治疗基础心脏病,并去除诱因,不必针对室性期前收缩采用药物治疗。如果症状明显,可选用β受体阻滞剂、美西律、普罗帕酮、莫雷西嗪、胺碘酮。

器质性心脏病合并中重度心力衰竭时发生的室性期前收缩,心源性猝死的危险性增加。β受体阻滞剂对于减少室性期前收缩的疗效虽不明显,但能降低心肌梗死后猝死的发生率。胺碘酮对于心肌梗死后心力衰竭伴有室性期前收缩的患者能有效抑制室性期前收缩,致心律失常作用发生率低,对心功能抑制轻微,可小剂量维持使用以减少不良反应的发生。CAST试验结果显示,某些Ic类抗心律失常药物用于治疗心肌梗死后室性期前收缩,尽管药物能有效控制室性期前收缩,但是总死亡率反而显著增加,原因是这些药物本身具有致心律失常作用。因此,心肌梗死后室性期前收缩应当避免使用Ⅰ类,特别是Ic类抗心律失常药物。

二尖瓣脱垂患者常见室性期前收缩,但很少出现预后不良,治疗可依照无器质性心脏病并发室性期前收缩的处理原则。如患者合并二尖瓣反流及心电图异常表现,发生室性期前收缩时有一定的危险,可首先选用β受体阻滞剂,无效时再改用Ⅰ类或Ⅲ类抗心律失常药物。

（孙秋月）

第三节 窦房结折返性心动过速

窦房结折返性心动过速(Sinoatrial reentrant tachycardia)是由于窦房结内或其周围组织发生折返而形成的心动过速。约占室上性心动过速的5%～10%。可见于各年龄组,尤其是高龄者,无明显性别差异。常见于器质性心脏病患者,冠心病、心肌病、风心病尤其是病态窦房结综合征是常见病因,也可见于无器质性心脏病患者。

一、心电图表现

心动过速呈阵发性,中间夹杂窦性搏动,多由房性期前收缩诱发和终止。P波形态与窦性P波相同或非常相似。P波常重叠在T波或ST段,有时不易与窦性P波区别。频率大多在80～200次/分,平均多在130～140次/分。PR间期与心动过速的频率有关。心动过速的RR间期比PR间期长。PR间期比窦性心律时稍有延长,通常在正常参考值范围内并保持1:1房室传导,可伴有文氏现象。刺激迷走神经可使心动过速减慢,然后突然终止。在心动过速终止前可出现房室传导时间延长或发生房室传导阻滞,但不影响窦房结折返(图9-4)。

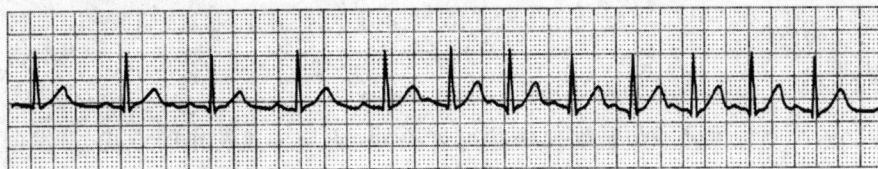

图 9-4 窦房结折返性心动过速
第6个QRS波群开始出现连续规则的心动过速,其前的P波形态与窦性P波形态基本一致

二、诊断

窦房结折返性心动过速的诊断有赖于有创性和无创性心脏电生理检查。房性期前收缩后出现心动过速,而 P 波形态与窦性 P 波相同,应考虑窦房结折返性心动过速的诊断。以下特点高度提示窦房结折返性心动过速。

(1)心动过速及其症状呈阵发性。

(2)P 波形态与窦性 P 波相同,其向量方向是从上向下、从右向左。

(3)心房激动顺序与窦性心律时相同,是从高向低、从右向左。

(4)心房期前刺激可诱发和终止心动过速。

(5)心动过速的诱发不需要房内或房室结传导时间的延长。

(6)心动过速可被迷走神经刺激或腺苷终止。

三、治疗

由于心动过速的频率较慢,症状轻微或无症状,许多患者并未就医。对于有症状的患者,如果是与焦虑所致心动过速有关,可给予镇静药物和 β 受体阻滞剂。刺激迷走神经的方法、β 受体阻滞剂、非二氢吡啶类钙通道阻滞剂、洋地黄、腺苷、胺碘酮等能有效终止和预防发作。对于顽固病例,可采用射频导管消融部分或全部房室结的方法进行治疗。

(孙秋月)

第四节 房性心动过速

房性心动过速(atrial tachycardia),简称房速,按照发生机制与心电图表现的不同可分为自律性房速、折返性房速和紊乱性房速。其发生机制分别为自律性增高、折返和触发活动。

一、病因

自律性房速在各年龄组均可发生。多见于器质性心脏病患者,如冠心病、肺心病、心肌病、风心病等。洋地黄中毒可发生自律性房速,常伴有房室传导阻滞。大量饮酒以及各种代谢障碍均为致病原因,也可见于无器质性心脏病患者。其发生是由于心房异位起搏点自发性 4 相舒张期除极速率加快所致。

折返性房速大部分见于器质性心脏病和心脏病手术后患者,极少见于正常人。其发生是由于外科手术瘢痕周围、解剖上的障碍物和心房切开术等引起心房肌不应期和传导速度的不同,形成房内折返。

紊乱性房速也称为多源性房速,常见于慢性阻塞性肺疾病、充血性心力衰竭的老年患者,有时也可见于儿童。氨茶碱过量也可引起紊乱性房速,而洋地黄中毒引起者并不多见。一般认为紊乱性房速与触发机制有关。

二、临床表现

房速患者症状的严重程度除了与基础疾病状况有关外,还与房速发作的方式、持续时间和心室率有关。房速的发作可呈短暂、间歇或持续性。短暂发作的患者绝大多数无明显症状,有些患者仅有心悸不适。持续性发作的患者可出现头晕、胸痛、心悸、先兆晕厥、晕厥、乏力和气短等症状,少数患者因心率长期增快可引起心脏增大,出现心力衰竭,类似扩张型心肌病,称为心动过速性心肌病。体检可发现心率不恒定,第一心音强度变化。颈动脉窦按摩可减慢心室率,但不能终止房速的发作。

三、心电图与电生理检查

房速的心房率一般在 150～200 次/分,房波(P'波)形态与窦性 P 波不同,通常在各导联可见等电位线,RP'>P'R。P'R 间期受房率的影响,频率快时可出现 P'R 间期延长,常有文氏现象或二度 Ⅱ 型房室传导阻滞。刺激迷走神经的方法通常不能终止心动过速,但能加重房室传导阻滞。P'波在 aVL 导联正向或正负双向提示房速起源于右心房,在 V₁ 导联正向提示起源于左心房。不同机制的房速,心电图和电生理检查可呈以下不同特点。

(1)自律性房速发作开始时多有"温醒"现象,心房率逐渐加快而后稳定在一定水平,通常不超过 200 次/分,而在终止前呈"冷却"现象。电生理检查时,心房期前刺激不能诱发、终止和拖带心动过速,但可被超速抑制。心动过速的发作不依赖于房内或房室结的传导延缓,心房激动顺序与窦性心律时不同。其发作的第一个 P'波与随后的 P'波形态一致,这与大多数折返性室上性心动过速发作时的情形不同,后者第一个 P'波与随后的 P'波形态有差异(图 9-5)。

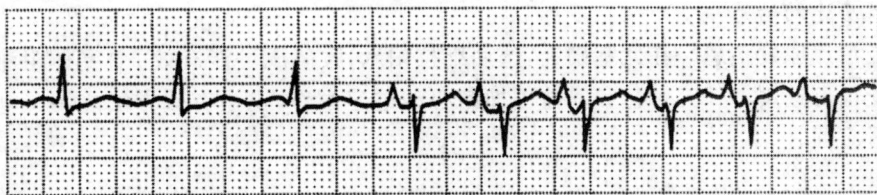

图 9-5 自律性房性心动过速

第 4 个 QRS 波群开始出现连续规则的心动过速,其前的 P 波形态与随后的 P 波一致,但与窦性 P 波形态不同,心率逐渐加快

(2)折返性房速的频率可达 140～250 次/分。电生理检查时,心房期前刺激能诱发、终止和拖带心动过速,并能用心房超速抑制刺激终止。当心房处于相对不应期而致房内传导延缓时易诱发心动过速。心房激动顺序和 P 波形态与窦性心律时不同,刺激迷走神经不能终止心动过速,但可加重房室传导阻滞,如未经电生理检查或未观察到发作的开始和终止,则不易与自律性房性心动过速相区别(图 9-6)。

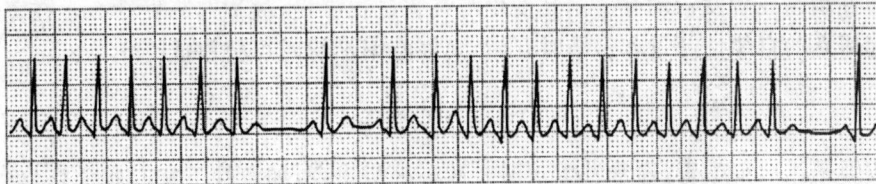

图 9-6 折返性房性心动过速

连续快速的 QRS 波群前均可见 P 波,但与第 8 及第 21 个窦性 P 波形态不同

(3)紊乱性房速通常在同一导联有 3 种或 3 种以上形态各异、振幅明显不同的 P'波,节律极不规则,心房率较慢,100～130 次/分,大多数 P'波可下传心室。因部分 P'波过早发生而下传受阻,心室率也不规则。紊乱性房速最终可发展为心房颤动(图 9-7)。

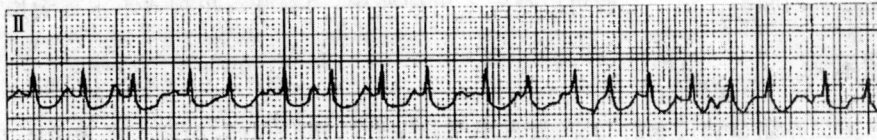

图 9-7 紊乱性房性心动过速

P'波形态各异、振幅明显不同,P'P'不规则,P'R 和 RR 间期不等,P'波之间有等电位线

四、治疗

（一）自律性房速的治疗

根据不同临床情况进行处理。

（1）非洋地黄引起者，可选用β受体阻滞剂、非二氢吡啶类钙通道阻滞剂、洋地黄等药物以减慢心室率。如房速未能转复为窦性心律而持续存在，可加用Ⅰa、Ⅰc或Ⅲ类抗心律失常药物。药物治疗无效时可采用射频导管消融。

（2）洋地黄引起者，应立即停用洋地黄。如血清钾不高，首选氯化钾口服或静脉滴注，并注意血清钾和心电图的检查，防止出现高钾；血清钾增高或不能应用氯化钾者，可选用苯妥英钠、利多卡因、β受体阻滞剂或普罗帕酮。对于心室率不快者，只需停用洋地黄。

（二）折返性房速的治疗

可参照房室结折返性心动过速。

（三）紊乱性房速的治疗

重点是积极治疗原发疾患。在此基础上，选用维拉帕米、胺碘酮可能有效。β受体阻滞剂在无禁忌证时患者如能耐受也可选用。补充钾盐和镁盐可抑制心动过速发作，也是有效方法之一。电复律和导管消融不是治疗的适应证。

（孙秋月）

第五节　非阵发性房室交界性心动过速

非阵发性房室交界性心动过速（non-paroxysmal AV junctional tachycardia）的发生与房室交界区异位起搏点的自律性增高或触发活动有关。其发生与终止过程缓慢，故称非阵发性。常在窦性心率变慢、房室交界区异位起搏点的自律性超过窦房结时开始，窦性心率加快时可暂停或终止。

一、病因

最常见的病因是洋地黄中毒，通常发生于器质性心脏病患者，如急性下壁心肌梗死、急性风湿热、心肌炎、低钾血症、慢性阻塞性肺疾病以及心脏手术后。此外，偶见于正常人。也常出现在房室结折返性心动过速进行导管射频消融过程中。

二、临床表现

很少引起血流动力学改变，患者多无症状，临床表现与心率和原发疾病的病因有关。体征取决于心房和心室的关系及二者的频率。第一心音可以稳定或出现变化，颈静脉可出现或不出现大炮a波。

三、心电图表现

非阵发性房室交界性心动过速的QRS波群形态与窦性心律时相同，频率大多为70～130次/分，在经过短暂的心率加快后节律常规则。洋地黄中毒引起者常合并房室交界区文氏型传导阻滞，因而心室律变得不规则。房室交界区的异位激动虽可逆传心房，但心房多由窦房结、心房或房室交界区的第二个异位起搏点控制，心室由房室交界区发出的激动控制，因此可出现干扰性房室分离和房性融合波（图9-8）。

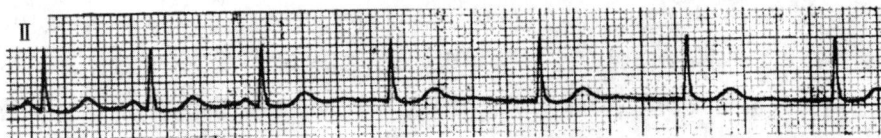

图 9-8 非阵发性房室交界性心动过速

第 4、5、6、7 个 QRS 波群推迟出现，呈室上性，其前、后无 P 波，频率 71 次/分

四、治疗

非阵发性房室交界性心动过速通常能自行消失，如果患者能耐受则只需密切观察。因不会引起明显的血流动力学障碍，一般不需特殊治疗，主要是针对原发疾病进行治疗。对于洋地黄中毒者立即停药，应用钾盐、苯妥英钠、利多卡因、β 受体阻滞剂治疗。对于其他病因引起者，可选用 Ⅰa、Ⅰc 或 Ⅲ 类抗心律失常药物。

（孙秋月）

第六节 心房扑动

心房扑动（atrial flutter），简称房扑，是一种大折返的房性心律失常，因其折返环通常占据了心房的大部分区域，故房扑又称为大折返性房速。依其折返环解剖结构及心电图表现不同分为典型房扑（Ⅰ型）及非典型房扑（Ⅱ型）。典型房扑围绕三尖瓣环、终末嵴和欧氏嵴呈逆钟向或顺钟向折返；其他已知的确定的房扑类型还包括围绕心房手术切开瘢痕的、心房特发性纤维化区域的、心房内其他解剖结构或功能性传导屏障的大折返，由于引起这些房扑的屏障多变，因此称为非典型房扑。

一、病因

临床所见房扑较房颤为少。阵发性房扑可见于无器质性心脏病患者，而持续性房扑则多伴有器质性心脏病，如风湿性心脏病、冠心病、心肌病等。其他病因尚有房间隔缺损、肺栓塞，二尖瓣、三尖瓣狭窄或关闭不全，慢性心功能不全使心房扩大，以及涉及心脏的中毒性、代谢性疾病，如甲状腺功能亢进性心脏病、心包炎、酒精中毒等，亦可见于胸腔手术后、胸部外伤，甚至子宫内的胎儿亦可发生。少数患者病因不明。儿童持续发作心房扑动增加猝死的可能性。

二、临床表现

临床表现为心悸、胸闷、乏力等症状。有些房扑患者症状较为隐匿，仅表现为活动时乏力。房扑可加重或诱发心力衰竭。

房扑可被看作是一种过渡性异常心电活动，常自行转复为窦性心律或进展为房颤，持续数月乃至数年的房扑十分罕见。房扑引发的系统栓塞少于房颤。颈动脉窦按摩一般可使房扑时心室率逐步成倍数减慢，但难以转复为窦性心律。一旦停止按摩，心室率即以相反的方式恢复如初。体力活动、增强交感神经张力或减弱副交感神经张力可成倍加快心室率。

体格检查：在颈静脉波中可见快速扑动波，如果扑动波与下传的 QRS 波群关系不变，则第一心音强度亦恒定不变。有时听诊可闻及心房收缩音。

三、心电图表现

典型房扑的心房率通常在 250~350 次/分，基本心电图特征表现为：①完全相同的规则的锯齿形扑动波(F 波)及持续的电活动(扑动波之间无等电位线)。②心室律可规则或不规则。③QRS 波群形态多正常,当出现室内差异性传导或原先合并有束支传导阻滞时,QRS 波群增宽,形态异常。扑动波在 Ⅱ、Ⅲ、aVF 导联或 V₁ 导联中较清楚,按摩颈动脉窦或使用腺苷可暂时减慢心室反应,有助于看清扑动波。逆钟向折返的 F 波心电图特征为 Ⅱ、Ⅲ、aVF 导联呈负向,V₁ 导联呈正向,V₆ 导联呈负向(图 9-9);顺钟向折返的 F 波心电图特征则相反,表现为 Ⅱ、Ⅲ、aVF 导联呈正向,V₁ 导联呈负向,V₆ 导联呈正向。

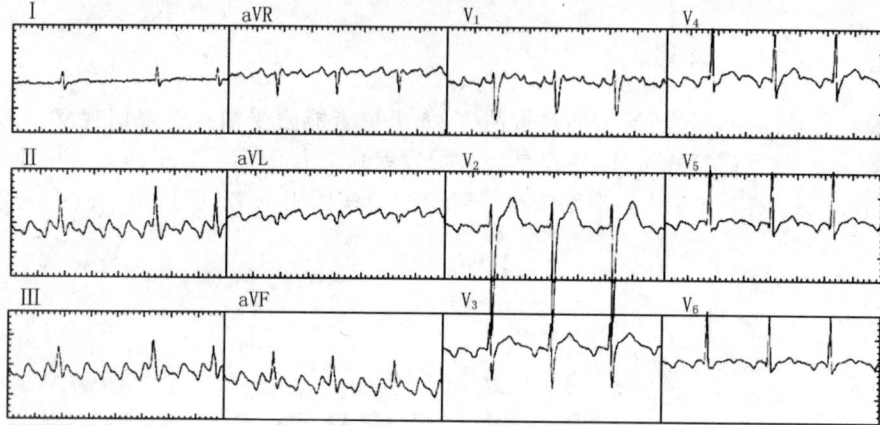

图 9-9　心房扑动

各导联 P 波消失,代之以规则的 F 波,以 Ⅱ、Ⅲ、aVF 和 V1 导联最为
明显,QRS 波群形态正常,F 波与 QRS 波群的比为 2∶1～4∶1

　　典型房扑的心室率可以呈以下几种情况。在未经治疗的患者,2∶1 房室传导多见,心室率快而规则,此时心室率为心房率的一半;F 波和 QRS 波群有固定时间关系,通常以 4∶1、6∶1 较为多见,3∶1、5∶1 少见,心室率慢而规则;若房扑持续时心室率明显缓慢(除外药物影响),F 波和 QRS 波群无固定时间关系,心室率慢而规则,表明有完全性房室传导阻滞的存在;F 波和 QRS 波群无固定时间关系,通常以 2∶1～7∶1 传导,心室率不规则。儿童、预激综合征患者,偶见于甲亢患者,心房扑动可以呈 1∶1 的形式下传心室,造成 300 次/分的心室率,从而产生严重症状。由于隐匿性传导的存在,RR 间期可出现长短交替。不纯房扑(或称扑动－颤动)心房率常快于单纯房扑,其 F 波形态及时限亦变化多样。在某些情况下,此种心电图特点提示心房电活动的不一致。例如,一侧心房为颤动样激动,同时另一侧心房可能被相对缓慢且规整的扑动样激动所控制。现已证实,房内传导时间延长是房扑发生的危险因素之一。

　　如上所述,由于非典型房扑的折返环(不依赖下腔静脉至三尖瓣环之间的峡部)变异性很大,因此非典型房扑的大折返心电图特征存在很大差异,心房率或 F 波形态各不相同。然而,非典型房扑的 F 波频率通常与典型房扑相同,即 250～350 次/分。

四、治疗

(一)直流电复律

　　如果房扑患者有严重的血流动力学障碍或心力衰竭,应立即给予同步直流电复律,所需能量相对较低(50 J)。若电休克引起房颤,可用较高的能量再次进行电休克以求恢复窦性心律,或根据临床情况不予处理。少数患者在恢复窦性心律即刻有发生血栓栓塞的可能。

(二)心房程序调搏

　　食管调搏或右心房导管快速心房起搏在大多数患者中可有效终止 Ⅰ 型房扑或部分 Ⅱ 型房扑,恢复窦性心律或转变为伴有较慢心室率的心房颤动,临床症状改善。

(三)药物治疗

　　可选用胺碘酮、洋地黄、钙拮抗剂或 β 受体阻滞剂减慢房扑时的心室率,若心房扑动持续存在,可试用 Ⅰa 和 Ⅰc 类抗心律失常药物以恢复窦性心律和预防复发。小剂量(200 mg/d)胺碘酮也可预防复发。除非心房扑动时的心室率已被洋地黄、钙拮抗剂或β受体阻滞剂减慢，否则不应使用Ⅰ类和Ⅲ类抗心律失常药物，因上述药物有抗胆碱作用，且Ⅰ类抗心律失常药物能减慢F波频率，使房室传导加快，引起1∶1传导，使心室率加快。

（四）射频消融

通过导管射频消融阻断三尖瓣环和下腔静脉之间的峡部，造成双向阻滞，对于治疗典型房扑十分有效，长期成功率达90%～100%，目前已成为典型房扑首选治疗方法。其他类型的房扑消融治疗也很有效，但成功率略低于典型房扑，且各类型房扑消融治疗的成功率不同。

（孙秋月）

第七节　心房颤动

心房颤动(atrial fibrillation)，简称房颤，是指心房无序除极、电活动丧失，产生快速无序的颤动波，导致心房无有效收缩，是最严重的心房电活动紊乱。有学者研究表明，30岁以上患者20年内发生心房颤动的总几率为2%，60岁以后发病率显著增加，平均每10年发病率增加1倍。目前国内房颤的流行病学资料较少，一项对14个自然人群房颤现状的大规模流行病学调查显示，房颤发生率为0.77%。在所有房颤患者中，房颤发生率按病因分类，非瓣膜性、瓣膜性和孤立性房颤所占比例分别为65.2%、12.9%和21.9%。非瓣膜性房颤发生率明显高于瓣膜性房颤和孤立性房颤，其中1/3为阵发性房颤，2/3为持续或永久性房颤。

一、病因和发病机制

房颤的病因与房扑相似。阵发性房颤可见于无器质性心脏病患者，而持续性房颤则多伴有器质性心脏病，如高血压心脏病、风湿性心脏病、冠心病、心肌病等。其他病因尚有房间隔缺损、肺栓塞，二尖瓣、三尖瓣狭窄或关闭不全，慢性心功能不全使心房扩大，以及涉及心脏的中毒性、代谢性疾病，如甲状腺功能亢进性心脏病、心包炎、酒精中毒等。亦可见于胸腔手术后、胸部外伤，甚至子宫内的胎儿亦可发生。少数患者病因不明，称为特发性房颤。

房颤的发生机制主要涉及两个方面。其一是房颤的触发因素(trigger)，包括交感神经和副交感神经刺激、心动过缓、房性期前收缩或心动过速、房室旁路和急性心房牵拉等。其二是房颤发生和维持的基质(substrate)，这是房颤发作和维持的必要条件，以心房有效不应期的缩短和心房扩张为特征的电重构和解剖重构是房颤持续的基质，重构变化可能有利于形成多发折返子波(multiple-wavelet)。此外，还与心房某些电生理特性变化有关，包括有效不应期离散度增加、局部阻滞、传导减慢和心肌束的分隔等。

随着对局灶驱动机制、心肌袖、电重构的认识，以及非药物治疗方法的不断深入，目前认为房颤是多种机制共同作用的结果。①折返机制：包括多发子波折返学说和自旋波折返假说。②触发机制：由于异位局灶自律性增强，通过触发和驱动机制发动和维持房颤，而绝大多数异位兴奋灶(90%以上)在肺静脉内，尤其是左、右上肺静脉。组织学上可看到肺静脉入口处的平滑肌细胞中有横纹肌成分，即心肌细胞呈袖套样延伸到肺静脉内，而且上肺静脉比下肺静脉的袖套样结构更宽、更完善，形成心肌袖(myocardial sleeve)。肺静脉内心肌袖是产生异位兴奋的解剖学基础。腔静脉和冠状静脉窦在胚胎发育过程中也可形成肌袖，并有可以诱发房颤的异位兴奋灶存在。异位兴奋灶也可以存在于心房的其他部位，包括界嵴(crista terminalis)、房室交界区、房间隔、Marshall韧带和心房游离壁等。③自主神经机制：心房肌的电生理特性不同程度地受自主神经系统的调节，自主神经张力改变在房颤中起着重要作用。部分学者称其为神经源性房颤，并根据发生机制的不同将其分为迷走神经性房颤和交感神经性房颤两类。前者多发生在夜间或餐后,尤其多见于无器质性心脏病的男性患者;后者多见于白昼,多由运动、情绪激动和静脉滴注异丙肾上腺素等诱发。迷走神经性房颤与不应期缩短和不应期离散性增高有关;交感神经性房颤则主要是由于心房肌细胞兴奋性增高、触发激动和微折返环形成。而在器质性心脏病中,心脏生理性的迷走神经优势逐渐丧失,交感神经性房颤更为常见。

二、房颤的分类

临床上常根据病因、起病时间、心室率、自主神经作用、发生机制及部位等对房颤进行分类。然而,到目前为止仍没有一种分类方法能满足所有的要求。目前,临床上常将房颤分为初发房颤、阵发性房颤、持续性房颤、永久性房颤。①初发房颤(initial event):首次发现,不论其有无症状和能否自行复律。②阵发性房颤(paroxysmal AF):持续时间<7 天,一般<48 小时,多为自限性。③持续性房颤(persistent AF):持续时间>7 天,常不能自行复律,药物复律的成功率较低,常需电转复。④永久性房颤(permanent AF):复律失败或复律后 24 小时内又复发的房颤,可以是房颤的首发表现或由反复发作的房颤发展而来,对于持续时间较长、不适合复律或患者不愿意复律的房颤也归于此类。有些房颤患者不能获得准确的房颤病史,尤其是无症状或症状轻微者,常采用新近发生的(recent onset)或新近发现的(recent discovered)房颤来命名,新近发生的房颤也可指房颤持续时间<24 小时。房颤的一次发作事件是指发作持续时间>30 秒。

三、临床表现

房颤是临床上最为常见的心律失常之一。充血性心力衰竭、瓣膜性心脏病、卒中病史、左心房扩大、二尖瓣和主动脉瓣功能异常、经治疗的高血压及高龄是房颤发生的独立危险因素。阵发性房颤可见于器质性心脏病患者,尤其在情绪激动时,或急性酒精中毒、运动、手术后,但更多见于器质性心脏病患者。持续性房颤患者多有心血管疾病,最常见于二尖瓣病变、高血压性心脏病、房间隔缺损、冠心病、肺心病等。新近发生的房颤则应考虑甲状腺功能亢进等代谢性疾病。

心房无序的颤动失去了有效的收缩与舒张,心房泵血功能恶化或丧失,加之房室结对快速心房激动的递减传导,引起心室极不规则的反应。因此,心室律(率)紊乱、心功能受损和心房附壁血栓形成是房颤患者的主要病理生理特点。房颤可有症状,也可无症状,即使对于同一患者亦是如此。房颤引起的症状由多种因素决定,包括发作时的心室率、心功能、伴随的疾病、房颤持续时间以及患者感知症状的敏感性等,其危害主要有三方面:①引起胸闷、心悸、体力下降等症状。②降低心泵功能。③导致系统栓塞等严重并发症。严重时可出现低血压、心绞痛、急性肺水肿、昏厥甚至猝死。

大多数患者有心悸、呼吸困难、胸痛、疲乏、头晕和黑矇等症状,由于心房利钠肽的分泌增多还可引起多尿。部分房颤患者无任何症状,偶然的机会或者出现房颤的严重并发症如卒中、栓塞或心力衰竭时才被发现。有些患者有左心室功能不全的症状,可能继发于房颤时持续的快速心室率。晕厥并不常见,但却是一种严重的并发症,常提示存在窦房结功能障碍及房室传导功能异常、主动脉瓣狭窄、肥厚型心肌病、脑血管疾病或存在房室旁路等。

典型的房颤体征为心律绝对不规则、第一心音强弱不等、脉搏短绌。如果房颤患者心室率突然变得规整,应怀疑它可能转变成窦性心律、房性心动过速、下传比例固定的心房扑动或交界性、室性心动过速。

四、心电图诊断

房颤的心电图特点为:①P 波消失,仅见心房电活动呈振幅不等、形态不一的小的不规则的基线波动,称为 f 波,频率为 350~600 次/分。②QRS 波群形态和振幅略有差异,RR 间期绝对不等。其原因在于大量心房冲动由于波振面的冲突而相互抵消,或侵入房室结,使房室结对后来的冲动部分地不起反应,阻滞在房室交界区未下传到心室(即隐匿性传导,导致心室律不规则),此时决定心室反应速率的主要因素是房室结的不应期和最大起搏频率(图 9-10)。

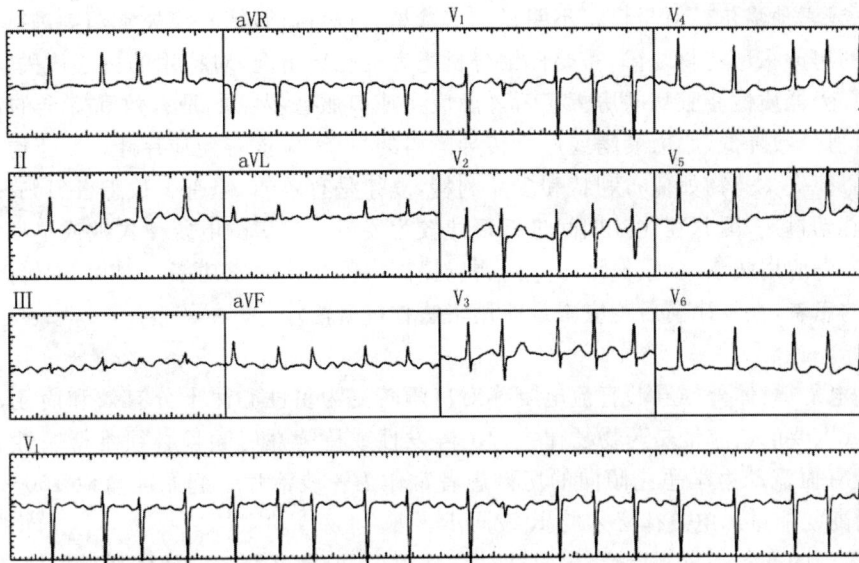

图 9-10　心房颤动

各导联 P 波消失,代之以不规则的 f 波,以 Ⅱ、Ⅲ、aVF 和 V₁ 导联为明显,QRS 波群形态正常,RR 间期绝对不等

房颤时的心室率取决于房室结的电生理特性、迷走神经和交感神经的张力水平,以及药物的影响等。在未经治疗的房室传导正常的患者,则伴有不规则的快速心室反应,心室率通常在 100～160 次/分。当患者伴有预激综合征时,房颤的心室反应有时超过 300 次/分,可导致心室颤动。如果房颤合并房室传导阻滞,由于房室传导系统发生不同程度的传导障碍,可以出现长 RR 间期。房颤持续过程中,心室节律若快且规则(超过 100 次/分),提示交界性或室性心动过速;若慢且规则(30～60 次/分),提示完全性房室传导阻滞。如出现 RR 间期不规则的宽 QRS 波群,常提示存在房室旁路前传或束支阻滞。当 f 波细微、快速而难以辨认时,经食管或心腔内电生理检查将有助诊断。

五、治疗

房颤患者的治疗目标是减少血栓栓塞和控制症状。后者主要是控制房颤时的心室率和(或)恢复及维持窦性心律。其治疗主要包括以下五方面。

(一)复律治疗

对阵发性、持续性房颤和经选择的慢性房颤患者,转复为窦性心律是所希望的治疗终点。

初发 48 小时内的房颤多推荐应用药物复律,时间更长的则采用电复律。对于房颤伴较快心室率并且症状重、血流动力学不稳定的患者,包括伴有经房室旁路前传的房颤患者,则应尽早或紧急电复律。伴有潜在病因的患者,如甲亢、感染、电解质紊乱等,在病因未纠正前,一般不予复律。

1. 药物复律

新近发生的房颤用药物转复为窦性心律的成功率可达 70% 以上,但持续时间较长的房颤复律成功率较低。静脉注射依布利特复律的速度最快,用 2 mg 可使房颤在 30 分钟内或以后的 30～40 分钟内转复为窦性心律,比静脉注射普鲁卡因胺或索他洛尔的疗效更好。依布利特的主要不良反应是尖端扭转型室性心动过速,对心动过缓、低钾血症、低镁血症、心室肥厚、心力衰竭者以及女性患者应慎用。静脉应用普罗帕酮、普鲁卡因胺和胺碘酮也可复律。胺碘酮复律的速度较慢,虽然控制心室率的效果在给予 300～400 mg 时已达到,但静脉给药剂量≥1 g 约需要 24 小时才能复律。对持续时间较短的房颤,Ⅰc 类抗心律失常药物氟卡尼和普罗帕酮在 2.5 小时复律的效果优于胺碘酮,而氟卡尼和普罗帕酮的复律效果无差异。快速静脉应用艾司洛尔(esmolol)对复律房颤有效,而洋地黄制剂对复律无效。

目前最常用于复律的静脉药物有普罗帕酮、胺碘酮和依布利特。静脉应用抗心律失常药物时应行心电监护。如有心功能不良或器质性心脏病,首选胺碘酮;如心功能正常或无器质性心脏病,可首选普罗帕酮,也可用氟卡尼或索他洛尔。对于症状不明显的房颤患者也可口服抗心律失常药物进行复律。

对新近发生的房颤采用药物复律,需要仔细分析患者的临床情况,对拟用的抗心律失常药物的药理特性要有充分了解。无器质性心脏病的房颤患者静脉应用或口服普罗帕酮是有效和安全的,而对有缺血性心脏病、左心室射血分数降低、心力衰竭或严重传导障碍的患者,应该避免应用Ⅰc类药物。胺碘酮、索他洛尔和新Ⅲ类抗心律失常药物如依布利特和多菲利特,复律是有效的,但有少数患者(1%～4%)可能并发尖端扭转型室性心动过速,因此在住院期间进行复律较为妥当。对房颤电复律失败或早期复发的病例,在择期行电复律前应先应用胺碘酮、索他洛尔等药物以提高房颤复律的成功率。对房颤持续时间≥48小时或持续时间不明的患者,在复律前后均应常规应用华法林抗凝治疗。

2. 直流电复律

(1)体外直流电复律:体外(经胸)直流电复律对房颤转复为窦性心律十分有效和简便,并且只要操作得当则相对安全。主要的适应证是药物复律失败的阵发性或持续性房颤且必须维持窦性心律者,对于心室率快、症状重且有血流动力学恶化倾向的房颤患者常作为一线治疗。起始能量以150～200 J为宜,如复律失败,可用更高的能量。电复律必须与R波同步。

房颤患者经适当的准备和抗凝治疗,电复律并发症很少,但也可发生包括体循环栓塞、室性期前收缩、非持续性或持续性室性心动过速、窦性心动过缓、低血压、肺水肿以及暂时性ST段抬高等症状、体征。体外电复律对左心室功能严重损害的患者要十分谨慎,因为有发生肺水肿的可能。体外直流电复律的禁忌证包括洋地黄毒性反应、低钾血症、急性感染性或炎性疾病、未代偿的心力衰竭以及未满意控制的甲状腺功能亢进等。恢复窦性心律后可进一步了解窦房结功能状况或房室传导情况。如果患者疑有房室传导阻滞或窦房结功能低下,电复律前应有预防性心室起搏的准备。

(2)心内直流电复律:自1993年以来,复律的低能量(<20 J)心内电击技术已用于临床。该技术采用两个表面积大的导管电极,分别置于右心房(负极)和冠状静脉窦(正极)。其中一根电极导管也可置于左肺动脉作为正极,或者因冠状静脉窦插管失败作为替代(正极)。对房颤的各种亚组患者,包括体外直流电复律失败的房颤患者,复律的成功率可达70%～89%。该技术也可用于对电生理检查或导管消融过程中发生的房颤进行复律,但放电必须与R波准确同步。

(3)电复律与药物联合应用:对于反复发作的持续性房颤,约25%的患者电复律不能成功,或虽复律成功,但窦性心律仅能维持数个心动周期或数分钟后又转为房颤,另25%的患者复律成功后2周内复发。若电复律失败,可在应用抗心律失常药物后再次体外电复律,必要时考虑心内电复律。与电复律前给予安慰剂或频率控制药物比较,胺碘酮可提高电复律的成功率,复律后房颤复发的比例也降低。给予地尔硫䓬、氟卡尼、普鲁卡因胺、普罗帕酮和维拉帕米并不提高复律的成功率,对电复律成功后预防房颤复发的作用也不明确。有研究提示,在电复律前28天给予胺碘酮或索他洛尔,二者对房颤自发复律和电复律的成功率效益相同(P=0.98)。对房颤复律失败或早期复发的病例,推荐在择期复律前给予胺碘酮、索他洛尔。

(4)植入型心房除颤器:心内直流电复律的研究已近20年,为了便于重复多次尽早复律,20世纪90年代初已研制出一种类似植入型心律转复除颤器(implantable cardioverter defibril lator,ICD)的植入型心房除颤器(implantable atrial defibrillator,IAD)。IAD发放低能量(<6 J)电击,以尽早有效地终止房颤,恢复窦性心律,尽可能减少患者的不适感觉。尽管动物实验和早期的临床经验表明,低能量心房内除颤对阵发性房颤、新近发生的房颤或慢性房颤患者都有较好的疗效(75%～80%),能减少房颤负荷和住院次数,但由于该技术为创伤性的治疗方法、费用昂贵,且不能预防复发,因此不推荐常规使用。

(二)维持窦性心律

无论是阵发性还是持续性房颤,大多数房颤在转复成功后都会复发,因此,通常需要应用抗心律失常药物预防房颤复发以维持窦性心律。常选用Ⅰa、Ⅰc及Ⅲ类(胺碘酮、索他洛尔)抗心律失常药物及导管消融预防复发。

在使用抗心律失常药物前,应注意检查有无心血管疾病和其他相关因素。首次发现的房颤、偶发房颤或可以耐受的阵发性房颤,很少需要预防性用药。β受体阻滞剂对仅在运动时发生的房颤比较有效。

在选择抗心律失常药物进行窦性心律的长期维持治疗时,首先要评估药物的有效性、安全性及耐受性。有研究提示,现有的抗心律失常药物在维持窦性心律中,虽可改善患者的症状,但有效性差,不良反应较多,且不降低总死亡率。

在考虑疗效的同时,药物选择还需密切注意和妥善处理以下问题。

1. 对脏器的毒性作用

普罗帕酮、氟卡尼、索他洛尔、多菲利特、丙吡胺对脏器的毒性作用相对较低,如患者应用胺碘酮治疗,则需注意并尽可能防止胺碘酮对脏器的毒性作用。

2. 致心律失常作用

一般说来,在结构正常的心脏,Ⅰc类抗心律失常药物很少诱发室性心律失常。在有器质性心脏病的患者,致心律失常作用的发生率较高,其发生率及类型与所用药物和本身心脏病的类型有关。Ⅰ类抗心律失常药物一般应当避免在心肌缺血、心力衰竭和显著心室肥厚的情况下使用。选择药物的原则如下:

(1)若无器质性心脏病,首选Ⅰc类抗心律失常药物;索他洛尔、多菲利特、丙吡胺和阿齐利特可作为第二选择。

(2)若伴高血压,药物的选择与第一条相同。若伴有左心室肥厚,有可能引起尖端扭转型室性心动过速,故胺碘酮可作为第二选择。但对有显著心室肥厚(室间隔厚度≥14 mm)的患者,Ⅰ类抗心律失常药物不适宜使用。

(3)若伴心肌缺血,避免使用Ⅰ类抗心律失常药物。可选择胺碘酮、索他洛尔,也可选择多菲利特与β受体阻滞剂合用。

(4)若伴心力衰竭,应慎用抗心律失常药物,必要时可考虑应用胺碘酮,或多菲利特,并适当加用β受体阻滞剂。

(5)若合并预激综合征(WPW综合征),应首选对房室旁路行射频消融治疗。

(6)对迷走神经性房颤,丙吡胺具有抗胆碱能活性,疗效肯定;不宜使用胺碘酮,因该药具有一定的β受体阻断作用,可加重该类房颤的发作。对交感神经性房颤,β受体阻滞剂可作为一线治疗药物,此外还可选用索他洛尔和胺碘酮。

(7)对孤立性房颤可先试用β受体阻滞剂;普罗帕酮、索他洛尔和氟卡尼的疗效肯定;胺碘酮和多菲利特仅作为替代治疗。

在药物治疗过程中,如出现明显不良反应或患者要求停药,则应该停药;如药物治疗无效或效果不肯定,应及时停药。

鉴于目前已有的抗心律失常药物的局限性和现有导管消融研究的结果,在维持窦性心律方面经导管消融优于药物治疗。

(三)控制过快的心室率

药物维持窦性心律和控制心室率的研究显示,没有发现控制心室率在死亡率和生活质量方面逊于维持窦性心律的治疗。主要原因可能是复律并维持窦性心律治疗过程中的风险,尤其是抗心律失常药物的不良反应,抵消了维持窦性心律所带来的益处,故在降低房颤复发率的同时并没有改善患者的预后。因此,长期用药时应评价抗心律失常药物的益处和风险。对于部分房颤患者而言,心室率控制后可显著减轻或消除症状,改善心功能,提高生活质量。控制心室率在以下情况下可作为一线治疗:①无转复窦性心律指征的持续性房颤。②房颤已持续数年,在没有其他方法干预的情况下(如经导管消融治疗),即使转复为窦性心律也很难维持。③抗心律失常药物复律和维持窦性心律的风险大于房颤本身。④心脏器质性疾病,如左心房内径大于55 mm、二尖瓣狭窄等,如未纠正,很难长期保持窦性节律。

控制房颤患者过快心室率,使患者静息时心室率维持在60~80次/分,运动时维持在90~115次/分,可采用洋地黄制剂、钙通道阻滞剂(地尔硫䓬、维拉帕米)及β受体阻滞剂单独应用或联合应用、某些抗心律失常药物。β受体阻滞剂是房颤时控制心室率的一线药物,钙拮抗剂如维拉帕米和地尔硫䓬也是常用的一线药物,对控制运动时快速心室率的效果比地高辛好,β受体阻滞剂和地高辛合用控制心室率的效果优于单独使用。洋地黄制剂(例如地高辛)对控制静息时的心室率有效,但对控制运动时的心室率无效,仅用于伴有慢性心力衰竭的房颤患者,对其他房颤患者不单独作为一线药物。对伴有房室旁路前传的房颤患者,禁用钙拮抗剂、洋地黄制剂和β受体阻滞剂,因房颤时心房激动经房室结前传受到抑制后可使其经房室旁路前传加快,致心室率明显加快,产生严重血流动力学障碍,甚或诱发室性心动过速和(或)心室颤动。对伴有房室旁路前传且血流动力学不稳定的房颤患者,首选直流电复律;血流动力学异常不明显者,静脉注射普罗帕酮、胺碘酮或普鲁卡因胺。为了迅速地控制心室率,可经静脉应用β受体阻滞剂或维拉帕米、地尔硫䓬。

对于发作频繁、药物不能控制的快速心室率患者或不能耐受药物治疗且症状严重的患者,可考虑导管消融改良房室结以减慢心室率、消融房室结阻断房室传导后植入永久性人工心脏起搏器治疗。

(四)抗凝治疗

房颤是卒中的独立危险因素,房颤患者发生卒中的危险是窦性心律者的5～6倍。在有血栓栓塞危险因素的房颤患者中,应用华法林进行抗凝治疗是目前唯一可明确改善患者预后的药物治疗手段。任何有血栓栓塞危险因素的房颤患者如无抗凝治疗禁忌证均应给予长期口服华法林治疗,并使其INR维持在2.0～3.0,而最佳值为2.5左右,75岁以上患者的INR宜维持在2.0～2.5。INR<1.5不可能有抗凝效果;INR≥3.0出血风险明显增加。对年龄<65岁无其他危险因素的房颤患者可不予以抗凝剂,65～75岁无危险因素的持续性房颤患者可给予阿司匹林300～325 mg/d预防治疗。

对阵发性或持续性房颤,如行复律治疗,当房颤持续时间在48小时以内,复律前不需要抗凝。当房颤持续时间不明或≥48小时,临床可有两种抗凝方案。一种是先开始华法林抗凝治疗,使INR达到2.0～3.0三个星期后复律。在3周有效抗凝治疗之前,不应开始抗心律失常药物治疗。另一种是行经食管超声心动图检查,且静脉注射肝素,如果没有发现心房血栓,可进行复律。复律后肝素和华法林合用,直到INR≥2.0停用肝素,继续应用华法林。在转复为窦性心律后几周,患者仍然有全身性血栓栓塞的可能,不论房颤是自行转复为窦性心律或是经药物或直流电复律,均需再行抗凝治疗至少4周,复律后在短时间内心房的收缩功能尚未完全恢复。

华法林抗凝治疗可显著降低缺血性脑卒中的发生率,但应注意其出血性事件的危险,对每例患者应当评估风险/效益比。华法林初始剂量2.5～3 mg/d,2～4日起效,5～7日达治疗高峰。因此,在开始治疗时应隔天监测INR,直到INR连续2次在目标范围内,然后每周监测2次,共1～2周。稳定后,每月复查2次。华法林剂量根据INR调整,如果INR低于1.5,则增加华法林的剂量,如高于3.0,则减少华法林的剂量。华法林剂量每次增减的幅度一般在0.625 mg/d以内,剂量调整后需重新监测INR。由于华法林的药代动力学受多种食物、药物、酒精等的影响,因此,华法林的治疗需长期监测和随访,将INR控制在治疗范围内。

阿司匹林有预防血栓栓塞事件的作用,但其效果远比华法林差,仅应用于对华法林有禁忌证或者脑卒中的低危患者。因阿司匹林与华法林联合应用的抗凝作用并不优于单独应用华法林,而出血的危险却明显增加,因此不建议二者联用。氯吡格雷也可用于预防血栓形成,临床多用75 mg顿服,其优点是不需要监测INR,出血危险性低,但预防卒中的效益远不如华法林,即使氯吡格雷与阿司匹林合用,其预防卒中的作用也不如华法林。

(五)非药物治疗

对一部分反复发作、症状较重而药物治疗效果不理想的患者,可选择进行非药物治疗,包括心房起搏、导管消融以及心房除颤器等。

(孙秋月)

第八节 室上性心动过速

室上性心动过速(supraventricular tachycardia,SVT)是临床上最常见的心律失常之一。经典的定义是指异位快速激动形成和(或)折返环路位于希氏束分叉以上的心动过速,传统上分为起源于心房和房室交界区的室上性快速性心律失常。包括许多起源部位、传导径路和电生理机制以及临床表现、预后意义很不相同的一组心律失常。临床实践中,室上性心动过速包括多种类型,发生部位除了涉及心房、房室结、希氏束外,心室也参与房室折返性心动过速的形成,后者也归属于室上性心动过速的范畴。因此,有学者将其重新定义为激动的起源和维持需要心房或房室交界区参与的心动过速。

按照新定义,室上性心动过速包括窦房结折返性心动过速、房性心动过速、房室结折返性心动过速、房室折返性心动过速、房扑、房颤以及其他旁路参与的心动过速。

心电图上室上性心动过速除了功能性和原有的束支阻滞、旁路前传引起 QRS 波群增宽(QRS 时限 $\geq$0.12 秒)外,表现为窄 QRS 波群(QRS 时限$<$0.12 秒)。虽然室上性心动过速的名称应用较广,"窄 QRS 波群心动过速"这一术语较之更合适,且有临床价值。从心电图形态上可以将窄 QRS 波群心动过速和宽 QRS 波群心动过速容易地区别开来。

电生理研究表明,室上性心动过速的发生机制包括折返性、自律性增高和触发活动,其中绝大多数为折返性。

本节主要叙述房室结折返性心动过速、房室折返性心动过速,以及其他旁路参与的心动过速。窦房结折返性心动过速、房性心动过速、房扑和房颤在其他章节讨论。

一、房室结折返性心动过速

(一)病因

房室结折返性心动过速(atrioventricular nodal reentrant tachycardia,AVNRT)是阵发性室上性心动过速(paroxysmal supraventricular tachycardia,PSVT)最常见的类型。患者通常无器质性心脏病的客观证据,不同年龄和性别均可发病,但 20～40 岁是大多数患者的首发年龄,多见于女性。

(二)发生机制

AVNRT 的电生理基础是房室结双径路(DAVNP)或多径路。Mines 在 1913 年就首次提出 DAVNP 的概念,以后由 Moe 等证实在房室结内存在电生理特性不同的两条传导路径,其中一条传导速度快(AH 间期短),但不应期较长,称为快径路(β径路),另外一条传导速度慢(AH 间期长),但不应期较短,称为慢径路(α径路)。正常窦性心律时,心房激动沿快径路和慢径路同时下传,因快径路传导速度快,沿快径路下传的激动先抵达希氏束,当沿慢径路下传的激动抵达时,因希氏束正处于不应期而传导受阻。由于 DAVNP(或多径路)的存在,并且传导速度和不应期不一致,分别构成折返环路的前向支和逆向支,一个适时的房性或室性期前刺激可诱发 AVNRT。

AVNRT 有三种不同的临床类型。一种是慢—快型,又称为常见型,其折返方式是激动沿慢径路前传、快径路逆传;另一种是快—慢型,又称为少见型,其折返方式是激动沿快径路前传、慢径路逆传。此外,还有一种慢—慢型,是罕见的类型,折返方式是激动沿一条慢径路前传、再沿另一条电生理特性不同的慢径路逆传。

典型的 AVNRT(慢—快型)是最常见的类型,约占 90%。当一个适时的房性期前收缩下传恰逢快径路不应期时,激动不能沿快径路传导,但能沿不应期较短的慢径路缓慢传导,当激动抵达远端共同通路时,快径路因获得足够时间再次恢复应激性,激动从快径路远端逆传抵达近端共同通路,此时慢径路可再次应激折返形成环形运动。若反复折返便形成慢—快型 AVNRT。

非典型 AVNRT(快—慢型)较少见,约占 5%~10%。当快径路不应期短于慢径路,并且适时的房性期前收缩或程序期前刺激下传恰遇慢径路不应期时,激动便由快径路前传再沿慢径路逆传,若反复折返形成环形运动,则形成快—慢型 AVNRT。

慢—慢型 AVNRT 的形成是由于多径路的存在,房性期前收缩下传恰逢快径路不应期而不能下传,只能沿慢径路下传,因快径路没有逆传功能或者不应期太长,激动便沿另一条慢径路逆传,若反复折返形成环形运动,则形成慢—慢型 AVNRT。

DAVNP 是否有解剖学基础一直存在争议。近年的研究显示,快径路纤维主要位于房室结前上方与心房肌相连,而慢径路纤维主要位于下后方与冠状窦口相连,二者在近端和远端分别形成近端、远端共同通路,组成折返环。导管消融的实践证实,在快、慢径路所在的区域进行消融能选择性地阻断快、慢径路的传导。由于房室结快、慢径路在组织学上尚无明显差别,目前仍然以房室结功能性纵向分离为主导学说进行解释,认为 DAVNP 可能与房室结的复杂结构形成了非均一的各向异性传导有关。

(三)临床表现

AVNRT 患者心动过速发作呈突然发作、突然终止的特点,症状包括心悸、紧张、焦虑,可出现心力衰竭、休克、心绞痛、眩晕甚至晕厥。症状的严重程度取决于心动过速的频率、持续时间以及有无基础心脏病等。心动过速的频率通常在 160~200 次/分,有时可低至 110 次/分、高达 240 次/分。每次发作持续时间为数秒至数小时,可反复发作。持续时间较长的患者常自行尝试通过兴奋迷走神经的方法终止心动过速,包括 Valsalva 动作、咳嗽、平躺后平静呼吸、刺激咽喉催吐等。

心脏体检听诊可发现规则快速的心率(律),心尖区第一心音无变化。

(四)心电图和电生理特点

1. 慢—快型 AVNRT(图 9-11~13)

(1)房性或室性期前收缩能诱发和终止心动过速,诱发心搏的 P'R 间期或 AH 间期突然延长≥50 毫秒,呈 DAVNP 的跳跃现象。

(2)心动过速呈窄 QRS 波群,少数因功能性或原有的束支阻滞,QRS 波群增宽(QRS 时限≥0.12 秒)、畸形;RR 周期匀齐,心室率大多在 160~200 次/分。

(3)由于快速逆传,心房、心室几乎同时除极,体表心电图 P'波多埋藏在 QRS 波群中而无法辨认,少数情况下逆行 P'波(Ⅱ、Ⅲ、aVF 导联倒置)位于 QRS 波群终末部分,在 Ⅱ、Ⅲ、aVF 导联出现假性 S 波,在 V1 导联出现假性 r'波,RP'间期<70 毫秒,RP'间期<P'R 间期。

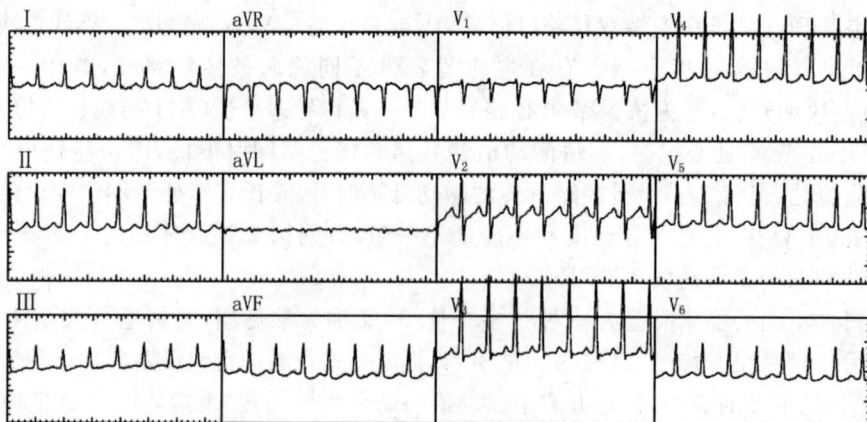

图 9-11 慢—快型 AVNRT

心动过速 RR 周期匀齐,窄 QRS 波群,QRS 波群前后无逆行 P 波,V1 导联出现假性 r'波

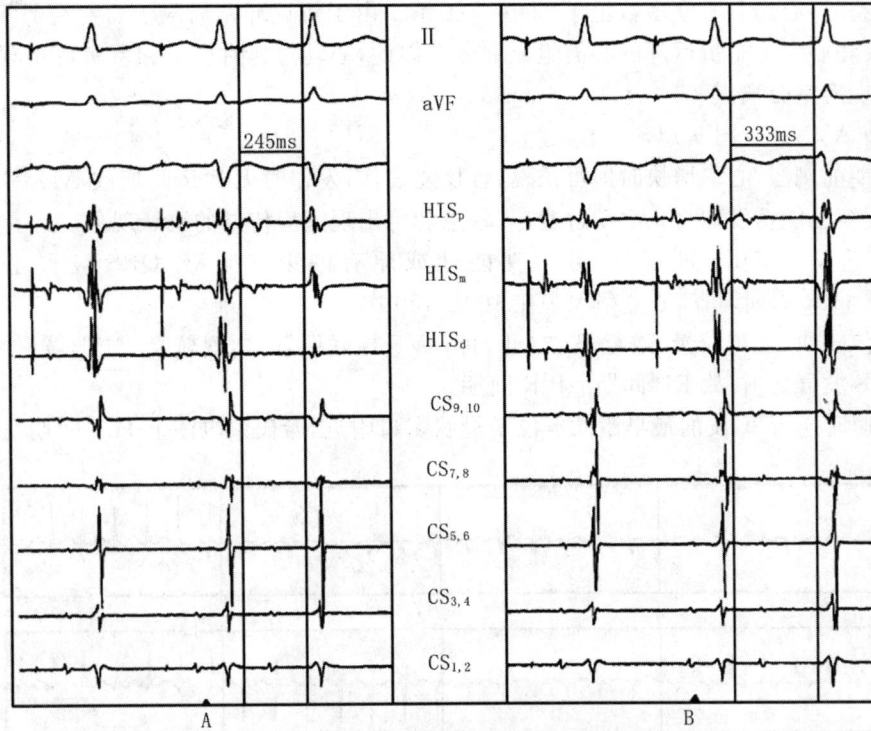

图 9-12　房室结跳跃性前传

同一病例,自上至下依次为体表心电图 II、aVF、V1 导联和希氏束近中远(HISp、HISm、HISd)和冠状静脉窦由近至远(CS9,10～CS1,2)心内记录。A 图为心房 S1S1/S1S2＝500/290 ms 刺激,AV间期＝245 ms;B 图为心房 S1S1/S1S2＝500/280 ms 刺激时房室结跳跃性前传,AV 间期＝333 ms

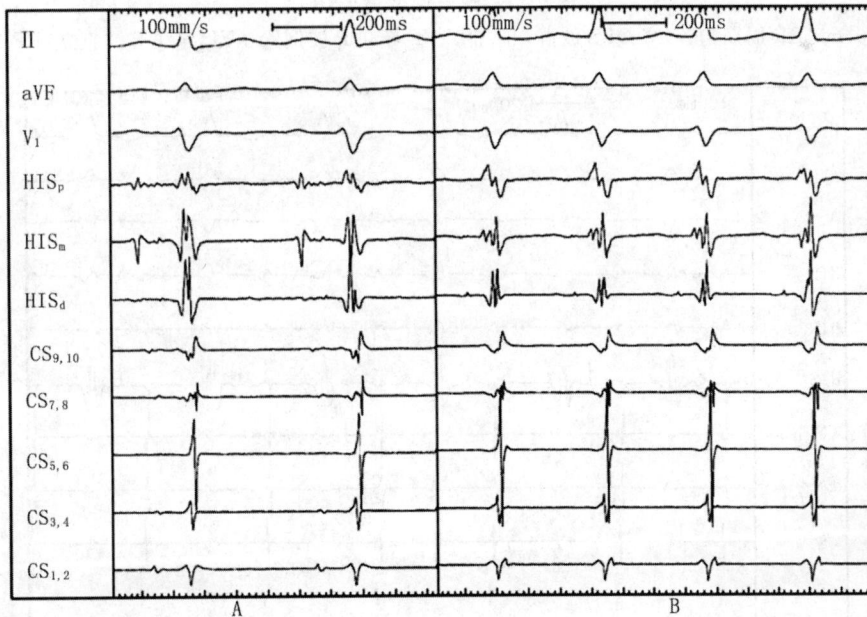

图 9-13　慢—快型 AVNRT

同一病例,A 图为窦性心律记录,B 图为心动过速记录。心动过速周长 320 ms,希氏束部位逆行心房激动最早,希氏束部位记录(HISd)呈 HAV 关系,VA 间期＝0,HA 间期＝50 ms,AH 间期＝270 ms,符合典型 AVNRT 诊断

(4)心动过速时逆行 A′波呈向心性激动,即最早心房激动点位于希氏束附近,希氏束电图上 VA 间期＜70 毫秒。

(5)兴奋迷走神经、期前收缩或期前刺激可使心动过速终止。

(6)心动过速时,心房与心室多数呈 1:1 传导关系。由于折返环路局限于房室交界区及其周围的组织,心房、希氏束和心室不是折返环的必需组成部分。因此,心动过速时房室和室房可出现文氏型和 2:1 传导阻滞,或出现房室分离。

2.快—慢型 AVNRT(图 9-14～15)

(1)不需要期前刺激,心率增快时即可诱发,且反复发作,发作时无 P'R 间期或 AH 间期突然延长;房性或室性期前收缩也能诱发和终止心动过速,一些患者可出现室房传导的跳跃现象。

(2)心动过速呈窄 QRS 波群,少数因功能性或原有的束支阻滞,QRS 波群增宽(QRS 时限 ≥0.12 秒)、畸形;RR 周期匀齐,心室率大多在 100～150 次/分。

(3)由于前传较快、逆传较慢,逆行 P'波(Ⅱ、Ⅲ、aVF 导联倒置)出现较晚,与 T 波融合或在 T 波上,位于下一个 QRS 波群之前,故 RP'间期>P'R 间期。

(4)心动过速时逆行 A'波的最早激动点位于冠状窦口附近,希氏束电图上 HA'间期>A'H 间期。

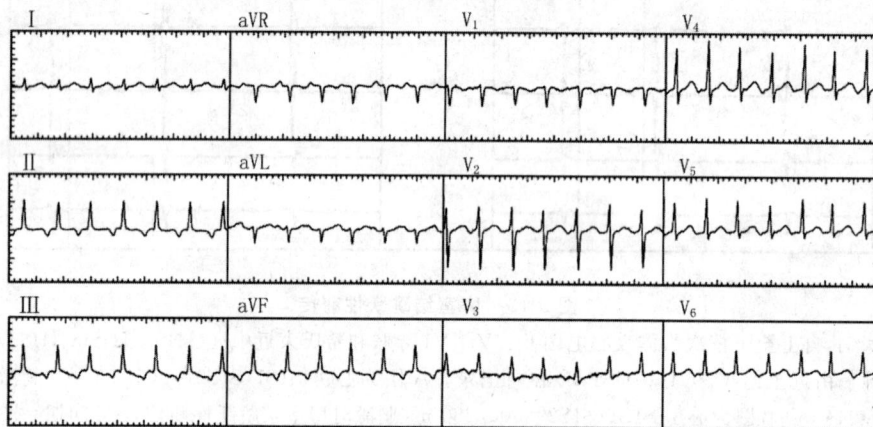

图 9-14　快—慢型 AVNRT

心动过速周长 365ms,RR 周期匀齐,窄 QRS 波群,Ⅱ、Ⅲ、aVF 导联 P 波倒置,aVL 导联 P 波直立,RP'间期>P'R 间期

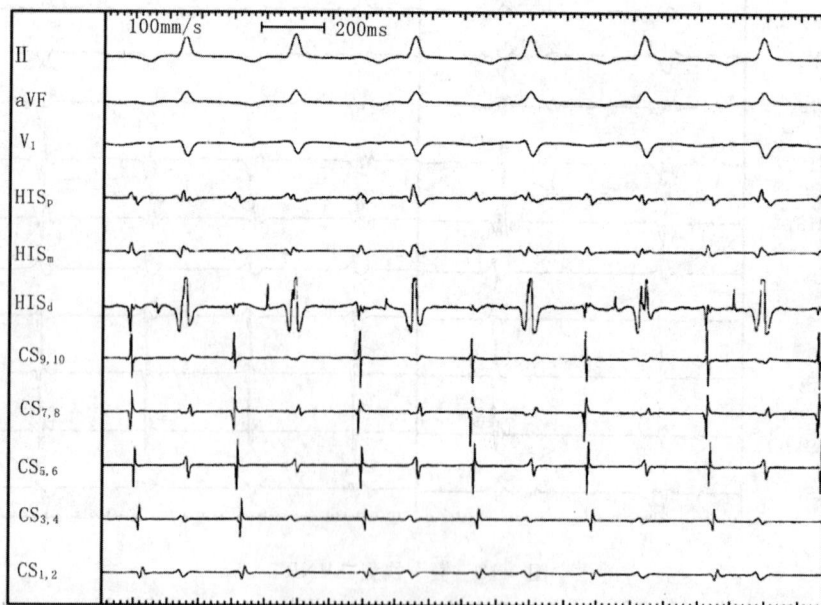

图 9-15　快—慢型 AVNRT

同一病例,心动过速周长 365ms,希氏束部位记录(HIS$_d$)呈 HVA 关系,HA 间期= 270 ms,AH 间期=95 ms,类似快—慢型 AVNRT,但是希氏束部位与冠状窦近端的心房激动均为最早,不很符合快—慢型 AVNRT,可能与冠状静脉窦电极位置过深有关

(5)刺激迷走神经、期前收缩或期前刺激可使心动过速终止,药物治疗效果较差,但可自行终止。

3.慢—慢型 AVNRT(图 9-16)

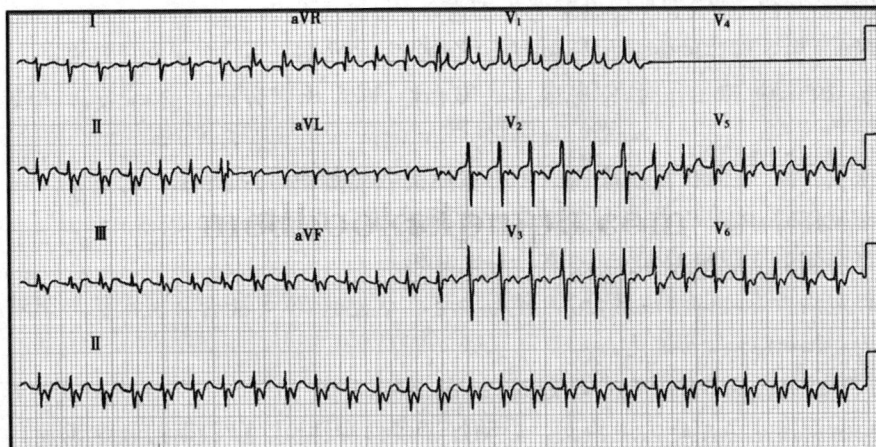

图 9-16 慢—慢型 AVNRT

心动过速周长 370ms,RR 周期匀齐,窄 QRS 波群,Ⅱ、Ⅲ、aVF 导联 P 波倒置,V_1 导联 P 波直立,RP′间期<P′R 间期

(1)房性或室性期前收缩能诱发和终止心动过速,诱发心搏的 P′R 间期或 AH 间期突然延长≥50 毫秒,常有一次以上的跳跃现象。

(2)心动过速呈窄 QRS 波群,少数因功能性或原有的束支阻滞,QRS 波群增宽(QRS 时限≥0.12 秒)、畸形;RR 周期匀齐。

(3)逆行 P′波(Ⅱ、Ⅲ、aVF 导联倒置)出现稍晚,位于 ST 段上,RP′间期<P′R 间期。

(4)心动过速时逆行 A′波的最早激动点位于冠状窦口附近,希氏束电图上 HA′间期>A′H 间期。

(五)治疗

1.急性发作的处理

根据患者有无器质性心脏病、既往的发作情况以及患者的耐受程度作出适当的处理。有些患者仅需休息或镇静即可终止心动过速发作,有些患者采用兴奋迷走神经的方法就能终止发作,但大多数患者需要进一步的处理,包括药物治疗、食管心房调搏甚至直流电复律等。洋地黄制剂、钙拮抗剂、β受体阻滞剂和腺苷等可通过抑制慢径路的前向传导而终止发作,Ⅰa、Ⅰc 类抗心律失常药物则通过抑制快径路的逆向传导而终止心动过速。

2.预防发作

频繁发作者可选用钙拮抗剂(维拉帕米)、β受体阻滞剂(美托洛尔或比索洛尔)、Ⅰc 类抗心律失常药物(普罗帕酮)、洋地黄制剂等作为预防用药。

3.射频导管消融

反复发作、症状明显而又不愿服药或不能耐受药物不良反应的患者,进行射频导管消融能达到根治的目的,是治疗的首选。目前 AVNRT 的射频导管消融治疗成功率达 98% 以上,复发率低于 5%,二度和三度房室传导阻滞的发生率低于 1%。

二、房室折返性心动过速

房室折返性心动过速(atrioventricular reentrant tachycardia,AVRT)是预激综合征最常见的快速性心律失常。其发生机制是由于预激房室旁路参与房室折返环的形成。折返环包括心房、房室交界区、希普系统、心室和旁路。按照折返过程中激动的运行方向,AVRT 分为两种类型:顺向型房室折返性心动过速(orthodromic AVRT,O-AVRT)和逆向型房室折返性心动过速(antidromic AVRT,A-AVRT)。前者的折返激动运行方向是沿房室交界区、希普系统前向激动心室,然后沿房室旁路逆向激动心房;后者的折返激动运行方向正相反,经房室旁路前向激动心室,然后经希普系统、房室交界区逆向传导或沿另一条旁路逆向激动心房。

房室旁路及其参与的 AVRT 具有以下电生理特征:

(1)心室刺激时,房室旁路的室房传导表现为"全或无"的传导形式,而无文氏现象。

(2)心室刺激或心动过速发作时,室房传导呈偏心性,即希氏束旁记录的 A 波激动较其他部位晚(希氏束旁旁路例外)。

(3)心动过速发作时,在希氏束不应期给予心室期前收缩刺激,可提早激动心房。

(4)心动过速发作时,体表心电图大多可见逆传 P 波,且 RP′间期＞80 毫秒。

(5)发生旁路同侧束支阻滞时,心动过速的心率减慢。

(6)心房和心室是折返环的组成部分,二者均参与心动过速,不可能合并房室传导阻滞。

(一)顺向型房室折返性心动过速

O-AVRT 是预激综合征最常见的心动过速,约占 AVRT 的 90％～95％。房室交界区和希普系统作为折返环的前传支,而房室旁路作为逆传支。心动过速多由房性(或室性)期前收缩诱发,一个适合的房性期前收缩恰好遇到旁路的不应期,在旁路形成单向阻滞,而由房室交界区下传心室,由于激动在房室交界区传导缓慢,心室除极后旁路已脱离不应期恢复了传导性,激动便沿旁路逆传激动心房,形成折返回波,如反复折返即形成 O-AVRT。

心电图表现:心室律规则,频率通常在 150～240 次/分;QRS 波群时限正常(除非有功能性或原有束支阻滞),无 δ 波;如出现逆行 P′波,则逆行 P′波紧随 QRS 波群之后,RP′间期＜P′R 间期(图 9-17)。

本型应与 P′波位于 QRS 波群之后的慢—快型 AVNRT 鉴别。后者心动过速时心电图 RP′间期以及希氏束电图上 VA 间期＜70 毫秒,逆行 A′波呈向心性激动,即最早心房激动点位于希氏束附近;而 O-AVRT 患者心动过速时心电图 RP′间期以及希氏束电图上 VA 间期大多＞80 毫秒,逆行 A′波呈偏心性激动(图 9-18)。

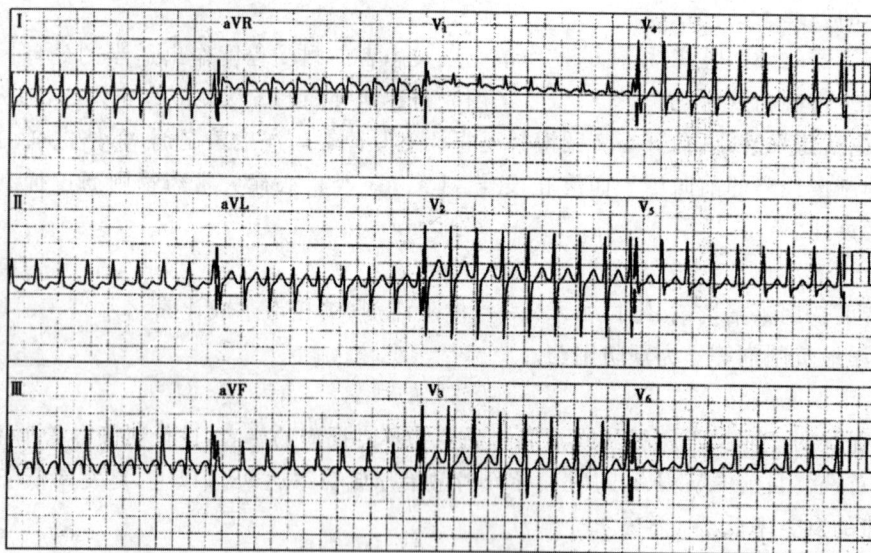

图 9-17 O-AVRT

RR 周期匀齐,窄 QRS 波群,在 Ⅱ、aVF 导联 QRS 波群后隐约可见 P 波

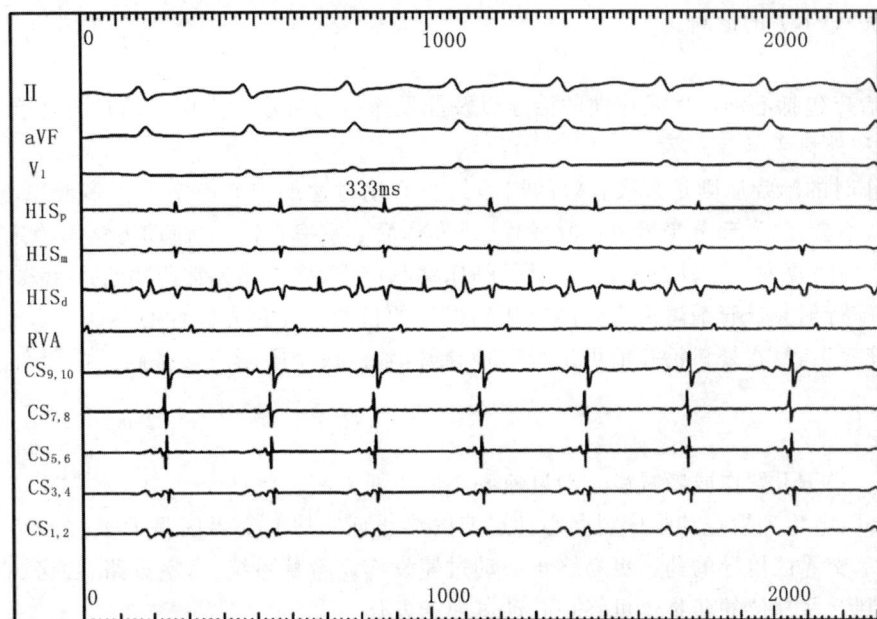

图 9-18　O-AVRT

同一病例,心动过速时,可见 CS7,8 记录的逆行心房激动最早,希氏束部位逆行激动较晚

(二)逆向型房室折返性心动过速

A-AVRT 是预激综合征较少见的心动过速,约占 AVRT 的 5%~10%,有此类心动过速发作的患者多旁路的发生率较高。其发生机制与 O-AVRT 相似,心动过速多由房性(或室性)期前收缩诱发,房室旁路作为折返环的前传支,而逆传支可以是房室交界区、希普系统,但更多见的是另一条旁路作为逆传支,因此多旁路折返是 A-AVRT 的重要特征。期前收缩诱发 A-AVRT 需具备以下条件:完整的旁路传导、房室交界区或希普系统的前向阻滞、完整的房室交界区和希普系统逆向传导功能。

心电图表现:心室律规则,频率通常在 150~240 次/分;QRS 波群宽大、畸形,起始部分可见到 δ 波;如出现逆行 P′ 波,则逆行 P′ 波在下一个 QRS 波群之前,RP′ 间期>P′R 间期(图 9-19)。

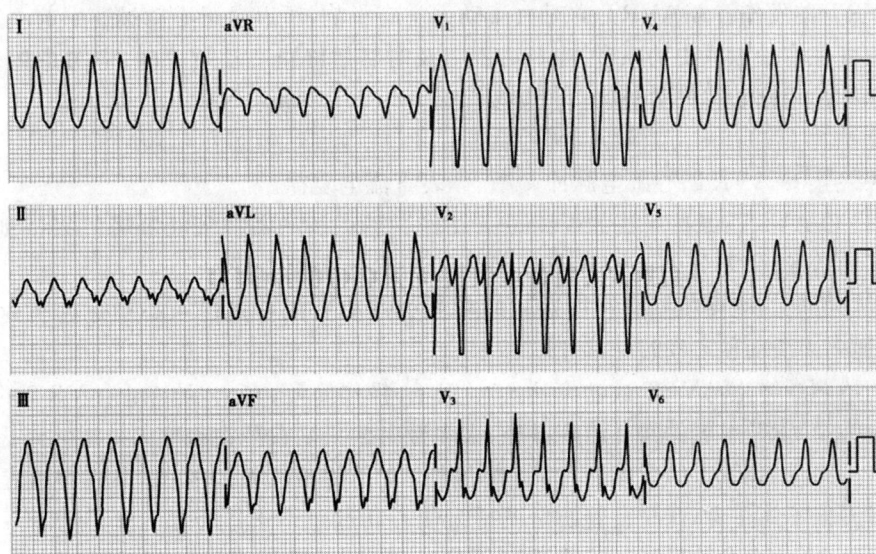

图 9-19　A-AVRT

一例右后侧壁显性旁路前传发生逆向型 AVRT,呈完全预激图形

本型因 QRS 波群为完全预激图形难与室性心动过速鉴别。如心动过速时 P 波在宽 QRS 波群之前而窦性心律的心电图表现为心室预激,则提示 A-AVRT 的诊断;如心动过速时出现房室分离或二度房室传

导阻滞则可排除 AVRT 的诊断。

（三）治疗

AVRT 的治疗包括心动过速发作期的治疗以及非发作期的治疗两方面。治疗方法有药物治疗、物理治疗、导管消融和外科手术等。

AVRT 发作时的治疗原则是采取有效的措施终止心动过速或控制心室率。多数患者在心动过速发作后的短时间内不会复发，部分患者可反复发作，或发作后心室率很快，血流动力学不稳定或症状严重，应选择适当的治疗预防复发。心动过速发作频繁、临床症状严重、抗心律失常药物治疗无效或不愿接受药物治疗的患者，可施行射频导管消融房室旁路以达到根治的目的。并存先天性心脏病或其他需外科手术纠治的器质性心脏病患者，在外科治疗前可试行射频导管消融，成功阻断房室旁路可降低外科治疗的难度、缩短手术时间。

1. 药物治疗

是目前终止 AVRT 发作或者减慢心动过速心率的主要方法。

(1)O-AVRT：电生理检查和临床观察心动过速的终止证实房室交界区是大多数 O-AVRT 的薄弱环节，有效抑制房室交界区传导的药物更易终止心动过速发作。希普系统、房室旁路、心房、心室也是折返环的必需成分，抑制这些部位的药物也可终止心动过速的发作。

腺苷或三磷酸腺苷(ATP)、钙拮抗剂、β 受体阻滞剂、洋地黄制剂、升压药物等，通过抑制房室交界区的前向传导终止心动过速的发作；而普罗帕酮、胺碘酮等通过抑制 O-AVRT 折返环的多个部位终止心动过速的发作。

(2)A-AVRT：A-AVRT 的药物治疗不同于 O-AVRT。单纯抑制房室交界区传导的药物对 O-AVRT 有良好的效果，但对 A-AVRT 的治疗作用较差甚至有害。一方面，多数 A-AVRT 系多房室旁路折返，房室交界区和希普系统不是心动过速的必需成分；另一方面，多数抑制房室交界区的药物对其逆向传导的抑制作用不如对前向传导的抑制作用强，单纯抑制房室交界区效果也欠佳。因此，药物治疗应针对房室旁路。

Ⅰa、Ⅰc 和Ⅲ类抗心律失常药物均可抑制房室旁路的传导，其中以普鲁卡因胺、普罗帕酮、胺碘酮较常用。这三种药物除可抑制房室旁路传导外，还可抑制房室交界区的传导。国内常以普罗帕酮、胺碘酮为首选终止 A-AVRT 的发作。A-AVRT 常对血流动力学有影响，所以对于心动过速引起血压下降、心功能不全、心绞痛，或既往有晕厥病史的患者，当药物不能及时有效终止心动过速时，应考虑体表直流电复律。有效复律后应继续使用抗心律失常药物以预防复发。

2. 物理治疗

主要有手法终止 O-AVRT、心脏电脉冲刺激、体表直流电复律。

(1)手法终止 O-AVRT：某些手法如 Valsalva 动作、咳嗽、刺激咽喉催吐等通过兴奋刺激迷走神经以抑制房室交界区的传导，使部分患者 O-AVRT 终止于房室交界区。

(2)心脏电脉冲刺激：主要机制是利用适时的刺激引起心房或心室侵入心动过速折返环的可激动间隙，造成前向或逆向阻滞而使心动过速终止。

食管心房调搏刺激终止 AVRT 成功率达 95% 以上，操作简便、安全，是终止 AVRT 的有效方法。但该技术并没有作为 AVRT 患者的常规治疗措施，大多数时候只是在药物治疗无效时才考虑使用。

食管心房调搏终止 AVRT 的适应证有：①抗心律失常药物治疗无效的 AVRT，尤其是经药物治疗后心动过速频率减慢但不终止者，此时食管心房调搏易使心动过速终止并转复为窦性心律。②并存有窦房结功能障碍或部分老年人，尤其是既往药物治疗心动过速后继发严重窦性心动过缓、窦性停搏或窦房传导阻滞者，或者心动过速自发终止后出现黑矇或晕厥者，这类患者宜选择食管心房调搏终止心动过速，如果心动过速终止后继发心动过缓，可经食管临时起搏予以保护。③部分血流动力学稳定的宽 QRS 波群心动过速，食管心房刺激前可记录食管心电图，了解心动过速的房室激动关系以帮助诊断，也可根据食管心房刺激能终止心动过速来排除室性心动过速。④并存器质性心脏病或 AVRT 诱发的心功能不全，药物治疗有可能进一步抑制心功能,此时可选择食管心房调搏终止心动过速。

刺激的方式可选择短阵(8~10 次)猝发脉冲刺激(较心动过速频率快 20~40 次),如不能终止心动过速,可重复多次或换用其他刺激方式如程控期前刺激,大多能奏效。

(3)体表直流电复律:是各种快速性心律失常引起血流动力学异常的首选措施。主要适用于 AVRT 频率较快伴有血压下降、心功能不全等需立即终止心动过速或各种治疗方法无效者(非常少见)。

3.外科手术

最早的非药物治疗是外科开胸手术切断旁路,此后又经历了 20 世纪 80 年代的直流电消融房室交界区或直接毁损旁路,但效果不令人满意且并发症较多,目前已基本被射频导管消融取代。

4.射频导管消融

1985 年以后开展的射频导管消融治疗可有效阻断房室旁路,具有成功率高、并发症少等诸多优点,且技术已相当成熟,是目前国内许多大型医疗机构治疗预激综合征合并房室折返性心动过速及房颤的首选治疗。

(仇　平)

第九节　室性心动过速

室性心动过速(ventricular tachycardia,VT)简称室速,是临床上较为严重的一类快速性心律失常,大多数发生于器质性心脏病患者,可引起血流动力学变化,若未能得到及时有效的治疗,可导致心源性猝死。室速也可见于结构正常的无器质性心脏病患者。

一、定义和分类

室性心动过速(室速),是指发生于希氏束分叉以下的束支、普肯耶纤维、心室肌的快速性心律失常。目前室速的定义大多采用 Wellens 的命名方法,将室速定义为频率超过 100 次/分、自发、连续 3 个或 3 个以上的室性期前搏动或程序刺激诱发的至少连续 6 个室性期前搏动。

室速的分类方法较多,各有其优缺点,但尚无统一的国际标准。根据室速的心电图表现、持续时间、发作方式、对血流动力学的影响、病因等不同特征可将室速分为不同的类型。

(一)根据室速发作的心电图形态分类

1.单形性室速

是指室速发作时 QRS 波群形态在心电图同一导联上单一而稳定(图 9-20),既可呈短阵性(非持续性),也可呈持续性。有一些患者在多次发作心动过速时,QRS 波群形态并非一致,但只要每次心动过速发作时的 QRS 波群形态单一,均可确定为单形性室速。

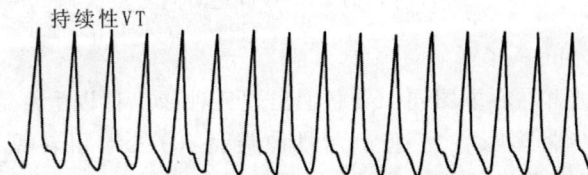

图 9-20　持续性单形性室速
QRS 波群形态在同一导联上单一而稳定

大部分的室速属单形性,根据 QRS 波群的形态可分为右束支传导阻滞型室速和左束支传导阻滞型室速。右束支传导阻滞型室速是指 V1 导联的 QRS 波群呈 rsR′、qR、RS 型或 RR′型(图 9-21),而 V_1 导联的

QRS 波群呈 QS、rS 或 qrS 型则称为左束支传导阻滞型室速(图 9-22)。

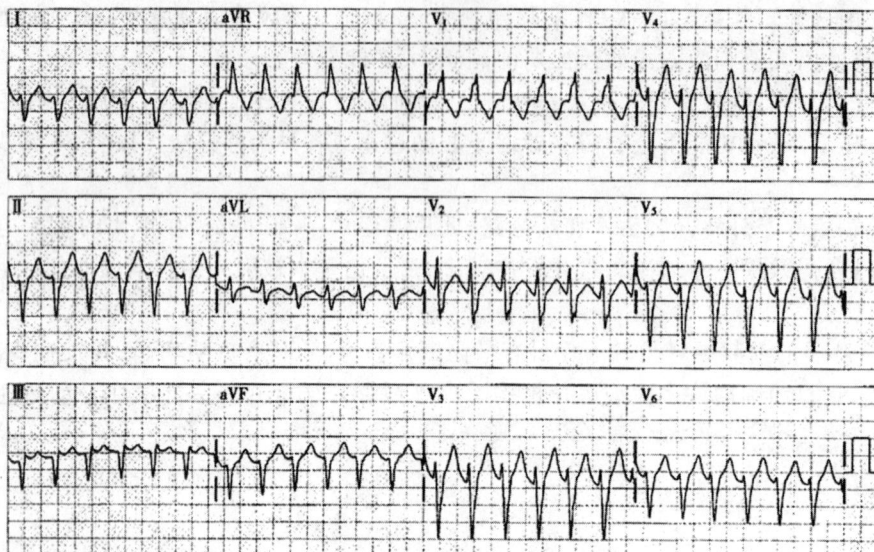

图 9-21　右束支传导阻滞型室速
V₁ 导联的 QRS 波群呈 rsR′型

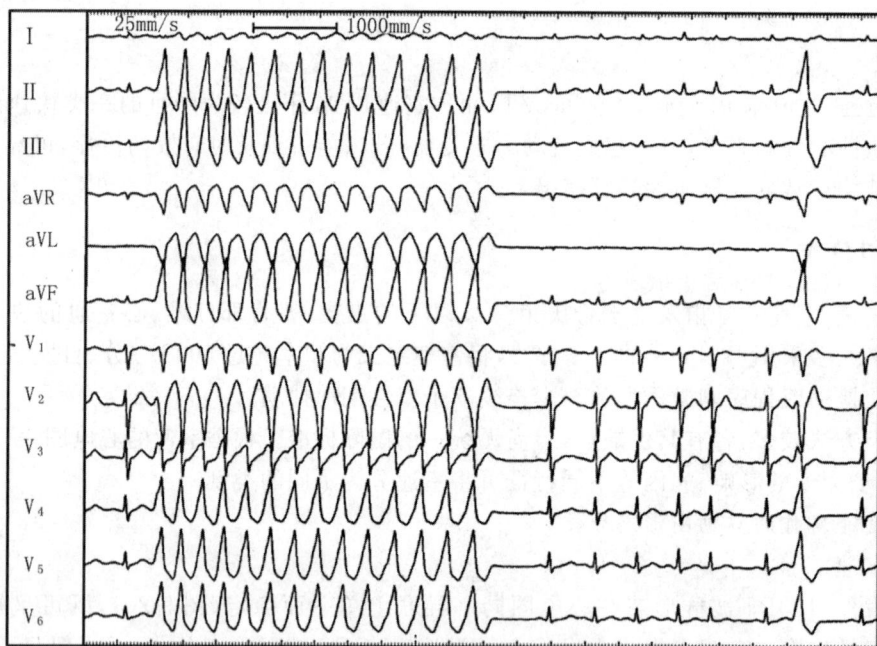

图 9-22　左束支传导阻滞型室速
V₁ 导联的 QRS 波群呈 QS 型

2.多形性室速(polymorphic VT)

是指室速发作时 QRS 波群在心电图同一导联上出现三种或三种以上形态。根据室速发作前基础心律的 QT 间期长短可进一步将多形性室速分为两种类型:①尖端扭转型室性心动过速(torsade de pointes,Tdp):室速发作前的 QT 间期延长,发作时 QRS 波群沿着一基线上下扭转(图 9-23)。②多形性室性心动过速:室速发作前的 QT 间期正常,发作时心电图同一导联上出现三种或三种以上形态的 QRS 波群(图 9-24)。

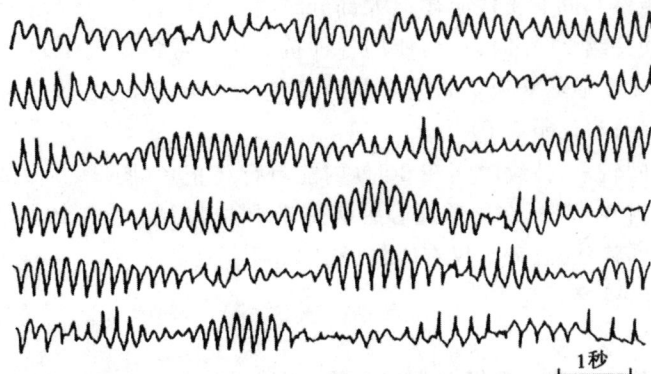

图 9-23　尖端扭转型室速

QRS 波群增宽,振幅和形态变化较大,主波方向围绕基线出现上下扭转

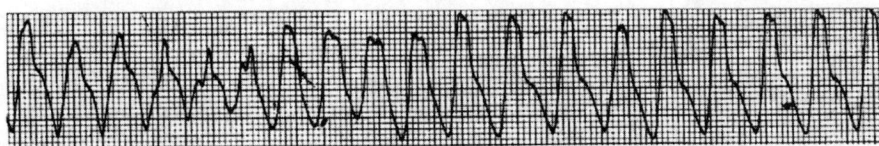

图 9-24　多形性室速

心室率 170 次/分,QRS 波群增宽畸形,呈三种以上的形态,第 4、第 5 个 QRS 波群似融合波

近几年一些学者发现,有些多形性室速患者表现为极短联律间期,无明显器质性心脏病依据。窦性心律时 QT 间期、T 波、U 波均正常,常常具有极短的联律间期,其病因尚不明确,有的发生机制可能为触发活动。

3. 双向性室速(bidirectional VT)

是指室速发作时心电图的同一导联上 QRS 波群呈现两种形态并交替出现,表现为肢体导联 QRS 波群主波方向交替发生正负相反的改变,或胸前导联 QRS 波群呈现左、右束支传导阻滞图形并交替变化(图 9-25)。双向性室速在临床上比较少见,主要见于严重的器质性心脏病(如扩张型心肌病、冠心病等)或洋地黄中毒,该型室速患者的基本心律失常为心房颤动。发生在正常人的双向性室速意义不太清楚,有人认为可能对预示心脏骤停具有一定的意义。

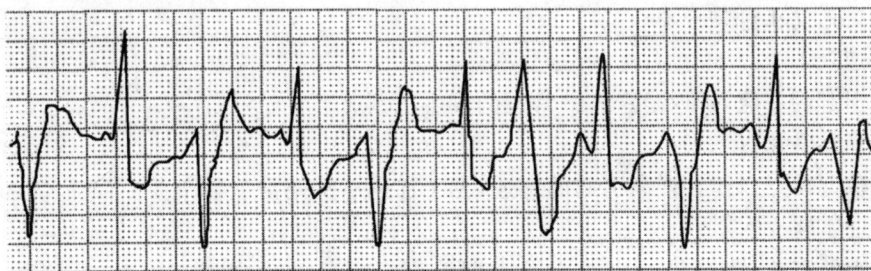

图 9-25　双向性室速

QRS 波群呈两种形态并交替出现

(二)根据室速的发作时间分类

根据室速发作的持续时间和血流动力学改变,可分为三种类型。

1. 持续性室速(sustained VT)

是指心动过速的发作时间达到或超过 30 秒以上,或虽未达到 30 秒但发作时心动过速引起严重血流动力学改变。

由于此型多见于器质性心脏病患者,室速的发作时间较长,常伴有严重血流动力学改变,患者出现心慌、胸闷、晕厥等症状,需要立即体外直流电复律。

若室速不间断发作,虽然其间有窦性心律但大部分时间为室速,称为无休止性室速。它是持续性室速的一种严重类型,发作时间持续24小时以上,使用各种抗心律失常药物或体外直流电复律等均不能有效终止心动过速的发作。多见于冠心病或扩张型心肌病患者,预后不良,死亡率很高。

2.非持续性室速(non-sustained VT)

是指室速发作持续时间较短,持续时间在30秒内能自行终止者(图9-22)。此型在临床上十分常见,在无器质性心脏病患者中占0~6%,在器质性心脏病患者中占13%。由于持续时间较短,一般不出现晕厥等严重血流动力学改变的症状,患者常仅有心慌、胸闷等不适。

(三)根据有无器质性心脏病分类

1.病理性室速

各种器质性心脏病导致的室速。根据引起室速的病因,可分为冠心病室速、心肌病室速、药物性室速、右心室发育不良性室速等。

2.特发性室速

发生在形态和结构正常的心脏的室速。根据发生部位,可分为左心室特发性室速和右心室特发性室速。

(四)根据发作方式分类

可分为阵发性室速(又称为期前收缩型室速)及非阵发性室速(又称为加速性室性自主心律)。

(五)根据室速发作的血流动力学和预后分类

1.良性室速

室速发作时未造成明显血流动力学障碍,发生心源性猝死的危险性很低。主要见于无器质性心脏病患者。

2.潜在恶性室速

非持续性但反复发作的室速,不常导致血流动力学障碍,但可能引起心源性猝死,患者大多有器质性心脏病的客观依据。

3.恶性室速

反复发作持续性室速,造成明显血流动力学障碍,表现为黑蒙、晕厥或晕厥前期、心功能不全恶化、心绞痛发作甚至猝死。常发生在心脏扩大、LVEF小于30%的患者。常见类型有多形性室速、尖端扭转型室速、束支折返性室速等。

(六)根据室速的发生机制分类

1.折返性室速

由折返机制引起的室速,折返是室速最常见的发生机制。

2.自律性增高性室速

由心室内异位起搏点自律性增高引起的室速,见于加速性室性自主心律。

3.触发活动性室速

由后除极引起的室速,主要见于由长QT间期综合征引起的尖端扭转型室速、洋地黄中毒引起的室速。

(七)特殊命名的室速

包括束支折返性室速、维拉帕米敏感性室速或分支型室速、儿茶酚胺敏感性室速、致心律失常性右心室发育不良性室速、尖端扭转型室速、并行心律性室速、无休止性室速、多形性室速、双向性室速。

二、病因和发病机制

(一)病因

1.器质性心脏病

是室速的主要病因,约80%的室速具有器质性心脏病的病理基础。最常见为冠心病,特别是急性心肌梗死以及陈旧性心肌梗死伴有室壁瘤或心功能不全。其次为心肌病、心力衰竭、急性心肌炎、二尖瓣脱垂、心瓣膜病、先天性心脏病等。

2.药物

除β受体阻滞剂外,各种抗心律失常药物都可能引起室速。常见的有Ⅰa、Ⅰc类抗心律失常药、索他洛尔等。拟交感神经药、洋地黄制剂、三环类抗抑郁药等大剂量使用时也可出现室速。

3.电解质紊乱、酸碱平衡失调

特别是低钾血症时。

4.其他病因

如先天性、获得性长QT间期综合征,麻醉,心脏手术和心导管操作等。

5.特发性

约10%的室速无器质性心脏病客观依据和其他原因可寻,称为特发性室速。少数正常人在运动和情绪激动时也可出现室速。

(二)发生机制

室速的发生机制包括折返、触发活动和自律性增高。冠心病心肌缺血及心肌梗死、心肌病等由于心肌缺血、缺氧、炎症、局部瘢痕形成、纤维化导致传导缓慢,为折返提供了形成条件,细胞外钾离子、钙离子浓度的改变,pH降低等也影响心肌的自律性和传导性,可成为室速的诱因并参与折返的形成。触发活动是除折返外的另一种重要机制,尖端扭转型室速、洋地黄制剂中毒可能与触发活动有关。自律性增高是部分室速的发生机制。在急性心肌梗死早期,室性心律失常的发生机制包括折返、自律性增高和触发活动,陈旧性心肌梗死单形性持续性室速的机制多为折返,非持续性室速的机制可能与单形性持续性室速不同。致心律失常性右心室发育不良的室速机制可能为折返,特发性室速的发生机制主要为触发活动,也可能包括折返和自律性增高。

三、临床表现

室速发作的临床表现主要取决于室速是否导致血流动力学障碍,与室速发生的频率、持续时间、有无器质性心脏病及其严重程度、原有的心功能状态等有关。

临床上大多数患者室速发作为阵发性,其临床特征是发病突然,一般会突感心悸、心慌、胸闷、胸痛等心前区不适,头部或颈部发胀及跳动感,严重者还可出现精神不安、恐惧、全身乏力、面色苍白、四肢厥冷,甚至黑矇、晕厥、休克、阿-斯综合征发作,少数患者可致心脏性猝死。也有少数患者症状并不明显。若为非器质性心脏病引起者,持续时间大多短暂,症状也较轻,可自行恢复或经治疗后室速终止,虽然反复发作但预后一般良好。而具有较严重的器质性心脏病基础者,在心动过速发作后可因心肌收缩力减弱,心室和心房的收缩时间不同步,心室的充盈和排血量明显减弱,患者可迅速出现心力衰竭、肺水肿或休克等严重后果,有的甚至可发展为心室颤动而致心脏性猝死。

室速发作时,体格检查可发现心率一般在130~200次/分,也有的较慢,约70次/分,少数患者的频率较快,可达300次/分,节律多较规则,有的不绝对规则(如多形性室速发作时),心尖部第一心音和外周脉搏强弱不等,可有奔马律和第一、第二心音分裂,有的甚至只能听到单一的心音或大炮音。第一心音响度和血压随每一次心搏而发生变化,提示心动过速时发生了房室分离,是室性心动过速发作时较有特征性的体征。有些室速发作时,因QRS波群明显增宽而第一、第二心音呈宽分裂,可见颈静脉搏动强弱不等,有时可见颈静脉搏动出现大炮波,比心尖部搏动频率慢。

四、心电图表现

室速的心电图主要有以下表现(图9-20~25)。

(1)3个或3个以上连续出现畸形、增宽的QRS波群,QRS间期一般≥0.12秒,伴有继发性ST-T改变。少数起源于希氏束分叉处的室速,QRS间期可不超过0.12秒。QRS波群前无固定P波,心室率

>100 次/分,常为 130～250 次/分。有些特殊类型室速的心室率低至 70 次/分,少数高达 300 次/分。单形性室速 RR 间距规整,一般相差<20 毫秒,而多形性室速 RR 间距往往不规则,差别较大。

(2)大多数患者室速发作时的心室率快于心房率,心房和心室分离,P 波与 QRS 波群无关或埋藏在增宽畸形的 QRS 波群及 ST 段上而不易辨认。部分患者可呈现 1:1 室房传导,也有部分患者呈现室房 2:1 或文氏传导阻滞。

(3)心室夺获:表现为室速发作伴有房室分离时,偶有适时的窦性激动下传心室,出现所谓提前的窦性心搏,QRS 波群为室上性,其前有 P 波且 PR 间期>0.12 秒。

(4)室性融合波:系不完全性心室夺获,由下传的窦性激动和室性异位搏动共同激动心室而形成,图形介于窦性和室速的 QRS 波群之间。心室夺获和室性融合波是室速的可靠证据,但发生率较低,仅见于 5% 左右的患者。

(5)室速常由室性期前收缩诱发,即在发作前后可出现室性期前收缩,后者 QRS 波群形态与室速相同、近似或者不一致。少数情况下,室速也可由室上性心动过速诱发。

五、室速的诊断和鉴别诊断

室速的诊断主要依靠心电图表现,病史、症状、体征等临床资料可为诊断提供线索,应与宽 QRS 波群的室上性心动过速鉴别,诊断不明确时对有适应证的患者需进行心脏电生理检查才能确诊。

(一)临床资料

一般而言,室速大多发生在有器质性心脏病的患者,而室上性心动过速患者多无器质性心脏病的依据。冠心病心肌梗死、急性心肌炎、心肌病、心力衰竭等患者发生的宽 QRS 波群心动过速,室速的可能性大。而心脏形态、结构正常,心动过速反复发作多年,甚至从年轻时就有发作,尤其是不发作时心电图有预激综合征表现者,室上性心动过速的可能性较大。发作时刺激迷走神经能终止心动过速者,大多是室上性心动过速;有时室速呈 1:1 室房传导,刺激迷走神经虽然不能终止心动过速,但可延缓房室结传导,如果心动过速时室房由 1:1 传导转变为 2:1 或文氏传导,有助于室速的诊断。

体格检查时如颈静脉出现大炮波,第一心音闻及大炮音,有助于室速的诊断。

(二)心电图

室速发作时 QRS 波群增宽,间期≥0.12 秒,表现为宽 QRS 波群心动过速。此外,室上性心动过速伴室内差异性传导、原有束支传导阻滞伴发的室上性心动过速、旁路前向传导的房性心动过速、心房扑动、心房颤动及预激综合征逆向性房室折返性心动过速均可见其 QRS 波群增宽。由于不同原因的宽 QRS 波群心动过速,其治疗和预后不尽相同,如果诊断错误导致治疗严重失误,则可能出现严重不良后果。因此,室速应与这些宽 QRS 波群的室上性心动过速相鉴别。临床上,室速是宽 QRS 波群心动过速的最常见类型,约占 80%。对于任何一例宽 QRS 波群心动过速在没有依据表明是其他机制所致以前,均初步拟诊为室速。除非有差异性传导的证据,否则不宜轻易诊断室上性心动过速伴室内差异性传导。

表 9-1 列举了室上性心动过速伴室内差异性传导与室速的区别,可供鉴别诊断参考。

1991 年 Brugada 等对 554 例宽 QRS 波群心动过速患者进行了心内电生理检查,提出了简便有效的分步式诊断标准,显著提高了诊断室速的敏感性和特异性,二者分别为 98.7%、96.5%。诊断共分四个步骤:①首先看胸前导联 $V_1 \sim V_6$ 的 QRS 波群是否均无 RS(包括 rS、Rs)图形,如任何一个胸前导联无 RS 波,则应诊断为室速。②如发现有一个或几个胸前导联有 RS 波,则要进行第二步观察,即测量胸前导联 R 波开始至 S 波最低点之间的时限,选择最长的 RS 时限,如果超过 100 毫秒则应诊断为室速;如未超过 100 毫秒,则应进行第三步分析。③观察有无房室分离,如有,可诊断为室速;如无,则进行最后一步分析。④观察 V_1 及 V_6 导联的 QRS 波群形态,如果这两个导联的 QRS 波群形态都符合表 9-1 中室速的 QRS 波群形态特征则应诊断为室速,否则可诊断为室上性心动过速。

表 9-1　室性心动过速与室上性心动过速伴室内差异性传导的区别

	支持室性心动过速的依据	支持室上性心动过速伴室内差异性传导的依据
P 波与 QRS 波群的关系	房室分离或逆向 P′波	宽 QRS 波群前或后有 P′波，呈 1∶1 关系，偶有 2∶1、3∶2 房室传导阻滞
心室夺获或室性融合波	可见到，为诊断的有力证据	无
QRS 额面电轴	常左偏（−30°～−180°）	很少左偏（3%～13%）
QRS 波形态		
右束支传导阻滞型	QRS 间期＞0.14 秒	QRS 间期为 0.12～0.14 秒
V₁ 导联	R 形波或双相波（qR、QR 或 RS 型）伴 R＞R′	三相波（rsR′、RSR′型）（85%）
V₆ 导联	rs 或 QS 形，R/S＜1	qRs 形，R/S 很少小于 1
左束支传导阻滞型	QRS 间期＞0.16 秒	QRS 间期为 0.14 秒
V₁ 导联	R 波＞30 毫秒，R 波开始至 S 波最低点＞60 毫秒，S 波顿挫	很少有左述形态
V₆ 导联	QR 或 QS 形	R 波单向
刺激迷走神经	无效	可终止发作或减慢心率
其他	V₁～V₆ 导联都呈现正向或负向 QRS 波群，QRS 波群形态与窦性心律时室性期前收缩一致	原有的束支阻滞或预激 QRS 波群形态与心动过速时一致，QRS 波群形态与室上性期前收缩伴室内差异性传导时一致

在临床实践中，绝大多数宽 QRS 波群心动过速可以通过仔细分析 12 导联心电图进行正确诊断，但有少数患者在进行鉴别诊断时仍然十分困难。利用希氏束电图及心脏电生理检查不但能区分室性与室上性心动过速，还可以了解心律失常的发生机制是折返还是自律性增高。室上性心动过速时，V 波前都有 H 波，且 HV 间期都大于 30 毫秒。室速时，V 波与 H 波是脱节的，可以出现以下几种图形：①H 波与 V 波同时出现，H 波隐藏在 V 波之中，不易被发现，或者 H 波在 V 波之前出现，但 HV 间期小于 30 毫秒，其 H 波来自窦性搏动而 V 波来自室性搏动。②H 波在 V 波后出现，H 波是室性搏动逆行激动希氏束产生的，H 波后可有心房夺获。③A 波后有 H 波，但 H 波与其后的 V 波无关，HV 时间变化不定，二者是脱节的。利用心房调搏法，给心房以高于室率的频率刺激，使心室夺获。如果夺获的 QRS 波为窄的心室波，则证明原来的宽 QRS 波为室速。

六、治疗

(一)一般治疗原则

室速发作时，一部分患者可能病情很凶险，导致血流动力学障碍，出现严重症状甚至危及生命，必须立即给予药物或直流电复律以及时有效地终止发作，而另一部分患者可以没有症状或者只有很轻微的症状，体检时血压无明显降低，不做任何处理，血流动力学也未见有恶化迹象。研究表明，许多抗心律失常药物有致心律失常作用，长期使用并不能减少室性心律失常的发生率，甚至增加死亡率。因此，在选择治疗措施前，需要根据室速发作时患者的血流动力学状况、有无器质性心脏病，准确评估室速的风险，并采取合理的治疗对策：持续性室速患者，无论有无器质性心脏病，均应积极处理；器质性心脏病患者，无论是持续性室速还是非持续性室速，均应治疗；无器质性心脏病患者发生的非持续性室速，如无症状或血流动力学障碍，可不必药物治疗。其治疗原则主要有：

(1)立即终止发作：包括药物治疗、直流电复律等方法。

(2)尽力去除诱发因素：如低钾血症、洋地黄中毒等。

(3)积极治疗原发病：切除心室壁瘤，控制伴发的心功能不全等。

(4)预防复发。

（二）终止发作

1. 药物治疗

血流动力学稳定的室速，一般先采取静脉给药。

（1）发生于器质性心脏病患者的非持续性室速很可能是恶性室性心律失常的先兆，应该认真评估预后并积极寻找可能存在的诱发因素。治疗主要针对病因和诱因，即治疗器质性心脏病和纠正如心力衰竭、电解质紊乱、洋地黄中毒等诱因。对于上述治疗措施效果不佳且室速发作频繁、症状明显者，可以按持续性室速用抗心律失常药，以预防或减少发作。

（2）发生于器质性心脏病患者的持续性室速大多预后不良，容易引起心脏性猝死。除了治疗基础心脏病、认真寻找可能存在的诱发因素外，必须及时治疗室速本身。应用的药物为胺碘酮、普鲁卡因胺、β受体阻滞剂和索他洛尔。心功能不全患者首选胺碘酮，心功能正常者也可以使用普罗帕酮，药物治疗无效时应及时使用电转复。

（3）无器质性心脏病、无心功能不全患者可以选用胺碘酮，也可以考虑应用Ⅰa类抗心律失常药（如普鲁卡因胺）或Ⅰc类抗心律失常药（如普罗帕酮、氟卡尼等）；特殊病例可选用维拉帕米或普萘洛尔、艾司洛尔、硫酸镁静注。在无明显血流动力学紊乱、病情不很紧急的情况下，也可选用口服给药如β受体阻滞剂、Ⅰb类抗心律失常药美西律或Ⅰc类抗心律失常药普罗帕酮等。

（4）尖端扭转型室性心动过速（TdP）：首先寻找并处理引起QT间期延长的原因，如血钾、血镁浓度降低或药物作用等，停用一切可能引起或加重QT间期延长的药物。采用药物终止心动过速时，首选硫酸镁，无效时，可试用利多卡因、美西律或苯妥英钠静脉给药。上述治疗效果不佳者行心脏起搏，可以缩短QT间期，消除心动过缓，预防心律失常进一步加重。异丙肾上腺素能加快心率，缩短心室复极时间，有助于控制扭转型室速，但可能使部分室速恶化为室颤，使用时应小心，适用于获得性QT间期延长综合征患者、心动过缓所致TdP而没有条件立即行心脏起搏者。

（5）洋地黄类药物中毒引起的室速应立即停用该类药物，避免直流电复律，给予苯妥英钠静脉注射；无高钾血症的患者应给予钾盐治疗；镁离子可对抗洋地黄类药物中毒引起的快速性心律失常，可静脉注射镁剂。

2. 电学治疗

（1）同步直流电复律：对持续性室速，无论是单形性或多形性，有血流动力学障碍者不考虑药物终止，而应立即同步电复律。情况紧急（如发生晕厥、多形性室速或恶化为室颤）或因QRS波严重畸形而同步有困难者，也可进行非同步转复。

（2）抗心动过速起搏：心率在200次/分以下，血流动力学稳定的单形性室速可以置右心室临时起搏电极进行抗心动过速起搏。

（三）预防复发

包括药物治疗、射频导管消融以及外科手术切除室壁瘤等。

可以用于预防的药物包括胺碘酮、利多卡因、β受体阻滞剂、普罗帕酮、美西律、硫酸镁、普鲁卡因胺等。在伴有器质性心脏病的室速中，可用β受体阻滞剂或胺碘酮，β受体阻滞剂也可以和其他抗心律失常药如胺碘酮等合用。由于CAST试验已证实心肌梗死后抗心律失常药物（恩卡尼、氟卡尼、莫雷西嗪）治疗可增加远期死亡率，因此心肌梗死后患者应避免使用恩卡尼、氟卡尼、莫雷西嗪。无器质性心脏病的室速患者，如心功能正常，也可选用普罗帕酮。

有血流动力学障碍的顽固性室速患者，在有条件的情况下，宜安装埋藏式心脏转复除颤器（ICD）。CASH和AVID试验结果表明，ICD可显著降低器质性心脏病持续性室速患者的总死亡率和心律失常猝死率，效果明显优于包括胺碘酮在内的抗心律失常药物。

七、特殊类型的室性心动过速

（一）致心律失常性右心室发育不良的室性心动过速

致心律失常性右心室发育不良（arrhythmogenic right ventricular dysplasia，ARVD），又称为致心律

失常性右心室心肌病,是一种遗传性疾病,也可能与右心室感染心肌炎、右心室心肌变性或心肌进行性丧失有关。在文献中曾被称为羊皮纸心、Uhl 畸形、右心室脂肪浸润或脂肪过多症、右心室发育不良、右心室心肌病。其最常见的病理改变是右心室心肌大部分被纤维脂肪组织所替代,并伴有散在的残存心肌和纤维组织;右心室可有局限性或弥漫性扩张,在扩张部位存在不同程度的心肌变薄,而左心室和室间隔一般无变薄,也可有局限性右心室室壁瘤形成。ARVD 主要发生于年轻的成年人,尤其是男性,大多在 40 岁以前发病。临床主要表现为伴有左束支传导阻滞的各种室性心律失常,如反复发作性持续性室性心动过速;也可出现房性心律失常,如房性心动过速、心房扑动、心房颤动。患者常表现为晕厥和猝死,晕厥和猝死的原因可能是心室颤动,晚期可发展为心力衰竭。患者最重要的心电图异常为右胸前导联 $V_1 \sim V_3$ T 波倒置、Epsilon 波及心室晚电位阳性。右心室心肌病的诊断依据为超声心动图、螺旋 CT、心脏磁共振、心室造影等检查发现局限性或广泛性心脏结构和功能异常,仅累及右心室,无瓣膜病、先天性心脏病、活动性心肌炎和冠状动脉病变,心内膜活检有助于鉴别诊断。

其发作期的急性治疗与持续性室速的治疗相同,维持治疗可用 β 受体阻滞剂、胺碘酮,也可二者联用,但效果不确切。也有采用射频消融治疗的报道,但容易复发和出现新型室速,不作为常规手段。有晕厥病史、心脏骤停生还史、猝死家族史或不能耐受药物治疗的患者,应考虑安装 ICD。

(二)尖端扭转型室性心动过速

尖端扭转型室性心动过速(torsade pointes,TdP)是多形性室速的一个典型类型,一般发生在原发性或继发性 QT 间期延长的患者,主要临床特征是反复晕厥,有的甚至猝死。其病因、发生机制、心电图表现和治疗与其他类型室速不同。1966 年 Dessertenne 根据该型室速发作时的心电图特征而命名。

正常人经心率校正后 QT 间期(Q-Tc)的上限为 0.40 秒,当 Q-Tc 大于 0.40 秒时即为 QT 间期延长,又称为复极延迟。目前认为,TdP 与心室的复极延迟和不均一有关,其中 QT 间期延长是导致 TdP 的主要原因之一,因此将 QT 间期延长并伴有反复发生的 TdP 称为长 QT 综合征(LQTS)。

1. 长 QT 间期综合征的分类

LQTS 一般分为先天性和后天性两类。

(1)先天性 LQTS 又可分为 QT 间期延长伴有先天性耳聋(Jervell-Lange-Nielson 综合征)和不伴有耳聋(Romano-Ward 综合征),二者都有家族遗传倾向,患者多为儿童和青少年。一般在交感神经张力增高的情况下发生 TdP,被认为是肾上腺素能依赖性。

(2)后天性 LQTS 通常发生在服用延长心肌复极的药物后或有严重心动过缓、低钾/低镁血症等情况下,多为长间歇依赖性,触发 TdP 通常在心率较慢或短－长－短的 RR 间期序列时。

有关 TdP 的发生机制仍有争议,目前认为主要与早期后除极引起的触发活动和复极离散度增加导致的折返有关。先天性 LQTS 的发生机制与对肾上腺素能或交感神经系统刺激产生异常反应有关。某些引起先天性 LQTS 的因素是由于单基因缺陷改变了细胞内钾通道调节蛋白的功能,导致 K^+ 电流如 I_{Kr}、I_{Ks} 或 I_{to} 等减少和(或)内向除极 Na^+/Ca^{2+} 流增强,动作电位时间和 QT 间期延长,出现早期后除极。在早期后除极幅度达阈电位时,引起触发活动而出现 TdP。后天性 LQTS 因复极离散度增加的折返机制和早期后除极的触发活动等引起 TdP。

2. 心电图特点

TdP 时 QRS 波振幅变化,并沿等电位线扭转,频率为 $200 \sim 250$ 次/分(图 9-23),常见于心动过速与完全性心脏阻滞,LQTS 除有心动过速外,尚有心室复极延长伴 QT 间期超过 500 毫秒。室性期前收缩始于 T 波结束时,由 R-on-T 引起 TdP,TdP 经过数十次心搏可以自行终止并恢复窦性心律,或间隔一段时间后再次发作,TdP 也可以恶化成心室搏动。患者静息心电图上 u 波往往明显。

3. LQTS 的治疗

对 LQTS 和 TdP 有效治疗的基础是确定和消除诱因或纠正潜在的有害因素。其后在弄清离子机制的基础上,一个适当的治疗计划就可以常规展开。将来特殊的治疗可能针对减弱引起早期后除极的离子流进行,现在的治疗一般着眼于抑制或阻止早期后除极的产生和传导,可通过增强外向复极 K^+,加强对

内向 Na^+ 或 Ca^{2+} 的阻滞,或抑制早复极电流从起点向周围心肌的传导实现。

(1)K^+ 通道的激活:实验已证实早期后除极和 TdP 可被 K^+ 通道的开放所抑制,但临床尚未证实。似乎有效的短期治疗包括采用超速起搏、利多卡因或注射异丙肾上腺素以增强 K^+,但异丙肾上腺素注射对于先天性 LQTS 是禁忌。

(2)Na^+ 通道的阻断:TdP 可被具有 Na^+、K^+ 双重阻滞功能的 Ⅰa 类药物诱发,但可被单纯 Na^+ 通道阻滞剂抑制。

(3)Ca^{2+} 通道的阻滞:在先天性 Ca^{2+} 依赖性和心动过缓依赖性 TdP 中,维拉帕米可抑制心室过早除极并减少早期后除极振幅。

(4)镁:静脉用镁是临床上一种抑制 TdP 的安全有效的方法。其作用可能是通过阻断 Ca^{2+} 或 Na^+ 电流来实现的,与动作电位时程缩短无关。

(5)异丙肾上腺素注射:肾上腺素能刺激对先天性 LQTS 相关的 TdP 是禁忌的。但临床上,异丙肾上腺素注射对长间歇依赖性很强的 LQTS 经常是有效的。虽然小剂量可能增强早期后除极所需的除极电流,但大剂量可以增强外向 K^+ 电流,加快心率和复极,抑制早期后除极和 TdP。

(6)起搏:对先天性和后天性 LQTS 持续的超速电起搏是一种有效的治疗方法。可能因为加强了复极或阻止长的间歇,从而抑制早期后除极。

(7)肾上腺素能阻滞和交感神经节切除术:所有先天性 LQTS 可采用 β 受体阻滞剂治疗。有些权威专家认为高位左胸交感神经节切除术在单纯药物治疗失败的病例中可作为首选或辅助治疗。在心脏神经支配中占优势的左侧交感神经被认为是先天性 LQTS 的发病基础。在临床上,β 受体阻滞剂禁忌用于后天性 LQTS,因其可减慢心率。

(8)电复律器-除颤器的植入:伴有先天性 LQTS 的高危患者或不能去除诱因的后天性 LQTS 患者,可能需要埋植一个电复律器-除颤器。有复发性晕厥、有过心脏停搏而幸存的或内科治疗无效的患者应被视为高危患者。

（三）加速性室性自主心律

加速性室性自主心律又称为加速性室性自搏心律、室性自主性心动过速、非阵发性室性心动过速或心室自律过速、加速性室性逸搏心律、心室自搏性心动过速、缓慢的室性心动过速等。

加速性室性自主心律是由于心室的异位节律点自律性增高而接近或略微超过窦性起搏点的自律性而暂时控制心室的一种心动过速。其频率大多为 60～130 次/分。由于室性异位起搏点周围不存在保护性的传入阻滞,因此会受到主导节律的影响。只有当异位起搏点自律性增高又无传出阻滞并超过窦性心律的频率时,心电图才显示室性自主心律,一旦窦性心律的频率增快而超过异位起搏点的自律性即可激动心室而使这种心动过速被窦性心律取代。与折返性室速不同,加速性室性自主心律的心室搏动有逐渐"升温-冷却"的特征,不会突然发生或终止。由于其频率不快,与窦性心律接近,因此可与窦性心律竞争,出现心室夺获或室性融合波。

心电图特征是:①宽大畸形的 QRS 波群连续出现 3 个或 3 个以上,频率为 60～130 次/分。②心动过速的持续时间较短,大多数患者的发作仅仅为 4～30 个心搏。③心动过速常常以舒张晚期的室性期前收缩或室性融合波开始,QRS 波群的前面无恒定的 P 波,部分 QRS 波群之后可见逆行性 P′波,有时以室性融合波结束,并随之过渡到窦性心律。④室速可与窦性心律交替出现,可出现心室夺获或室性融合波(图 9-26)。

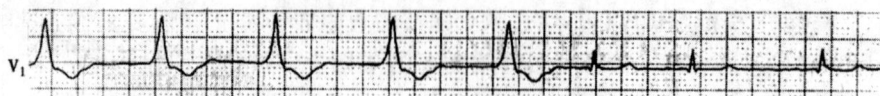

图 9-26　加速性室性自主心律

QRS 波群宽大畸形,心率 66 次/分,窦性激动夺获心室后,加速的室性心律被抑制

加速性室性自主心律在临床上比较少见,绝大多数发生在器质性心脏病如急性心肌梗死、心肌炎、洋地黄中毒或高钾血症等患者,偶见于正常人。在急性心肌梗死溶栓再灌注治疗时,若出现加速性室性自主心律,可视为治疗有效的指标之一。其发作时间短暂,多在4～30个室性心搏后消失,一般不会发展为心室颤动,也无明显血流动力学障碍,因此这类心律失常本身是良性的,预后较好,不需要治疗。治疗主要针对原有的基础心脏病。

(四)束支折返性室性心动过速

束支折返性室性心动过速是由左右束支作为折返环路的组成部分而构成的大折返性室性心动过速,其折返环由希氏束－普肯耶系统和心室肌等组成,具有明确的解剖学基础。其心动过速也表现为持续性单形性室性心动过速。自从1980年首次报告1例束支折返性心动过速以后,临床报告逐渐增多。一般仅见于器质性心脏病患者,最多见于中老年男性扩张型心肌病患者,也可见于缺血性心脏病、瓣膜病、肥厚型心肌病、Ebstein畸形患者,此外也可见于希氏束－普肯耶系统传导异常伴有或不伴有左心室功能异常患者。其发生率约占室性心动过速的6%左右。因此,在临床上并不少见。

心电图上束支折返性室性心动过速发作时,频率较快,一般在200次/分以上,范围170～250次/分;多呈完全性左束支传导阻滞图形,电轴正常或左偏,少数可呈右束支传导阻滞图形(图9-27);若出现束支阻滞,心动过速即终止。平时室速不发作时,一般均有房室传导功能障碍,如PR间期延长,呈一度房室传导阻滞;QRS波群增宽,多呈类似左束支传导阻滞图形。

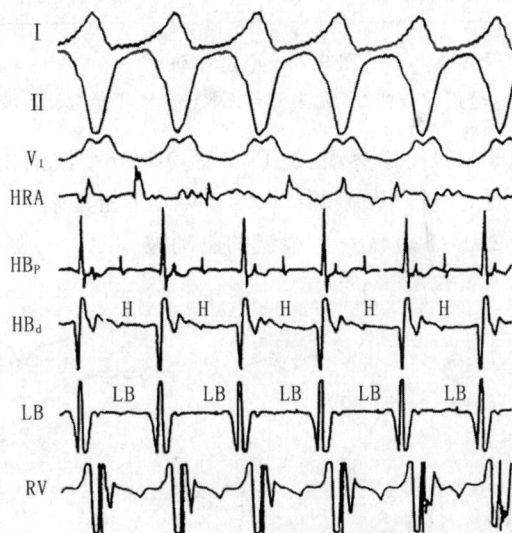

图9-27 束支折返性室性心动过速

呈右束支阻滞型,束支折返性激动由右束支逆传,通过希氏束,然后经由左束支下传,希氏束电位(H)在左束支电位(LB)之前

由于绝大多数束支折返性室性心动过速患者都有较严重的器质性心脏病,心功能常常有不同程度的恶化,因此一旦室速发作,患者常常有明显的临床症状,如心慌、胸闷、胸痛、低血压、黑矇、晕厥,甚至发生心脏性猝死。体格检查主要是原发性心脏病的体征,束支折返性室性心动过速发作时,常常出现心功能不全的体征。其确诊有赖于心内电生理检查。束支折返性室性心动过速发作时如不能得到及时有效的控制,常常呈加速的趋势,易转化为心室扑动或心室颤动。

束支折返性室性心动过速的治疗手段与其他类型室速相类似,但是药物疗效不佳;而射频导管消融阻断右束支是根治左束支传导阻滞型室速的首选方法,成功率近100%;极少数患者需安装ICD。

（杨玉恒）

第十节　心室扑动与心室颤动

一、心电图诊断

心室扑动(ventricular flutter)简称室扑,心电图表现为连续出现的畸形 QRS 波群,呈正弦波曲线,时限在 0.12 秒以上,无法分开 QRS 波与 T 波,也无法明确为负向波或为正向波。QRS 波频率常为 180～250 次/分,有时可低到 150 次/分,或高达 300 次/分;P 波看不到,QRS 波之间无等电位线;室扑常为暂时性,大多数转为室颤,也有些转为室速,或恢复为窦性心律(图 9-28)。

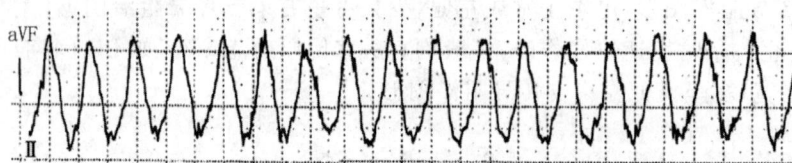

图 9-28　心室扑动
QRS 波群宽大畸形,呈正弦波曲线,无法分开 QRS 波与 T 波,QRS 波之间无等电位线

心室颤动(ventricular fibrillation)简称室颤,是 P 波及 QRS－T 波消失,代之以形态和振幅均不规则的颤动波,形态极不一致。颤动波的电压低(振幅<0.2 mV),往往是临终前的表现。颤动波之间无等电位线。颤动波的频率不等,多在 250～500 次/分,很慢的颤动波预示着心脏停搏即将发生(图 9-29)。

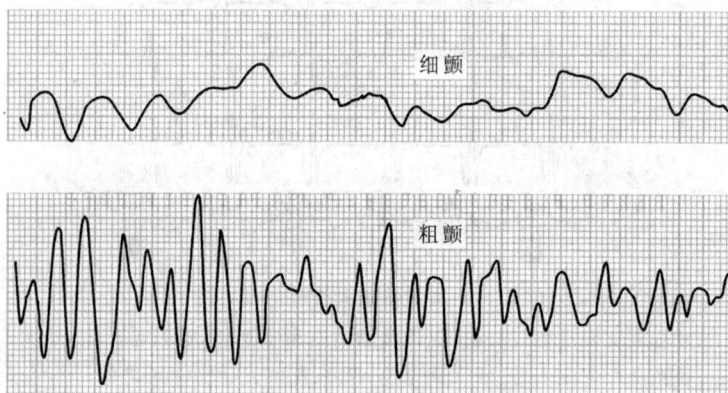

图 9-29　心室颤动
QRS-T 波消失,代之以形态和振幅均不规则的颤动波

室扑应与阵发性室性心动过速相鉴别。后者心室率也常在 180 次/分左右,但 QRS 波清楚,波间有等电位线,QRS 波与 T 波之间可以分清,且 QRS 波时限不如室扑长。室扑与室颤之间的区别也应注意,室扑波呈连续而规则的畸形波,而室颤波则为电压较小的完全不规则的频率快的波。

二、临床表现

发展为室扑及室颤者其典型表现为意识丧失或四肢抽搐后意识丧失:①抽搐:为全身性,持续时间长短不一,可达数分钟,多发生于室颤后 10 秒内。②心音消失:呼吸呈叹息样,以后呼吸停止,常发生在室颤后 20～30 秒内。③昏迷:常发生在室颤后 30 秒后。④瞳孔散大:多在室扑或室颤后 30～60 秒出现。

⑤血压测不到。

室颤与室扑见于许多疾患的终末期,例如冠心病、心肌缺氧及药物中毒等。在发生室颤与室扑而被复苏的患者中,冠心病占75%,但透壁心肌梗死只占20%～30%。非梗死患者1年内又发生室颤者大约有22%,2年复发率为40%。而心肌梗死并发室颤者,1年中复发率为2%。R-on-T性室性期前收缩是诱发室颤的重要因素,窦性心律明显减慢或加快都可促进室颤发生。射血分数低、室壁运动异常、有充血性心力衰竭病史、有心肌梗死史(但不在急性期)、有室性心律失常者,室颤与室扑难以复苏,死亡率高。

三、治疗

治疗室扑、室颤应遵循基本生命支持和进一步循环支持的原则。

对于室颤以及神志丧失的室扑患者应该即刻进行非同步直流电除颤,一般不需麻醉。先做电除颤后再行其他心肺复苏措施,以免耽误时间。如果已恢复窦性心律,但循环衰竭,血压低,应继续胸外按压及人工通气,并连续心电检测以防心律失常复发。循环衰竭后马上会发生代谢性酸中毒。如果心律失常在30～60秒内终止,则酸中毒不显著。如时间较长,常需用碳酸氢钠纠正酸中毒,但其应用不应该延迟肾上腺素或电除颤的应用。

(杨玉恒)

第十章 缓慢性心律失常

第一节 窦性心动过缓

由窦房结控制的心率,成人每分钟小于 60 次者,称为窦性心动过缓(sinus bradycardia)。

一、病因

窦性心动过缓常因为迷走神经张力亢进或交感神经张力减弱以及窦房结器质性疾病引起。常见原因:

(1)正常情况:健康青年人不少见,尤其是运动员或经常锻炼的人,也见于部分老年人。正常人在睡眠时心率可降至 35~40 次/分,尤以青年人多见,并可伴有窦性心律不齐,有时可以出现 2 秒或更长的停搏。颈动脉窦受刺激也可引起窦性心动过缓。

(2)病理状态:颅内压增高(脑膜炎、颅内肿瘤等)、黄疸、急性感染性疾病恢复期、眼科手术、冠状动脉造影、黏液性水肿、低盐、Chagas 病、纤维退行性病变、精神抑郁症等。窦性心动过缓也可发生于呕吐或血管神经性晕厥。

(3)各种原因引起的窦房结及窦房结周围病变。

(4)药物影响:迷走神经兴奋药物、锂剂、胺碘酮、β 受体阻滞剂、可乐定、洋地黄和钙拮抗剂等。

二、临床表现

一般无症状。心动过缓显著或伴有器质性心脏病者,可有头晕、乏力,甚至晕厥,可诱发心绞痛甚至心力衰竭。心率一般在 50 次/分左右,偶有低于 40 次/分者。急性心肌梗死时约 10%~15%可发生窦性心动过缓,若不伴有血流动力学失代偿或其他心律失常,心肌梗死后的窦性心动过缓比窦性心动过速可能更为有益,常为一过性并多见于下壁或右室心肌梗死。窦性心动过缓也是溶栓治疗后常见的再灌注性心律失常,但心脏停搏复苏后的窦性心动过缓常提示预后不良。

三、心电图表现

(1)P 波在 QRS 波前,形态正常,为窦性。

(2)PP 间期(或 RR 间期)超过 1 秒;无房室传导阻滞时 PR 间期固定且超过 0.12 秒,为 0.12~0.20 秒,常伴有窦性心律不齐(图 10-1)。

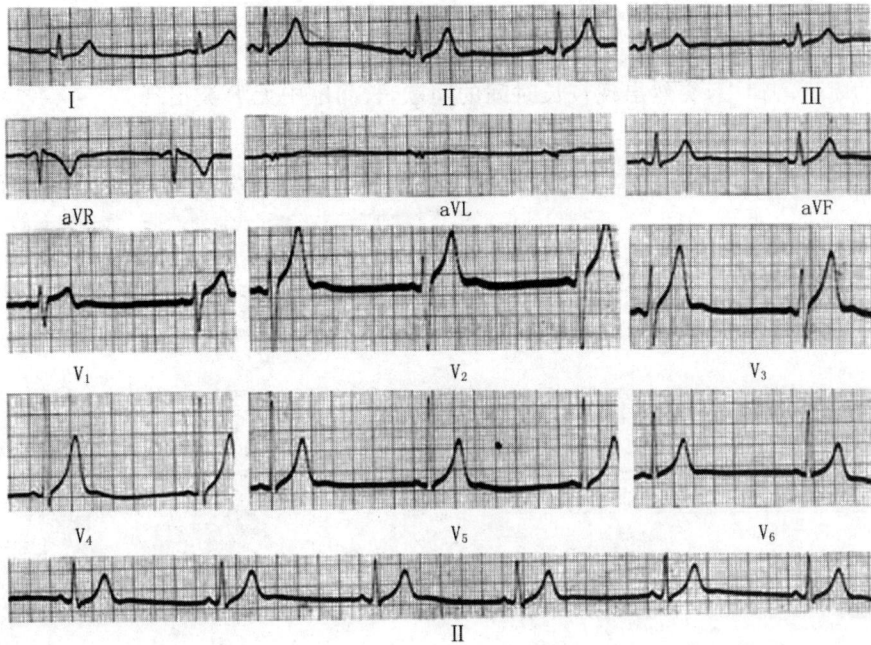

图 10-1 窦性心动过缓

四、治疗

无症状者可以不治疗，有症状者针对病因治疗。窦性心动过缓出现头晕、乏力等症状者，可对症治疗，常用阿托品 0.3～0.6 mg，每日 3 次，或沙丁胺醇 2.4 mg，每日 3 次口服。长期窦性心动过缓引起充血性心力衰竭或心排量降低的患者则需要电起搏治疗。心房起搏保持房室顺序收缩比心室起搏效果更佳。对于持续性窦性心动过缓，起搏治疗比药物治疗更为优越，因为没有一种增快心率的药物长期应用能够安全有效而无明显不良反应。

（辛瑞军）

第二节 窦性停搏或窦性静止

窦房结在某个时间内兴奋性低下，不能产生激动而使心脏暂时停止活动，称为窦性停搏（sinus pause）或窦性静止（sinus arrest）。

一、病因

迷走神经张力增高、颈动脉窦过敏、高血钾；洋地黄、奎尼丁、乙酰胆碱等药物；也见于各种器质性心脏病、窦房结变性、纤维化导致窦房结功能障碍。

二、临床表现

临床症状轻重不一，轻者无症状或偶尔出现心搏暂停，严重者窦房结活动长时间停顿，心脏活动依靠下级起搏点维持。如果下级起搏点功能低下，则长时间心脏停搏，可出现头晕，近乎晕厥，短暂晕厥甚至阿－斯综合征。

三、心电图表现

(1)在正常的窦性心律中,突然出现较长时间的间歇,长间歇中无 P 波出现。

(2)间歇长短不等,前后 PP 距离与正常的 PP 距离不呈倍数关系。

(3)长间歇中往往出现交界性或室性逸搏心律,发作间歇心电图可无异常(图 10-2)。

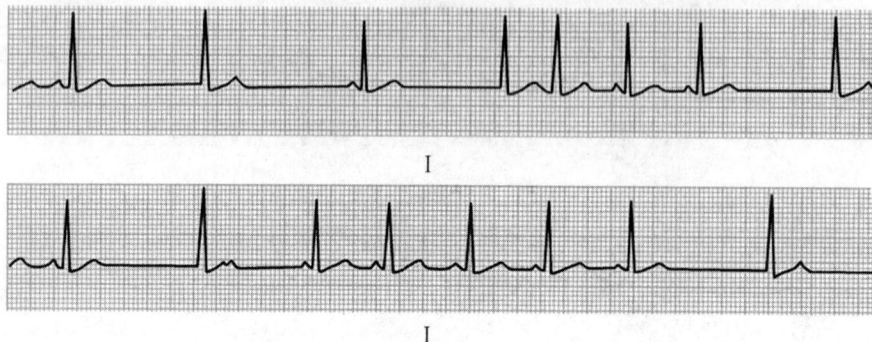

图 10-2　窦性停搏伴交界区逸搏

四、治疗

窦性停搏可以自然恢复正常或在活动后转为正常,也可引起猝死。有症状的窦性停搏,针对病因治疗,如停用有关药物,纠正高血钾。频繁出现时可用阿托品、麻黄碱或异丙肾上腺素治疗。有晕厥发作者或慢性窦房结病变者常需永久起搏器治疗。

(辛瑞军)

第三节　窦房传导阻滞

窦房传导阻滞(sinoatrial block)是窦房结与心房之间发生的阻滞,属于传导障碍,是窦房结内形成的激动不能使心房除极或使心房除极延迟,属较为少见的心律失常。由于窦房结的激动受阻没有下传至心房,心房和心室都不能激动,使心电图上消失一个或数个心动周期,P 波、QRS 波及 T 波都不能看到。急性窦房传导阻滞的病因为急性心肌梗死、急性心肌炎、洋地黄或奎尼丁类药物作用和迷走神经张力过高。慢性窦房传导阻滞常见于冠心病、原发性心肌病、迷走神经张力过高或原因不明的窦房结综合征。按阻滞的程度不同,窦房传导阻滞分为三度。

一、一度窦房传导阻滞

为激动自窦房结发出后,延迟传至心房,即窦房传导的延迟现象。由于常规体表心电图上看不见窦房结激动,故一度窦房传导阻滞在心电图上无法诊断。

二、二度窦房传导阻滞

窦房结激动有部分被阻滞,而未能全部下传至心房,心电图上消失一个或数个 P 波,又可以分为两型。

(一)二度窦房传导阻滞 I 型(即莫氏或 Mobitz I 型)

心电图表现:①PP 间距较长的间歇之前的 PP 间距逐渐缩短,以脱漏前的 PP 间距最短。②较长间距的 PP 间距短于其前的 PP 间距的两倍。③窦房激动脱漏后的 PP 间距长于脱漏前的 PP 间距，PR 间期正常且固定。此型应与窦性心律不齐相鉴别，后者无以上规律并且往往随呼吸而有相应的变化。

（二）二度窦房传导阻滞Ⅱ型（即莫氏或 MobitzⅡ型）

心电图上表现为窦性 P 波脱漏，间歇长度约为正常 PP 间距的两倍或数倍（图 10-3）。

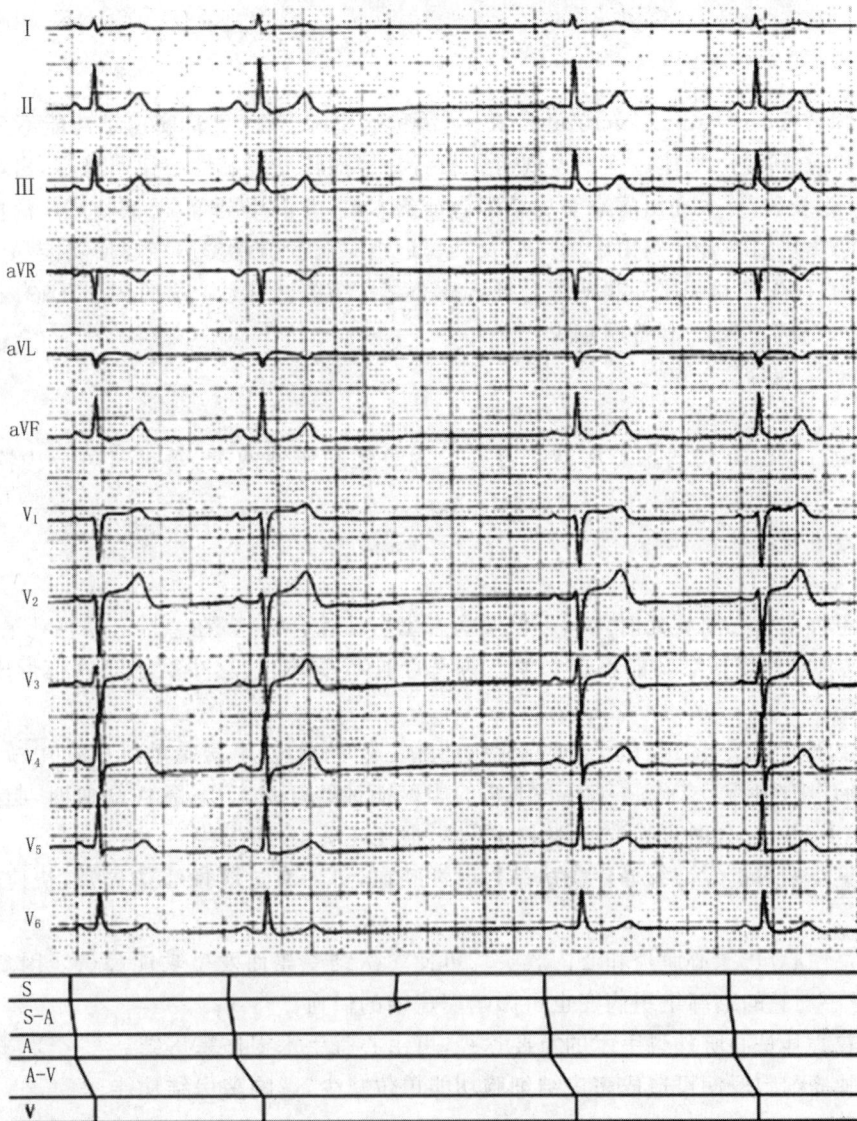

图 10-3　二度Ⅱ型窦房传导阻滞

三、三度窦房传导阻滞（完全性窦房传导阻滞）

心电图上无窦性 P 波。若无窦房结电图难以确定诊断。此型在体表心电图上无法和房室交界性心律（P 波与 QRS 波相重叠）或窦性静止相区别。但如果用阿托品后出现二度窦房传导阻滞则可考虑该型。

治疗主要针对病因。轻者无需治疗，心动过缓严重者可以用麻黄碱、阿托品或异丙肾上腺素等治疗。顽固而持久并伴有晕厥或阿-斯综合征的患者应安装起搏器。

（辛瑞军）

第四节 病态窦房结综合征

病态窦房结综合征(sick sinus syndrome,SSS),简称病窦综合征,又称窦房结功能不全。最初在1967年由Lown提出,其在研究电复律过程中发现有些患者在房颤转复后窦性心律不稳定,出现紊乱的房性心律失常、窦房阻滞等表现,首次提出病态窦房结综合征的术语,并沿用至今,已被临床广泛使用。

目前认为病态窦房结综合征是由于窦房结及其邻近组织病变引起窦房结起搏功能和(或)窦房传导障碍,从而产生多种心律失常和临床症状的综合征。病态窦房结综合征是心源性晕厥的原因之一,严重者可以发生心脏性猝死,临床上已引起普遍重视。

一、病因

按照病程长短,Bashout将病态窦房结综合征分为急性和慢性两类,每类又可分为器质性和功能性两种。

(一)急性病态窦房结综合征

1.器质性

(1)缺血性:急性下壁心肌梗死时,5%可伴发病态窦房结综合征,多在急性心肌梗死最初4天内出现,1小时内最多。这种急性窦房结功能不全大多在随后的1~7天内恢复,少数由于瘢痕形成而演变为慢性病态窦房结综合征。

心肌梗死发生窦性心动过缓是由于:①右冠状动脉主干闭塞,使窦房结动脉供血中断,或由于左旋支闭塞导致窦房结的供血中断。②窦房结具有丰富的胆碱能神经纤维末梢,急性缺血时,胆碱分泌增高,心动过缓,当心率小于50次/分时可导致心排出量下降、血压下降、晕厥发生。

冠状动脉严重痉挛可诱发心绞痛伴窦房结暂时性缺血,可伴有过缓性心律失常、快速异位心律,甚至晕厥。

(2)炎症性:急性心包炎、心肌炎和心内膜炎均可使窦房结受累而发生功能障碍。因窦房结动脉属于小动脉,累及全身小动脉的结缔组织病变也可影响窦房结的供血。

(3)创伤性:右心耳是心脏外科手术的重要途径,可由心脏手术损伤窦房结。

(4)浸润性:肿瘤细胞浸润可造成窦房结细胞功能单位减少,影响窦房结功能。

2.功能性

(1)神经性:自主神经功能失调、迷走神经张力升高是最常见的原因。

(2)药物性:急性药物中毒,如洋地黄、β受体阻滞剂、维拉帕米、胺碘酮等,均可抑制窦房结的自律性或造成冲动形成障碍。

(3)代谢性:高血钾、高血钙、阻塞性黄疸可抑制窦房结的起搏和传导功能。

(4)医源性:颈动脉窦按摩、Valsalva动作、压迫眼球、药物或电复律后、冠状动脉造影术中导管刺激右冠状动脉等都可引起缓慢性心律失常。

(二)慢性病态窦房结综合征

1.器质性

(1)缺血性:冠状动脉粥样硬化性心脏病,导致窦房结长期供血不足、纤维化,发展为病窦综合征。

(2)特发性:不能肯定病因者称为特发性,多由窦房结退行性病变所致。

(3)内分泌性:甲状腺功能亢进性心脏病,因甲状腺素毒性造成广泛心肌损害,可累及窦房结。黏液性水肿因代谢率低,对儿茶酚胺的敏感性降低,引起显著窦性心动过缓。

(4)创伤性:心脏手术后纤维组织增生,瘢痕形成,累及窦房结。

(5)家族性:家族性病窦综合征少见,国内外文献报道中多为常染色体显性和常染色体隐性遗传。

2.功能性

(1)神经性:窦房结细胞正常,但由于迷走神经张力异常增高,明显抑制窦房结功能,导致过缓性心律失常,伴有一系列症状。

(2)药物性:个别老年人,窦房结功能处于临界状态,对抗心律失常药物特别敏感,长期用药后显示窦房结功能不全。一旦快速心律失常控制,停用有关药物,不会再次出现过缓性心律失常。

上述原因导致窦房结起搏功能低下或衰竭后,心脏下部的起搏点发出较窦房结频率为慢的逸搏,以保证心脏继续搏动而不致停跳,但临床上病态窦房结综合征患者常因心脏停搏而引起急性脑缺血综合征。这反映其下部起搏点不能发出逸搏,可以理解其病变范围包括了下部传导系统。这种房室交界区也有功能失常者被称为双结病变或双结综合征(binode syndrome)。

二、临床表现

病态窦房结综合征病程发展大多缓慢,从出现症状到症状严重可长达5~10年或更久。各个年龄组均可发生,以老年人居多。临床表现轻重不一,可呈间歇发作性。症状多以心率缓慢所致脑、心、肾等脏器供血不足为主。

(一)脑症状

头晕、眼花、失眠、瞬间记忆力障碍、反应迟钝或易激动等,进一步发展可有黑矇、眩晕、晕厥或阿—斯综合征。

(二)心脏症状

主要表现为心悸。无论心动过缓、过速或心律不齐,患者均可感到心悸。部分患者合并短阵室上性心动过速发作,又称慢—快综合征。慢—快综合征房性快速心律失常持续时间长者,易致心力衰竭。一般规律为,心动过速突然终止后可有心脏暂停伴或不伴晕厥发作;心动过缓转为过速,则出现心悸、心绞痛甚至心力衰竭加重。

(三)肾脏和胃肠道症状

心排出量过低,可以影响肾血流灌注,使肾血流量降低,引起尿量减少;胃肠道供血不足,表现为食欲不振、消化吸收不良、胃肠道不适。

三、心电图表现

心电图表现主要包括窦房结功能障碍本身以及继发于窦房结功能失常的逸搏和(或)逸搏心律,还可以并发短阵快速心律失常和(或)传导系统其他部位受累的表现。

(一)过缓性心律失常

是病态窦房结综合征的基本特征,包括:①单纯的窦性心动过缓,心率多在60次/分以下,有时低至40次/分。②窦房传导阻滞。③窦性停搏,它可自发也可发生于心动过速后,持续时间短者为数秒,长者为十几秒。

(二)过速性心律失常

常见的有:①阵发性房性心动过速,常由房内或房室交界区形成折返所致。②阵发性交界性心动过速,也是因折返机制所致。③心房扑动。④心房颤动。

(三)心动过缓—过速综合征

阵发或反复发作短阵心房颤动、心房扑动或房性心动过速,与缓慢的窦性心律形成所谓慢—快综合征(bradycardia-tachycardia syndrome)。快速心律失常自动停止后,窦性心律常于2秒以上的间歇后出现(图10-4)。

上述这些心律失常可以单独存在、相继出现,也可合并存在,因此病态窦房结综合征患者心律和心率变化明显。

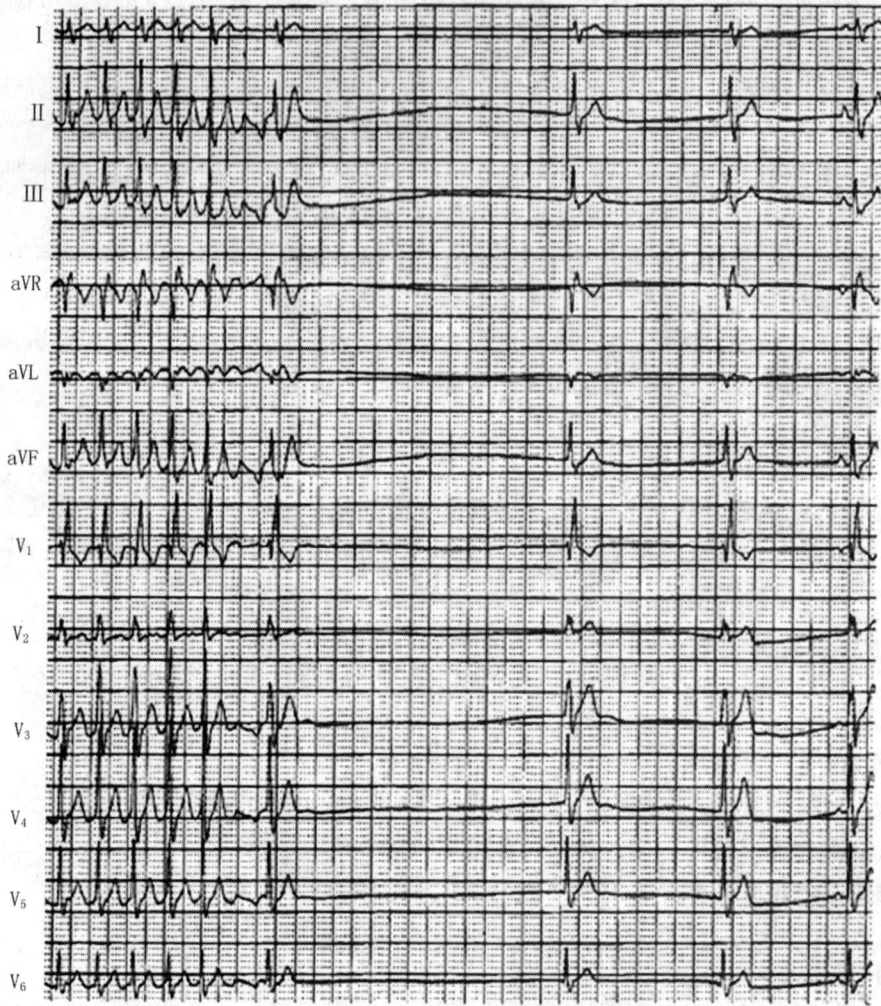

图 10-4　病态窦房结综合征患者快速心律失常停止后出现长间歇

四、诊断

患者有心动过缓伴头晕、晕厥或有心动过缓-心动过速表现者应首先考虑本综合征的可能,但必须排除某些生理性表现、药物的作用以及其他病变的影响。诊断主要基于窦房结功能障碍的心电图表现。早期或不典型病例的窦房结功能障碍可能呈间歇性发作,或以窦性心动过缓为主要或唯一表现,常难以确诊本病。下列检查有助于评估窦房结功能。

动态心电图可发现心脏节律变化的特征,借以得到更为有意义的资料,提高病态窦房结综合征的诊断率,结果阴性时可于短期内重复检查。

通过分析病史、连续观察心电图不能确定诊断者,则需要做窦房结功能激发试验。常用的试验有以下几种。

（一）运动试验

窦房结功能不全者,可以显示运动负荷试验不能使窦性节律加速,而呈现异常反应。包括踏车次极量负荷试验和活动平板次极量负荷试验,病态窦房结综合征患者的最高心率显著低于对照组,但这不能作为一种排除或诊断病窦综合征的有识别力的方法。

（二）阿托品试验

阿托品是抗胆碱药，主要作用是阻断 M 型胆碱反应系统，使迷走神经张力减小，消除迷走神经对窦房结的影响。因此如果心动过缓是由于迷走神经张力过高导致的，注射阿托品后（静脉注射阿托品1～2 mg）心率可立即提高；如果与迷走神经张力无关，是窦房结本身功能低下所致，则注射阿托品后心率不能显著提高（<90 次/分）或诱发心律失常。对于青光眼患者和前列腺肥大患者，此试验禁用。高温季节也应避免使用。

（三）异丙肾上腺素试验

通过刺激 β 受体，兴奋窦房结，提高窦房结的自律性。静脉推注或滴注 1～2 μg，心率<90 次/分或增加<25% 提示窦房结功能低下。冠心病、甲状腺功能亢进、高血压、严重室性心律失常者禁用。

（四）窦房结功能电生理检查

主要有心脏固有心率（in trinsic heart rate，IHR）、窦房节电图、窦房结恢复时间（sinus nodal recovery time，SNRT）和矫正窦房结恢复时间（corrected sinus recovery time，CSNRT）以及窦房结传导时间（sinus atrial conduction time，SACT）测定。病窦综合征患者的 SNRT 和 SACT 常显著超过正常高限。

（五）Fisher 结合电生理检查

将 SSS 分为起搏障碍、传导阻滞及迷走神经过敏三种类型（表 10-1）。

表 10-1　明显的 SSS 患者的窦房结功能障碍的类型

	迷走神经张力	窦房结实验	结果
起搏障碍（固有自律性低下）	降低	SNRT	延长
		SACT	正常
窦房结传导阻滞或正常	降低	SNRT	延长
		SACT	延长
迷走神经过敏症	增加	SNRT	可变
迷走神经张力亢进	过度增加	SACT	延长
对正常张力的敏感	降低	SNRT	正常
		SACT	正常

迷走神经张力增高延长 SA 传导时间，此时进行 SNRT 试验，快速起搏未能进入窦房结，因此不能产生超速抑制，但是窦性激动传出也会受阻。起搏激发的心动过速所致的迷走神经张力增高可使 SNRT 延长，当迷走神经张力增高是由于窦性心律恢复的第一心跳产生的高血压所致时，有可能产生第二次停搏。

五、治疗

治疗应针对病因，无症状者可以定期随访，密切观察病情。

（一）药物治疗

心率缓慢显著或伴自觉症状者可以试用药物。但是用于提高心率的药物缺乏长期治疗作用，仅能作为暂时的应急处理，为起搏治疗争取时间。常用的药物如下：阿托品、沙丁胺醇、异丙肾上腺素、氨茶碱。当快速心律失常发作时，可慎用洋地黄、胺碘酮。心房扑动或心房颤动发作时不宜进行电复律。

（二）起搏治疗

有下列情况的患者需进行起搏治疗（2002 ACC/NASPE 指南）。

Ⅰ类适应证：①病态窦房结综合征表现为症状性心动过缓，或必须使用某些类型和剂量的药物进行治疗，而这些药物又引起或加重心动过缓并产生症状者。②因窦房结变时性不佳而引起症状者。

Ⅱ类适应证：①Ⅱa：自发或药物诱发的窦房结功能低下，心率<40 次/分，虽有心动过缓的症状，但未证实与所发生的心动过缓有关；不明原因的晕厥，经电生理检查发现窦房结功能不全。②Ⅱb：清醒状态下心率长期低于 40 次/分，但症状轻微。

Ⅲ类适应证:①无症状的患者,包括长期应用药物所致的窦性心动过缓(心率<40 次/分)。②虽有类似心动过缓的症状,但已证实该症状并不是由窦性心动过缓造成的。③非必须应用的药物引起的症状性心动过缓。

病态窦房结综合征患者约 50%有双结病变,因此以 VVI 或房室序贯型起搏较好。有条件者可以应用程控式 VVI 起搏器。DVI、DDD 起搏器虽能按需起搏心房,并备有按需心室起搏功能,附以多参数程控装置可达到生理起搏与抗 SVT、房扑的目的,但仍无法终止房颤。带有程控自动扫描功能的起搏器是治疗慢-快综合征的一种较理想的起搏器,心动过缓时按 VVI 起搏,心动过速发作时则由 VVI 转为 VVT,发放扫描刺激或短阵快速刺激终止心动过速的发作。

(辛瑞军)

第五节　房内传导阻滞

房内传导阻滞(intra-atrial block,IAB)是指窦房结发出的冲动在心房内传导时延迟或中断,可分为完全性传导阻滞和不完全性传导阻滞两种。

一、病因

心房肌群的纤维化、脂肪化、淀粉样变的退行性病变;左心房和(或)右心房的肥大或扩张;心房肌的急性或慢性炎症;心房肌的急慢性缺血或心肌梗死。

二、临床特点

(一)不完全性心房内传导阻滞

多发生于二尖瓣狭窄、某些先天性心脏病和心肌梗死。心电图示 P 波增宽(>0.12 秒),有切迹,P 波的前半部或后半部振幅减低或增高。由于冲动在房内传导延迟,可有 PR 间期延长。因房内传导和不应期的不均匀,可以引起心房内折返性心动过速。

(二)完全性心房内传导阻滞(完全性心房分离)

由于房内传导完全阻滞,出现左、右心房激动完全分离。窦房结冲动仅传到一侧心房,并下传心室产生 QRS 波,而另一侧则由心房异位起搏点控制,形成与窦性 P 波并行的另一组心房波,频率慢且不能下传激动心室。心电图特点是:

(1)同一导联有两种 P 波,一种为窦性,其后有 QRS 波;另一种为心房异位的小 P'波,其频率慢,规律性差,不能下传激动心室。

(2)右心房波是窦性冲动下传引起右心房激动的表现,呈窦性,左心房波为扑动或颤动。

(3)心房波的一部分呈扑动,另一部分呈颤动。

心房分离常发生于危重患者,出现后可于数小时或数天内死亡。但在应用洋地黄等药物过量或中毒时,经过及时纠正治疗心房分离可消失并恢复。

心房分离需要与房性并行心律相鉴别,房性并行心律的 P 波较窦性 P 波稍大或等大,心房分离的 P'波小而不易看清。房性并行心律 PP 间期较恒定,常出现夺获、融合,心房分离则无。迷走神经刺激术可使房性并行心律减慢,而对心房分离无影响。

三、治疗

心房内传导阻滞本身不需治疗,治疗主要针对原发病。完全性心房内传导阻滞极罕见,多见于临终前,预后差。常在记录心电图后短时间内死亡。

(辛瑞军)

第六节 心房静止

心房静止(atrial standstill)又称房性静止,系心房肌丧失兴奋性而不能对外界刺激发生反应所致,多见于各种疾病晚期,预示着心室停搏即将来临,应采取积极有效的治疗措施。

诊断标准:

(1)体表心电图的所有导联中均未见到任何 P 波(包括窦性 P 波和房性 P 波)。

(2)食管心电图和心房内心电图未见任何 P 波。

(3)QRS 波为室上性,节律规则。

(4)颈动脉不见 A 波。

(5)心房内压力曲线不见"a"波。

(6)心脏透视下未见搏动。

(辛瑞军)

第七节 房性停搏

房性停搏(atrial pause)是指在窦性停搏或高度窦房传导阻滞的情况下,房性起搏点在摆脱高频起搏点的抑制以后,暂时或永久性地不能发放激动而形成房性逸搏或逸搏心律。房性起搏点自律性丧失,或其自律性强度属于 0 级。

心电图的几种表现:

(1)单纯房性停搏:在快速心律失常终止后,窦房结受到抑制,房性起搏点不能及时形成并发放冲动,在长间歇内不见房性逸搏。显著的窦性心动过缓,其频率远远低于房性逸搏心律的频率下限,仍不见房性逸搏,也说明有房性停搏。

(2)与窦性停搏并存的房性停搏:不见窦性 P 波和房性 P 波,基本心律为过缓的交界性逸搏或过缓的交界性逸搏心律、室性逸搏或室性逸搏不伴有心房传导。

(3)与完全性窦房阻滞并存的房性停搏:在较长时间内见不到窦性 P 波和房性 P 波,同时有二～三度窦房传导阻滞。

(辛瑞军)

第八节 房室传导阻滞

房室间的传导障碍统称房室传导阻滞（atrial-ventricular block），是指冲动从心房传到心室的过程中异常延迟，传导被部分阻断或完全阻断。

房室传导过程中（即心房内、房室结、房室束以及束支－普肯耶系统），任何部位的传导阻滞都可以引起房室传导阻滞。从解剖生理的角度看，房室结、房室束与束支的近端为传导阻滞的好发部位。房室结的结区传导速度慢而且不均匀，房室束的主干（或称穿入部分）位于两个房室瓣的瓣环间，手术损伤、先天性缺损或瓣环钙化均可累及这个部分，并且房室束的主干、分支、终末部分以及左束支前后分支与右束支的近端均呈小束支状，范围不大的病变可以累及全支，甚至同时累及二、三支。

来自心房的冲动经房室束及三分支快速地同时传导至左右心室。三分支的一支或两支传导阻滞并不引起房室传导阻滞，当三分支同时发生同等或不同程度的传导阻滞时，可以形成不同程度的房室传导阻滞合并束支传导阻滞。

房室传导阻滞的分类：①按照阻滞程度分类：分为不全性与完全性房室传导阻滞。②按照阻滞部位分类：分为房室束分支以上与房室束分支以下阻滞两类，其病因、临床表现、发病规律和治疗各不相同。③按照病程分类：分为急性和慢性房室传导阻滞，慢性还可以分为间断发作型与持续发作型。④按照病因分类：分为先天性与后天性房室传导阻滞。从临床角度看，按阻滞程度和阻滞部位分类不但有利于估计阻滞的病因、病变范围和发展规律，还能指导治疗，比较切合临床实际。

一、病因

（一）先天性房室传导阻滞

主要见于孤立性先天性房室传导阻滞、合并其他心脏畸形的先天性心脏传导系统缺损、Kearns-Sayre综合征。

（二）原发性房室传导阻滞

主要见于特发性双束支纤维化、特发性心脏支架退行性变。

（三）继发性房室传导阻滞

主要见于各种急性心肌炎性病变（如急性风湿热、细菌性和病毒性心肌炎）、急性心肌缺血或坏死性病变（如急性心肌梗死）、迷走神经功能亢进、缺氧、电解质紊乱（如高血钾）、药物作用（如洋地黄、奎尼丁、普鲁卡因胺等）、损伤性病变（心脏外科手术以及射频消融术）以及传导系统钙化等原因导致的房室传导阻滞。

儿童及青少年房室传导阻滞的主要原因为急性心肌炎和炎症所致的纤维性病变，少数为先天性。老年人持续房室传导阻滞的病因以原因不明的传导系统退行性变较为多见。

二、病理

一度及二度I型房室传导阻滞，其阻滞部位多在房室结（或房室束），病理改变多不明显或为暂时性的房室结缺血、缺氧、水肿或轻度炎症；二度II型房室传导阻滞阻滞部位多在两侧束支；三度房室传导阻滞阻滞部位多在两侧束支，病理改变较广泛而严重，且持久存在，包括传导系统的炎症或局限性纤维化。急性大面积心肌梗死时，累及房室束、左右束支，引起坏死的病理改变。如果病理改变为可逆的，则阻滞可以在短期内恢复，否则呈持续性。此外，先天性房室传导阻滞患者中可见房室结或房室束的传导组织完全中断或缺如。

三、分型

房室传导阻滞可以发生在窦性心律或房性、交界性、室性异位心律中。冲动自心房向心室方向发生传导阻滞(前向传导或下传阻滞)时,心电图表现为 PR 间期延长,或部分甚至全部 P 波后无 QRS 波群。

(一)一度房室传导阻滞

一度房室传导阻滞(A-VB)是指激动从窦房结发出后,可以经心房传导到心室,并产生规则的心室律,仅传导时间延长。心电图上 PR 间期在成人超过 0.20 秒,老年人超过 0.21 秒,儿童超过 0.18 秒。一度房室传导阻滞可以发生于心房、房室结、房室束、左右束支以及末梢纤维的传导系统中的任何部位。据统计发生在房室结的阻滞约占 90%,因为房室结的传导纤维呈网状交错,激动在传导中相互干扰,易使传导延迟。在房室束中,由于传导纤维呈纵行排列,所以传导速度较快,正常不易受到阻滞,但在房室束发生病变时,也可使房室传导延迟。发生在束支及末梢部位的阻滞约占 6%,发生机制多为传导系统相对不应期的病理性延长。心房率的加速或颈动脉窦按摩引起的迷走神经张力增高可导致一度房室传导阻滞转化为二度 I 型房室传导阻滞,反之,二度 I 型房室传导阻滞在窦性心率减慢时可以演变为一度房室传导阻滞。

1. 心电图特点

PR 间期大于 0.20 秒,每次窦性激动都能传到心室,即每个 P 波后都有一个下传的 QRS 波(图10-5)。PR 间期显著延长时,P 波可以隐伏在前一个心搏的 T 波内,引起 T 波增高、畸形、切迹,或延长超过 PP 间距,而形成一个 P 波越过另一个 P 波传导。后者多见于快速房性异位心律。显著窦性心律不齐伴二度 I 型房室传导阻滞时,PR 间期可以随着其前面的 RP 间期的长或短而相应地缩短或延长。如果体表心电图显示 QRS 波群的时间与形态正常,则房室传导延迟几乎均发生于房室结,而非希氏束本身;如果 QRS 波群呈现束支阻滞图形,传导延迟可能发生于房室结和(或)希普系统,希氏束电图有助于后一类型的传导阻滞的正确定位。

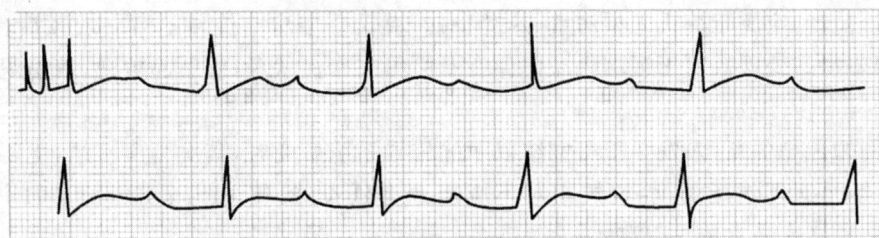

图 10-5 一度房室传导阻滞

2. 希氏束电图特点

希氏束电图可反映阻滞部位:①心房内阻滞:PA 间期>60 毫秒,而 AH 和 HV 间期都正常。②房室结传导阻滞(最常见):AH 间期延长(>140 毫秒),而 PA、HV 间期正常。③希氏束内阻滞:HH 间期延长(>20 毫秒)。④束支阻滞:HV 间期延长>60 毫秒。

3. 鉴别希氏束近端阻滞与希氏束远端阻滞的临床意义

绝大多数一度房室传导阻滞系希氏束近端阻滞,见于各种感染性心肌炎、风心病和冠心病患者,或迷走神经张力亢进的正常人,表现为 AH 间期延长而 HV 间期正常,预后良好。而当希氏束电图示 HV 间期延长,则提示希氏束远端阻滞,预后较前者差。

(二)二度房室传导阻滞

二度房室传导阻滞是激动自心房至心室的传导有中断,即一部分室上性激动因阻滞而发生 QRS 波群脱漏,同时也可伴有房室传导的现象,属于不完全性房室传导阻滞中最常见的一种类型。P 波与 QRS 波群可成规则的比例(如 3:1,5:4 等)或不规则比例。二度房室传导阻滞的心电图表现可以分为两型,即莫氏 I 型(Mobitz I 型)和莫氏 II 型(Mobitz II 型)。

1. 莫氏Ⅰ型房室传导阻滞

又称文氏型阻滞(Wencke bach block)。心电图的基本特点是:PR间期逐渐延长,以致出现一个P波后的QRS波脱漏,其后的PR间期重新回到最短(可以正常,也可不正常)。从PR间期最短的心动周期开始到出现QRS波脱漏的心动周期为止,称为一个文氏周期。这种文氏周期反复出现,称为文氏现象(Wenckebach phenomenon)。

(1)心电图特点:P波和下传的QRS波的比例可以用数字表示,如4∶3阻滞,表示每4个P波有3个下传,脱漏1个。其特征可归纳为:①PR间期逐渐延长,直至脱漏一次,脱漏前PR间期最长,脱漏后的PR间期最短。②PR间期逐渐延长的增加量逐次减少,由此出现RR间期逐渐缩短的现象。③含有未下传的QRS波的RR间期小于最短的RR间期的2倍(图10-6)。

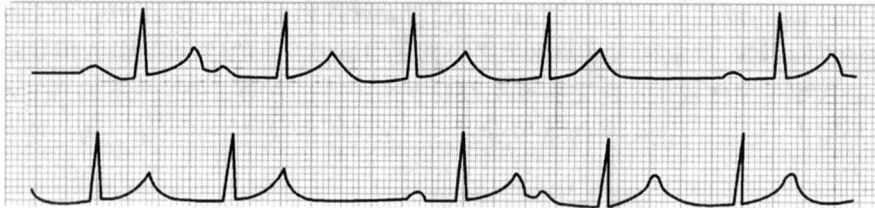

图 10-6　二度Ⅰ型房室传导阻滞

(2)希氏束电图特点:莫氏Ⅰ型房室传导阻滞的部位约80%在希氏束的近端,表现为AH间期进行性延长,直至完全阻滞,而HV间期正常。少数患者也可以在希氏束本身或希氏束远端阻滞,H－H间期或HV间期逐渐延长直至完全阻滞。

(3)临床意义:注意鉴别不典型的文氏阻滞。对于PR间期不是逐渐延长而是相对稳定的文氏阻滞,易误诊为莫氏Ⅱ型房室传导阻滞,此时应仔细测量QRS波脱落前的一个PR间期与脱落后的一个PR间期,如果后者短于前者,应属于莫氏Ⅰ型房室传导阻滞。莫氏Ⅰ型房室传导阻滞一般预后良好,只需针对病因治疗而不需要特殊处理。对于远端阻滞而伴有晕厥等临床症状者,应引起重视,随访观察。

2. 莫氏Ⅱ型房室传导阻滞

房、室呈比例的传导中断,多发生于房室结以下的传导系统病变时,其次为房室结,主要由于心脏的传导系统绝对不应期呈病理性延长,少数的相对不应期也有延长,致使PR间期延长。如房室呈3∶1或3∶1以上阻滞,称为高度房室传导阻滞。

(1)心电图特点:PR间期固定(多数情况下PR间期正常,但也可以延长),若干个心动周期后出现一个QRS波脱漏,长RR间期等于短RR间期的两倍。房室传导比例可固定,如3∶1或3∶2,也可不定,如3∶2到5∶4等。下传的QRS波可正常或宽大畸形(图10-7)。

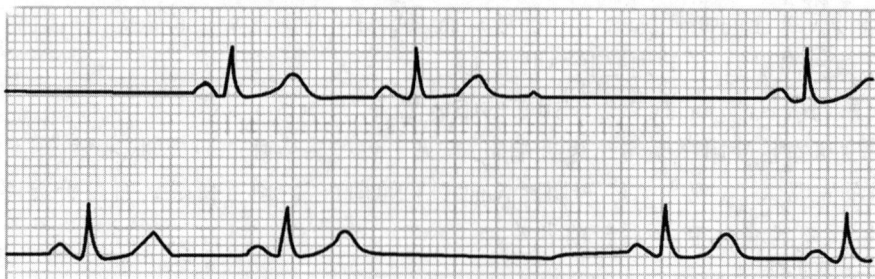

图 10-7　二度Ⅱ型房室传导阻滞

(2)希氏束电图特点:莫氏Ⅱ型阻滞部位大多在希氏束远端,约占70%。①希氏束近端阻滞的特点:AH间期延长,但下传的HV间期正常,QRS波也正常,说明冲动可下传,在房室结呈不完全阻滞,而QRS波不能下传时A波后无V波,无V波。②希氏束远端阻滞:AH间期正常,HV间期延长,冲动不能下传时,心搏的H波后无V波。

（3）临床意义：莫氏Ⅱ型房室传导阻滞多发生在希氏束远端，常为广泛的不可逆性病变所致，易发展为持续的高度或完全性房室传导阻滞。预后较莫氏Ⅰ型房室传导阻滞差，有晕厥者需安装心脏起搏器治疗。

莫氏Ⅰ型和莫氏Ⅱ型房室传导阻滞需进行鉴别，尽管二者都属于二度房室传导阻滞，但是由于阻滞部位多不相同，前者大部分在房室结，而后者几乎都在希氏束－普肯耶系统，因而，二者的治疗和预后显著不同。在心电图中的鉴别关键是有下传的 QRS 波的 PR 间期是否恒定。在 PP 间期恒定的情况下，凡 PR 间期固定不变者，可判断为莫氏Ⅱ型房室传导阻滞。如果 PP 间期不恒定，PR 间期在莫氏Ⅱ型房室传导阻滞中的变化也不会超过 5 毫秒。具体鉴别见表 10-2。

表 10-2 二度房室传导阻滞Ⅰ型和Ⅱ型的比较

	Ⅰ型	Ⅱ型
病变性质	多见于功能改变、炎症、水肿	多见于坏死、纤维化、钙化、退行性病变
病因	下壁心肌梗死、心肌炎、药物、迷走神经功能亢进	前间壁心肌梗死、原发性传导系统疾病、心肌病
PR 间期	脱漏前 PR 间期逐渐延长，至少脱漏前 PR 间期比脱漏后的第一次 PR 间期延长	下传搏动的 PR 间期固定
QRS 波群	多正常	长宽大畸形（可呈束支阻滞图形）
对血流动力学影响	较少，症状不明显	较严重，可出现晕厥、黑矇、阿-斯综合征
治疗	病因治疗，一般不需人工起搏器	病因治疗和对症治疗，必要时考虑人工起搏
预后	常为一过性，多能恢复，预后较好	多为永久性并进行性加重，预后较差

（三）近乎完全性房室传导阻滞

绝大多数 P 波后无 QRS 波群，心室基本由房室交界处或心室自主心律控制，QRS 波群形态正常或呈束支传导阻滞型畸形增宽。在少数 P 波后有 QRS 波群，形成一个较交界处或心室自主心律提早的心搏，称为心室夺获（ventricular capture）。心室夺获的 QRS 波群形态与交界处的自主心律相同，而与心室自主心律不同。

（四）三度房室传导阻滞

三度房室传导阻滞又称完全性房室传导阻滞。心房的冲动完全不能下传到心室，因此心房受窦房结或房颤、房扑、房速控制而独自搏动，心室则受阻滞部位以下的逸搏点控制，形成缓慢而匀齐的搏动，在心电图表现为 P 波与 QRS 波完全无关，各自搏动的现象，即房室分离（atrioventricular dissociation）。

三度房室传导阻滞多发生在房室交界部，房室束分叉以上（高位）约占 28%，房室束分叉以下（低位）约占 72%。三度房室传导阻滞多为严重的传导系统病变，少数为暂时性的完全性房室传导阻滞，多为高位阻滞，即 QRS 波群不增宽，可由传导系统暂时缺血引起。而低位的完全性房室传导阻滞 QRS 波群增宽畸形，且心室频率缓慢，几乎都是持久性的完全性房室传导阻滞。常见于冠心病、心肌炎后心肌病变、心脏手术后或其他器质性心脏病等。

1. 心电图特点

心房激动完全不能下传到心室。即全部 P 波不能下传，P 波和 QRS 波没有固定关系，PP 间距和 RR 间距基本规则，心房频率较快，PP 间期较短，而心室由低位起搏点激动，心室频率缓慢，每分钟约 30～50 次。心室自主心律的 QRS 波群形态与心室起搏部位有关。如果完全阻滞在房室结内，则起搏点在希氏束附近，心电图特点是 QRS 波不宽，心室率在 40 次/分以上。如果完全阻滞在希氏束以下或三束支处，则起搏点低，QRS 波增宽畸形，心室率在 40 次/分以下，且易伴发室性心律失常（图 10-8，图 10-9）。如起搏点位于左束支，QRS 波群呈右束支传导阻滞型；如起搏点位于右束支，QRS 波群呈左束支传导阻滞型。心室起搏点不稳定时，QRS 波形态和 RR 间距可多变。心室起搏点自律功能暂停则引起心室停搏，心电图上仅表现为一系列 P 波。在房颤的心电图中，如果出现全部导联中 RR 间期都相等，则应考虑有三度房室传导阻滞的存在。完全性房室传导阻滞时偶有短暂的超常传导表现。心电图表现为一次交界处或心室逸搏后出现一次或数次 P 波下传至心室的现象，称为韦金斯基现象。发生机制为逸搏作为对房室传导阻滞部位的刺激，可使该处心肌细胞的阈电位降低，应激性增高，传导功能短暂改善。

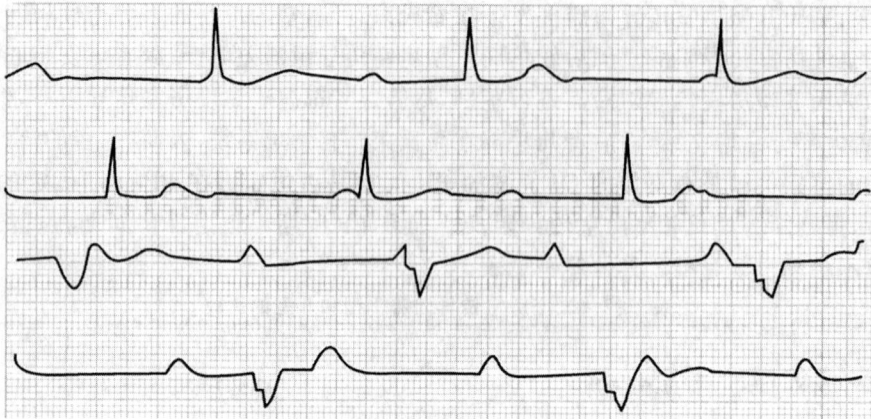

图 10-8　三度房室传导阻滞

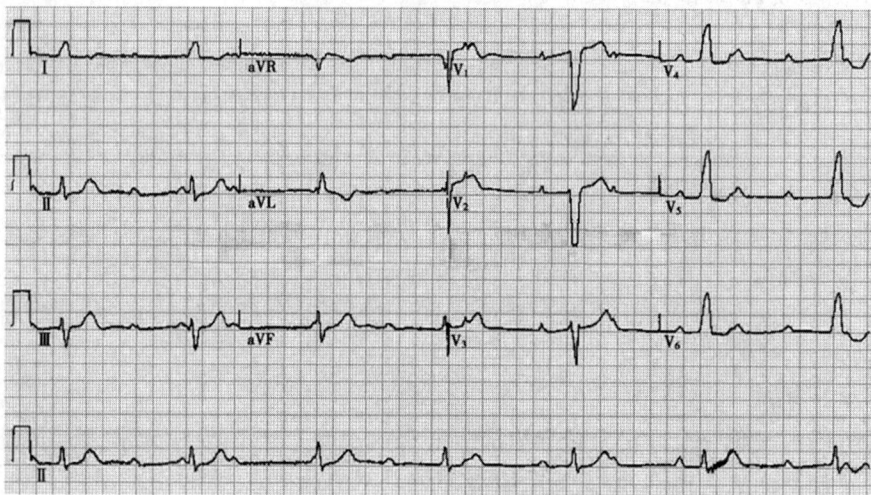

图 10-9　心电图诊断
1.窦性心律不齐;2.三度房室传导阻滞,室性逸搏心律

2.希氏束电图特点

完全性房室传导阻滞的希氏束电图可以确定阻滞的具体部位,分为希氏束近端、希氏束内和希氏束远端。①希氏束近端阻滞:少见,多为先天性疾病引起。希氏束电图表现为 AH 阻滞(房室结内阻滞),A 波后无 H 波,而 V 波前有 H 波,HV 固定,A 波与 V 波无固定关系。②希氏束内阻滞:A 波后有 H 波,AH 固定且正常,A 波与 V 波无关,HH'中断,每个 V 波前有 H 波,V 波可以正常。③希氏束远端阻滞:表现为 HV 阻滞,绝大多数为完全性房室传导阻滞。特征为 A 波后无 V 波,AH 固定,但 H 波不能下传,其后无 V 波,完全阻滞于 HV 之间。

3.鉴别诊断

希氏束近端阻滞和远端阻滞的鉴别:①临床症状:有晕厥或阿—斯综合征者,多为希氏束远端阻滞;长期稳定,症状轻的多为希氏束近端阻滞。②心电图 QRS 波宽大畸形者多为远端阻滞,而 QRS 波小于0.11 秒多为近端阻滞。③室性逸搏心率>45 次/分多为近端阻滞,而心率在 40 次/分左右或以下者多为远端阻滞。三度房室传导阻滞还应与干扰性房室分离相鉴别,后者是一种生理性传导阻滞。二者的鉴别要点在于前者的心房率大于心室率,而后者的心房率小于心室率。

四、临床表现

一度房室传导阻滞很少有症状,听诊第一心音可略减弱。二度房室传导阻滞可有心脏停顿或心悸感,听诊可有心音脱漏,脉搏也相应脱漏,心室率缓慢时可有头晕、乏力、易疲倦、活动后气促,甚至短暂晕厥。三度房室传导阻滞时症状较明显,除上述症状外,还可以进一步出现心脑供血不足的表现,如智力减退、心力衰竭等。三度房室传导阻滞造成血流动力学的影响取决于心室逸搏频率的快慢。在希氏束分支以上的三度房室传导阻滞起搏点频率较快,可达 40～60 次/分,且心室除极顺序正常,对血流动力学影响较小,患者多不出现晕厥。而在希氏束分支以下的三度房室传导阻滞,逸搏心率缓慢,约 20～40 次/分,甚至更低,且心室收缩协调性差,血流动力学影响显著,患者出现晕厥、阿-斯综合征,甚至猝死,此外尚可有收缩压增高、脉压增宽、颈静脉搏动、心音不一致,以及心脏增大等体征,偶可闻及心房音。三度房室传导阻滞的特异性体征是心室率缓慢且规则,并伴有第一心音强弱不等,特别是突然出现的增强的第一心音,即"大炮音",是由于房室收缩不同步造成的,当房室收缩相距较近时(PR 间期 0.04～0.10 秒),第一心音明显增强。

心室率过慢、心室起搏点不稳定或心室停搏时,可有短暂的意识丧失。当心室停搏较长时间,可出现晕厥、抽搐和发绀,即所谓的阿-斯综合征发作。迅速恢复心室自主心率可立即终止发作,神志也可立即恢复,否则将导致死亡。

五、治疗

房室传导阻滞的治疗方法原则上取决于房室传导阻滞发生的原因(病因是否能消除)、病程(急性还是慢性)、阻滞的程度(完全性阻滞还是不完全性阻滞)以及伴随症状。房室束分支以上阻滞形成的一～二度房室传导阻滞并不影响血流动力学状态,主要针对病因治疗。房室束分支以下阻滞者,不论是否引起房室传导阻滞,均必须结合临床表现和阻滞的发展情况慎重考虑电起搏治疗。

急性房室传导阻滞的病因常为急性下壁心肌梗死,急性心肌炎或其他心外因素,如药物影响或电解质紊乱等。多数情况传导系统的损伤是可以恢复的。因此,对于无明显血流动力学障碍的一度或二度Ⅰ型房室传导阻滞可以不必处理。二度Ⅱ型和三度房室传导阻滞应根据阻滞部位和心室率采取相应的措施。如果心率能达到 50 次/分、QRS 波正常者,可以给予阿托品,每 4 小时口服 0.3 mg,尤其适于迷走神经张力过高引起的阻滞,必要时肌内或静脉注射,每 4～6 小时 0.5～1.0 mg;对于血压偏低的患者可以选用异丙肾上腺素滴注;对于心室率不足 40 次/分、QRS 波宽大畸形者,房室传导阻滞部位在希氏束以下的,对药物反应差,应考虑临时起搏器治疗。预防或治疗房室传导阻滞引起的阿-斯综合征发作,宜用异丙肾上腺素溶液静脉滴注,使心率控制在 60～70 次/分。

慢性房室传导阻滞的治疗,主要视阻滞部位、阻滞程度以及伴随症状而定,无症状的一度或二度Ⅰ型房室传导阻滞一般不需治疗。若下传的 QRS 波宽大,不能排除有双束支阻滞的,应加强观察,定期随访,必要时进行心电生理检查,特别是已经发生晕厥的患者。慢性二度Ⅱ型房室传导阻滞,因阻滞部位多在希氏束分支以下,心室率缓慢,常伴有头晕、乏力等症状,当发展为三度房室传导阻滞时,易发生阿-斯综合征,故应早期植入永久起搏器治疗。慢性三度房室传导阻滞,心室率不超过 60 次/分,在希氏束分支以下者心率仅为 20～40 次/分,可频繁发生晕厥,应尽快安装永久心脏起搏器治疗。

(辛瑞军)

第九节　室内传导阻滞

室内传导阻滞(intraventricular block),是指阻滞发生在希氏束以下的传导系统,简称室内阻滞,其共同特征是 QRS 波时限延长。

心室内传导纤维包括希氏束远端的左、右束支及两侧的心室普肯耶纤维。希氏束在室间隔上端分出左、右束支。右束支较为纤细，沿室间隔右侧心内膜下走行至右心室心尖部再分支至右心室的乳头肌及游离壁。左束支在主动脉下方穿出室间隔膜部后发出很多分支，在室间隔内膜下呈扇形展开，主要分为两组纤维：①前上部分纤维组称为前分支（anterior fascicle），分布于室间隔的前、上部分以及左心室前壁及侧壁内膜下。②后下部分纤维组称为后分支（posterior fascicle），分布于室间隔的后下部及左心室下壁、后壁内膜下。③还有一组纤维进入室间隔中部，该组纤维或由左束支分出，或起自前分支或后分支，称为间隔支（septal fascicle）。

室内阻滞可以发生在室内传导纤维的任何部位，可以为一个束支（如左束支或右束支）、一个分支（如左束支的前分支、后分支或间隔支）、数个分支阻滞，或数个分支发生完全性阻滞而其他分支发生不完全性阻滞，也可为完全的室内双束支传导阻滞。正常冲动经房室束及三分支系统几乎同时到达心室肌，室内传导时间为 0.08 秒，不超过 0.10 秒。左、右心室中如果有一侧束支发生阻滞，心脏就先兴奋健侧，然后再通过室间隔传至阻滞侧，需要增加 40～60 毫秒，这就使正常的心室内传导时间由 60～80 毫秒延长到 120 毫秒以上，使 QRS 波明显增宽。正常心脏的不应期右束支比左束支延长约 16%，一般右束支的不应期最长，依次为右束支＞左束支前分支＞左束支后分支＞左束支间隔支。在传导速度方面，左右束支相差 25 毫秒以内，心电图上 QRS 波范围正常。如相差 20～40 毫秒，则 QRS 波稍增宽，呈部分传导阻滞的图形改变，如相差 40～60 毫秒，则 QRS 波明显增宽（＞120 毫秒），QRS 波呈完全性束支阻滞的图形。临床上习惯根据 QRS 波的时限是否大于 120 毫秒而将束支传导阻滞分为完全性或不完全性。实际上也可以像房室传导阻滞那样分为一度、二度、三度（完全性）。

一、右束支传导阻滞

发生于右束支传导系统内的阻滞性传导延缓或阻滞性传导中断称为右束支传导阻滞（right bundle branch block，RBBB）。右束支传导阻滞远较左束支传导阻滞多见，可见于各年龄组。任何因素使右束支传导变慢或组织损毁使右心室除极在左心室之后，即可出现右束支传导阻滞。最常见的原因有高血压、冠心病、糖尿病、心肌炎、心肌病、先天性心脏病、心脏手术及药物毒性反应等。

（一）心电图特点

右束支传导阻滞后，心室除极的初始向量不受影响，室间隔及左心室仍按正常顺序除极，只是右心室最后通过心肌传导缓慢，所以右束支传导阻滞心电图只是 QRS 波的后半部有变化。在心向量图上 QRS 波最后部分出现了一个向右前突出的、缓慢进行的"附加环"。

完全性右束支传导阻滞的心电图表现有：①QRS 波时间延长，等于或大于 0.12 秒。②QRS 波形态改变，具有特征性。右侧胸前导联 V₁、V₂ 开始为正常的 rs 波，继以一个宽大的 R 波，形成由 rsR'组成的"M"形综合波。V₅、V₆ 导联 R 波窄而高，S 波甚宽而且粗钝。Ⅰ导联有明显增宽的 S 波。③继发性 ST 段、T 波改变，在有宽大的 R 波或 R'波的导联如 V₁、aVR 导联，ST 段压低，T 波倒置，而在有增宽的 S 波的导联如 V₅、V₆、Ⅰ、aVL 等导联 ST 段轻度升高，T 波直立。④QRS 波电轴正常（图 10-10）。

具有上述图形特点而 QRS 波时间＜0.12 秒，则称为不完全性右束支传导阻滞。

（二）希氏束电图特点

（1）V 波的时间大于 0.12 秒，提示心室除极时间延长。

（2）AH 和 HV 时间正常，提示激动从房室结－希氏束－左束支的传导时间是正常的；如果 HV 延长，则表示经左束支下传时间延长。

（3）经左心室记录左束支电位，同时经希氏束电极记录右束支电位，可以证实右束支传导阻滞。

（三）诊断

临床诊断困难，可有第二心音分裂，吸气相更为明显，确诊依靠心电图。

（四）临床意义

由于右束支的特殊生理解剖结构，右束支传导阻滞较常见，可见于正常人，而多数完全性右束支传导阻滞是由器质性心脏病所致，见于右心室受累的各种疾病。儿童发生右束支传导阻滞，应结合超声心动图除外先天性心脏病。发生右束支传导阻滞后,原发性 ST-T 改变被部分或完全掩盖。左、右束支同时发生阻滞可以导致阻滞型心室停搏。各种大手术后突发的右束支传导阻滞应高度警惕急性肺栓塞。应用普罗帕酮等药物以后发生的右束传导阻滞是药物的毒性反应。

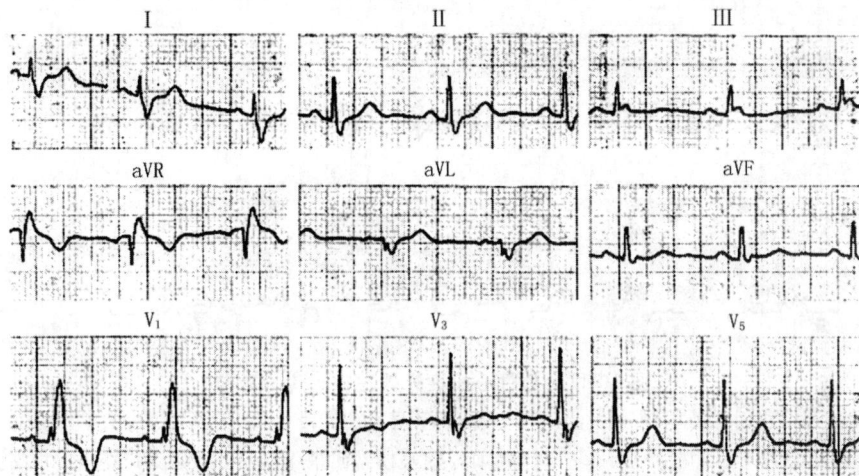

图 10-10　完全性右束支传导阻滞

V₁ 导联呈 rsR′,其余导联终末波粗钝,qrs 时间≥0.12 秒

（五）治疗

右束支传导阻滞本身无特殊治疗,主要针对病因治疗。

二、左束支传导阻滞

发生于左束支传导系统内的阻滞性传导延缓或阻滞性传导中断,称为左束支传导阻滞(left bundle branch block,LBBB)。左束支的主干短而粗,由前降支的前穿隔支和后降支的后穿隔支双重供血,这是左束支传导阻滞少见的原因。一旦发生了左束支传导阻滞,就意味着左束支的受损范围广泛,因此其临床意义远较右束支传导阻滞重要。绝大多数左束支传导阻滞是由器质性心脏病引起,常见的病因有急性心肌梗死、原发性高血压、心肌病、原发性传导束退变、低血钾或高血钾等。左束支传导阻滞的好发部位主要在左束支主干与希氏束交界处。

左束支传导阻滞时,心室激动顺序一开始就是异常的,室间隔的除极开始于右侧,穿过室间隔自右前向左后方进行。心室壁传导正常而迅速且两侧协调的除极程序、顺序发生了变化,左心室的除极不再通过左束支及其普肯耶纤维传导,而是由右束支的激动经室间隔心肌向左后方的左侧心室壁进行缓慢迂回的除极,整个心室的除极时间明显延长。左束支传导阻滞时,心室除极向量环总的特点是向左后方突出、时间延长。

（一）心电图特点

完全性左束支传导阻滞的心电图表现有:①QRS 波时间延长,大于 0.12 秒。②QRS 波形态改变,具有诊断意义。由于正常除极开始的室间隔自左后向右前的向量消失,而横面向量一开始就是由右前向左后方,这就决定了胸前导联的以下变化。右侧胸前导联 V₁、V₂ 呈现宽大而深的 QS 波或 rS 波(r 波极其微小),V₅、V₆ 导联中没有 q 波而表现为一宽阔而顶端粗钝的 R 波。Ⅰ 导联有明显增宽的 R 波或有切迹,S 波常不存在。③继发性 ST 段、T 波改变,有宽大 R 波的导联中 ST 段压低,T 波倒置;而在 QRS 波主波向下的导联中,ST 段抬高,T 波高耸。④QRS 波电轴正常或轻度左偏(图 10-11)。

具有上述图形特点而 QRS 波时间<0.12 秒,则称为不完全性左束支传导阻滞。

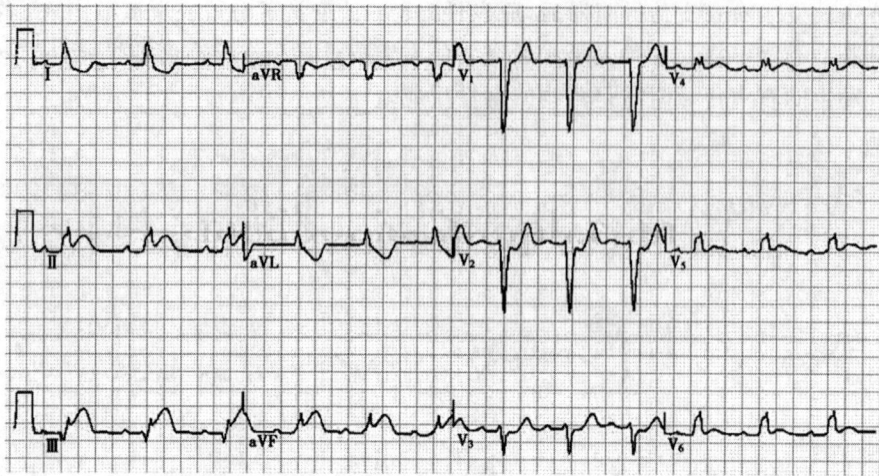

图 10-11　急性心肌梗死伴左束支传导阻滞

患者,男,79 岁,胸痛 5 小时。心电图:Ⅱ、Ⅲ、aVF、V_4～V_6 导联 ST 段抬高,T 波直立,与 CLBBB 的继发性 ST-T 改变方向相反,提示急性下壁侧壁心梗。CLBBB 伴前间壁心梗常出现 V_1～V_3 导联 ST 段异常抬高大于 0.5 mV

（二）希氏束电图特点

(1)V 波的时间大于 0.12 秒,提示心室内除极时间延长。

(2)AH 和 HV 时间正常,提示激动从房室结-希氏束-右束支的传导时间是正常的;如果 HV 延长,则表示经左束支完全阻滞后经右束支的传导也有不完全性阻滞下传。

(3)同时经左心和右心记录左束支电位,可以证实左束支的电位显著晚于右束支(超过 40 毫秒)。

（三）诊断

持续性左束支传导阻滞本身可以没有症状,但是某些间歇性、阵发性左束支传导阻滞可以引起心悸、胸闷症状。临床可有第二心音的反常分裂(吸气时分裂减轻,呼气时加重)或有收缩期前奔马律。

（四）临床意义

左束支传导阻滞常代表心脏有弥漫性病变,多见于左心室病变如冠心病、原发性高血压、扩张型心肌病等,预后较差。完全性左束支传导阻滞可以掩盖心肌梗死、心肌缺血、左心室肥厚的心电图特征。对于缺血性胸痛患者新发生的左束支传导阻滞,应考虑心肌梗死,迅速评估溶栓禁忌证,尽快进行抗缺血治疗和再贯注治疗。

（五）治疗

左束支传导阻滞本身无特殊治疗,主要针对病因,预后取决于原有心脏病的程度。

三、左前分支传导阻滞

发生于左束支前分支的阻滞性传导延缓或阻滞性传导中断,称为左前分支阻滞(left anterior fascicular block,LAFB)。在左束支的左前分支、左后分支和间隔支三分支传导系统中,左前分支阻滞最常见,可能与左前分支的生理解剖特点有关。左前分支细长,走行于左心室流出道,由于血流压力较大易受损伤,并且仅有单一血管供血易受缺血性损害。左前分支的不应期最长,容易引起传导延缓。

正常情况下,冲动到达左束支后,同时由两组分支向左心室内膜传出,QRS 综合除极向量指向左下方。如果两组分支之一受到损伤,则 QRS 向量就偏向该分支支配的区域,因为这一区域最后除极。左前分支阻滞时,左心室开始除极后,冲动首先沿左后分支向下方传导,使室间隔的后下部及隔面内膜除极,然后通过普肯耶纤维向左上传导以激动左前分支所支配的室间隔前半部、心室前侧壁及心尖部。因此,QRS 初始向量(一般不超过 0.02 秒)向下向右,QRS 综合向量指向左上,额面 QRS 环逆钟向运行,向量轴位于-90°～-30°。

（一）心电图特点

(1)QRS 波电轴显著左偏-90°～-30°(也有学者认为在-90°～-45°),多在-60°。显著电轴左偏既是左前分支阻滞的主要特征,也是诊断左前分支阻滞的主要条件。

(2)QRS波形态改变:Ⅰ、aVL 导联呈 qR 型,其 q 波不超过 0.02 秒;Ⅱ、Ⅲ、aVF 导联呈 rS 型,aVL 导联的 R 波最高,其高度大于Ⅰ和 aVR 导联;V$_1$～V$_3$ 导联的 r 波低小;V$_5$～V$_6$ 导联可以出现较深的 S 波。

(3)QRS波不增宽或轻度增宽,不超过 0.11 秒(图 10-12,图 10-13)。

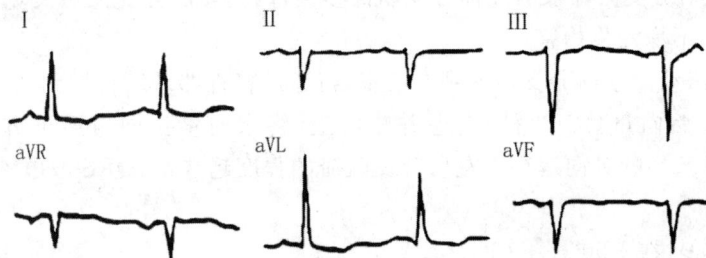

图 10-12 左前分支传导阻滞

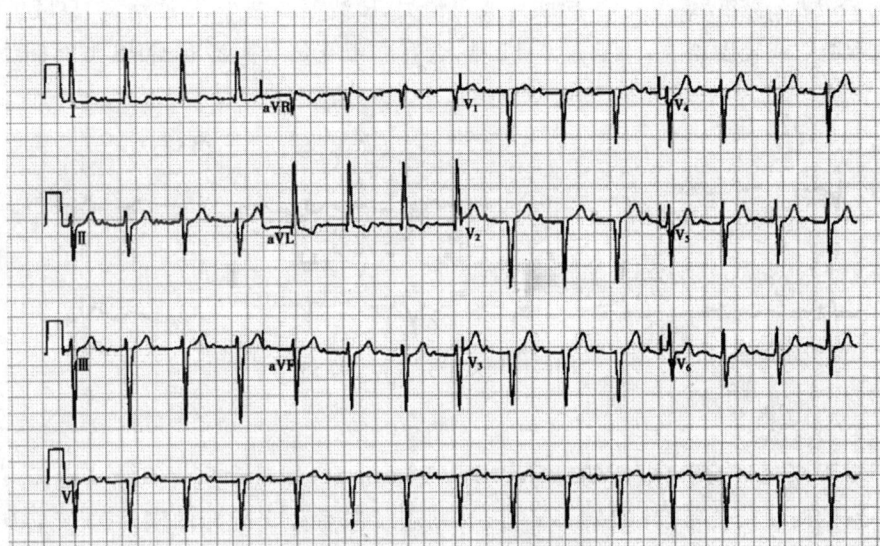

图 10-13 左前分支传导阻滞

患者,女,84 岁,高血压。ECG 显示:①左前分支传导阻滞(left anterior hemiblock),Ⅱ、Ⅲ、aVF 呈 rS,Ⅰ、aVL 呈 qR;电轴左偏> - 30°;排除其他可以导致电轴左偏的因素。②一度房室传导阻滞,PR 间期>0.2 秒。③左心房大,P 波时间>0.11 秒,V$_1$ 导联终末电势增大。④左心室高电压(左心房大?),左前分支阻滞时 S$_Ⅲ$≥1.5 mV(15 mm)即可怀疑左心室肥大

(二)希氏束电图特点

单纯左前分支阻滞时,希氏束电图的 AH 和 HV 时间正常,提示激动从房室结－希氏束－右束支和左后分支传导时间是正常的;如果 HV 延长,则表示右束支和左后分支也有不完全性阻滞。

(三)诊断与鉴别诊断

诊断主要依靠心电图。左前分支阻滞应与引起电轴左偏的各种疾病相鉴别,如肺气肿、左心室肥厚、直背综合征、下壁心肌梗死、预激综合征等。左前分支阻滞可以使小范围的下壁心肌梗死受到掩盖,即Ⅱ、Ⅲ、aVF 导联的 QRS 波不出现 q 波。同时,下壁心肌梗死也可使合并存在的左前分支阻滞表现不出来,如Ⅱ、Ⅲ、aVF 导联的 QS 波相当深而Ⅰ、aVL 导联的 R 波很高,须考虑下壁梗死伴有左前分支阻滞。鉴别诊断应结合临床和前后心电图动态改变综合考虑。

(四)临床意义

左前分支与右束支解剖位置较近,并共同接受冠状动脉左前降支供血,因此右束支传导阻滞合并左前分支阻滞常见。常见病因是冠心病,其他还有原发性高血压、先天性心脏病、心肌病等。少数左前分支阻

滞无明显器质性心脏病的证据。

四、左后分支传导阻滞

发生于左束支后分支的阻滞性传导延缓或阻滞性传导中断，称为左后分支阻滞（left posterior fascicular block，LPFB）。左后分支阻滞没有左前分支阻滞多见，因为左后分支又短又宽，位于左心室压力较低的流出道，血供较丰富，不易发生损害。

左后分支阻滞时，激动沿左前分支传导到左心室，再通过普肯耶纤维传导到左后分支支配的左心室下部。因此，QRS 波的初始向量（0.02 秒）向左并略向上，终末向量指向右后下方，综合 QRS 向量介于 +90°～+120°之间，QRS 环顺钟向运行。左后分支阻滞的程度越严重，QRS 波电轴右偏的程度越明显。

（一）心电图特点

（1）QRS 波电轴右偏，在 +90°～+120°之间。

（2）QRS 波形态改变：Ⅰ、aVL 导联呈 rS 型；Ⅱ、Ⅲ、aVF 导联呈 qR 型，其 q 波不超过 0.02 秒；V_1、V_2 导联可呈正常的 rS 型，S 波变浅；V_5、V_6 导联 q 波可消失，R 波振幅减少，S 波增宽，呈顺钟向转位图形。

（3）QRS 波不增宽或轻度增宽，不超过 0.11 秒，合并右束支传导阻滞时 QRS 波时间大于 0.12 秒（图 10-14）。

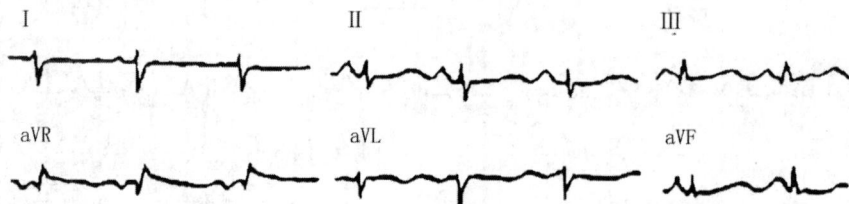

图 10-14 左后分支传导阻滞

（二）希氏束电图特点

单纯左后分支阻滞时，希氏束电图的 AH 和 HV 时间正常，即激动从房室结－希氏束－右束支和左前分支传导到心室的时间是正常的；如果 HV 延长，则表示左后分支阻滞的同时伴有左前分支和右束支不完全性阻滞。

（三）诊断与鉴别诊断

诊断主要依靠以上心电图特征。除上述特征外，尚需除外健康的体型瘦长者，及垂位心、右心室肥厚、广泛前壁心肌梗死、肺气肿、肺心病等患者。右心室肥厚者电轴多显著右偏＞120°，S_1 很深，aVR、V_1、V_2 导联 R 波振幅增高，V_5、V_6 导联 S 波增宽，临床上有引起右心室肥厚的疾病，如肺心病、先天性心脏病、肺动脉高压等；广泛前壁心肌梗死也可以引起电轴右偏，但 QRS 波形态改变与左后分支阻滞不同，Ⅰ、aVL 导联呈 QS、Qr、QR 型，Ⅱ、Ⅲ、aVF 导联不一定有小 q 波，冠状动脉造影多阳性。临床上有下列情况方可作出诊断：①同一次或两次心电图记录有电轴左偏与右偏的 QRS 波，电轴右偏时有上述心电图特点。②体型肥胖、高血压、冠心病尤其有左心室肥厚而电轴右偏。③右束支或左束支传导阻滞伴有电轴高度右偏。

（四）临床意义

左后分支的生理解剖结构决定其较少发生缺血性改变，因而如果发生损害，往往表示有较广泛严重的心肌损害，常与不同程度的右束支传导阻滞和左前分支阻滞合并存在，容易发展成为完全性房室传导阻滞。

五、双束支传导阻滞

左束支传导阻滞加右束支传导阻滞，称为双束支传导阻滞（bilateral bundle branch block，BBBB）。

（一）心电图特点

理论上讲，每侧束支阻滞都可以有一、二、三度之分，两侧阻滞程度不同则可以形成许多组合：①双侧传导延迟程度一致，同为一度，表现为 PR 延长，QRS 波正常。②两侧传导延迟程度不一致，则表现为 PR 延长，并有传导慢的一侧束支阻滞的 QRS 波改变。PR 间期延长的程度决定于传导较快的一侧的房室传导时间，QRS 波增宽的程度则取决于两侧束支传导速度的差异。一般来说，如果一侧激动的时间晚于对侧 0.04～0.05 秒以上，将出现本侧的完全性束支阻滞的 QRS 波，时限大于 0.12 秒。如果较对侧延迟时间为 0.02～0.03 秒，则该侧出现不完全性束支阻滞的 QRS 波，时限小于 0.12 秒。③两侧均为二度或一侧为一度另一侧为二度、三度，则出现程度不同的房室传导阻滞与束支阻滞。④双侧完全阻滞，房室分离，P 波后无对应的 QRS 波，呈完全性房室传导阻滞图形（图 10-15）。

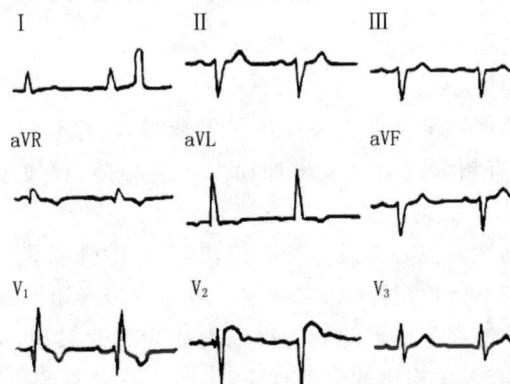

图 10-15　双束支传导阻滞（完全性右束支伴左前分支传导阻滞）

（二）希氏束电图特点

心电图上已呈现一侧束支阻滞，而希氏束电图上显示 HV 延长则说明另一侧束支也有不完全性阻滞。

（三）诊断

当一次心电图或前后对照中能见到同时有完全性左束支传导阻滞合并有完全性右束支传导阻滞的图形，伴或不伴有房室传导阻滞，可以肯定有双侧束支传导阻滞。如仅见到一侧束支阻滞兼有 PR 间期延长或房室传导阻滞，只能作为双侧束支阻滞可疑，因为此时房室传导阻滞可以由房室结、房室束病变引起，若希氏束电图显示仅有 AH 延长而 HV 正常，可以否定双侧束支阻滞。

（四）临床意义

双束支阻滞多由严重的心脏疾病所致，如急性心肌梗死、心肌炎、心肌病等，易发展为完全性房室传导阻滞。

（五）治疗

双侧束支阻滞需考虑安装人工心脏起搏器。

六、三分支传导阻滞

心肌弥漫性病变可以侵犯右束支、左前分支及左后分支，使三者都出现传导障碍，称为三分支传导阻滞（trifascicular block）。

（一）心电图特点

PR 间期延长、右束支传导阻滞加上左束支分支阻滞和 QRS 波漏搏。根据各支阻滞程度以及是否同步可以组合成若干种类型，在此不一一详述。

（二）希氏束电图特点

心电图上有两束支阻滞的患者，如果第三支传导功能正常的话，希氏束电图的 HV 正常。如果希氏束电图显示 HV 延长,说明第三支也呈不完全性阻滞。

(三)临床意义

三分支阻滞的预后不良,常伴有晕厥等血流动力学异常的症状,易发展为三度房室传导阻滞。

(四)治疗

根据情况应及时安装人工心脏起搏器。

(蒿克宇)

第十节　逸搏和逸搏心律

窦房结或其他高位起搏点自律性降低或丧失或传导阻滞时,次级起搏点受上级起搏点的高频抑制现象得以解除,次级起搏点按其固有频率被动地发出冲动而产生心搏,仅发放 1～2 个心搏时,称之为逸搏(escape);而连续发放 3 个或 3 个以上的心搏时,称逸搏心律(escape rhythm)。

逸搏和逸搏心律是一种被动性异位心搏及异位心律,其自律性强度属 2 级,都是继发于窦房结或高位(高频)起搏点的停搏、传出阻滞、下行性阻滞(如二度或三度房室传导阻滞)或心动过缓。由于频率抑制的解除,其他自律性低,频率较慢的潜在起搏点的激动得以发放为有效激动,继而形成逸搏和逸搏心律。逸搏是一种生理性代偿,是一种具有保护作用的生理现象,表明心脏具有产生激动的后备能力。

逸搏和逸搏心律常见于窦房结自律性减低或二度以上窦房或房室传导阻滞时,亦见于迷走神经张力增高、病态窦房结综合征、麻醉、洋地黄及奎尼丁等药物中毒、冠心病、心肌病和心肌炎等。

心脏四大起搏点(窦房结、心房、交界区和心室)本身都有固定周期。其中窦房结自律性最高。在没有保护机制的作用下,通过其频率抑制作用使窦房结占据优势地位,而形成单一的窦性心律。单一心律的本质是频率抑制现象,即高频起搏点的激动侵入低频起搏点,抑制了低频激动的形成,使其激动始终不能聚集成熟而发放,故低频起搏点成为无效起搏点。换言之,正常时的窦性心律实际上是高频起搏点窦房结对低频的异位起搏点实施了一系列的节律重整来实现的。当窦房结或其他高频起搏点的激动未能到达低频起搏点时,由于频率抑制作用的解除,其他自律性较低、频率较慢的起搏点的潜在激动得以成熟而发放冲动,形成逸搏或逸搏心律。

根据不同起搏点的位置,逸搏和逸搏心律可以分为房性、房室交界区性及室性三种。最常见的是房室交界区性逸搏,室性或房性逸搏少见。常见逸搏心律的特点:①QRS 波前无 P 波。②各个 QRS 波的形态相同。③心率较慢,起搏点的位置越靠下心率越慢,QRS 波的形态越畸形。

一、房性逸搏与房性逸搏心律

(一)房性逸搏

当窦房结激动的形成或传导发生阻滞时,心房中的异位起搏点将从正常的频率抑制效应中解脱出来,以其固有频率产生舒张期自动除极,形成 1 次或连续 2 次激动,该激动仍经正常的房室传导系统下传到心室,这种逸搏称为房性逸搏(atrial escape)。

1.心电图特征

房性逸搏常出现在两阵窦性心律或两阵异位心律之间。

(1)在较一基本心动周期为长的间歇之后出现一个房性 P′、QRS、T 波群。

(2)P′波形态与窦性 P 波不同,其形态特点视房性异位起搏点而异,可直立、双相或倒置,频率在 50～60 次/分。

(3)P′R 间期＞0.12 秒。

(4)QRS 波群形态与窦性心律下传者相同(图 10-16)。P′波形态相同者,为单源性房性逸搏。P′形态在两种以上者,称为多源性房性逸搏。

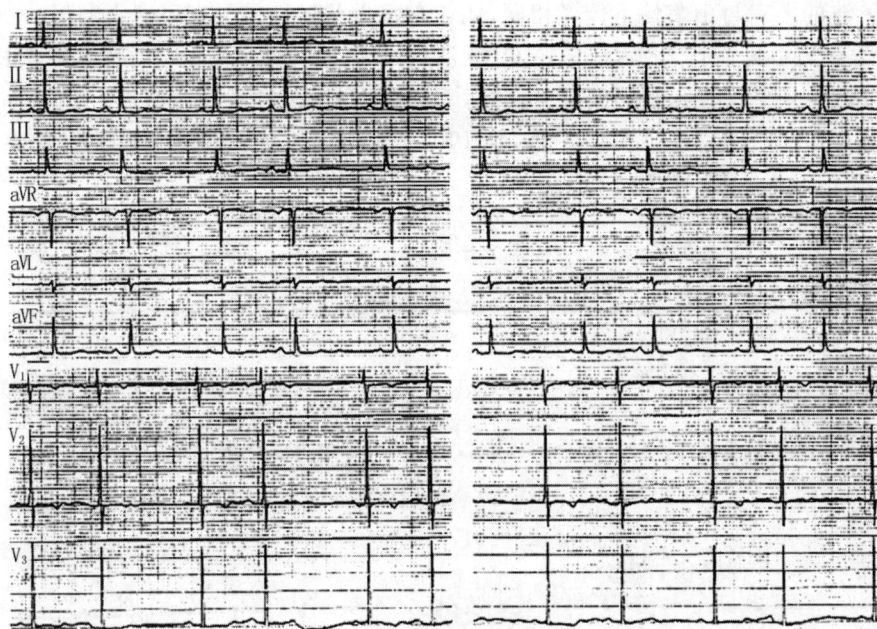

图 10-16 房性逸搏

2.临床意义

房性逸搏属于被动性房性心律失常,表明心房有潜在的起搏功能,对机体有保护作用。房性逸搏的临床意义取决于原发性心律失常。

(二)房性逸搏心律

当窦性停搏时间较长,房性逸搏连续出现 3 次或 3 次以上,称为房性逸搏心律。其特点是在窦性心率减慢以后出现,又于窦性心率加快后消失。

1.心电图特征

(1)窦性 P 波消失,连续出现 3 次或 3 次以上的房性 P′波,其特征与房性逸搏相同。

(2)心房率与心室率相同,缓慢而规则,伴有房性心律不齐者例外。

(3)PP′间期与逸搏前间歇相同,频率为 50~60 次/分。

(4)P′波常呈多源性,一般房室传导(P′R 间期)与室内传导(QRS 波群)和窦性激动相同。

2.临床意义

房性逸搏心律常发生于夜间睡眠或午休时。多无临床意义,发生于窦性停搏基础上的房性心律见于多种类型心脏病。

三导联同步记录。各导联 PP 间期不等,长短交替出现,长 PP 间期相等;而短 PP 间期不等,各有其固定形态的 P 波及 PR 间期(0.16 秒及 0.18 秒),提示为心房逸搏一夺获心律,本图极易误诊为房性期前收缩二联律

二、交界性逸搏与交界性逸搏心律

(一)交界性逸搏

当窦性停搏、窦性心动过缓及不齐、窦性阻滞、不完全性房室传导阻滞及过期前收缩动后的代偿间歇等使心室搏动发生过长的间歇时,交界性起搏点便逃脱窦房结的控制而发出 1~2 次异位搏动,其逸搏周期在 1.0~1.5 秒之间者,称为交界性逸搏。

1.心电图特征

(1)在一个较长的间歇后出现一个 QRS 波群。

(2)QRS-T 波的形态与由窦性下传者相同,偶伴有室内差异性传导则可宽大畸形。

(3)QRS 波群前后可见逆行 P′波,P′波在 QRS 波群前 P′R 间期<0.12 秒,P′波在 QRS 波群后 P-P′间期<0.20 秒,或 QRS 波群前后无 P′波可见,此时 QRS 波群形态应正常。

(4)交界性逸搏前偶尔可以出现窦性 P 波,但 PR 间期<0.10 秒,表明二者无关,此系交界性逸搏与窦性激动发生了房性干扰所致(图 10-17)。

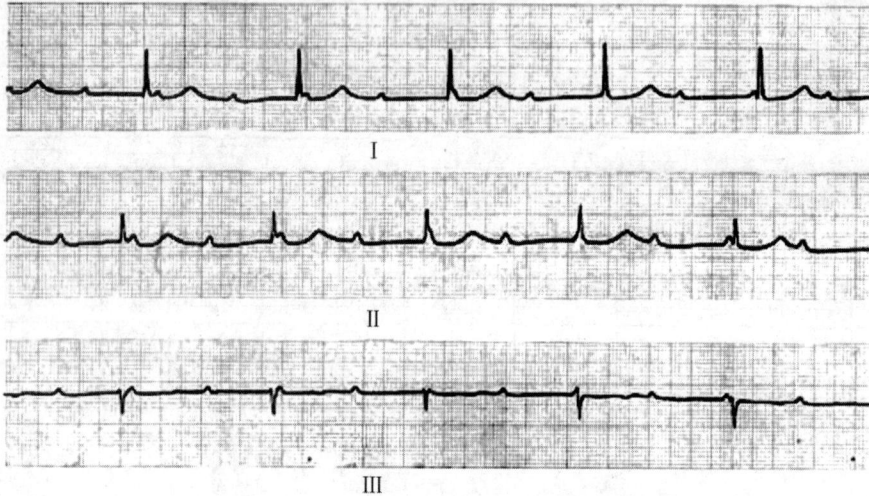

图 10-17　交界性逸搏

2.临床意义

交界性逸搏继发于其他心律失常之后,对机体具有保护作用。其临床意义取决于病因和原发性心律失常。

(二)交界性逸搏心律

当交界性逸搏连续出现 3 次或 3 次以上时,称为交界性逸搏心律。

1.心电图特征

(1)窦性 P 波消失,或虽有窦性 P 波,但有高度或完全性房室传导阻滞,出现 3 次或 3 次以上的室上性 QRS-T 波,其特点与交界性逸搏相同。

(2)心室率缓慢,节律均匀,频率在 40～60 次/分,RR 间期与逸搏前间歇相同。若有两种不同的逸搏频率则应考虑为交界区内游走心律。

2.临床意义

交界性逸搏心律是一种生理性的保护机制,与室性逸搏心律比较,交界性逸搏心律具有较强的自律性、稳定性、可靠性和有效性。有成千上万的房室传导阻滞患者依靠交界性逸搏心律维持着日常生活和工作。与窦性心律并存或有逆行 P′波的交界性逸搏心律可见于正常人,也可见于器质性心脏病患者。无心房波的交界性逸搏心律易见于器质性心脏病,如冠心病、心肌梗死、病窦综合征、洋地黄中毒、心脏手术后等。

三、室性逸搏与室性逸搏心律

(一)室性逸搏

当窦房结与交界区均处于抑制状态而自律性异常降低时,室性起搏点被动地发出激动,引起心室除极和复极,而产生一个或两个延迟出现的室性 QRS 波群,其逸搏周期在 1.5～3.0 秒,称为室性逸搏。室性逸搏具有保护作用,可以避免因较长时间的停搏引起的循环功能障碍。

1.心电图特征

(1)在一个较窦性周期长的间歇后,出现一个宽大畸形的室性 QRS 波,QRS 波群时间多在 0.12~0.16 秒,ST 段、T 波方向与 QRS 波群主波方向相反。

(2)QRS 波群宽大畸形,但其程度与激动点位置及室内传导快慢有关。位置高或室内传导良好则畸形不明显。

(3)室性逸搏的 QRS 波群前后多无相关的 P 波。偶有室性融合波,但 PR 间期亦短于其他的窦性 PR 间期,QRS 波群形态则介于窦性与室性 QRS 波群之间。

(4)室性逸搏偶有逆传至心房者,此时畸形 QRS 波群后有逆行 P 波,R′P′间期>0.20 秒(图 10-18)。

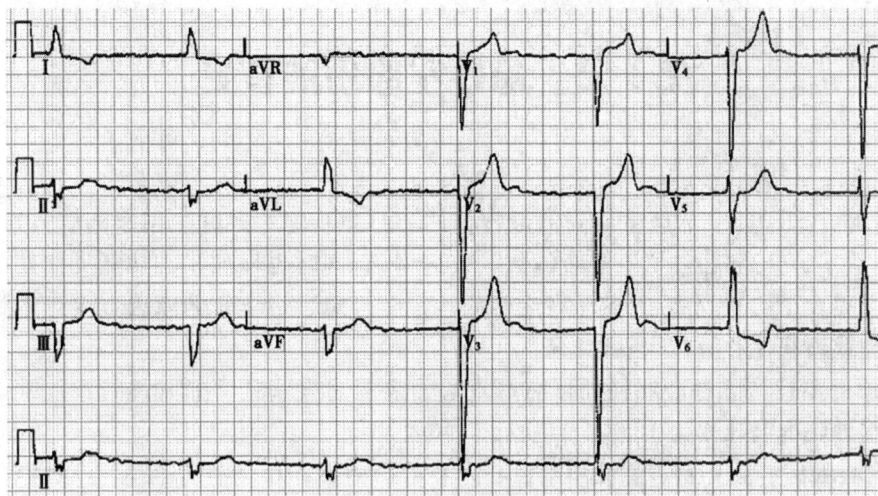

图 10-18 室性逸搏

患者,女,82 岁,晕厥。ECG 示:P 波消失,代之以房颤波,心室率缓慢而规则(33 次/分),QRS 波宽大畸形,为室性逸搏

2.临床意义

室性逸搏是继发的被动性心律失常,对机体有保护作用,其临床意义取决于病因及原发性心律失常。基础心律异常缓慢,伴发室性逸搏,心室长间歇或晕厥发作者应植入人工心脏起搏器。

(二)室性逸搏心律

室性逸搏连续出现 3 次或 3 次以上,频率在 20~40 次/分,称为室性逸搏心律。

1.心电图特征

(1)心室率缓慢,频率在 20~40 次/分,节律可规则。起搏点越低,则频率越慢且节律越不规则,越易继发心室停搏或全心停搏。

(2)QRS 波群宽大畸形,时限大于等于 0.12 秒,ST 段、T 波方向与 QRS 波群主波方向相反。起搏点越低,QRS 波群宽大畸形越明显,尤其在严重心脏病临终期,QRS 波群时限超过 0.16 秒。如果在心室内有两个以上的逸搏起搏点,则可产生两种以上形态不同的 QRS 波。

2.临床意义

室性逸搏心律多见于器质性心脏病患者,也见于高血钾、奎尼丁中毒、完全性房室传导阻滞或临终期患者,一旦出现,多提示预后不良。

3.治疗

室性逸搏心律的自律性极不稳定,易导致心室停搏。高血钾或临终前的心室逸搏心律极慢且不规则,心排量显著下降,可引起低血压、休克或阿—斯综合征,紧急对症治疗可在心肺复苏的基础上静脉推注乳酸钠或异丙肾上腺素。由希氏束分支以下阻滞所致完全性房室传导阻滞而产生的心室逸搏心律容易突发心室停搏,引起阿—斯综合征,应安装人工起搏器治疗。

(蒿克宇)

第十一章　心力衰竭

第一节　急性左心功能衰竭

急性心力衰竭（AHF）是临床医生面临的最常见的心脏急症之一。许多国家随着人口老龄化及急性心肌梗死患者存活率的升高，慢性心衰患者的数量快速增长，同时也增加了心功能失代偿的患者的数量。AHF 60%～70%是由冠心病所致，尤其是在老年人。在年轻患者，AHF 的原因更多见于扩张型心肌病、心律失常、先天性或瓣膜性心脏病、心肌炎等。

AHF 患者预后不良。急性心肌梗死伴有严重心力衰竭患者病死率非常高，12 个月的病死率 30%。据报道：急性肺水肿院内病死率为 12%，1 年病死率 40%。

2008 年欧洲心脏病学会更新了急性和慢性心力衰竭指南。2010 年中华医学会心血管病分会公布了我国急性心力衰竭诊断和治疗指南。

一、急性心力衰竭的临床表现

AHF 是指由于心脏功能异常而出现的急性临床发作。无论既往有无心脏病病史，均可发生。心功能异常可以是收缩功能异常，亦可为舒张功能异常，还可以是心律失常或心脏前负荷和后负荷失调。它通常是致命的，需要紧急治疗。

急性心力衰竭可以在既往没有心功能异常者首次发病，也可以是慢性心力衰竭（CHF）的急性失代偿。急性心力衰竭的患者的临床表现：

（一）基础心血管疾病的病史和表现

大多数患者有各种心脏病的病史，存在引起急性心衰的各种病因。老年人中的主要病因为冠心病、高血压和老年性退行性心瓣膜病，而在年轻人中多由风湿性心瓣膜病、扩张型心肌病、急性重症心肌炎等所致。

（二）诱发因素

常见的诱因有：①慢性心衰药物治疗缺乏依从性。②心脏容量超负荷。③严重感染，尤其肺炎和败血症。④严重颅脑损害或剧烈的精神心理紧张与波动。⑤大手术后。⑥肾功能减退。⑦急性心律失常如室性心动过速（室速）、心室颤动（室颤）、心房颤动（房颤）或心房扑动（房扑）伴快速心室率、室上性心动过速以及严重的心动过缓等。⑧支气管哮喘发作。⑨肺栓塞。⑩高心排血量综合征，如甲状腺功能亢进危象、严重贫血等。⑪应用负性肌力药物如维拉帕米、地尔硫草、β受体阻断药等。⑫应用非甾体抗炎药。⑬心肌缺血。⑭老年急性舒张功能减退。⑮吸毒。⑯酗酒。⑰嗜铬细胞瘤。这些诱因使心功能原来尚可代偿的患者骤发心衰，或者使已有心衰的患者病情加重。

（三）早期表现

原来心功能正常的患者出现急性失代偿的心衰（首发或慢性心力衰竭急性失代偿）伴有急性心衰的症状和体征，出现原因不明的疲乏或运动耐力明显降低以及心率增加 15～20 次/分，可能是左心功能降低的最早期征兆。继续发展可出现劳力性呼吸困难、夜间阵发性呼吸困难、睡觉需用枕头抬高头部等，检查可发现左心室增大、闻及舒张早期或中期奔马律、肺动脉第二音亢进、两肺尤其肺底部有细湿性啰音,还可有干性啰音和哮鸣音,提示已有左心功能障碍。

（四）急性肺水肿

起病急骤,病情可迅速发展至危重状态。突发的严重呼吸困难、端坐呼吸、喘息不止、烦躁不安并有恐惧感,呼吸频率可达 30～50 次/分;频繁咳嗽并咯出大量粉红色泡沫样血痰;听诊心率快,心尖部常可闻及奔马律;双肺满布湿性啰音和哮鸣音。

（五）心源性休克

主要表现为:

（1）持续低血压,收缩压降至 90 mmHg 以下,或原有高血压的患者收缩压降幅≥60 mmHg,且持续 30 分钟以上。

（2）组织低灌注状态,可有:①皮肤湿冷、苍白和发绀,出现紫色条纹。②心动过速>110 次/分。③尿量显著减少(<20 mL/h),甚至无尿。④意识障碍,常有烦躁不安、激动焦虑、恐惧和濒死感;收缩压低于 70 mmHg,可出现抑制症状如神志恍惚、表情淡漠、反应迟钝,逐渐发展至意识模糊甚至昏迷。

（3）血流动力学障碍:肺毛细血管楔压(PCWP)≥18 mmHg,心排血指数(CI)≤36.7 mL/(s·m²)[≤2.2 L/(min·m²)]。

（4）低氧血症和代谢性酸中毒。

二、急性左心衰竭严重程度分级

主要分级有 Killip 法（表 11-1）、Forrester 法（表 11-2）和临床程度分级（表 11-3）三种。Killip 法主要用于急性心肌梗死患者,分级依据临床表现和胸部 X 线的结果。

表 11-1 急性心肌梗死的 Killip 法分级

分级	症状与体征
Ⅰ级	无心衰
Ⅱ级	有心衰,两肺中下部有湿啰音,占肺野下 1/2,可闻及奔马律。X 线胸片有肺淤血
Ⅲ级	严重心衰,有肺水肿,细湿啰音遍布两肺(超过肺野下 1/2)
Ⅳ级	心源性休克、低血压(收缩压<90 mmHg)、发绀、出汗、少尿

注:1 mmHg=0.133 kPa

表 11-2 急性左心衰竭的 Forrester 法分级

分级	PCWP(mmHg)	CI[mL/(s·m²)]	组织灌注状态
Ⅰ级	≤18	>36.7	无肺淤血,无组织灌注不良
Ⅱ级	>18	>36.7	有肺淤血
Ⅲ级	<18	≤36.7	无肺淤血,有组织灌注不良
Ⅳ级	>18	≤36.7	有肺淤血,有组织灌注不良

注:PCWP,肺毛细血管楔压;CI,心排血指数,其法定单位[mL/(s·m²)]与旧制单位[L/(min·m²)]的换算因数为 16.67。1 mmHg=0.133 kPa

表 11-3 急性左心衰竭的临床程度分级

分级	皮肤	肺部啰音
Ⅰ级	干、暖	无
Ⅱ级	湿、暖	有
Ⅲ级	干、冷	无/有
Ⅳ级	湿、冷	有

Forrester 分级依据临床表现和血流动力学指标,可用于急性心肌梗死后 AHF,最适用于首次发作的急性心力衰竭。临床程度的分类法适用于心肌病患者,它主要依据临床发现,最适用于慢性失代偿性心衰。

三、急性心力衰竭的诊断

AHF 的诊断主要依据症状和临床表现,同时辅以相应的实验室检查,例如 ECG、胸片、生化标志物、多普勒超声心动图等,诊断的流程见图 11-1。

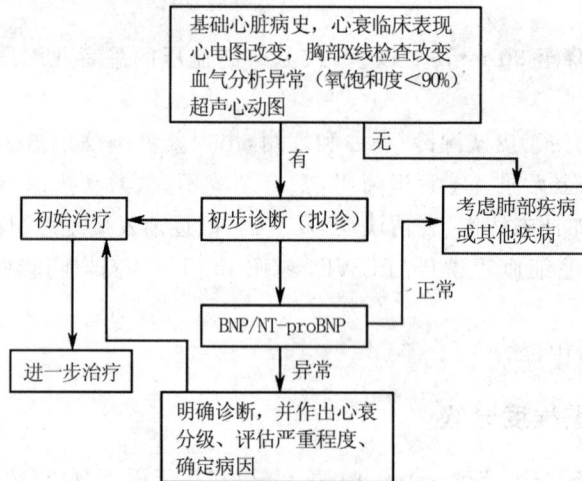

图 11-1 急性左心衰竭的诊断流程

在急性心衰患者,需要系统地评估外周循环、静脉充盈、肢端体温。

在心衰失代偿时,右心室充盈压通常可通过中心静脉压评估。AHF 时中心静脉压升高应谨慎分析,因为在静脉顺应性下降合并右室顺应性下降时,即便右室充盈压很低也会出现中心静脉压的升高。

左室充盈压可通过肺部听诊评估,肺部存在湿啰音常提示左室充盈压升高。进一步的确诊、严重程度的分级及随后可出现的肺淤血、胸腔积液应进行胸片检查。左室充盈压的临床评估常被迅速变化的临床征象所误导。应进行心脏的触诊和听诊,了解有无室性和房性奔马律(S_3,S_4)。

四、实验室检查及辅助检查

(一)心电图(ECG)

急性心衰时 ECG 多有异常改变。ECG 可以辨别节律,可以帮助确定 AHF 的病因及了解心室的负荷情况。这在急性冠脉综合征中尤为重要。ECG 还可了解左右心室/心房的劳损情况、有无心包炎以及既往存在的病变如左右心室的肥大。心律失常时应分析 12 导联心电图,同时应进行连续的 ECG 监测。

(二)胸片及影像学检查

对于所有 AHF 的患者,胸片和其他影像学检查宜尽早完成,以便及时评估已经存在的肺部和心脏病变(心脏的大小及形状)及肺淤血的程度。它不但可以用于明确诊断,还可用于了解随后的治疗效果。胸片还可用作左心衰的鉴别诊断,除外肺部炎症或感染性疾病。胸部 CT 或放射性核素扫描可用于判断肺部疾病和诊断大的肺栓塞。CT、经食管超声心动图可用于诊断主动脉夹层。

(三)实验室检查

AHF 时应进行一些实验室检查。动脉血气分析可以评估氧合情况(氧分压 PaO_2)、通气情况(二氧化碳分压 $PaCO_2$)、酸碱平衡(pH)和碱缺失,在所有严重 AHF 患者应进行此项检查。脉搏血氧测定及潮气末 CO_2 测定等无创性检测方法可以替代动脉血气分析,但不适用于低心排血量及血管收缩性休克状态。静脉血氧饱和度(如颈静脉内)的测定对于评价全身的氧供需平衡很有价值。

血浆脑钠尿肽（B型钠尿肽，BNP）是在心室室壁张力增加和容量负荷过重时由心室释放的，现在已用于急诊室呼吸困难的患者作为排除或确立心力衰竭诊断的指标。BNP对于排除心衰有着很高的阴性预测价值。如果心衰的诊断已经明确，升高的血浆 BNP 和 N 末端脑钠尿肽前体（NT-proBNP）可以预测预后。

（四）超声心动图

超声心动图对于评价基础心脏病变及与 AHF 相关的心脏结构和功能改变是极其重要的，同时对急性冠脉综合征也有重要的评估值。

多普勒超声心动图应用于评估左右心室的局部或全心功能改变、瓣膜结构和功能、心包病变、急性心肌梗死的机械性并发症和比较少见的占位性病变。通过多普勒超声心动图测定主动脉或肺动脉的血流时速曲线可以估测心排血量。多普勒超声心动图还可估计肺动脉压力（三尖瓣反流射速），同时可监测左室前负荷。

（五）其他检查

在涉及与冠状动脉相关的病变，如不稳定型心绞痛或心肌梗死时，血管造影是非常重要的，现已明确血运重建能够改善预后。

五、急性心力衰竭患者的监护

急性心力衰竭患者应在进入急诊室后就尽快地开始监护，同时给予相应的诊断性检查以明确基础病因。

（一）无创性监护

在所有的危重患者，必须监测的项目有血压、体温、心率、呼吸、心电图。有些实验室检查应重复做，例如电解质、肌酐、血糖及有关感染和代谢障碍的指标。必须纠正低钾或高钾血症。如果患者情况恶化，这些指标的监测频率也应增加。

1. 心电监测

在急性失代偿阶段 ECG 的监测是必需的（监测心律失常和 ST 段变化），尤其是心肌缺血或心律失常是导致急性心衰的主要原因时。

2. 血压监测

开始治疗时维持正常的血压很重要，其后也应定时测量（例如每 5 分钟测量一次），直到血管活性药、利尿药、正性肌力药剂量稳定时。在并无强烈的血管收缩和不伴有极快心率时，无创性自动袖带血压测量是可靠的。

3. 血氧饱和度监测

脉搏血氧计是测量动脉氧与血红蛋白结合饱和度的无创性装置（SaO_2）。通常从联合血氧计测得的 SaO_2 的误差在 2% 之内，除非患者处于心源性休克状态。

4. 心排血量和前负荷

可应用多普勒超声的方法监测。

（二）有创性监测

1. 动脉置管

置入动脉导管的指征是因血流动力学不稳定需要连续监测动脉血压或需进行多次动脉血气分析。

2. 中心静脉置管

中心静脉置管联通了中心静脉循环，所以可用于输注液体和药物，也可监测中心静脉压（CVP）及静脉氧饱和度（SvO_2）（上腔静脉或右心房处），后者用以评估氧的运输情况。

在分析右房压力时应谨慎，避免过分注重右房压力，因为右房压力几乎与左房压力无关，因此也与 AHF 时的左室充盈压无关。CVP 也会受到重度三尖瓣关闭不全及呼气末正压通气（PEEP）的影响。

3.肺动脉导管

肺动脉导管(PAC)是一种漂浮导管,用于测量上腔静脉(SVC)、右房、右室、肺动脉压力、肺毛细血管楔压以及心排血量。现代导管能够半连续性地测量心排血量以及混合静脉血氧饱和度、右室舒张末容积和射血分数。

虽然置入肺动脉导管用于急性左心衰的诊断通常不是必需的,但对于伴发有复杂心肺疾病的患者,它可以用来鉴别是心源性机制还是非心源性机制。对于二尖瓣狭窄、主动脉关闭不全、高气道压或左室僵硬(如左室肥厚、糖尿病、纤维化、使用正性肌力药、肥胖、缺血)的患者,肺毛细血管楔压并不能真实反映左室舒张末压。

建议 PAC 用于对传统治疗未产生预期疗效的血流动力学不稳定的患者,以及合并淤血和低灌注的患者。在这些情况下,置入肺动脉导管以保证左室最恰当的液体负荷量,并指导血管活性药物和正性肌力药的使用。

六、急性心力衰竭的治疗

(一)临床评估

对患者均应根据上述各种检查方法以及病情变化作出临床评估,包括:①基础心血管疾病。②急性心衰发生的诱因。③病情的严重程度和分级,并估计预后。④治疗的效果。此种评估应多次和动态进行,以调整治疗方案。

(二)治疗目标

(1)控制基础病因和矫治引起心衰的诱因:应用静脉和(或)口服降压药物以控制高血压;选择有效抗生素控制感染;积极治疗各种影响血流动力学的快速性或缓慢性心律失常;应用硝酸酯类药物改善心肌缺血。糖尿病伴血糖升高者应有效控制血糖水平,又要防止出现低血糖。对血红蛋白低于 60 g/L 的严重贫血者,可输注浓缩红细胞悬液或全血。

(2)缓解各种严重症状:①低氧血症和呼吸困难:采用不同方式的吸氧,包括鼻导管吸氧、面罩吸氧以及无创或气管插管的呼吸机辅助通气治疗。②胸痛和焦虑:应用吗啡。③呼吸道痉挛:应用支气管解痉药物。④淤血症状:利尿药有助于减轻肺淤血和肺水肿,亦可缓解呼吸困难。

(3)稳定血流动力学状态,维持收缩压≥90 mmHg,纠正和防止低血压可应用各种正性肌力药物。血压过高者的降压治疗可选择血管扩张药物。

(4)纠正水、电解质紊乱和维持酸碱平衡。

(5)保护重要脏器如肺、肾、肝和大脑,防止功能损害。

(6)降低死亡危险,改善近期和远期预后。

(三)急性左心衰竭的处理流程

急性左心衰竭确诊后,即按图 11-2 的流程处理。初始治疗后症状未获明显改善或病情严重者应行进一步治疗。

1.急性左心衰竭的一般处理

(1)体位:静息时明显呼吸困难者应半卧位或端坐位,双腿下垂以减少回心血量,降低心脏前负荷。

(2)四肢交换加压:四肢轮流绑扎止血带或血压计袖带,通常同一时间只绑扎三肢,每隔 15~20 分钟轮流放松一肢。血压计袖带的充气压力应较舒张压低 10 mmHg,使动脉血流仍可顺利通过,而静脉血回流受阻。此法可降低前负荷,减轻肺淤血和肺水肿。

(3)吸氧:适用于低氧血症和呼吸困难明显(尤其指端血氧饱和度<90%)的患者。应尽早采用,使患者 SaO_2≥95%(伴 COPD 者 SaO_2>90%)。可采用不同的方式:①鼻导管吸氧:低氧流量(1~2 L/min)开始,如仅为低氧血症,动脉血气分析未见 CO_2 潴留,可采用高流量给氧 6~8 L/min。酒精吸氧可使肺泡内的泡沫表面张力降低而破裂,改善肺泡的通气。方法是在氧气通过的湿化瓶中加 50%~70%乙醇或有机硅消泡剂,用于肺水肿患者。②面罩吸氧:适用于伴呼吸性碱中毒患者。必要时还可采用无创性或气管插管呼吸机辅助通气治疗。

```
┌──────┐   ┌─────────────────────────────────────┐
│初始治疗│→ │一般治疗:体位、四肢轮流绑扎等          │
└──────┘   │吸氧(鼻导管或面罩)                    │
           │药物:呋塞米或其他襻利尿剂、吗啡、毛花  │
           │   苷C、氨茶碱或其他支气管解痉剂        │
           └─────────────────────────────────────┘
                         ↓
           ┌─────────────────────────────────────┐
           │根据收缩压、肺淤血状态和血流动力学监测,│
           │选择血管活性药物包括血管扩张剂、正性肌 │
           │力药物和缩血管药物                    │
           └─────────────────────────────────────┘
                         ↓
┌────────┐ ┌─────────────────────────────────────┐
│进一步治疗│→│根据病情需要采用非药物治疗方法:       │
└────────┘ │   主动脉内球囊反搏、无创性或气管插管 │
           │   呼吸机辅助通气和血液净化等          │
           └─────────────────────────────────────┘
                         ↓
           ┌─────────────────────────────────────┐
           │动态评估心衰程度、治疗效果,及时调整治 │
           │疗方案                                │
           └─────────────────────────────────────┘
```

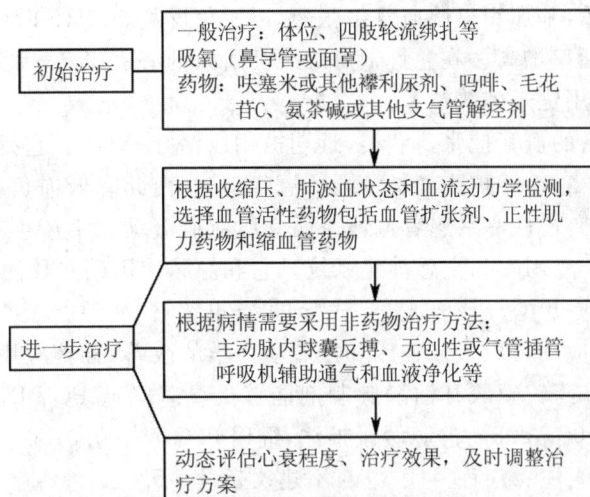

图 11-2　急性左心衰竭的处理流程

(4)做好救治的准备工作:至少开放 2 条静脉通道,并保持通畅。必要时可采用深静脉穿刺置管,以随时满足用药的需要。血管活性药物一般应用微量泵泵入,以维持稳定的速度和正确的剂量。固定和维护好漂浮导管、深静脉置管、心电监护的电极和导联线、鼻导管或面罩、导尿管以及指端无创血氧仪测定电极等。保持室内适宜的温度、湿度、灯光柔和,环境幽静。

(5)饮食:进易消化食物,避免一次大量进食,在总量控制下,可少量多餐(6~8 次/天)。应用襻利尿药情况下不要过分限制钠盐摄入量,以避免低钠血症,导致低血压。利尿药应用时间较长的患者要补充多种维生素和微量元素。

(6)出入量管理:肺淤血、体循环淤血及水肿明显者应严格限制饮水量和静脉输液速度,对无明显低血容量因素(大出血、严重脱水、大汗淋漓等)者的每天摄入液体量一般宜在 1500 mL 以内,不要超过 2000 mL。保持每天水出入量负平衡约 500 mL/d,严重肺水肿者的水负平衡为 1000~2000 mL/d,甚至可达 3000~5000 mL/d,以减少水钠潴留和缓解症状。3~5 天后,如淤血、水肿明显消退,应减少水负平衡量,逐渐过渡到出入水量大体平衡。在水负平衡下应注意防止发生低血容量、低血钾和低血钠等。

2.药物治疗

(1)AHF 时吗啡及其类似物的使用:吗啡一般用于严重 AHF 的早期阶段,特别是患者不安和呼吸困难时。吗啡能够使静脉扩张,也能使动脉轻度扩张,并降低心率。应密切观察疗效和呼吸抑制的不良反应。伴明显和持续低血压、休克、意识障碍、COPD 等患者禁忌使用。老年患者慎用或减量。亦可应用哌替啶 50~100 mg 肌内注射。

(2)AHF 治疗中血管扩张药的使用:对大多数 AHF 患者,血管扩张药常作为一线药,它可以用来开放外周循环,降低前及或后负荷。

1)酸酯类药物:急性心衰时此类药在不减少每搏心排血量和不增加心肌氧耗情况下能减轻肺淤血,特别适用于急性冠状动脉综合征伴心衰的患者。临床研究已证实,硝酸酯类静脉制剂与呋塞米合用治疗急性心衰有效;应用大剂量硝酸酯类药物联合小剂量呋塞米的疗效优于单纯大剂量的利尿药。静脉应用硝酸酯类药物应十分小心滴定剂量,经常测量血压,防止血压过度下降。硝酸甘油静脉滴注起始剂量 5~10 μg/min,每 5~10 分钟递增 5~10 μg/min,最大剂量 100~200 μg/min;亦可每 10~15 分钟喷雾一次(400 μg),或舌下含服 0.3~0.6 mg/次。硝酸异山梨酯静脉滴注剂量 5~10 mg/h,亦可舌下含服 2.5 mg/次。

2)硝普钠(SNP):适用于严重心衰。临床应用宜从小剂量 10 μg/min 开始,可酌情逐渐增加剂量至 50~250 μg/min。由于其强效降压作用,应用过程中要密切监测血压,根据血压调整合适的维持剂量。长期使用时其代谢产物(硫代氰化物和氰化物)会产生毒性反应,特别是在严重肝肾衰竭的患者应避免使用。

减量时,硝普钠应该缓慢减量,并加用口服血管扩张药,以避免反跳。AHF时硝普钠的使用尚缺乏对照试验,而且在AMI时使用,病死率增高。在急性冠脉综合征所致的心衰患者,因为SNP可引起冠脉窃血,故在此类患者中硝酸酯类的使用优于硝普钠。

3)奈西立肽:这是一类新的血管扩张药肽类,近期被用以治疗AHF。它是人脑钠尿肽(BNP)的重组体,是一种内源性激素物质。它能够扩张静脉、动脉、冠状动脉,由此降低前负荷和后负荷,在无直接正性肌力的情况下增加心排血量。慢性心衰患者输注奈西立肽对血流动力学产生有益的作用,可以增加钠排泄,抑制肾素-血管紧张素-醛固酮和交感神经系统。它和静脉使用硝酸甘油相比,能更有效地促进血流动力学改善,并且不良反应更少。该药临床试验的结果尚不一致。近期的两项研究(VMAC和PROACTION)表明,该药的应用可以带来临床和血流动力学的改善,推荐应用于急性失代偿性心衰。国内一项Ⅱ期临床研究提示,该药较硝酸甘油静脉制剂能够更显著降低PCWP,缓解患者的呼吸困难。应用方法:先给予负荷剂量1.500 $\mu g/kg$,静脉缓慢推注,继以0.0075~0.0150 $\mu g/(kg \cdot min)$静脉滴注;也可不用负荷剂量而直接静脉滴注。疗程一般3天,不建议超过7天。

4)乌拉地尔:该药具有外周和中枢双重扩血管作用,可有效降低血管阻力,降低后负荷,增加心排血量,但不影响心率,从而减少心肌耗氧量。适用于高血压心脏病、缺血性心肌病(包括急性心肌梗死)和扩张型心肌病引起的急性左心衰竭;可用于CO降低、PCWP>18 mmHg的患者。通常静脉滴注100~400 $\mu g/min$,可逐渐增加剂量,并根据血压和临床状况予以调整。伴严重高血压者可缓慢静脉注射12.5~25.0 mg。

应用血管扩张药的注意事项:下列情况下禁用血管扩张药物:①收缩压<90 mmHg,或持续低血压并伴症状尤其有肾功能不全的患者,以避免重要脏器灌注减少。②严重阻塞性心瓣膜疾病患者,例如主动脉瓣狭窄、二尖瓣狭窄患者,有可能出现显著的低血压,应慎用。③梗阻性肥厚型心肌病。

(3)急性心力衰竭时血管紧张素转化酶抑制剂(ACEI)的使用:ACEI在急性心衰中的应用仍存在诸多争议。急性心衰的急性期、病情尚未稳定的患者不宜应用。急性心肌梗死后的急性心衰可以试用,但须避免静脉应用,口服起始剂量宜小。在急性期病情稳定48小时后逐渐加量,疗程至少6周,不能耐受ACEI者可以应用ARB。

在心排血量处于边缘状况时,ACE抑制剂应谨慎使用,因为它可以明显降低肾小球滤过率。当联合使用非甾体抗炎药,以及出现双侧肾动脉狭窄时,不能耐受ACE抑制剂的风险增加。

(4)利尿药。

1)适应证:AHF和失代偿心衰的急性发作,伴有液体潴留的情况是应用利尿药的指征。利尿药缓解症状的益处及其在临床上被广泛认可,无需再进行大规模的随机临床试验来评估。

2)作用效应:静脉使用襻利尿药也有扩张血管效应,在使用早期(5~30分钟)它降低肺阻抗的同时也降低右房压和肺毛细血管楔压。如果快速静脉注射大剂量(>1 mg/kg)时,就有反射性血管收缩的可能。它与慢性心衰时使用利尿药不同,在严重失代偿性心衰使用利尿药能使容量负荷恢复正常,可以在短期内减少神经内分泌系统的激活。特别是在急性冠脉综合征的患者,应使用低剂量的利尿药,最好已给予扩血管治疗。

3)实际应用:静脉使用襻利尿药(呋塞米、托拉塞米),它有强效快速的利尿效果,在AHF患者优先考虑使用。在入院以前就可安全使用,应根据利尿效果和淤血症状的缓解情况来选择剂量。开始使用负荷剂量,然后继续静脉滴注呋塞米或托拉塞米,静脉滴注比一次性静脉注射更有效。噻嗪类和螺内酯可以联合襻利尿药使用,低剂量联合使用比高剂量使用一种药更有效,而且继发反应也更少。将襻利尿药和多巴酚丁胺、多巴胺或硝酸盐联合使用也是一种治疗方法,它比仅仅增加利尿药更有效,不良反应也更少。

4)不良反应、药物的相互作用:虽然利尿药可安全地用于大多数患者,但它的不良反应也很常见,甚至可威胁生命。它们包括:神经内分泌系统的激活,特别是肾素-血管紧张素-醛固酮系统和交感神经系统的激活;低血钾、低血镁和低氯性碱中毒可能导致严重的心律失常;可以产生肾毒性以及加剧肾衰竭。过度利尿可过分降低静脉压、肺毛细血管楔压以及舒张期灌注,由此导致每搏输出量和心排血量下降,特别见于严重心衰和以舒张功能不全为主的心衰或缺血所致的右室功能障碍。

(5)β受体阻断药。

1)适应证和基本原理：目前尚无应用β受体阻断药治疗AHF,改善症状的研究。相反,在AHF时是禁止使用β受体阻断药的。急性心肌梗死后早期肺部啰音超过基底部的患者,以及低血压患者均被排除在应用β受体阻断药的临床试验之外。急性心肌梗死患者没有明显心衰或低血压,使用β受体阻断药能限制心肌梗死范围,减少致命性心律失常,并缓解疼痛。

当患者出现缺血性胸痛对阿片制剂无效、反复发生缺血、高血压、心动过速或心律失常时,可考虑静脉使用β受体阻断药。在Gothenburg美托洛尔研究中,急性心肌梗死后早期静脉使用美托洛尔或安慰剂,接着口服治疗3个月。美托洛尔组发展为心衰的患者明显减少。如果患者有肺底部啰音的肺淤血征象,联合使用呋塞米,美托洛尔治疗可产生更好的疗效,降低病死率和并发症。

2)实际应用：当患者伴有明显急性心衰,肺部啰音超过基底部时,应慎用β受体阻断药。对出现进行性心肌缺血和心动过速的患者,可以考虑静脉使用美托洛尔。

但是,对急性心肌梗死伴发急性心衰患者,病情稳定后,应早期使用β受体阻断药。对于慢性心衰患者,在急性发作稳定后(通常4天后),应早期使用β受体阻断药。

在大规模临床试验中,比索洛尔、卡维地洛或美托洛尔的初始剂量很小,然后逐渐缓慢增加到目标剂量。应个体化增加剂量。β受体阻断药可能过度降低血压,减慢心率。一般原则是,在服用β受体阻断药的患者由于心衰加重而住院,除非必须用正性肌力药物维持,否则应继续服用β受体阻断药。但如果疑为β受体阻断药剂量过大(如有心动过缓和低血压)时,可减量继续用药。

(6)正性肌力药：此类药物适用于低心排血量综合征,如伴症状性低血压或CO降低伴有循环淤血的患者,可缓解组织低灌注所致的症状,保证重要脏器的血液供应。血压较低和对血管扩张药物及利尿药不耐受或反应不佳的患者尤其有效。使用正性肌力药有潜在的危害性,因为它能增加耗氧量、增加钙负荷,所以应谨慎使用。

对于失代偿的慢性心衰患者,其症状、临床过程和预后很大程度上取决于血流动力学。所以,改善血流动力学参数成为治疗的目的。在这种情况下,正性肌力药可能有效,甚至挽救生命。但它改善血流动力学参数的益处,部分被它增加心律失常的危险抵消了。而且在某些病例,由于过度增加能量消耗引起心肌缺血和心衰的慢性进展。但正性肌力药的利弊比率,不同的药并不相同。对于那些兴奋β₁受体的药物,可以增加心肌细胞胞内钙的浓度,可能有更高的危险性。有关正性肌力药用于急性心衰治疗的对照试验研究较少,特别对预后的远期效应的评估更少。

1)洋地黄类：此类药物能轻度增加CO和降低左心室充盈压;对急性左心衰竭患者的治疗有一定帮助。一般应用毛花苷C 0.2~0.4 mg缓慢静脉注射,2~4小时后可以再用0.2 mg,伴快速心室率的房颤患者可酌情适当增加剂量。

2)多巴胺：小剂量<2 μg/(kg·min)的多巴胺仅作用于外周多巴胺受体,直接或间接降低外周阻力。在此剂量下,对于肾脏低灌注和肾衰竭的患者,它能增加肾血流量、肾小球滤过率、利尿和增加钠的排泄,并增强对利尿药的反应。大剂量>2 μg/(kg·min)的多巴胺直接或间接刺激β受体,增加心肌的收缩力和心排血量。当剂量>5 μg/(kg·min)时,它作用于α受体,增加外周血管阻力。此时,虽然它对低血压患者很有效,但它对AHF患者可能有害,因为它增加左室后负荷,增加肺动脉压和肺阻力。

多巴胺可以作为正性肌力药[>2 μg/(kg·min)]用于AHF伴有低血压的患者。当静脉滴注低剂量≤2~3 μg/(kg·min)时,它可以使失代偿性心衰伴有低血压和尿量减少的患者增加肾血流量,增加尿量。但如果无反应,则应停止使用。

3)多巴酚丁胺：多巴酚丁胺的主要作用在于,通过刺激β₁受体和β₂受体产生剂量依赖性的正性变时、正性变力作用,并反射性地降低交感张力和血管阻力,其最终结果依个体而不同。小剂量时,多巴酚丁胺能产生轻度的血管扩张反应,通过降低后负荷而增加射血量。大剂量时,它可以引起血管收缩。心率通常呈剂量依赖性增加,但增加的程度弱于其他儿茶酚胺类药物。但在房颤的患者,心率可能增加到难以预料的水平,因为它可以加速房室传导。全身收缩压通常轻度增加,但也可能不变或降低。心衰患者静脉滴注多巴酚丁胺后,观察到尿量增多,这可能是它提高心排血量而增加肾血流量的结果。

多巴酚丁胺用于外周低灌注(低血压,肾功能下降)伴或不伴有淤血或肺水肿、使用最佳剂量的利尿药和扩血管剂无效时。

多巴酚丁胺常用来增加心排血量。它的起始静脉滴注速度为 $2\sim3$ $\mu g/(kg\cdot min)$,可以逐渐增加到 20 $\mu g/(kg\cdot min)$。无需负荷量。静脉滴注速度根据症状、尿量反应或血流动力学监测结果来调整。它的血流动力学作用和剂量成正比,在静脉滴注停止后,它的清除也很快。

在接受 β 受体阻断药治疗的患者,需要增加多巴酚丁胺的剂量,才能恢复它的正性肌力作用。

单从血流动力学看,多巴酚丁胺的正性肌力作用增加了磷酸二酯酶抑制剂(PDEI)作用。PDEI 和多巴酚丁胺的联合使用能产生比单一用药更强的正性肌力作用。

长时间地持续静脉滴注多巴酚丁胺($24\sim48$ 小时以上)会出现耐药,部分血流动力学效应消失。长时间应用应逐渐减量。

静脉滴注多巴酚丁胺常伴有心律失常发生率的增加,可来源于心室和心房。这种影响呈剂量依赖性,可能比使用 PDEI 时更明显。在使用利尿药时应及时补钾。心动过速时使用多巴酚丁胺要慎重,多巴酚丁胺静脉滴注可以促发冠心病患者的胸痛。现在还没有关于 AHF 患者使用多巴酚丁胺的对照试验,一些试验显示它增加不利的心血管事件。

4)磷酸二酯酶抑制剂:米力农和依诺昔酮是两种临床上使用的Ⅲ型磷酸二酶酶抑制剂(PDEI)。在 AHF 时,它们能产生明显的正性肌力、松弛性以及外周扩血管效应,由此增加心排血量和搏出量,同时伴随有肺动脉压、肺毛细血管楔压的下降,全身和肺血管阻力下降。它在血流动力学方面,介于纯粹的扩血管剂(如硝普钠)和正性肌力药(如多巴酚丁胺)之间。因为它们的作用部位远离 β 受体,所以在使用 β 受体阻断药的同时,PDEI 仍能够保留其效应。

Ⅲ型 PDEI 用于低灌注伴或不伴有淤血,使用最佳剂量的利尿药和扩血管剂无效时应用。

当患者在使用 β 受体阻断药时,和(或)对多巴酚丁胺没有足够的反应时,Ⅲ型 PDEIs 可能优于多巴酚丁胺。

由于其过度的外周扩血管效应可引起的低血压,静脉推注较静脉滴注时更常见。有关 PDEI 治疗对 AHF 患者的远期疗效目前数据尚不充分,但人们已提高了对其安全性的重视,特别是在缺血性心脏病心衰患者。

5)左西孟旦:这是一种钙增敏剂,通过结合于心肌细胞上的肌钙蛋白 C 促进心肌收缩,还通过介导 ATP 敏感的钾通道而发挥血管舒张作用和轻度抑制磷酸二酯酶的效应。其正性肌力作用独立于 β 肾上腺素能刺激,可用于正接受 β 受体阻断药治疗的患者。左西孟旦的乙酰化代谢产物,仍然具有药理活性,半衰期约 80 小时,停药后作用可持续 48 小时。

临床研究表明,急性心衰患者应用本药静脉滴注可明显增加 CO 和每搏输出量,降低 PCWP、全身血管阻力和肺血管阻力;冠心病患者不会增加病死率。用法:首剂 $12\sim24$ $\mu g/kg$ 静脉注射(大于 10 分钟),继以 0.1 $\mu g/(kg\cdot min)$静脉滴注,可酌情减半或加倍。对于收缩压<100 mmHg 的患者,不需要负荷剂量,可直接用维持剂量,以防止发生低血压。

在比较左西孟旦和多巴酚丁胺的随机对照试验中,已显示左西孟旦能改善呼吸困难和疲劳等症状,并产生很好的结果。不同于多巴酚丁胺的是,当联合使用 β 受体阻断药时,左西孟旦的血流动力学效应不会减弱,甚至会更强。

在大剂量使用左西孟旦静脉滴注时,可能会出现心动过速、低血压,对收缩压低于 85 mmHg 的患者不推荐使用。在与其他安慰剂或多巴酚丁胺比较的对照试验中显示,左西孟旦并没有增加恶性心律失常的发生率。

3.非药物治疗

(1)IABP:临床研究表明,这是一种有效改善心肌灌注同时又降低心肌耗氧量和增加 CO 的治疗手段。

IABP 的适应证:①急性心肌梗死或严重心肌缺血并发心源性休克,且不能由药物治疗纠正。②伴血流动力学障碍的严重冠心病(如急性心肌梗死伴机械并发症)。③心肌缺血伴顽固性肺水肿。

IABP 的禁忌证:①存在严重的外周血管疾病。②主动脉瘤。③主动脉瓣关闭不全。④活动性出血或其他抗凝禁忌证。⑤严重血小板缺乏。

(2)机械通气。急性心衰者行机械通气的指征:①出现心跳呼吸骤停而进行心肺复苏时。②合并Ⅰ型或Ⅱ型呼吸衰竭。机械通气的方式有下列两种。

1)无创呼吸机辅助通气:这是一种无需气管插管、经口/鼻面罩给患者供氧、由患者自主呼吸触发的机械通气治疗。分为持续气道正压通气(CPAP)和双相间歇气道正压通气(BiPAP)两种模式。

作用机制:通过气道正压通气可改善患者的通气状况,减轻肺水肿,纠正缺氧和 CO_2 潴留,从而缓解Ⅰ型或Ⅱ型呼吸衰竭。

适用对象:Ⅰ型或Ⅱ型呼吸衰竭患者经常规吸氧和药物治疗仍不能纠正时应及早应用。主要用于呼吸频率≤25 次/分、能配合呼吸机通气的早期呼吸衰竭患者。在下列情况下应用受限:不能耐受和合作的患者、有严重认知障碍和焦虑的患者、呼吸急促(频率>25 次/分)、呼吸微弱和呼吸道分泌物多的患者。

2)气道插管和人工机械通气:应用指征为心肺复苏时、严重呼吸衰竭经常规治疗不能改善者,尤其是出现明显的呼吸性和代谢性酸中毒并影响到意识状态的患者。

(3)血液净化治疗。

1)机制:此法不仅可维持水、电解质和酸碱平衡,稳定内环境,还可清除尿毒症毒素(肌酐、尿素、尿酸等)、细胞因子、炎症介质以及心脏抑制因子等。治疗中的物质交换可通过血液滤过(超滤)、血液透析、连续血液净化和血液灌流等来完成。

2)适应证:本法对急性心衰有益,但并非常规应用的手段。出现下列情况之一时可以考虑采用:①高容量负荷如肺水肿或严重的外周组织水肿,且对襻利尿药和噻嗪类利尿药抵抗。②低钠血症(血钠<110 mmol/L)且有相应的临床症状,如神志障碍、肌张力减退、腱反射减弱或消失、呕吐以及肺水肿等,在上述两种情况应用单纯血液滤过即可。③肾功能进行性减退,血肌酐>500 μmol/L 或符合急性血液透析指征的其他情况。

3)不良反应和处理:建立体外循环的血液净化均存在与体外循环相关的不良反应,如生物不相容、出血、凝血、血管通路相关并发症、感染、机器相关并发症等。应避免出现新的内环境紊乱,连续血液净化治疗时应注意热量及蛋白的丢失。

(4)心室机械辅助装置:急性心衰经常规药物治疗无明显改善时,有条件的可应用此种技术。此类装置有体外膜式氧合(ECMO)、心室辅助泵(如可置入式电动左心辅助泵、全人工心脏)。根据急性心衰的不同类型,可选择应用心室辅助装置,在积极纠治基础心脏病的前提下,短期辅助心脏功能,可作为心脏移植或心肺移植的过渡。ECMO 可以部分或全部代替心肺功能。临床研究表明,短期循环呼吸支持(如应用ECMO)可以明显改善预后。

（孙　兰）

第二节　急性右心功能衰竭

急性右心功能不全又称急性右心衰竭,它是由于某些原因使患者的心脏在短时间内发生急性功能障碍,同时其代偿功能不能满足实际需要而导致的以急性右心排血量减低和体循环淤血为主要表现的临床综合征。该病很少单独出现,多见于急性大面积肺栓塞、急性右室心肌梗死等,或继发于急性左心衰竭以及慢性右心功能不全者由于各种诱因病情加重所致。因临床较为多见,若处理不及时亦可威胁生命,故需引起临床医生特别是心血管病专科医生的足够重视。

一、病因

(一)急性肺栓塞

在急性右心功能不全的病因中,急性肺栓塞占有十分重要的地位。患者由于下肢静脉曲张、长时间卧床、机体高凝状态以及手术、创伤、肿瘤甚至矛盾性栓塞等原因,使右心或周围静脉系统内栓子(矛盾性栓塞除外)脱落,回心后突然阻塞主肺动脉或左右肺动脉主干,造成肺循环阻力急剧升高,心排血量显著降低,引起右心室迅速扩张,一般认为栓塞造成肺血流减少>50%时临床上即可发生急性右心衰竭。

(二)急性右室心肌梗死

在急性心肌梗死累及右室时,可造成右心排血量下降,右室充盈压升高,容量负荷增大。上述变化发生迅速,右心室尚无代偿能力,易出现急性右心衰竭。

(三)特发性肺动脉高压

特发性肺动脉高压的基本病变是致丛性肺动脉病,即由动脉中层肥厚、细胞性内膜增生、向心性板层性内膜纤维化、扩张性病变、类纤维素坏死和丛样病变形成等构成的疾病,迄今其病因不明。该病存在广泛的肺肌型动脉和细动脉管腔狭窄和阻塞,导致肺循环阻力明显增加,可超过正常的 12~18 倍,由于右心室后负荷增加,右室肥厚和扩张,当心室代偿功能低下时,右心室舒张末期压和右房压明显升高,心排血量逐渐下降,病情加重时即可出现急性右心功能不全。

(四)慢性肺源性心脏病急性加重

慢性阻塞性肺疾病(COPD)由于低氧性肺血管收缩、继发性红细胞增多、肺血管慢性炎症重构及血管床的破坏等原因可造成肺动脉高压,加重右室后负荷,造成右室肥大及扩张,形成肺源性心脏病。当存在感染、右室容量负荷过重等诱因时,即可出现急性右心功能不全。

(五)瓣膜性心脏病

肺动脉瓣狭窄等造成右室流出道受阻的疾病可增加右室收缩阻力;三尖瓣大量反流增加右室前负荷并造成体循环淤血;二尖瓣或主动脉病变使肺静脉压增高,间接增加肺血管阻力,加重右心后负荷。上述原因均可导致右心功能不全,严重时出现急性右心衰竭。

(六)继发于左心系统疾病

如冠心病急性心肌梗死、扩张型心肌病、急性心肌炎等这些疾病由于左室收缩功能障碍,造成不同程度的肺淤血,使肺静脉压升高,晚期可引起不同程度的肺动脉高压,形成急性右心功能不全。

(七)心脏移植术后急性右心衰竭

急性右心衰是当前困扰心脏移植手术的一大难题。据报道,移植术前肺动脉高压是移植的高危因素,因此术前需常规经 Swan-Ganz 导管测定血流动力学参数。肺血管阻力大于 4 wu(32×10^3 Pa·s/L),肺血管阻力指数大于 6 wu/m²([48×10^3 Pa·s/(L·m²)]),肺动脉峰压值大于 60 mmHg(1 mmHg = 0.1333 kPa)或跨肺压力差大于 15 mmHg 均是肯定的高危人群,而有不可逆肺血管阻力升高者其术后病死率较可逆者高 4 倍。术前正常的肺血管阻力并不绝对预示术后不发生右心衰。因为离体心脏的损伤,体外循环对心肌、肺血管的影响等,也可引起植入心脏不适应绝对或相对的肺动脉高压、肺血管高阻力而发生右心衰。右心衰所致心腔扩大,心肌缺血、肺循环血量减少及向左偏移的室间隔等又能干扰左心回血,从而诱发全心衰竭。

二、病理生理

正常肺循环包括右心室、肺动脉、毛细血管及肺静脉,其主要功能是进行气体交换,血流动力学有以下四个特点:第一,压力低,肺动脉压力约为正常主动脉压力的 1/7~1/10;第二,阻力小,正常人肺血管阻力为体循环阻力的 1/5~1/10;第三,流速快,肺脏接受心脏搏出的全部血液,但其流程远较体循环为短,故流速快;第四,容量大,肺血管床面积大,可容纳 900 mL 血液,约占全血量的 9%。由于肺血管有适应其生理需要的不同于体循环的自身特点,所以其血管的组织结构功能也与体循环血管不同。此外,右心室室壁较薄,心腔较小,心室顺应性良好,其解剖结构特点有利于右室射血,适应高容量及低压力的肺循环系统,却不耐受高压力。同时右心室与左心室拥有共同的室间隔和心包,其过度扩张会改变室间隔的位置及心腔构形,影响左心室的容积和压力,从而使左心室回心血量及射血能力发生变化,因此左、右心室在功能上是相互依赖的。

当各种原因造成体循环重度淤血,右心室前/后负荷迅速增加,或原有的异常负荷在某种诱因下突然加重,以及右心室急性缺血功能障碍时,均可出现急性右心功能不全。临床常见如前负荷增加的急性钠水潴留、三尖瓣大量反流,后负荷增加的急性肺栓塞、慢性肺动脉高压急性加重,急性左心衰致肺循环阻力明显升高,及右心功能受损的急性右室心肌梗死等。急性右心衰竭发生时肺毛细血管楔压和左房压可正常或升高,多数出现右室肥厚和扩张,当超出心室代偿功能时(右室心肌梗死则为右室本身功能下降),右室舒张末期压和右房压明显升高,表现为体循环淤血的体征,扩大的右室还可压迫左室造成心排血量逐渐下降,重症患者常低于正常的 50% 以下,同时体循环血压下降,收缩压常降至 90~100 mmHg 或更低,脉压变窄,组织灌注不良,甚至会出现周围性发绀。对于心脏移植的患者,术前均存在严重的心衰,肺动脉压力可有一定程度的升高,受体心脏(尤其是右心室)已对其产生了部分代偿能力,而供体是一个完全正常的心脏,当开始工作时右心室对增加的后负荷无任何适应性,加之离体心脏的损伤,体外循环对心肌、肺血管的影响等,也可引起植入心脏不适应绝对或相对的肺动脉高压、肺血管高阻力而发生右心衰。

三、临床表现

(一)症状

1. 胸闷气短,活动耐量下降

可由于肺通气/血流比例失调,低氧血症造成,多见于急性肺栓塞、肺心病等。

2. 上腹部胀痛

是右心衰竭较早的症状。常伴有食欲缺乏、恶心、呕吐,此多由于肝、脾及胃肠道淤血所引起,腹痛严重时可被误诊为急腹症。

3. 周围性水肿

右心衰竭早期,由于体内先有钠、水潴留,故在水肿出现前先有体重的增加,随后可出现双下肢、会阴及腰骶部等下垂部位的凹陷性水肿,重症者可波及全身。

4. 胸腹水

急性右心衰竭时,由于静脉压的急剧升高,常出现胸腔及腹腔积液,一般为漏出液。胸腔积液可同时见于左、右两侧胸腔,但以右侧较多,其原因不甚明了。由于壁层胸膜静脉回流至腔静脉,脏层胸膜静脉回流至肺静脉,因而胸腔积液多见于全心衰竭者。腹水大多发生于晚期,由于心源性肝硬化所致。

5. 发绀

右心衰竭者可有不同程度的发绀,最早见于指端、口唇和耳廓,较左心衰竭者为明显。其原因除血液中血红蛋白在肺部氧合不全外,常因血流缓慢,组织从毛细血管中摄取较多的氧而使血液中还原血红蛋白增加有关(周围型发绀)。严重贫血者发绀可不明显。

6. 神经系统症状

可有神经过敏、失眠、嗜睡等症状,重者可发生精神错乱。此可能由于脑淤血、缺氧或电解质紊乱等原因引起。

7. 不同原发病各自的症状

如急性肺栓塞可有呼吸困难、胸痛、咯血、血压下降;右室心肌梗死可有胸痛;慢性肺心病可有咳嗽、咳痰、发热;瓣膜病可有活动耐力下降等。

（二）体征

1．皮肤及巩膜黄染

长期慢性肝淤血缺氧，可引起肝细胞变性、坏死、最终发展为心源性肝硬化，肝功能呈现不正常，胆红素异常升高并出现黄疸。

2．颈静脉怒张

是右心衰竭的一个较明显征象。其出现常较皮下水肿或肝肿大为早，同时可见舌下、手臂等浅表静脉异常充盈，压迫充血肿大的肝脏时，颈静脉怒张更加明显，此称肝—颈静脉回流征阳性。

3．心脏体征

主要为原有心脏病表现，由于右心衰竭常继发于左心衰竭，因而左、右心均可扩大。右心室扩大引起三尖瓣关闭不全时，在三尖瓣听诊可听到吹风性收缩期杂音，剑突下可有收缩期抬举性搏动。在肺动脉压升高时可出现肺动脉瓣区第二心音增强及分裂，有响亮收缩期喷射性杂音伴震颤，可有舒张期杂音，心前区可有奔马律，可有阵发性心动过速，心房扑动或颤动等心律失常。由左心衰竭引起的肺淤血症状和肺动脉瓣区第二心音亢进，可因右心衰竭的出现而减轻。

4．胸腹腔积液

可有单侧或双侧下肺呼吸音减低，叩诊呈浊音；腹水征可为阳性。

5．肝脾肿大

肝脏肿大、质硬并有压痛。若有三尖瓣关闭不全并存，触诊肝脏可感到有扩张性搏动。

6．外周水肿

由于体内钠、水潴留，可于下垂部位如双下肢、会阴及腰骶部等出现凹陷性水肿。

7．发绀

慢性右心功能不全急性加重时常因基础病的不同存在发绀，甚至可有杵状指。

四、实验室检查

（一）血常规

缺乏特异性。长期缺氧者可有红细胞、血红蛋白的升高，白细胞及血小板可正常或增高。

（二）血生化

血清丙氨酸转氨酶及胆红素常升高，乳酸脱氢酶、肌酸激酶亦可增高，常伴有低蛋白血症、电解质紊乱等。

（三）凝血指标

血液多处于高凝状态，国际标准化比值（INR）可正常或缩短，急性肺栓塞时 D-二聚体明显升高。

（四）血气分析

动脉血氧分压、氧饱和度多降低，二氧化碳分压在急性肺栓塞时降低，在肺心病、先天性心脏病时可升高。

五、辅助检查

（一）心电图

多显示右心房、室的增大或肥厚。此外还可见肺型 P 波、电轴右偏、右束支传导阻滞和 Ⅱ、Ⅲ、aVF 及右胸前导联 ST-T 改变。急性肺栓塞时心电图变化由急性右心室扩张所致，常示电轴显著右偏，极度顺钟向转位。Ⅰ导联 S 波深、ST 段呈 J 点压低，Ⅲ导联 Q 波显著和 T 波倒置，呈 $S_I Q_{III} T_{III}$ 波形。aVF 和Ⅲ导联相似，aVR 导联 R 波常增高，右胸导联 R 波增高、T 波倒置。可出现房性或室性心律失常。急性右室心肌梗死时右胸导联可有 ST 段抬高。

（二）胸部 X 线

急性右心功能不全 X 线表现的特异性不强，可具有各自基础病的特征。肺动脉高压时可有肺动脉段突出（>3 mm），右下肺动脉横径增宽（>15 mm），肺门动脉扩张与外围纹理纤细形成鲜明的对比或呈"残根状"；右心房、室扩大，心胸比率增加，右心回流障碍致奇静脉和上腔静脉扩张。肺栓塞在起病12～36小时后肺部可出现肺下叶卵圆形或三角形浸润阴影，底部常与胸膜相连；亦可有肋膈角模糊或胸腔积液阴影；膈肌提升及呼吸幅度减弱。

（三）超声心动图

急性右心功能不全时，UCG检查可发现右心室收缩期和舒张期超负荷，表现为右室壁增厚及运动异常，右心排血量减少，右心室增大（右室舒张末面积/左室舒张末面积比值>0.6），室间隔运动障碍，三尖瓣反流和肺动脉高压。常见的肺动脉高压征象有：右室肥厚和扩大，中心肺动脉扩张，肺动脉壁顺应性随压力的增加而下降，三尖瓣和肺动脉瓣反流。右室心肌梗死除右心室腔增大外，常出现左心室后壁或下壁运动异常。心脏瓣膜病或扩张型心肌病引起慢性左心室扩张时，不能通过测定心室舒张面积比率评价右心室扩张程度。某些基础心脏病，如先心病、瓣膜病等心脏结构的异常，亦可经超声心动图明确诊断。

（四）其他

肺部放射性核素通气/灌注扫描显示不匹配以及肺血管增强CT对肺栓塞的诊断有指导意义。CT检查亦可帮助鉴别心肌炎、心肌病、COPD等疾病，是临床常用的检查方法。做选择性肺动脉造影可准确地了解栓塞所在部位和范围，但此检查属有创伤性，存在一定的危险，只宜在有条件的医院及考虑手术治疗的患者中做术前检查。

六、鉴别诊断

急性右心功能不全是一组较为常见的临床综合征，包括腹胀、肝脾肿大、胸腹腔积液、下肢水肿等。由于病因的不同，其主要表现存在一定的差异。除急性右心衰竭表现外，如突然发病、呼吸困难、窒息、心悸、发绀、剧烈胸痛、晕厥和休克，尤其是发生于长期卧床或手术后的患者，应考虑大块肺动脉栓塞引起急性肺源性心脏病的可能；如胸骨后呈压榨性或窒息性疼痛并放射至左肩、臂，一般无咯血，心电图有右心导联ST-T特征性改变，伴心肌酶学或特异性标志物的升高，应考虑急性右室心肌梗死；如既往有慢性支气管炎、肺气肿病史，此次为各种诱因病情加重，应考虑慢性肺心病急性发作；如结合体格检查及超声心动图资料，发现有先天性心脏病或瓣膜病证据，应考虑为原有基础心脏病所致。限制型心肌病或缩窄性心包炎等疾病由于心室舒张功能下降或心室充盈受限，使得静脉回流障碍，在肺静脉压升高的同时体循环重度淤血，某些诱因下（如入量过多或出量不足）即出现肝脾肿大、下肢水肿等症状，亦应与急性右心功能不全相鉴别。

七、治疗

（一）一般治疗

应卧床休息及吸氧，并严格限制入液量。若急性心肌梗死或肺栓塞剧烈胸痛时，可给予吗啡3～5 mg静脉推注或罂粟碱30～60 mg皮下或肌内注射以止痛及解痉。存在低蛋白血症时应静脉输入清蛋白治疗，同时注意纠正电解质及酸碱平衡紊乱。

（二）强心治疗

心力衰竭时应使用直接加强心肌收缩力的洋地黄类药物，如快速作用的去乙酰毛花苷注射液0.4 mg加入5%的葡萄糖溶液20 mL中，缓慢静脉注射，必要时2～4小时再给0.2～0.4 mg；同时可给予地高辛0.125～0.25 mg，每天1次治疗。

（三）抗休克治疗

出现心源性休克症状时可应用直接兴奋心脏β肾上腺素受体，增强心肌收缩力和心搏量的药物，如多巴胺20～40 mg加入200 mL 5%葡萄糖溶液中静脉滴注，或2～10 μg/（kg·min）以微量泵静脉维持输入，依血压情况逐渐调整剂量；亦可用多巴酚丁胺2.5～15 μg/（kg·min）微量泵静脉输入或滴注。

（四）利尿治疗

急性期多应用襻利尿药，如呋塞米（速尿）20～80 mg、布美他尼（丁尿胺）1～3 mg、托拉塞米（特苏尼）20～60 mg 等静脉推注以减轻前负荷，并每日口服上述药物辅助利尿。同时可服用有醛固酮拮抗作用的保钾利尿药，如螺内酯（安体舒通）20 mg，每天 3 次，以加强利尿效果，减少电解质紊乱。症状稳定后可应用噻嗪类利尿药，如氢氯噻嗪 50～100 mg 与上述襻利尿药隔日交替口服，减少耐药性。

（五）扩血管治疗

应从小剂量起谨慎应用，以免引起低血压。若合并左心衰竭可应用硝普钠 6.25 $\mu g/min$ 起微量泵静脉维持输入，依病情及血压数值逐渐调整剂量，起到同时扩张小动脉和静脉的作用，有效地减低心室前、后负荷；合并急性心肌梗死可应用硝酸甘油 5～10 $\mu g/min$ 或硝酸异山梨酯 50～100 $\mu g/min$ 静脉滴注或微量泵维持输入，以扩张静脉系统，降低心脏前负荷。口服硝酸酯类或 ACEI 类等药物亦可根据病情适当加用，剂量依个体调整。

（六）保肝治疗

对于肝脏淤血肿大，肝功能异常伴黄疸或腹水的患者，可应用还原型谷胱甘肽 600 mg 加入 250 mL 5％葡萄糖溶液中每日 2 次静脉滴注，或多烯磷脂酰胆碱（易善复）465 mg（10 mL）加入 250 mL 5％葡萄糖溶液中每日 1～2 次静脉滴注，可同时静脉注射维生素 C 5～10 g，每天 1 次，并辅以口服葡醛内酯（肝太乐）、肌苷等药物，加强肝脏保护作用，逆传肝细胞损害。

（七）针对原发病的治疗

由于引起急性右心功能不全的原发疾病各不相同，治疗时需有一定的针对性。如急性肺栓塞应考虑 rt-PA 或尿激酶溶栓及抗凝治疗，必要时行急诊介入或外科手术；特发性肺动脉高压应考虑前列环素、内皮素-1 受体拮抗剂、磷酸二酯酶抑制剂、一氧化氮吸入等针对性降低肺动脉压及扩血管治疗；急性右室心肌梗死应考虑急诊介入或 rt-PA、尿激酶溶栓治疗；慢性肺源性心脏病急性发作应考虑抗感染及改善通气、稀释痰液等治疗；先心病、瓣膜性心脏病应考虑在心衰症状改善后进一步外科手术治疗；心脏移植患者，术前应严格评价血流的动力学参数，判断肺血管阻力及经扩血管治疗的可逆性，并要求术前肺血管处于最大限度的舒张状态，术后长时间应用血管活性药物，如前列环素等。

总之，随着诊断及治疗水平的提高，急性右心功能不全已在临床工作中得到广泛认识，且治疗效果明显改善，对患者整体病情的控制起到了一定的帮助。

（王文德）

第三节　高排血量性心力衰竭

高排血量性心力衰竭是一种较常见的临床综合征。正常心脏对运动的反应为增加排血量 4～6 倍而不表现肺静脉淤血症状，然而，受严重心肌、瓣膜和心包疾病影响的心脏，不能代偿心排血量增加的需要。在其他方面无症状的患者中，持续超过正常心排血量需要的情况可引起充血性心力衰竭的症状。有充血性心力衰竭症状，血流动力学检查时心排血量正常或升高的患者，可能出现高排血量性心力衰竭。

引起高排血量性心力衰竭常见的原因有体循环动静脉瘘、贫血性心脏病、脚气性心脏病、甲状腺功能亢进性心脏病等。

一、临床表现

（一）症状

高排血量性心力衰竭常表现为乏力、水肿、活动时气短和心悸。因为这些症状在其他类型的心力衰竭中也很常见,单独出现上述症状不足于鉴别为何种心脏综合征。高排血量性心力衰竭的具有鉴别意义的是导致其发生的病因特征,如甲亢的症状和维生素 B_1 缺乏导致的神经病变等。

（二）体征

高排血量的各种病因都有其独特的体检发现。但下列表现在所有高排血量性心力衰竭中均较常见。心率加快、脉压增大或正常；心脏体检时可以发现心尖的高动力冲动,短促、清脆的第一心音,主动脉瓣和肺动脉瓣区可闻及收缩中期血流杂音；在心尖和胸骨左下缘部可闻及舒张期杂音,提示通过房室瓣的血流增加；四肢温暖和潮红。

二、诊断

高排血量性心力衰竭的确诊需右心导管检查,可发现静息状态下右心压力正常或轻度升高,肺毛细血管楔压升高,高心排血量,低体循环阻力以及静息状态下心动过速等。

三、治疗

针对导致高排血量性心力衰竭的病因,治疗方法也不同。下面将引起高排血量性心力衰竭的常见原因分别介绍如下。

（一）体循环动静脉瘘

动静脉瘘是指动静脉之间出现不经过毛细血管网的异常通道,血液由高压力动脉流向低压力静脉,常伴有动脉瘤的形成,因此也有动静脉瘤之称。它是引起高排血量性心力衰竭的重要病因之一。

1. 病因与病理解剖

动静脉瘘是指无毛细血管床介于其间的动静脉间的连接。体循环动静脉瘘有先天性和后天性之分,先天性动静脉瘘是由于血管发育畸形,导致动静脉之间有异常交通；后天性动静脉瘘大多由外伤或有创性操作造成,比较常见,早期容易漏诊。梅毒性主动脉瘤破裂时,如穿破上腔静脉、肺动脉、右心房或右心室,其所产生的血流动力学改变与动静脉瘘相同。先天性动脉导管未闭实际上也是动静脉瘘的一种。病理解剖显示动静脉瘘近端的动脉发生扩张,动脉壁变薄,有时可形成动脉瘤。动静脉瘘的静脉也因压力的升高而发生扩张,静脉壁有增厚现象。

2. 病理生理

由于较大的动静脉间（体循环）有直接通道,所以部分动脉血流（20%～50%）就从动脉通过此短路直接进入静脉而不经过毛细血管,使周围血管阻力下降,静脉回流增加,心排血量增加,循环血容量多有增加,循环时间正常或缩短,继发心脏扩大,心力衰竭。病理生理改变明显与否取决于体循环动静脉瘘管口径的大小和瘘口离心脏的距离；瘘口愈大、离近心脏,则其病理生理改变愈为明显。心脏扩大和心力衰竭出现与否亦与上述两个因素有关,但可能也与动静脉瘘存在的时期有关。

3. 临床表现

在动静脉瘘处可闻及连续性、机器样杂音,在收缩期更为明显,多伴有震颤。动静脉瘘处可发生动脉瘤。

收缩压正常或略为升高,舒张压降低,脉压增宽。此外,水冲脉、毛细血管搏动等周围循环体征也多有出现,脉搏多明显增速。因此,临床上如发现明显的脉压增宽现象而无主动脉瓣关闭不全或其他病因可找,应仔细寻找体循环动静脉瘘的存在,特别在有创伤或外科手术的时候。如用手压瘘使瘘管关闭,则舒张压可立即升高 1.33～1.99 kPa,脉搏立即缓慢,减慢 10～30 次/分,心排血量也立即降低（心动过缓反射）。这个反应只持续几分钟,血压升高是因为瘘管被阻塞,血液不能通过瘘管而必须通过微血管,因而周围阻力增加。脉搏频率降低是由于主动脉压的升高刺激了主动脉壁的神经（阿托品可使心动过缓反射消失）。

心脏增大是一种普遍性发现,增大的程度与动脉的大小、瘘孔的口径及瘘的存在时期有关。心脏增大主要是心脏扩张所致,心脏肥厚因素所占地位并不重要,因为瘘管结扎后,增大的心脏可在短期内有明显的缩小。心脏增大的原理是由于静脉回流量增加使心脏的舒张期容积增加,从而引起心脏扩张和肥厚。长期及较大的动静脉瘘患者,可以发生高排血量性心力衰竭。

瘘的近段静脉的压力多不升高,其血液的含氧量可较一般静脉为高。瘘的远段肢体往往有缺血表现,如局部溃疡,甚至局部组织坏死。但因侧支循环的形成与心排血量的增加,肢体的血液供给可以恢复正常,有时可较对侧肢体的血液供应为多,以致有瘘管的肢体的皮肤温度可比对侧为高。

先天性动静脉瘘,也称为蔓状血管瘤,可累及全身各个部位,以下肢最为常见,而且大都是多发性的。

4. 诊断

动静脉瘘的诊断除了上述典型的临床表现以外,主要依赖于各种影像学检查。它的影像学诊断手段主要包括:①胸部 X 线平片:是最常用的初筛本病的检查方法。②超声心动图:其敏感性高于胸部 X 线平片;③胸部 CT:它对小病灶的检出能力较高,增强 CT 是诊断本病最方便、有效的方法,有助于确诊。④磁共振血管造影。⑤择性数字减影血管造影:它是诊断的"金标准",但为有创性检查,并受一定的条件限制。以上这些诊断技术相结合,可以更为准确地判断病变的大小、部位、数量、形态、血管壁及管腔内血流的情况,以及血流动力学特点。

5. 治疗

介入放射学、栓塞技术及材料的发展,进一步提高了本病治疗的技术成功率和临床远期疗效。目前,治疗动静脉瘘的方法有:经导管动脉介入栓塞术、经皮穿刺瘤腔内药物硬化治疗、手术切除。其中,经导管动脉介入栓塞术是治疗该病的主要方法,常用的栓塞材料有固体和液体之分,如吸收性明胶海绵、聚乙烯醇泡沫微粒、微弹簧圈及球囊、二氰基丙烯酸正丁酯、无水乙醇、平阳霉素碘油乳剂等;对于局限型先天性动静脉瘘患者应首选手术切除,但手术时必须尽可能保持动脉的完整(静脉部分可以结扎之);而对于病变无法彻底清除或难以手术的患者,可首选经皮穿刺瘤腔内药物硬化治疗。另外,体循环动静脉瘘管易于发生细菌性动脉内膜炎,因此在必要时应采取预防细菌性动脉炎的措施。

(二)贫血性心脏病

贫血性心脏病是由于长期中度以上(血红蛋白低于 70 g/L)贫血引起心脏扩大和(或)心力衰竭等一系列心血管系统的病变。

1. 病理生理

贫血患者会出现血液载氧量的减少,当血液的载氧量降低到一定的限度(血红蛋白低于 70 g/L)并持续一定的时间,可以引起血液循环系统明显的改变。长期严重的慢性贫血可导致贫血性心脏病。严重贫血可以从下列三方面影响心脏:①可引起心排血量增加,外周血管阻力下降,即高排血量型血液循环,从而增加心脏负荷,导致心脏扩大和心肌肥厚,最终进展为充血性心力衰竭。②可诱发心绞痛或导致其他冠状动脉血液供应不足。③可因心肌长期缺血而引起心肌脂肪变性等改变,以致心肌异常松弛,心肌收缩力下降。

2. 临床表现

当血红蛋白为 65～75 g/L 时,患者除了一般贫血的症状之外,常伴有循环系统的表现,可有气急、疲倦、心悸等症状,有时可出现心绞痛。体格检查可发现窦性心动过速,心尖搏动强烈,周围血管扩张,皮肤温暖,水冲脉,脉压增大以及周围血管征。心尖区可闻及收缩期吹风样杂音,是循环血量增加、心脏扩大导致二尖瓣相对性关闭不全所致;心尖区轻度低音调舒张中期杂音,是通过二尖瓣口血流的速度增加所致;或胸骨左缘有轻度高音调、吹风样舒张期杂音,是由于主动脉瓣环扩张所产生。

当血红蛋白低于 30 g/L 时,心脏明显增大,并可出现充血性心力衰竭,特别在心脏有额外负荷时,如体力劳动、发热、妊娠等,表现为体循环淤血的征象,包括颈静脉怒张、肝脏肿大(偶尔可达脐水平)和压痛、腹水、肺底啰音等。

但必须指出,当贫血患者有充血性心力衰竭表现时,首先应考虑到其他器质性心脏病的合并存在,如风湿性心脏病、脚气性心脏病等,因单纯贫血所引起的充血性心力衰竭甚为少见。

3.实验室检查

中度以上的慢性贫血患者 X 线检查大多有心脏轻至中度增大。当血红蛋白低于 30 g/L 时,心脏可明显扩大,且可以出现肺淤血、肺水肿等征象。心电图可显示低电压、ST 段压低、窦性心动过速、左心前区导联上 T 波平坦或倒置。血常规和外周血涂片检查可用于确定是否存在贫血以及贫血的程度。骨髓检查有助于明确病因。

以上所述的心血管方面改变均是可逆性现象,贫血纠正后,心脏改变可有不同程度的恢复。

4.治疗

无心衰的贫血性心脏病,心功能处于代偿期,主要是针对贫血进行病因治疗,根据情况补充铁剂、叶酸或维生素 B_{12} 等。

重度贫血性心脏病发生心力衰竭时,除了一般治疗心衰的措施外,还要积极治疗贫血。输血是最主要的治疗手段,应少量多次输血或输入浓缩红细胞混悬液,同时配合使用利尿药,以减少血容量,预防肺水肿。由于属于高排血量型心力衰竭,因此治疗心衰时以利尿和扩血管为主。应用洋地黄类和非洋地黄类正性肌力药物可促进或加重心衰,所以只有当利尿药、血管扩张药以及输血治疗无效时才小剂量应用,一般使用快速起效制剂。

(三)脚气性心脏病

维生素 B_1(硫胺)缺乏症也称脚气病,常累及神经系统和心血管系统。脚气性心脏病是由于严重的维生素 B_1 缺乏持续 3 个月以上,出现以心血管系统病变为主,以及充血性心力衰竭的心脏病,又称湿型脚气病。

1.病理解剖

病理改变可因脚气病的严重程度而有差异。可表现为:心肌细胞水肿、变性、坏死;心肌间质水肿;心脏明显增大,尤以右心室的扩张肥大突出。

2.病理生理

维生素 B_1 是碳水化合物代谢过程中所必需的酶系统的主要成分,是丙酮酸氧化所必需的酶。维生素 B_1 缺乏时,碳水化合物的氧化作用即在丙酮酸阶段停顿,血液内积聚过多的酸性物质,如丙酮酸和乳酸,发生代谢性酸中毒,影响心肌的能量代谢,造成心肌能量供应不足。

维生素 B_1 的缺乏对机体产生以下两种影响:①血液中丙酮酸和乳酸浓度的增加使周围小动脉扩张,周围阻力降低,静脉回流量增多,因而心排血量及心脏工作量都有增加。②心脏的代谢功能衰竭,主要是由于心肌对乳酸盐、丙酮酸盐与氧的利用率降低。因此维生素 B_1 的缺乏影响了心脏本身及周围循环。脚气性心脏病属于高动力循环性心脏病。

3.临床表现

先驱症状有活动后的心悸、气促,端坐呼吸,心前区疼痛,心动过速与水肿。病情较重时可突然发生急性心力衰竭,出现烦躁不安、恶心、呕吐、上腹闷胀、发绀、阵发性呼吸困难或急性肺水肿、胸腔积液、皮下水肿、颈静脉怒张、肝脏肿胀、休克等。体检发现心脏向两侧增大、心前区可闻及收缩期吹风样杂音、第一心音减弱(第一心音减弱加上心动过速可引起胎样心音)、右心室性舒张期奔马律及肺动脉瓣区第二心音亢进、脉压因舒张压降低而增大、大动脉上有枪击音、水冲脉与毛细血管搏动等体征。静脉压显著升高。

心电图检查除窦性心动过速外,常显示 T 波平坦或倒置、低电压、QT 间期延长等。心功能测定显示高排血量性心力衰竭。

4.诊断

本病的主要诊断依据是:有 3 个月以上的维生素 B_1 缺乏史,伴或不伴有周围神经炎征象;急骤出现的高排血量性心衰;心脏增大,心律规律,无其他原因可查;维生素 B_1 治疗后症状明显改善。

5.治疗

主要是补充足量的维生素 B_1,轻症者可口服(每次 5～10 mg,每日 3 次)或肌内注射(每次 50～100 mg,每日 1 次),重症者应给予缓慢静脉注射(50～100 mg 加入 50% 葡萄糖中)。有心衰的患者要积极治疗心衰,同时还要纠正导致本病的饮食因素。

（四）甲状腺功能亢进性心脏病

甲状腺功能亢进（甲亢）性心脏病是指由于多种原因导致甲状腺激素分泌过多，引起以心血管系统为主要表现的临床综合征。甲亢大多发生于 20～40 岁的女性，男女之比约为 1∶5。甲亢性心脏病的患者则多在 40 岁以上，男女比例约为 1∶2。

1. 发病机制

甲亢性心脏病的发病机制尚未完全明确。主要是由于甲状腺激素对心肌蛋白的合成、心肌代谢、心肌酶、心肌收缩性、血流动力学和心脏电生理等均有直接作用，以及交感神经系统兴奋性增加和迷走神经兴奋能力障碍，使得甲亢患者的心脏，特别是有基础心脏病的患者，不能承受甲亢时高动力状态的额外负担，也不能满足机体代谢增加的需要，最终导致了甲亢性心脏病的发生。

2. 病理解剖

甲亢中的心脏一般没有明显的病理变化。有甲亢性心脏病者一般皆有心脏肥厚及扩张，在心力衰竭的病例中尤为显著。

3. 病理生理

甲状腺激素增加心肌细胞的蛋白合成，使心肌肥厚，但心肌含水量和胶原都没有增加。甲状腺激素对心肌收缩性的作用是增加心肌收缩率，同时也使每搏输出量增高，故心排血量可有明显的增加。一般认为，甲状腺激素使心肌收缩力增加的主要原因是由于钙离子－磷酸蛋白质复合物形成增多，使肌凝蛋白钙离子激活 ATP 酶活性增高，从而导致肌质网钙离子转运增加而引起的。同时，也与甲状腺激素能增加心肌细胞膜上的肾上腺素能 β 受体的数量有关。以上变化均使左、右心室做功增加，心肌氧耗量增多。较长时间的甲状腺激素分泌过多可导致心脏储备能力下降。

甲亢时，外周血管阻力下降。心排血量增加的原因至少部分与此有关。外周血管扩张是继发于甲亢所致的组织代谢率增高以及热量产生和代谢产物的增加。心排血量增加和外周血管阻力下降使患者的收缩压增大，舒张压下降，因而脉压增大。同时循环时间缩短，血容量增加。

甲状腺激素增加心率，造成心动过速。剂量－效应试验表明，过多的甲状腺激素并不能改变心血管系统组织对儿茶酚胺的敏感性。甲亢患者的心率增快可能是甲状腺激素的毒性作用和交感神经系统兴奋性增高共同作用的结果。为此，普萘洛尔等 β 受体阻断药可以降低甲亢患者的心率，但不能使之恢复正常。此外，有证据表明，甲亢中的心动过速也与迷走神经兴奋性受损有关。

过多的甲状腺激素分泌所引起的上述变化使心脏功能下降。心脏每次收缩所消耗的能量较正常为多，而效率却极低，逐渐不胜负担，终于导致心力衰竭。甲亢患者出现心力衰竭时，心排血量下降，但其绝对值仍较正常为高，故属高排血量性心力衰竭。有时，病情很严重时，心排血量可降至正常范围之内或低于正常。

心房颤动的发生机制可能是甲状腺激素直接作用于心肌，使心房肌兴奋性增加，不应期缩短而造成。动物实验中，甲状腺激素可以增加心房率，舒张期去极化率并缩短窦房结细胞动作电位时间。

4. 临床表现

甲亢的心脏方面的症状有心悸，呼吸困难和心前区疼痛。心悸常伴有心动过速。有时在颈部也有冲击感。心悸的程度有轻有重，轻的可仅为患者自觉心脏在搏动，重的可为剧烈的心脏冲撞，一般是在情绪激动或进食后出现，但也有一些患者在静息状态下出现。据研究，和正常人相比，甲亢患者的氧耗量较大而肺活量较低，所以在轻度或中度活动后可出现呼吸困难，这与因心力衰竭而发生者不同。心前区疼痛常甚轻微，一般是一种沉重的痛感，但有时可出现典型的心绞痛，常是发作性心律失常所引起，也可以是甲亢增加了原来已有冠状动脉粥样硬化的心脏的负荷所致。这两种疼痛皆常在甲亢治愈后消失。以上几种症状中，以心悸为最多，呼吸困难次之，心前区疼痛远较少见。

心房颤动是甲亢的心血管方面的一个重要表现，为产生心力衰竭的重要因素。发作性房颤常提示甲亢的存在，尤以年轻的患者中更是如此。房颤在毒性结节性甲状腺肿中远较为多见。它在 45 岁以下的患者中较少发生,30 岁以下中更少,在男性中比较多见。甲亢病程愈长,房颤的发病率愈高,而与甲亢的严重程度无一定的关系。如不治疗甲亢,对发作性及持久性房颤使用洋地黄或奎尼丁皆不利于控制心室率或消除房颤。满意地控制甲亢后,一般不会再发生阵发性房颤。其他不常见的心律失常有期前收缩、心房扑动、阵发性房性心动过速,甚或阵发性室性心动过速等。

甲亢的心脏体征有:心尖搏动强烈,故极易查得。有时搏动的震动极为强烈,扩散于胸壁,扪之有如收缩期震颤。单纯的甲亢心脏不增大,但心音响亮且具有冲击性。第一心音常明显亢进,易与二尖瓣狭窄的第一心音的特征相混淆。心底部的心音也增强。整个心前区常可闻及Ⅱ～Ⅲ级收缩期杂音,在肺动脉瓣区最为显著。收缩期血压升高,舒张压则略降低,以致脉压增大。少数患者的脉压极大,故可见明显的颈动脉搏动、水冲脉、枪击声、毛细血管搏动等周围血管征。心率通常每分钟 100～120 次,有时可达 120～140 次,但当达到 180～200 次时易发生甲状腺危象。心率在活动或情绪激动时显著加快,睡眠和休息时虽有所降低,但仍高于正常。在颈部肿大的甲状腺上,常可听到连续性的血管杂音,提示有动静脉沟通。

单纯的甲亢很少引起心力衰竭,尤以在 40 岁以下的患者中更为少见;伴有其他病因性心脏病者的心力衰竭发生率大为增加,可高达 25%。发生房颤后心力衰竭的发生率显著增加。甲亢治愈前,通常的心力衰竭的治疗常不见效。心力衰竭的发生率随着甲亢病程的加长而增高,而与后者的严重程度无明显相关。因甲亢时肺动脉及右心室压力均有增高,故甲亢患者的心力衰竭主要表现为右心衰竭。

除心血管方面外,甲亢的主要表现如典型的突眼、凝视姿态、皮肤湿热、甲状腺增大、肌肉震颤等,对诊断皆甚为重要,但在甲亢性心脏病中有时可不甚明显,甚至无甲状腺肿大或眼部体征。这种隐匿性甲亢如有心力衰竭,可因未能发现甲亢而仅对心力衰竭进行治疗,以致收效不大。

X 线检查常示心脏的大小正常,心脏搏动有力。本病导致血流加速致使肺动脉明显扩张。如有长期的房颤或心力衰竭,则可见心影增大。严重心力衰竭时,心影向两侧增大。

心电图常无特殊改变,可见窦性心动过速、心房颤动或其他较为少见的心律失常。有时可见 P 波振幅增加及顶高而圆的 T 波,这是交感神经张力增加的表现。有心脏病变时,可出现 ST 段压低与 T 波平坦或倒置。

5. 诊断

甲亢性心脏病的诊断依据,除有甲亢的佐证外,同时有:①阵发性或持久性心房颤动、心房扑动、心脏增大或心力衰竭者。②排除其他原因的心脏病。③甲亢治愈后,心脏病表现随之消失。

不典型甲状腺功能亢进者,可能仅有心血管疾病方面的表现。因此,凡遇到以下情况应考虑甲亢的可能:①原因不明的阵发性或持久性心房颤动,心室率快而不易被洋地黄类药物控制。②非克山病流行区发生的原因不明的右心衰竭;或有循环时间不延长的心力衰竭,但患者没有贫血、发热或脚气病等,洋地黄疗效不佳。③无法解释的心动过速。④血压波动而脉压增大者。⑤患有器质性心脏病患者发生心力衰竭,常规治疗疗效不佳者,也应想到甲亢。

因心力衰竭本身有时可增加基础代谢率,甚至可高达 40% 以上,故要证实有无甲亢,除仔细搜寻临床表现外,尚需进行血清游离 T_4 和 T_3、促甲状腺激素(TSH)等的测定。

6. 治疗

甲亢性心脏病的治疗基础是控制甲亢本身。不然,心脏病的一般处理对它难以获得满意的疗效。对甲亢合并心力衰竭者,应该是在用洋地黄和利尿药等处理心力衰竭的同时,使用抗甲状腺药物积极治疗甲亢。有心房颤动者,在甲亢未控制前,用电击复律和奎尼丁治疗甚难恢复窦性心律。如药物治疗甲亢已有 1 个月左右或甲状腺切除后已有 2 周,甲亢已满意控制而心房颤动未自动复律,则可试行电击复律或奎尼丁治疗来恢复窦性心律。甲状腺手术前患者有心脏病表现并不是手术禁忌证,对心房颤动也是如此。如有心力衰竭,它在被控制后经过 1 个月左右,即可进行手术。

对甲亢本身的治疗可分为一般支持疗法和减少甲状腺激素分泌治疗。前者包括精神因素的去除、对患者的关怀和安慰、足够的休息、适量的镇静剂、高热量饮食和足够维生素。后者包括抗甲状腺药物、甲状腺次全切除术和放射性碘治疗。

7.病程及预后

甲亢性心脏病可治愈。即使已发生心力衰竭,在获得确实诊断后及时处理也能使患者恢复健康。如未能及时发现,因而治疗未能针对病因,则可使心力衰竭恶化。伴有其他病因心脏病的甲亢,及时治疗甲亢甚为重要,因如将后者治愈即可避免或延缓心力衰竭的发生,如已有心力衰竭,则也可使对心力衰竭的治疗收效。

(王文德)

第四节　收缩性心力衰竭

慢性收缩性心力衰竭,传统称之为充血性心力衰竭,是指心脏由于收缩和舒张功能严重低下或负荷过重,使泵血明显减少,不能满足全身代谢需要而产生的临床综合征,出现动脉系统供血不足和静脉系统淤血甚至水肿,伴有神经内分泌系统激活的表现。心力衰竭根据其产生机制可分为收缩功能(心室泵血功能)衰竭和舒张功能(心室充盈功能)衰竭两大类;根据病变的解剖部位可分为左心衰竭、右心衰竭和全心衰竭;根据心排血量(CO)高低可分为低心排血量心力衰竭和高心排血量心力衰竭;根据发病情况可分为急性心力衰竭和慢性心力衰竭。临床上为了评价心力衰竭的程度和疗效,将心功能分为四级,即纽约心脏病协会(NYHA)心功能分级:

Ⅰ级:体力活动不受限制。日常活动不引起过度乏力、呼吸困难和心悸。

Ⅱ级:体力活动轻度受限。休息时无症状,日常活动即引起乏力、心悸、呼吸困难。

Ⅲ级:体力活动明显受限。休息时无症状,轻于日常活动即可引起上述症状。

Ⅳ级:体力活动完全受限。不能从事任何体力活动,休息时亦有症状,稍有体力活动即加重。

其中,心功能Ⅱ、Ⅲ、Ⅳ级临床上分别代表轻、中、重度心力衰竭,而心功能Ⅰ级可见于心脏疾病所致左心室收缩功能低下(LVEF≤40%)而临床无症状者,也可以是心功能完全正常的健康人。

一、左心衰竭

左心衰竭是指由于左心室心肌病变或负荷增加引起的心力衰竭。通常是由于大面积心肌急慢性损伤、缺血和(或)梗死产生心室重塑致左心室进行性扩张伴收缩功能进行性(或急性)降低所致,临床以动脉系统供血不足和肺淤血甚至肺水肿为主要表现。心功能代偿时,症状较轻,可慢性起病,急性失代偿时症状明显加重,通常起病急骤,在有(或无)慢性心力衰竭基础上突发急性左心衰竭肺水肿。病理生理和血流动力学特点为每搏输出量(SV)和心排血量(CO)明显降低,肺毛细血管楔压(PCWP)或左心室舒张末压(LVEDP)异常升高(≥25 mmHg),伴交感神经系统和肾素－血管紧张素－醛固酮系统(RAAS)为代表的神经内分泌系统的激活。高心排血量心力衰竭时 SV、CO 不降低。

(一)病因

(1)冠状动脉粥样硬化性心脏病(简称冠心病),大面积心肌缺血、梗死或顿抑,或反复多次小面积缺血、梗死或顿抑,或慢性心肌缺血冬眠时。

(2)高血压心脏病。

(3)中、晚期心肌病。

(4)重症心肌炎。

(5)中、重度心脏瓣膜病如主动脉瓣或(和)二尖瓣的狭窄或(和)关闭不全。

(6)中、大量心室或大动脉水平分流的先天性或后天性心脏病如室间隔缺损、破裂、穿孔、主肺动脉间隔缺损、动脉导管未闭(PDA)和主动脉窦瘤破裂。

(7)高动力性心脏病,如甲亢、贫血、脚气病和动静脉瘘。

(8)急性肾小球肾炎和输液过量等。

(9)大量心包积液心脏压塞时(属"极度"的舒张性心衰范畴)。

(10)严重肺动脉高压或合并急性肺栓塞,右室压迫左室致左室充盈受阻时(也属"极度"舒张性心衰范畴)。

(二)临床表现

1.症状

呼吸困难是左心衰竭的主要症状,是由于肺淤血或肺水肿所致。程度由轻至重表现为:轻度时活动中气短乏力、不能平卧或平卧后咳嗽,咳白色泡沫痰,坐起可减轻或缓解;重度时夜间阵发性呼吸困难、端坐呼吸、心源性哮喘和急性肺水肿。急性肺水肿时多伴咳粉红色泡沫痰或咯血(二尖瓣狭窄时),易致低氧血症和 CO_2 潴留而并发呼衰,同时伴随心悸、头晕、嗜睡(CO_2 潴留时)或烦躁等体循环动脉供血不足的症状,严重时可发生休克、晕厥甚至猝死。

2.体征

轻中度时,高枕卧位。出汗多、面色苍白、呼吸增快、血压升高、心率增快(≥100 次/分)、心脏扩大,第一心音减弱、心尖部可闻及 S_3 奔马律,肺动脉瓣区第二心音亢进,若有瓣膜病变可闻及二尖瓣、主动脉瓣和三尖瓣区的收缩期或舒张期杂音。两肺底或满肺野可闻及细湿啰音或水泡音;吸气时明显,呼气时可伴哮鸣音(心源性哮喘时)。慢性左心衰竭患者可伴有单侧或双侧胸腔积液和双下肢水肿。脉细速,可有交替脉,严重缺氧时肢端可有发绀。严重急性失代偿左心衰竭时端坐呼吸、大汗淋漓、焦虑不安、呼吸急促(>30 次/分);两肺满布粗湿啰音或水泡音(肺水肿时)伴口吐鼻喷粉红色泡沫痰,初起时常伴有哮鸣音,甚至有哮喘(心源性哮喘时)存在。血压升高或降低甚至休克,此时病情非常危重,只有紧急抢救才有望成功。稍有耽搁,患者就可能随时死亡。

(三)实验室检查

1.心电图(ECG)

窦性心动过速,可见二尖瓣 P 波、V_1 导联 P 波终末电势增大和左室肥大劳损等反映左心房、室肥厚、扩大以及与所患心脏病相应的变化;可有左、右束支阻滞和室内阻滞;急性、陈旧性梗死或心肌大面积严重缺血,以及多种室性或室上性心律失常等表现。少数情况下,上述 ECG 表现可不特异。

2.X 线胸片

心影增大,心胸比例增加,左心房、室或全心扩大,尤其是肺淤血、间质性肺水肿(Kerley B 线、叶间裂积液)和肺泡性肺水肿,是诊断左心衰竭的重要依据。慢性心衰时可有上、下腔静脉影增宽,以及胸腔积液等表现。

3.超声多普勒心动图

可见左心房、室扩大或全心扩大,或有左心室室壁瘤存在;左心室整体或节段性收缩运动严重低下,左室射血分数(LVEF)严重降低(≤40%);左心室壁厚度可变薄或增厚。有病因诊断价值;重度心衰时,反映 SV 的主动脉瓣区的血流频谱也降低;也可发现二尖瓣或主动脉瓣严重狭窄或反流,或在心室或大动脉水平的心内分流,或大量心包积液,或严重肺动脉高压巨大右室压迫左室等左心衰竭时的解剖和病理生理基础,对左心衰竭有重要的诊断和鉴别诊断价值。

4.血气分析

早期可有低氧血症伴呼吸性碱中毒(过度通气),后期可伴呼吸性酸中毒(CO_2 潴留)。血常规、生化全套和心肌酶学可有明显异常,或正常范围。

(四)诊断和鉴别诊断

依据临床症状、体征、结合 X 线胸片有典型肺淤血和肺水肿的征象伴心影增大,以及超声心动图左室扩大(内径≥55 mm)和 LVEF 降低(<40%)典型改变,诊断慢性左心衰竭和急性左心衰肺水肿并不难;难的是对慢性左心衰竭的病因诊断,特别是对"扩张型"心肌病的病因诊断,需确定原发性、缺血性、高血压

性、酒精性、围生期、心动过速性、药物性、应激性、心肌致密化不全和右室致心律失常性心肌病等病因。通过结合病史、ECG、超声心动图、核素心肌显像、心脏 CT 和磁共振成像（MRI）等影像检查综合分析和判断，多能够鉴别。心内膜心肌活检对此帮助不大。同时，也可确定或除外"肥厚型"和"限制型"心肌病的诊断。

心源性哮喘与肺源性哮喘的鉴别十分重要，不可回避。根据肺内"水"与"气"的差别，可在肺部叩诊、X 线胸片和湿啰音"有或无"上充分显现，加上病史不同，可得以鉴别。

（五）治疗

急性左心衰竭通常起病急骤，病情危重而变化迅速，需给予紧急处理。治疗目标是迅速纠正低氧和异常血流动力学状态；消除肺淤血、肺水肿；增加 SV、CO，从而增加动脉系统供血。治疗原则为加压给纯氧、静脉给予吗啡、利尿、扩血管（包括连续舌下含服硝酸甘油 2～3 次）和强心。

经过急救处理，多数患者病情能迅速有效控制，并在半小时左右渐渐平稳，呼吸困难减轻，增快心率渐渐减慢，升高的血压缓缓降至正常范围，两肺湿啰音渐减少或消失，血气分析恢复正常范围，直到 30 分钟左右可排尿 500～1000 mL。病情平稳后，治疗诱因，防止反弹，继续维持上述治疗并调整口服药（参照慢性左心衰竭的治疗方案），继续心电、血压和血氧饱和度监测，必要时选用抗生素预防肺部感染。最终应治疗基础心脏病。

慢性左心衰竭的治疗参见全心衰竭治疗。

二、右心衰竭

右心衰竭是由于右心室病变或负荷增加引起的心力衰竭。以肺动脉血流减少和体循环淤血或水肿为表现。大多数右心衰竭是由左侧心力衰竭发展而来，两者共同形成全心衰竭。其病理生理和血流动力学特点为右室心排血量降低，右室舒张末压或右房压异常升高。

（一）病因

（1）各种原因的左心衰竭。

（2）急、慢性肺动脉栓塞。

（3）慢性支气管炎、肺气肿并发慢性肺源性心脏病。

（4）原发性肺动脉高压。

（5）先天性心脏病包括肺动脉狭窄（PS）、法洛四联症、三尖瓣下移畸形、房室间隔缺损和艾森门格综合征。

（6）右心室扩张型、肥厚型和限制型或闭塞型心肌病。

（7）右心室心肌梗死。

（8）三尖瓣狭窄或关闭不全。

（9）大量心包积液。

（10）缩窄性心包炎。

（二）临床表现

1. 症状

主要是由于体循环和腹部脏器淤血引起的症状，如食欲缺乏、恶心、呕吐、腹胀、腹泻、右上腹痛等，伴有心悸、气短、乏力等心脏病和原发病的症状。

2. 体检

颈静脉充盈、怒张，肝脏肿大伴压痛，肝颈静脉反流征（＋），双下肢或腰骶部水肿、腹水或胸腔积液，可有周围性发绀和黄疸。心率快、可闻及与原发病有关的心脏杂音，P_2 可亢进或降低（如肺动脉狭窄或法洛四联症），若不伴左心衰竭和慢性阻塞性肺疾病合并肺部感染时，通常两肺呼吸音清晰或无干、湿性啰音。

（三）实验室检查

1.ECG

显示 P 波高尖、电轴右偏、aVR 导联 R 波为主，V_1 导联 R/S＞1、右束支阻滞等右心房、室肥厚扩大以及与所患心脏病相应的变化，可有多种形式的房、室性心律失常，传导阻滞和室内阻滞，可有 QRS 波群低电压。有肺气肿时可出现顺钟向转位。

2.胸部 X 线检查

显示右心房、室扩大和肺动脉段凸（有肺动脉高压时）或凹（如肺动脉狭窄或法洛四联症）等与所患心脏病相关的形态变化；可见上、下腔静脉增宽和胸腔积液征；若无左心衰竭存在，则无肺淤血或肺水肿征象。

3.超声多普勒心动图

可见右心房、室扩大或增厚，肺动脉增宽和高压，心内解剖异常，三尖瓣和肺动脉瓣狭窄或关闭不全以及心包积液等与所患心脏病有关的解剖和病理生理的变化。

4.心导管检查

必要时做心导管检查，显示中心静脉压增高（＞15 cmH_2O）。

（四）诊断与鉴别诊断

依据体循环淤血的临床表现，结合胸片肺血正常或减少伴右心房室影增大和超声心动图右心房室扩张或右室肥厚伴或不伴肺动脉压升高的典型征象，诊断不难。病因诊断的鉴别需要结合临床和多种影像学检查综合判断而定。

（五）治疗

（1）右心衰竭的治疗关键是原发病和基础心脏病的治疗。

（2）抗心衰的治疗参见全心衰竭部分。

三、全心衰竭

全心衰竭是指左、右心力衰竭同时存在的心力衰竭，传统被称之为充血性心力衰竭。全心衰竭几乎都是由左心力衰竭缓慢发展而来，即先有左心力衰竭，然后出现右心衰竭；也不除外极少数情况下是由于左、右心室病变同时或先后导致左、右心力衰竭并存之可能。一般来说，全心衰竭的病程多属慢性。其病理生理和血流动力学特点为左、右室心排血量均降低、体、肺循环均淤血或水肿伴神经内分泌系统激活。

（一）病因

（1）同左心衰竭（参见左心衰竭）。

（2）不除外极少数情况下有右心衰竭的病因（参见右心衰竭）并存。

（二）临床表现

1.症状

先有左心衰竭的症状（见左心衰竭），随后逐渐出现右心衰竭的症状（见右心衰竭）；由于右心衰竭时，右心排血量下降能减轻肺淤血或肺水肿，故左心衰竭症状可随右心衰竭症状的出现而减轻。

2.体检

既有左心衰竭的体征（见左心衰竭），又有右心衰竭的体征（见右心力衰竭）。全心衰竭时，由于右心衰竭存在，左心衰竭的体征可因肺淤血或水肿的减轻而减轻。

（三）检查

1.ECG

显示反映左心房、室肥厚扩大为主或左右房室均肥厚扩大（见左、右心力衰竭）和所患心脏病的相应变化，以及多种形式的房、室性心律失常，房室传导阻滞、束支阻滞和室内阻滞图形。可有 QRS 波群低电压。

2.胸部 X 线检查

心影普大或以左心房、室增大为主，以及与所患心脏病相关的形态变化；可见肺淤血、肺水肿（左心衰竭),上、下腔静脉增宽和胸腔积液(右心衰竭)。

3.超声多普勒心动图

可见左、右心房、室均增大或以左心房、室扩大为主,左室整体和节段收缩功能低下,LVEF降低(<40%),并可显示与所患心肌、瓣膜和心包疾病相关的解剖和病理生理的特征性改变。

4.心导管检查(必要时)

肺毛细血管楔压(左心衰竭时)和中心静脉压(右心衰竭)均增高,分别大于18 mmHg和15 cmH$_2$O。

(四)诊断和鉴别诊断

同左、右心衰竭。

(五)治疗

和左心衰竭一样,全心衰竭治疗的基本目标是减轻或消除体、肺循环淤血或水肿,增加SV和CO,改善心功能;最终目标不仅要改善症状,提高生活质量,而且要阻止心室重塑和心衰进展,提高生存率。这不仅需要改善心衰的血流动力学,而且也要阻断神经内分泌异常激活不良效应。治疗原则为利尿、扩血管、强心并使用神经内分泌阻滞药。治疗措施如下:

(1)去除心衰诱因。

(2)体力和精神休息。

(3)严格控制静脉和口服液体入量,适当(无需严格)限制钠盐摄入(应用利尿药者可放宽限制),低钠患者还应给予适量咸菜或直接补充氯化钠治疗纠正。

(4)急性失代偿时,给予呼吸机加压吸纯氧和静脉缓慢推注吗啡3 mg(必要时可重复1~2次)。

(5)利尿药:能减轻或消除体、肺循环淤血或水肿,同时可降低心脏前负荷,改善心功能。可选用噻嗪类如氢氯噻嗪25~50 mg,每天1次;襻利尿药,如呋塞米20~40 mg,每天1次;利尿效果不好者可选用布美他尼(丁尿胺)1~2 mg,每天1次;或托拉塞米(伊迈格)20~40 mg,每天1次;也可选择以上两种利尿药,每两天交替使用,待心力衰竭完全纠正后,可酌情减量并维持。利尿必须补钾,可给缓释钾1.0 g,1天2~3次,与传统保钾利尿药合用,如螺内酯20~40 mg,每天1次;或氨苯蝶啶25~50 mg,每天1次;也应注意低钠低氯血症的预防(不必过分严格限盐),利尿期间仍应严格控制入量直至心衰得到纠正时。螺内酯20~40 mg,每天1次,作为醛固酮拮抗剂,除有上述保钾作用外,更有拮抗肾素-血管紧张素-醛固酮系统(RAS)的心脏毒性和间质增生作用,能作为神经内分泌拮抗剂阻滞心室重塑,延缓心衰进展。RALES研究显示,螺内酯能使中重度心衰患者的病死率在血管紧张素转化酶抑制剂(ACEI)和β受体阻断药基础上再降低27%,因此,已成为心衰治疗的必用药。需特别注意的是,螺内酯若与ACEI合用时,潴钾作用较强,为预防高钾血症发生,口服补钾量应酌减或减半,并监测血钾水平和肾功能。螺内酯特有的不良反应是男性乳房发育症,伴有疼痛感,停药后可消失。

(6)血管扩张药:首选血管紧张素转化酶抑制剂(ACEI),除扩血管作用外,还能拮抗心衰时肾素-血管紧张素-醛固酮系统(RAS)激活的心脏毒性作用,从而延缓心室重塑和心衰的进展,降低了心衰患者的病死率27%,是慢性心力衰竭患者的首选用药,可选用卡托普利、依那普利、贝那普利、赖那普利和雷米普利等,从小剂量开始渐加至目标剂量,如:卡托普利6.25~50 mg,每天3次;依那普利2.5~10 mg,每天2次。不良反应除降低血压外,还有剧烈咳嗽。若因咳嗽不能耐受时,可换用血管紧张素Ⅱ受体(AT-1)拮抗剂,如氯沙坦12.5~50 mg,每天2次,或缬沙坦40~160 mg,每天1次。若缺血性心衰有心肌缺血发作时,可加用硝酸酯类如亚硝酸异山梨酯10~20 mg,6小时1次,或单硝酸异山梨醇10~20 mg,1天2~3次;若合并高血压和脑卒中史可加用钙通道阻滞药如氨氯地平2.5~10 mg,每天1次。历史上使用的小动脉扩张剂,如肼屈嗪,α$_1$受体阻断药,如哌唑嗪不再用于治疗心衰。服药期间,应密切观察血压变化,并根据血压水平来调整用药剂量。

中、重度心力衰竭时可同时应用硝普钠或酚妥拉明或乌拉地尔静脉滴注(见左心衰竭),心衰好转后停用并酌情增加口服血管扩张药的用量。

(7)正性肌力药:轻度心力衰竭患者,可给予地高辛0.125~0.25 mg,每天1次,口服维持,对中、重度心力衰竭患者,可短期加用正性肌力药物,如静脉内给去乙酰毛花苷注射液、多巴酚丁胺、多巴胺和磷酸二酯酶抑制剂,如氨力农或米力农(见左心衰竭)等。

(8)β受体阻断药:能拮抗和阻断心衰时的交感神经系统异常激活的心脏毒性作用,从而延缓心室重塑和心衰的进展。大规模临床试验显示,β受体阻断药能使心衰患者的病死率降低35%～65%,故也是治疗心衰之必选,只是应在心力衰竭血流动力学异常得到纠正并稳定后使用,应从小剂量开始,渐渐(每周或每2周加量1次)加量至所能耐受的最大剂量,即目标剂量。可选用卡维地洛3.125～25 mg,每天2次,或美托洛尔6.25～50 mg,每天2次,或比索洛尔1.25～10 mg,每天1次。不良反应有低血压、窦性心动过缓、房室传导阻滞和心功能恶化,故用药期间应密切观察血压、心率、节律和病情变化。

(9)支气管解痉:对伴有支气管痉挛或喘鸣的患者,应用酚间羟异丙肾上腺素(喘啶)或氨茶碱0.1 g,每天3次。

(10)经过上述治疗一段时间(1～2周)后,临床效果不明显甚至出现恶化者,应按难治性心力衰竭处理。

四、难治性心力衰竭

严重的慢性心力衰竭患者,经上述常规利尿药、血管扩张药、血管紧张素转化酶抑制剂和正性肌力药物积极治疗后,心力衰竭症状和体征无明显改善甚至恶化,称为难治性心力衰竭。其血流动力学特征是严重的肺和体循环的淤血、水肿和SV、CO的降低。难治性心力衰竭的处理重点如下:

(一)纠治引起难治性心力衰竭的原因

(1)重新评价并确定引起心力衰竭的心脏病病因,给予纠治。如甲状腺功能亢进或减退、贫血、脚气病、先天性心脏病、瓣膜病、心内膜炎、风湿热等。可通过特殊的内科或外科治疗而得以纠治。

(2)重新评价并确定引起心力衰竭的病理生理机制,有针对性地治疗。如确定以收缩性心力衰竭抑或舒张性心力衰竭为主,前负荷过重抑或后负荷过重为主,有无严重心律失常等。

(3)寻找使心力衰竭加重或恶化的诱因,并加以纠治。如肺部感染、肺栓塞、泌尿道感染、电解质平衡失调、药物的不良反应等。

(4)重新评价已用的治疗措施到位与否,给予加强治疗。如洋地黄剂量是否不足或过量;积极利尿和过分限盐引起了低血钾、低血钠和低血氯使利尿更加困难;是否应用了抑制心肌的或使液体潴留的药物;是否患者饮水或入量过多或未按医嘱服药等。极个别患者出现高血钠高血氯,机制不明,可能还是摄入或补充氯化钠过多所导致。

(二)加强治疗措施

1.严格控制液体入量,并加强利尿

24小时总入量宜控制在<1500 mL,尿量>1500 mL,并使24小时出、入量呈负平衡(出>入)并维持3～5天,将体内潴留的钠和水充分排出体外,以逐渐消除严重的肺水肿和组织水肿。每日出、入量负平衡的程度应依据临床和床旁X线胸片所示肺水肿的程度而定,间质性肺水肿应负500～1000 mL,肺泡性肺水肿应负1000～1500 mL,极重度肺泡性肺水肿(大白肺)时24小时负平衡1500～2000 mL也不为过。经过3～5天的加强利尿治疗,临床上肺水肿或组织水肿均能明显地减轻或消失,以床旁X线胸片显示肺水肿渐渐减轻或消退的影像为治疗目标和评价标准。加强利尿期间,尿量多时应补钾,可给缓释钾1.0 g,每天3次,也可以0.3%左右浓度静脉补钾;尤其特别注意低钠和低氯的预防(不必过分限盐)。若出现低钠(<130 mmol/L)和低氯(<90 mmol/L)血症,则利尿效果不好,可使心衰加重,故必须先给予纠正(3% NaCl 100 mL 静脉内缓慢输注),再同时加强利尿,既要纠正低氯和低钠血症,又要排出体内潴留的水和钠。需要强调的是,严格控制液体总入量,比出>入量的负平衡对于难治性心衰患者的心功能保护更重要。因为患者保持负500 mL液体平衡不变,若入量严格控制在24小时内<1500 mL(出量>2000 mL)和控制入量>3000 mL(出量>3500 mL)对心功能的容量负荷完全不同,前者可使心脏去前负荷减轻,而后者则会大大加重心脏前负荷。

2.给予合理足量的血管扩张药治疗

以静脉扩张剂(硝酸酯类)和动脉扩张剂(硝普钠、基因重组脑钠尿肽(BNP)、ACEI 和 α 受体阻断药,如酚妥拉明和乌拉地尔)联合应用并给予足量治疗(将血压控制在 $100\sim110/60\sim70$ mmHg),才能充分降低心室前、后负荷,既能大大降低 PCWP 和 LVEDP,又能明显增加 SV 和 CO,达到最佳血流动力学效果。多数患者的心力衰竭会明显好转。

3.加用正性肌力药物

适用于左室功能严重低下,上述治疗效果差的严重的心力衰竭患者。可使用多巴酚丁胺 $[5\sim10\ \mu g/(kg\cdot min)]$+硝普钠($10\sim50\ \mu g/min$)或 α 受体阻断药酚妥拉明或乌拉地尔持续静滴,通过正性肌力和降低外周阻力的作用能显著增加 SV 和 CO,同时降低 PCWP 和 LVEDP,明显改善心功能,使心力衰竭明显好转。对于尿量偏少(非低钠和低氯血症所致)或血压偏低($\leqslant90/60$ mmHg)的重症心力衰竭伴心源性休克患者,应改用多巴胺$[3\sim15\ \mu g/(kg\cdot min)]$+小剂量硝普钠($5\sim30\ \mu g/min$)或 α 受体阻断药联合持续静滴,除能改善心功能外,还可升压、增加肾血流量并改善组织灌注。

4.血流动力学监测指导治疗

适用上述积极治疗依然反应差的重症心力衰竭患者。依据 PCWP、CO 和外周阻力等重要血流动力学指标调整用药方案。若 PCWP 高(>18 mmHg),应加强利尿并使用静脉扩张剂如硝酸酯类,降低左室充盈压,减轻肺水肿;若 CO 低(<5.0 L/min)且外周阻力高(>1400 dyn·s/cm^5)应用动脉扩张剂,如硝普钠、重组 BNP 或 α 受体阻断药(酚妥拉明或乌拉地尔),降低外周阻力,增加 CO,改善心功能;若 CO 低(<5.0 L/min),而外周阻力正常($1000\sim1200$ dyn·s/cm^5),则应使用正性肌力药物,如多巴酚丁胺或多巴胺,增加心肌收缩力,增加 CO;若 PCWP 高,CO 低,外周阻力高和动脉血压低(<80 mmHg),已是心源性休克时,则应在多巴胺升压和正性肌力作用的基础上,联合应用动、静脉血管扩张药和利尿药。必要时应考虑插入主动脉内球囊泵(IABP)给予循环支持。

5.纠正低钠、低氯血症

对于严重肺水肿或外周组织水肿而利尿效果不佳者,若是由于严重稀释性低钠血症(<130 mmol/L)和低氯血症(<90 mmol/L)所致,则应在补充氯化钠(每日 3 g 口服或严重时静脉内给予)的基础上应用大剂量的襻利尿药(呋塞米 $100\sim200$ mg,布美他尼 $1\sim3$ mg)静注或静滴,边纠正稀释性低钠、低氯血症,边加强利尿效果,可望排出过量水潴留,使心力衰竭改善。对出现少尿或无尿伴有急性肾衰竭,药物治疗难以见效者,可考虑用血液超滤或血液透析或腹膜透析治疗。

6.气管插管和呼吸机辅助呼吸

对严重肺水肿伴严重低氧血症(吸氧状态下 $PO_2<50$ mmHg)和(或)CO_2 潴留($PCO_2>50$ mmHg),药物治疗不能纠正者,应尽早使用,既可纠正呼吸衰竭,又有利于肺水肿的治疗与消退。

7.纠正快速心律失常

对伴有快速心律失常如心房颤动、心房扑动心室率快者,可用胺碘酮治疗。

8.左心辅助治疗

对左室心功能严重低下,心力衰竭反复发作,药物治疗难以好转的患者,有条件可考虑行体外膜式氧合(ECMO)、左心辅助治疗,为心脏移植术做准备。

(杨玉恒)

第五节 舒张性心力衰竭

心力衰竭是一个包括多种病因和发病机制的临床综合征。其中,舒张性心力衰竭(diastolic heart failure, DHF)是近 20 年才得到研究和认识的一类心力衰竭。其主要特点是,有典型的心力衰竭的临床症状、体征和实验室检查证据(如胸部 X 线检查肺淤血表现),而超声心动图等影像检查显示左心室射血分数(LVEF)正常,并除外了瓣膜病和单纯右心衰。研究发现,DHF 患者约占所有心衰患者的 50%。与收缩性心力衰竭(SHF)比较,DHF 有更长的生存期,而且两者的治疗措施不尽相同。

一、舒张性心力衰竭的临床特点

(一)病因特点

DHF 通常发生于年龄较大的患者,女性比男性发病率和患病率更高。最常发生于高血压患者,特别是有严重心肌肥厚的患者。冠心病也是常见病因,特别是由一过性缺血发作造成的可逆性损伤以及急性心肌梗死早期,心肌顺应性急剧下降,左室舒张功能损害。DHF 还见于肥厚型心肌病、糖尿病性心肌病、心内膜弹力纤维增生症、浸润型心肌病(如心肌淀粉样变性)等。DHF 急性发生常由血压短期内急性升高和快速心率的心房颤动发作引起。DHF 与 SHF 可以合并存在,这种情况见于冠心病心衰,既可以因心肌梗死造成的心肌丧失或急性缺血发作导致心肌收缩力急剧下降而致 SHF,也可以由非扩张性的纤维瘢痕替代了正常的可舒张心肌组织,心室的顺应性下降而引起 DHF。长期慢性 DHF 的患者,如同 SHF 患者一样,逐渐出现劳动耐力、生活质量下降。瓣膜性心脏病同样会引起左心室舒张功能异常,特别是在瓣膜病的早期,表现为舒张时间延长,心肌僵硬度增加,甚至换瓣术后的部分患者,舒张功能不全也会持续数年之久,即使此刻患者的收缩功能正常。通常所说的 DHF 是不包括瓣膜性心脏病等的单纯 DHF。

(二)病理生理特点

心脏的舒张功能取决于心室肌的主动松弛和被动舒张的特性。被动舒张特性的异常通常是由心脏的质量增加和心肌内的胶原网络变化共同导致的,心肌主动松弛性的异常与各种原因造成的细胞内钙离子调节异常有关。其结果是心肌的顺应性下降,左心室充盈时间变化,左心室舒张末压增加,表现为左心室舒张末压力与容量的关系曲线变得更加陡直。在这种情况下,中心血容量、静脉张力或心房僵硬度的轻度增加,或它们共同增加即可导致左心房或肺静脉压力骤然增加,甚至引起急性肺水肿。

心率对舒张功能有明显影响,心率增快时心肌耗氧量增加,同时使冠状动脉灌注时间缩短,即使在没有冠心病的情况下,也可引起缺血性舒张功能不全。心率过快时舒张期缩短,使心肌松弛不完全,心室充盈压升高,产生舒张功能不全。

舒张功能不全时的血流动力学改变和代偿机制:舒张功能不全时舒张中晚期左心室内压力升高,左室充盈受限,虽然射血分数正常,但每搏输出量降低,心排血量减少。左心房代偿性收缩增强,以增加左室充盈。长期代偿结果是左房内压力增加,左心房逐渐扩大,到一定程度时发生心房颤动。在前、后负荷突然增加,急性应激,快速房颤等使左室充盈压突然升高时,发生急性失代偿心力衰竭,出现急性肺淤血、水肿,表现出急性心力衰竭的症状和体征。

舒张功能不全的患者,不论有无严重的心力衰竭临床表现,其劳动耐力均是下降的,主要有两个原因:一是左心室舒张压和肺静脉压升高,导致肺的顺应性下降,这可引起呼吸做功增加或呼吸困难的症状;二是运动时心排血量不能充分代偿性增加,结果导致下肢和辅助呼吸肌的显著乏力。这一机制解释了较低的运动耐力和肺毛细血管楔压(PCWP)变化之间的关系。

（三）临床表现

舒张性心力衰竭的临床表现与收缩性心力衰竭近似，主要为肺循环淤血和体循环淤血的症状和体征，如劳动耐力下降，劳力性呼吸困难，夜间阵发性呼吸困难，颈静脉怒张，淤血性肝肿大和下肢水肿等。X 线胸片可显示肺淤血，甚至肺水肿的改变。超声心动图显示 LVEF 大于 50％和左心室舒张功能减低的证据。

（四）诊断

对于有典型的心力衰竭的临床表现，而超声心动图显示左心室射血分数正常（LVEF＞50％）或近乎正常（LVEF 40％～50％）的患者，在除外了瓣膜性心脏病、各种先天性心脏病、各种原因的肺心病、高动力状态的心力衰竭（严重贫血、甲状腺功能亢进、动静脉瘘等）、心脏肿瘤、心包缩窄或填塞等疾病后，可初步诊断为舒张性心力衰竭，并在进一步检查获得左室舒张功能不全的证据后，确定舒张性心力衰竭的诊断。

超声心动图在心力衰竭的诊断中起着重要的作用，因为物理检查、心电图、X 线胸片等都不能够提供用于鉴别收缩或舒张功能不全的证据。超声心动图所测的左心室射血分数正常（LVEF＞50％）或近乎正常（LVEF 40％～50％）是诊断 DHF 的必需条件。超声心动图能够简便、快速地用于鉴别诊断，如明确是否有急性二尖瓣、主动脉瓣反流或缩窄性心包炎等。

多普勒超声能够测量心内的血流速度，这有助于评价心脏的舒张功能。在正常窦性心律条件下，穿过二尖瓣的血流频谱从左心房到左心室有两个波形，E 波：反映左心室舒张早期充盈；A 波：反映舒张晚期心房的收缩。因为跨二尖瓣的血流速度有赖于二尖瓣的跨瓣压差，E 波的速率受到左心室早期舒张和左心房压力的影响。而且，研究发现，仅在轻度舒张功能不全时可以看出 E/A＜1，一旦患者的舒张功能达到中度或严重损害，则由于左心房压的显著升高，其超声的表现仍为 E/A＞1，近似于正常的图像。由此也可以看出，二尖瓣标准的血流模式对容量状态（特别是左心房压）极度敏感，但是这一速率的变化图像还是能够部分反映左心室的舒张功能（特别是在轻度左心室舒张功能减低时）。其他评价舒张功能的无创检测方法有：多普勒超声评价由肺静脉到左心房的血流状态，组织多普勒显像能够直接测定心肌长度的变化速率。而对于缺血性心脏病患者，心导管技术则可以反映左心室充盈压的增高，在实际应用中，更适合于由心绞痛发作诱发的心力衰竭患者的评价。

DHF 的诊断标准目前还不完全统一。美国心脏病学会和美国心脏病协会（ACC/AHA）建议的诊断标准是：有典型的心力衰竭症状和体征，同时超声心动图显示患者没有心脏瓣膜异常，左心室射血分数正常。欧洲心脏病学会建议 DHF 的诊断应当符合下面 3 个条件：①有心力衰竭的证据。②左心室收缩功能正常或轻度异常。③左心室松弛、充盈、舒张性或舒张僵硬度异常的证据。欧洲心力衰竭工作组和 ACC/AHA 使用的术语"舒张性心力衰竭"有别于广义的"有正常射血分数的心力衰竭"，后者包括了急性二尖瓣反流和其他原因的循环充血状态。

在实际工作中，临床医生诊断 DHF 时常常面临挑战。主要是要取得心力衰竭的临床证据，其中，胸片在肺水肿的诊断中有很高的价值。血浆 BNP 和 NT-proBNP 的检测也有重要诊断价值，心源性呼吸困难患者的血浆 BNP 水平升高，尽管有资料显示，DHF 患者的 BNP 水平增加不如 SHF 患者的增加显著。

二、舒张性心力衰竭的治疗

DHF 的治疗目的同其他各种心力衰竭，即缓解心力衰竭的症状，减少住院次数，增加运动耐量，改善生活质量和预后。治疗措施也同其他心力衰竭，包括三方面的内容：①对症治疗，缓解肺循环和体循环淤血的症状和体征。②针对病因和诱因的治疗，即积极治疗导致 DHF 的危险因素或原发病，如高血压、左心室肥厚、冠心病、心肌缺血、糖尿病等，以及心动过速等，对阻止或延缓 DHF 的进展至关重要。③针对病理生理机制的治疗。在具体的治疗方法上 DHF 有其自己的特点。

（一）急性期治疗的特点

在急性肺水肿时，可以给予氧疗（鼻导管或面罩吸氧）、吗啡、静脉用利尿药和硝酸甘油。需要注意的是，对于 DHF 患者过度利尿可能会导致严重的低血压，因为 DHF 时左心室舒张压与容量的关系呈一个陡直的曲线。如果有严重的高血压，则有必要使用硝普钠等血管活性药物。如果有缺血发作，则使用硝酸甘油和相关的药物治疗。心动过速能够导致心肌耗氧量增加和降低冠状动脉的灌注时间,容易导致心肌缺血,即使在非冠心病患者;还可因缩短了舒张时间而使左心室的充盈受损,所以,在舒张功能不全的患者,快心室率的心房颤动常常会导致肺水肿和低血压,在一些病例中需要进行紧急心脏电复律。预防心动过速的发生或降低患者的心率,可以积极应用β受体阻断药(如比索洛尔、美托洛尔和卡维地洛)或非二氢吡啶类钙通道阻滞药(如地尔硫䓬),剂量依据患者的心率和血压调整,这点与 SHF 时不同,因为 SHF 时β受体阻断药要谨慎应用、逐渐加量,并禁用非二氢吡啶类钙通道阻滞药。对大多数 DHF 患者,无论在急性期与慢性期都不能从正性肌力药物治疗中获益。重组人脑钠尿肽(rh-BNP)是近年来用于治疗急性心力衰竭疗效显著的药物,它具有排钠利尿和扩展血管的作用,对那些急性发作或加重的 SHF 的临床应用收到了肯定的疗效。但对 DHF 的临床研究尚不多。从药理作用上看,它有促进心肌早期舒张的作用,加上排钠利尿、减轻肺淤血的作用,对 DHF 的急性发作可收到显著效果。

(二)长期药物治疗的特点

1.血管紧张素转化酶抑制剂(ACEI)和血管紧张素Ⅱ受体阻断药(ARB)

不但可降低血压,而且对心肌局部的 RAAS 也有直接的作用,可减轻左心室肥厚,改善心肌松弛性。非常适合用于治疗高血压合并的 DHF,在血压降低程度相同时,ACEI 和 ARB 减轻心肌肥厚的程度优于其他抗高血压药物。

2.β受体阻断药

具有降低心率和负性肌力作用。对左心室舒张功能障碍有益的机制可能是:①降低心率可使舒张期延长,改善左心室充盈,增加舒张期末容积。②负性肌力作用可降低耗氧量,改善心肌缺血及心肌活动的异常非均一性。③抑制交感神经的血管收缩作用,降低心脏后负荷,也可改善冠状动脉的灌注。④能阻止通过儿茶酚胺引起的心肌损害和灶性坏死。已有研究证明,此类药物可使左心室容积－压力曲线下移,具有改善左心室舒张功能的作用。

目前认为,β受体阻断药对改善舒张功能最主要的作用来自减慢心率和延长舒张期。在具体应用时可以根据患者的具体情况选择较大的初始剂量和较快地增加剂量。这与 SHF 有明显的不同。在 SHF 患者,β受体阻断药的机制是长期应用后上调β受体,改善心肌重塑,应从小剂量开始,剂量调整常需要 2～4 周。应用β受体阻断药时一般将基础心率维持在 60～70 次/分。

3.钙通道阻滞药

可减低细胞质内钙浓度,改善心肌的舒张和舒张期充盈,并能减轻后负荷和心肌肥厚,在扩张血管降低血压的同时可改善心肌缺血,维拉帕米和地尔硫䓬等还可通过减慢心率而改善心肌的舒张功能。因此在 DHF 的治疗中,钙通道阻滞药发挥着重要的作用。这与 SHF 不同,由于钙通道阻滞药有一定程度的负性肌力作用而不宜应用于 SHF 的治疗。

4.利尿药

通过利尿能减轻水钠潴留,减少循环血量,降低肺及体循环静脉压力,改善心力衰竭症状。当舒张性心力衰竭为代偿期时,左心房及肺静脉压增高虽为舒张功能障碍的结果,但同时也是其重要的代偿机制,可以缓解因心室舒张期充盈不足所致的舒张期末容积不足和心排血量的减少,从而保证全身各组织的基本血液供应。如此时过量使用利尿药,可能加重已存在的舒张功能不全,使其由代偿转为失代偿。当 DHF 患者出现明显充血性心力衰竭的临床表现并发生肺水肿时,利尿药则可通过减少部分血容量使症状得以缓解。

5.血管扩张药

由于静脉血管扩张药能扩张静脉,使回心血量及左室舒张期末容积减小,故对代偿期 DHF 可能进一步降低心排血量;而对容量负荷显著增加的失代偿期患者,可减轻肺循环、体循环压力,缓解充血症状。动脉血管扩张药能有效地降低心脏后负荷,对周围血管阻力增加的患者(如高血压心脏病)可能有效改善心室舒张功能,但对左心室流出道梗阻的肥厚型心肌病患者可能加重梗阻,使心排血量进一步减少。因此,扩张剂的应用应结合实际病情并慎重应用。

6.正性肌力药物

由于单纯 DHF 患者的左心室射血分数通常正常,因而正性肌力药物没有应用的指征,而且有使舒张性心功能不全恶化的危险,尤其是在老年急性失代偿 DHF 患者中。例如,洋地黄类药物通过抑制 Na^+-K^+-ATP 酶,并通过 Na^+-Ca^{2+} 交换的机制增加细胞内钙离子浓度,在心脏收缩期增加能量需求,而在心脏舒张期增加钙负荷,可能会促进舒张功能不全的恶化。DIG(digitalis investigators group)研究的数据也显示,在使用地高辛过程中,与心肌缺血及室性心律失常相关的终点事件增加。对于那些伴有快室率房颤的 DHF 患者,应用洋地黄是有指征也有益处的。因为可以通过控制心室率改善肺充血及心排血量。

7.抗心律失常药物

心律失常,特别是快速性心律失常对 DHF 患者的血流动力学常产生很大影响,故预防心律失常的发生对 DHF 患者有重要意义:①快速心律失常增加心肌氧耗,减少冠状动脉供血时间,从而可诱发心肌缺血,加重 DHF,在左心室肥厚者尤为重要。②舒张期缩短使心肌舒张不完全,导致舒张期心室内容量相对增加;③DHF 患者,左心室舒张速度和心率呈相对平坦甚至负性关系,当心率增加时,舒张速度不增加甚至减慢,从而引起舒张末期压力增加。因此当 DHF 患者伴有心律失常时,应根据其不同的病因和病情特点来选用抗心律失常药物。

8.其他药物

抑制心肌收缩的药物如丙吡胺,具有较强的负性肌力作用,可用于左室流出道梗阻的肥厚型心肌病。此药缩短射血时间,增加心排血量,降低左室舒张末压。多数患者长期服用此药有效。丙吡胺的另一个作用是抗心律失常,而严重肥厚型心肌病患者,尤其是静息时有流出道梗阻者,常有心律失常,此时用丙吡胺可达到一举两得的效果。

目前,我们尚无充分的随机临床试验来评价不同药物对 CHF 或其他心血管事件的疗效,也没有充分的证据说明某一单药或某一组药物比其他的优越。已经建议,将那些有生物学效应的药物用于 DHF 的治疗,治疗心动过速和心肌缺血,如 β 受体阻断药或非二氢吡啶类钙通道阻滞药;逆转左心室重塑,如利尿药和血管紧张素转化酶抑制剂;减轻心肌纤维化,如螺内酯;阻断肾素-血管紧张素-醛固酮系统的药物能够产生这样一些生物学效应,还需要更多的资料来说明这些生物学效应能够降低心力衰竭的危险。

总之,在现阶段,对于 DHF 的发病机制、病理生理、直到诊断和治疗还需要有更多的临床试验和实验证据来不断完善。

(杨玉恒)

第六节　左心辅助装置

心力衰竭(简称心衰,heart failure,HF),亦称为心功能不全,是指在有适量静脉回流的情况下,由于心脏收缩和(或)舒张功能障碍,心排血量不足以维持正常组织代谢需要的一种病理生理综合征。临床上以心排血量不足、组织灌注减少,以及肺循环或体循环静脉系统淤血为特征。心力衰竭常是各种心脏病的严重阶段和最终结局。心力衰竭是一个重要的社会负担,不仅增加社会医疗开支,降低人们的生活质量,甚至导致早死。

有资料表明,在西方国家,年龄大于 65 岁的人群中,心力衰竭的发病率为 3%～5%,年龄大于 75 岁的人群,发病率为 10%。心力衰竭作为主要因素或参与因素,每年导致近 30 万患者死亡,而且尽管药物治疗取得了进步,但是死亡例数一直在稳步增加。

2000 年,中国心血管健康多中心合作研究组的研究结果显示:我国成年人心衰的患病率为 0.19%,其中男性为 0.17%,女性为 1.10%,我国心衰的患病率低于西方国家。但是,按这个患病率计算,我国目前 35～74 岁成年人中仍约有 400 万心衰患者,这是一个不容忽视的问题。

目前心衰的治疗方法主要有:药物治疗、外科手术、机械辅助循环、心脏移植、细胞移植;其中药物治疗占绝大部分,外科手术作用有限,心脏移植由于受供心和费用的影响,使治疗得不到广泛应用。近年来,机械辅助循环发展很快,在临床治疗方面显示出其独特的优势,有望在不久的将来越来越多的应用于临床,成为药物治疗和心脏移植治疗手段的有效补充。机械辅助循环(mechanical circulation support,MCS)是指用人工制造的机械装置,部分或完全替代心脏的泵血功能,保证全身组织、器官的血液供应,其中最主要的组成部分是血泵。辅助装置的应用范围也发生了变化,作为心脏移植前的过渡及永久辅助循环支持使用,不断得到应用。在心脏手术患者中,据统计:需要主动脉内球囊反搏(intra-aortic balloon counterpul-sation,IABP)辅助的占整个心脏手术患者的 5%,在这部分患者中,大约 1/3 需要辅助循环支持。资料表明,已经有超过 4000 例患者用辅助循环装置成功进行心脏移植前的循环支持。到 2001 年,在美国大概有 20.1% 的心脏移植受者在移植前接受过辅助循环支持。辅助装置越来越多地应用于临床心脏移植前过渡,总的效果令人满意。2003 年 7 月,Heartmate VE 也被美国食品与药品管理局批准应用于临床,用于永久支持治疗,使辅助装置的应用更加广泛。但目前的永久支持治疗仅限于不可逆的心衰终末期,不适合心脏移植的患者。

机械辅助循环血泵的分类有多种方法,如根据辅助用的血泵是否可植入体内可分为植入装置、非植入装置;根据辅助的部位不同分为:左心辅助、右心辅助、全心辅助;在临床上,主要是左心衰竭的患者,所以左心辅助循环的研究最多。

一、左心辅助装置(LVAD)植入的适应证

临床普遍接受的患者的临床及血流动力学标准为:心脏指数<1.5 L/(min·m²)(药物无效或主动脉内球囊反搏后),动脉血压<80 mmHg(或平均动脉压<65 mmHg),肺毛细血管楔压>20 mmHg,尿量<20 mL/h(成人,利尿药应用后),体血管阻力>210 kPa·s/L(2100 dyn·s/cm⁵)。药物治疗无效,但有许多因素影响预后,例如:右心室的功能,瓣膜的情况,冠状动脉的情况,心律失常,感染,神经系统情况,肝肾功能,有无合并心外因素如糖尿病等,患者的体表面积,选择的辅助装置等。必须从患者角度及植入后的危险性两个方面共同评价,作出判断,减少并发症和病死率。Deng 等总结:1993—1999 年,Novacor LVAD 在欧洲应用 464 例的情况,平均辅助时间是 100 天。多因素分析显示,下列因素是影响植入后生存率的独立危险因素:败血症性呼吸衰竭、右心衰竭、年龄大于 65 岁、急性心肌梗死、急诊心内手术后。对于没有上述危险因素的患者,植入后一年的生存率(包括行心脏移植患者)为 60%,对于具备一种或以上的,一年生存率为 24%。有研究表明:早期用辅助循环比 IABP 更有利于患者心脏功能的恢复。在临床应用中,如何选择合适病例以及直接应用辅助循环而不是在 IABP 之后应用,从而避免心功能的进一步恶化,是临床医生需要解决的问题。Rao 等研究表明:找出围术期的危险因素,用危险积分判断植入后的危险性有非常主要的意义,积分>5 的预期术后病死率为 46%,积分≤5 的患者,术后病死率为 12%。

二、左心辅助装置的种类

根据血泵的工作原理不同,可分为滚压泵、搏动泵、旋转泵、全人工心脏等。根据辅助血泵的辅助时间分类为短期辅助、中长期辅助、永久辅助(永久辅助装置也可用于短中期辅助)。

(一)Novacor 血泵

临床应用:到目前为止,植入数量超过 1600 例患者,其中德国最多,超过 1500 例。是第一个应用于一个患者超过 6 年的机械辅助装置。它在世界将近 100 个医学中心中使用,以耐久性著称。只有 1.4% 的患者需要重新更换血泵。1984 年,Novacor 是世界上最早用于心脏移植前过渡的心脏泵。

Novacor LVAS 的组成:是一个电动的双推板辅助装置系统。可以用于短期、移植前过渡和永久植入。每搏输出量为 70 mL,可以达到 10 L/min 的流量,控制方式可以固定频率、心电图触发、自身心室收缩同步。只能用于左心辅助,心尖部引流,流出管道通过人造血管与升主动脉相连,泵植入在左上腹肌层,

电源线经右上腹联于体外。由于它需要植入腹部肌层,故只能用于体重大于 60 kg 的患者。它的优点是植入后可以自由活动,装置性能稳定,故障率低。缺点:即使抗凝,它的血栓发生率也高;只能用于左心辅助;电源线经皮穿出,增加感染率。

阜外心血管病医院成功地进行了此泵的植入 1 例,进行辅助 17 个月,并成功地进行了心脏移植。

（二）Thoratec 血泵

产品主要有:Vented Electric(XVE)和 Implantable Pneumatic(IP),截至 2003 年初,全世界大约有 1700 例患者植入此泵。根据多中心的统计结果,大约有 69% 的患者成功地进行了心脏移植,而别的辅助装置的成功率为 33%。

1994 年,HeartMate IP 成为美国 FDA 第一个批准应用于移植前过渡的心室辅助装置。2003 年, HeartMate XVE 被批准应用于永久辅助治疗。

Thoratec VAD(Pierce-Donachy)是一种气动的、产生搏动血流的辅助泵,它可以行左心、右心及双心室辅助。主要用于短期及中期辅助支持。它是隔膜泵,每搏输出量为 65 mL,最大输出量可达 7 L/min。有三种控制模式:手控式、R 波触发同步式、充满排空式。由于它是气动,不能植入体内,但可用于小体重患者,引流管可以在左房、右房或心尖部,流出管道与升主动脉或肺动脉相连。

HeartMate LVAD 有三种,HeartMate Ⅰ 有电动和气动两种,可以用于短期、移植前过渡和永久植入。最大每搏输出量是 85 mL,可以达 10 L/min。系统控制可以固定频率或根据前负荷进行自我调节。装置可以植入腹腔内或腹壁。心尖部引流,流出管道(涤纶人造血管)接升主动脉。此泵的优点是血栓的发生率低(2.7%),在气动或电动电源失功时,可以手动操作,保证患者的安全。患者可以出院带泵在家等待心脏移植,可以进行除外游泳之外的其他日常活动。缺点:由于体积大、植入腹腔,只能用于体表面积大于 1.5 m² 的患者。HeartMate Ⅱ 是轴流泵,已经进行临床试验;HeartMate Ⅲ 为离心泵,尚处于实验室阶段。

（三）BVS 5000

Abiomed Bi-Ventricular Support 5000(BVS 5000)由德国亚琛的 Impella AD 研制,也是一种气动的、产生搏动血流的辅助泵,可以行左心、右心及双心室辅助,适用于短期辅助。它的特点是一个泵两个室腔,分别相当于自然心脏的心房和心室。上部室腔(相当于心房部分)的血液填充是依靠重力作用。下部室腔(相当于心室部分)的动力来源为气动,将血液送入体内。控制面板可以根据上部室腔前负荷的情况进行自我调节,可以产生大约 6 L/min 的流量。第二代产品为 AB5000。

此装置优点:操作简单,术后可以关胸,它依靠重力引流和可以进行自我调节,故相对安全,不需要特殊人员进行操作。缺点是持续抗凝,限制患者活动,要 ICU 留观。一般预计需要循环支持时间大于 7 天时,不宜应用。

1999 年 9 月,据 BVS 5000 的全球数据库统计,大约有 1513 人植入此泵,其中的 63% 用于术后心衰患者,多为双心室辅助,平均的辅助时间是 5.5±6.4 天,当早期(当决定植入时的 3 小时内)植入时,成活率为 60%,而晚期植入成活率只有 20%。阜外心血管病医院主要应用此泵进行长期或者短期心脏辅助,共用此泵 11 例,效果良好。

（四）Jarvik 2000

共有超过 100 例患者应用。它在欧洲已经获得 CE 认证,作为心脏移植前过渡和永久支持治疗。 Jarvik 2000 是一种可植入的轴流泵,重约 85 g,直径约 2.5 cm。转速为 8000~12 000 转/分,在 100 mmHg 的后负荷下可以产生 3~6 L/min 的流量。它植入时泵本身穿过心室(没有流入管道),流出管道与升或降主动脉相连。控制导线由右上腹穿出与电源相连。

2000 年 3 月—2002 年 10 月,全世界共有 46 人植入此泵,在欧洲的 15 例患者中有 11 例作为永久支持,平均支持时间为 285 天,第一个植入此泵作为永久支持的患者已经存活 2.5 年,其余患者术后均存活,支持时间为 290~606 天不等。有一例在 349 天时成功地进行了心脏移植。

（五）MicroMed DeBakey 泵

截至 2006 年 3 月，全世界有 7 个国家 46 个心脏中心 370 例患者用此设备。MicroMed DeBakey 泵是一种可植入的小型轴流泵，长 7.5 cm，直径为 2.5 cm，在输入功率为 10 W 时转速可达 10 000 转/分，可以在后负荷为 100 mmHg 时产生 5～6 L 的流量。转速范围为 7500～12 500 转/分，最大流量可达 10 L/min。泵的一端接以金属钛制成的流入管道，流出管道为一人工血管，可置入胸腔。

（六）Berlin Heart 血泵

产品有 INCOR、EXCOR 和 EXCOR Pediatric。2002 年世界上第一例 INCOR 在德国植入人体。2005 年 7 月，超过 200 例应用于临床。2005 年 9 月，有 1 例患者使用超过 3 年。INCOR 为磁悬浮轴流血泵，植入方式同 MicroMed DeBakey 泵。

三、临床应用

（一）左心辅助应用形式

1. 作为心脏恢复前的过渡治疗

最早主要用于心源性休克，心脏直视手术后不能脱离人工心肺机的患者或术后发生低心排血量综合征的患者，预计低心排血量综合征是由于心脏本身原因造成的，但在近期内（短期辅助）可以恢复的，用药物治疗或主动脉内球囊反搏无效时应用。对于术后不能脱离体外循环机的患者，应先找出导致低心排征的原因（例如：旁路移植术后，用流量计确定桥血管通畅与否；心脏前后负荷情况；合理药物的应用等），再考虑应用辅助治疗。据统计：需要 IABP 辅助的占整个心脏手术患者的 5％，在这部分患者中，大约 1/3 需要辅助循环支持。Riedel 等的研究表明，对于术后低心排患者效果可靠，心功能恢复的可能性较大。国内北京阜外心血管病医院进行了 13 例的康复前的辅助循环过渡，有 8 例成功脱机，5 例死于围术期出血。

2. 作为心脏移植前的过渡治疗

终末期心衰药物治疗效果不令人满意，有资料表明：确诊后，男性的平均生存年数是 1.7 年，女性为 3.2 年，五年生存率小于 50％。自从 20 个世纪 80 年代，免疫抑制剂环孢素应用以来，心脏移植手术广泛开展，截至 2003 年，已经大约有 63 000 例患者接受了心脏移植。移植后的长期存活率令人满意，一年生存率为 80％，五年生存率为 70％，十年生存率为 50％。但是由于供心的缺乏，许多心衰患者在等待供心中死去。迫使有更多的患者在心脏移植前需要辅助循环支持过渡。据统计，已经有超过 4000 例患者用辅助循环装置成功进行心脏移植前的循环支持。1994 年，HeartMate IP 是最早被 FDA 批准应用于心脏移植前过渡的辅助装置。有多篇文献报道，植入后，不仅可以减少等待供心的患者死亡，而且提高他们的生活质量，对于那些成功进行心脏移植的患者，其移植后的生存率也提高。到 2003 年，HeartMate LVAD 在世界范围内应用超过 3300 例，其中 217 例超过 1 年，33 例超过 2 年，3 例超过 3 年。Novacor LVAD 应用超过 1350 例，106 例超过 1 年，23 例超过 2 年，9 例超过 3 年。随着等待时间的延长，LVAD 的支持时间也在延长。截至 2001 年，在美国大概有 20.1％的心脏移植受者在移植前接受过辅助循环支持。国内北京阜外心血管病医院为 3 例终末期心脏病患者植入辅助泵，分别在辅助 0.5、1、7 个月后成功地进行了心脏移植。

3. 作为永久支持治疗

对于不适合心脏移植的终末期心脏病患者，药物治疗和辅助循环支持，何种治疗效果更有益于患者呢？为了评价两种治疗效果，在 1998 年 5 月—2001 年 7 月，共 20 个心脏中心，入选 129 例患者，其中 61 例药物治疗，68 例机械辅助支持（Heartmate VE）。入选标准为：成年慢性心衰患者，不适合心脏移植；在抗心衰药物治疗的基础上，心功能处于 Ⅳ 级至少 90 天以上；左室射血分数 <25％；最大氧耗量为 $\leqslant$12 mL/kg 或低血压状态（正性肌力药物治疗无效），持续的肾功能下降，肺淤血。结果：与药物治疗组相比，左心辅助组的死亡危险性下降了 48％，两者有统计学意义。一年生存率，辅助组与药物组分别为 52％、25％（P=0.002），两者有统计学意义。两年的生存率为 23％与 8％（P=0.09），在辅助组的并发症的发生率是药物治疗组的 2.35 倍，常见为感染、出血和装置失功。辅助治疗组患者的生活质量在第一年比药物治疗组明显提高。试验说明：用左心辅助装置可以明显改善患者的临床症状，提高生存率。左心辅

助可以作为不适合心脏移植的心衰患者的替代治疗。2003 年 7 月,Heartmate VE 也被美国 FDA 批准应用于临床,使辅助装置的应用更加广泛,但目前的永久支持治疗仅限于不可逆的心衰终末期、不适合心脏移植的患者。

由于临床上使用的左心辅助血泵都为进口产品,价格昂贵,所以国内使用的单位较少,主要以北京、上海等大的心脏中心使用较多。截至 2006 年 5 月,北京阜外心血管病医院使用左心辅助血泵共 17 例,血泵的类型主要为 BVS5000。

(二)辅助血泵的植入方式

根据左心辅助泵的体积不同,泵体可以放置于患者的体外、腹壁肌层及胸腔内。一般离心泵多置于体外,搏动泵根据辅助时间的长短,可以植入腹壁肌层或者放置于体外,轴流泵一般可以置于胸腔,适应于长期辅助。

临床上,左心辅助血泵的灌注管可以位于升主动脉、降主动脉、腹主动脉及股动脉。长期辅助一般连接于升主动脉、降主动脉或者腹主动脉;短期辅助一般连接于股动脉。

引流管的位置有 4 种:

1. 左心耳

用于心脏移植过渡或术后低心排。

(1)优点:无心肌受损,技术易行。

(2)缺点:安装时需要体外循环,且该管道对旋支冠脉桥有潜在危险;不利于关胸,且拔管不方便。对左心耳小,既往心脏手术导致左心耳粘连缩小,体重超过 100 kg,引流管相对较短,不能引流完全者是禁忌。

2. 心尖

是心脏移植过渡的理想位置。由于心肌损伤程度不同,故自然心脏功能可能恢复者不宜选用。

(1)优点:引流通畅,特别是扩张型心肌病,管道固定好,由于心尖距皮肤近,适宜各种体重患者,不影响关胸。

(2)缺点:安装和撤除时均须体外循环,在心功能恢复后很难关闭引流管切口,插管时损伤心肌,有出血危险。左心室较小时,引流不好。对近期心肌梗死累及心尖者是插管禁忌,因易缝合于心肌脆弱处而引起致命性出血。

3. 左房顶

是最好的插管部位,可用于心脏移植过渡和术后低心排。

(1)优点:无心肌损伤。

(2)缺点:安装时须体外循环,技术要求高,可能损伤右冠脉桥。如左房小,引流差,有时关胸困难,易压迫心脏。故体积小和左房小者为禁忌。

4. 房间沟

适宜心脏移植前过渡和术后低心排者。

(1)优点:在插、拔管时,不用体外循环;安装时需要肝素量很少,术后出血少,无心肌损伤,对左冠脉桥无压迫。

(2)缺点:可能对右冠脉桥有损伤。小左房是其禁忌。

北京阜外心血管病医院后期在植入 BVS5000 过程中,共 5 例进行经房间沟放置引流管,股动脉放置灌注管,引流通畅。该方法优点:撤除时不需开胸和建立体外循环,手术风险减少;灌注管位于股动脉,主动脉根部无吻合口,避免了左心辅助的灌注管对冠脉旁路近端吻合口及右冠脉旁路血管的影响;对可能再行冠脉旁路移植手术者,局部空间不受限;节省费用。缺点:引流管道长而细,引流效果不及心尖;患者不能下床,活动受限。

四、常见并发症

机械辅助循环作为一种临床治疗方法,正日益发挥着重要作用,但它是一种有创治疗手段,有其局限性。辅助装置植入后并发症有时严重的影响患者的生活质量，甚至生命。患者的情况、手术方式及技术、术后护理、装置的选择等都与术后并发症的发生密不可分。目前认为：只有血栓栓塞和装置的耐久性在不同的辅助装置之间是有差别的，其余的并发症是辅助装置所共同具有的。术后常见并发症有早期有出血、气栓、右心衰。晚期有感染、血栓栓塞、溶血、装置引起的腹部并发症、泵失功。

（一）出血

出血是所有机械装置植入常见的并发症，出血严重者可导致死亡；而且多种成分的输血可导致以后心脏移植后的排斥反应增加，影响心脏移植的效果。早期有报道：HeartMate 和 Novacor 的因出血而再次手术的发生率为 50%。Minami 等报道：从 1989—1999 年的 228 例进行心脏移植前过渡的辅助循环患者，其中围术期出血的患者，Thoratec 辅助组为 41%，Novacor 组为 45%，HeartMate 组为 49%。围术期出血的原因包括手术操作（很重要）、患者的一般情况（长期肝淤血导致的凝血机制障碍等）、植入部位、是否为再次手术、营养状况等；装置的植入可导致纤溶系统激活，血小板的隔离等。

近年来，由于辅助装置的改进、围术期护理的经验积累，因出血而再手术发生率有所下降。甚至有报道可以达到 2.5% 左右，而且能够很好地控制。

（二）气栓

气栓是所有装置植入时可能的并发症，但它较容易避免。心内和装置内未排空的气体很容易导致气栓，术中经食管超声监测心内情况，充分的排空升主动脉和流出管的气体对预防气栓很有必要。泵应在左心室的气体排空之后再运行，否则泵内的负压将左室内的气体泵入循环系统，产生气栓。在带辅助装置开胸止血的患者，应先运行体外循环机再停辅助泵，否则会导致不良后果。阜外心血管病医院在使用左心辅助血泵时，发生气栓 1 例。

（三）右心衰

右心衰是影响术后生存率的一个重要因素。左心辅助植入后，右心室应该有足够的射血分数，以保证肺循环有足够的血液供应去供给辅助泵的输出，低的右心射血分数，不但满足不了机体的需要，而且可以导致静脉系统淤血，引起肝功能损伤、多器官功能衰竭等，后果严重。有资料表明：左心辅助植入后，对药物反应不良性顽固性右心衰的发生率可达 15%～25%，其中有 50% 的患者会因此而死亡。Ochiai 的报道：左心辅助植入后需要右心辅助的为 9%，其中 HeartMate IP 的为 13%，Novacor 为 4%，HeartMate VE 为 10%。术前对于右心室的功能进行判断很有必要，包括右心室的每搏输出量（right ventricular stroke work，RVSW），中心静脉压（central venous pressure，CVP）、肺血管阻力（pulmonary vascular resistance，PVR）。预测因素有：右心房压力 >16～20 mmHg，低的 RVSW（例如舒张期容量大于 200 mL 和收缩期末的容量 170 mL 等），右心室的体积，PVR 大于 3.8。右心衰相关的危险因素包括女性、非缺血性因素导致的心衰、术前有过辅助循环、低的肺动脉压力、低的 RVSW 和右室射血分数。Farrar 等研究表明：缺血性心脏病单独用 LVAD 的机会（54%）大于扩张型心肌病的（37%），但是用双心室辅助的机会是扩张型心肌病（46%）大于缺血性心脏病（40%）。

术后治疗很重要，主要有三点：避免出血、右室前负荷要适当、降低右室后负荷。

（四）感染

感染也是术后生活质量和远期生存率的一个重要影响因素。在 REMATCH 试验中，感染的发生率为 41%，经皮穿出处和袋囊处的感染发生率为 28%。Minami 等报道：皮肤导线穿出处的感染，Thoratec 辅助组为 2%，Novacor 组为 26%，HeartMate 组为 18%；袋囊处感染，Novacor 组为 11%，HeartMate 组为 24%；管道的感染，Novacor 组为 7%，HeartMate 组为 2%。囊袋感染后预后不好，Novacor 组中 7 个感染中有 4 个死亡，HeartMate 组 9 个感染中有 7 个死亡。在各种装置之间，感染的发生率并无统计学意义。在 REMATCH 试验中，植入组感染和败血症的发生率是药物治疗组的 2.35 倍，是导致患者死亡的首要原因，也是影响植入患者生活质量和住院费用的一个重要因素。

对于装置植入的感染问题，临床方面有三个环节需注意：①术前各种有可能引起感染因素的去除（例如营养不良、各种动静脉插管、免疫移植药物等）。②手术的无菌操作及手术技巧很重要。③术后护理也是关键。有几个方面将来可能成为预防和治疗感染的研究点：细菌附着于装置表面的机制、慢性心衰对免疫功能的影响、细菌耐药性的机制、泵及管道表面的生物涂层及技术改进（例如用 TET 技术和体积小的轴流泵减少感染等）等。

（五）血栓栓塞

血栓栓塞发生率为 2.7% ～35%，差别很大，在大多数情况下，认为栓子的产生主要来自泵本身。Frazier 等认为：Novacor LVAD 和 HeartMate I LVAD 虽然都是搏动泵，都有生物瓣膜，都可以引起血栓形成，但认为表面涂层材料及技术更有意义，HeartMate 的涂层优于 Novacor，它的血栓栓塞发生率较低，为 3%。血栓的产生也与凝血系统的激活有关。Minami 等报道：Novacor 的血栓栓塞的发生率高达 50%。栓塞也是引起术后死亡的一个重要原因。William 研究发现，装置植入后，血小板增多，纤溶系统增强，凝血系统也增强；两个系统的不平衡，就有可能导致出血或血栓形成。

血栓的发生率受各种因素影响（例如患者的情况、泵的类型、抗凝情况即术后的用药情况、研究者的识别能力等），要减少发生率必须综合考虑。

阜外心血管病医院的左心辅助病例中，2 例死于辅助过程中突发的大面积脑干梗死。

（六）泵失功

泵失功是导致不能长期植入的一个限制因素。在 REMATCH 试验中，死亡者中的 17% 是由于泵失功引起，在植入后的 24 个月时，泵失功占 35%，有 10 例患者更换了泵。

泵损坏的部位主要有：入口处的瓣膜、电机、管道、轴承的磨损等。Navia 等总结发现：心脏移植前过渡应用时，1998 年前，277 例 HeartMate VE LVAD 的失功发生率为 7.6%，以后则逐年下降；Novacor 的耐久性要优于 HeartMate VE，HeartMate IP 要优于 HeartMate VE。

（辛瑞军）

第七节　心力衰竭的心脏再同步疗法

充血性心力衰竭是心内科治疗学上的难题，是可使患者丧失工作能力，具有较高病死率的严重疾患，每年有成千上万的患者死于心力衰竭。最近几十年来，充血性心力衰竭（心衰）的发病逐年增加。流行病学资料显示：在美国，有 400 万～500 万人罹患心衰；全球心衰患者数高达 2250 万，并且每年新增病例数 200 万。该病的发生是年龄相关性的。根据 1988—1991 年的调查，在年龄长于 70 岁的人群中，大约 10% 患有心衰。心衰的病死率与临床严重程度相关。就中重度心衰而言，其 5 年病死率可达 30%～50%。每年因心衰引发的医疗花费高达 200 亿～400 亿美元。我国 2003 年心力衰竭流行病学调查资料显示，在 35～74 岁人群中，心力衰竭患病率为 0.9%，按此比率计算，我国 35～74 岁人群中，约有心力衰竭患者 400 万人，每年医疗花费巨大。

几十年来，随着血管紧张素转化酶抑制剂（或血管紧张素拮抗剂）、醛固酮拮抗剂、β 受体阻断药的推广应用，心衰的治疗取得了巨大的进展。鉴于宗教信仰、心脏供体有限等原因，对那些药物治疗无效的心衰患者而言，起搏治疗是一种优于人工心脏植入、心脏移植的新的治疗方法。在治疗心动过缓的传统起搏治疗基础上，现已出现了一种新的起搏治疗方法——心脏再同步疗法（cardiac resynchronization therapy，CRT）。该起搏不仅可以提供房室顺序起搏，而且可达到心室同步化。

一、充血性心力衰竭与心室内传导延迟

充血性心力衰竭患者 QRS 间期常常延长。当延长大于 120 毫秒时，常由于出现了完全性左束之传导阻滞所致，提示充血性心力衰竭心室激动异常要比人们想象的复杂。

Wiggers 1927 年阐述了协调的左心室收缩依赖于正常的心室激动。异常的心室激动导致心室收缩期延长和不协调,并且降低压力上升和下降的峰值速度。应用超声心动图可以评价异常心室激动产生的心肌运动。M 型超声显示在右束支传导阻滞时,右侧房室环起始活动延迟。同样,左束支传导阻滞时,左侧房室环起始活动延迟。当患者心电图出现左束支传导阻滞时,其二尖瓣反流间期大大延长,因为等容收缩和舒张时间均延长。当心室激动异常进一步加重时,二尖瓣反流可持续 650 毫秒甚至更长,而心率较少改变。此外,左心室激动延迟可导致左右心室及左心室内收缩不协调,使心室排血效率下降。

理论上讲,左、右心室同步起搏(心脏再同步疗法,CRT)可恢复正常的左右心室及心室内的同步激动,减轻二尖瓣反流,从而增加心排血量,确切的机制需进一步研究证实。

二、左心室电极导线植入技术

永久起搏器通常的起搏部位在右心房、右心室,进行左心室起搏有 3 个途径:一是穿间隔,从右心至左心室,这种方法损伤大,有一定并发症,目前未在临床应用;二是左心室心外膜起搏,通过外科手术开胸或应用胸腔镜,将起搏电板缝至左心室心外膜处起搏左心室;第三种途径是经冠状静脉窦,将起搏电极送至心大静脉,或其他分支血管起搏左心室。第三种方式无需开胸,并发症较少,是目前临床上应用的主要方法。

(一)冠状静脉窦插管

手术一般从左侧进行,选择左锁骨下静脉穿刺或分离头静脉送入导引钢丝,然后将特殊设计的冠状静脉窦长鞘,送入冠状静脉窦。送冠状静脉窦长鞘时,可用标测用的 10 极冠状静脉窦作为导引先送入冠状静脉窦,然后将冠状静脉窦长鞘推送入冠状静脉窦。

(二)逆行冠状静脉窦造影

冠状静脉窦开口于右心房,沿左房室沟走行,其分支分布于左心室表面。在植入冠状静脉窦电极导线前,首先应进行逆行冠状静脉窦造影,了解冠状静脉窦及其分支血管的走行。当长静脉鞘沿冠状静脉窦电极导管送至冠状静脉窦内后,将带球囊的造影导管(图 11-3)沿静脉鞘送入冠状静脉窦,并保留。将球囊充盈后,经造影导管打入造影剂,进行冠状静脉窦逆行造影,显示冠状静脉窦及其分支血管的分布。

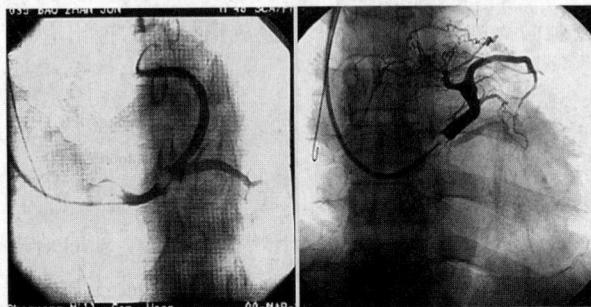

图 11-3 冠状静脉窦逆行造影显示不同的分支血管

(三)冠状静脉窦电极导线植入

目前,已在临床应用或即将在临床应用的经冠状静脉窦左心室电极导线有几种。而最常用的是采用 PTCA 导引钢丝技术的冠状静脉窦电极导线,这种冠状静脉窦电极导线,导线中心带孔,操作时,先将 PTCA 导引钢丝送入靶血管分支,然后将电极导线沿 PTCA 导引钢丝推送入靶血管分支,这一技术的应用进一步提高了手术的成功率。

经冠状静脉窦植入左心室电极导线:冠状静脉窦逆行造影完毕后,撤出造影导管,再沿静脉鞘将电极导线送入心脏静脉分支,最好选择左室侧或后分支,也可选择其他分支血管。图 11-4 患者电极导线植入后的 X 线片。

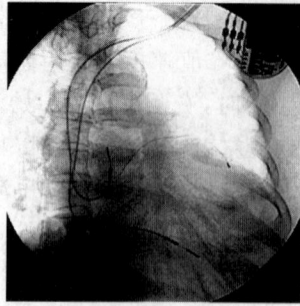

图 11-4　三腔起搏器植入后 X 线片

（四）心室起搏阈值测试

当冠状静脉窦电极导线植入静脉分支后，进行左心室起搏阈值测试，并记录左心室电图及体表心电图。因为是心外膜起搏，因此，左心室起搏阈值较高。最后再将右心房，右心室电极导线植入，分别测试右心房右心室及双心室起搏阈值。测试满意后，将电极导线与三腔起搏器连接，然后埋在患者左胸前皮下囊袋内。

（五）CRT 植入技术和难点

制约 CRT 发展的"瓶颈"在于左室起搏技术。最初的左室起搏采用的是心外膜导线，但已逐步被经冠状静脉窦植入导线所代替。最近，借助胸腔镜将左室电极缝至心外膜的方法正在试用。穿间隔起搏左室内膜的方式应用前景欠佳，原因在于技术复杂，而且需要持续抗凝以预防血栓形成。导线植入系统取得了很大进展，表现在应用的导线植入系统类似冠脉造影装置；导线可以是预成形的单极导线，可以借助特殊的导引导管进行冠状静脉窦造影。以上进步极大地提高了左室电极植入成功率（90%～95%），减少了并发症，同时还将导线移位率由 20% 降低至不足 10%。对于选择最佳的冠状静脉分支而言，冠状静脉造影十分重要。存在不同步的心衰患者，其后壁激动通常晚于间隔。已往的研究已经证实，为达到最大限度的同步化，通常应该起搏左室侧壁或侧后壁，而不是前壁或心尖。如何到达最佳起搏位点，尚需冠状静脉造影的引导。新型起搏导线可以比较容易地到达起搏位点，并获得满意的起搏和感知阈值。另一方面的进展在于新推出的起搏器，不但可以分别程控心房、右室和左室电极，还可以单独程控 VV 间期。

CRT 尚存在以下技术难点：冠状静脉窦造影，如何将电极导线植入到最佳静脉分支，如何解决感知/起搏阈值增高以及膈神经刺激等问题。其中，新型预成形导线的推出有益于解决导线移位和阈值增高的问题。

三、心脏再同步疗法改善心功能的效果

1998 年 11 月，Danid Gras 等发表了心室多部位起搏治疗充血性心力衰竭的多中心研究（InSync Study）初步结果。总结了 84 例患者应用双心室起搏平均随访 10 个月的结果。患者均为 NYHA 心功能分级Ⅲ或Ⅵ级患者，LVEF<35%，左心室内径大于 60 mm，均伴有心室内传导阻滞，QRS 波时限>150 毫秒。左心室起搏途径采用经冠状静脉窦分支起搏左心室。

结果，在平均 10 个月随访中，有 75% 患者，心功能由Ⅲ、Ⅵ级改善为Ⅰ、Ⅱ级；6 分钟步行距离由平均299 m 增加至 418 m（P<0.05），双心室起搏改善心功能的效果十分肯定。

MIRACLE Study 为在美国和加拿大进行的多中心双心室起搏治疗充血性心衰的临床研究，此研究为随机双盲对照前瞻性研究，研究于 1999 年 9 月开始，至 2002 年 3 月结束，有 453 例患者进入研究。入选者为 NYHA 分级Ⅲ、Ⅳ级，伴有心室内传导阻滞，QRS 宽度>130 毫秒，LVEDD>55 mm，LVEF<35%，患者被随机分为对照组和双心室起搏治疗组，以往的传统药物治疗不变，平均随访 6 个月。

结果：经冠状静脉窦左心室起搏的成功率为 93%，6 分钟步行距离从平均 300 m 增加至 350 m（P<0.05），生活质量评分改善 22%，心功能平均改善一级，此外，左心室内径缩小，LVEF 提高，提示双心室起搏影响心室重构。

上述多中心研究证明,充血性心力衰竭伴心室内传导阻滞患者,双心室同步起搏可使心功能平均改善1～1.7级,左心室射血分数值平均提高5%～7%。6分钟步行距离增加20%～40%,生活质量评分改善20%～50%。

四、心脏再同步疗法对病死率的影响

2003年,JAMA杂志发表了一篇关于CRT治疗的荟萃分析。荟萃分析总结了已发表的11篇文献来自四项随机对照临床试验的结果。入选的四项临床试验包括:CONTAK CD,Insync ICD,MIRACLE,MUSTIC。

CONTAK CD,Insync ICD,MIRACLE研究均未发现再同步化可以减低进行性心力衰竭病死率,然而,荟萃分析四大研究1634例患者数据后,得出以下相反结论:与对照组比较,再同步治疗组可以降低51%的进行性心力衰竭病死率,并且统计学有显著意义。

2005年3月,在美国ACC年会上公布了具有里程碑意义的CARE-HF多中心临床试验结果。

心脏再同步－心力衰竭研究(cardiac resynchronization-heart failure,CARE-HF)为前瞻性、随机、多中心研究。研究比较了心脏再同步疗法与标准药物治疗对心力衰竭伴有心脏非同步收缩患者病死率的疗效。该研究有82个欧洲心脏中心参加。入选标准:患者年龄18岁以上;心力衰竭病史6周以上;在给予标准药物治疗时,NYHA心功能分级Ⅲ或Ⅳ级;左室射血分数<35%;根据身高计算的左室舒张末内径≥30 mm;QRS宽度≥120毫秒。入选患者被随机分为标准药物治疗组和标准药物＋心脏再同步疗法组。主要研究终点:所有原因病死率和因心血管事件导致的住院。次要终点:所有原因病死率。

结果:共有813例患者入选,404例患者入选标准药物治疗组,409例患者入选标准药物＋心脏再同步疗法组,平均随访29.4个月。与药物治疗组相比,心脏再同步疗法可降低所有原因病死率36%。

五、心脏再同步疗法与ICD后备支持

约30%的心衰患者由于传导系统阻滞导致心脏功能失同步。对于合并QRS增宽的25%～30%的严重心衰患者,CRT改善收缩功能并逆转左室重构,两者均为扩张型心肌病(DCM)临床表现的病理生理机制;对于缺血性心肌病伴或不伴心力衰竭患者,ICD治疗降低了病死率(MADIT-Ⅱ)。从理论上讲双心室同步起搏＋埋藏式除颤器(三腔除颤器CRT-D)治疗可进一步降低心衰患者的病死率。

六、心脏再同步起搏治疗适应证

2005年5月,欧洲心脏病学会在其网站上公布了新的慢性心力衰竭诊断与治疗指南并同年发表在欧洲心脏病学杂志上,将心脏再同步化治疗(CRT)列入慢性心力衰竭伴心室收缩不同步患者的Ⅰ类适应证。2005年及2008年,美国ACC/AHA在修订的成人心力衰竭诊断与治疗指南中也把心脏再同步化治疗(CRT)列入慢性心力衰竭伴心室收缩不同步患者的Ⅰ类适应证。

2012年ACCF/AHA/HRS关于CRT的适应证:

(一)Ⅰ类适应证

药物治疗基础上LVEF≤35%、窦性心律、LBBB且QRS时限≥150毫秒、NYHA心功能Ⅱ～Ⅳ级的患者(NYHA心功能Ⅲ～Ⅳ者证据级别:A;NYHA心功能Ⅱ级者证据级别:B)。

(二)Ⅱa类适应证

(1)药物治疗基础上LVEF≤35%、窦性心律、LBBB且QRS时限120～149毫秒、NYHA心功能Ⅱ～Ⅳ级的患者(证据级别:B)。

(2)药物治疗基础上LVEF≤35%、窦性心律、非LBBB阻滞且QRS时限≥150毫秒、NYHA心功能Ⅲ～Ⅳ级的患者(证据级别:A)。

(3)药物治疗基础上LVEF≤35%的房颤节律患者,若需心室起搏或符合CRT标准;或者房室结消融/药物治疗后导致近乎100%心室起搏(证据级别:B)。

(4)药物治疗基础上 LVEF≤35％、预期心室起搏比例＞40％的新植入或更换起搏器的患者(证据级别 C)。

（三）Ⅱb 类适应证

(1)药物治疗基础上 LVEF≤30％、窦性心律、LBBB 且 QRS 时限≥150 毫秒、NYHA 心功能Ⅰ级的缺血性心肌病患者(证据级别 B 级)。

(2)药物治疗基础上 LVEF≤35％、窦性心律、非 LBBB 图形且 QRS 时限 120～149 毫秒、NYHA 心功能Ⅲ～Ⅳ级患者(证据级别 B 级)。

(3)药物治疗基础上 LVEF≤35％、窦性心律、非 LBBB 图形且 QRS 时限≥150 毫秒、NYHA 心功能Ⅱ级患者(证据级别 B 级)。

（四）Ⅲ类适应证

(1)CRT 不适合用于 NYHA 心功能Ⅰ～Ⅱ级、非 LBBB 图形 QRS 时限＜150 毫秒的患者(证据级别 B 级)。

(2)CRT 不适合用于因合并症或其他原因导致的预期寿命不足 1 年者(证据级别 C 级)。

REVERSE 和 MADIT CRT 研究证实,对于 NYHA 心功能Ⅰ～Ⅱ级的轻度心衰患者,CRT 治疗同样可以改善左室功能,防止心衰进展。因此,《2010 年 ESC 心力衰竭器械治疗指南》将最佳药物治疗基础上 NYHA 心功能Ⅱ级,LVEF≤35％,窦性心律,QRS 波≥150 毫秒的心衰患者列为 CRT 治疗的Ⅰ类适应证(证据水平 A)。这提示我们,在心衰症状较轻时及早干预,延缓心衰进展,而不是等到心衰严重时再去纠正心衰,将成为新的治疗策略。CRT 适应证中强调 QRS 显著延长标准,尤其呈现 LBBB 图形者获益更显著。

（四）符合 CRT 植入条件的患者

CRT 治疗的关键是检出最可能从 CRT 中受益的人群。一直以来,QRS 波的宽度被认为是机械运动的电学反映。因此,基线 QRS 增宽的患者似乎有更高的 CRT 反应率。左室功能越差,代表不同步程度越重,对 CRT 的反应率越高。

CRT 疗效不佳者的比例波动在 18％～32％。CRT 反应者的病因多是特发的扩张型心肌病,通常没有心肌梗死的病史。与之相对应,CRT 疗效不佳的独立预测因子是:有心肌梗死病史、无明确的二尖瓣反流、右束支传导阻滞的患者。

超声组织多普勒等技术已用于评价收缩不同步,并且已有研究证实了其可靠性。有数项研究表明,组织多普勒成像(TDI)检出的收缩不同步是 CRT 受益的独立预测因子,不论是短期还是长期疗效。然而,目前仍然没有公认的统一检测指标。

总之,心脏再同步疗法为心力衰竭患者提供了新的治疗方法,心脏再同步化起搏治疗可以改善患者的症状,提高活动耐量,降低住院率以及病死率。随着研究的不断深入,起搏技术的不断改进,心脏再同步疗法将会越来越广泛地应用于临床,给心力衰竭患者带来新的希望。

（辛瑞军）

第八节　心脏移植的适应证与禁忌证

D 期心力衰竭(心衰)病死率高,生活质量极差,心脏移植(HT)成为改善生活质量和延长生存时间的唯一最有效治疗方法。随着免疫抑制剂药物不断进展和综合治疗经验的积累,国内个别心脏移植中心术后 1 年生存率达 95％,3 年生存率达 90％,远高于国际平均水平。国际心肺移植协会(ISHLT)报告表明,心脏移植术后 50％以上的患者生存时间超过 11 年。随着现代药物治疗手段和安装机械辅助装置,使部分左心功能不全引起的肺动脉高压患者,降低肺动脉压和PVR成为可能,许多具有相对禁忌证的心衰患者经治疗后能够接受心脏移植。总之,随着心脏移植的不断改善,越来越多的患者愿意适时进行心脏移植手术前的评估。

一、心脏移植患者筛选流程和适应证

当心衰患者收入心脏移植病房后,首先应该评价患者的心衰程度,明确是否存在潜在的、可能恢复的因素,以及评价目前治疗药物的充分性和有效性。对于缺血性心脏病和瓣膜性心脏病的患者,要评价存活心肌和瓣膜疾病的严重程度,以明确是否有介入或者外科手术的指征;要重视并且积极治疗心律失常:房颤应控制室率或者恢复窦性心律;室性心律失常可以采取药物治疗,ICD,或者射频消融;QRS延长的患者,可以考虑采用双心室起搏。影响心衰治疗效果的有害因素,如酗酒,毒品或钠水潴留药物如非甾体抗炎药未停止使用。药物治疗达到最佳方案后,给予患者几个月最佳药物治疗的时间以评价药物治疗效果。如果患者无可逆性的因素,并且给予最佳药物治疗后,仍持续表现为Ⅲb/Ⅳ级心衰,就应该开始心脏移植相关评价。

如果患者表现为心源性休克,或者由于低血压,终末器官衰竭或症状持续不缓解,导致静脉正性肌力药物不能减量,这些患者只能选择器官移植、机械辅助支持或者终末期关怀。对于非正性肌力药物依赖患者,需要采集与预后密切相关的因素来评价预后,以决定患者是否应该接受心脏移植。D期心衰是心脏移植最常见的适应证,只有不到5%的患者是因为其他原因,如难治性心律失常和严重的心绞痛需要进行心脏移植。

不需要血流动力学辅助治疗、临床表现为纽约心功能分级Ⅲb/Ⅳ的患者最难明确是否应该进行心脏移植。已有很多单变量预测因子用于评估这些活动能力尚存的心衰患者的生存率。其中心肺运动测试是评价这些患者是否具有心脏移植指征的一个极其有价值的工具。心肺运动测试通常要配备一个便携式代谢推车,配有对O_2和CO_2作出快速反应的分析仪。由于最大氧耗量等于心脏输出量乘以动静脉血氧阶差,VO_2峰值作为一项间接和非侵入性的指标,能够评价心脏输出量对运动的反应性。

心肺运动测试用于评价心脏移植最早开始于20世纪80年代末。最大氧耗量大于14 mL/(kg·min)提示运动耐量尚存,一年的生存率大约是94%。其生存率显著高于运动耐量下降的患者[如:最大氧耗量≤14 mL/(kg·min)],且与心脏移植患者第一年生存率相当。在20世纪90年代,曾经建立并且前瞻性的验证了一个用于预测生存率的临床模型。其中能够精确预测1年生存率的一小部分变量被用于心衰生存评估(HFSS)系统中。该模型中最重要的预测因素包括:心衰的病因如是否有冠心病,静息状态的心率,平均动脉压,左室射血分数,室内传导阻滞的存在与否,最大氧耗量和血清钠。HFSS评分是各预测因子和其协同分数乘积之和。评分大于8.1分表示低危,小于8.1分代表中高危。中高危患者适宜进入心脏移植等待者名单。近年来,由于药物和器械治疗的进步,患者接受β受体阻断药后生存率提高,心脏移植入选指征中最大氧耗量由小于14 mL/(kg·min)变为小于12 mL/(kg·min)。2006年报道的包含了21个变量的Seattle心衰模型,是从PRAISE研究(前瞻性随机氨氯地平生存评价研究)中推导出来,并通过随后的临床研究数据进行了验证。Seattle模型中包含了HFSS模型中7个参数中的5个,仅心率和最大氧耗量未包括其中。从临床试验中得到的患者对于治疗的反应也被输入模型,因此进入模型推导的所有患者被假定为对β受体阻断药,血管紧张素转化酶抑制剂和(或)双心室起搏反应敏感。另外,由于利尿药高剂量是病死率高的重要因素,该模型还将利尿药剂量转换成等量呋塞米的日毫克进行计算。尽管存在一些缺点,HFSS和Seattle心衰模型作为心衰危险分层的一个工具,具有其重要价值,有助于鉴别出那些迫切需要进行心脏移植的患者,如HFSS模型中的高危患者或者Seattle心衰模型中1年病死率大于20%的患者。

二、心脏移植的禁忌证

20多年来,心脏移植经过不断的临床经验积累,形成了适应证和禁忌证标准。这些标准包括多种合并症(如严重肾功能不全,肺动脉高压),实验室检验结果和社会心理方面等因素,遵循心脏移植禁忌证标准有利于显著增加围术期风险和增加心脏移植后长期生存率。

（一）上限年龄

心脏移植上限年龄一直存在争议,目前仍没有绝对的上限标准。在20世纪70年代,心脏移植只在年龄小于50～55岁患者中开展。但现在国际上有一半的心脏移植患者年龄在50～64岁之间。通常认为,65岁是心脏移植的上限年龄,但单中心的经验表明经过严格筛选的70岁以上的患者心脏移植后也能获得良好的预后。阜外医院心脏移植患者最大年龄为73岁,术后存活已2年,生活质量良好。ISHLT统计数据表明,65岁以上心脏移植患者10年生存率为44.4%,而35～47岁的患者为57.2%。65岁以上心脏移植患者排斥反应发生率较低,这主要是由于随着年龄增长,免疫功能衰退。阜外医院对年龄大于60岁的心脏移植患者,在心内膜心肌活检监测下,维持霉酚酸酯剂量1.0 g/d,低于年轻患者剂量,未发生排异相关的死亡。单中心研究也表明,高龄受体长期生存率降低,恶性肿瘤、感染和肾衰竭发生率增加。另外,年老患者糖皮质激素相关的糖尿病和骨质疏松发生率更高。由于老年人脏器储备能力有限,因此即使合并症不严重,也要给予更多关注,且评价更严格。

（二）肺动脉高压

心脏移植围术期原发性移植心脏衰竭可导致右心室,左心室或双心室衰竭。孤立的右室衰竭较双心室衰竭更常见。发生原因与受体有关的因素,主要是由于正常供体心脏未经过肺动脉高压的负荷锻炼,加之解剖结构上室壁较薄的右心室对缺血再灌注损伤远较左心室敏感,对肺动脉高压或升高的PVR等后负荷增加的代偿能力差。ISHLT报告表明,肺血管阻力(PVR)增高将增加早期移植物衰竭的风险。跨肺压差大于15 mmHg,或者PVR固定大于5 Wood单位增加术后30天的病死率。

准备心脏移植患者必须做右心导管或Swan-Ganz导管检查。在等待移植期间一般需要间隔3～6个月重复测量一次。尤其是在存在可逆的肺动脉高压或心衰症状恶化者。当肺动脉收缩压≥50 mmHg,跨肺血管压(TPG)≥15 mmHg和(或)PVR≥3 Wood单位,同时体循环收缩压≥85 mmHg时应该做血管扩张试验。药物试验用药通常包括利尿药,吸入一氧化氮剂,强心药物和血管活性药,其中以米力农和心房钠尿肽效果较明显。当急性血管扩张试验不成功时,应住院进行连续血流动力学监测,建议患者持续应用米力农,加用或者不加用肺血管扩张药,包括西地那非(4～8周),PVR经常在治疗24～48小时后下降。若肺动脉高压在机械辅助装置包括主动脉内球囊反搏(IABP)和(或)左心室辅助装置(心室辅助器)基础上,上调药物强度后血流动力学参数仍不满意,即被认为是固定的肺动脉高压。不同的心脏移植中心,肺动脉高压的治疗方案不同,尚缺乏统一的方法。

（三）糖尿病

糖尿病伴有终末器官损伤曾被认为是心脏移植的禁忌证,但现在心脏移植患者中有10%合并糖尿病,其中又有13%的患者接受胰岛素治疗。单中心研究结果发现,经过认真筛选的口服药物或者胰岛素治疗的糖尿病患者,也能够成功进行心脏移植,并且发病率和病死率和无糖尿病患者相似。但也有其他中心报道,糖尿病患者心脏移植后并发症增多,5年的病死率增加。器官共享联合网络(UNOS)数据分析证实发现,无合并症的糖尿病患者和非糖尿病患者生存率相似,但其中不包括严重肾功能不全的患者(肌酐大于2.5 mg/dL,病理性肥胖,外周血管疾病,或有脑卒中病史)。没有严重肾功能不全的糖尿病患者,免疫抑制剂对肾功能的影响和非糖尿病患者相似。有肾功能不全的糖尿病患者,可以考虑进行心肾联合移植。有研究表明,心肾联合移植的疗效和单独心脏移植疗效相似。

（四）淀粉样变性

既往浸润型心肌病,如原发性淀粉样变性由于可能在供心中复发,以及可能在其他器官中快速进展,被认为是心脏移植的禁忌证。美国一项调查发现10例淀粉样变性,未进行化疗的患者进行原位心脏移植后,发生疾病复发,其他脏器病情进展,长期生存率下降,48个月时生存率仅为39%。阜外医院3例淀粉样变性(其中1例诊断为多发性骨髓瘤),未进行化疗的患者进行原位心脏移植后,1例存活超过4年,2例于术后2年分别死于消化道出血及感染、多器官衰竭,而移植心脏并未发现淀粉样变性证据。英国一项

24例心脏淀粉样变性的研究发现,10例原发性淀粉样变性,未接受化疗的患者心脏移植后,平均在11个月时复发,5年生存率仅为20%。与之对比的是,7例经过化疗或者干细胞移植的患者,在心脏移植后平均生存时间增长至29个月,5年生存率为36%。而其他7例非原发性淀粉样变性的患者,5年生存率为64%。由于淀粉样变性是一种系统性疾病,因此需要对主要表现为心肌淀粉样变性的患者进行严密筛查。目前推荐的排除标准包括2个以上的脏器受累,脏器损伤程度达到排除标准,如肌酐大于2.0 mg/dL,碱性磷酸酶大于250 mg,对心衰治疗反应不佳的大量浆膜腔积液,或者严重的自主神经功能失调,如直立性低血压。

家族性淀粉样变性最常见的是由于肝脏产生的甲状腺素转运蛋白突变引起的,心衰进展较为缓慢,且比原发性淀粉样变性预后较好。一些中心对这些患者采用心肝联合移植,疗效较好。但这种治疗方法仍应是试验性的,并且只能局限在对该治疗方法进行研究的中心。

(五)再移植

心脏再移植,最初于1977年报道,一直以来在伦理学方面备受争议。随着移植后生存率的提高,越来越多的患者由于移植物衰竭需要进行再移植。2007年,在美国再移植占所有心脏移植的4.4%,全球占3%。这个比例随着患者生存时间的延长还会增加。国外一些中心曾报道过,心脏再移植的患者生存率较第一次移植的患者差。但有报道认为,如果排除移植后6个月之内因原发移植物衰竭或难治性排异而进行心脏移植的患者,预后明显较好。再移植1年的生存率1982—1991年为52.7%,1992—2001年为70.6%,而2002—2007年则高达81.2%。但仍面临着更多合并症的风险,如感染、高强度的免疫抑制导致恶性肿瘤,这些都将影响患者的长期生存率。

一项专门研究心脏再移植资料显示,再移植只应该用于慢性移植物衰竭的患者。然而,这种说法比较模糊。虽然普遍认为,有移植物血管病变的心脏移植患者伴有心衰,心律失常或心绞痛是死亡的极高风险人群,而心脏移植后生存时间长,合并三支冠状动脉病变,曾植入过支架,左心功能正常的患者何时进行再移植尚无定论。如何鉴别出猝死高危风险的HT患者亦不清楚。

(六)先天性心脏病

随着成人先天性心脏病生存时间的延长,心脏移植中心成人先心病患者的数量呈增长趋势。目前,有3%进行心脏移植的患者是复杂先天性心脏病导致的心衰。这些患者心脏移植后30天的生存率明显低于缺血性或者扩张型心肌病患者,这主要是由于术中或者术后出血。以前的Fontan术式和高龄能够增加围术期风险。成人先天性心脏病心脏移植术后1年的生存率逐渐提高,1982—1991年间为76%,而2002—2007年间高达80%。术后生存时间超过1年的患者,10年的生存率良好,并且与年龄无关。当先天性心脏病患者进行筛选检查时,需要特别注意以下几点:肺循环阻力的评价非常关键,但对于已行Fontan循环的患者,评价肺循环阻力难度较大。对于复杂先心的患者,要认真评价修补手术的必要性,因为手术可能给以后的移植带来弊端。比如,用于修补Glenn分流的Fontan术式可能导致肺血管阻力增加,其他脏器损伤,如蛋白丢失性肠病,静脉侧支循环增加,增加将来心脏移植的复杂性。

(辛瑞军)

第十二章　心脏瓣膜病

第一节　二尖瓣狭窄

一、病理生理

正常成人二尖瓣口面积为 $4\sim6\ cm^2$，瓣口直径 $3\sim3.5\ cm$，静息状态下约有 5 L/分血液在舒张期通过二尖瓣口流入左心室。当瓣口面积 $<1.5\ cm^2$ 才会出现不同程度的临床症状。临床上根据瓣口面积不同，将二尖瓣狭窄分为轻度狭窄（瓣口面积 $2.0\sim1.5\ cm^2$）、中度狭窄（瓣口面积 $1.5\sim1.0\ cm^2$）、重度狭窄（瓣口面积 $<1.0\ cm^2$）。二尖瓣狭窄引起的基本血流动力学障碍是舒张期左心房内血液流入左心室受阻，进而左房压力升高、肺循环瘀血导致呼吸困难，最终致右心功能障碍。

（一）左心房压力升高

当二尖瓣狭窄时，舒张期左房血液不易通过二尖瓣口，使得左房压力异常增高，左房与左室之间的压力阶差增加，收缩期左室压力必须升高到超过明显升高的左房压时，二尖瓣才开始关闭，故二尖瓣关闭延迟。左房压升高，通过狭窄二尖瓣口的血流速度加快并产生涡流，患者出现舒张期杂音。随着左房压的升高，左房扩张增大，形成巨大左房。长期左房扩大、左房壁纤维化、心房肌束排列紊乱以及牵拉心房传导纤维，产生心房肌传导速度和不应期的不一致，导致心房颤动。心房颤动的发生使心房收缩消失，左室充盈量减少，心排血量减少 20%，加重血流动力学紊乱的程度。进行性左房扩大另一个并发症是左心房附壁血栓形成，有左房附壁血栓的二尖瓣狭窄患者中，有 20% 的患者有栓塞史。发生栓塞的高危因素有大于35岁、合并心房颤动、低心排血量、左心耳大。

（二）肺循环瘀血

左房肌层薄，代偿能力差，且与肺静脉之间无瓣膜装置，故二尖瓣狭窄时肺循环功能紊乱出现较早。左房压升高可引起肺静脉和肺毛细血管压力进一步升高、肺血管扩张和肺瘀血、肺动脉压被动性升高。肺毛细血管内血流在后方有肺动脉高压的驱动，前方又受阻于左房和肺静脉高压，一旦肺毛细血管压超过血浆胶体渗透压，液体漏入肺间质，引起间质性肺水肿。当肺动脉压进一步升高，液体不但积聚于肺间质，而且进入肺泡腔，产生肺泡水肿，出现左心功能不全的症状和体征。

一般认为，二尖瓣狭窄患者出现左心功能不全的症状时，瓣膜口面积减少到正常的 1/2 以下，要维持患者生存瓣口面积至少要在 $0.5\ cm^2$ 以上。

（三）右心功能障碍

中度肺动脉高压时，右室压力负荷增大使右室壁肥厚，右室收缩压升高，但右室舒张压和右房压正常，右心功能尚可正常，但重度肺动脉高压时，肺动脉干扩张，肺动脉瓣功能性关闭不全，舒张期血流从肺动脉向右心室反流。长期右心室压力及容量负荷过度，超过右心室的代偿能力，可致右心衰竭，引起肝瘀血及外周水肿。发生右心衰竭后，肺动脉压有所降低，肺瘀血程度有所减轻，肺水肿发生减少（图 12-1）。

二尖瓣狭窄
↓
左心房排血受阻 → 左室充盈量减少 → 左室舒张末压正常或降低 → 心排血量正常或降低
↓
左心房扩大
↓
左房压升高 → 左房 — 左室压力阶差增大
↓
肺静脉压、肺毛细血管压增加 → 呼吸困难、咯血
↓
肺动脉高压 → 功能性肺动脉瓣关闭不全
↓
右心室肥厚 → 右心室收缩压升高
↓
右心衰竭 → 右心室舒张压升高 → 右心房压升高 → 体静脉淤血
↓
右心扩大 → 功能性三尖瓣关闭不全

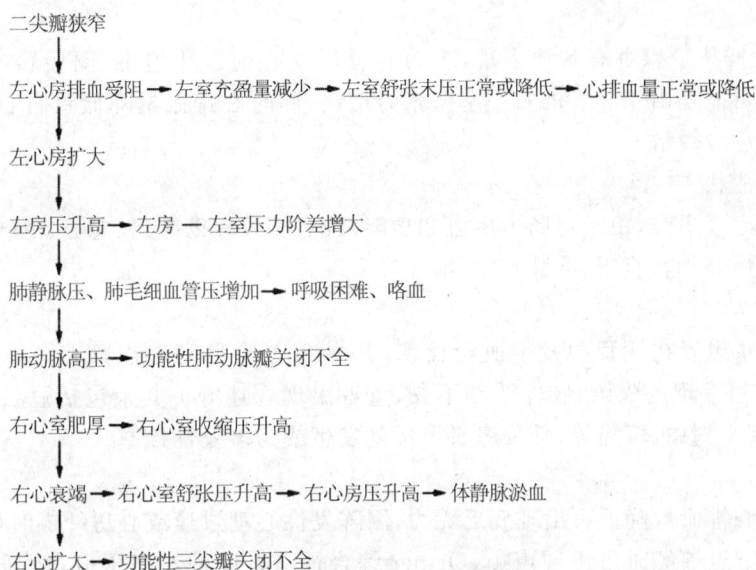

图 12-1　二尖瓣狭窄的血流动力学特征

二、临床表现

通常情况下,急性风湿热后至少 2 年才能形成明显的二尖瓣狭窄,15～20 年后才开始出现临床症状。从症状轻微(心功能 2 级)到症状明显(心功能 3～4 级)需 3～5 年,多数患者在 30～40 岁丧失劳动能力。

(一)症状

早期可无症状,患者能胜任一般体力活动或劳动,通常于体检时发现二尖瓣狭窄的明显体征而被确诊。以后随着二尖瓣狭窄的加重,在二尖瓣中度狭窄(瓣口面积＜1.5 cm^2)时,才有明显的症状,表现如下。

1. 呼吸困难

是最主要的症状,是由于慢性肺瘀血、肺的顺应性下降所致。最早期表现劳力性呼吸困难,仅在重度体力劳动或剧烈运动时出现,稍事休息可以缓解,常不引起患者的注意。随着狭窄的加重,日常轻微活动即可出现呼吸困难,严重者出现休息时呼吸困难、端坐呼吸和夜间阵发性呼吸困难,当有劳累、情绪激动、呼吸道感染、性交、妊娠或快速心房颤动等诱因时,可诱发急性肺水肿。

2. 咳嗽

除非合并呼吸道感染或急性肺水肿,多为干咳,多在夜间睡眠时及劳累后,系静脉回流增加,加重肺瘀血引起咳嗽反射。部分患者在卧位时干咳,可能由于增大的左心房压迫左主支气管而引起刺激性干咳。肺瘀血和支气管黏膜水肿、渗出,加上支气管黏膜上皮细胞纤毛功能减退,易引起支气管和肺部感染,此时患者咳黏液样或脓痰。

3. 咯血

发生率 15%～30%,多见于中、重度二尖瓣狭窄患者,可有以下几种情况。

(1)突发大咯血:常见于妊娠期或较剧烈的体力活动时,是由于左房压的急剧升高,原已扩张的支气管静脉破裂所致。出血量可达数百毫升,因出血后肺静脉压下降,出血常自行终止,故极少发生出血性休克,但必须警惕咯血所致窒息。这种大咯血多发生在二尖瓣狭窄的早期,仅有轻、中度肺动脉压增高的患者。当肺静脉高压持续存在时,支气管静脉的管壁代偿性增厚,咯血发生率反而下降。

(2)粉红色泡沫痰:为急性肺水肿时肺泡毛细血管破裂的体征性表现。

(3)痰中带血或血痰:与支气管炎、肺部感染和肺充血或毛细血管破裂有关,常伴夜间阵发性呼吸困难。二尖瓣狭窄晚期出现肺梗死时,亦可以咳血痰。

4.胸痛

约有15%的二尖瓣狭窄患者有胸痛表现,多为胸骨后或心前区压迫感、闷痛感,持续时间较心绞痛久,硝酸甘油多无效,可能是由于肥大的右心室壁张力增高,同时心排血量降低致右心室缺血引起。经二尖瓣分离术或扩张术后可缓解。

5.右心室衰竭的症状

当右心受累致右心衰竭时,由于胃肠道瘀血和功能紊乱,可致食欲减退、恶心、呕吐。因肝瘀血和肝功能减退可出现肝区疼痛、肝大、腹胀、下肢水肿、消瘦等表现。

6.血栓栓塞症状

20%的二尖瓣狭窄患者在病程中发生血栓栓塞,其中80%合并有心房颤动。栓塞最易发生在脑血管,脑栓塞约占75%,可表现为失语、肢体活动不灵、重者出现昏迷等。其余包括冠状动脉、肠系膜动脉、脾动脉和肾动脉,表现为胸痛、腹痛等,部分患者可反复发生或为多发性栓塞。

7.其他

因二尖瓣狭窄致心排血量降低可出现疲乏无力;因阵发性心动过速或心房纤颤时可有心悸;扩张的左肺动脉和左房压迫左喉返神经时可出现声嘶(Ortner综合征);扩张的左房压迫食管而产生吞咽困难等,后两种症状少见。

(二)体征

1.视诊

重症二尖瓣狭窄患者的双颧呈紫红色、口唇轻度发绀,即所谓的"二尖瓣面容",其发生机制与心排血量降低及外周血管收缩有关。肺动脉高压时可见颈静脉怒张。

2.触诊

心脏触诊:心尖最强搏动点可正常或变小,重度二尖瓣狭窄患者,由于充盈极度减少,心尖冲动不易触及。在心尖部可扪及舒张期震颤,左侧卧位时明显。当出现肺动脉高压时,可出现胸骨旁隆起,并可在胸骨左缘触及右心室的收缩期抬举样搏动。当出现右心衰竭时,颈部可触及颈动脉异常搏动;右肋下可触及肿大的肝脏,质软、有压痛;肝颈静脉回流征阳性;身体下垂部位出现指凹性水肿等。

3.叩诊

轻度狭窄患者心界常无扩大,中度以上狭窄患者,由于肺总动脉和右心室发生扩张,叩诊心浊音界在胸骨左缘第三肋间向左扩大,整个心浊音界呈梨形。

4.听诊

(1)二尖瓣狭窄的特征性杂音为心尖部舒张中晚期低调、递增型、隆样杂音,患者于左侧卧位时听诊明显。窦性心律时,由于舒张晚期心房收缩,促使血流加速,使杂音此时增强。心房颤动时,不再有杂音的舒张中晚期加强。该杂音的响度与瓣口的狭窄程度并无直接关系,但该杂音的持续时间常与二尖瓣狭窄的严重程度有关,持续时间越长,狭窄程度越重。二尖瓣呈轻度或中度狭窄时,该杂音位于舒张中晚期,二尖瓣重度狭窄时,该杂音占据整个舒张期。

(2)第一心音(S_1)亢进,呈拍击样,在临床上常常是最先发现的一个重要体征。心房颤动时,一个响亮的S_1通常应引起医师的注意,并寻找二尖瓣狭窄的其他证据。第一心音增强与病变的二尖瓣叶关闭有关,当合并有二尖瓣关闭不全或瓣膜严重钙化时S_1亦可减弱。

(3)二尖瓣开瓣音(OS),为一紧随第二心音之后的、高调、短促而响亮的附加音,呼气时明显,多于胸骨左缘第3、第4肋间和心尖区的内上方听诊较清楚。其产生机制是血流经狭窄的二尖瓣口进入左室时,二尖瓣迅速开放到一定程度突然终止,引起二尖瓣前叶(隔膜型瓣膜口的主瓣)在开放时发生震颤所致,高度提示二尖瓣狭窄以及瓣膜仍有一定的柔顺性和活动力,对决定手术治疗有一定意义。

(4)Graham-Steel杂音:严重肺动脉高压时,可在胸骨左缘第2~4肋间闻及一高调、递减型、舒张中晚期、吹风样杂音,沿胸骨左缘向三尖瓣区传导,吸气时增强。此乃由于肺动脉及其瓣环的扩张,造成相对性肺动脉瓣关闭不全所致。

(5)三尖瓣全收缩期吹风样杂音:严重二尖瓣狭窄患者,由于肺动脉高压,右心室扩大,引起三尖瓣瓣环的扩大,导致相对性三尖瓣关闭不全,出现三尖瓣区全收缩期吹风样杂音。右心室显著增大时,杂音可在心尖区听到,吸气时明显。

三、辅助检查

(一)X 线检查

多表现为左房增大、右室增大、主动脉结缩小、肺动脉干和次级肺动脉扩张、肺瘀血、间质性肺水肿、含铁血黄素沉着和二尖瓣钙化等。

1.左心房增大

后前位可见左心缘变直,右心缘有双心房影,左前斜位可见左心房使左主支气管上抬,右前斜位钡剂透视可见增大的左房压迫食管下段后移。但应注意,胸片上左房的大小与二尖瓣狭窄的严重程度并无正比关系。

2.肺瘀血

肺静脉压力升高可致肺静脉淤积,早期为毛细血管及肺小静脉扩张,可有少量血浆外渗。首先累及下肺静脉,发生下肺静脉收缩,造成血液再分布,上肺静脉扩张。肺上叶血流再分布是二尖瓣狭窄的特征性表现。X线表现:①肺纹理普遍增多,稍增粗,边缘模糊,尤以中下肺野为著。②肺门影增大,尤其是上肺门影增宽,反映上肺静脉扩张,下肺静脉正常或变细。肺门影边缘模糊。③肺野透光度降低。④肺内含铁血黄素沉着、钙化。

3.间质性肺水肿

肺静脉压升高超过血浆蛋白渗透压(>3.3 kPa),可因血浆外渗而引起肺水肿,首先渗入到肺间质出现间质性肺水肿,X线表现:①KerleyB 线为纤细、致密、不透光的水平线,是由于左房压的升高导致肺静脉压增高以及肺脏的小叶间隔和淋巴管扩张伴水肿所致,常见于肺野中下部近肋膈角处。一般当左房压达 2.7 kPa(20 mmHg)时,中下肺可见 KerleyB 线(图 12-2);②KerleyA 线多见于较重患者,为一自肺野外围斜行引向肺门的线状阴影,多见于上叶(图12-3)。③叶间胸膜影增厚,肋膈角变钝,反映叶间和肋膈角少量渗液。

4.二尖瓣钙化

二尖瓣叶钙化是二尖瓣狭窄的一个重要表现,它有助于明确是否进行瓣膜成形和瓣膜置换的手术治疗方式。后前位及侧位 X 线片可发现二尖瓣钙化,但在 X 线透视下检查更为可靠。二尖瓣钙化在老年女性患者中常见。

5.肺动脉高压、右室增大

X线表现后前位心尖圆凸上翘,右下肺动脉干增宽侧位心前缘向前隆凸、右前斜位肺动脉圆锥部膨隆等(图 12-4)。

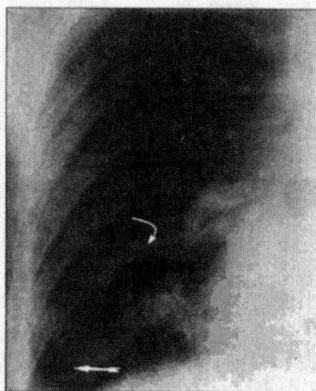

图 12-2 二尖瓣狭窄时胸片上示 KerleyB 线
水肿液潴留于增厚的小叶间隔,多见于肋膈角区,长 2~3 cm,宽 1~3 cm,垂直于侧胸壁

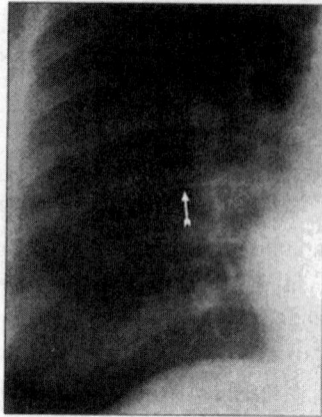

图 12-3　KerleyA 线

多见于急性左心衰竭,自肺野外围斜行引向肺门的线状阴影,长为 5～10 cm,宽为 0.5～1 mm

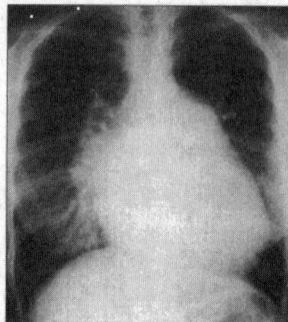

图 12-4　二尖瓣狭窄时并右室扩大和肺动脉高压

(二)心电图检查

轻度二尖瓣狭窄者心电图可正常,特征性改变为 P 波增宽且呈双峰形,提示左房增大。合并肺动脉高压时,显示右心室增大,电轴右偏。晚期常合并心房颤动。

(1)二尖瓣型 P 波:宽度＞0.12 s,伴切迹,Pv₁ 终末负性向量增大。P 波电压多正常,振幅增高可见于合并肺动脉高压或三尖瓣狭窄者。

(2)心电轴右偏、右室肥厚、右束支传导阻滞。

(3)心房颤动:早期可表现为频发和多源房性期前收缩,为心房颤动的前兆。当左房明显增大时,往往出现心房颤动波,表现为正常 P 波消失、代之以锯齿状 f 波,R-R 间期绝对不等。

(三)超声心动图检查

是最敏感和特异的无创性的诊断方法,对确定瓣口面积和跨瓣压力阶差、判断病变的程度、决定手术方法以及评价手术的疗效均有很大价值。超声心动图还可以对房室大小、室壁厚度和运动、心室功能、肺动脉压、其他瓣膜异常和先天性畸形等方面提供信息。

1.M 型超声

舒张期充盈速率下降,即 EF 斜率降低;正常的双峰消失,E 峰后曲线下降缓慢;二尖瓣前叶、后叶于舒张期呈从属前叶的同向运动,即所谓城垛样改变(图 12-5)。左房扩大、右室肥大及右室流出道变宽。M 型超声可定性诊断二尖瓣狭窄,但不能测量二尖瓣口面积。

2.二维超声

二尖瓣前后叶反射增强、变厚,活动幅度减小,舒张期前叶体部向前膨出呈气球状,瓣尖处前后叶距离明显缩短,开口面积减小。二维超声可准确测量二尖瓣口面积、各个瓣环内径及各房室腔径,并能对二尖瓣的形态和活动度做动态观察(图 12-6)。

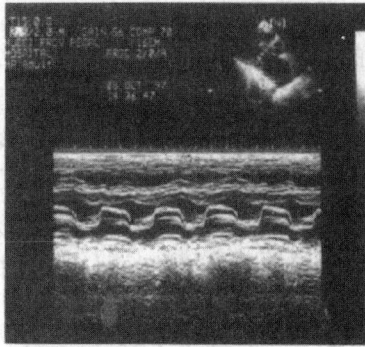

图 12-5　二尖瓣狭窄患者 M 型超声心动图
显示二尖瓣活动呈城垛样改变，前后叶同向运动

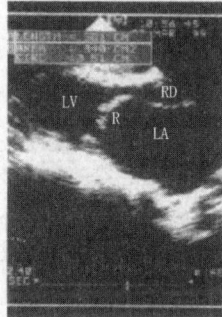

图 12-6　左心室长轴切面
示二尖瓣狭窄患者左心房扩大，而二尖瓣瓣前瓣呈鱼钩样改变

3. 彩色多普勒超声

可显示缓慢而渐减的血流通过二尖瓣口，可实时观察二尖瓣狭窄的射流（图 12-7）。主要用于评价是否合并二、三尖瓣反流。

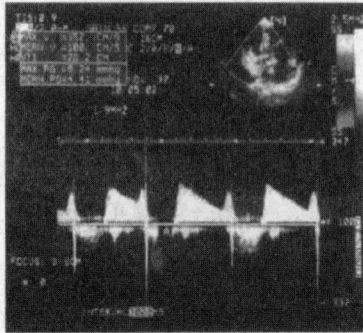

图 12-7　二尖瓣狭窄窦性心律患者的连续多普勒图像

4. 经食管超声（TEE）

可准确检出左房耳部及左房附壁血栓。二尖瓣狭窄的患者左房内常可见浓密的"烟雾状"自发性回声影像（SCE），系左房内血栓形成前期的表现。

（四）放射性核素检查

左房扩大，显像剂浓聚和通过时间延长，左室不大。肺动脉高压时，可见肺动脉主干和右室扩大。

（五）右心导管检查

右心导管检查是经股静脉或贵要静脉插管，在 X 线透视下将导管送达上腔静脉、右房、右室、主肺动脉及左右肺动脉。沿途分别在上述部位取血氧标本并连续测压，检测心血管血流动力学状况。主要适应证为先天性心脏病、肺动脉高压征象的诊断、危重患者血流动力学检测以及心血管疾病介入治疗前后血流动力学变化检测和随诊复查。

对极个别二尖瓣狭窄诊断有困难的病例才考虑行右心导管检查。其主要表现为右室、肺动脉及肺毛细血管压力增高,肺循环阻力增大,心排血量减低。穿刺心房间隔后可直接测定左房和左室的压力,二尖瓣狭窄早期舒张期跨瓣压力阶差正常,随着病情加重,压力阶差增大,左房收缩时压力曲线呈高大的 a 波。

(六)甲状腺功能检查

甲状腺功能亢进(甲亢)女性多见,发病率男女比率为 1:(4~6)。二尖瓣狭窄有症状的妇女均应进行甲状腺功能检查。由于甲亢可增加二尖瓣血流及心排血量,故合并甲亢而二尖瓣狭窄并不严重的患者可能症状极为明显,这种情况下,积极治疗甲亢可以避免手术治疗。

四、诊断和鉴别诊断

发现心尖区隆样舒张期杂音伴 X 线或心电图示左房扩大,一般可诊断二尖瓣狭窄,超声心动图检查可确诊。

心尖区舒张期隆样杂音应注意与下列情况相鉴别。

(1)急性风湿性心肌炎:心尖区高调柔和的舒张早期杂音,每日变化较大,风湿活动控制后,杂音可消失。这是因为心室扩大,二尖瓣相对狭窄所致,即 Carey-Coombs 杂音。

(2)"功能性"二尖瓣狭窄:见于各种原因所致的左室扩大,二尖瓣口流量增大,或二尖瓣在心室舒张期受主动脉反流血液的冲击等,如大量左至右分流的动脉导管未闭和室间隔缺损、高动力循环的甲状腺功能亢进和贫血等。此杂音历时较短,无开瓣音,性质较柔和,吸入亚硝酸异戊酯杂音减低,应用升压药后杂音增强。

(3)左房黏液瘤:为心脏原发性肿瘤中最常见者。临床症状和体征与二尖瓣狭窄相似,但呈间歇性,随体位而变化,可闻及肿瘤扑落音,一般无开瓣音,有反复的周围动脉栓塞征象,心房颤动少见。超声心动图示收缩期和舒张期二尖瓣后面均可见一团云雾状回声波。心导管检查显示左房压力明显升高,造影示左房内充盈缺损。

(4)原发性肺动脉高压:多发生于女性,无心尖区舒张期杂音和开瓣音,左房不扩大,肺动脉楔嵌压和左房压正常。

(5)三尖瓣狭窄:胸骨左缘下端闻及低调的隆样舒张期杂音,吸气时回心血量增加可使杂音增强,呼气时减弱。而二尖瓣狭窄舒张期杂音位于心尖区,吸气时无变化或减弱。超声心动图可确诊。

(6)严重主动脉瓣关闭不全:心尖区可听到舒张中晚期隆样杂音,即 Austin-Flint 杂音,其产生机制目前认为是:快速前向血流跨越二尖瓣口时,严重的主动脉反流使左室舒张压快速升高,导致二尖瓣已处于半关闭状态。Austin-Flint 杂音不伴有开瓣音和第一心音亢进。

五、并发症

(一)急性肺水肿

是重度二尖瓣狭窄的严重并发症。多发生于剧烈体力活动、情绪激动、感染、突发心动过速或快速心房颤动时,妇女妊娠、分娩时更易诱发。患者多表现为重度呼吸困难、发绀、不能平卧、咳粉红色泡沫样痰、双肺满布干湿性啰音。如不及时救治,可能死亡。

(二)心房颤动

二尖瓣狭窄并发心律失常以房性心律失常最常见,先出现房性期前收缩,以后出现房性心动过速、心房扑动、阵发性心房颤动直至持久性心房颤动。心房颤动时,舒张晚期心房收缩功能丧失,左室充盈减少,可使心排血量减少 20%,所以,无症状的二尖瓣狭窄患者一旦发生心房颤动,可突然出现严重的呼吸困难,甚至肺水肿。此时恢复窦性心律或尽快控制心室率至关重要。

(三)血栓栓塞

以脑栓塞常见,偶尔为首发症状。栓子多来自于扩大的左心耳伴心房颤动者。80%体循环栓塞患者有心房颤动,约 2/3 体循环栓塞为脑动脉栓塞,其次为四肢、肠、肾、脾等部位血管栓塞。右心房形成的附壁血栓可致肺栓塞。妊娠合并二尖瓣狭窄的妇女,妊娠期间血栓栓塞发生率更高,主要与妊娠期间血液循环中凝血因子增高、纤维蛋白溶解抑制、凝血因子增多、血液呈高凝状态有关。

(四)大咯血

常见于妊娠期或较剧烈的体力活动时,是由于左房压的急剧升高,原已扩张的支气管静脉破裂所致。出血量可达数百毫升,因出血后肺静脉压下降,出血常自行终止,故极少发生出血性休克,但必须警惕咯血所致窒息。

(五)右心衰竭

为晚期常见并发症。肺动脉高压导致相对性三尖瓣关闭不全时,右心排血量明显减少,右心容量负荷加重,出现体循环瘀血等右心衰竭表现。同时,右心排血量减少时,肺循环血量亦减少,左房压下降,加之肺泡和肺毛细血管壁增厚,呼吸困难可有所减轻。

(六)肺部感染

二尖瓣狭窄患者常有肺静脉压增高及肺瘀血,易合并肺部感染。出现肺部感染后往往加重或诱发心力衰竭。

六、治疗

当瓣口有效面积>1.5 cm² 时,即二尖瓣轻度狭窄时,可给予一般治疗及并发症的治疗。当瓣口有效面积<1.5 cm² 且伴有症状,尤其是症状加重时,应予介入治疗或手术治疗扩大瓣口面积,减轻狭窄。

(一)一般治疗

(1)无症状者无须治疗,但应避免剧烈体力活动,注意预防上呼吸道感染,定期复查。

(2)对于风湿性二尖瓣狭窄患者一经确诊即开始应用青霉素预防链球菌感染和风湿热的复发,长期甚至终身应用苄星青霉素 120 万 U,每 4 周肌内注射 1 次。

(二)并发症的治疗

1.急性肺水肿

当患者因剧烈活动、情绪激动、肺部感染、妊娠、分娩等诱因出现呼吸困难、发绀、咳粉红色泡沫样痰、大汗等急性肺水肿征象时,应迅速抢救,下述步骤宜同时进行。

(1)患者取端坐位,双腿下垂,以减少静脉回流。

(2)持续高流量面罩给氧,4~6 L/分,有条件者可用麻醉机加压吸氧。

(3)吗啡:建立液路后,吗啡 3~5 mg 静脉注入,于 3~5 min 推完,必要时可间隔 15 min 重复给药,共 2~3 次。也可皮下或肌内注射 5~10 mg。吗啡是抢救急性肺水肿极为有效的药物,其作用机制是通过抑制中枢交感神经活性,减弱外周血管对交感缩血管活性物质的反应,从而降低外周血管阻力,减轻心脏负荷。此外,吗啡还具有镇静作用,可减轻或消除患者的烦躁不安。吗啡的不良反应为呼吸抑制、血压下降、呕吐等。若出现呼吸抑制时,可应用纳洛酮 0.4~0.8 mg 静脉注射或肌内注射加以对抗。

(4)快速利尿:呋塞米(速尿)20~80 mg 静脉注射,于 2 min 推完。呋塞米进入体内最先发挥的是扩张静脉的作用,5 min 后才开始发挥利尿作用,一般在推完 15 min 后尿量才会增加。也可静脉注射其他襻类利尿药,如丁尿胺(布美他尼)1 mg。

(5)氨茶碱:可解除支气管痉挛并有一定的正性肌力及扩血管利尿作用,以 0.5 mg/(kg·h)静脉点滴,有条件者可监测茶碱浓度。若无禁忌证,也可静脉注射糖皮质激素,如地塞米松 5~10 mg,减轻支气管水肿,解除支气管痉挛。

(6)应慎用以扩张动脉为主的血管扩张药,因二尖瓣狭窄所致的肺水肿系二尖瓣口机械性阻塞引起。但若患者血压较高,也可应用硝普钠,从 6.25 μg/分开始,逐渐加量,将血压控制在正常范围内。此外,正性肌力药物对于单纯二尖瓣狭窄伴窦性心律的肺水肿无益,当心房颤动伴快速室率时可通过静脉注射毛花苷 C(西地兰)0.4~0.8 mg 以减慢心率。

(7)急性肺水肿症状开始缓解时要明确诱因并治疗诱因,特别是合并肺部感染时,要用抗生素控制肺部感染,否则,肺水肿不易纠正或反复发作。

2.心房颤动

治疗原则是控制室率、争取恢复维持窦性心律、预防血栓栓塞。

(1)阵发性心房颤动伴快速心室率者,若血流动力学稳定,首选洋地黄制剂如毛花苷C(西地兰)0.4～0.8 mg分1～2次静脉注射,或β-受体阻滞药如艾司洛尔0.5 mg/kg静脉注射,必要时可重复,或地尔硫䓬10 mg(0.25 mg/kg)静脉注射。若血流动力学不稳定,应首先电复律。慢性心房颤动:如心房颤动病程<1年,左房直径<60 mm,无高度房室阻滞和病窦综合征,可行电复律或药物复律;如不宜复律或复律失败或复律后不能维持窦性心律而室率快者,可口服地高辛0.125～0.25 mg/天,控制休息时的室率在970次/分左右、活动后的室率在90次/分左右,心率控制不满意时可加地尔硫䓬或β-受体阻滞药。

(2)电复律或药物复律:复律前后各进行3～4周药物抗凝治疗,复律前抗凝是由于一个新形成的心房血栓需要至少2周的时间才能稳定;复律后抗凝则是由于部分患者的心房机械收缩功能需待2周以上才能恢复(心房顿抑现象)。①电复律:复律前1天给奎尼丁0.2 g(普鲁卡因胺0.25～0.5 g,普萘洛尔10 mg,苯妥英钠100 mg),准备复律时,给予地西泮0.3～0.5 mg/kg或氯胺酮0.5～1 mg/kg麻醉,患者睫毛反射开始消失时,给予同步直流电转复,起始能量常为100 J,成功率在75%以上,转复成功后每6～8 h口服奎尼丁0.2 g。电复律并发症为体循环栓塞,并且由于电复律本身无维持窦律的作用,后者还需靠药物维持,且复发率为50%,反可影响患者情绪。②药物复律:主要为钠通道阻滞药(奎尼丁、普洛帕酮)和钾通道阻滞药(索他洛尔、胺碘酮)。奎尼丁用法为第1日每次0.2 g,每2 h1次,共5次,如未能转复,逐日每次递增0.1 g至第3日,仍未转复则停药。胺碘酮用法为0.2 g/次,3～4次/天,口服3～7 d后改为0.2 g/天。

(3)预防血栓栓塞:二尖瓣狭窄患者合并下列情况发生血栓栓塞风险较大,需要抗凝治疗:二尖瓣狭窄和心房颤动(阵发性、持续性或永久性)患者;二尖瓣狭窄患者,以前有过栓塞现象,即使是窦性心律;二尖瓣狭窄患者伴有左房血栓。

常用抗凝药目前为华法林,华法林为双香豆素类抗凝药中的一种,抗凝机制是通过与维生素K竞争羧化酶,使维生素K依赖的凝血因子Ⅱ、Ⅶ、Ⅸ、Ⅹ合成障碍,从而达到抗凝目的。华法林起始剂量一般为3 mg,以后剂量应根据凝血酶原延长时间国际正常化比率(INR)来调节。INR一般控制在2～3。INR过低抗凝不充分,INR过高>4.5时易出现出血并发症。服华法林过程中应监测尿便常规,仔细观察是否有牙龈出血、鼻出血、皮肤黏膜出血等。合并高血压、溃疡病、血液病以及高龄患者宜慎用或不用。

二尖瓣狭窄并心房颤动妇女在妊娠期间尤其是妊娠前3个月,不主张用口服抗凝药,据报道一些口服抗凝药可引起胎儿脊柱异常及胎儿肝脏发育不成熟,过强的抗凝作用可引起华法林胎儿病,妊娠前3个月危险性最大,其程度与剂量相关性。美国文献提倡妊娠期间特别是前3个月,中断口服抗凝药,可给予肝素5 000 U,12 h皮下肌内注射1次,使APTT延长至对照的1.5倍。或一旦确定妊娠,停用华法林,皮下肌内注射肝素13周,之后恢复口服华法林至第9个月末,换用肝素一直到分娩。华法林不随乳汁分泌排出,产后即可使用,哺乳期应用安全。

3.大咯血

应取坐位,用镇静药,静脉注射利尿药,一般为呋塞米(速尿)20～80 mg静脉注入,降低肺静脉压效果好,止血药往往无效。如咯血量大,血红蛋白含量下降明显,可在严密观察下适当输血。

4.右心衰竭

宜严格限盐(每日进盐量低于5 g),视心功能情况,加用利尿药,有时还需用洋地黄类药物。

(1)利尿药:原则为间歇、小量、联合、交替使用。尽可能用口服利尿药,且保钾和排钾利尿药合用,同时注意血电解质以及体内酸碱平衡情况。如:氢氯噻嗪25 mg、呋塞米20 mg隔日(单双日)交替使用,联合螺内酯(安体舒通)20 mg,3/天,连续使用7～10 d可停药数天,视病情重复上述用法。特别注意:当出现低钠、低氯时(血钠<125 mmol/L、血氯<90 mmol/L)时,尽管使用大剂量利尿药,利尿效果也极差。

此时宜嘱患者多吃盐,每日口服氯化钠 3～6 g,但绝对控制饮水,同时每日静脉泵入 3‰氯化钠 100～450 mL,此时口服利尿药加倍,螺内酯 120 mg/天,呋塞米 40～60 mg 隔日 1 次、氢氯噻嗪 50 mg 隔日 1 次,待心衰纠正后,口服利尿药减量。

(2)洋地黄类药物:最常用的为地高辛,小剂量 0.125～0.25 mg/天长期口服,注意观察洋地黄类药物毒性反应。

(三)介入治疗——经皮穿刺球囊二尖瓣成形术(PBMV)

为缓解单纯二尖瓣狭窄的首选方法。PBMV 是将球囊导管从股静脉经房间隔穿刺跨越二尖瓣,用生理盐水和造影剂各半的混合液体充盈球囊,分离瓣膜交界处的粘连融合而扩大瓣口。

1.适应证

(1)心功能Ⅱ～Ⅲ级。

(2)瓣膜无钙化,腱索、乳头肌无明显病变。

(3)年龄 25～40 岁。

(4)二尖瓣狭窄瓣口面积在 1～1.5 cm² 为宜,可闻及明确的开瓣音,超声证实瓣膜弹性尚好。

(5)左房内径<50 mm,房内无血栓。

(6)近期无风湿活动,或感染性心内膜炎已完全控制,无动脉栓塞的病史等。

根据目前资料显示,PBMV 在缓解症状、保证顺利分娩有着良好的近期效果,且对胎儿无明显不良影响。二尖瓣狭窄合并妊娠进行 PBMV 主要顾虑是 X 线对胎儿的影响,研究表明,胎儿所接受的累积 X 线剂量为 0.5～1.5 拉德(rad),远低于可导致流产和致畸的 5 rad 的剂量,因此胎儿是安全的。尤其在对胎儿进行了保护和在孕 20 周以后进行 PBMV 时就更为安全。

2.禁忌证

(1)左房内新鲜血栓,特别是位于左房体部或房间隔上者;或左房内活动血栓患者。

(2)合并中度以上的二尖瓣关闭不全。

(3)瓣膜条件极差,wilkins 超声记分在 12 分以上者。

(4)未控制的感染性心内膜炎或有其他部位感染的患者。

3.术前准备

(1)术前完善各项化验检查,包括血、尿常规、肝功、肾功、血清电解质、凝血酶原时间及活动度、风湿活动指标(血沉、抗链"O"、C 反应蛋白)、乙肝、丙肝血清学检查及梅毒、艾滋病抗体检查。做心电图、心肺透视及心脏远达片、心脏超声心动图。

(2)心房颤动患者 PBMV 术前 3 d 停华法林。

(3)术前 4 h 禁食水;两侧腹股沟区备皮,双侧足背动脉搏动最强点用甲紫做线性标记;碘过敏试验及欲使用的抗生素皮肤试验。

(4)术前半小时肌内注射地西泮(安定)10 mg;对过敏体质或使用重复球囊导管的患者,术前肌内注射地塞米松 10 mg 或苯海拉明 25 mg;对于平卧困难或有发生急性肺水肿倾向,或入院时肺内有湿啰音的患者,术前 1 d 及术前半小时给予呋塞米(速尿)20 mg 静脉推注。

(5)术前可能出现月经的患者,术前 3 d 每天肌内注射黄体酮 1 mg。合并妊娠的患者,术前 3 d 同样开始肌注黄体酮,以预防流产或早产。

4.操作技术

以顺行途径技术为例说明。采用 Seldinger 技术,经右股静脉穿刺插管,行右心导管检查,观察各部血氧饱和度、肺动脉压、肺毛细血管嵌顿压以及测定心排血量,再行右心房造影,观察三尖瓣环、左心房及主动脉根部的相对解剖关系。穿刺股动脉,送入 5 F 猪尾导管,测量主动脉及左心室压力以及血氧饱和度,再做左心室造影,观察二尖瓣有无反流,然后将 5 F 猪尾导管后退至降主动脉,作为监测血压用。经右股静脉送入 Brockenbrough 穿刺针,穿刺房间隔。穿刺成功后,用 14 F 扩张器扩张股静脉穿刺孔和房间隔穿刺孔,然后经导丝送入球囊导管(Inoue 球囊导管系统),在荧屏连续监视下充胀球囊扩张二尖瓣口。扩张结束后。重复左右心导管检查,观察扩张的效果。

5.术后处理及预后

(1)术后平卧 24 h,股动脉穿刺部位沙袋压迫 12 h,嘱患者穿刺侧下肢不宜活动,不宜抬头,以免穿刺部位出血。

(2)注意生命体征及心脏心音、杂音及肺部啰音听诊;特别注意穿刺侧足背动脉搏动情况及穿刺部位有无渗血及血肿形成,并且听诊穿刺部位有无血管杂音,注意动静脉瘘的形成。

(3)术后常规给予肠溶阿司匹林 0.3 g,1/天口服,心房颤动患者继续华法林抗凝治疗,并用洋地黄类药物控制室率。

(4)术后常规静脉应用抗生素 3 d。PBMV 其近期与远期(5 年)效果与外科闭式分离术相似,基本可以取代后者。PBMV 死亡率为 1%。

(四)手术治疗

1.术式

(1)闭式分离术:经开胸手术,将扩张器由左心室心尖部插入二尖瓣口分离瓣膜交界处的粘连融合,适应证和效果与经皮球囊二尖瓣成形术相似,目前临床已很少使用。

(2)直视分离术:适于瓣叶严重钙化、病变累及腱索和乳头肌、左房内有血栓或狭窄的患者。在体外循环下,直视分离融合的交界处、腱索和乳头肌,去除瓣叶的钙化斑、清除左房内血栓,较闭式分离术解除瓣口狭窄的程度大,因而血流动力学改善更好。手术死亡率<2%。

(3)人工瓣膜替换术:手术应考虑在有症状而无肺动脉高压时进行,严重肺动脉高压增加手术风险,但非手术禁忌。

2.适应证

(1)分离术适应证:①二尖瓣病变为隔膜型,无明显二尖瓣关闭不全。②无风湿活动并存或风湿活动控制后 6 个月。③心功能Ⅱ~Ⅲ级。④年龄 20~50 岁。⑤有心房颤动及动脉栓塞但无新鲜血栓时均非禁忌。⑥合并妊娠后,若反复发生肺水肿,内科治疗效果不佳时,可考虑在妊娠 4~6 个月期间行紧急手术。

(2)人工心脏瓣膜替换术适应证:①心功能不超过Ⅲ级。②隔膜型二尖瓣狭窄伴有明显关闭不全;漏斗型二尖瓣狭窄;或者瓣膜及瓣膜下有严重粘连、钙化或缩短者。但需注意若患者有出血性疾病,不能进行抗凝治疗时,不宜置换机械瓣。生物瓣经济价廉,不需长期抗凝,但有瓣膜老化问题存在。

(吕　毅)

第二节　二尖瓣关闭不全

一、病理生理

由于二尖瓣瓣叶异常、瓣环扩张或钙化、腱索断裂和乳头肌损伤,使二尖瓣在收缩期不能完全闭合,称为二尖瓣关闭不全。其基本血流动力学障碍是二尖瓣反流使得左心房负荷加重,导致左房压力增高、内径扩大,肺静脉和肺毛细血管压力升高出现肺瘀血。同时左室舒张期容量负荷增加,左室扩大。失代偿时,每搏量和射血分数下降,左室舒张末期容量和压力明显增加,临床上出现肺瘀血和体循环灌注低下等左心衰竭的表现,晚期可出现肺动脉高压和全心衰竭(表 12-1)。

表 12-1　二尖瓣关闭不全的血流动力学特征

指标	急性二尖瓣关闭不全	慢性代偿期	慢性失代偿期
左房容量负荷	急剧增加	缓慢增加	缓慢增加
左室容量负荷	急剧增加	缓慢增加	缓慢增加
左室收缩末期容量	正常或降低	降低	增加
左室舒张末期压力	明显增加	正常或轻度增加	增加
左房左室顺应性	正常或降低	增加	比代偿期降低
左房压	明显增加	正常或轻度增加	增加
射血分数	降低	增加	正常或降低
有效心排血量	降低	正常或轻度降低	降低
肺静脉及肺动脉压	明显增加	正常或轻度增加	增加

（一）左房容量负荷增加

二尖瓣关闭不全时，左房在舒张期不仅接受从肺静脉回流的血液，还要接受从左室反流的血液，左房容量负荷明显增大。二尖瓣关闭不全时左房和肺循环功能的影响除受反流血量的影响外，还与二尖瓣关闭不全发生的速度密切相关。

急性二尖瓣关闭不全多发生在二尖瓣穿孔及腱索或乳头肌断裂时，此时左房来不及进行代偿调节，左房顺应性正常，当突然接受大量反流血液时不能发生适应性扩张，左房压急剧上升，肺静脉压和肺毛细血管压明显升高，导致急性肺瘀血和肺水肿。慢性二尖瓣关闭不全多发生于二尖瓣钙化、风湿热及结缔组织病，由于反流血量是逐渐增加的，左房发生代偿性调节，表现为左房肌层增厚、心肌顺应性增加、左房腔明显扩张。故慢性二尖瓣关闭不全患者左房压及肺静脉压可正常或轻度升高。

（二）左室容量负荷增加

二尖瓣关闭不全导致在收缩期左室容量负荷增加，在下一个舒张期充盈入左室的血量增多，左室容量负荷亦增加。左室容量压力改变同样与二尖瓣关闭不全发生的速度密切相关。

急性二尖瓣关闭不全时，左室顺应性正常，对突然增加的充盈量来不及发生代偿性扩张，左室舒张末期容量及压力明显升高，但收缩期由于二尖瓣反流，射入主动脉的前向血流明显降低，组织灌流量不足。

慢性二尖瓣关闭不全时，长期左室容量负荷过度，使舒张期室壁张力增加，心肌纤维长度增加，心室腔明显扩张，并且通过 Frank-Starling 机制对容量负荷过度进行代偿，心肌收缩力增强。由于容量负荷增大和心肌收缩力增强，左室每搏量增加，甚至可达正常的 2～3 倍。

（三）全心衰竭

左房和左室扩张可使二尖瓣环扩大，进一步加重二尖瓣反流，长期心肌肥大使心肌纤维化、左室容量负荷过度及前向血流量减少引起轻度外周阻力增加均造成心肌损伤，使左室收缩功能逐渐减弱，进入失代偿期。

左室收缩力减弱后，心排血量减少，左室收缩末期容量和压力均增大，引起左房压力升高，进而肺静脉压和肺毛细血管压升高，出现肺瘀血。长期肺瘀血导致肺动脉压升高，加重右心负担，严重时发生全心衰竭。

与二尖瓣狭窄相比，由于二尖瓣反流使心房血液在舒张期迅速流入左室，故左房压可迅速降至正常水平，使左房压和肺静脉压力有一个缓解间隙，不像二尖瓣狭窄时，左房压和肺静脉压处于持续增高状态。同时，因二尖瓣反流量大，室间隔右偏，造成右室流出道相对狭窄，肺血流量相对减少，故左房压及肺动脉压严重升高并不常见，出现肺水肿和右心衰竭也较二尖瓣狭窄迟。但因左房明显扩大及纤维化，易发生心房颤动。

二、临床表现

(一)症状

轻度二尖瓣关闭不全可终身无症状,严重反流有心排血量减少可出现疲乏无力,晚期可出现肺瘀血及右心衰竭表现,急性严重反流可诱发急性左心衰竭,甚至出现急性肺水肿或心源性休克。

1.疲乏无力

这是最早出现的突出症状。严重二尖瓣关闭不全的患者,由于心排血量降低,患者有极度疲乏无力的感觉,活动耐力受限。

2.呼吸困难

左室功能失代偿后,肺静脉压力升高,患者出现劳力性呼吸困难,严重时出现夜间阵发性呼吸困难。急性左心衰竭症状可由新发生的心房颤动、二尖瓣反流程度的增加、腱索断裂或发生心内膜炎所诱发,否则上述肺瘀血症状出现较晚。

3.右心衰竭症状

由于胃肠道瘀血可出现食欲下降、恶心呕吐。肝瘀血及肝功能减退可出现腹胀、肝大伴疼痛、下肢水肿或出现胸腔积液、腹水。上述症状多出现在二尖瓣关闭不全的晚期。

4.胸痛

合并冠状动脉疾病时,可出现心绞痛的临床症状。

(二)体征

1.视诊

患者无特殊面容,出现肺动脉高压时可见颈静脉怒张。

2.触诊

心脏触诊:左室增大后,心尖最强搏动点左下移,心尖区触及局限性收缩期抬举样搏动。当出现肺动脉高压时,可出现胸骨旁隆起,并可在胸骨左缘触及右心室的收缩期抬举样搏动。当出现右心衰竭时,颈部可触及颈动脉异常搏动;右肋下可触及肿大的肝脏,质软、有压痛;肝颈静脉回流征阳性;身体下垂部位出现指凹性水肿等。二尖瓣关闭不全患者脉搏较细弱。

3.叩诊

轻度二尖瓣关闭不全患者心界常无扩大;中度以上出现左室增大者叩诊心界向左下扩大;晚期出现肺动脉高压及右室扩张时,心界在胸骨左缘第三肋间向左扩大。

4.听诊

(1)第一心音减弱:风心病时瓣叶缩短,导致重度关闭不全时 S_1 减弱。

(2)第二心音分裂:由于左室射血期缩短,主动脉瓣关闭提前,导致第二心音分裂。严重二尖关闭不全者可出现第三心音。

(3)心尖区全收缩期 3/6 级吹风样杂音,局限性,吸气时减弱,反流量小时音调高,瓣膜增厚时杂音粗糙。前叶损害为主时,杂音向左腋下或左肩胛下传导;后叶损害为主时,杂音向心底部传导,可伴收缩期震颤。

(4)严重二尖瓣关闭不全者,由于舒张期大量血液通过二尖瓣口,导致相对性二尖瓣狭窄,故心尖区可闻及低调、短促的舒张中期杂音。

(5)肺动脉高压时,肺动脉瓣区第二心音亢进。

三、实验室检查

(一)X线检查

严重二尖瓣关闭不全者表现为左房和左室明显增大;可见肺静脉充血、间质性肺水肿及 KerleyB 线;肺动脉高压或右心衰时,右室增大,故呈二尖瓣一普大型心脏;常有二尖瓣叶和瓣环的钙化。慢性重度二尖瓣关闭不全者左房巨大,而肺瘀血较轻,急性二尖瓣关闭不全或二尖瓣狭窄与之相反。

1.左房增大

增大顺序为先向后、向上,再向右、向左。在正位胸片表现为:左上心缘膨凸形成第三弓,于右心房区域形成双边影,支气管隆凸角开大,左主支气管抬高。左侧位或右前斜位食管服钡剂显示相应段食管压迹或移位。可分三度:轻度增大-食管仅有局限性压迹,无位移;中度增大-食管除有压迹外并有向后位移,但尚未与脊柱相重;重度增大-食管明显后移与脊柱相重(图12-8)。

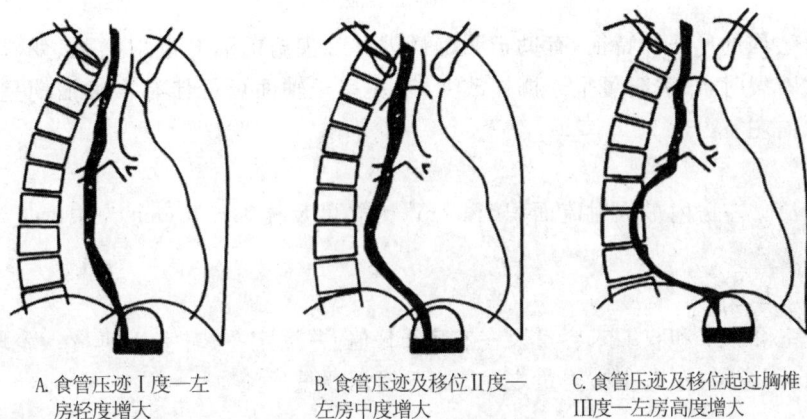

A. 食管压迹Ⅰ度—左
房轻度增大

B. 食管压迹及移位Ⅱ度—
左房中度增大

C. 食管压迹及移位起过胸椎
Ⅲ度—左房高度增大

图12-8 左房增大食管压迹示意图

A.食管压迹Ⅰ度-左房轻度增大;B食管压迹及移位Ⅱ度-左房中度增大;C.食管压迹及移位起过胸椎Ⅲ度-左房高度增大

2.左室增大

左室位于心脏左后方,增大一般始于流出道,故先向左下,继之流入道增大向后上膨凸。后前位左室段延长,心尖下移,相反搏动点上移。左前斜位心后缘下段向后下膨凸、延长,心室间沟向前移位,心后间隙缩小。左侧位心后缘下段向后膨凸,如超过下腔静脉后缘1.5 cm,可认为左室增大。上述征象以心尖部下移和左室段圆隆是左室增大的轻度早期征象。

3.二尖瓣叶和瓣环的钙化

在左侧位或右前斜位可见致密而粗的C型阴影,提示二尖瓣环钙化。

4.肺循环异常及右室增大

二尖瓣关闭不全肺循环高压较二尖瓣狭窄发生得晚而轻,表现为轻度肺瘀血征象:肺纹理增多,上腔静脉影增宽,重度肺瘀血表现肺野透光度降低,肺门影增大、模糊。晚期出现间质性肺水肿。右室增大见于二尖瓣关闭不全全心衰竭的患者,X线后前位见心尖圆凸上翘,右下肺动脉干增宽,右前斜位见肺动脉圆锥膨隆。

(二)心电图检查

主要表现为左房增大或房内传导延迟,部分患者有左室肥厚和非特异性ST-T改变,少数患者有右室肥厚改变,心房颤动常见。

1.左房增大

可见二尖瓣型P波,窦性P波增宽且有切迹。

2.心房颤动

见于75%的慢性二尖瓣关闭不全者。

3.左室肥厚

约50%有左室肥厚劳损的表现。

4.右室肥厚

约15%有右室肥厚劳损表现,较少见。

（三）超声心动图检查

M 型超声及二维超声心动图不能确定二尖瓣关闭不全,彩色超声多普勒是检测和定量二尖瓣反流的最准确的无创性诊断方法,敏感性几乎达 100％。

1. M 型超声

舒张期二尖瓣前叶 EF 斜率增大,瓣叶活动幅度增大;左房扩大,收缩期过度扩张;左室扩大及室间隔活动过度。

2. 二维超声

可显示二尖瓣结构的形态和特征,有助于明确病因。二尖瓣前后叶反射增强、变厚,瓣口在收缩期关闭对合不佳。腱索断裂时,二尖瓣可呈连枷样改变,在左室长轴面可见伴有在收缩期呈鹅颈样钩向左房,舒张期呈挥鞭样漂向左室。

3. 多普勒超声

左房收缩期反流。左房内最大射流面积<4 cm² 为轻度反流,4~8 cm² 为中度反流,>8 cm² 为重度反流。

（四）放射性核素检查

可用于估计左室舒张末和收缩末容量及左右室 EF 值,并测定左、右室心搏量。表现为左房和左室扩大,左室舒张末期容积增加,左右室心搏量之比>2.5 提示严重反流。

（五）心导管检查

左心导管检查提示左房压力增高,压力曲线 V 波显著,而排血量降低。右心导管检查提示右室、肺动脉及肺毛细血管压力增高。

四、诊断和鉴别诊断

心尖部典型的吹风样收缩期杂音伴 X 线及心电图示左房和左室扩大,一般可诊断二尖瓣关闭不全,超声心动图检查可确诊。心尖部收缩期杂音注意与下列疾病相鉴别。

(1)相对性二尖瓣关闭不全:可发生于高血压性心脏病、各种原因引起的主动脉瓣关闭不全或心肌炎、扩张性心肌病、贫血性心脏病等。由于左室或二尖瓣环明显扩大,造成二尖瓣相对关闭不全而出现心尖区收缩期杂音。

(2)三尖瓣关闭不全:胸骨左缘下端闻及局限性吹风样的全收缩期杂音,吸气时回心血量增加可使杂音增强,呼气时减弱。超声心动图可明确诊断。

(3)主动脉瓣狭窄:心底部主动脉瓣区或心尖部响亮粗糙的收缩期杂音,向颈部传导,伴收缩期震颤,心尖冲动呈抬举样。心电图和 X 线检查示左室肥厚和扩大,超声心动图可明确诊断。

(4)室间隔缺损:胸骨左缘第 3~4 肋间可闻及粗糙的全收缩期杂音,伴收缩期震颤,杂音向心尖部传导。超声心动图示心室间隔连续中断,心导管检查、心室造影见心室水平左向右分流。

(5)功能性心尖部收缩期杂音:多见于发热、贫血、甲状腺功能亢进的妇女,病因消除后杂音即消失。

五、并发症

（一）心房颤动

可见于 3/4 的慢性重度二尖瓣关闭不全患者,开始为房性期前收缩,之后出现阵发性心房扑动、心房颤动,最后转为慢性心房颤动。心房颤动时心室率的增快,使机体血流动力学发生变化,常常是二尖瓣病变患者症状加重的诱因,但由于慢性二尖瓣关闭不全患者左房压升高不如二尖瓣狭窄患者严重,故前者引起血流动力学恶化不如后者明显。

（二）感染性心内膜炎

是二尖瓣关闭不全主要并发症。感染性心内膜炎最主要的基础疾病就是瓣膜性心脏病和先天性心脏病,而瓣膜性心脏病中,二尖瓣关闭不全、风湿性主动脉瓣狭窄及关闭不全以及人工瓣膜置换术后最易发生感染性心内膜炎。在二尖瓣病变中,二尖瓣关闭不全较二尖瓣狭窄患者更易发生感染性心内膜炎。

(三)栓塞

体循环栓塞见于左房扩大、慢性心房颤动的患者,较二尖瓣狭窄少见。

(四)心力衰竭

多出现于二尖瓣关闭不全的晚期,表现为肺瘀血、肺水肿的征象,如劳力性呼吸困难、端坐呼吸等,晚期出现体循环瘀血右心衰竭表现。

六、治疗

(一)内科并发症治疗

1. 急性左心衰竭

急性二尖瓣关闭不全时由于收缩期左房回流血液增多,左房压及肺静脉压增高,可造成急性肺水肿、左心衰竭。治疗目的是降低肺静脉压,增加心排血量和纠正病因。

静点硝普钠通过扩张小动静脉,降低心脏前后负荷,减少反流,增加心排血量。硝普钠从小剂量 $6.25\sim12.5\ \mu g$/分开始用,以后视血压情况上调硝普钠剂量,达到能维持正常血压的最大量。临床需警惕硝普钠代谢产物——亚铁氰化物中毒,表现为耳鸣、恶心、不自主肌肉运动、精神错乱以及昏迷。由于亚铁氰化物从肾脏排泄,对于肾功能不全的患者尤应警惕亚铁氰化物中毒。

对于严重二尖瓣反流已引起低血压的患者,不能应用静脉血管扩张药,以免加重低血压。必要时可用主动脉球囊反搏恢复平均动脉压,降低心脏后负荷,使前向心排血量增加,一旦病情稳定,应行紧急换瓣手术。

2. 慢性心功能不全

应限制钠盐摄入,使用血管紧张素转换酶抑制药、血管扩张药、利尿药和洋地黄。晚期的心力衰竭患者可用抗凝药物防止血栓栓塞。血管紧张素转换酶抑制药(ACEI)不但能降低慢性心力衰竭的患病率和病死率,还能防止和逆转左室重构,是 1999 年 3 月美国心脏病学会 48 次会议建议治疗心力衰竭的首选药物。心力衰竭较重时可选用短效 ACEI 药物,如卡托普利 $6.25\sim12.5$ mg,3 次/天,病情平稳时可选用长效药物,如依那普利(悦宁定)2.5 mg,1 次/天,或蒙诺 10 mg,1 次/天,肾功能轻度受损时可选用脂溶性肝脏排泄的 ACEI 类药物,如贝那普利(洛丁新)10 mg,1 次/天。

血管扩张药主要是通过扩张动静脉来降低心脏前后负荷,以维持必要的心排血量。慢性心功能不全主要选择口服血管扩张药,扩张小动脉的药物主要是钙拮抗药(CCB),短效的常用硝苯地平(心痛定) $5\sim10$ mg,3 次/天~4 次/天,长效的可选用氨氯地平(络活喜)5 mg,1 次/天。扩张小静脉的药物主要是硝酸酯类,常用异山梨酯(消心痛)$10\sim15$ mg,3 次/天~4 次/天,或 5-单硝异山梨酯类,如单硝酸异山梨酯(鲁南欣康)20 mg,2 次/天~3 次/天。二尖瓣关闭不全患者应用血管扩张药时一定要注意血压,防止低血压造成重要器官灌注不足。

利尿药使用原则为间歇、小量、联合、交替使用。尽可能用口服利尿药,且保钾和排钾利尿药合用,同时注意血电解质以及体内酸碱平衡情况。如:氢氯噻嗪 25 mg 隔日(单双日)和呋塞米 20 mg 隔日(单双日)交替使用,联合螺内酯 $20\sim40$ mg,3 次/天。对于顽固性水肿,可以静脉泵入小剂量多巴胺 $2\sim5\ \mu g$/(kg·min),主要兴奋多巴胺受体,增加肾血流量,应用多巴胺过程中,给予呋塞米 $20\sim80$ mg 静脉注入,利尿效果明显。使用利尿药特别注意电解质情况,防止低钾、低钠及低氯。利尿效果不好时要考虑是否存在入量不足、低蛋白血症、低钠血症以及利尿药物剂量是否有效等,及时对症处理。

洋地黄类药物宜用于出现心力衰竭的患者,对伴有快速心房颤动者更有效。给予地高辛 0.25 mg/天,对于高龄以及肾功能损害患者药量减半,0.125 mg/天,注意洋地黄不良反应,有条件者可监测地高辛血药浓度。

3. 心房颤动

处理同二尖瓣狭窄,但维持窦性心律不如在二尖瓣狭窄时重要。单纯二尖瓣关闭不全的左室充盈大多发生在舒张早、中期,除因心房颤动导致心功能显著恶化需恢复窦性心律者外,多数只需满意控制心室率,血流动力学即可得到较好的维持。

当前临床控制心房颤动心室率的药物有洋地黄、β-受体阻滞药和非二氢吡啶类钙拮抗药等。

洋地黄的正性肌力作用在服药 15～30 min 后出现,但控制心室率的作用在数小时后才开始出现,一般可静脉用毛花苷 C(西地兰)0.4～0.8 mg,情况不紧急可口服地高辛 0.125～0.25 mg,1 次/天,长期服用。洋地黄不能控制劳力及活动时的心室率,此时可改用 β-受体阻滞药或钙拮抗药。老年患者活动较少,单纯采用洋地黄能比较满意地控制室率。

β-受体阻滞药可快速控制心房颤动时的心室率。但有时可加重或诱发心功能不全,因此应根据心脏的收缩功能情况酌情使用。β-受体阻滞药主要是降低肾素-血管紧张素和交感神经系统活性,故长期口服可控制运动及日常活动时的心室率,紧急时可用爱司洛尔,长期使用可口服阿替洛尔 6.25～12.5 mg,2 次/天。

钙拮抗药用于治疗心房颤动的有地尔硫䓬和维拉帕米,因其直接作用于房室结而不是阻滞血液循环中的儿茶酚胺,并且可通过扩张小动脉降低心脏后负荷来部分抵消其负性肌力作用,故优于 β-受体阻滞药,且比地高辛更能有效地控制运动时的心室率。常用合贝爽 5～10 mg,静脉注入,或地尔硫䓬 15～30 mg,3 次/天,口服。

转复心律包括电转复和药物转复两种,当心房颤动心室率过快导致血流动力学障碍时应给予同步直流电转复心律。药物转复目前主要用胺碘酮,胺碘酮对持续性及阵发性心房颤动均有良效,对持续性心房颤动转复成功率达 70%～80%,心房颤动持续 1 年,左房内径＞45 mm 仍然有效,对充血性心力衰竭患者也比较安全。具体治疗详见二尖瓣狭窄。

4.预防血栓栓塞

二尖瓣关闭不全患者有体循环栓塞史、慢性心房颤动以及超声见左房血栓者,应长期抗凝。具体治疗详见二尖瓣狭窄。

5.感染性心内膜炎

目前抗微生物药物治疗是最重要的治疗措施。抗生素使用原则为早期、充分、大剂量、长疗程静脉用药。

经验性用药:在病原菌尚未培养出来时,急性者选用针对金黄色葡萄球菌、链球菌和革兰氏阴性杆菌均有效的广谱抗生素,采用萘夫西林(新青霉素)2 g,每 4 h 静脉注射或滴注,加氨苄西林 2 g,每 4 h 静脉注射或滴注庆大霉素,160～240 mg/天。亚急性选用针对大多数链球菌包括肠球菌的抗生素,氨苄西林 2 g,静脉滴注,1/4 h,加庆大霉素 1 mg/kg,肌内注射或静脉滴注,1/8 h。

根据血培养结果已知病原菌时,应根据致病微生物对药物的敏感程度选用抗生素。有条件者应测定最小抑菌浓度(MIC)以判断敏感程度,指导用药(表 12-2)。

(二)外科治疗

二尖瓣反流外科手术治疗的目的是减轻患者的症状,或防止无症状患者左室功能进一步恶化,是恢复二尖瓣关闭完整性的根本措施,包括二尖瓣替换术和二尖瓣成形术,手术治疗后二尖瓣关闭不全患者心功能的改善明显优于药物治疗。

1.二尖瓣替换术

二尖瓣替换术替换的瓣膜有机械瓣和生物瓣。机械瓣包括球瓣、浮动碟瓣和倾斜碟瓣,其优点为耐磨损性强,但血栓栓塞的发生率高,需终身抗凝,术后 10 年因抗凝不足致血栓栓塞或抗凝过度发生出血所致的病死率高达 50%,故换瓣术后应长期口服华法林,使 INR 保持在 2.0～3.0。对于年轻患者和有心房颤动或血栓栓塞高危需抗凝治疗者,宜选用机械瓣。

生物瓣包括猪主动脉瓣、牛心包瓣和同种硬脑膜瓣,优点为发生血栓栓塞率低,不需终身抗凝并具有与天然瓣相仿的中心血流,但不如机械瓣牢固,3～5 年后可发生退行性钙化性变而破损,10 年后约 50% 需再次换瓣。生物瓣膜适用于:①希望怀孕的育龄期妇女。②不适宜抗凝治疗或对抗凝治疗有禁忌证的患者。③无条件进行抗凝治疗监测的患者。④年龄＞60 岁,和(或)合并其他疾患,二次瓣膜替换手术可能性小的患者。

表 12-2 病原菌培养结果及抗生素选用

1.草绿色链球菌、牛链球菌、肺炎球菌

- 青霉素敏感　　青霉素 1 200 万～1 800 万 U/24 h,持续或分等量 6 次静脉注射;青霉素过敏者可用万古霉素 30 mg/(kg·d),分 2 次静脉注射,总量应<2 g/24 h。共用药 4 周。

- 青霉素不敏感　　青霉素用药量加大为 400 万 U,1 次/4 h,同时加用庆大霉素,1 mg/kg 静脉注射或肌内注射,每 8 h1 次,前者用 药 4 周以上,后者不超过 2 周。

- 青霉素耐药　　氨苄西林 2 g,静脉注射或滴注 1 次/4 h,加用庆大霉素 160～240 mg/天,用药 4～6 周,上述治疗不佳可改用万古 霉素 1 g,静脉滴注 1 次/12 h。

2.金黄色葡萄球菌和表皮葡萄球菌

- 萘夫西林或唑西林 2 g,1 次/4 h,静脉注射或点滴,用药 4～6 周。

- 用青霉素后延迟出现皮疹,用头孢噻吩 1 次/4 h,或头孢唑啉(先锋 V)2 g,1 次/6 h,静脉注射或点滴,用药 4～6 周。

- 对青霉素和头孢菌素过敏者,用万古霉素 4～6 周。

- 严重感染者,每一方案的初始 3～5 d 加庆大霉素。

3.革兰氏阴性杆菌

- 氨苄西林 2 g,1 次/4 h,或派拉西林(氧哌嗪青霉素)3 g,1 次/4 h。

- 头孢噻肟 2 g,1 次/4 h～1 次/6 h,或头孢他啶 2 g,1 次/8 h,加庆大霉素 160～240 mg/天,静脉滴注。

- 环丙沙星 0.2 g,1 次/12 h,静脉滴注。

4.真菌感染

- 静脉滴注两性霉素 B,首日 1 mg,以后每日递增 3～5 mg,直至 25～30 mg/天,以后口服氟胞嘧啶 100～150 mg/(kg·d),1 次/6 h, 用药数月。

5.其他细菌

- 用青霉素、头孢菌素或万古霉素,加或不加氨基糖苷类,用药 4～6 周。

二尖瓣替换术的适应证:①二尖瓣关闭不全和狭窄,以二尖瓣关闭不全为主或者虽以狭窄为主,但为漏斗型病变。②心功能Ⅲ～Ⅳ级,或有急性二尖瓣关闭不全,症状进行性恶化并出现急性左心衰时。③年龄大于 75 岁的老年二尖瓣反流患者。④连枷样瓣叶引起的二尖瓣反流患者。⑤左室功能衰竭者,左室射血分数<0.5、左室收缩末内径>45 mm、平均肺动脉压均>2.7 kPa(20 mmHg)者,可考虑行瓣膜替换术。

2.二尖瓣成形术

如果瓣膜损害较轻,瓣叶无钙化,瓣环有扩大,但瓣下腱索无严重增厚、活动度好,可行瓣膜修复成形术。优点为死亡率低,不需长期抗凝、左室功能恢复较好、疗效持久、术后发生感染性心内膜炎和血栓栓塞少。与换瓣相比,较早期和较晚期均可考虑修复术,但 LVEF<0.15～0.20 时为禁忌。

（吕　毅）

第三节　主动脉瓣狭窄

一、病理生理

正常主动脉瓣口面积超过 3.5 cm²,当瓣口面积减小 1.5 cm² 时,为轻度狭窄;1.0 cm² 时为中度狭窄;<1.0 cm² 时为重度狭窄。主动脉瓣狭窄引起的基本血流动力学改变是收缩期左室血液流出受阻,进而左室压力增高,严重时左房压、肺动脉压、肺毛细血管楔嵌压及右室压均可上升,心排血量减少,造成心力衰竭和心肌缺血。

（一）左室壁增厚

主动脉瓣严重狭窄时收缩期左室血液流出受阻，左室压力负荷增加，左室代偿性通过进行性室壁向心性肥厚以平衡左室收缩压升高，维持正常收缩期室壁应力和左室心排血量。

（二）左房肥厚

左室舒张末压进行性升高后，左房后负荷增加，左房代偿性肥厚，肥厚的左房在舒张末期的强有力收缩有利于左室的充盈，使左室舒张末容量增加，达到左室有效收缩时所需水平，以维持心搏量正常。左房有力收缩也可使肺静脉和肺毛细血管内压力避免持续性增高。

（三）左室功能衰竭

主动脉瓣狭窄晚期，左室壁增厚失代偿，左室舒张末容量增加，最终由于室壁应力增高、心肌缺血和纤维化等导致左室功能衰竭。

（四）心肌缺血

严重主动脉瓣狭窄引起心肌缺血，机制为：①左室壁增厚、心室收缩压升高和射血时间延长，增加心肌耗氧。②左室肥厚，心肌毛细血管密度相对减少。③舒张期心腔内压力增高，压迫心内膜下冠状动脉。④左室舒张末压升高致舒张期主动脉-左室压差降低，减少冠状动脉灌注压。

二、临床表现

（一）症状

主动脉瓣狭窄症状出现晚，由于左室代偿能力较强，相当长的时间内患者可无明显症状，直至瓣口面积小于 $1 cm^2$ 才出现临床症状，主要表现为呼吸困难、心绞痛、晕厥三联征，有 15%～20% 发生猝死。

1. 呼吸困难

劳力性呼吸困难为晚期肺瘀血引起的常见首发症状，见于 90% 的有症状患者，主要由于左室顺应性降低和左室扩大，左室舒张期末压力和左房压力上升，引起肺毛细血管楔嵌压和肺动脉高压所致，以后随着病程发展，可发生夜间阵发性呼吸困难、端坐呼吸和急性肺水肿。

2. 心绞痛

见于 60% 有症状患者，常由运动诱发，休息后缓解，多为劳力性心绞痛。主要由于瓣口严重狭窄，心排血量下降，平均动脉压降低，使冠状动脉血流量减少，活动时不足以代偿增加的耗氧量，造成心肌缺血缺氧。极少数由瓣膜的钙质栓塞冠状动脉引起。

3. 晕厥

轻者为黑矇，可为首发症状。多发生于直立、运动中或运动后即刻，由于脑缺血引起。机制为：运动时周围血管扩张，而狭窄的主动脉瓣口限制心排血量的增加；运动致心肌缺血加重，使左心室收缩功能降低，心排血量减少；运动时左室收缩压急剧上升，过度激活心室内压力感受器，通过迷走神经传入纤维兴奋血管减压反应，导致外周血管阻力降低；运动停止后回心血量减少，左室充盈量及心排血量进一步减少；休息后由于心律失常导致心排血量骤减也可导致晕厥。

4. 其他症状

主动脉瓣狭窄晚期可出现心排血量降低的各种表现，如明显的疲乏、虚弱、周围性发绀。血栓栓塞及胃肠道出血主要多见于老年退行性主动脉瓣钙化男性患者，妇女少见。

（二）体征

1. 视诊

心尖冲动位置正常或在腋中线以内，为缓慢的抬举样心尖冲动，若心尖冲动很活跃，则提示同时合并有主动脉瓣或二尖瓣关闭不全。

2. 触诊

心尖区可触及收缩期抬举样搏动，左侧卧位时可呈双重搏动，第一次为心房收缩以增加左室充盈，第二次为心室收缩，持续而有力。心底部可触及收缩期震颤，在坐位、胸部前倾、深呼气后屏气时易触及，胸骨上窝、颈动脉和锁骨下动脉处也可触及。

脉搏较特殊,为细脉或迟脉,与强有力的心尖冲动不相称,脉率较低,在心衰时可低于 70 次/分。

3. 叩诊

心浊音界正常,心力衰竭时向左扩大。

4. 听诊

(1)胸骨右缘第 2 肋间可听到低调、粗糙、响亮的喷射性收缩期杂音,呈递增、递减型,第一心音后出现,收缩中期达到最响,以后逐渐减弱,主动脉瓣关闭前终止。胸骨右缘第 2 肋间或胸骨左缘第 3 肋间最响,杂音向颈动脉及锁骨下动脉传导,有时向胸骨下端或心尖区传导。通常杂音越长、越响,收缩高峰出现越迟,主动脉瓣狭窄越严重。合并心力衰竭时,通过瓣口的血流速度减慢,杂音变轻而短促。主动脉瓣狭窄杂音在吸入亚硝酸异戊酯或平卧时增强,在应用升压药或站立时减轻。

(2)瓣膜活动受限或钙化明显时,主动脉瓣第二心音减弱或消失,也可出现第二心音逆分裂。

(3)左室扩大和左心衰竭时可闻及第三心音(舒张期奔马律)。

(4)左室肥厚和舒张期末压力升高时,肥厚的左房强有力收缩产生心尖区明显的第四心音。

三、辅助检查

(一)X 线检查

左心缘圆隆,心影不大。升主动脉根部发生狭窄后扩张,透视下可见主动脉瓣钙化。晚期心力衰竭时左室明显扩大,左房扩大,肺动脉主干突出,肺静脉增宽以及肺瘀血的征象。

1. 左室增大

心尖部下移和(或)左室段圆隆是左室增大的轻度早期征象。由于左室增大,心脏向右呈顺钟向转位,心脏呈"主动脉"型(图 12-9)。

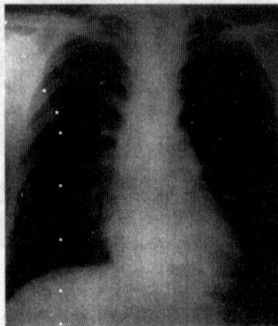

图 12-9 主动脉狭窄,左心室扩大

2. 升主动脉扩张

升主动脉根部因长期血流的急促喷射而发生狭窄后梭形扩张,使右上纵隔膨凸,侧位透视下可见主动脉钙化。

3. 肺瘀血征象

晚期心力衰竭可出现左室明显扩大,左房扩大,肺动脉主干突出,肺静脉增宽以及肺瘀血的征象,表现为肺纹理普遍增多、增粗,边缘模糊,以中下肺野明显;肺门影增大,上肺门影增宽明显;肺野透光度降低;肺内含铁血黄素沉着、钙化。

(二)心电图检查

大约 85% 患者有左室肥厚的心电图表现,伴有继发性 ST-T 改变,左房肥厚、房室阻滞、室内阻滞(左束支传导阻滞或左前分支阻滞)、心房颤动以及室性心律失常。

多数患者左胸导联中 T 波倒置,并有轻度 ST 段压低,系左室收缩期负荷过重的表现。左胸导联中的 ST 段压低超过 0.3 mV,提示存在严重的左室肥厚。左房肥厚心电图表现为 V_1 导联 P 波的负性部分明显延迟(图 12-10)。其他心电图表现如房室阻滞主要是钙化浸润范围从主动脉瓣扩大到传导系统,在男性主动脉瓣钙化中较多见。

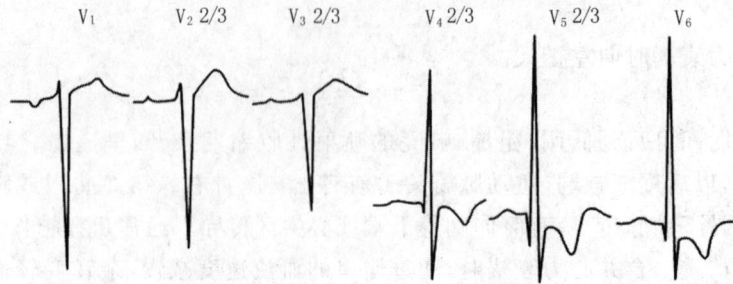

图 12-10　主动脉狭窄时心电图改变
$V_{4\sim6}$导联 R 波异常增大;ST 段呈下斜型下降;T 波倒置

(三)超声心动图检查

M 型超声诊断本病不敏感和缺乏特异性。二维超声心动图探测主动脉瓣异常敏感,有助于显示瓣叶数目、大小、增厚、钙化、瓣环大小、瓣口大小和形状等。彩色多普勒测定通过主动脉瓣的最大血流速度,可计算平均和跨膜压差以及瓣口面积,对瓣膜狭窄程度进行评价。

1.M 型超声

可见主动脉瓣叶增厚、钙化、开放受限,瓣膜开放幅度<15 mm,瓣叶回声增强提示瓣膜钙化。

2.二维超声

可观察左室向心性肥厚,主动脉瓣收缩呈向心性穹形运动,并能明确先天性瓣膜畸形、鉴别瓣膜狭窄原因(图 12-11)。

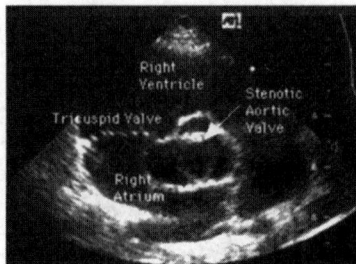

图 12-11　主动脉瓣狭窄
箭头所指为狭窄的主动脉瓣

3.多普勒超声

多普勒超声可准确测定主动脉瓣口流速,计算跨瓣压力阶差,评价瓣膜狭窄程度。彩色多普勒超声可帮助区别二尖瓣反流和主动脉狭窄的血流。连续多普勒超声提示主动脉瓣流速超过 2 m/s,又无过瓣血流增加(如主动脉瓣反流、动脉导管未闭等)时,是诊断主动脉瓣狭窄的根据之一。

(四)心导管检查

当超声心动图不能确定狭窄程度并考虑人工瓣膜置换时,应行心导管检查。将导管经股动脉置于主动脉根部及左室,可探测左室腔与主动脉收缩期压力阶差,并可推算出主动脉瓣口面积,从而明确狭窄程度。但对于重度主动脉瓣狭窄患者,应将导管经股静脉送入右心,经房间隔穿刺进入左室,测左室-主动脉收缩期峰压差。如怀疑合并冠状动脉病变,应同时行冠脉造影。

四、诊断及鉴别诊断

发现主动脉瓣狭窄典型的心底部喷射样收缩期杂音及震颤,即可诊断主动脉瓣狭窄。超声心动图检查可明确诊断。

(1)主动脉瓣收缩期杂音与下列疾病相鉴别。①二尖瓣关闭不全:心尖区全收缩期吹风样杂音,向左腋下传导;吸入亚硝酸异戊酯后杂音减弱。第一心音减弱,主动脉瓣第二心音正常;②三尖瓣关闭不全:胸骨左缘下端闻及高调的全收缩期杂音,吸气时回心血量增加可使杂音增强,呼气时减弱。③肺动脉瓣狭窄:于胸骨左缘第2肋间可闻及粗糙响亮的收缩期杂音,常伴收缩期咔嚓音,肺动脉瓣区第二心音减弱并分裂,主动脉瓣区第二心音正常。④主动脉扩张:见于各种原因如高血压、梅毒所致的主动脉扩张。可在胸骨右缘第2肋间闻及短促的收缩期杂音,主动脉瓣区第二心音正常或亢进,无第二心音分裂。

(2)主动脉瓣狭窄还应与其他左室流出道梗阻性疾病相鉴别。①先天性主动脉瓣上狭窄:杂音最响在右锁骨下,杂音和震颤明显传导至胸骨右上缘和右颈动脉,喷射音少见。②先天性主动脉瓣下狭窄:常合并轻度主动脉瓣关闭不全,无喷射音,第二心音非单一性。③肥厚梗阻性心肌病:杂音为收缩中晚期喷射性杂音,胸骨左缘最响,不向颈部传导。

五、并发症

(一)感染性心内膜炎

多见于先天性二叶式主动脉瓣狭窄,老年妇女钙化性主动脉瓣狭窄发病率较男性低,合并感染性心内膜炎危险性亦较低。

(二)心律失常

10%患者可发生心房颤动,致左房压升高和心排血量明显减少,可致严重低血压、晕厥或肺水肿。左室肥厚、心内膜下心肌缺血或冠状动脉栓塞可致室性心律失常。

(三)充血性心力衰竭

50%～70%的患者死于心力衰竭。发生左心衰竭后,自然病程明显缩短,因此终末期的右心衰竭少见。

(四)心脏性猝死

多发生于先前有症状者,无症状者发生猝死少见。

(五)胃肠道出血

15%～25%的患者有胃肠道血管发育不良,可合并胃肠道出血。多见于老年患者,出血为隐匿性或慢性。人工瓣膜置换术后出血停止。

六、治疗

无症状的轻度狭窄患者每2年复查一次,应包括超声心动图定量测定,中重度狭窄的患者应避免体力活动,每6～12个月复查一次。

(一)内科并发症治疗

1.心律失常

因左房增大,约10%患者可发生房性心律失常,如有频发房性期前收缩,应积极给予抗心律失常药物以预防心房颤动的发生。主动脉瓣狭窄的患者不能耐受心房颤动,一旦出现,病情会迅速恶化,发生低血压、心绞痛或心电图显示心肌缺血,故应及时用电转复或药物转复为窦性心律。其他有症状或影响血流动力学的心律失常也应积极治疗。

2.感染性心内膜炎

对于风湿性心脏病患者,应积极预防风湿热。如已合并亚急性或急性感染性心内膜炎,治疗同二尖瓣关闭不全。

3.心力衰竭

应限制钠盐摄入,使用洋地黄制剂和利尿药。利尿药使用需慎重,因过度利尿使血容量减少,降低主动脉瓣狭窄患者心排血量,导致严重的直立性低血压。扩张小动脉药物也应慎用,以防血压过低。

（二）介入治疗——经皮球囊主动脉瓣成形术（PBAV）

由于 PBAV 操作死亡率 3%，一年死亡率 45%，故临床上应用远远不如 PBMV，它主要治疗对象为高龄、有心力衰竭和手术高危患者，对于不适于手术治疗的严重钙化性主动脉瓣狭窄的患者仍可改善左室功能和症状。

适应证：①儿童和青年的先天性主动脉瓣狭窄。②不能耐受手术者。③重度狭窄危及生命；④明显狭窄伴严重左心功能衰竭的手术过渡。⑤手术禁忌的老年主动脉瓣狭窄钙化不重的患者。

常用方法是经皮股动脉穿刺后将球囊导管沿动脉逆行送至主动脉瓣，用生理盐水与造影剂各半的混合液体充盈球囊，裂解钙化结节，伸展主动脉瓣环和瓣叶，撕裂瓣叶和分离融合交界处，减轻狭窄和症状。成形术后主动脉瓣口面积一般可比术前增加 0.2～0.4 cm²，术后再狭窄率为 42%～83%。

（三）外科治疗

治疗关键是解除主动脉瓣狭窄，降低跨瓣压力阶差。常用有两种手术方法：一是人工瓣膜置换术；二是直视下主动脉瓣交界分离术。

1.人工瓣膜置换术

为治疗成人主动脉瓣狭窄的主要方法。重度狭窄（瓣口面积＜0.75 cm² 或平均跨瓣压差＞50 mmHg）伴心绞痛、晕厥或心力衰竭症状为手术的主要指征。无症状的重度狭窄患者，如伴有进行性心脏增大和明显左室功能不全，也应考虑手术。术前多常规做冠状动脉造影，如合并冠心病，需同时做冠状动脉旁路移植术（CABG）。

手术适应证：①有症状，重度主动脉瓣狭窄，或跨瓣压差＞6.7 kPa（50 mmHg）。②重度主动脉瓣狭窄合并冠心病需冠状动脉旁路移植术治疗。③重度主动脉瓣狭窄，同时合并升主动脉或其他心脏瓣膜病变需手术治疗。④冠心病、升主动脉或心脏瓣膜病变需手术治疗，同时合并中度主动脉瓣狭窄[平均压差 4.0～6.7 kPa（30～50 mmHg），或流速 3～4 m/s]（分级Ⅱa）。⑤无症状，重度主动脉瓣狭窄，同时有左室收缩功能受损表现（分级Ⅱa）。⑥无症状，重度主动脉瓣狭窄，但活动后有异常表现，如低血压（分级Ⅱa）。

手术禁忌证：晚期合并重度右心衰竭，经内科治疗无效；心功能 4 级以及 75 岁以上高龄患者；严重心力衰竭合并冠状动脉病变者。

手术死亡率小于 2%，主动脉瓣机械瓣替换术后，患者平均年龄 57 岁时，5 年生存率 80% 左右，10 年生存率在 60%。生物瓣替换术后，患者平均年龄 74 岁时，5 年生存率 70%，10 年生存率 35%。术后的远期预后优于二尖瓣疾病和主动脉瓣关闭不全的换瓣患者。

2.直视下主动脉瓣交界分离术

适用于儿童和青少年先天性主动脉瓣狭窄且无钙化者。妇女主动脉瓣狭窄患者多行介入治疗及换瓣术，行直视下主动脉瓣交界分离术者少见。

（吕　毅）

第四节　主动脉瓣关闭不全

一、病理生理

主动脉瓣关闭不全引起的基本血流动力学障碍是舒张期左室内压力大大低于主动脉，故大量血液反流回左室，使左室舒张期负荷加重，左室舒张期末容积逐渐增大，容量负荷过度。早期收缩期左室每搏量增加，射血分数正常，晚期左室进一步扩张，心肌肥厚，当左室收缩减弱时，每搏量减少，左室舒张期末压力升高，最后导致左房、肺静脉和肺毛细血管压力升高，出现肺瘀血。主动脉瓣反流明显时，主动脉舒张压明显下降，冠脉灌注压降低，心肌供血减少，进一步使心肌收缩力减弱。

(一)左室容量负荷过度

主动脉瓣关闭不全时,左室在舒张期除接纳从左房流入的血液外,还接受从主动脉反流的血液,造成左室舒张期充盈量过大,容量负荷过度。左室的代偿能力是影响病理生理改变的重要因素,也决定了急、慢性主动脉瓣关闭不全血流动力学障碍的明显差异。

1.急性主动脉瓣关闭不全

左室顺应性及心腔大小正常,面对舒张期急剧增加的充盈量,左室来不及发生代偿性扩张和肥大,导致舒张期充盈压显著增高,迫使左房压、肺静脉和肺毛细血管压力升高,引起呼吸困难和肺水肿,并导致肺动脉高压和右心功能障碍,此时患者表现出体循环静脉压升高和右心衰竭的症状和体征。

当左室舒张末期压力超过 $4.0\sim5.3$ kPa($30\sim40$ mmHg)时,可使二尖瓣提前关闭,对肺循环有一定的保护作用,但效力有限。由于急性者左室舒张末容量仅能有限的增加,即使左室收缩功能正常或增加,并有代偿性心动过速,心排血量仍减少。

2.慢性主动脉瓣关闭不全

主动脉反流量逐渐增大,左室充分发挥代偿作用,通过 Frank-Starling 定律调节左室容量-压力关系,使总的左室心搏量增加。长期左室舒张期充盈过度,使心肌纤维被动牵张,刺激左室发生离心性心肌肥大,心脏重量明显增加,心腔明显扩大。

代偿期扩张肥大的心肌收缩力增强,能充分将心腔内血液排出,每搏量明显增加,前向血流量、射血分数及收缩末期容量正常。

由于主动脉反流血量过大以及肥大心肌退行性变和纤维化,左室舒张功能受损。当左室容量负荷超过心肌的代偿能力时,进入失代偿期。此时,心肌顺应性降低,心室舒张速度减慢,左室舒张末压升高,左房压和肺循环压力升高,引起肺瘀血和呼吸困难。同时,心肌收缩力减弱,每搏量减少,前向血流量及射血分数降低。左室收缩末期容量增加是左心收缩功能障碍的敏感指标之一。

(二)脉压增宽

慢性主动脉瓣关闭不全时,因左室充盈量增加,每搏量增加,主动脉收缩压升高,而舒张期血液向左室反流又使主动脉舒张压降低,压差增大。当主动脉舒张压<6.7 kPa(50 mmHg)时,提示有严重的主动脉瓣关闭不全。急性主动脉瓣关闭不全时,因心肌收缩功能受损,主动脉收缩压不高甚至降低,而左室舒张末压明显升高,主动脉舒张压正常或轻度降低,压差可接近正常。

(三)心肌供血减少

由于主动脉舒张压降低和左室舒张压升高,冠状动脉灌注压降低;左室壁张力增加压迫心肌内血管,使心肌供血减少。交感神经兴奋反射性引起心率加快以及心肌肥大和室壁张力增加又再次增加心肌耗氧量,故主动脉瓣关闭不全患者可出现心肌缺血和心绞痛,多出现在主动脉瓣关闭不全的晚期。

二、临床表现

(一)症状

主动脉瓣关闭不全患者一旦出现症状(表 12-3),往往有不可逆的左心功能不全。

表 12-3 重度主动脉瓣关闭不全经典体征

视诊及触诊	
de Musset's sign	伴随每次心搏的点头征,由于动脉搏动过强所致
Muller's sign	腭垂的搏动或摆动
Quincke's sign	陷落脉或水冲脉,即血管突然短暂的充盈及塌陷
听诊	
Hill's sign	袖带测压时,上下肢收缩压相差 8.0 kPa(60 mmHg),正常时<2.7 kPa(20 mmHg)
Traube's sign	股动脉收缩音及舒张音增强,即枪击音
Duroziez's sign	用听诊器轻压股动脉产生的杂音
De tambour 杂音	第二心音增强,带有铃声特点,常见于梅毒性主动脉瓣反流

1. 心悸和头部搏动

心脏冲动的不适感可能是最早的主诉,由于左室明显增大,左室每搏量明显增加,患者常感受到强烈的心悸。情绪激动或体力活动引起心动过速时,每搏量增加明显,此时症状更加突出。由于脉压显著增大,患者常感身体各部有强烈的动脉搏动感,尤以头颈部为甚。

2. 呼吸困难

劳力性呼吸困难出现表示心脏储备能力已经降低,以后随着病情进展,可出现端坐呼吸和夜间阵发性呼吸困难,在合并二尖瓣病变时此症状更加明显。

3. 胸痛

由于冠脉灌注主要在舒张期,所以主动脉舒张压决定了冠脉流量。重度主动脉瓣关闭不全患者舒张压明显下降,特别是夜间睡眠时心率减慢,舒张压下降进一步加重,冠脉血流更加减少。此外,胸痛发作还可能与左室射血时引起升主动脉过分牵张或心脏明显增大有关。

4. 眩晕

当快速变换体位时,可出现头晕或眩晕,晕厥较少见。

5. 其他

如疲乏、过度出汗,尤其在夜间心绞痛发作时出现,可能与自主神经系统改变有关。晚期右心衰竭时可出现食欲下降、腹胀、下肢水肿、胸腔积液、腹水等。

(二)体征

1. 视诊

颜面较苍白,头部随心脏搏动频率上下摆动(De-Musset′s sign);指(趾)甲床可见毛细血管搏动征(Quincke′s pulse);心尖冲动向左下移位,范围较广,且可见有力的抬举样搏动;右心衰竭时可见颈静脉怒张。

2. 触诊

(1)颈动脉搏动明显增强,并呈双重搏动。

(2)主动脉瓣区及心底部可触及收缩期震颤,并向颈部传导。胸骨左下缘可触及舒张期震颤。

(3)颈动脉、桡动脉可触及水冲脉(Corrigan′s pulse),即脉搏呈现高容量并迅速下降的特点,尤其是将患者前臂突然高举时更为明显。

(4)肺动脉高压和右心衰竭时,可触及增大的肝脏,肝颈静脉回流征可阳性,下肢指凹性水肿。

3. 叩诊

心界向左下扩大。

4. 听诊

(1)主动脉舒张期杂音,为一与第二心音同时开始的高调叹气样递减型舒张早期杂音,坐位并前倾和深呼气时明显。一般主动脉瓣关闭不全越严重,杂音的时间越长,响度越大(表12-3)。轻度反流时,杂音限于舒张早期,音调高。中或重度反流时,杂音粗糙,为全舒张期。杂音为音乐时,提示瓣叶脱垂、撕裂或穿孔。

(2)心底部及主动脉瓣区常可闻及收缩期喷射性杂音,较粗糙,强度2/6~4/6级,可伴有震颤,向颈部及胸骨上凹传导,为极大的每搏量通过畸形的主动脉瓣膜所致,并非由器质性主动脉瓣狭窄所致。

(3)Austin-Flint杂音:心尖区常可闻及一柔和、低调的隆样舒张中期或收缩前期杂音,即Austin-Flint杂音,此乃由于主动脉瓣大量反流,冲击二尖瓣前叶,使其振动和移位,引起相对性二尖瓣狭窄;同时主动脉瓣反流与左房回流血液发生冲击、混合,产生涡流所致。此杂音在用力握拳时增强,吸入亚硝酸异戊酯时减弱。

(4)当左室明显扩大时,由于乳头肌外移引起功能性二尖瓣反流,可在心尖区闻及全收缩期吹风样杂音,向左腋下传导。

(5)心音:第一心音减弱,第二心音主动脉瓣成分减弱或缺如,但梅毒性主动脉炎时常亢进。由于舒张早期左室快速充盈增加,心尖区常有第三心音。

(6)周围血管征听诊:股动脉枪击音(Traube′s sign);股动脉收缩期和舒张期双重杂音(Duro-ziez′s

sign);脉压增大(Hill's sign)。

三、实验室检查

(一)X 线检查

急性期心影多正常,常有肺瘀血或肺水肿征。慢性主动脉瓣关闭不全常有以下特点。

(1)左室明显增大,心脏呈主动脉型。

(2)升主动脉普遍扩张,可以波及主动脉弓。

(3)透视下主动脉搏动明显增强,与左室搏动配合呈"摇椅样"摆动。

(4)左房可增大,肺动脉高压或右心衰时,右室增大并可见肺静脉充血、肺间质水肿。

(二)心电图检查

轻度主动脉瓣关闭不全者心电图可正常。严重者可有左室肥大和劳损,电轴左偏。 I、aVL、$V_{5\sim6}$导联 Q 波加深,ST 段压低和 T 波倒置;晚期左房增大,也可有束支阻滞(图 12-12)。

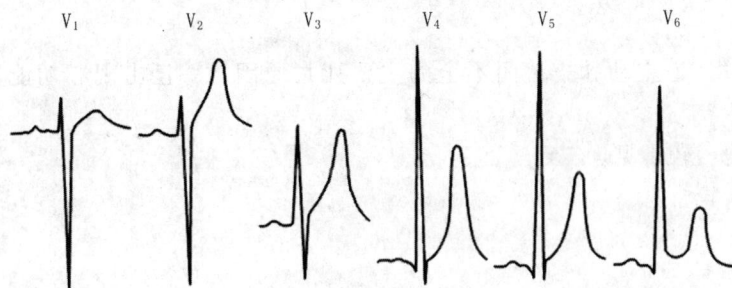

图 12-12　主动脉关闭不全示心电图改变
V_5、V_6 导联出现深 Q 波,R 波增大,ST 段抬高,T 波增大

(三)超声心动图检查

对主动脉瓣关闭不全以及左室功能评价很有价值,还可显示二叶式主动脉瓣、瓣膜脱垂、破裂或赘生物形成以及升主动脉夹层等,有助于病因的判断。

1.M 型超声

显示舒张期二尖瓣前叶和室间隔纤细扑动,为主动脉瓣关闭不全的可靠诊断征象。但敏感度低。

2.二维超声

可显示瓣膜和升主动脉根部的形态改变,可见主动脉瓣增厚,舒张期关闭对合不佳,有助于病因确定。

3.彩色多普勒

由于舒张早期主动脉压和左室舒张压间的高压差,主动脉瓣反流导致很高流速(超过 4 m/s)的全舒张期湍流。彩色多普勒超声探头在主动脉瓣的心室侧可探及全舒张期高速血流,为最敏感的确定主动脉瓣反流方法,并可通过计算反流量与每搏量的比例,判断其严重程度。

(四)主动脉造影

当无创技术不能确定反流程度并且考虑外科治疗时,可行选择性主动脉造影,可半定量反流程度。

升主动脉造影提示:舒张期造影剂反流至左室,可以显示左室扩大。根据造影剂反流量可以估计关闭不全的程度。 I度:造影剂反流仅限于主动脉口附近,一次收缩即可排出。 II度:造影剂反流于左室中部,一次收缩即可排出。 III度:造影剂反流于左室全部,一次收缩不能全部排出。

(五)磁共振显像

诊断主动脉疾病如主动脉夹层极准确。可目测主动脉瓣反流射流,可半定量反流程度,并能定量反流量和反流分数。

四、诊断和鉴别诊断

发现典型的主动脉瓣关闭不全的舒张期杂音伴周围血管征即可诊断,超声心动图可明确诊断。主动脉瓣舒张早期杂音应与下列杂音和疾病鉴别。

(1)Graham Steell 杂音:见于严重肺动脉高压伴肺动脉扩张所致肺动脉瓣关闭不全,常有肺动脉高压体征,如胸骨左缘抬举样搏动、第二心音肺动脉瓣成分亢进等。

(2)肺动脉瓣关闭不全:胸骨左缘舒张期杂音吸气时增强,用力握拳时无变化。颈动脉搏动正常,肺动脉瓣区第二心音亢进,心电图示右房和右室肥大,X 线示肺动脉主干突出。多见于二尖瓣狭窄及房间隔缺损。

(3)冠状动静脉瘘:可闻及主动脉瓣区舒张期杂音,但心电图及 X 线检查多正常,主动脉造影可见主动脉与右心房、冠状窦或右室之间有交通。

(4)主动脉窦瘤破裂:杂音与主动脉瓣关闭不全相似,但有突发性胸痛,进行性右心功能衰竭,主动脉造影及超声心动图检查可确诊。

五、并发症

(1)充血性心力衰竭:为主动脉瓣关闭不全的主要死亡原因。一旦出现心功能不全的症状,往往在 2~3 年内死亡。

(2)感染性心内膜炎:较常见。

(3)室性心律失常:较常见。

六、治疗

(一)内科治疗

1.预防感染性心内膜炎

避免上呼吸道感染及全身感染,防止发生心内膜炎。

2.控制充血性心力衰竭

避免过度的体力劳动及剧烈运动,限制钠盐摄入。无症状患者出现左室扩大,特别是 EF 降低时,应给予地高辛。

3.控制高血压

控制高血压至关重要,因为它可加重反流程度。当伴发升主动脉根部扩张时,高血压也可促进主动脉夹层的发生。目前研究证实,应用血管扩张药特别是血管紧张素转换酶抑制药(ACEI)能防止或延缓左心扩大,逆转左室肥厚,防止心肌重构。

(二)外科治疗

主动脉瓣关闭不全,一旦心脏失去代偿功能,病情将急转直下,多数在出现心力衰竭后 2 年内死亡。主动脉瓣关闭不全的彻底治疗方法是主动脉瓣置换术。最佳的手术时机为左心室功能衰竭刚刚开始即严重心衰发生之前手术,或虽无症状,但左室射血分数低于正常和左室舒张末期内径>60 mm 左右,应进行手术治疗。

对于左室功能正常而无症状的患者,心脏结构改变不明显的应密切随诊,每 6 个月复查超声心动图以及时发现手术时机。一旦出现症状或出现左室功能衰竭或左室明显增大应及时手术。

1.人工瓣膜置换术

风湿性和绝大多数其他病因引起的主动脉瓣关闭不全均宜施行瓣膜置换术。分机械瓣和生物瓣两种。心脏明显扩大、长期左心功能不全的患者,手术死亡率约 10%,尽管如此,由于药物治疗的预后较差,即使有左心功能衰竭亦应考虑手术治疗。

2.瓣膜修复术

较少用，通常不能完全消除主动脉瓣反流，仅适用于感染性心内膜炎主动脉瓣赘生物或穿孔、主动脉瓣与其瓣环撕裂。由于升主动脉动脉瘤使瓣环扩张所致的主动脉瓣关闭不全，可行瓣环紧缩成形术。

3.急性主动脉瓣关闭不全的治疗

严重急性主动脉瓣关闭不全迅速发生急性左心功能不全、肺水肿和低血压，极易导致死亡，故应在积极内科治疗的同时，及早采用手术治疗，以挽救患者的生命。术前应静脉滴注正性肌力药物如多巴胺或多巴酚丁胺和血管扩张药如硝普钠，以维持心功能和血压。

（吕　毅）

第五节　三尖瓣狭窄

一、病理生理

三尖瓣口是所有心脏瓣膜中最大的一个。正常成人三尖瓣口面积 $7\sim10$ cm^2，因此当三尖瓣面积 <1.3 cm^2 时，认为三尖瓣狭窄已达到临界状态。三尖瓣狭窄引起的最基本的血流动力学障碍是舒张期右房向右室排血受阻，右房压力负荷增大，导致体静脉压力增高，出现右心衰竭的表现。同时，右室因充盈不足出现心室腔变小，房化的右室壁薄而无力，使右心排血量降低，从而肺血流量降低。

（一）右房压升高

正常人舒张期右房压与右室压相等，无压力阶差存在，三尖瓣狭窄时，舒张期跨瓣压差增大，但与二尖瓣狭窄不同的是通过三尖瓣口的血流量受呼吸运动的影响。运动和吸气时，右房充盈量增多，右室舒张末期压力降低，右房-右室压力阶差增大，通过三尖瓣口的血流速度增快，流量加大，产生的杂音明显。反之呼气时，通过三尖瓣口的血流减少，右房-右室压力阶差减小。

（二）体循环瘀血

当平均舒张期右房-右室跨瓣压差 >0.3 kPa（1.9 mmHg）时，提示三尖瓣关闭不全，当平均舒张期压力阶差 >0.5 kPa（4 mmHg）时，即可使平均右房压升高，导致体循环静脉压显著升高，出现颈静脉怒张、肝大、腹水和水肿。

（三）心排血量降低

狭窄的三尖瓣使右室充盈时间延长，尤其是舒张早期充盈延缓、右室充盈量减少，伴有心房颤动时右室充盈减少更加明显。同时，右室因充盈不足出现心室腔变小，房化的右室壁薄而无力，使右心排血量降低，且不随运动而增加，从而肺血流量降低，患者即使合并二尖瓣狭窄也很少发生明显的呼吸困难和肺水肿。

二、临床表现

（一）症状

1.乏力

心排血量低可引起进行性乏力，剧烈运动时，心搏量仅可提高 2 倍，因此患者在运动时乏力、气短会更明显，少数患者还可发生晕厥。

2.体循环瘀血症状

当三尖瓣狭窄造成体循环静脉压升高时，可出现右上腹胀痛不适、食欲下降、尿少、水肿等右心衰竭的表现。

3.其他

如并发心房颤动时,患者可出现心悸。少数并发肺栓塞时,还可出现胸闷、气短、胸痛、咯血。

（二）体征

1.视诊

面色苍白,可见颈静脉怒张和搏动。检查周围静脉如贵要静脉或手背部的静脉,有时可看到膨胀而搏动。

2.触诊

胸骨左缘4、5肋间可触及舒张期震颤。右心衰竭时,可触及肿大的肝脏伴收缩期前搏动,肝颈静脉回流征阳性,下肢出现指凹性水肿。

3.叩诊

心界右缘向右侧移位。出现腹水时,腹部移动性浊音阳性。

4.听诊

（1）胸骨左缘4、5肋间低调隆样舒张中晚期杂音,收缩期前增强,直立位吸气时杂音增强,呼气或呼气后屏气（Valsalva动作）时减弱,称Carallo征,系吸气时静脉回流增加,从而使通过狭窄的三尖瓣口血流增多所致。

（2）三尖瓣区第一心音亢进,肺动脉瓣第二心音正常或减弱。

（3）胸骨左缘4、5肋间可闻及三尖瓣开瓣音,剑突下听诊最清楚,吸气时增强。

三、辅助检查

（一）X线检查

（1）心脏多呈"二尖瓣型"。

（2）心影向右增大,后前位右心缘见右房和上腔静脉突出,右房缘距中线的最大距离常＞5 cm,右心缘相反搏动点上移。

（3）主肺动脉无明显扩张,肺纹理偏少,肺野较清晰。

（二）心电图检查

Ⅱ导联和 V_1 导联 P 波振幅＞0.25 mV,提示右房增大。

（三）超声心动图检查

1.M型超声

可见三尖瓣前叶正常双峰消失,产生类似二尖瓣狭窄的城垛样改变,瓣膜回声增强。三尖瓣前叶与后叶可呈同向运动。三尖瓣 EF 斜率减低。

2.二维超声

对诊断三尖瓣狭窄较有帮助,其特征为舒张期瓣叶呈圆顶状,增厚,瓣叶活动受限。

3.多普勒超声

可测定经三尖瓣口最大血流速度,估测跨瓣压力阶差。彩色多普勒血流显像可见三尖瓣口右室侧"火焰型"射流。

（四）右心导管检查

当临床诊断困难时可行右心导管检查。导管沿股静脉、腔静脉送至右房、右室及主肺动脉,分别测压,舒张期右房室平均压力阶差大于 0.3 kPa(2 mmHg),即表示三尖瓣狭窄存在。然后注入造影剂,造影剂通过三尖瓣口时呈现喷射状影像。单纯三尖瓣狭窄时,主肺动脉压不高。三尖瓣狭窄一般不做右心导管检查。

四、诊断和鉴别诊断

根据典型杂音、右房扩大和体循环静脉瘀血而不伴有肺瘀血,一般可诊断三尖瓣狭窄,超声心动图检查可确诊。三尖瓣舒张期杂音应与以下疾病鉴别。

(1)二尖瓣狭窄:心尖部于舒张中晚期可闻及低调、递增型、隆样杂音,左侧卧位听诊明显,不随呼吸而改变。但如果剑突下或胸骨左下缘闻及随吸气增强的舒张期隆样杂音,无明显右室扩大和肺瘀血,提示同时存在三尖瓣狭窄。

(2)房间隔缺损:当左至右分流量大时,通过三尖瓣的血流增多,可在三尖瓣区听到第三心音后短促的舒张中期隆样杂音,不随呼吸而改变。

(3)右房黏液瘤:临床症状和体征与三尖瓣狭窄相似,但杂音呈间歇性,随体位而变化,可闻及肿瘤扑落音,一般无三尖瓣开瓣音,超声心动图可确诊。

五、治疗

(一)内科治疗

主要是通过药物治疗右心衰竭,减轻体循环静脉瘀血,改善右心功能。

(1)限制钠盐摄入,减少体内水钠潴留。

(2)服用利尿药。襻利尿药与作用远曲小管利尿药合用,如呋塞米 20～40 mg,3 次/天,螺内酯(安体舒通)20～40 mg 或氨苯蝶啶 50～100 mg,3 次/天。水肿严重时,可静脉用呋塞米 20～80 mg,注意防止电解质紊乱。长期用利尿药者,应注意监测血钾。利尿效果差时,注意是否合并低钠血症,血钠低于 130 mmol/L 时,注意补充钠盐。还可以静脉泵入多巴胺 2～5 μg/(min·kg),改善肾血流量后利尿效果好。

(3)快速心房颤动者,宜用洋地黄控制心室率。毛花苷 C(西地兰)0.2～0.4 mg,静脉注入,半小时后无效时可重复使用 1 次。

(4)扩血管药物:使用时注意监测血压,防止血压过低造成机体重要器官缺血。

(二)外科治疗

包括人工瓣膜置换术和瓣膜分离成形术。

1.三尖瓣人工瓣膜置换术

由于右室压及血流速度低于左室,三尖瓣口压力阶差亦小于左室,容易形成血栓,乳头肌和右室游离壁可阻碍机械性三尖瓣的开放,故应尽量选择生物瓣进行三尖瓣置换,术后患者无需抗凝治疗。适应证为:三尖瓣严重钙化、僵硬、血栓形成者且三尖瓣口面积<2 cm²,右房室舒张期平均压差>0.7 kPa(5 mmHg)。风湿性二尖瓣和(或)主动脉瓣病变合并三尖瓣狭窄,应同期处理。

2.三尖瓣狭窄切开与瓣环成形术

三尖瓣狭窄虽瓣膜口较小,瓣环常扩大,一般较少做单纯融合交界切开,几乎都做交界切开和环缩术。首先用尖刀切开前瓣与隔瓣或后瓣与隔瓣融合的交界,避免完全切到瓣环,离瓣环2～3 mm距离。如有融合较粗的腱索也要一同切开,然后前后交界分别缝合环缩的方法做三尖瓣成形术。

(吕 毅)

第六节 三尖瓣关闭不全

一、病理生理

器质性三尖瓣关闭不全如三尖瓣下移畸形(Ebstein 畸形)较少见,临床上绝大部分是由于肺动脉高压及三尖瓣环扩大引起的功能性三尖瓣关闭不全。三尖瓣关闭不全引起的基本血流动力学特征为收缩期血液从右室反流至右房,使右室、右房容量负荷加重,导致体循环静脉高压和运动时右室心搏量相应增加的能力受限,晚期出现右心衰竭。

（一）右房压力升高

收缩期右室血液通过三尖瓣反流至右房，使右房充盈量增大，右房扩张。但由于右房壁薄，发生顺应性扩张、降低右房压的代偿能力不如左房强，导致右房压升高明显。

（二）右室容量负荷过重

舒张期右室同时接受右房正常充盈血量和三尖瓣反流血量，容量负荷明显增大，右室扩张，而右室扩张又进一步加重三尖瓣关闭不全，形成恶性循环。

（三）体循环瘀血

右房压增高后造成体循环静脉压力呈递性增高，最终导致肝瘀血、腹水和下肢水肿。

二、临床表现

（一）症状

1.头颈部膨胀感

单纯三尖瓣关闭不全症状进展缓慢，轻、中度三尖瓣关闭不全可以多年没有症状。严重的三尖瓣关闭不全时，心室收缩期反流入右房的血流搏动可传导到头颈部静脉，患者有颈部膨胀感以及头、颈、右上腹静脉搏动样感觉，体力劳动、情绪激动时尤其明显。

2.胃肠道瘀血症状

表现为食欲缺乏、恶心、嗳气、呕吐、消瘦、恶病质等。

3.乏力

由于心排血量下降，表现为疲乏无力。

（二）体征

1.视诊

患者多消瘦、恶病质、发绀，部分患者可有轻度黄疸。可见颈静脉怒张和收缩期搏动，强烈的颈内静脉搏动可使胸锁乳突肌发生徐缓的收缩期抬举。可见肝脏收缩期搏动。

2.触诊

（1）三尖瓣反流严重时，可触及颈静脉收缩期震颤。

（2）周围静脉可有类似动脉搏动的收缩晚期搏动，检查时将左手放在患者的肝区后方，右手放在肝区前面，令患者暂停呼吸，肝脏收缩晚期的扩张性搏动可明显地将两手推开。

（3）胸骨右下缘可触及右房收缩期冲动，此乃收缩期部分血流从右室反流入右房，并使之突然扩张所致。

3.叩诊

心界向右移位。

4.听诊

（1）胸骨左下缘或剑突下可闻及高调、吹风样全收缩期杂音，吸气及压迫肝脏后杂音可增强。当右心衰竭，每搏量不能进一步增加时，杂音减弱或消失。

（2）严重反流时，通过三尖瓣血流增加，在胸骨左下缘可闻及第三心音后的短促舒张期隆样杂音。

（3）第一心音减弱，合并肺动脉高压时，第二心音肺动脉瓣成分亢进。可闻及右室第三心音，吸气时加强。

三、实验室检查

（一）X线检查

右房明显增大，上腔静脉扩张，X线透视右房及上腔静脉有明显的搏动。右室增大，右房极度增大时，其右缘与膈肌成直角或钝角。

（二）心电图检查

右房、右室肥大，不完全性或完全性右束支传导阻滞、心房颤动。在 Ebstein 畸形可合并 B 型预激综合征。

（三）超声心动图检查

可显示引起三尖瓣关闭不全的各种原因，如三尖瓣脱垂、类癌综合征、Ebstein 综合征等。确诊三尖瓣反流和半定量反流程度有赖于彩色多普勒血流显像。

1. M 型超声

表现为间接征象，如三尖瓣前瓣 EF 斜率增加，CE 幅度增大和右房、右室内径增大，且呈容量超负荷改变。

2. 二维超声

可发现三尖瓣活动幅度增大，收缩期前后瓣与隔瓣不能完全闭合，为三尖瓣关闭不全的直接征象。

3. 彩色多普勒

通常用于检出或半定量三尖瓣反流，显示一条起自三尖瓣的收缩期彩色镶嵌反流束，以不同距离和范围深入右房。可检测右室与右房间的收缩期压差，且可粗略估计反流量。

（四）右心导管及右心室造影

一般不需要。对合并有重度肺动脉高压者，该检查可以测量肺动脉压力、肺循环阻力，帮助判断右心室功能及手术适应证。

四、诊断和鉴别诊断

发现胸骨左下缘高调全收缩期杂音伴 X 线或心电图示右房右室增大，结合体循环瘀血的表现可诊断三尖瓣关闭不全，超声心电图检查可确诊。胸骨左下缘收缩期杂音注意与下列情况相鉴别。

（1）二尖瓣关闭不全：心尖区全收缩期 3/6 级吹风样杂音，局限性，吸气时减弱，反流量小时音调高，瓣膜增厚时杂音粗糙。前叶损害为主时，杂音向左腋下或左肩胛下传导；后叶损害为主时，杂音向心底部传导，可伴收缩期震颤。

（2）室间隔缺损：胸骨左缘第 3～4 肋间可闻及粗糙的全收缩期杂音，伴收缩期震颤，杂音向心尖部传导。超声心动图示心室间隔连续中断，心导管检查心室造影见心室水平左向右分流。

（3）主动脉瓣狭窄：心底部主动脉瓣区或心尖部响亮粗糙的收缩期杂音，向颈部传导，伴收缩期震颤，心尖冲动呈抬举样。心电图和 X 线检查示左室肥厚和扩大，超声心动图可明确诊断。

五、治疗

（一）内科治疗

对于不合并肺动脉高压的三尖瓣反流患者，只需内科治疗心力衰竭。

1. 利尿药

应用利尿药减少回心血量，缓解三尖瓣反流。

2. 地高辛

对于中等程度以上的三尖瓣反流伴右心衰竭患者，若合并快速心房颤动，可用地高辛缓解右心衰竭及控制室率。

3. 硝酸酯类

可增加静脉系统的顺应性和降低前负荷。

（二）外科治疗

功能性三尖瓣关闭不全关键是治疗原发病。三尖瓣下移畸形、类癌综合征、感染性心内膜炎等所引起的器质性三尖瓣关闭不全，需外科做瓣环成形术或人工瓣膜置换术。

（吕　毅）

第十三章　肺源性心脏病

第一节　急性肺源性心脏病

急性肺源性心脏病是由于内源性或外源性栓子堵塞肺动脉或其分支使肺循环阻力增加，心排血量降低，引起右心室急剧扩张和急性右心衰竭的临床病理生理综合征。大块肺动脉栓塞尚可引起猝死。肺栓塞在西方发达国家年发病率约为0.05%，未经治疗患者病死率约30%。我国尚无这方面的流行病学资料，曾被认为是我国的少见病，以致长期以来国内临床界在很大程度上忽视了对该病的识别与诊断，使临床肺栓塞的识别与检出率低下。实际上，肺栓塞在我国也绝非少见，近年来由于对肺栓塞诊断的重视，临床病例有增加趋势。

一、病因

引起急性肺源性心脏病的肺动脉栓塞(pulmonary embolism，PE)主要由右心或周围静脉内血栓脱落所形成。

栓子可来自：①右心房[如有心力衰竭和(或)心房颤动时]、右心室(如心肌梗死波及右心室心内膜下引起附壁血栓时)、肺动脉瓣或三尖瓣(如发生心内膜炎时)。②周围静脉，绝大多数见于下肢和盆腔深静脉。

常见的诱因包括：久病或手术后长期卧床、静脉曲张、右心衰竭、静脉内插管、红细胞增多症、血小板增多症、抗凝血酶的缺乏、口服避孕药等引起的高凝状态所致血流淤滞、创伤、外科手术、静脉炎后等致静脉管壁损伤均易致血栓形成。

其他栓子可造成肺动脉栓塞者包括：长骨骨折所致脂肪栓，手术或腹腔镜、心血管造影等检查后的气栓，细菌性心内膜炎、动脉内膜炎、化脓性静脉炎后的菌栓，恶性肿瘤的瘤栓，羊水栓及寄生虫卵等。在我国，血栓性静脉炎和静脉曲张是下肢深静脉血栓形成的最主要原因。

二、病理解剖和病理生理

当静脉血栓从其形成的位点脱落，可通过静脉系统到达肺循环，如果栓子为大块型且非常大，可以停留在肺动脉分叉处，形成鞍形栓子或分别阻塞左、右肺动脉。分叉处有时栓子向右心室延伸至阻塞部分肺动脉瓣。右心室扩大，其心肌及左心室心肌，尤其是心内膜下心肌，可能因休克或冠状动脉反射性痉挛引起严重缺氧而常有灶性坏死。非大块型小的栓子位于肺动脉分支可致肺梗死，多发生在下叶，尤其在肋膈角附近，常呈楔形，其底部在肺表面略高于周围的正常肺组织，呈红色。存活者梗死处组织最后形成瘢痕。

肺血管阻塞的程度和潜在的心肺疾病，很可能是决定最终是否发生右心功能不全的最重要的因素。阻塞越重，肺动脉压力越高。缩血管物质的释放(例如5-羟色胺)反射性引起肺动脉收缩，加之低氧血症，可进一步增加肺血管阻力而导致肺动脉高压。

肺动脉压力突然升高，使右心室后负荷急剧增加，右心室扩张，右室壁张力增加，继而功能不全。右心室扩张，室间隔向左心室移动，由于因心包的限制而出现的心腔充盈不足，加上右心室收缩功能不全，可使右心室排血量减少,从而进一步降低左心室的前负荷。一旦右心室扩张,冠状静脉压增高,同时左心室舒张期扩张亦减少。左心室前负荷的降低亦可使室间隔移向左心室,左心室充盈不足排血量减少,体循环血流量和压力均降低,冠状血管灌注受到潜在危机而引起心肌缺血。这种循环的不断持续可引起循环衰竭甚至死亡。总之,肺栓塞后可导致下述病理生理改变。

(1)由于肺血管阻塞,神经体液因素或肺动脉压力感受器的作用,引起肺血管阻力增加。

(2)肺血管阻塞,肺泡无效腔增加,使气体交换受损,肺泡通气减少导致低氧血症,从而使V/Q单位降低,血液由右向左分流,气体交换面积减少,使二氧化碳的运输受影响。

(3)刺激性受体反射性兴奋(过度换气)。

(4)支气管收缩,气道阻力增加。

(5)肺水肿、肺出血、肺泡表面活性物质减少,肺顺应性降低。

三、临床表现

(一)症状

起病急骤,有呼吸困难、胸痛、窒息感。重者有烦躁不安、出冷汗、神志障碍、晕厥、发绀、休克等。可迅速死亡,亦可表现为猝死。如能度过低血压阶段,可出现肺动脉压增高和心力衰竭。亦可有剧烈咳嗽、咯血、中度发热等。然而,临床表现有典型肺梗死三联症者(呼吸困难、胸痛及咯血)不足 1/3。

(二)体征

常见呼吸急促、肤色苍白或发绀,脉细速、血压低或测不到,心率增快等。心底部肺动脉段浊音可增宽,可伴明显搏动。肺动脉瓣区第二音亢进、分裂,有响亮收缩期喷射性杂音伴震颤,也可有高频舒张期杂音。三尖瓣区可有反流性全收缩期杂音。可出现阵发性心动过速、心房扑动或颤动等心律失常。右室负荷剧增时,可有右心衰竭体征出现。气管有时向患侧移位,肺部可闻及哮鸣音和干湿啰音,也可有肺血管杂音,并随吸气增强,此外还有胸膜摩擦音等。

四、实验室检查和辅助检查

(一)血液检查

白细胞可正常或增高,血沉可增快,血清肌钙蛋白、乳酸脱氢酶、肌磷酸激酶(主要是 CK-MB)、血清胆红素常正常或轻度增高。血浆 D-二聚体(肺交联纤维蛋白特异的降解产物)增高,如小于 $500~\mu g/L$ 提示无肺栓塞存在。动脉血气分析动脉氧分压可降低,但肺泡-动脉氧离曲线正常者,不能排除急性 PE 的诊断。因此,当怀疑 PE 时,进行动脉血气分析并非诊断所必需。

(二)心电图检查

心电图不仅有助于除外急性心肌梗死,而且可对某些大块肺栓塞者做出快速鉴别,此类患者的心电图上存在右心室劳损的表现。发生大块肺栓塞的患者可出现窦性心动过速,ST 和 T 波异常,但也可表现为正常的心电图。其中最有价值的一个发现是,倒置的 T 波出现在 $V_1 \sim V_4$ 导联。其他的异常包括:不完全或完全性右束支传导阻滞,或出现 S_I-Q_{III}-T_{III}(I 导联 S 波深,III 导联 Q 波显著和 T 波倒置)的表现。上述变化多为一过性的,动态观察有助于对本病的诊断。

(三)胸部 X 线检查

急性肺源性心脏病本身 X 线表现的特异性不强。

(1)栓塞部位肺血减少(Westermark 征),上腔静脉影扩大,肺门动脉扩张,右肺下动脉横径可增宽,也可正常或变细。

(2)肺梗死时可发现肺周围浸润性阴影,形状不一,常累及肋膈角,也可出现盘状肺不张及 Hampton 驼峰征,系继发性肺小叶血液填充影,患侧膈肌抬高,呼吸轻度减弱及少量至中量胸腔积液。

(3)心影可向两侧扩大。

（四）CT 扫描

最新一代的多排 CT 扫描仪,只需被检查者屏气不到 10 s 钟即可完成整个胸部的扫描,而且分辨率在 1 mm 或不到 1 mm。恰当地使用新一代的多排 CT 扫描,似乎可以取代肺动脉造影,成为诊断肺栓塞影像学上的金标准。

（五）磁共振成像

常规采用自旋回波和梯度回波脉冲序列扫描,对肺总动脉和左、右肺动脉主干的栓塞诊断有一定价值。但是,由于 MRI 对中央型肺栓塞诊断的敏感性与特异性均低于多排 CT,因此,在没有 CT 设备时,MRI 可以作为二线检查方法用于诊断。

（六）选择性肺动脉造影

是诊断肺栓塞最可靠的方法,如今已很少进行。这是因为新一代的多排 CT 扫描仪解决了大多数诊断上遇到的难题。然而,选择性肺动脉造影仍适用于准备进行介入治疗的患者,如导管介导的溶栓、吸出性栓子切除术、机械性血栓粉碎等。肺动脉造影检查有一定危险性,特别是并发肺动脉高压的患者应谨慎使用。

（七）超声心动图

经胸超声心动图适用于肺动脉总干及其左右分支的栓塞。表现为右室扩大,室壁不同步活动,右室运动减弱,肺动脉增宽等。经食管二维超声心动图可见右心室或肺动脉内游浮血栓,血管腔内超声检查则可能更为清晰。

（八）放射性核素肺扫描

^{99m}Tc-标记聚合人血清清蛋白(MAA)肺灌注扫描是安全、无创及有价值的肺栓塞诊断方法。典型所见是呈肺段分布的灌注缺损,不呈肺段性分布者诊断价值受限。肺灌注扫描的假阳性率较高,为减少假阳性可做肺通气扫描以提高诊断的准确性。

五、诊断和鉴别诊断

本类疾病由于诊断困难,易被漏诊或误诊,非常重要的是提高对肺栓塞的诊断意识。若患者出现突发"原因不明"的气短,特别是劳力性呼吸困难,窒息、心悸、发绀、剧烈胸痛、晕厥和休克,尤其发生在长期卧床或手术后,应考虑肺动脉大块栓塞引起急性肺源性心脏病的可能;如发生体温升高、心悸、胸痛和血性胸腔积液,则应考虑肺梗死的可能。结合相关检查有助于诊断。诊断仍不明确时可行选择性肺动脉造影。本病需与其他原因引起的休克和心力衰竭,尤其是急性心肌梗死及心脏压塞等相鉴别。

六、治疗

绝大多数的肺栓塞都是可以治疗的。其治疗措施随临床类型而不同。近年肺栓塞的治疗研究进展迅速,治疗更趋规范化。接受治疗的患者病死率为 5%～8%,不治疗者为 25%～30%。

大块肺动脉栓塞引起急性肺源性心脏病时,必须紧急处理以挽救生命。

（一）一般处理

密切监测呼吸、心率、血压、心电图及血气等变化。使患者安静,绝对卧床 2～3 周,已采取了有效抗凝治疗者卧床时间可适当缩短。吸氧,保持大便通畅,勿用力排便,应用抗生素控制下肢血栓性静脉炎和预防肺栓塞并发感染。

（二）急救处理

合并休克者,可用多巴胺 20～40 mg、多巴酚丁胺 5～15 μg/(kg·min)加入至 5% 葡萄糖溶液 250～500 mL 中静脉滴注,并迅速纠正引起低血压的心律失常,如心房扑动、心房颤动等。胸痛重者可用罂粟碱 30～60 mg 皮下注射或哌替啶 50 mg 或吗啡 5 mg 皮下注射以止痛及解痉。心力衰竭时按常规处理。

溶栓主要用于 2 周内的新鲜血栓栓塞,愈早愈好,2 周以上也可能有效。指征包括:①大块肺栓塞(超过 2 个肺叶血管)。②肺栓塞伴休克。③原有心肺疾病的次大块肺栓塞引起循环衰竭患者。具体用药方案:链激酶负荷量 30 min 25 000 U,继而 100 000 U/h,维持 24 h 静脉滴注;尿激酶负荷量 10 min 4 400 U/kg 静脉滴注,继而 2 200 U/(kg·h)维持 24 h 静脉滴注;重组组织型纤溶酶原激活剂(rt-PA)2 h 100 mg,静脉滴注。国内常用尿激酶 2~4 h 20 000 U/kg 静脉滴注;rt-PA 2 h 50~100 mg,静脉滴注。溶栓数小时后病情明显好转。溶栓治疗结束后继以肝素或华法林抗凝治疗。

(三)外科疗法

(1)去栓术,即在呼吸机和体外循环支持下的急诊去栓手术,为一种成功、有效的治疗手段。主要是对于那些发生大块肺栓塞或中等大小肺栓塞,但有溶栓禁忌的以及需要进行右心房血块切除或关闭卵圆孔的患者。在心源性休克发生前进行的去栓术结果一般较乐观,成活率高达 89%。

(2)放置下腔静脉滤网,其主要指征为:较多的出血而无法抗凝治疗;正规的抗凝治疗无法预防肺栓塞的复发。介入治疗,置入心导管粉碎或吸出栓子,同时可局部行溶栓治疗,本治疗不宜用于有卵圆孔未闭的患者,以免栓子脱落流入左心,引起体循环栓塞。

七、预后和预防

大多数肺动脉栓塞经正确治疗后预后良好。近年,随着溶栓治疗与去栓术的开展,可使大部分患者恢复。然而,进一步提高肺栓塞的诊断意识,减少误诊和漏诊,是改善患者预后的关键。肺栓塞的预防主要防止栓子进入肺动脉,其中以防止静脉血栓形成和脱落最为重要。对下肢静脉炎、静脉曲张应及时彻底治疗,采用手术、药物以及物理等方法,必要时放置入下腔静脉滤网,防止下肢静脉血栓形成和脱落导致肺栓塞。避免长期卧床或下肢固定姿势不活动,鼓励手术后早期下床活动,促进血液循环。对慢性心肺疾病或肿瘤患者,要提高可能并发肺栓塞的警惕性,高危患者可用肝素和(或)阿司匹林等药物抗凝、抗血小板治疗。

(金朝霞)

第二节 慢性肺源性心脏病

慢性肺源性心脏病简称肺心病,是指由肺组织、胸廓或肺动脉系统病变引起的肺动脉高压,伴或不伴有右心衰竭的一类疾病。

肺心病在我国是常见病、多发病,平均患病率为 0.48%,病死率在 15% 左右。本病占住院心脏病的构成比为 38.5%~46%。我国北部及中部地区 15 岁以上人口患病率为 3%,估计全国有 2 500 万人罹患此病,约有 30% 为非吸烟人群,与国外有明显差别,而且以农村女性多见,个体易感因素、遗传、气道高反应性、环境因素、职业粉尘和化学物质、空气污染等与本病的发病密切相关。

一、病因

影响支气管-肺为主的疾病,主要包括以下几个方面。

(1)COPD、支气管哮喘、支气管扩张等气道疾病,其中在我国 80%~90% 左右的慢性肺心病病因为COPD。

(2)影响肺间质或肺泡为主的疾病,如特发性肺间质纤维化、结节病、慢性纤维空洞性肺结核、放射性肺炎、尘肺以及结缔组织疾病引起的肺部病变等。

(3)神经肌肉及胸壁疾病,如重症肌无力、多发性神经病,胸膜广泛粘连、类风湿关节炎等造成的胸廓或脊柱畸形等疾病,影响呼吸活动,造成通气不足,导致低氧血症。

(4)通气驱动失常的疾病,如肥胖-低通气综合征、睡眠呼吸暂停低通气综合征、原发性肺泡通气不足等,因肺泡通气不足,导致低氧血症。

(5)以肺血管病变为主的疾病,如反复肺动脉栓塞、广泛结节性肺动脉炎、结缔组织疾病 SLE 引起的肺血管病变等。

(6)特发性疾病,如原发性肺动脉高压,即不明原因的持续性、进行性肺动脉压力升高。各种肺血管病变可导致低氧血症以及肺动脉高压,并最终导致慢性肺心病。

二、病理解剖

由于支气管黏膜炎变、增厚、黏液腺增生、分泌亢进,支气管腔内炎症渗出物及黏液分泌物潴留,支气管纤毛上皮受损,影响了纤毛上皮净化功能。病变向下波及细支气管,可出现平滑肌肥厚,使管腔狭窄而不规则;又加上管壁痉挛、软骨破坏、局部管腔易闭陷等改变,使细支气管不完全或完全阻塞,致排气受阻肺泡内残气量增多压力增高,肺泡过度膨胀,肺泡在弹力纤维受损基础上被动扩张,泡壁断裂,使几个小泡融合成一个大泡而形成肺气肿。又慢性阻塞性肺病常反复发作支气管周围炎及肺炎,炎症可累及邻近肺小动脉,使腔壁增厚、狭窄或纤维化,肺细动脉 I 及 III 型胶原增多;此外可有非特异性肺血管炎,肺血管内血栓形成等。最后致右心室肥大、室壁增厚、心腔扩张、肺动脉圆锥膨隆、心肌纤维肥大、萎缩、间质水肿、灶性坏死,坏死灶后为纤维组织所替代。部分患者可合并冠状动脉粥样硬化性病变。

三、发病机制

肺的功能和结构改变致肺动脉高压(pulmonary hypertension,PH)是导致肺心病的先决条件。

(一)呼吸功能改变

由于上述支气管及肺泡病理改变出现阻塞性通气功能障碍。限制性肺部疾病或胸部活动受限制可出现限制性通气功能障碍,使肺活量、残气量和肺总量减低。进一步发展则通气/血流比值失调而出现换气功能失常,最终导致低氧血症和高碳酸血症。

(二)血流动力学改变

主要改变在右心及肺动脉,表现为右室收缩压升高和肺动脉高压。低氧作用于肺血管平滑肌细胞膜上的离子通道,引起钙内流增加和钾通道活性阻抑;刺激血管内皮细胞,使内皮衍生的收缩因子如内皮素-I 合成增加而内皮衍生的舒张因子如一氧化氮和降钙素产生和释放减少;某些血管活性物质如血栓素 A_2、血管紧张素 II、血小板激活因子及肿瘤坏死因子等形成和释放均促使肺血管收缩。加上二氧化碳潴留使血中 H^+ 浓度增高,均可加重肺动脉高压。缺氧又使肺血管内皮生长释放因子(平滑肌细胞促分裂素)分泌增加,使血管平滑肌增生;成纤维细胞分泌的转化生长因子 β 表达增加,使肺动脉外膜成纤维细胞增生,这种肺血管结构重建使肺血管顺应性下降,管腔变窄,血管阻力增加。缺氧引起的代偿性红细胞增多,血容量增加,血黏稠度和循环阻力增高。慢性炎症使肺血管重构、肺血管数量减少,肺微动脉中原位血栓形成,均更加重了肺动脉高压。

(三)心脏负荷增加,心肌功能抑制

肺心病由于心肌氧张力减低,红细胞增多和肺血管分流,使左、右心室尤其是右心室负荷增加,右心室扩大,右室排血不完全,最后产生右心衰竭。一般认为肺心病是右心室受累的心脏病,但肺心病也有左心室损害。尸检证明,肺心病有左室肥大者占 $61.1\% \sim 90.0\%$。缺氧、高碳酸血症、肺部感染对心肌的损害,心输出量的增加及支气管肺血管分流的形成对左心室负担的增加以及老年人合并冠心病存在,均可使心脏功能受损加重。

(四)多脏器损害

肺心病引起多脏器衰竭与低灌注、感染所致休克,炎症介质的释放,抗原抗体复合物形成,激活补体、释出 C_3 等活性物质使中性粒细胞黏附于复合体,释出氧自由基而引起血管内皮严重损害,肺毛细血管内皮细胞受损使血中微聚物及血管壁活性物质难以清除,从而自左心室排出而引起全身器官损害,最后导致多脏器衰竭。

四、临床表现

本病病程进展缓慢,可分为代偿与失代偿两个阶段,但其界限有时并不清楚。

(一)功能代偿期

患者都有慢性咳嗽、咳痰或哮喘史,逐步出现乏力、呼吸困难。体检示明显肺气肿表现,包括桶状胸、肺部叩诊呈过度清音、肝浊音上界下降、心浊音界缩小甚至消失。听诊呼吸音低,可有干湿啰音,心音轻,有时只能在剑突下听到。肺动脉区第二音亢进,剑突下有明显心脏搏动,是病变累及心脏的主要表现。颈静脉可有轻度怒张,但静脉压并不明显增高。

(二)功能失代偿期

肺组织损害严重引起缺氧、二氧化碳潴留,可导致呼吸和(或)心力衰竭。

1.呼吸衰竭

多见于急性呼吸道感染后。缺氧早期主要表现为发绀、心悸和胸闷等。病变进一步发展时发生低氧血症,可出现各种精神神经障碍症状,称为肺性脑病。

2.心力衰竭

亦多发生在急性呼吸道感染后,因此常合并有呼吸衰竭,以右心衰竭为主,可出现各种心律失常。此外,由于肺心病是以心、肺病变为基础的多脏器受损害的疾病,因此在重症患者中,可有肾功能不全、弥散性血管内凝血、肾上腺皮质功能减退所致面颊色素沉着等表现。

五、实验室检查和辅助检查

(一)血液检查

红细胞计数和血红蛋白增高,血细胞比容正常或偏高,全血黏度、血浆黏度和血小板黏附率及聚集率常增高,红细胞电泳时间延长,血沉一般偏快;动脉血氧饱和度常低于正常,二氧化碳分压高于正常,以呼吸衰竭时显著。在心力衰竭期,可有丙氨酸氨基转移酶和血浆尿素氮、肌酐、血及尿 β 微球蛋白、血浆肾素活性、血浆血管紧张素Ⅱ含量增高等肝肾功能受损表现。合并呼吸道感染时,可有白细胞计数增高。在呼吸衰竭不同阶段可出现高钾、低钠、低钾或低氯、低钙、低镁等变化。

(二)痰细菌培养

旨在指导抗生素的应用。

(三)X线检查

诊断标准:①右肺下动脉横径≥15 mm。②肺动脉中度凸出或其高度≥3 mm。③右心室增大。通常分为以下三型。

(1)正常型,心肺无异常表现。

(2)间质型,非血管性纹理增多,迷乱(含轨道征)或(和)网织结节阴影,多见于肺下野或中下野,或兼有一定程度的肺气肿。

(3)肺气肿型,表现为肺过度膨胀(如横膈低平、左肋膈角开大>35°等),肺血管纹理自中或内带变细、移位变形或(和)稀疏,有肺大疱或不规则局限透明区,或兼有一定程度的间质改变。

(四)心电图检查

通过心电图发现右心室肥大具有较高的特异性但其敏感性较差,有一定易变性。急性发作期由于缺氧、酸中毒、碱中毒、电解质紊乱等可引起 ST 段与 T 波改变和各种心律失常,当解除诱因,病情缓解后常可有所恢复及心律失常消失。心电图常表现为右心房和右心室增大。V_1 的 R 波振幅、V_1 的 R/S 比值和肺动脉压水平无直接关系。肺动脉高压伴 COPD 的患者心电图上的异常表现通常要少于肺动脉高压伴随其他疾病的患者。因为前者肺动脉高压的程度相对较轻,而且胸腔过度充气造成的桶状胸往往导致心电图呈低电压。

心电图诊断右心房及心室增大的标准如下。

(1)在Ⅱ、Ⅲ、aVF、V_1、V_2 导联 P 波电压达到 0.25 mV。

(2)Ⅰ导联 R 波电压达到 0.2 mV。

(3)A＋R－PL＝0.7 mV(Butler 心电图诊断标准：A 为 V_1 或 V_2 导联 R 或 R′波的最大振幅，R 为Ⅰ或 V_6 导联 S 波最大振幅，PL 为 V_1 最小的 S 波或者Ⅰ或 V_6 最小的 r 波振幅)。用此标准评估肺动脉高压时，其敏感性可高达 89％。

(五)超声心动图

常表现为右心房和右心室增大，左心室内径正常或缩小，室间隔增厚。右心室压力过高引起的室间隔活动异常具有特征性。而右心室壁和周围组织结构的分辨能力限制了心脏超声对于右心室扩大的辨别能力。右心室的功能障碍很难用心脏超声来量化，但可通过室间隔的位置和偏曲度从侧面得以反映。如果心脏超声发现心包积液，右房扩大，间隔移位，通常提示预后较差。由于慢性右心室压力负荷过重及左心室充盈不足，二尖瓣收缩期脱垂及室间隔运动异常相当常见。通过测量三尖瓣反流速度，用 Bernoulli 公式可得到右心室收缩高压的多普勒超声心动图证据。多普勒超声心动图显示二尖瓣反流及右室收缩压增高。多平面经食管超声心动图可显示右室功能射血分数(RVEF)下降。

(六)肺功能检查

在心肺功能衰竭期不宜进行本检查，症状缓解期可考虑测定。患者均有通气和换气功能障碍。表现为时间肺活量及最大通气量减少，残气量增加。此外，肺阻抗血流图及其微分图的检查在一定程度上能反映机体内肺血流容积改变，了解肺循环血流动力学变化、肺动脉压力大小和右心功能；核素心血管造影有助于了解右心功能；肺灌注扫描如肺上部血流增加、下部减少，则提示有肺动脉高压存在。

六、诊断

本病由慢性广泛性肺、胸部疾病发展而来，呼吸和循环系统的症状常混杂出现，故早期诊断比较困难。一般认为凡有慢性广泛性肺、胸部疾病患者，一旦发现有肺动脉高压、右心室增大而同时排除了引起右心增大的其他心脏疾病可能时，即可诊断为本病。肺动脉高压和右心室增大是肺心病早期诊断的关键。肺心病常可并发酸碱平衡失调和电解质紊乱。其他尚有上消化道出血和休克，其次为肝、肾功能损害及肺性脑病，少见的有自发性气胸、弥散性血管内凝血等，后者病死率高。

七、鉴别诊断

1.冠状动脉粥样硬化性心脏病

慢性肺心病和冠心病均多见于老年人，且均可有心脏扩大、心律失常及心力衰竭，少数肺心病患者心电图的胸导联上可出现 Q 波。但前者无典型心绞痛或心肌梗死的表现，其酷似心肌梗死的图形多发生于急性发作期严重右心衰竭时，随病情好转，酷似心肌梗死的图形可很快消失。

2.风湿性心瓣膜病

慢性肺心病的右房室瓣关闭不全与风湿性心瓣膜病的右房室瓣病变易混淆，但依据病史及临床表现，结合 X 线、心电图、超声心动图、血气分析等检查所见，不难做出鉴别。

3.其他

原发性心肌病(有心脏增大、心力衰竭以及房室瓣相对关闭不全所致杂音)、缩窄性心包炎(有颈静脉怒张、肝大、水肿、腹水及心电图低电压)及发绀型先天性心脏病伴胸廓畸形时，均需与慢性肺心病相鉴别。一般通过病史、X 线、心电图及超声心动图检查等进行鉴别诊断。

八、并发症

最常见的为酸碱平衡失调和电解质紊乱。其他尚有上消化道出血和休克，其次为肝、肾功能损害及肺性脑病。少见的有自发性气胸、弥散性血管内凝斑等，后者病死率高。

九、治疗

肺心病是原发于重症胸、肺、肺血管基础疾病的晚期并发症,防治很困难,其中81.8%的患者由慢性支气管炎、支气管哮喘并发肺气肿发展而来,因此积极防治这些疾病是避免肺心病发生的根本措施。应讲究卫生、戒烟和增强体质,提高全身抵抗力,减少感冒和各种呼吸道疾病的发生。对已发生肺心病的患者,应针对缓解期和急性期分别加以处理。呼吸道感染是发生呼吸衰竭的常见诱因,故需要积极予以控制。

(一)缓解期治疗

是防止肺心病发展的关键。可采用以下方式。

(1)冷水擦身和膈式呼吸及缩唇呼气以改善肺脏通气等耐寒及康复锻炼。

(2)镇咳、祛痰、平喘和抗感染等对症治疗。

(3)提高机体免疫力药物如核酸酪素注射液(麻疹减毒疫苗的培养液)皮下或肌内注射,或核酸酪素口服液10 mL/支,3次/d,36个月为一疗程。气管炎菌苗皮下注射、卡介苗素注射液肌内注射等。

(4)临床试验表明,长期氧疗可以明显改善有缺氧状态的慢性肺心病患者的生存率。

(5)中医中药治疗,宜扶正固本、活血化瘀,以提高机体抵抗力,改善肺循环情况。对缓解期患者进行康复治疗及开展家庭病床工作能明显降低急性期的发作。

(二)急性期治疗

1.控制呼吸道感染

呼吸道感染是发生呼吸衰竭和心力衰竭的常见诱因,故需积极应用药物予以控制。目前主张联合用药。宜根据痰培养和致病菌对药物敏感的测定选用,但不要受痰菌药物试验的约束。可考虑经验性抗菌药物治疗。加拿大胸科学会2000年推荐的COPD急性期抗菌治疗方案,曾经被广泛引用。急性发作的COPD分为单纯型、复杂型和慢性化脓型3型,其中单纯型推荐的经验性治疗抗菌药物是阿莫西林、多西环素、复方磺胺甲噁唑;复杂型推荐的是喹诺酮类、β_2内酰胺酶抑制剂复方制剂、第2代或第3代头孢菌素、新大环内酯类;慢性化脓型推荐的是环丙沙星、其他静脉用抗假单胞菌抗生素(哌拉西林钠、头孢他啶、头孢吡肟、碳青霉烯类、氨基苷类)。除全身用药外,尚可局部雾化吸入或气管内滴注药物。长期应用抗生素要防止真菌感染。一旦真菌已成为肺部感染的主要病原菌,应调整或停用抗生素,给予抗真菌治疗。

2.改善呼吸功能,抢救呼吸衰竭

采取综合措施,包括缓解支气管痉挛、清除痰液、畅通呼吸道,可用沐舒坦15 mg,2次/天,雾化吸入;或60 mg,口服2次/天,静脉滴注。持续低浓度给氧,应用呼吸兴奋剂,BiPAP正压通气等,必要时施行气管切开、气管插管和机械呼吸器治疗等。

3.控制心力衰竭

轻度心力衰竭给予吸氧,改善呼吸功能,控制呼吸道感染后,症状即可减轻或消失。较重者加用利尿剂亦能较快予以控制。

(1)利尿剂:一般以间歇、小量呋塞米及螺内酯(安体舒通)交替使用为妥,目的为降低心脏前、后负荷,增加心排血量,降低心腔充填压,减轻呼吸困难。使用时应注意到可引起血液浓缩,使痰液黏稠,加重气道阻塞;电解质紊乱尤其是低钾、低氯、低镁和碱中毒,诱致难治性水肿和心律失常。若需长时间使用利尿剂,可合用有保钾作用血管紧张素转换酶抑制剂,如卡托普利、培哚普利、福辛普利等,以避免肾素分泌增加、血管痉挛,增强利尿作用。中草药如复方五加皮汤、车前子、金钱草等均有一定利尿作用。

(2)洋地黄类:在呼吸功能未改善前,洋地黄类药物疗效差,且慢性肺心病患者肝、肾功能差,因此用量宜小,否则极易发生毒性反应,出现心律失常。急性加重期以静脉注射毛花苷丙(西地兰)或毒毛花苷K为宜,见效快,可避免在体内蓄积,若心力衰竭已纠正,可改用地高辛维持。

(3)血管扩张剂:除减轻心脏的前、后负荷,还可扩张肺血管,降低肺动脉压。全身性血管扩张药大多对肺血管也有扩张作用,如直接扩张血管平滑肌药物肼屈嗪、钙离子拮抗药硝苯地平、α受体阻断药酚妥拉明、ACEI 卡托普利以及 β-受体激动药、茶碱类、依前列醇等,均可不同程度地降低肺动脉压力。但应注意这些药物对心排血量及动脉血压的影响,应从小剂量开始。慢性肺心病是以右心病变为主的全心病变,可发生右心衰竭、急性肺水肿或全心衰竭。并且心力衰竭往往与呼吸衰竭并存,因此,治疗心力衰竭前应先治疗呼吸衰竭,一般随着呼吸功能的改善,急性增高的肺动脉压可随之下降,右心室负担减轻,轻症心力衰竭患者可得到纠正。

4.控制心律失常

除常规处理外,需注意治疗病因,包括控制感染、纠正缺氧、纠正酸碱和电解质平衡失调等。病因消除后心律失常往往会自行消失。此外,应用抗心律失常药物时还要注意避免应用普萘洛尔等 β-受体阻滞剂,以免引起气管痉挛。

5.应用肾上腺皮质激素

在有效控制感染的情况下,短期大剂量应用肾上腺皮质激素,对抢救早期呼吸衰竭和心力衰竭有一定作用。通常用氢化可的松 100～300 mg 或地塞米松 10～20 mg 加于 5％葡萄糖溶液 500 mL 中静脉滴注,每日 1 次,后者亦可静脉推注,病情好转后 2～3 天停用。如胃肠道出血,肾上腺皮质激素的使用应十分慎重。

6.并发症的处理

并发症如酸碱平衡失调和电解质紊乱、消化道出血、休克、弥散性血管内凝血等应积极治疗。

7.中医治疗

肺心病急性发作期表现为本虚标实,病情多变,治疗应按急则治标、标本兼治的原则。中西医结合治疗是一种很好的治疗途径。

十、预后和预防

本病常年存在,但多在冬季由于呼吸道感染而导致呼吸衰竭和心力衰竭,病死率较高。1973 年前肺心病住院病死率在 30％左右,1983 年已下降到 15％以下,目前仍在 10％～15％,这与肺心病发病高峰年龄向高龄推移、多脏器并发症、感染菌群的改变等多层因素有关,主要死因依次为肺性脑病、呼吸衰竭、心力衰竭、休克、消化道出血、弥散性血管内凝血、全身衰竭等。本病病程中多数环节是可逆的,因此积极控制感染、宣传戒烟、治理环境污染,以减少自由基的生成,并通过饮食中添加高抗氧化效能的食物及服用某些抗氧化剂来相应地提高抗氧化系统的功能,对保护肺心病者的肺功能有着重要意义。对已发生肺心病的患者,应针对病情发展分别加以处理,通过适当治疗,心肺功能都可有一定程度的恢复,发生心力衰竭并不表示心肌已丧失收缩能力。

(金朝霞)

第十四章　先天性心脏病

第一节　房间隔缺损

房间隔缺损（aterial septal defect，ASD）简称房缺，是指原始心房间隔在发生、吸收和融合时出现异常，左右心房之间仍残留未闭的房间孔。

一、流行病学

房间隔缺损（atrial septal defect，ASD）是最常见的一种先天性心脏病，根据 Abbott 1000 例单纯性先天性心脏病的尸体解剖，房间隔缺损居首位，占 37.4％。发病率在我国为 0.24％～0.28％。其中男女患病比例约为 1∶2，女性居多，且有家族遗传倾向。成人房缺以继发孔型多见，占 65％～75％，原发孔型占 15％～20％。

二、解剖

根据房间隔发生的部位，分为原发孔房间隔缺损和继发房间隔缺损，见图 14-1。

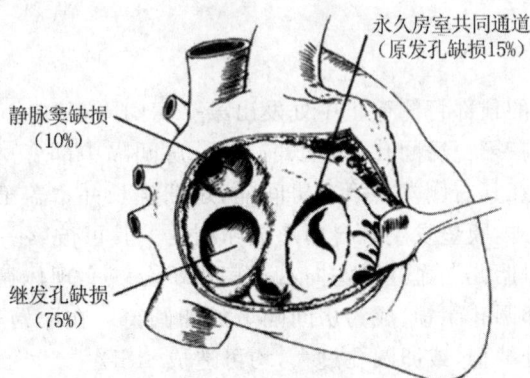

图 14-1　房间隔缺损的解剖位置

（一）原发孔型房间隔缺损

在发育的过程中，原发房间隔停止生长，不与心内膜垫融合而遗留间隙，即成为原发孔（或第一孔）缺损。位于心房间隔下部，其下缘缺乏心房间隔组织，而由心室间隔的上部和三尖瓣与二尖瓣组成；常伴有二尖瓣前瓣叶的裂缺，导致二尖瓣关闭不全，少数有三尖瓣隔瓣叶的裂缺。

（二）继发孔型房间隔缺损

系胚胎发育过程中，原始房间隔吸收过多，或继发性房间隔发育障碍，导致左右房间隔存在通道所致。

继发孔型房间隔缺损可分为 4 型:中央型或称卵圆孔型,缺损位于卵圆窝的部位,四周有完整的房间隔结构,约占 76%;下腔型,缺损位置较低,呈椭圆形,下缘缺如和下腔静脉入口相延续,左心房后壁构成缺损的后缘,约占 12%;上腔型,亦称静脉窦型缺损,缺损位于卵圆孔上方,上界缺如,和上腔静脉通连,约占 3.5%;混合型,此型缺损兼有上述两种以上的缺损,缺损一般较大,约占 8.5%,见图 14-2。

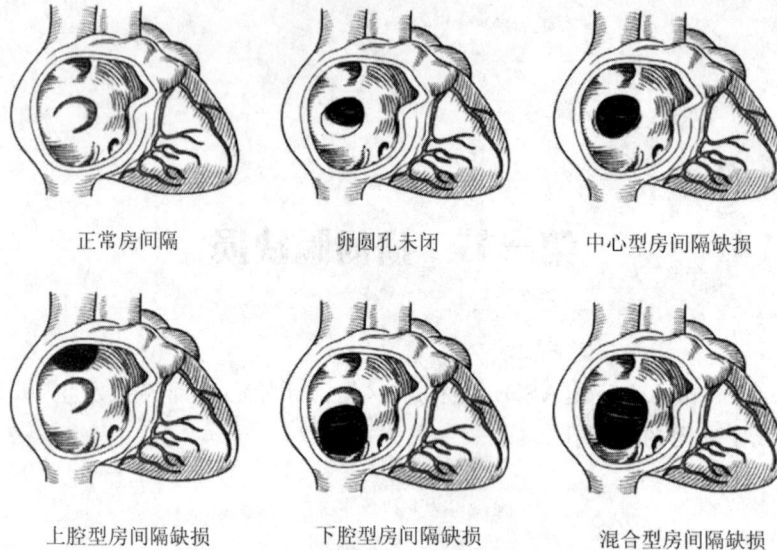

<table>
<tr><td>正常房间隔</td><td>卵圆孔未闭</td><td>中心型房间隔缺损</td></tr>
<tr><td>上腔型房间隔缺损</td><td>下腔型房间隔缺损</td><td>混合型房间隔缺损</td></tr>
</table>

图 14-2　继发孔型房间隔缺损解剖结构分型

15%～20% 的继发孔房间隔缺损可合并其他心内畸形,如肺动脉瓣狭窄,部分型肺静脉畸形引流,二尖瓣狭窄等。房间隔缺损一般不包括卵圆孔未闭,后者不存在房水平的左向右分流,而是与逆向栓塞有关。

临床上还有一类房间隔缺损,系在治疗其他疾病后遗留的缺损,为获得性房间隔缺损,如 Fonton 手术后为稳定血流动力学而人为留的房间隔窗,二尖瓣球囊扩张术后遗留的房间隔缺损等。此类房间隔缺损一般在卵圆窝位置,其临床意义与继发孔房间隔缺损类似。

三、胚胎学与发病机制

约在胚胎 28 天时,在心房的顶部背侧壁正中处发出第一房间隔,其向心内膜垫方向生长,到达心内膜垫之前的孔道称第一房间孔。在第一房间孔封闭以前,第一房间隔中部变薄形成第二房间孔。在第一房间隔形成后,即胚胎第 5 周末,在其右侧发出第二房间隔,逐渐生长并覆盖第二房间孔。与第一房间隔不同的是,第二房间隔并不与心内膜垫发生融合而形成卵圆孔。其可被第一房间隔覆盖,覆盖卵圆孔的第一房间隔称为卵圆孔瓣。此后,胎儿期血液自左向右在房水平分流实现体循环。出生后,左房压力增大,从而使两个房间隔合二为一,卵圆孔闭锁,成为房间隔上的卵圆窝。在原始心房分隔过程中,如果第一房间孔未闭合,或者第一房间孔处缺损,或卵圆孔过大,均可造成 ASD。

四、分子生物学

房间隔缺损发病机制正在研究中,目前对于其分子学发病机制至今并不十分清楚。近年来随着分子生物学的发展,发现越来越多的心房间隔缺损有关的基因。目前研究发现 T-BX5、NKX2.5、GATA4 转录因子与房间隔缺损的发生高度相关。除上述因子外,WNT_4、IFRD1、HCK 等基因的表达异常,也与房间隔缺损的发生相关。

五、病因

房间隔缺损是由多因素的遗传和环境因素的相互作用,很难用单一原因来解释。很多情况下不能解释病因。母亲在妊娠早期患风疹、服用沙立度胺及长期酗酒都是干扰胚胎正常心血管发育的不良环境刺激。动物试验表明,缺氧、缺少或摄入过多维生素,摄入某些药物,接受离子放射线常是心脏畸形的原因。而对于遗传学,大多数房间隔缺损不是通过简单方式遗传,而是多基因、多因素的共同作用。

六、病理生理

正常情况下,左房压力比右房压力高约 0.667 kPa。因此,有房间隔缺损存在时,血液自左向右分流,临床无发绀出现。分流量大小与左右房间压及房间隔缺损大小成正比,与右室排血阻力(如合并有肺动脉瓣狭窄,肺动脉高压)高低成反比。由于左向右分流,右心容量增加,发生右心房、右心室扩大,室壁变厚,肺动脉不同程度扩张,肺循环血量增多,肺动脉压升高。

随病情发展,肺小动脉壁发生内膜增生,中膜增厚、管腔变窄,因而肺血管阻力增大,肺动脉高压从动力性的变为阻力型的,右心房、右心室压力亦增高,左向右分流量逐渐减少,病程晚期右心房压力超过左心房,心房水平发生右向左分流,形成艾森曼格综合征,出现临床发绀、心力衰竭。这种病理改变较晚,通常在 45 岁以后。

七、临床表现

(一)症状

根据缺损的大小及分流量的多少不同,症状轻重不一。缺损较小者,可长期没有症状,一直潜伏到老年。缺损较大者,症状出现较早,婴儿期发生充血性心力衰竭和反复发作性肺炎。一般,房间隔缺损儿童易疲劳,活动后气促,心悸,可有劳力性呼吸困难。患儿容易发育不良,易发生呼吸道感染。在儿童时期,房性心律失常、肺动脉高压、肺血管栓塞和心力衰竭发生极少见。随着右心容量负荷的长期加重,病程的延长,成年后,这些情况则多见。

(二)体格检查

房间隔缺损较小者,发育不受影响。缺损较大者,可有发育迟缓、消瘦等。

心脏听诊胸骨左缘第 2、第 3 肋间可闻及 2~3 级收缩期吹风样杂音,性质柔和,音调较低,较少扪及收缩期震颤,肺动脉瓣区第 2 心音亢进,呈固定性分裂。该杂音是经肺动脉瓣血流量增加引起收缩中期肺动脉喷射性杂音。在出生后肺血管阻力正常下降后,第二心音宽分裂。由于肺动脉瓣关闭延迟,当肺动脉压力正常和肺血管阻抗降低时,呼吸使第二心音相对固定。肺动脉高压时,第二心音的分裂间隔是由于两心室电机械间隔所决定的。当左心室电机械间隔缩短和(或)右心室电机械间隔延长时,则发生第二心音宽分裂。如果分流量大,使通过三尖瓣的血流量增加,可在胸骨左缘下端闻及舒张中期隆样杂音。伴随二尖瓣脱垂的患者,可闻及心尖区全收缩期杂音或收缩晚期杂音,向腋下传导。但收缩中期喀喇音常难闻及。此外,由于大多数患者二尖瓣反流较轻,可无左室心前区活动过度。

随着年龄的增长,肺血管阻力不断增高,使左向右分流减少,体格检查结果改变。肺动脉瓣和三尖瓣杂音强度均减弱。第二心音的肺动脉瓣成分加强。第二心音的两个主要成分融合,肺动脉瓣关闭不全产生舒张期杂音。左向右分流,出现发绀和杵状指。

八、辅助检查

(一)心电图

在继发孔缺损患者心电图常示电轴右偏,右室增大。右胸导联 QRS 间期正常,但是呈 rSR′ 或 rsR′型。右室收缩延迟是由于右室容量负荷增加还是由于右束支和浦肯野纤维真正的传导延迟尚不清楚。房间隔缺损可见 PR 间期延长。延长结内传导时间可能与心房扩大和由于缺损本身引起结内传导距离增加有关。

(二)胸部 X 线片

缺损较小时,分流量少,X 线所见可大致正常或心影轻度增大。缺损较大者,肺野充血,肺纹理增多,肺动脉段突出,在透视下有时可见到肺门舞蹈。主动脉结缩小,心脏扩大,以右心房、右心室明显,一般无左心室扩大。

（三）超声心动图

可以清晰显示 ASD 大小、位置、数目、残余房间隔组织的长度及厚度以及与毗邻解剖结构的关系,而且还可以全面了解心内结构和血流动力学变化。经胸超声显示右房、右室扩大,肺动脉增宽,M 型见左室后壁与室间隔同向运动,二维可见房间隔连续性中断,彩色多普勒显像可显示左向右分流的部位及分流量。肺动脉压可通过三尖瓣反流束的高峰血流来评估。

（四）心导管

一些年轻的患者如果使用非介入方法已确诊缺损存在,无须心导管检查。除此之外,可能需介入的方法来准确定量分流,测量肺血管阻力,排除冠状动脉疾病。右心导管检查重复取血标本测量血氧饱和度,证实从腔静脉到右心房血氧饱和度逐步增加。一般来说,肺动脉血氧饱和度越高分流越大;在对诊断大的分流时,其价值$>90\%$。肺循环和体循环的比率可通过下列公式计算:$Qp/Qs=SAO_2-MVO_2/PVO_2-PAO_2$。$SAO_2$、$MVO_2$、$PVO_2$、$PAO_2$ 分别代表大动脉、混合静脉、肺静脉、肺动脉的血氧饱和度。肺血管阻力超过体循环阻力的 70% 时,提示严重的肺血管疾病,最好避免外科手术。

九、诊断与鉴别诊断

诊断房间隔缺损,根据临床症状、体征、心电图检查结果、胸部 X 线片及超声心动图检查结果可得出明确诊断。尤其是超声心动图检查结果,可确定缺损类型、肺动脉压力高低及有无合并其他心内畸形等。临床上房间隔缺损还应与以下病种相鉴别。

1. 较大的室间隔缺损

因为左至右的分流量大,心电图表现与本病极为相似,可能造成误诊。但心室间隔缺损心脏听诊杂音位置较低,左心室常有增大。但在小儿患者,不易鉴别时可做右心导管检查确立诊断。

2. 特发性肺动脉高压

其体征、心电图和 X 线检查结果与本病相似,但心导管检查可发现肺动脉压明显增高而无左至右分流证据。

3. 部分肺静脉畸形

其血流动力改变与房间隔缺损极为相似,但临床上常见的是右侧肺静脉畸形引流入右心房与房间隔缺损合并存在,肺部 X 线断层摄片可见畸形肺静脉的阴影。右心导管检查有助于确诊。

4. 瓣膜型单纯肺动脉口狭窄

其体征、X 线和心电图表现与本病有许多相似之处,有时可造成鉴别上的困难。但瓣膜型单纯肺动脉口狭窄时杂音较响,超声心动图见肺动脉瓣异常,右心导管检查可确诊。

十、治疗

到目前为止,房间隔缺损的治疗包括外科开胸和介入治疗 2 种。一般房间隔缺损一经确诊,应尽早开始接受治疗。一般介入治疗房间隔缺损的大小范围为 $5\sim36$ mm。对于原发孔型房间隔缺损、静脉窦型房间隔缺损、下腔型房间隔缺损和合并有需外科手术的先天性心脏畸形,目前还不能用经介入方法进行治疗,其中,外科手术是原发孔房间隔缺损治疗的唯一选择。

1976 年 King 和 Miller 首先采用介入方法用双伞状堵塞装置关闭继发孔房间隔缺损取得成功,1985 年Rashikind 等报道应用单盘带钩闭合器封堵继发孔型房间隔缺损获得成功。我国 1995 年开始引进该技术。1997 年 Amplazer 封堵器治疗继发孔型 ASD 应用于临床,目前是全球应用最广泛的方法。2003 年国产封堵器材上市后,使得我国接受介入治疗的患者大量增加。随着介入技术和封堵器的进展,越来越多的房缺患者通过介入手术得到了根治。随着介入适应证的扩大,出现心脏压塞、封堵器脱落、房室传导阻滞等一系列并发症。

外科修补继发孔房间隔缺损已有 40 多年的历史。方法是在体外循环下,对较小缺损直接缝合,较大缺损则需补上心包片或人造补片。同时纠正合并的其他先天畸形,术后症状改善,心脏大小恢复正常。手术时机应选在儿童或少年期(5~15 岁),当证实房缺存在,且分流量达肺循环 40% 以上时,或有明显症状应早期治疗。40 岁以上患者手术死亡率可达 5%,有显著肺动脉高压,当肺动脉压等于或高于体动脉压发生右-左分流者,不宜手术。原发孔型房缺手术修补可造成希氏束损伤或需同时修复二尖瓣,病死率较高。

十一、预后

尽管未矫治的继发孔型房间隔缺损患者通常可以生存到成年,但生存期并不能达到正常,只有 50% 的患者可活到 40 岁。40 岁后每年的病死率约为 6%。小的房间隔缺损[肺血流与体循环血流比率<(1.5:1~2:1)]可能在若干年后才出现问题,当高血压和冠状动脉疾病引起左室顺应性降低时可导致左向右分流增加、房性心律失常、潜在的左右心力衰竭。另外,没有其他获得性心脏疾病的房间隔缺损患者可发展至左室舒张功能异常。只有 5%~10% 分流量大的患者(>2:1)可在成年时出现严重的肺动脉高压。尽管大多数成年房间隔缺损的患者有轻到中度的肺动脉高压,但到老年发展为严重肺动脉高压的比率很少。妊娠时没有肺动脉高压的房间隔缺损患者通常不会出现并发症。另一个成年房间隔缺损患者的潜在并发症(甚至包括很小的卵圆孔未闭)是逆向栓塞。房间隔缺损患者很少出现心内膜炎,通常并不主张预防性用药,除非存在损伤的高危险因素。

对于房间隔缺损患者进行治疗,无论是介入治疗还是外科治疗,均能改善患者远期预后、改善生存质量,年龄不是治疗的禁忌证。对于那些合并肺动脉高压、心律失常以及那些合并缺血性心脏病、瓣膜性心脏病或高血压病的患者进行正确、及时有效的处理才是提高生存率、改善预后的关键所在。

(陈　朋)

第二节　室间隔缺损

室间隔缺损为最常见的先天性心脏畸形,可单独存在,亦可与其他畸形合并发生。本病在胎儿中的检出率为 0.66%,在存活新生儿中的发生率为 0.3%,室间隔缺损是儿童最常见的先天性心脏病,约占全部先心病儿童的 50%,其中单纯性室间隔缺损约占 20%。在上海早年的文献报道的 1085 例先心病患者中室缺占 15.5%,女性稍多于男性。随着影像设备的进步和对婴儿筛查的重视,室间隔缺损的检出率较以往增加,检出率 0.16%~5.3%。在成人中,室间隔缺损是最常见的先天性心脏缺损,占 0.3‰,约占成人先天性心血管疾病的 10%。在美国成人室间隔缺损的数量为 36.9 万。在我国成人室间隔缺损患者数量可能超过 100 万。由于室间隔缺损有比较高的自然闭合率,婴儿期室隔缺损约有 30% 可自然闭合,40% 相对缩小,其余 30% 缺损较大,多无变化。自然闭合多在生后 7~12 个月,大部分在 3 岁前闭合,少数 3 岁以后逐渐闭合。随着缺损的缩小与闭合,杂音减弱以至消失,心电图与 X 线检查恢复正常。

本病的预后与缺损的大小及肺动脉压力有关。缺损小,肺动脉压力不高者预后良好。有肺动脉高压者预后较差。持续性肺动脉高压可引起肺血管闭塞,从而伴发艾森曼格综合征。室间隔缺损的常见并发症是亚急性细菌性心内膜炎。个别病例可伴有先天性房室传导阻滞、脑脓肿、脑栓塞等。大的室间隔缺损病程后期多并发心力衰竭,如选择适当时机介入治疗或外科手术,则预后良好。

一、病因

心管发生,心管卷曲,分隔和体、肺循环形成过程中的任何一点受到影响,均可能出现室间隔发育不全或融合不完全。与室间隔缺损有关的病因可分为 3 种类型:染色体疾病,单基因病和多基因病。

（一）染色体疾病

先心病患者染色体异常率为 5%～8%，表现为染色体的缺失和双倍体，染色体缺失见于 22q11 缺失（DiGeorge 综合征），45X 缺失（Turner 综合征）。双倍体异常见于 21 三体（Down 综合征）。染色体异常的患者子代有发生室间隔缺损的风险。

（二）单基因病

3% 的先心病患者有单基因病。表现为基因的缺失、错义突变和重复突变。遗传规律为常染色体显性遗传、常染色体隐性遗传或 X 连锁的遗传方式。例如 Holt-Oram 综合征患者中，出现房间隔缺损合并传导异常和主动脉瓣上狭窄。Schott 等发现 NKX2.5 基因与房间隔缺损有关，通过对 Holt-Oram 家族的研究发现 TBX5 突变引起房间隔缺损和室间隔缺损。进一步的研究发现 TBX5，GATA4 和 NKX2.5 之间的相互作用，提示转录过程与室间隔缺损的发生有关。基因异常患者的子代发生先心病的危险性较高。

（三）多基因病

多基因病与许多先心病的发生有关，是环境和遗传因素作用的结果。特别在妊娠后第 5～9 周为心血管发育、演变最活跃的时期。母体在此期内感染病毒（如腮腺炎、水痘及柯萨奇病毒等）、营养不良、服用可能致畸的药物、缺氧环境以及接受放射治疗等，均有增加发生先天性心血管畸形的危险。母体高龄，特别是接近于更年期者，婴儿患法洛四联征的危险性增加。目前尚无直接的检测方法确定无染色体病或单基因病的室间隔缺损患者下一代是否会发病。但是与正常人群相比，比预计发病率明显增高。父亲患室间隔缺损，子女发病率为 2%，母亲患室间隔缺损，子女发病率为 6%～10%。父母有室间隔缺损的患者其子女患此病的危险性比一般人高 20 倍。

二、室间隔缺损的解剖与分类

室间隔由 4 部分组成：膜部间隔、流入道间隔、小梁部间隔、流出道间隔或漏斗部间隔。在室间隔缺损各部位均可能出现缺损。在临床上，根据室间隔缺损产生的部位，可将其分 2 类，即膜部室间隔缺损和肌部室间隔缺损。

（一）膜周部室间隔缺损

膜部室间隔位于心室的基底部，在主动脉的右冠瓣和无冠瓣下，肌部间隔的流入道和流出道之间，前后长约 14 mm，上下约 8 mm。其形态多为多边形，其次为圆形或椭圆形。三尖瓣的隔瓣叶将膜部间隔分为房室间隔和室间隔 2 部分。真正的膜部室间隔缺损较少见，大部分为膜部室间隔缺损向肌部间隔延伸，形成膜周部室间隔缺损。

（二）肌部室间隔缺损

肌部室间隔为非平面的结构，可分为流入道部、小梁部和漏斗部。

1. 流入道室间隔

流入道室间隔在膜部间隔的下后方，开始于房室瓣水平，终止于心尖部的腱索附着点。流入道室间隔缺损在缺损和房室瓣环之间无肌性的残缘。在流入道处肌部间隔的缺损统称为流入道型室间隔缺损。另一种分类方法是将流入道处的间隔分为房室间隔和流入道间隔。当流入道室间隔缺损合并三尖瓣和二尖瓣的畸形时，称为共同房室通道缺损。

2. 小梁部室间隔缺损

小梁部室间隔是室间隔的最大部分。从膜部间隔延伸至心尖，向上延伸至圆锥间隔。小梁部的缺损统称肌部室间隔缺损，缺损边缘为肌组织。小梁部缺损的部位也可分为室间隔前部、中部、后部和心尖部。肌性室间隔的前部缺损是指位于室间隔的前部，中部室间隔缺损是位于室间隔的后部，心尖部室间隔缺损是位于相对于中部的下方。后部缺损在三尖瓣隔瓣的下方。后部缺损位于三尖瓣的隔瓣后。肌部缺损，多为心尖附近肌小梁间的缺损，有时为多发性。由于在收缩期室间隔心肌收缩，使缺损缩小，所以左向右分流较小，对心功能的影响较小，此型较少，仅占 3%。

3.圆锥部室间隔缺损

圆锥部间隔将左右心室的流出道路分开。圆锥间隔的右侧范围较大,圆锥间隔的缺损位于右心室流出道,室上嵴的上方和主、肺动脉瓣的直下,主、肺动脉瓣的纤维组织是缺损的部分边缘。少数合并主、肺动脉瓣关闭不全。此部位的室间隔缺损也称圆锥缺损或流出道,嵴上和肺动脉瓣下或动脉下缺损。据国内资料,此型约占15%。

由于膜部室间隔与肌部室间隔紧密相邻,缺损常常发生在两者的交界区域,即缺损从膜部延伸至肌部。如膜周部室间隔缺损延伸至邻近的肌部间隔,称膜周流入道室间隔缺损,膜周肌部室间隔缺损和膜周流出道室间隔缺损。

室间隔缺损邻近三尖瓣,三尖瓣构成缺损边缘的一部分。在缺损愈合过程中,三尖瓣与缺损的边缘组织融合在一起形成膜部瘤,膜部瘤形成可以部分或完全闭合缺损。圆锥部和膜周部室间隔缺损可伴有不同程度的圆锥间隔与室间隔的其他部分对接不良,可以是向前、向后或旋转,引起半月瓣的骑跨。圆锥部缺损时,可以伴二尖瓣的骑跨。流入道型室间隔缺损可并发心房和心室的连接不良,引起房室瓣中的一个环形骑跨。在一些病例,可以有不同程度的三尖瓣腱索附着点的骑跨。

室间隔缺损的直径多在0.1~3.0 cm。通常膜部缺损较大,而肌部缺损较小。如缺损直径<0.5 cm,左向右的分流量很小。缺损呈圆形或椭圆形。缺损边缘和右心室面向缺损的心内膜可因血流液冲击而增厚,容易引起细菌性心内膜炎。

三、病理生理

影响室间隔缺损血流动力学的因素有室间隔缺损的大小,左右心室间的压力和肺血管的阻力。在出生时,由于左右心室间的压力接近,可以无明显分流。随着出生后左右心室间的压力增加,引起分流增加。分流量的大小取决于室间隔缺损的大小和肺血管阻力。没有肺高压和右心室流出道的梗阻,分流方向是左向右。在肺血管阻力增加或右心室流出道狭窄或肺动脉口狭窄引起右心室梗阻时,右心室压力升高,以致右心室压力与左心室压力接近或超过左心室压力。随着右心室压力的升高,分流量逐渐减少,当超过左心室压力时,出现右向左分流,导致氧饱和度降低,发绀和继发性红细胞增多,即艾森曼格综合征。此时升高的肺动脉压是不可逆转的。肌部室间隔缺损可以自发性闭合。膜周部室间隔缺损可因三尖瓣膜部瘤形成而出现解剖上的闭合。漏斗部室间隔缺损可因右冠瓣脱垂而闭合。

按室间隔缺损的大小和分流的多少,一般可分为4类:①轻型病例,左至右分流量小,肺动脉压正常。②缺损为0.5~1.0 cm大小,有中等量的左向右分流,右室及肺动脉压力有一定程度增高。③缺损>1.5 cm,左至右分流量大,肺循环阻力增高,右室与肺动脉压力明显增高。④巨大缺损伴显著肺动脉高压。肺动脉压等于或高于体循环压,出现双向分流或右向分流,从而引起发绀,形成艾森曼格综合征。

Keith氏按室间隔缺损的血流动力学变化,分为:①低流低阻。②高流低阻。③高流轻度高阻。④高流高阻。⑤低流高阻。⑥高阻反向流。这些分类对考虑手术与估计预后有一定的意义。

四、临床表现

(一)症状

一般与缺损大小及分流量多少有关。缺损小、分流量少的病例,通常无明显的临床症状。缺损大伴分流量大者可有发育障碍、心悸、气促、乏力、咳嗽,易患呼吸道感染。严重者可发生心力衰竭。显著肺动脉高压发生双向分流或右向左分流者,出现活动后发绀或发绀症状。

(二)体征

室间隔缺损可通过听诊检出,几乎全部病例均伴有震颤,震颤与杂音的最强点一致。典型体征为胸骨左缘第3、第4肋间有响亮粗糙的收缩期杂音,并占据整个收缩期。此杂音在心前区广泛传布,在背部及颈部亦可听到。杂音的程度与血流速度有关,杂音的部位依赖于缺损的位置。小的缺损最响,可以伴震颤。肌部缺损杂音在胸骨左缘下部,在整个收缩期随肌肉收缩引起大小变化影响强度。嵴内或干下型室间隔缺损分流接近肺动脉瓣,杂音在胸骨左上缘最响。膜周部室间隔缺损在可闻及三尖瓣膜部瘤的收缩期喀喇音。在肺血管阻力低时,大的室间隔缺损杂音单一,在整个心脏周期中几乎无变化,并且很少伴有震颤。左向右分流量大于肺循环60%的病例,由于伴有二尖瓣血流增加,往往在心尖部可闻及功能性舒张期杂音。心前区触诊有左心室负荷过重的表现。肺动脉压力升高引起 P_2 增强。引起或合并三尖瓣反流时可以在胸骨左或右下缘闻及收缩期杂音。合并主动脉瓣关闭不全时,患者坐位前倾时,沿胸骨左缘出现舒张期递减性杂音。严重肺动脉高压病例可有肺动脉瓣区关闭振动感,P_2 呈金属音性质。艾森曼格综合征患者常有发绀和杵状指,右心室抬举样冲动,肺动脉瓣第二音一般亢进或分裂。由于左向右分裂减少,原来的杂音可以减弱或消失。

(三)并发症

1.主动脉瓣关闭不全

室缺合并主动脉瓣关闭不全的发生率占室隔缺损病例的 4.6%～8.2%。靠近主动脉瓣的室间隔缺损,如肺动脉瓣下型 VSD 易发生主动脉瓣关闭不全。造成关闭不全的原因主要为主动脉瓣环缺乏支撑,高速的左向右分流对主动脉瓣产生吸引作用,使主动脉瓣叶(后叶或右叶尖)向下脱垂,大部分为右冠瓣。早期表现为瓣叶边缘延长,逐渐产生脱垂。随着年龄增长,脱垂的瓣叶进一步延长,最终导致关闭不全。合并主动脉脱垂的患者,除收缩期杂音外尚可听到向心尖传导的舒张期递减性杂音,测血压可见脉压增宽,并有股动脉"枪击音"等周围血管体征。

2.右室流出道梗阻

有 5%～10% 的 VSD 并发右室流出道梗阻。多为大室缺合并继发性漏斗部狭窄,常见于儿童。如合并肺动脉瓣狭窄,应与法洛四联征相鉴别。有的患者室间隔缺损较小,全收缩期响亮而粗糙的杂音较响,即使封闭室间隔缺损后杂音也不会明显减轻。

(四)并发症

1.肺部感染

左向右大量分流造成肺部充血,肺动脉压力升高,因而使水分向肺泡间质渗出,肺内水分和血流增加,肺的顺应性降低,而发生呼吸费力、呛咳。当合并心脏功能不全时,造成肺瘀血、水肿,在此基础上,轻微的上呼吸道感染就可引起支气管炎或肺炎。如单用抗生素治疗难以见效,需同时控制心力衰竭才能缓解。肺炎与心力衰竭可反复发作,可危及患儿的生命。因此应积极治疗室间隔缺损。

2.心力衰竭

约 10% 的 VSD 患儿会发生充血性心力衰竭。主要见于大型室间隔缺损,由于大量左分流,肺循环血量增加,肺充血加剧,左、右心容量负荷加重,导致心力衰竭。表现为心搏增快、呼吸急促、频繁咳嗽、喉鸣音或哮鸣音,肝增大,颈静脉怒张和水肿等。

3.肺动脉高压

大型 VSD 或伴发其他左向右分流的先天性心脏畸形,随着年龄增长,大量左向右分流使肺血流量超过体循环,肺动脉压力逐渐升高,肺小血管壁肌层逐渐肥厚,肺血管阻力增高,最后导致肺血管壁不可逆性病变,即艾森曼格综合征,临床出现发绀。

4.感染性心内膜炎

小型至中等大小的室间隔缺损较大型者好发感染性心内膜炎。主要发病原因是 VSD 产生的高速血流,冲击右心室侧心内膜,造成该处心内膜粗糙。因其他部位的细菌感染,如呼吸道感染、泌尿系统感染、扁桃体炎、牙龈炎等并发菌血症时,细菌在受损的心内膜上停留,繁殖而致病。可出现败血症症状,如持续高热,寒战,贫血,肝、脾大,心功能不全,有时出现栓塞表现,如皮肤出血点,肺栓塞等。常见的致病菌是链球菌、葡萄球菌、肺炎球菌、革兰氏阴性杆菌等。抗生素治疗无效,需手术切除赘生物,清除脓肿,纠正心内畸形或更换病变瓣膜,风险很大,病死率高。

五、实验室检查

(一)X 线检查

缺损小的室隔缺损，心肺 X 线检查可无明显改变。中度缺损者心影可有不同程度增大，一般以右室扩大为主，肺动脉圆锥突出，肺野充血，主动脉结缩小。重度缺损时上述征象明显加重，左右心室、肺动脉圆锥及肺门血管明显扩大。待到发生肺动脉高压右向左分流综合征时，由于左向右分流减少，右向左分流增多，周围肺纹理反而减少，肺野反见清晰。

(二)心电图检查

缺损小者心电图在正常范围内。随着分流的增加，可出现左心室负荷过重和肥厚的心电图改变及左心房增大的图形。在肺动脉高压的病例，出现电轴右偏、右心室肥大、右心房肥大的心电图改变。重度缺损时可出现左、右心室肥大，右室肥大伴劳损或 $V_{5\sim6}$。导联深 Q 波等改变。

(三)超声检查

超声心动图检查是一项无创的检查方法，可以清晰显示回声中断和心室、心房和肺动脉主干扩大的情况。超声检查常用的切面有心尖或胸骨旁五腔心切面，心底短轴切面和左心室长轴切面。心尖五腔心切面可测量 VSD 边缘距主动脉瓣的距离，心底半月瓣处短轴切面可初步判断膜周部 VSD 的位置和大小。6～9 点位置为隔瓣后型、9～11 点为膜周部；12～1 点为嵴上型室缺；二尖瓣短轴切面可观察肌部室缺的位置，12～1 点钟位置为室间隔前部 VSD，9～12 点为中部 VSD，7～9 点为流入道 VSD。膜周型缺损，间隔中断见于三尖瓣隔瓣后与主动脉瓣环右缘下方区；主动脉瓣下型缺损，间隔中断恰在主动脉后半月瓣尖下方及三尖瓣的上方；肺动脉瓣下型缺损，声波中断见于流出道间隔至肺动脉瓣环，缺损口可见到 1～2 个主动脉瓣尖向右室流出道突出；流入道处室间隔型缺损，声波中断可从三尖瓣纤维环起伸至肌部间隔，往往整个缺损均在三尖瓣隔瓣下。肌部型室缺有大有小，可为单发性或为多发性，位于室间隔任一部位，二维声结合彩色多普勒实时显像可提高检出率。高位较大缺损合并主动脉瓣关闭不全者，可见舒张期瓣膜脱垂情况。彩色多普勒检查可见经缺损处血液分流情况和并发主动脉瓣脱垂者舒张期血液反流情况。超声检查尚有助于发现临床漏诊的并发畸形，如左心室流出道狭窄、动脉导管未闭等。并可进行缺损的血流动力学评价，有无肺动脉压升高、右心室流出道梗阻、主动脉瓣关闭不全，瓣膜结构等情况。当经胸超声检查的显像质量差时，可以选择经食管超声检查。近年来发展起来是三维超声检查可以显示缺损的形态和与毗邻结构的关系。

(四)心导管检查

心导管检查可准确测量肺血管阻力，肺血管的反应性和分流量。评价对扩张血管药物的反应性可以指导治疗方法的选择。右心导管检查右室血氧含量高于右房 0.9% 容积以上，或右室平均血氧饱和度大于右房 4% 以上即可认为心室水平有左室右分流存在。偶尔导管可通过缺损到达左室。导管尚可测压和测定分流量。如肺动脉压等于或大于体循环压，且周围动脉血氧饱和度低，则提示右向左分流。一般室间隔缺损的分流量较房间隔缺损少。在进行右心导管检查时应特别注意瓣下型缺损，由于左向右分流的血流直接流入肺动脉，致肺动脉水平的血饱和度高于右室，容易误诊为动脉导管未闭。

(五)心血管造影

彩色多普勒超声诊断单纯性室间隔缺损的敏感性达 100%，准确性达 98%，故室隔缺损的诊断一般不需进行造影检查。但如疑及肺动脉狭窄可行选择性右心室造影。如欲与动脉导管未闭或主、肺动脉隔缺损相鉴别，可做逆行主动脉造影。对特别疑难病例可行选择性左心室造影。心血管造影能够准确判断 VSD 的部位和其实际大小，且优于超声心动图。膜周部 VSD 的形态大致可分为囊袋形（膜部瘤型）、漏斗形、窗形和管形 4 种形态。其中漏斗形、窗形和管形形态与动脉导管未闭的造影影像相似，囊袋形室缺的形态较复杂，常突向右心室，常呈漏斗形，在左心室面较大而右心室面开口较小，右心室面可以有多个出口。嵴上型 VSD 距离主动脉瓣很近，常需要较膜部 VSD 造影采用更大角度的左侧投照体位（即左前斜位 65°～90°，加头位 20°～30°）观察时才较为清楚，造影剂自主动脉右冠窦下方直接喷入肺动脉瓣下区，肺动脉主干迅速显影,由于有主动脉瓣脱垂,造影不能确定缺损的实际大小和缺损的形态。肌部室缺一般缺损较小,造影剂往往呈线状或漏斗型喷入右心室。

(六)磁共振显像

室间隔缺损不需要磁共振显像检查,此项检查仅应用于室间隔缺损合并其他复杂畸形的患者。

六、诊断与鉴别诊断

胸骨左缘第3、第4肋间有响亮而粗糙的收缩期杂音,X线与心电图检查有左室增大等改变,结合无发绀等临床表现首先应当疑及本病。一般二维和彩色多普勒超声可明确诊断。室隔缺损应与下列疾病相鉴别。

1.房间隔缺损

杂音性质不同于室缺,容易做出诊断和鉴别。

2.肺动脉瓣狭窄

杂音最响部位在肺动脉瓣区,呈喷射性,P_2减弱或消失,右室增大,肺血管影变细等。

3.特发性肥厚性主动脉瓣下狭窄

为喷射性收缩期杂音,心电图有Q波,超声心动图等检查可协助诊断。

4.其他

室缺伴主动脉瓣关闭不全需与动脉导管未闭,主、肺动脉隔缺损,主动脉窦瘤破裂等相鉴别。动脉导管未闭一般脉压较大,主动脉结增宽,呈连续性杂音,右心导管检查分流部位位于肺动脉水平可帮助诊断。主、肺动脉隔缺损杂音呈连续性,但位置较低,在肺动脉水平有分流存在,逆行主动脉造影可资区别。主动脉窦瘤破裂有突然发病的病史,杂音以舒张期为主,呈连续性,血管造影可明确诊断。

七、治疗

小的缺损不需要外科治疗或介入治疗。中等或大的室间隔缺损需要不同程度的内科治疗甚至最后选择介入治疗或外科治疗。

(一)内科治疗

需要内科治疗的情况有室间隔缺损并发心力衰竭,心律失常,肺动脉高压和感染性心内膜炎的预防等。

1.患者的评估和临床观察

通过X线、心电图、二维多普勒超声或心导管检查来估测患者的右心室和肺动脉压情况。如肺动脉压大于体动脉压的一半或药物治疗难以控制的心力衰竭,宜及早手术矫治室间隔缺损。成人有左心室负荷过重应选介入治疗或外科治疗。已经进行了室间隔缺损修补的患者,需要观察主动脉瓣功能不全。术后残余分流,需要连续监护是否有左心室负荷过重和进行性主动脉瓣功能异常的情况。

2.心力衰竭的治疗

合并充血性心力衰竭者,内科治疗主要是应用强心、利尿和抗生素等药物控制心力衰竭、防止感染或纠正贫血等。近年来心力衰竭指南推荐无症状的左心室收缩功能不全的患者应用ACEI,ARB以及β-阻滞药。目前尚无这些药物能预防或延迟心力衰竭发作的证据。对合并无症状的严重瓣膜反流应选择外科治疗而不是药物治疗。对QRS≥120 ms,经过充分的药物治疗心功能仍为NYHA Ⅲ~Ⅳ级者,应用CRT可改善症状、心功能和存活率。

3.心律失常的治疗

手术与非手术的室间隔缺损患者在疾病的一定阶段可并发心律失常,影响患者的预后,也与猝死密切相关。心律失常的病因是多因素的,如心脏扩大,心肌肥厚,纤维化和低氧血症等。介入治疗放置封堵器术后,因封堵器对心室肌以及传导系统的直接压迫,也可产生心律失常和传导阻滞。外科手术损伤可直接引起窦房结、房室传导系统损伤,心房和心室的瘢痕可以引起电生理的异常和心律失常。外科手术后和介入治疗术后数月和数年发生房室传导阻滞,故应重视长期随访观察。常见的心律失常有各种类型的心律失常和房室传导阻滞。非持续性室性心律失常的临床意义和预防性应用抗心律失常药物的指征尚不明了。预防性应用抗心律失常药物并不显示对无症状的先心病患者有益处。并发恶性心律失常药物治疗无效以及发生过心脏骤停的成人先心病患者,应用ICD可挽救患者生命。

4.肺动脉高压的评价与治疗

肺动脉高压是指肺动脉平均压>3.3 kPa(25 mmHg)。肺动脉压是影响先心病患者预后的主要因素。肺动脉高压按肺动脉收缩压与主动脉或周围动脉收缩压的比值,可分为3级:轻度肺动脉高压的比值≤0.45;中度肺动脉高压为0.45～0.75;严重肺动脉高压>0.75。按肺血管阻力的大小,也可以分为3级:轻度<560 dyn·s·cm^{-5}(7 wood单位);中度为560～800 dyn·s·cm^{-5}(8～10 wood单位);重度超过800 dyn·s·cm^{-5}(10 wood单位)。通过急性药物试验可鉴别动力型肺动脉与阻力型肺动脉高压,常用的药物有硝酸甘油[5 μg/(kg·min)],一氧化氮(25 ppm)、前列环素[2 ng/(kg·min)]和腺苷[50 μg/(kg·min)×15 min]。应用药物后:①肺动脉平均压下降的绝对值超过1.3 kPa(10 mmHg);②肺动脉平均压下降到5.3 kPa(40 mmHg)之内。③心排血量没有变化或者上升,提示是动力型肺动脉高压。如是前者可以考虑行介入治疗或外科手术,后者则主要是药物治疗。扩血管药物的应用可使部分患者降低肺动脉高压,缓解症状。目前应用的扩血管药物有伊洛前列素和内皮素受体拮抗药波生坦等,有一定的疗效。但是价格昂贵,大多数患者难以承受长期治疗。严重肺动脉高压,药物治疗无反应者,需要考虑心肺联合移植。

发生艾森曼格患者需要特别关注,常常见到的有关问题包括心律失常、心内膜炎、痛风性关节炎、咯血、肺动脉栓塞,肥大型骨关节病。明显肺动脉高压患者,当考虑行外科治疗或介入治疗时,需要行心导管检查。

5.感染性心内膜炎的预防

外科或非外科治疗的先心病患者均有患感染性心内膜炎的风险,未治疗者或术后存在残余分流者,心内膜炎是终身的危险(18.7/10 000患者每年),应进行适当的预防和定期随访。室缺术后6个月无残余分流者一般不需要预防性应用抗生素。各种进入人体的操作,包括牙科治疗、妇科和产科检查和治疗、泌尿生殖道和胃肠道介入治疗期间均需要预防性应用抗生素。甚至穿耳朵、纹身时均有发生感染性心内膜炎的危险。口腔卫生、皮肤和指甲护理也是重要的环节。心内膜炎的症状可能是轻微的,当患者有全身不适、发热时应注意排除。

6.妊娠

越来越多的复杂先心病患者和术后患者达到生育年龄,需要评价生育对母体和胎儿的风险以及子代先心病的发生率。评价的项目包括详细的病史、体检、心电图、X线胸片、心脏超声和心功能检查以及瓣膜损伤,肺动脉压力。如果无创检查可疑肺动脉压力和阻力升高,需要行有创的心导管检查。通常,左向右分流和瓣膜反流无症状的年轻女性,且肺动脉压正常者可耐受妊娠。而右向左分流的患者则不能耐受。存在大的左向右分流时,妊娠可引起和加重心力衰竭。艾森曼格综合征是妊娠的禁忌证。大多数病例应推荐经阴道分娩,慎用止痛药并注意母体的位置。先心病患者在分娩时应预防性应用抗生素。

7.外科术后残余漏

残余漏是室缺外科术后常见的并发症之一。室缺术后小的残余分流对血流动力学无影响者,不需要治疗。对于直径>5 mm的残余漏,尤其术后残余漏伴心力衰竭者需要及时行第2次手术修补或介入治疗。目前介入治疗较容易,可以作为首选。

(二)外科治疗

外科手术和体外循环技术的发展,降低了室间隔缺损外科治疗的死亡率。早期外科治疗的患者应用心导管检查随访,显示80%的闭合率。258例中9例发生完全性房室传导阻滞,37例并发一过性的心脏阻滞,168例并发右束支传导阻滞。9例发生心内膜炎(11.4/10 000患者每年)。近年的研究显示残余分流发生率31%,完全心脏阻滞的发生率为3.1%。另一项研究显示外科治疗的患者,需要起搏治疗的发生率为 9.8/10 000 患者每年,心内膜炎的发生率为 16.3/10 000 患者每年。外科治疗方法的选择依据一是缺损的部位,如圆锥部间隔缺损应选择外科治疗,二是心腔的大小,心腔增大反映分流的程度,也是需要治疗的指征。三是分流量,Qp∶Qs≥1.5∶1;四是肺血管阻力,肺血管阻力增加时是外科治疗的适应证,成年患者手术的上限是肺血管阻力约在 800 dynes 或 10 wood 单位/m²。

（三）介入治疗

1987 年 Lock 等应用 Rashkind 双面伞装置封堵室间隔缺损。应用此类装置封堵先天性、外科术后和心肌梗死后室间隔穿孔的患者,因封堵装置结构上的缺陷,未能推广应用。2001 年起国产的对称双盘状镍钛合金封堵器和进口的 Amplatzer 室间隔缺损封堵器应用于膜周部室间隔缺损的介入治疗。国内已经治疗了万余例。成功率达到 96% 以上。因成功率高且并发症少,很快在国内推广应用。目前在国内一些大医疗中心已经成为室间隔缺损的首选治疗方法。根据目前的经验,临床上需要外科治疗,解剖上也适合行介入治疗的适应证患者,可首选介入治疗。目前介入治疗的适应证如下：①膜周型室缺。年龄通常≥3 岁;缺损上缘距主动脉瓣和三尖瓣≥2 mm。②肌部室缺。直径>5 mm。③外科手术后的残余分流,病变的适应证与膜周部室间隔缺损相同。但是,介入治疗与外科治疗一样,有一定的并发症,如房室传导阻滞、瓣膜损伤等。因此,术后仍需要长期随访观察,以便客观评价长期的疗效。

（陈　朋）

第三节　动脉导管未闭

动脉导管是胎儿血循环沟通肺动脉和降主动脉的血管,位于左肺动脉根部和降主动脉峡部之间,正常状态多于出生后短期内闭合。如未能闭合,称动脉导管未闭(PDA),见图 14-3。公元初 Gallen 曾经描述,直到 1888 年 Munso 首次在婴儿尸检中发现,1900 年 Gibson 根据听诊得出临床诊断,这种典型杂音,称为 Gibson 杂音,是确定动脉导管未闭诊断的最重要听诊体征。

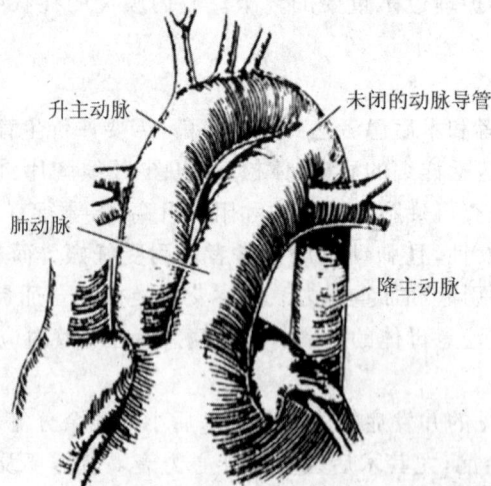

升主动脉　　未闭的动脉导管

肺动脉

降主动脉

图 14-3　动脉导管未闭的解剖部位

动脉导管未闭是常见先天性心脏病之一,占第 3 位。其发病率在 Abbott 统计分析先天性心脏病 1 000 例尸检中占 9.2%,在 Wood 统计 900 临床病例中占 15%。据一般估计,每 2 500～5 000 名活婴约有 1 例;早产儿有较高的发病率,体重少于 1 000 g 者可高达 80%,这与导管平滑肌减少,对氧的反应减弱和血循环中血管舒张性前列腺素水平升高等因素有关。本病女性较男性多见,男女之比约为 1∶2。约有

10％并发心内其他畸形。

一、解剖

绝大多数 PDA 位于降主动脉起始部左锁骨下动脉根部对侧壁和肺总动脉分叉左肺动脉根部之间。少数右位主动脉弓的患者,导管可位于无名动脉根部对侧壁主动脉和右肺动脉之间。其主动脉端开口往往大于肺动脉端开口,形状各异,大致可分为 5 型(图 14-4)。

(1)管状:外形如圆管或圆柱,最为常见。

(2)漏斗状:导管的主动脉侧往往粗大,而肺动脉侧则较狭细,因而呈漏斗状,也较多见。

(3)窗状:管腔较粗大但缺乏长度,酷似主肺动脉吻合口,较少见。

(4)哑铃状:导管中段细。主、肺动脉向两侧扩大,外形像哑铃,很少见。

(5)动脉瘤状:导管本身呈瘤状膨大,壁薄而脆,张力高,容易破裂,极少见。

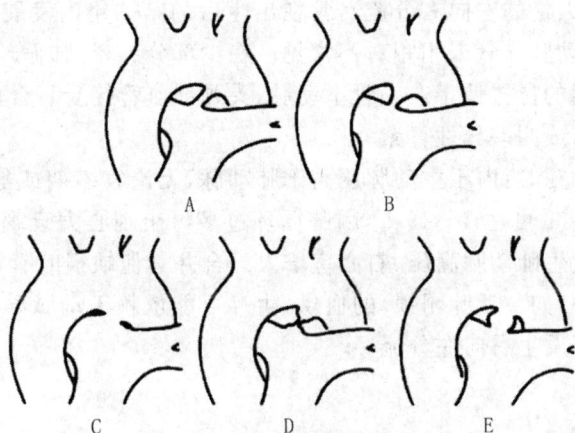

图 14-4 动脉导管未闭形状
A. 管状;B. 漏斗状;C. 窗状;D. 哑铃状;E. 动脉瘤状

二、胚胎学和发病机制

胎儿的动脉导管从第 6 主动脉鳃弓背部发育而来,构成胎儿血循环主动脉、肺动脉间的生理性通道。胎儿期肺小泡全部萎陷,不含有空气,且无呼吸活动,因而肺血管阻力很大,故右心室排出的静脉血,大都不能进入肺内循环进行氧合。由于肺动脉压力高于主动脉,因此进入肺动脉的大部分血液将经动脉导管流入主动脉再经脐动脉而达胎盘,在胎盘内与母体血液进行代谢交换,然后纳入脐静脉回流入胎儿血循环。

动脉导管的闭合分为 2 期。

(1)第一期为生理闭合期。婴儿出生啼哭后第一口吸气,肺泡即膨胀,肺血管阻力随之下降,肺动脉血流开始直接进入肺,建立正常的肺循环,而不流经动脉导管,促进其闭合。动脉导管的组织学结构与两侧的主动脉、肺动脉不同,管壁主要由平滑肌而不是弹性纤维组织组成,中层含黏性物质。足月婴儿出生后血氧张力升高,作用于平滑肌,使之环形收缩,同时管壁黏性物质凝固,内膜垫突入管腔,造成血流阻滞,营养障碍和细胞分解性坏死,因而导管发生生理性闭合。一般在出生后 10～15 h 完成,但在 7～8 d 有潜在性再开放的可能。

(2)此后内膜垫弥漫性纤维增生完全封闭管腔,最终形成导管韧带。导管纤维化一般起始于肺动脉侧,向主动脉延伸,但主动脉端可以不完成,因而呈壶腹状。纤维化解剖性闭合,88％的婴儿于 8 周内完成。如闭合过程延迟,称动脉导管延期未闭。动脉导管出生后 6 个月未能闭合,将终生不能闭合,则称持续动脉导管未闭,临床上简称动脉导管未闭。

动脉导管的闭合受到许多血管活性物质,如乙酰胆碱、缓激肽、内源性儿茶酚胺等释放的影响,但主要是血氧张力和前列腺素。后两者作用相反：血氧张力的升高使导管收缩，而前列腺素则使血管舒张，且随不同妊娠期而有所改变。成熟胎儿的导管对血氧张力相当敏感，未成熟婴儿则对前列腺素反应强。这些因素复杂的相互作用是早产婴儿有较多未闭动脉导管的原因。

三、病理生理

持续性未闭动脉导管，在组织学既与两侧的大动脉不同，亦与胎儿期的动脉导管有所不同。其内膜相对较厚，有一未断裂弹力纤维层与中层分隔。在中层黏性物质中，平滑肌呈螺旋形排列，其间尚有不等量弹性物质，形成薄层，因而其管壁接近主动脉化。此外成人的动脉导管，尤其在主动脉端开口附近和近端肺动脉可有粥样硬化病变，甚至钙化斑块。长期的血流冲击，加之腔内压力增高，可使导管扩大，管壁变薄，形成动脉瘤。

如果动脉导管在出生后肺循环阻力下降时不能闭合，导管内血流方向发生逆转，产生左向右分流。非限制性动脉导管未闭患者（大量的左向右分流），常在出生后的第一年内发展到充血性心力衰竭。与室间隔缺损类似，成人未矫治的动脉导管未闭相对不常见。在少部分患者，肺循环阻力升高超过体循环阻力分流逆转。因为动脉导管未闭的位置低于左锁骨下动脉，头颈部血管接受氧合血，但降主动脉接受不饱和氧合血，于是出现分段性发绀，或叫差异性青紫。

当动脉导管未闭独立存在时，由于主动脉压高于肺动脉，无论收缩期或舒张期，血流均由主动脉流向肺动脉，即左向右分流，分流量可达4～19 L，因肺循环过多可出现心力衰竭。分流的血液增加了左心负荷，发生左心扩大，晚期亦发生肺动脉高压、右心室增大。合并其他缺损时有可能代替肺循环（如肺血管闭锁，室间隔不完整）或体循环（如主动脉闭锁）的血供，生存可能依赖于动脉导管永久性开放。显著肺动脉高压等于或超过动脉压时可发生右向左分流。

四、临床表现

（一）症状

与分流量有关。轻者无症状，如果10岁以前没有出现充血性心力衰竭，大多数患者成年后可无症状。一小部分患者在20岁或30岁时可发展到充血性心力衰竭，出现劳力性呼吸困难、胸痛、心悸、咳嗽、咯血、乏力等。若发生右向左分流时可引起发绀。

（二）体征

患者几乎无发绀，但当出现发绀和杵状指时，通常不影响上肢。下肢和左手可出现发绀和杵状指，但右手和头部无发绀。脉压增宽，脉搏无力。左室搏动呈高动力状态，常向外侧移位。无并发症的动脉导管未闭的典型杂音在左锁骨下胸骨左缘第Ⅱ肋间最易闻及，收缩后期杂音达到峰值，杂音为连续性机器样，贯穿第二心音，在舒张期减弱。杂音在舒张晚期或收缩早期可有一停顿，向左上胸、颈及背部传导，绝大多数伴震颤。如果分流量大造成明显的左室容量负荷过重可出第三心音奔马律和相对性二尖瓣狭窄的舒张期杂音（与大的室间隔缺损类似）。当肺循环阻力增加分流逆转时杂音也出现变化，先是杂音的舒张成分减弱，然后是杂音的收缩成分减弱。最后杂音消失，体格检查与肺动脉高压的表现一致。肺动脉瓣区第二心音亢进但易被杂音掩盖。体循环压下降可产生水冲脉、枪击音等周围血管征。

五、辅助检查

（一）心电图检查

分流量少时心电图正常，分流量大时表现为左房、左室肥厚。当出现肺动脉高压、右向左分流占优势时，心电图表现为肺性P波，电轴右偏，右室肥厚。

（二）放射线检查

分流量少时X线胸片正常。分流明显时，左室凸出，心影扩大，肺充血。在出现肺动脉高压时，肺动脉段突出，肺门影扩大可有肺门舞蹈征，周围肺血管出现残根征。年龄较大的成人动脉导管可能出现钙化。左心室、左心房扩大，右室亦可扩大。

（三）超声心动图检查

左室、左房扩大，室间隔活动增强，肺总动脉增宽，二维 UCG 可显示未闭的动脉导管，彩色多普勒超声可显示动脉导管及肺动脉干内连续性高速湍流。

（四）心导管检查

肺动脉血氧含量高于右室 0.5％容积或血氧饱和度＞20％。有时导管可从肺总动脉通过动脉导管进入主动脉。左侧位降主动脉造影时可见未闭导管。

（五）升主动脉造影检查

左侧位造影示升主动脉和主动脉弓部增宽，降主动脉削狭，峡部内缘突出，造影剂经此处分流入肺动脉内，并显示出导管的外形、内径和长度。

六、诊断和鉴别诊断

凡在胸骨左缘第 2、第 3 肋间听到响亮的连续性机械样杂音伴局限性震颤，向左胸外侧、颈部或锁骨窝传导，心电图示电轴左偏，左心室高压或肥大，X 线胸片示心影向左下轻中度扩大，肺门充血，一般即可得出动脉管未闭的初步诊断，并可由彩色多普勒超声心动图检查加以证实。非侵入性彩色多普勒超声的诊断价值很大，即使在重度肺动脉高压、心杂音不典型甚至消失的患者中都可检查出本病，甚至合并在其他心内畸形中亦可筛选出动脉导管未闭。可是超声心动图诊断尚有少数假阳性或假阴性者，因此对可疑病例需行升主动脉造影和心导管检查。升主动脉造影能进一步明确诊断。导管检查除有助于诊断外，血管阻力的测定尚有助于判别动力性或阻力性肺动脉高压，这对选择手术方法有决定性作用。

有许多从左向右分流心内畸形在胸骨左缘可听到同样的连续性机械样杂音或接近连续的双期心杂音，难以辨识。在建立动脉导管未闭诊断进行治疗前必须予以鉴别。

1. 高位室间隔缺损合并主动脉瓣脱垂

当高位室间隔缺损较大时往往伴有主动脉瓣脱垂畸形，导致主动脉瓣关闭不全，并引起相应的体征。临床上在胸骨左缘听到双期杂音，不向上传导，但有时与连续性杂音相仿，难以区分。目前彩色超声心动图已列入心脏病常规检查。在本病可显示主动脉瓣脱垂畸形以及主动脉血流反流入左心室，同时通过室间隔缺损由左心室向右心室和肺动脉分流。为进一步明确诊断，可施行逆行升主动脉和左心室造影，前者可示升主动脉造影剂反流入左心室，后者则示左心室造影剂通过室间隔缺损分流入右心室和肺动脉。据此不难得出鉴别诊断。

2. 主动脉窦瘤破裂

临床表现与动脉导管未闭相似，可听到性质相同的连续性心杂音，只是部位和传导方向稍有差异；破入右心室者偏下外，向心尖传导；破入右心房者偏向右侧传导。如彩色多普勒超声心动图显示主动脉窦畸形以及其向室腔和肺动脉或房腔分流即可明。再加上逆行升主动脉造影更可确立诊断。

3. 冠状动脉瘘

这种冠状动脉畸形并不多见，可听到与动脉导管未闭相同的连续性杂音伴震颤，但部位较低，且偏向内侧。多普勒彩超能显示动脉瘘口所在和其沟通的房室腔。逆行升主动脉造影更能显示扩大的病变冠状动脉主支或分支走向和瘘口。

4. 主动脉-肺动脉间隔缺损

非常少见。常与动脉导管未闭同时存在，且有相同的连续性杂音和周围血管特征，但杂音部位偏低偏内侧。仔细的超声心动图检查才能发现其分流部位在升主动脉根部。逆行升主动脉造影更易证实。

5. 冠状动脉开口异位

右冠状动脉起源于肺动脉是比较罕见的先天性心脏病。其心杂音亦为连续性，但较轻，且较表浅。多普勒超声检查有助于鉴别诊断。逆行升主动脉造影显示冠状动脉异常开口和走向以及迂回曲张的侧支循环可明确诊断。

七、治疗

存活到成年且有大的未矫治的动脉导管未闭的患者通常在 30 岁左右出现充血性心力衰竭或肺动脉高压(由左向右分流和不同程度的发绀)。大多数成年肺循环阻力正常或轻度升高,<4 U 的动脉导管未闭患者可无症状或仅有轻微症状,可通过外科结扎动脉导管或经皮封堵来治疗。肺循环阻力明显升高(>10 U/m²)的患者,预后差。超过 40 岁的患者大约有 15% 可能存在动脉导管的钙化或瘤样扩张,使外科手术难度增加。外科结扎动脉导管或经皮弹簧圈或器械栓堵的病死率和致残率很低,不论未闭导管大小与分流情况如何均建议进行,因为未经治疗的病例具有心内膜炎的高危险性。以往动脉导管未闭主要采取外科手术治疗,但传统的外科手术结扎方法创伤大,住院时间长,并发症发生率高。人们一直探讨应用非开胸手术方法治疗 PDA,自 1967 年 Porstman 等经心导管应用泡沫塑料塞子堵塞 PDA 成功后,通过介入方法治疗 PDA 广泛开展起来。自 20 世纪 80 年代以来,先后有多种方法应用于临床,除了 Porstman 法以外,尚有 Rashkind 双面伞法、Sideris 纽扣式补片法、弹簧圈堵塞法、Amplatzer 蘑菇伞法。前 3 种方法操作复杂,并发症高,临床已不应用。目前主要应用后 2 种方法,尤其是 Amplatzer 蘑菇伞法应用最广。

八、并发症和预后

早产患儿常伴有其他早产问题,如呼吸窘迫综合征、坏死性小肠大肠炎、心室内出血等,加重了病情,故往往发生左心衰竭,内科治疗很难见效,病死率甚高。足月患儿未经治疗第一年也有 30% 死于左心衰竭。过了婴儿期,心功能获得代偿,病死率剧减。幼儿期可无症状,分流量大者会有生长发育迟缓。Key 等报告,活至 17 岁的患者,将再有 18 年的平均寿命。过了 30 岁每年病死率为 1%,40 岁为 1.8%,以后升至 4%,在未使用抗生素的年代,40% 死于心内膜炎,其余死于心力衰竭。据 20 世纪 80 年代 Campbell 的推算,42% 未治疗的患者在 45 岁前死亡。能存活至成人者将发生充血性心力衰竭、肺动脉高压,严重者可有 Eisenmenger 综合征。

(陈　朋)

第四节　肺动脉瓣狭窄

肺动脉瓣狭窄在先天性心脏病患者群中所占的比例为 8%~10%,男女比例大体相等,肺动脉狭窄的患者中约有 90% 为单纯性肺动脉瓣狭窄,它有别于右心室漏斗部狭窄和肺动脉总干及其分支狭窄,但可继发或并发瓣下狭窄,可单独存在也可伴有其他心脏畸形如法洛四联征、卵圆孔未闭等。若跨瓣压差<4.0 kPa(30 mmHg),一般不会出现明显的临床症状,即使不经手术纠正,也可像健康人一样正常生活。发病年龄多为 10~20 岁,极少数患者可并发感染性心内膜炎。

一、病因及解剖

在人体心脏胚胎发育的第 6 周,在肺动脉腔内膜开始形成 3 个瓣膜的原始结节,并向腔内生长,继而吸收变薄形成 3 个肺动脉瓣,当孕妇发生宫内感染尤其是风疹病毒感染时,肺动脉瓣膜则容易在成长发育过程中发生障碍,3 个瓣叶的交界处发生融合,当右心室收缩时,它们成为一个圆顶状突起的鱼嘴状口,即形成肺动脉瓣狭窄。大多数病例为 3 个瓣叶互相融合,少数为双瓣叶融合,瓣缘常增厚,有疣状小结节,偶尔可形成钙化斑。严重的肺动脉瓣狭窄可以引起右心室排血受阻,右心室肌肥厚以及肺动脉主干扩张。

二、病理生理机制

由于肺动脉口狭窄,使右心室排血受阻,右心室腔内压力增高,右心室收缩期过度负荷,增高幅度与肺动脉口狭窄程度成正比,而肺动脉内压力则保持正常或稍有下降,所以右室腔与肺动脉内存在跨瓣压力阶差,其压力阶差随着肺动脉口狭窄程度加重而增大。一般根据右心导管所测的压力,当跨瓣压力阶差在5.3 kPa(40 mmHg)以下属于轻度肺动脉口狭窄,对右心排血影响不大,当跨瓣压力阶差在5.3~13.3 kPa(40~100 mmHg)属于中等度肺动脉口狭窄时,右室排血开始受到影响,尤其运动时右心排血量降低,当跨瓣压阶差>13.3 kPa(100 mmHg)时则右室排血明显受阻,甚至在静息状态下右心排出量也减少,右室负荷显著增加。随着病程的延长,右心室逐渐肥大,以致右室心肌劳损,右心室腔扩大导致三尖瓣环扩大,产生三尖瓣相对性关闭不全。长期的右心室负荷增加,可导致右心衰竭,患者会出现颈静脉怒张、肝大、腹水以及下肢水肿等症状。

三、临床表现

(一)症状

成人肺动脉瓣狭窄患者其症状轻重与肺动脉瓣狭窄的严重程度、右心室收缩功能和三尖瓣的反流程度密切相关。轻度狭窄患者可无明显症状,严重肺动脉瓣狭窄的患者主要症状包括劳累后气急、乏力、心悸,甚至部分患者在剧烈活动后出现晕厥。

(二)体征

轻、中度狭窄患者的发育不受影响,故可无明显的体征,而严重狭窄者其发育较差,可见身材瘦小,在胸骨左缘第2肋间隙可听到粗糙的收缩期杂音,常伴细震颤。肺动脉瓣区第2心音减弱。在伴卵圆孔未闭或房间隔缺损的患者,当右心房压力升高,心房水平有右向左分流而出现时可有发绀及低氧血症。伴有右心衰竭的患者可出现颈静脉怒张,肝大及腹水等征象。

四、辅助检查

(一)X线检查

轻度狭窄患者的X线表现可能无异常,中重度狭窄的患者可见肺血管影细小,整个肺野异常清晰,肺动脉总干弧凸出,右心室增大。重度狭窄的病例其心影可呈球形。

(二)心电图检查

轻症病例仍可无异常表现。中重度狭窄患者的心电图可有不完全性右束支传导阻滞、右心室肥大或者右心室肥大伴心前区广泛性T波倒置。部分患者还可出现右心房肥大。总之,其心电图变化主要和右心室内压力相关。

(三)超声心动图检查

二维超声心动图可见肺动脉瓣在收缩期呈圆顶状膨入肺动脉,多数病例还伴有瓣叶不同程度增厚、缩短、回声增强,活动度小,严重病例伴有右室壁增厚。在M型超声,可见肺动脉瓣曲线显示a波加深,>7 mm。彩色多普勒血流显像见肺动脉瓣口出现收缩期射流束,呈五彩斑点状。并可根据简化的伯努力方程估测压力阶差。

(四)心导管检查

轻度狭窄的病例一般不需进行右心导管检查,中重度狭窄的患者在行球囊扩张术前或排除是否合并其他畸形时,可行该检查。右心导管检查可见右心室压力升高,肺动脉压力正常或降低,右室和肺动脉之间存在压差。将导管由肺动脉退至右心室可记录连续测压曲线。

五、诊断与鉴别诊断

临床上的一些体征会提示该病的存在,如体检发现肺动脉瓣区的收缩期杂音、X线胸片上的右心室肥大等。超声心动图和右心导管检查可明确诊断。但心前区的杂音需与房间隔缺损、室间隔缺损相鉴别。与房间隔缺损相比,肺动脉瓣狭窄的杂音较响,P₂减低或缺如,X线见肺纹理稀少,肺野清晰。

六、治疗

一般轻中、度狭窄的病例预后良好，严重狭窄的病例应及时治疗。20 世纪 80 年代之前，外科手术行肺动脉瓣切开术是治疗该病的唯一手段，该方法是在体外循环下，切开狭窄的瓣膜。但随着医学的发展，经皮球囊肺动脉瓣膜成形术已经成为治疗单纯性肺动脉瓣狭窄的首选治疗方法。手术后如果遗留残余狭窄仍可进行再次的球囊瓣膜成形术。该术式的机制为球囊充盈时可产生高达 3 个大气压的压力，作用于狭窄的瓣口可引起瓣口周围最薄弱的地方撕裂，融合瓣膜的交界处撕裂，瓣膜钙化处裂开等。目前的介入治疗的适应证为：①右心导管检查发现右室的收缩压＞8.0 kPa（60 mmHg）或跨瓣压差＞5.3 kPa（40 mmHg）。②心电图和胸部 X 线检查均提示肺动脉瓣狭窄合并右心室肥大或伴有劳损等。一般建议尽量在学龄前施行手术为好。经皮球囊肺动脉瓣成形术的常见并发症有心律失常、肺动脉瓣反流、肺动脉损伤以及右室流出道的痉挛等，多数发生于术中球囊充盈时或扩张后。长期的随访表明大多数患者在接受该术式后的远期疗效较好。

（陈　朋）

第五节　法洛四联症

在青紫型先天性心脏病中，法洛四联征最多见。发病率约占先天性心脏病的 10%，占发绀型先心病的 50%。由于四联征的解剖变化很大，可以极其严重伴有肺动脉闭锁和大量的侧支血管，也可仅为室间隔缺损伴流出道或肺动脉瓣轻度狭窄，因此其手术疗效和结果有较大差异。目前一般四联征的手术治疗死亡率已降至 5% 以下，如不伴有肺动脉瓣缺如或完全性房室通道等，其死亡率低于 2%。

一、病理解剖

四联征意味其心脏有四种畸形，包括：室间隔缺损、主动脉骑跨、右室流出道梗阻和右心室肥厚。这些畸形的基本病理改变是由于漏斗部的圆锥隔向前和向左移位引起的（图 14-5）。

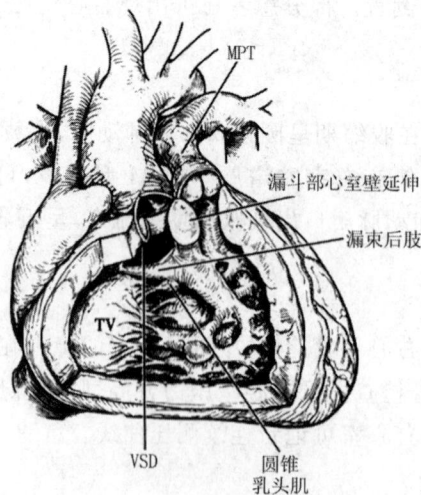

图 14-5　四联征病理解剖

（一）室间隔缺损

非限制性的缺损，由漏斗隔及隔束左移对位不良引起，因此可称为连接不良型室间隔缺损。室间隔缺损上缘为移位的漏斗隔的前部；室间隔缺损的后缘与三尖瓣隔前瓣叶相邻；其下缘为隔束的后肢，而前缘为隔束的前肢。传导束穿行于缺损的后下缘。虽然室间隔缺损通常位于主动脉下，但当漏斗隔缺如或发育不完善时，缺损可向肺动脉部位延伸，或形成肺动脉瓣下缺损。

（二）主动脉骑跨

主动脉根部向右移位，使主动脉起源于左、右心室之间。主动脉与二尖瓣纤维连接总是存在，即使在极度骑跨的病例亦如此。当主动脉进一步骑跨，瓣下形成圆锥时被认为右心室双出口。四联征的主动脉骑跨程度不同，但对手术的意义不是很大。

（三）右室流出道梗阻

由于漏斗隔发育不良，漏斗部向前、向左移位引起右室流出道梗阻。从漏斗隔向右室游离壁延伸的异常肌束亦可造成梗阻。肺动脉瓣环一般小于正常，肺动脉瓣叶常增厚且与肺动脉壁粘连，二瓣畸形多见，仅有少量病例肺动脉瓣狭窄成为流出道最窄部位。梗阻亦可发生在肺动脉左、右分支的任何水平，有时可见一侧分支发育不良。左肺动脉可以缺如，而起源于动脉导管。也有局限性左右肺动脉开口狭窄。

（四）右心室肥厚

随着年龄增长，右心室肥厚进行性加重，包括调节束和心室内异常肌束的肥厚。增粗进一步加剧右心室梗阻，使右心室压力增高，甚至超过左心室压力，患者青紫加剧，出现缺氧发作。右心室肥厚晚期使心肌纤维化，影响右心室舒张功能。

并发畸形包括：①肺动脉瓣缺如：大约5%四联征病例伴肺动脉瓣缺如。右室流出道梗阻位于狭窄的肺动脉瓣环，常有严重肺动脉瓣反流。瘤样扩张的肺动脉干和左、右肺动脉分支可压迫支气管分支。②冠状动脉畸形：5%病例伴冠状动脉畸形，最多见为左前降支起源于右冠状动脉，横跨右室流出道，右心室流出道切口易造成其损伤。其次为双左前降支，室间隔的下半由右冠状动脉供应，上半由左冠状动脉供应，且存在粗大右室圆锥支。右冠状动脉起源于左主冠状动脉横跨右室流出道较少见。临床上还见过冠状动脉行走于心肌层内，如粗大圆锥支行走在右心室流出道肌层内，流出道切口时，往往损伤冠状动脉。

四联征主要伴随畸形最多见的为房间隔缺损、动脉导管未闭、完全房室间隔缺损和多发室间隔缺损。其他少见的还有左上腔静脉残存、左前冠状动脉异常起源和左、右肺动脉异常起源等。

二、病理生理

四联征的青紫程度取决于右室流出道的梗阻。出生时发绀不明显，随年龄增长，由于右室漏斗部肥厚的进展，到6~12个月时，发绀才趋向明显。这时漏斗部水平的梗阻较为突出，由于肺循环血流的极度减少和心室水平右向左分流增加使低含氧血大量流入主动脉，导致体循环血氧饱和度降低，临床就出现发绀，这些病例可发生缺氧发作。缺氧发作的病理生理为右室流出道继发性痉挛。在四联征伴肺动脉狭窄时外周肺动脉可发育不良，但通常肺动脉分支大小尚可。肺动脉分支外观显小主要因为肺循环内压力和流量的降低。这些病例持续发绀是由于肺血流的梗阻较恒定。

三、临床表现

（一）症状

发绀为四联征病例的主要症状，常表现在唇、指（趾）甲、耳垂、鼻尖、口腔黏膜等毛细血管丰富的部位。出生时发绀多不明显，生后3~6个月（有的在1岁后）渐明显，并随年龄增长及肺动脉狭窄加重而发绀越重。20%~70%患婴有缺氧发作病史，发作频繁时期多是生后6~18个月，发作一般与发绀的严重程度无关，即发绀严重者也可不发作，发绀轻者也可出现频繁的发作。发作时表现为起病突然，阵发性呼吸加深加快，伴发绀明显加重，杂音减弱或消失，重者最后发生昏厥、痉挛或脑血管意外。缺氧发作的机制是激动刺激右室流出道的心肌使之发生痉挛与收缩，从而使右室流出道完全堵塞所致。蹲踞在1~2岁患儿下地行走时开始出现,至8～10岁自知控制后不再蹲踞,蹲踞现象在其他畸形中也少见,发绀伴蹲踞者多可诊断为四联征。

（二）体征

心前区略饱满,心尖搏动一般不移位,胸骨左缘可扪及右室肥厚的右心抬举感。收缩期杂音来源于流出道梗阻,室缺多不发出杂音,杂音越响、越长,说明狭窄越轻,右室到肺动脉血流量也越多,发绀也越轻;反之杂音越短促与柔和,说明狭窄越重,右向左分流也越多,肺动脉的血流量也越少,发绀也重。缺氧发作时杂音消失。第一心音正常。由于主动脉关闭音掩盖了原本轻柔的肺动脉关闭音,因此,第二心音往往单一。在有较大侧支血管供血时,患儿背部和两侧肺野可闻及连续性杂音。肺动脉瓣缺如病例常伴呼吸窘迫症状,且可闻及肺动脉反流的舒张期杂音。较年长患儿可见杵状指(趾)。

四、辅助检查

（一）心电图

心电图表现为右室肥厚。与新生儿期的正常右室肥厚一致,在3～4个月龄前不能清楚地反映出任何畸形。电轴右偏同样存在,而左室肥厚仅见于由分流或侧支血管引起的肺血流过多病例。其他异常心电图少见。

（二）胸片

右心室肥厚引起心尖上翘和肺动脉干狭窄使心脏左上缘凹陷形成靴型心。心脏大、小基本正常,肺动脉段相对凹陷。当侧支血管较多时,外周肺纹理常紊乱和不规整。肺血流不对称多见于左、右肺动脉狭窄或左、右肺动脉无汇合。25％病例示右位主动脉弓。

（三）多普勒超声心动图

超声心动图能很好地显示对位不良型室间隔缺损,主动脉骑跨和右室流出道梗阻。冠状动脉开口和大的分支有时亦能显示。外周肺动脉显示需要心脏导管检查。目前国内大部分医院根据超声心动图检查直接手术。

（四）心导管和心血管造影

心血管造影可较好显示右室流出道狭窄的范围,左、右肺动脉分支狭窄程度和有无汇合。主动脉造影可显示主肺动脉侧支血管。与横膈水平降主动脉的比较可估测肺动脉瓣环和肺动脉干及其分支的大小,以决定手术方案。左室功能通常正常,但在长期缺氧或存在由手术建立的体肺分流、明显主肺动脉侧支血管、主动脉瓣反流等造成的慢性容量负荷过度时,左室功能可能受到影响。长期发绀或肺血流过多病例,需行肺血管阻力和肺动脉压力测定以估测是否存在肺动脉高压。导管通过右流出道的刺激会促成缺氧发作,因此在导管检查中不要轻易尝试,因为血流动力学参数并不重要,右室压力总与左室相等且肺动脉压力肯定较低。

五、诊断

四联征的诊断:在临床上一般出生后6个月逐渐出现青紫、气促,当开始走步后出现蹲踞。体格检查胸骨左缘第2～4肋间可有喷射性收缩期杂音伴肺动脉第二音减弱。心电图示电轴右偏,右室肥厚,X线肺野缺血,肺动脉段凹陷,心影不大或呈靴形,通过超声及心血管造影可以确诊。

六、鉴别诊断

(1)完全性大动脉错位:出生后即严重青紫,呼吸急促,生后1～2周可发生充血性心力衰竭,X线示肺充血,心影增大有时呈蛋形,一般无右位主动脉弓,上纵隔阴影较狭窄。四联征除严重型或肺动脉闭锁者外,一般发绀生后数月始出现,不发生心力衰竭,X线示肺缺血,心影不大,可有右位主动脉弓,上纵隔阴影多增宽。

(2)肺动脉瓣狭窄伴心房水平有右向左分流:本病较少出现蹲踞现象,听诊左第2肋间有粗糙喷射性收缩期杂音及收缩期喀喇音伴震颤。心影可大,肺动脉总干有狭窄后扩张,心电图示右室严重肥厚伴劳损的 ST-T 段压低现象,超声心动图可以确诊。

(3)右室双出口伴肺动脉瓣狭窄:临床症状与四联征极相似,本病较少蹲踞,喷射性收缩期杂音较四联征更粗长些,X 线示大心脏,超声心动图与心血管造影才能确诊。

(4)完全性房室间隔缺损伴肺动脉瓣狭窄:此型常伴二尖瓣和三尖瓣畸形,临床上可出现二尖瓣关闭不全的反流性杂音并传至腋下部。心影扩大,右房亦大,心电图多示电轴左偏伴 P-R 延长及右室肥厚。左室造影可见二尖瓣向前及向下移位,伴左室流出道狭窄伸长的鹅颈征。本病亦可称四联征伴房室隔缺损。

七、治疗

早期由于四联征的手术死亡率较高,一般主张 1 岁左右行根治手术。如严重缺氧可以行姑息性手术,如体、肺动脉分流术或右心室流出道补片扩大术。随着婴幼儿心脏外科的飞速发展,手术操作技术,体外循环转流方法和术后监护水平的不断提高,手术年龄趋向小年龄化。早期手术的优越性在于减少右心室继发性肥厚,否则右心室在长期高阻力下心肌纤维化和心室顺应性降低,甚至到晚期左心室功能也受到影响。同时四联征的肺血流减少,使肺血管发育受到影响,导致肺内气体交换的毛细血管床和肺泡的比例减少。在出生最初几年肺组织继续发育,但如手术年龄超过此阶段,将导致肺组织气体交换的面积减少。

波士顿儿童医院提出 4~6 周内手术,除以上理由外,认为四联征出生后大部分患儿的动脉导管存在,而动脉导管组织随着出生后逐渐收缩关闭,引起左肺动脉狭窄或闭锁,因此在此前手术可以保证左侧肺血流不影响其今后的发育,虽然大部分患儿需要右心室流出道跨瓣补片扩大,但与大年龄组比较无统计上差异。

目前主张在 6 个月时手术,如无明显缺氧和发绀,生长发育不受影响,也可在 1 岁左右手术。这样既不影响肺血管床发育,防止右心室肥厚心肌纤维化,也可提高婴幼儿手术耐受性,提高手术成功率。

(一)根治手术

1.切口

胸部正中切口,常规建立体外循环。

2.术中探查

充分游离主肺动脉及左、右肺动脉,探查左、右肺动脉大小。

3.经心室途径修复四联征的方法

大多数病例采用心室途径修复四联征。与经心房途径相比,它可不过多切除肌肉的情况下扩大漏斗部,过分切除肌肉可能导致广泛的心内膜瘢痕形成。在没有过分牵拉三尖瓣环的情况下良好暴露 VSD,避免了三尖瓣的牵拉损伤以及传导束的损伤(图 14-6)。

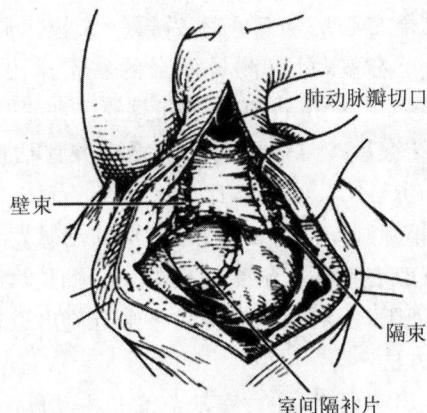

图 14-6 经心室途径修复四联征的方法

在体外循环降温期间。游离肺动脉分支区域,包括左肺动脉起始部和主肺动脉。通常有动脉韧带存在,如果存在动脉导管未闭,应当在体外循环开始后立即结扎。测量主肺动脉和肺动脉瓣环的直径,肺动脉瓣环和主肺动脉小于正常的2~3个标准差是跨环补片的适应证。

在降温期间确定右心室流出道切口位置,切口应尽量远离大的冠状动脉分支。保存向心脏顶端延伸的右冠状动脉的主要分支是极其重要的。如果切口要跨过瓣环,切口应当沿着主肺动脉向上弯曲,要远离右肺动脉起始部。如果左肺动脉起始部有超过轻微的狭窄,切口应当向这一狭窄区域延伸至少3 mm或4 mm。

限制漏斗部心室切口的长度很重要,切口的长度由圆锥隔的长度决定,四联征患者的圆锥隔长度变化相当大。如果圆锥隔发育不良或缺如,切口的长度应当限制在5~6 mm范围。切口不该超过调节束和右室游离壁连接处,即三尖瓣前乳头肌起源处。

离断壁束和隔束在圆锥隔的融合,一般只需要切断圆锥隔的壁束。切口尽量离开上述融合点,保留VSD的心内膜缝合面,因为缝线缝在切断的肌肉上时很容易撕脱。心内膜为VSD的缝线提供支持,关闭VSD时缝线缝合部位的心内膜都不能破坏,否则易产生术后残余分流。

保留调节束尤其重要。它连接前游离壁到后室间隔,是右心室的中流砥柱作用。儿童的调节束或许十分肥大,能造成右室流出道阻塞。这种情况下调节束应当部分但不是完全切除。在较大儿童,连接隔束的室间隔表面可能有异常的肌肉束,也应当切除。新生儿和小婴儿很少有肌束需要切除。单纯肌束的切除是很有效的。

室间隔缺损可以选择间断缝合或连续缝合技术。间断缝合应用5/0双头针带垫片缝线,每一针间断缝合后进行牵拉可以暴露下一针缝合的位置。当圆锥乳头肌沿顺时针方向行走时,缝线应位于VSD下缘下大约2 mm的位置。虽然传导束没有像膜部VSD和流入道VSD暴露良好,但它的位置靠近VSD的后下缘。缝合VSD后下角时仍应当小心。利用三尖瓣和主动脉瓣之间存在纤维连接,通过三尖瓣隔瓣的右房面放置缝线,垫片位于右房侧。三尖瓣腱索相当纤细,尽量避免挂住腱索影响术后三尖瓣功能。

连续缝合采用5/0 Prolene双头针带垫片缝线,第一针缝合的位置大约在3点处,穿过室缺补片后,将补片推入室缺位置后打结,然后先顺时针方向缝合,在室缺后下缘传导束部位,沿室缺边缘右室面进针,较浅不要穿到左室面,因为传导束走在室间隔的左室面。到三尖瓣隔瓣时穿出至右心房侧,然后缝合另一头,向上沿室缺上缘至主动脉瓣环,到三尖瓣隔瓣后穿出打结。

流出道切口补片扩大或跨瓣补片扩大,补片的前端要剪成椭圆形,而不是三角形,这非常重要,否则将导致补片远端狭窄。用补片的远端扩大左肺动脉,用补片的末端扩大心室切开后下端。应用6/0或5/0的Prolene线连续缝合。一般从切开肺动脉的左侧、距顶端1 cm处开始缝合。补片应当有足够的宽度,当有血液充盈时肺动脉有正常的外观。为了检查补片是否有足够的宽度,放置一个有相同于扩大直径的Hegar扩张器以防止缝合缩小,在瓣环水平尤其重要。在心室切开的顶端,缝线应在补片上有足够的宽度,这样补片与心室的缝合处鼓起防止心室切口处残余梗阻。

开放主动脉阻断钳后,通过右上肺静脉置入左心房测压管,置心外膜临时起搏导线,通过在右室漏斗部放置肺动脉测压管,连续缝合右心房切口。术后第一天拔出肺动脉测压管,在拔出导管时,持续观察肺动脉压力,从肺动脉拉回至右室,可以测量残余的右室流出道压力阶差。

在撤离体外循环前,多巴胺 $5 \mu g/(kg \cdot min)$ 通常是有益的。如果病儿不能撤离体外循环,几乎总是有一定程度的残余解剖问题。复温结束后按常规脱离体外循环并评估血流动力学,测定RV/LV收缩压比值,是否存在严重流出道梗阻。如RV/LV收缩压比值大于0.7而未置跨瓣补片,则重新开始体外循环置入跨瓣补片;如已置跨瓣补片,需排除肺动脉分支狭窄、外周肺动脉发育不良、残余室缺或残留漏斗部梗阻等原因。排除这些情况存在时,一般右室高压耐受性较好,可预计24~48 h后压力会渐渐消退。右室压力的上升常因动力性右室流出道梗阻,特别在三尖瓣径路未行流出道补片病例。

4.经右心房途径修复四联征的方法

完全通过右房径路时,先处理流出道梗阻,注意室缺前缘和主动脉瓣位置并仔细辨认漏斗隔的壁束范围,示指抵于心外右室游离壁处有助显露。一般只要离断壁束,不需要处理隔束,仅切开肥厚梗阻的异常肌束即可。流出道通畅后可经三尖瓣行肺动脉瓣膜交界切开,如显露不佳,可行肺动脉干直切口完成肺动脉瓣膜交界切开(图14-7)。

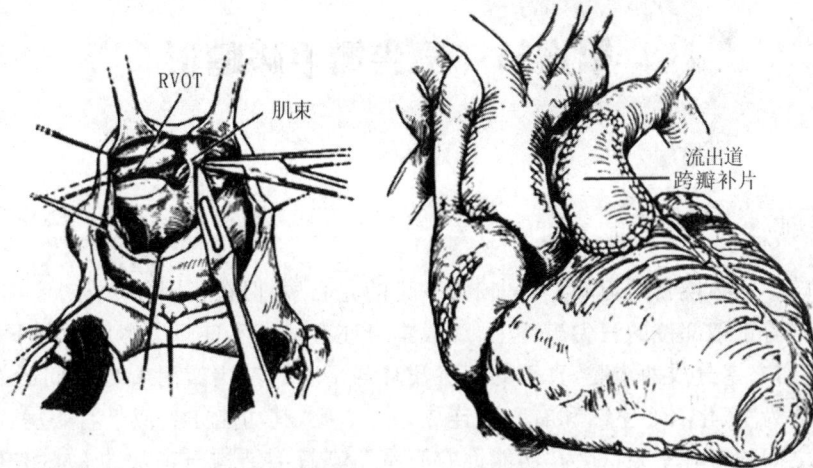

图14-7　经右心房途径修复四联征的方法

室间隔缺损采用连续或间断缝合,方法和经心室途径修复四联征的方法相同。

(二)姑息手术

1. 体-肺动脉分流术

目前应用最多的是改良 Blalock-Taussig 分流术。改良 Blalock-Taussig 分流建在主动脉弓的对侧(无名动脉的同侧),使锁骨下动脉较易达到肺动脉而不造成扭结。由于新生儿锁骨下动脉细小,多数医师在新生儿期行改良 B-T 分流时,在无名动脉和肺动脉间置入聚四氟乙烯人造血管。管道直径一般 4 mm,太大易造成充血性心衰。

改良 B-T 分流的一大优点是可在任何一侧进行而不用考虑主动脉弓部血管有无异常,由于根治时拆除方便,常选右侧径路。近年来采用胸骨正中切口进路,必要时在体外循环下进行,使手术的成功率进一步提高。

2. 右室流出道补片扩大术

肺动脉重度发育不良病例可保留室间隔缺损行右室流出道补片扩大术。此手术可保持对称的肺动脉血流,同时避免了体-肺动脉分流时可能造成的肺动脉扭曲。然而,多数四联征伴肺动脉狭窄病例,肺动脉发育不良是由本身缺乏肺动脉血流引起,对增加肺血流术式的反应迅速,因此,保留室缺时肺血流突然增多可造成严重的充血性心衰和肺水肿。无肺动脉汇合病例,需行一期肺动脉汇合手术,可同时行右室流出道补片扩大术。

(三)术后处理

术后常规使用呼吸机辅助呼吸,充分给氧。四联征根治术后应强调补充血容量的重要性,特别是对年龄稍大的患者,由于术前红细胞增多,血细胞比容高,血浆成分少,侧支循环丰富,术后血容量尤其是血浆容量会明显不足,胶体渗透压低而出现组织水肿,不利于微循环的改善。低心排综合征是术后主要并发症和死亡原因之一,应在充分补充血容量的基础上给予强心利尿治疗,可酌情选用多巴胺、多巴酚丁胺、肾上腺素等药物,洋地黄类药物和利尿药能明显改善心功能,应常规使用。术后可能出现室上性心动过速、室性心律失常,多和血容量不足或心功能不全有关,应针对病因治疗,洋地黄类药物常常有效。室性期前收缩也可能和低血钾有关,除积极补钾外,可加用利多卡因等对症处理。

术前慢性缺氧、肾功能减退及术中或术后肾脏缺血性损害,特别是术后发生低心排综合征,常常并发肾衰竭,应严密观察尿量、电解质、BUN、肌酐等变化,高度重视心功能的维护和补充足够的血容量。要保持血压平稳和良好的组织灌注,必要时应按肾功能减退予以处理。

(陈　朋)

第六节　三尖瓣下移畸形

一、病理解剖

三尖瓣下移畸形又称埃勃斯坦畸形,是较为少见的先心病,但在我国并不太少。本病是指部分或整个三尖瓣瓣叶没有附着正常部位的三尖瓣环上,瓣膜本身亦有发育不良而呈螺旋形向下移位,异常附着于右心室壁上,因而将右心室分成两个腔,真正的三尖瓣环与下移的三尖瓣附着处之间的右心室腔(原右心室流入道),壁较薄称为"房化右心室",和右心房连成一大心腔,其功能亦类似于右心房。下移的三尖瓣附着处至肺动脉瓣环之间的右心室腔,称为"功能性右心室",其解剖结构与正常的右心室基本相同,功能可接近正常,但相对萎缩(图14-8)。三尖瓣瓣叶均可出现程度不同的发育不良,瓣膜短小、增厚、粘连、融合,或变薄、形成结节等。下移的瓣膜一般为三尖瓣的隔瓣和后瓣,重度三尖瓣下移瓣膜可过长,并有不同程度地与右心室壁粘连或融合,瓣膜游离活动度降低(图14-9)。三尖瓣前瓣叶多异常增长,呈篷帆状、增厚、活动受限。可伴有三尖瓣关闭不全,偶有轻度的三尖瓣狭窄。多合并有心房间隔缺损或卵圆孔未闭,还可合并其他的心血管畸形,如心室间隔缺损、动脉导管未闭或肺动脉闭锁等。

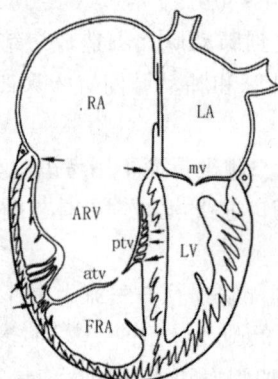

图 14-8　三尖瓣下移畸形的病理解剖示意

RA.右心房;LA.左心房;ARV.房化右心室;FRA.动能右心室;mv.二尖瓣;atv.三尖瓣前瓣叶;ptv.三尖瓣隔瓣叶

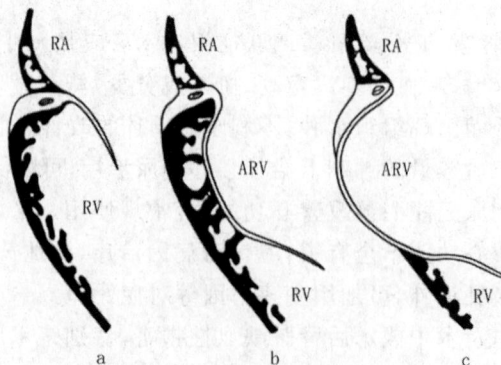

图 14-9　三尖瓣下移畸形右侧房室环断面示意

a.正常人三尖瓣起自三尖瓣环,将右心房和右心室分开;b.轻型三尖瓣下移畸形;c.重型三尖瓣下移畸形,瓣膜可过长,不同程度地与右心室壁粘连或融合(RA.右心房;RV.右心室;ARV.房化右心室)

二、病理生理

本病血流动力学异常的程度取决于三尖瓣畸形与下移的程度,下移程度越重,其三尖瓣关闭不全显著,"房化右心室"就越大,"功能右心室"也就越小,其收缩能力越差,不仅减少右心室排血量,而且"房化右心室"与"功能右心室"出现矛盾的收缩、舒张运动,更加重血流动力学的紊乱。当右心房增大和压力增高时,又存在心房间隔缺损或卵圆孔未闭,即可发生右向左分流而出现发绀。15%~30%的患者有右心室游离壁或右后间隔的 B 型预激综合征,可出现室上性心动过速、心房颤动。

三、临床表现

临床症状轻重不一,与畸形的程度以及是否合并其他病变有关。包括气急、心悸、乏力、头昏和右心衰竭表现等。约80%患者有发绀,可有阵发性心动过速史。

体征:心脏浊音界增大但搏动弱。心前区可听到3、4个心音,第一心音可分裂,其延迟出现的成分多认为是三尖瓣的开瓣音,第二心音分裂而肺动脉瓣成分减轻,常有心房音。胸骨左缘下部有柔和的收缩期杂音,可能伴有舒张期隆样杂音。肝脏可肿大并有收缩期搏动。

四、辅助检查

(一)X 线检查

示心影增大常呈球形,搏动弱,右心房可甚大,肺血管影正常或减少(图 14-10)。轻型的患者心影可正常或仅稍大。

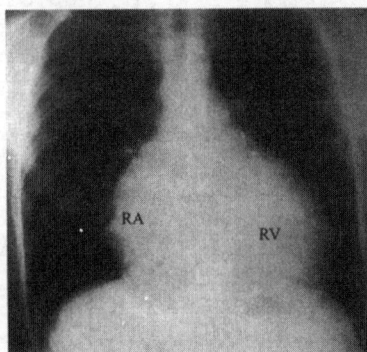

图 14-10 三尖瓣下移畸形胸片示心脏增大呈球形
RA. 右心房;RV. 右心室

(二)心电图检查

示右心房肥大,完全性或不全性右束支传导阻滞,P-R 间期可延长,胸导联 R 波电压低,V_1 和 V_4 有 S-T 段和 T 波改变等。可有右心室游离壁或右后间隔的 B 型预激综合征。

(三)超声心动图检查

二维超声心动图可以获得足够的解剖学和血流动力学的详细资料做出诊断。可清晰地观察到三尖瓣叶的发育不良、缺如、移位的程度以及下移的三尖瓣叶的附着点,房化右心室和功能右心室的大小,为外科医生提供患者适合于做三尖瓣成形术还是做人工瓣膜置换术的可靠信息。通常不需做心导管检查和心血管造影(图 14-11)。

(四)右心导管检查

示右心房腔甚大,右心房压力增高,压力曲线 a 波和 v 波均高大,提示三尖瓣关闭不全。右心室和肺动脉压可正常或轻度增高。房化右心室可记录到心房压力曲线,而其腔内心电图显示为右心室的腔内心电图,存在特征性的压力-电分离的现象(图 14-12)。心导管的顶端要在心尖部或流出道处才能记录到右心室型的压力曲线。如有房缺或卵圆孔未闭者可在心房水平发现右向左分流。检查过程中可能发生严重的心律失常,因此心导管检查宜慎重进行。选择性右心室或右心房造影可显示畸形的三尖瓣及巨大的右心房和较小的功能右心室(图 14-13)。

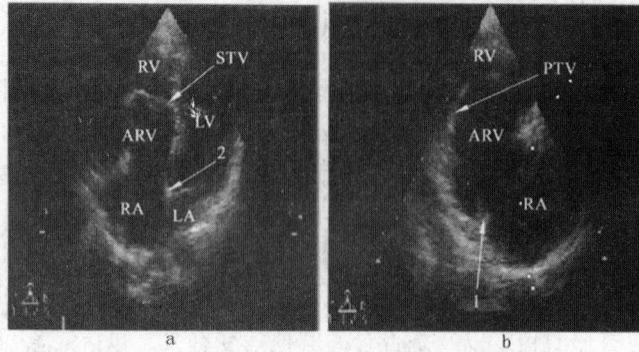

图 14-11 三尖瓣下移畸形的超声心动图

a. 心尖四腔心切面示三尖瓣隔瓣下移(STV 箭头);b. 胸骨旁右心
流入道切面示三尖瓣后瓣下移(PTV 箭头)

1. 二尖瓣瓣环;2. 三尖瓣瓣环;STV. 下移的三尖瓣隔瓣;PTV. 下
移的三尖瓣后叶;ARV. 房化右心室;LA. 左心房;LV. 左心室;
RA. 右心房;RV. 右心室

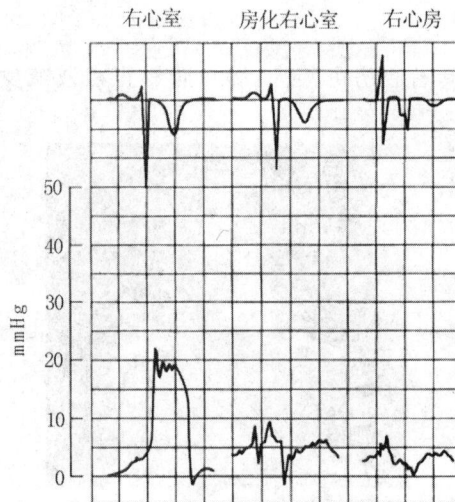

图 14-12 右心房、房化右心室、右心室的腔内心电图和腔内压力曲线

上行为心腔内心电图,下行为心腔内压力曲线。房化右心室的腔内心电图与右
心室腔内心电图相同而压力曲线与右心房相同,显示存在压力-电分离的现象

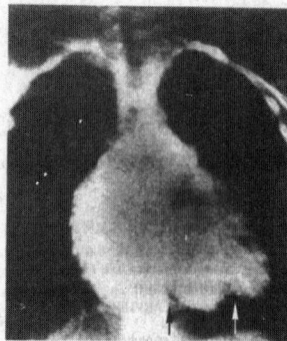

图 14-13 三尖瓣下移畸形的心血管造影

自上肢注入造影剂后,示右心房明显扩大。黑箭头示三尖瓣
环处,白箭头示下移的三尖瓣附着处,两者之间为房化右心室

（五）磁共振断层显像

显示巨大的右心房,三尖瓣叶下移和右心室流入道的心房化。

五、诊断与鉴别诊断

本病有发绀者需与三尖瓣闭锁和其他发绀型先天性心血管病相鉴别,无发绀者需与心肌病和心包积液等相鉴别。

六、治疗

心功能I～II级者,内科对症处理,在随访中有中重度或进行性发绀、交叉性栓塞、右心室流出道梗阻者或心功能III级则需做手术纠治。可行三尖瓣修复重建术或人工瓣置换术,以后者效果好。

七、预后

轻型的患者预后较好,心脏显著增大者预后差,70％的患者在 20 岁前由于右心衰竭或肺部感染而死亡。

（陈　朋）

第十五章 感染性心内膜炎

感染性心内膜炎(Infectiveendocarditis,IE)为心脏内膜表面微生物感染导致的炎症反应。IE 最常累及的部位是心脏瓣膜,包括自体瓣膜(Native valves)和人工瓣膜(Prosthetic valves),也可累及心房或心室的内膜面。近年来随着诊断及治疗技术的进步,IE 的致死率和致残率显著下降,但诊断或治疗不及时的患者,死亡率仍然很高。

一、流行病学

由于疾病自身的特点及诊断的特殊性,很难对 IE 进行注册或前瞻性研究,没有准确的患病率数字。每年的发病率为 1.9/10 万～6.2/10 万。近年来,随着人口老龄化、抗生素滥用、先天性心脏病存活年龄延长以及心导管和外科手术患者的增多,IE 的发病率呈增加的趋势。

二、病因与诱因

(一)患者因素

1.瓣膜性心脏病

瓣膜性心脏病是 IE 最常见的基础病。近年来,随着风湿性心脏病发病率的下降,风湿性心脏瓣膜病在 IE 基础病中所占的比例已明显下降,占 6%～23%。与此对应,随着人口老龄化,退行性心脏瓣膜病所占的比例日益升高,尤其是主动脉瓣和二尖瓣关闭不全。

2.先天性心脏病

由于介入封堵和外科手术技术的进步,成人先天性心脏病患者越来越多,在此基础上发生的 IE 也较前增加,室间隔缺损、法洛四联症和主动脉缩窄是最常见的原因。主动脉瓣二叶钙化也是诱发 IE 的重要危险因素。

3.人工瓣膜

人工瓣膜置换者发生 IE 的危险是自体瓣膜的 5～10 倍,术后 6 个月内危险性最高,之后在较低的水平维持。

4.既往 IE 病史

既往 IE 病史是再次感染的明确危险因素。

5.近期接受可能引起菌血症的诊疗操作

各种经口腔(如拔牙)、气管、食管、胆管、尿道或阴道的诊疗操作及血液透析等,均是 IE 的诱发因素。

6.体内存在促非细菌性血栓性赘生物形成的因素

如白血病、肝硬化、癌症、炎性肠病和系统性红斑狼疮等可导致血液高凝状态的疾病,也可增加 IE 的危险。

7.自身免疫缺陷

包括体液免疫缺陷和细胞免疫缺陷,如 HIV。

8.静脉药物滥用

静脉药物滥用者发生 IE 的危险可升高 12 倍。赘生物常位于血流从高压腔经病变瓣口或先天缺损至低压腔产生高速射流和湍流的下游,如二尖瓣关闭不全的瓣叶心房面、主动脉瓣关闭不全的瓣叶心室面和室间隔缺损的间隔右心室侧,可能与这些部位的压力下降及内膜灌注减少,有利于微生物沉积和生长有关。高速射流冲击心脏或大血管内膜可致局部损伤,如二尖瓣反流面对的左心房壁、主动脉瓣反流面对的二尖瓣前叶腱索和乳头肌及动脉导管未闭射流面对的肺动脉壁,也容易发生 IE。在压差较小的部位,例如房间隔缺损、大室间隔缺损、血流缓慢(如心房颤动或心力衰竭)及瓣膜狭窄的患者,则较少发生 IE。

(二)病原微生物

近年来,导致 IE 的病原微生物谱也发生了很大变化。金黄色葡萄球菌感染明显增多,同时也是静脉药物滥用患者的主要致病菌;而草绿色链球菌感染明显减少。凝固酶阴性的葡萄球菌以往是自体瓣膜心内膜炎的次要致病菌,现在是人工瓣膜心内膜炎和院内感染性心内膜炎的重要致病菌。此外,绿脓杆菌、革兰氏阴性杆菌及真菌等以往较少见的病原微生物,也日渐增多。

三、病理

IE 特征性的病理表现是在病变处形成赘生物,由血小板、纤维蛋白、病原微生物、炎性细胞和少量坏死组织构成,病原微生物常包裹在赘生物内部。

(一)心脏局部表现

1. 赘生物本身的影响

大的赘生物可造成瓣口机械性狭窄,赘生物还可导致瓣膜或瓣周结构破坏,如瓣叶破损、穿孔或腱索断裂,引起瓣膜关闭不全,急性者最终可发生猝死或心力衰竭。人工瓣膜患者还可导致瓣周漏和瓣膜功能不全。

2. 感染灶局部扩散

产生瓣环或心肌脓肿、传导组织破坏、乳头肌断裂、室间隔穿孔和化脓性心包炎等。

(二)赘生物脱落造成栓塞

1. 右心 IE

右心赘生物脱落可造成肺动脉栓塞、肺炎或肺脓肿。

2. 左心 IE

左心赘生物脱落可造成体循环动脉栓塞,如脑动脉、肾动脉、脾动脉、冠状动脉及肠系膜动脉等,导致相应组织的缺血坏死和(或)脓肿;还可能导致局部动脉管壁破坏,形成动脉瘤。

(三)菌血症

感染灶持续存在或赘生物内的病原微生物释放入血,形成菌血症或败血症,导致全身感染。

(四)自身免疫反应

病原菌长期释放抗原入血,可激活自身免疫反应,形成免疫复合物,沉积在不同部位导致相应组织的病变,如肾小球肾炎(免疫复合物沉积在肾小球基膜)、关节炎、皮肤或黏膜出血(小血管炎,发生漏出性出血)等。

四、分类

既往习惯按病程分类,目前更倾向于按疾病的活动状态、诊断类型、瓣膜类型、解剖部位和病原微生物进行分类。

(一)按病程分类

分为急性 IE(病程<6 周)和亚急性 IE(病程>6 周)。急性 IE 多发生在正常心瓣膜,起病急骤,病情凶险,预后不佳,有发生猝死的危险;病原微生物以金黄色葡萄球菌为主,细菌毒力强,菌血症症状明显,赘生物容易碎裂或脱落。亚急性 IE 多发生在有基础病的心瓣膜,起病隐匿,经积极治疗预后较好;病原微生物主要是条件性致病菌,如溶血性链球菌、凝固酶阴性的葡萄球菌及革兰氏阴性杆菌等,这些病原微生物毒力相对较弱,菌血症症状不明显,赘生物碎裂或脱落的比例较急性 IE 低。

(二)按疾病的活动状态分类

分为活动期和愈合期,这种分类对外科手术治疗非常重要。活动期包括:术前血培养阳性及发热,术中取血培养阳性,术中发现病变组织形态呈炎症活动状态,或在抗生素疗程完成之前进行手术。术后1年以上再次出现IE,通常认为是复发。

（三）按诊断类型分类

分为明确诊断(definite IE)、疑似诊断(suspected IE)和可能诊断(possible IE)。

（四）按瓣膜类型分类

分为自体瓣膜IE和人工瓣膜IE。

（五）按解剖部位分类

分为二尖瓣IE、主动脉瓣IE及室壁IE等。

（六）按病原微生物分类

按照病原微生物血培养结果分为金黄色葡萄球菌性IE、溶血性链球菌性IE、真菌性IE等。

五、临床表现

（一）全身感染中毒表现

发热是IE最常见的症状,除有些老年或心、肾衰竭的重症患者外,几乎均有发热,与病原微生物释放入血有关。亚急性者起病隐匿,体温一般<39 ℃,午后和晚上高,可伴有全身不适、肌痛/关节痛、乏力、食欲不振或体重减轻等非特异性症状。急性者起病急骤,呈暴发性败血症过程,通常高热伴有寒战。其他全身感染中毒表现还包括脾大、贫血和杵状指,主要见于亚急性者。

（二）心脏表现

心脏的表现主要为新出现杂音或杂音性质、强度较前改变,瓣膜损害导致的新的或增强的杂音通常为关闭不全的杂音,尤以主动脉瓣关闭不全多见。但新出现杂音或杂音改变不是IE的必备表现。

（三）血管栓塞表现

血管栓塞表现为相应组织的缺血坏死和(或)脓肿。

（四）自身免疫反应的表现

自身免疫反应主要表现为肾小球肾炎、关节炎、皮肤或黏膜出血等,非特异性,不常见。皮肤或黏膜的表现具有提示性,包括:①淤点,可见于任何部位。②指/趾甲下线状出血。③Roth斑,为视网膜的卵圆形出血斑,中心呈白色,多见于亚急性者。④Osler结节,为指/趾垫出现的豌豆大小红色或紫色痛性结节,多见于亚急性者。⑤Janeway损害,为手掌或足底处直径1～4 mm无痛性出血性红斑,多见于急性者。

六、辅助检查

（一）血培养

血培养是明确致病菌最主要的实验室方法,并为抗生素的选择提供可靠的依据。为了提高血培养的阳性率,应注意以下几个环节。

(1)取血频次:多次血培养有助于提高阳性率,建议至少送检3次,每次采血时间间隔至少1小时。

(2)取血量:每次取血5～10 mL,已使用抗生素的患者取血量不宜过多,否则血液中的抗生素不能被培养液稀释。

(3)取血时间:有人建议取血时间以寒战或体温骤升时为佳,但IE的菌血症是持续的,研究发现,体温与血培养阳性率之间没有显著相关性,因此不需要专门在发热时取血。高热时大部分细菌被吞噬细胞吞噬,反而影响了培养效果。

(4)取血部位:前瞻性研究表明,无论病原微生物是哪一种,静脉血培养阳性率均显著高于动脉血。因此,静脉血培养阴性的患者没有必要再采集动脉血培养。每次取血应更换穿刺部位,皮肤应严格消毒。

(5)培养和分离技术:所有怀疑IE的患者,应同时做需氧菌培养和厌氧菌培养;人工瓣膜置换术后、长时间留置静脉导管或导尿管及静脉药物滥用患者,应加做真菌培养。结果阴性时应延长培养时间,并使用特殊分离技术。

（6）取血之前已使用抗生素患者的处理：如果临床高度怀疑 IE 而患者已使用了抗生素治疗，应谨慎评估，病情允许时可以暂停用药数天后再次培养。

（二）超声心动图

所有临床上怀疑 IE 的患者均应接受超声心动图检查，首选经胸超声心动图（TTE）；如果 TTE 结果阴性，而临床高度怀疑 IE，应加做经食管超声心动图（TEE）；TEE 结果阴性，而仍高度怀疑，2～7 天后应重复 TEE 检查。如果是有经验的超声医师，且超声机器性能良好，多次 TEE 检查结果阴性基本可以排除 IE 诊断。

超声心动图诊断 IE 的主要证据包括：赘生物，附着于瓣膜、心腔内膜面或心内植入物的致密回声团块影，可活动，用其他解剖学因素无法解释；脓肿或瘘；新出现的人工瓣膜部分裂开。

临床怀疑 IE 的患者，其中约 50% 经 TTE 可检出赘生物。在人工瓣膜，TTE 的诊断价值通常不大。TEE 有效弥补了这一不足，其诊断赘生物的敏感度为 88%～100%，特异度达 91%～100%。

（三）其他检查

IE 患者可出现血白细胞计数升高，核左移；血沉及 C 反应蛋白升高；高丙种球蛋白血症，循环中出现免疫复合物，类风湿因子升高，血清补体降低；贫血，血清铁及血清铁结合力下降；尿中出现蛋白和红细胞等。心电图和胸片也可能有相应的变化，但均不具有特异性。

七、诊断和鉴别诊断

（一）诊断

首先应根据患者的临床表现筛选出疑似病例。

1. 高度怀疑

（1）新出现杂音或杂音性质、强度较前改变。

（2）来源不明的栓塞事件。

（3）感染源不明的败血症。

（4）血尿、肾小球肾炎或怀疑肾梗死。

（5）发热伴以下任何一项：①心内有植入物。②有 IE 的易患因素。③新出现的室性心律失常或传导障碍。④首次出现充血性心力衰竭的临床表现。⑤血培养阳性（为 IE 的典型病原微生物）。⑥皮肤或黏膜表现。⑦多发或多变的浸润性肺感染。⑧感染源不明的外周（肾、脾和脊柱）脓肿。

2. 低度怀疑

发热，不伴有以上任何一项。对于疑似病例应立即进行超声心动图和血培养检查。

1994 年 Durack 及其同事提出了 Duke 标准，给 IE 的诊断提供了重要参考。后来经不断完善形成了目前的 Duke 标准修订版，包括 2 项主要标准和 6 项次要标准。具备 2 项主要标准，或 1 项主要标准＋3 项次要标准，或 5 项次要标准为明确诊断；具备 1 项主要标准＋1 项次要标准，或 3 项次要标准为疑似诊断。

（1）主要标准包括：①血培养阳性：2 次血培养结果一致，均为典型的 IE 病原微生物如溶血性链球菌、牛链球菌、HACEK 菌、无原发灶的社区获得性金黄色葡萄球菌或肠球菌。连续多次血培养阳性，且为同一病原微生物，这种情况包括：至少 2 次血培养阳性，且间隔时间 >12 小时；3 次血培养均阳性或 ≥4 次血培养中的多数均阳性，且首次与末次血培养间隔时间至少 1 小时。②心内膜受累证据。超声心动图阳性发现赘生物：附着于瓣膜、心腔内膜面或心内植入物的致密回声团块影，可活动，用其他解剖学因素无法解释；脓肿或瘘；新出现的人工瓣膜部分裂开。

（2）次要标准包括：①存在易患因素：如基础心脏病或静脉药物滥用。②发热：体温 >38 ℃。③血管栓塞表现：主要动脉栓塞，感染性肺梗死，真菌性动脉瘤，颅内出血，结膜出血及 Janeway 损害。④自身免疫反应的表现：肾小球肾炎、Osler 结节、Roth 斑及类风湿因子阳性。⑤病原微生物证据：血培养阳性，但不符合主要标准；或有 IE 病原微生物的血清学证据。⑥超声心动图证据：超声心动图符合 IE 表现，但不符合主要标准。

（二）鉴别诊断

IE 需要和以下疾病鉴别,包括心脏肿瘤、系统性红斑狼疮、Marantic 心内膜炎、抗磷脂综合征、类癌综合征、高心排量肾细胞癌、血栓性血小板减少性紫癜及败血症等。

八、治疗

（一）治疗原则

（1）早期应用:连续采集 3～5 次血培养后即可开始经验性治疗,不必等待血培养结果。对于病情平稳的患者可延迟治疗 24～48 小时,对预后没有影响。

（2）充分用药:使用杀菌性而非抑菌性抗生素,大剂量,长疗程,旨在完全杀灭包裹在赘生物内的病原微生物。

（3）静脉给药为主:保持较高的血药浓度。

（4）病原微生物不明确的经验性治疗:急性者首选对金黄色葡萄球菌、链球菌和革兰氏阴性杆菌均有效的广谱抗生素,亚急性者首选对大多数链球菌（包括肠球菌）有效的广谱抗生素。

（5）病原微生物明确的针对性治疗:应根据药物敏感试验的结果选择针对性的抗生素,有条件时应测定最小抑菌浓度（Minimum inhibitory concentration,MIC）以判定病原微生物对抗生素的敏感程度。

（6）部分患者需要外科手术治疗。

（二）病原微生物不明确的经验性治疗

治疗应基于临床及病原学证据。病原微生物未明确的患者,如果病情平稳,可在血培养 3～5 次后立即开始经验性治疗;如果过去的 8 天内患者已使用了抗生素治疗,可在病情允许的情况下延迟 24～48 小时再进行血培养,然后采取经验性治疗（见图 15-1 所示）。2004 年欧洲心脏协会（ESC）指南推荐的方案以万古霉素和庆大霉素为基础（表 15-1）。我国庆大霉素的耐药率较高,而且庆大霉素的肾毒性大,多选用阿米卡星（丁胺卡那霉素）替代庆大霉素,0.4～0.6 g 分次静脉给药或肌注。万古霉素费用较高,也可选用青霉素类,如青霉素 320 万～400 万单位静脉给药,每 4～6 小时一次;或萘夫西林 2 g 静脉给药或静脉给药,每 4 小时一次。

病原微生物未明确的治疗流程图见图 15-1 所示,经验性治疗方案见表 15-1 所示。

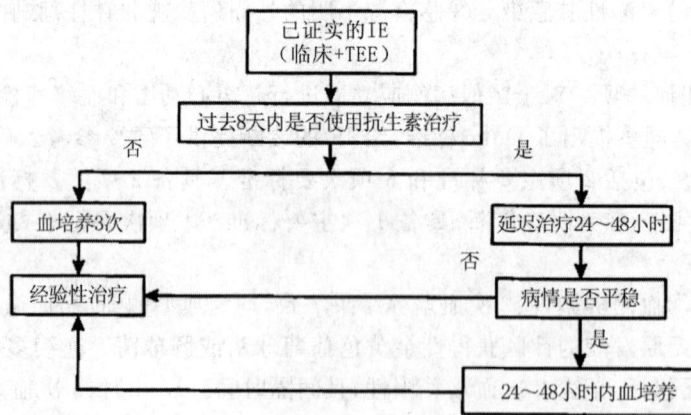

图 15-1　病原微生物未明确的治疗流程图

表 15-1　经验性治疗方案

		剂量	疗程
自体瓣膜 IE	万古霉素	15.0 mg/kg 静脉给药,每 12 小时一次	4～6 周
	*庆大霉素	1.0 mg/kg 静脉给药,每 8 小时一次	2 周
人工瓣膜 IE	万古霉素	15.0 mg/kg 静脉给药,每 12 小时一次	4～6 周
	*利福平	300～450 mg 口服,每 8 小时一次	4～6 周
	*庆大霉素	1.0 mg/kg 静脉给药,每 8 小时一次	2 周

注:* 每日最大剂量 2 g,需要监测药物浓度,必要时可加用氨苄西林。

(三)病原微生物明确的针对性治疗

1.链球菌感染性心内膜炎

根据药物的敏感性程度选用青霉素、头孢三嗪、万古霉素或替考拉宁。

(1)自体瓣膜 IE 且对青霉素完全敏感的链球菌感染(MIC≤0.1 mg/L):年龄≤65 岁,血清肌酐正常的患者,给予青霉素 1 200 万～2 000 万单位/24 h,分 4～6 次静脉给药,疗程 4 周;加庆大霉素 24 小时 3 mg/kg(最大剂量 240 mg/24 h),分 2～3 次静脉给药,疗程 2 周。年龄＞65 岁,或血清肌酐升高的患者,根据肾功能调整青霉素的剂量,或使用头孢三嗪 2 g/24 h,每日 1 次静脉给药,疗程均为 4 周。对青霉素和头孢菌素过敏的患者使用万古霉素 24 小时 30 mg/kg,每日 2 次静脉给药,疗程 4 周。

(2)自体瓣膜 IE 且对青霉素部分敏感的链球菌感染(MIC 0.1～0.5 mg/L)或人工瓣膜 IE:青霉素 2 000 万～2 400 万单位/24 h,分 4～6 次静脉给药,或使用头孢三嗪 2 g/24 h,每日 1 次静脉给药,疗程均为 4 周;加庆大霉素 24 小时 3 mg/kg,分 2～3 次静脉给药,疗程 2 周;之后继续使用头孢三嗪 2 g/24 h,每日 1 次静脉给药,疗程 2 周。对这类患者也可单独选用万古霉素,24 小时 30 mg/kg,每日 2 次静脉给药,疗程 4 周。

(3)对青霉素耐药的链球菌感染(MIC＞0.5 mg/L):治疗同肠球菌。

替考拉宁可作为万古霉素的替代选择,推荐用法为 10 mg/kg 静脉给药,每日 2 次,9 次以后改为每日 1 次,疗程 4 周。

2.葡萄球菌感染性心内膜炎

葡萄球菌感染性心内膜炎约占所有 IE 患者的 1/3,病情危重,有致死危险。90％的致病菌为金黄色葡萄球菌,其余 10％为凝固酶阴性的葡萄球菌。

(1)自体瓣膜 IE 的治疗方案有以下几种。①对甲氧西林(新青霉素)敏感的金黄色葡萄球菌(Methicillin-susceptible staphylococcus aureus,MSSA)感染:苯唑西林 8～12 g/24 h,分 4 次静脉给药,疗程 4 周(静脉药物滥用患者用药 2 周);加庆大霉素 24 小时 3 mg/kg(最大剂量 240 mg/24 h),分 3 次静脉给药,疗程至少 3～5 天。②对青霉素过敏患者 MSSA 感染:万古霉素 24 小时 30 mg/kg,每日 2 次静脉给药,疗程 4～6 周;加庆大霉素 24 小时 3 mg/kg(最大剂量 240 mg/24 h),分 3 次静脉给药,疗程至少 3～5 天。③对甲氧西林耐药的金黄色葡萄球菌(Methicillin-resistant staphylococcus aureus,MRSA)感染:万古霉素 24 小时 30 mg/kg,每日 2 次静脉给药,疗程 6 周。

(2)人工瓣膜 IE 的治疗方案有以下几点。①MSSA 感染:苯唑西林 8～12 g/24 h,分 4 次静脉给药,加利福平 900 mg/24 h,分 3 次静脉给药,疗程均为 6～8 周;再加庆大霉素 24 小时 3 mg/kg(最大剂量 240 mg/24 h),分 3 次静脉给药,疗程 2 周。②MRSA 及凝固酶阴性的葡萄球菌感染:万古霉素 24 小时 30 mg/kg,每日 2 次静脉给药,疗程 6 周;加利福平 300 mg/24 h,分 3 次静脉给药,再加庆大霉素 24 小时 3 mg/kg(最大剂量 240 mg/24 h),分 3 次静脉给药,疗程均为 6～8 周。

3.肠球菌及青霉素耐药的链球菌感染性心内膜炎

与一般的链球菌不同,多数肠球菌对包括青霉素、头孢菌素、克林霉素和大环内酯类抗生素在内的许多抗生素耐药。甲氧嘧啶—磺胺异噁及新一代喹诺酮类抗生素的疗效也不确定。

(1)青霉素 MIC≤8 mg/L,庆大霉素 MIC<500 mg/L:青霉素 1 600 万～2 000 万单位/24 h,分 4～6 次静脉给药,疗程 4 周;加庆大霉素 24 小时 3 mg/kg(最大剂量 240 mg/24 h),分 2 次静脉给药,疗程 4 周。

(2)青霉素过敏或青霉素/庆大霉素部分敏感的肠球菌感染:万古霉素 24 小时 30 mg/kg,每日 2 次静脉给药,加庆大霉素 24 小时 3 mg/kg,分 2 次静脉给药,疗程均 6 周。

(3)青霉素耐药菌株(MIC>8 mg/L)感染:万古霉素 24 小时 30 mg/kg,每日 2 次静脉给药,加庆大霉素 24 小时 3 mg/kg,分 2 次静脉给药,疗程均 6 周。

(4)万古霉素耐药或部分敏感菌株(MIC 4～16 mg/L)或庆大霉素高度耐药菌株感染:需要寻求微生物学家的帮助,如果抗生素治疗失败,应及早考虑瓣膜置换。

4.革兰氏阴性菌感染性心内膜炎

约 10%自体瓣膜 IE 和 15%人工瓣膜 IE,尤其是瓣膜置换术后 1 年发生者多由革兰氏阴性菌感染所致。其中 HACEK 菌属最常见,包括嗜血杆菌(Haemophilus)、放线杆菌(Actinobacillus)、心杆菌(Cardiobacterium)、埃肯菌(Eikenella)和金氏杆菌(Kingella)。常用治疗方案为头孢三嗪 2 g/24 h 静脉给药,每日 1 次,自体瓣膜 IE 疗程 4 周,人工瓣膜 IE 疗程 6 周。也可选用氨苄西林 12 g/24 h,分 3～4 次静脉给药,加庆大霉素 24 小时 3 mg/kg,分 2～3 次静脉给药。

5.立克次体感染性心内膜炎

立克次体感染性心内膜炎可导致 Q 热,治疗选用强力霉素 100 mg 静脉给药,每 12 小时一次,加利福平。为预防复发,多数患者需要进行瓣膜置换。由于立克次体寄生在细胞内,因此术后抗生素治疗还需要至少 1 年,甚至终生。

6.真菌感染性心内膜炎

近年来,真菌感染性心内膜炎有增加趋势,尤其是念珠菌属感染。由于单独使用抗真菌药物死亡率较高,而手术的死亡率下降,因此真菌感染性心内膜炎首选外科手术治疗。药物治疗可选用两性霉素 B 或其脂质体,1 mg/kg,每日 1 次,连续静脉滴注有助减少不良反应。

(四)外科手术治疗

手术指征包括以下几点。

(1)急性瓣膜功能不全造成血流动力学不稳定或充血性心力衰竭。

(2)有瓣周感染扩散的证据。

(3)正确使用抗生素治疗 7～10 天后,感染仍然持续。

(4)病原微生物对抗生素反应不佳,如真菌、立克次体、布鲁杆菌、里昂葡萄球菌、对庆大霉素高度耐药的肠球菌、革兰氏阴性菌等。

(5)使用抗生素治疗前或治疗后 1 周内,超声心动图探测到赘生物直径>10 mm,可以活动。

(6)正确使用抗生素治疗后,仍有栓塞事件复发。

(7)赘生物造成血流机械性梗阻。

(8)早期人工瓣膜 IE。

九、预后

影响预后的因素不仅包括患者的自身情况及病原微生物的毒力,还与诊断和治疗是否正确、及时有关。总体而言,住院患者出院后的长期预后尚可(10 年生存率 81%),其中部分开始给予药物治疗的患者后期仍需要手术治疗。既往有 IE 病史的患者,再次感染的风险较高。人工瓣膜 IE 患者的长期预后较自体瓣膜 IE 患者差。

(赵国忠)

第十六章 心肌炎

第一节 病毒性心肌炎

心肌炎常是全身性疾病在心肌上的炎症性表现,由于心肌病变范围大小及病变程度的不同,轻者可无临床症状,严重可致猝死,诊断及时并经适当治疗者,可完全治愈,迁延不愈者,可形成慢性心肌炎或导致心肌病。

一、病因病机

(一)病因

细菌性白喉杆菌、溶血性链球菌、肺炎双球菌、伤寒杆菌等。病毒如柯萨奇病毒、艾柯病毒、肝炎病毒、流行性出血热病毒、流感病毒、腺病毒等,其他如真菌、原虫等均可致心肌炎。但目前以病毒性心肌炎较常见。

致病条件因素:①过度运动:运动可致病毒在心肌内繁殖复制加剧,加重心肌炎症和坏死。②细菌感染:细菌和病毒混合感染时,可能起协同致病作用。③妊娠:妊娠可以增强病毒在心肌内的繁殖,所谓围生期心肌病可能是病毒感染所致。④其他:营养不良、高热寒冷、缺氧、过度饮酒等,均可诱发病毒性心肌炎。

(二)发病机制

从动物实验、临床与病毒学、病理观察,发现有以下2种机制:

1.病毒直接作用

实验中将病毒注入血循环后可致心肌炎。以在急性期,主要在起病9天以内,患者或动物的心肌中可分离出病毒,病毒荧光抗体检查结果阳性,或在电镜检查时发现病毒颗粒。病毒感染心肌细胞后产生溶细胞物质,使细胞溶解。

2.免疫反应

病毒性心肌炎起病9天后心肌内已不能再找到病毒,但心肌炎病变仍继续;有些患者病毒感染的其他症状轻微而心肌炎表现颇为严重;还有些患者心肌炎的症状在病毒感染其他症状开始一段时间以后方出现;有些患者的心肌中可能发现抗原抗体复合体。以上都提示免疫机制的存在。

(三)病理改变

病变范围大小不一,可为弥漫性或局限性。随病程发展可为急性或慢性。病变较重者肉眼见心肌非常松弛,呈灰色或黄色,心腔扩大。病变较轻者在大体检查时无发现,仅在显微镜下有所发现而赖以诊断,而病理学检查必须在多个部位切片,方使病变免于遗漏。在显微镜下,心肌纤维之间与血管四周的结缔组织中可发现细胞浸润,以单核细胞为主。心肌细胞可有变性、溶解或坏死。病变如在心包下区则可合并心包炎,成为病毒性心包心肌炎。病变可涉及心肌与间质,也可涉及心脏的起搏与传导系统如窦房结、房室结、房室束和束支,成为心律失常的发病基础。病毒的毒力越强,病变范围越广。在实验性心肌炎中,可见到心肌坏死之后由纤维组织替代。

二、临床表现

取决于病变的广泛程度与部位。重者可致猝死,轻者几无症状。老幼均可发病,但以年轻人较易发病。男多于女。

(一)症状

心肌炎的症状可能出现于原发的症状期或恢复期。如在原发病的症状期出现,其表现可被原发病掩盖。多数患者在发病前有发热、全身酸痛、咽痛、腹泻等症状,反映全身性病毒感染,但也有部分患者原发病症状轻而不显著,须仔细追问方被注意到,而心肌炎症状则比较显著。心肌炎患者常诉胸闷、心前区隐痛、心悸、乏力、恶心、头晕。临床上诊断的心肌炎中,90%左右以心律失常为主诉或首见症状,其中少数患者可由此而发生昏厥或阿-斯综合征。极少数患者起病后发展迅速,出现心力衰竭或心源性休克。

(二)体征

1.心脏扩大

轻者心脏不扩大,一般有暂时性扩大,不久即恢复。心脏扩大显著反映心肌炎广泛而严重。

2.心率改变

心率增速与体温不相称,或心率异常缓慢,均为心肌炎的可疑征象。

3.心音改变

心尖区第一音可减低或分裂。心音可呈胎心样。心包摩擦音的出现反映有心包炎存在。

4.杂音

心尖区可能有收缩期吹风样杂音或舒张期杂音,前者为发热、贫血、心腔扩大所致,后者因左室扩大造成的相对性左房室瓣狭窄。杂音响度都不超过三级。心肌炎好转后即消失。

5.心律失常

极常见,各种心律失常都可出现,以房性与室性期前收缩最常见,其次为房室传导阻滞,此外,心房颤动、病态窦房结综合征均可出现。心律失常是造成猝死的原因之一。

6.心力衰竭

重症弥漫性心肌炎患者可出现急性心力衰竭,属于心肌泵血功能衰竭,左右心同时发生衰竭,引起心排血量过低,故除一般心力衰竭表现外,易合并心源性休克。

三、辅助检查

(一)心电图

心电图异常的阳性率高,且为诊断的重要依据,起病后心电图由正常可突然变为异常,随感染的消退而消失。主要表现有 ST 段下移,T 波低平或倒置。

(二)X 线检查

由于病变范围及病变严重程度不同,放射线检查亦有较大差别,大约 1/3～1/2 心脏扩大,多为轻中度扩大,明显扩大者多伴有心包积液,心影呈球形或烧瓶状,心搏动减弱,局限性心肌炎或病变较轻者,心界可完全正常。

(三)血液检查

白细胞计数在病毒性心肌炎可正常,偏高或降低,血沉大多正常,亦可稍增快,C 反应蛋白大多正常,GOT、GPT、LDH、CPK 正常或升高,慢性心肌炎多在正常范围。有条件者可做病毒分离或抗体测定。

四、诊断

病毒性心肌炎的诊断必须建立在有心肌炎的证据和病毒感染的证据基础上。胸闷、心悸常可提示心脏波及,心脏扩大、心律失常或心力衰竭为心脏明显受损的表现,心电图上 ST-T 改变与异位心律或传导障碍反映心肌病变的存在。病毒感染的证据有以下各点:①有发热、腹泻或流感症状,发生后不久出现心脏症状或心电图变化。②血清病毒中和抗体测定阳性结果,由于柯萨奇 B 病毒最为常见,通常检测此组病毒的中和抗体,—在起病早期和 2～4 周各取血标本 1 次,如 2 次抗体效价示 4 倍上升或其中 1 次≥1∶640,可作为近期感染该病毒的依据。③咽、肛拭病毒分离,如阳性有辅助意义,有些正常人也可阳性,其意义须与阳性中和抗体测定结果相结合。④用聚合酶链反应法从粪便、血清或心肌组织中检出病毒 RNA。⑤心肌活检,从取得的活组织做病毒检测,病毒学检查对心肌炎的诊断有帮助。

五、治疗

应卧床休息,以减轻组织损伤,病变加速恢复。伴有心律失常,应卧床休息 2～4 周,然后逐渐增加活动量,严重心肌炎伴有心脏扩大者,应休息 6 个月 1 年,直到临床症状完全消失,心脏大小恢复正常。应用免疫抑制剂,激素的应用尚有争论,但重症心肌炎伴有房室传导阻滞,心源性休克心功能不全者均可应用激素。常用泼的松,40～60 mg/天,病情好转后逐渐减量,6 周 1 个疗程。必要时亦可用氢化可的松或地塞米松,静脉给药。心力衰竭者可用强心、利尿、血管扩张剂。心律失常者同一般心律失常的治疗。

六、病情观察

(1)定时测量体温、脉搏,其体温与脉率增速不成正比。
(2)密切观察患者呼吸频率、节律的变化,及早发现是否心功能不全。
(3)定时测量血压,观察记录尿量,以及早判断有无心源性休克的发生。
(4)密切观察心率与心律,及早发现有无心律失常,如室性期前收缩、不同程度的房室传导阻滞等,严重者可出现急性心力衰竭、心律失常等。

七、对症护理

(一)心悸、胸闷
保证患者休息,急性期卧床。按医嘱及时使用改善心肌营养与代谢的药物。

(二)心律失常
当急性病毒性心肌炎患者引起四度房室传导阻滞或窦房结病变引起窦房阻滞、窦房停搏而致阿—斯综合征者,应就地进行心肺复苏,并积极配合医师进行药物治疗或紧急做临时心脏起搏处理。

(三)心力衰竭
按心力衰竭护理常规。

八、护理措施

(1)遵医嘱给予氧气吸入,给予药物治疗。注意心肌炎时心肌细胞对洋地黄的耐受性较差,应用洋地黄时应特别注意其毒性反应。

(2)休息与活动:反复向患者解释急性期卧床休息可减轻心脏负荷,减少心肌耗氧量,有利于心功能的恢复,防止病情恶化或转为慢性病程。患者常需卧床 2～3 周,待症状、体征和实验室检查恢复后,方可逐渐增加活动量。

(3)心理护理:告诉患者体力恢复需要一段时间,不要急于求成。当活动耐力有所增加时,应及时给予鼓励。对不愿意活动或害怕活动的患者,应给予心理疏导,督促患者完成范围内的活动量。

(4)病情观察:急性期严密监测患者的体温、心率、心律、血压的变化,发现心率突然变慢、血压偏低、频发期前收缩、房室传导阻滞及时报告。观察患者有无脉速、易疲劳、呼吸困难、烦躁及肺水肿的表现。

(5)活动中监测:病情稳定后,与患者及家属一起制订并实施每日活动计划,严密监测活动时心率、心律、血压变化,若活动后出现胸闷、心悸、呼吸困难、心律失常等,应停止活动,以此作为限制最大活动量的指征。

九、健康教育

（1）讲解充分休息的必要性及心肌营养药物的作用。指导患者进食高蛋白、高维生素、易消化饮食，尤其是补充富含维生素C的食物如新鲜蔬菜、水果，以促进心肌代谢与修复，戒烟酒。

（2）告诉患者经积极治疗后多数可以痊愈，少数可留有心律失常后遗症，极少数患者在急性期因严重心律失常、急性心力衰竭和心源性休克而死亡，有部分患者演变成慢性心肌炎。

（3）积极预防感冒，避免受凉及接触传染源，恢复期每日有一定时间的户外活动，以适应环境，增强体质。

（4）积极治疗和消除细菌感染灶，如慢性扁桃体炎、慢性鼻窦炎、中耳炎等。

（5）遵医嘱按时服药，定期复查。

（6）教会患者及家属测脉搏、节律，发现异常或有胸闷、心悸等不适应及时复诊。

（杨玉恒）

第二节 细菌性心肌炎

一、病因

1. 布鲁菌病

布鲁菌病对心脏的影响主要表现为心内膜炎，其次是心肌炎，其心电图特征为T波改变及房室传导阻滞，值得注意的是，部分患者可出现暴发性心肌炎临床表现，病情较凶险，主要是由于细菌对淋巴细胞及多巨核细胞浸润所致。

2. 梭菌感染

梭菌感染可对多脏器功能造成损害，尤其是心脏。其对心肌的损害主要是细菌毒素引起，病理学有特征性改变，表现为心肌组织中有气泡形成、心肌纤维化，但炎性浸润不易见到。梭菌感染可能引起心肌穿孔、化脓性心包炎导致心肌脓肿。

3. 白喉性心肌炎

尽管自解放后对白喉采取了积极预防和早期治疗，白喉性心肌炎的发病率显著下降，但白喉性心肌炎仍然是白喉最严重的并发症，约1/4的白喉患者并发心肌炎，也是引起死亡的最主要原因，约占死亡病例的一半以上。白喉性心肌炎并不是白喉杆菌侵及心肌所引起，而是由于其内毒素通过干预氨基酸从可溶性RNA转运到多肽链，从而抑制了蛋白质的合成，造成循环系统特别是心肌细胞和传导系统出现病理损害。

二、病理学特征

外观心脏扩大、心肌收缩无力。显微镜下观察，心肌细胞脂肪浸润、间质炎症浸润、心肌细胞溶解、心肌透明变性是白喉性心肌炎的主要病理学改变，此种病变常见于第1周之末及第2周之初。在第2周可出现恢复性变化，包括成纤维细胞、肉芽组织及胶原组织的增生，瘢痕组织多在第3周形成。白喉内毒素不仅可以损害心肌纤维，而且可以损害心脏传导系统引起变性、坏死以及瘢痕形成。这些病变是造成传导系统功能障碍的病理基础。

三、临床表现

典型的心脏异常表现出现在细菌感染后第1周，也会有心肌肥厚和严重充血性心力衰竭。临床体征表现为第一心音减弱、舒张期奔马律、肺瘀血。血清转氨酶升高,其升高的水平与预后密切相关。多数患者心电图有ST-T改变、房性或室性心律失常以及传导阻滞。多数患者预后良好,部分患者因严重而广泛性心肌损害常引起心排血量急剧下降,可突然出现循环衰竭、心源性休克甚至猝死,这部分患者在心电图上均有明显心肌损害证据,但白喉内毒素对周围小血管或血管舒缩中枢的损害也可能是造成休克的原因之一。

四、治疗及预后

由于白喉内毒素对心肌的损伤是严重的,因此一定要尽快、尽早应用抗毒素,抗生素治疗效果不明显。急性心肌炎期患者必须绝对卧床休息,因极轻度的体力劳动即可能引起猝死,卧床休息应持续到心脏完全恢复正常时为止。充血性心力衰竭时可考虑用小剂量洋地黄,但其疗效不佳。急性心肌损害是白喉最严重的并发症,心肌损害病例的死亡率在儿童期为50%~100%,在成人期约为25%。如心电图提示完全性房室传导阻滞或完全性束支阻滞或临床上出现休克或充血性心力衰竭征象,则预后极其恶劣。完全性房室传导阻滞或束支传导阻滞患者90%均在急性期内死亡,即使安装了永久起搏器死亡率仍然很高;在急性期幸免于死亡的传导阻滞病例可恢复健康,但也可能演变为慢性心脏传导阻滞。

(杨玉恒)

第三节 立克次体性心肌炎

立克次体疾病,特别是斑疹伤寒,常常与心肌的病变密切相关,其基本的组织病理学特征是心肌的病变,尤以心肌周围血管床的炎症反应最为显著,常形成心内膜下间质性小结节,也可同时伴发血管内膜炎,引起血栓形成及微小心肌梗死灶。

Q热(Q fever)为美洲地榆立克次体感染引起,心脏反应主要表现为心内膜炎而非心肌炎,临床常有呼吸困难、胸痛等症状,可能是反应性心包炎所致。心电图表现为一过性ST-T改变或发作性室性心律失常。该病的免疫学发病机制相对较复杂。

落基山斑疹热由立氏立克次体引起,由蜱传播,流行于美国及南美洲,表现为持续高热,肌肉及关节疼痛和出血性皮疹。该病可导致多脏器血管炎,尤其是心肌炎的发生率最高,主要表现为左心室功能的异常,超声心动图显示部分患者左心室功能持续异常。

恙虫病又名丛林斑疹伤寒,由恙虫感染引起。心肌炎最易出现,尤其是重症患者。病理组织学发现,小血管灶性血管炎明显,心肌坏死很少见。临床表现相对较轻,无明显心肌损伤特点,心电图表现为非特异性ST-T改变和Ⅰ度房室传导阻滞。心前区可听到舒张早期奔马律及收缩期杂音提示有二尖瓣的反流。

曾有文献报道1例斑疹伤寒患者,其死前心电图示右束支传导阻滞,尸体解剖发现坏死性小动脉炎和小动脉血栓形成,引起多发性小心肌梗死灶。临床所见到心电图上示心肌病变的斑疹伤寒患者,在斑疹伤寒痊愈后,心电图改变均完全消失,因此,斑疹伤寒并不引起慢性心脏病。

该类患者心脏病变多系暂时性,原发病痊愈后,心脏也大多恢复正常。治疗方面着重原发病的积极治疗,卧床休息;除病毒性心肌炎外,可考虑肾上腺皮质激素的应用。

(杨玉恒)

第十七章　心肌病

第一节　限制型心肌病

限制型心肌病(restrictive cardiomyopathy,RCM)以一侧或双侧心室充盈受限和舒张期容量降低为特征,收缩功能和室壁厚度正常或接近正常,可见间质纤维化。其病因为特发性、心肌淀粉样变性、心内膜病变伴或不伴嗜酸性细胞增多症。无论在西方国家或我国,RCM 都是少见的。男女之比为 3∶1,发病年龄多在 15～50 岁。

一、病因

RCM 的病因目前仍未阐明,可能与非化脓性感染、体液免疫反应异常、变态反应和营养代谢不良等有关。最近报道本病可以呈家族性发病,可伴有骨骼肌疾病和房室传导阻滞。心肌淀粉样变性是继发性限制型心肌病的常见原因。

二、病理

在疾病早期阶段,心肌活检可见心内膜增厚,内膜下心肌细胞排列紊乱、间质纤维化。随着病情的进展,患者的心内膜明显增厚,外观呈珍珠样白色,质地较硬,致使心室壁轻度增厚。这种损害首先累及心尖部,继而向心室流出道蔓延,可伴有心室内附壁血栓形成。患者心脏的心室腔可无增大,心房增大与心室顺应性减低有关。冠状动脉很少受累。在病变发展到严重阶段,心内膜增厚和间质纤维化显著,组织学变化为非特异性。

三、临床表现

临床表现可分为左心室型、右心室型和混合型,以左心室型最常见。在早期阶段,患者可无症状,随着病情进展出现运动耐量降低、倦怠、乏力、劳力性呼吸困难和胸痛等症状,这主要是由于 RCM 患者心排血量不能随着心率加快而增加所致。左心室型早期可出现左心功能不全的表现,如易疲劳、呼吸困难、咳嗽及肺部湿性啰音等。右心室型及混合型则以右心功能不全为主,如颈静脉怒张、吸气时颈静脉压增高(Kussmaul 征)、肝大、腹水、下肢或全身水肿。心脏可闻及第三心音奔马律。当二尖瓣或三尖瓣受累时,可出现相应部位的收缩期反流性杂音,心房压力增高和心房扩大可导致心房颤动。发生栓塞者并非少见。此外,血压常偏低,脉压小。除有心力衰竭和栓塞表现外,可发生猝死。

四、辅助检查

(一)心电图
ST 段及 T 波非特异性改变。部分患者可见 QRS 波群低电压、病理性 Q 波、束支传,导阻滞、心房颤动和病窦综合征等心律失常。

（二）X 线胸片

心影正常或轻中度增大，可有肺瘀血表现，偶见心内膜钙化影。

（三）超声心动图

心室壁增厚和重量增加，心室腔大致正常，心房扩大。约 1/3 的病例有少量心包积液。较严重的病例可有附壁血栓形成。Doppler 心动图的典型表现是舒张期快速充盈随之突然终止。

（四）心导管检查

心房压力曲线出现右房压升高和快速的 Y 下陷；左心充盈压高于右心充盈压；心室压力曲线上表现为舒张早期下降和中晚期高原波；肺动脉高压。

（五）心内膜心肌活检

右心室活检可证实嗜酸性细胞增多症患者的心内膜心肌损害，对心内膜弹力纤维增生症和原发性限制型心肌病的组织学诊断具有重要价值。

五、诊断和鉴别诊断

RCM 临床诊断比较困难。对于出现倦怠、乏力、劳力性呼吸困难、胸痛、腹水、水肿等症状，心室没有明显扩大而心房扩大的患者，应考虑本病。心内膜心肌活检有助于确定限制型心肌病，属原发性和继发性。本病主要与缩窄性心包炎鉴别诊断。

六、治疗

限制型心肌病缺乏特异性治疗方法，其治疗原则包括缓解临床症状，改善心脏舒张功能，纠正心力衰竭，针对原发病的治疗。

（一）对症治疗

1.改善心室舒张功能

钙拮抗药可以防止心肌细胞钙超负荷引起的细胞僵直，改善心室舒张期顺应性，降低心室舒张末压，从而改善心室舒张功能。可试用地尔硫䓬 30 mg，每日 3 次；或氨氯地平 5 mg，每日 1 次；或尼群地平 10 mg，每日 2 次。

β-受体阻滞药能减慢心率，延长心室充盈时间，减少心肌耗氧量，降低室壁张力，从而有利于改善心室舒张功能。美托洛尔从小剂量开始（6.25 mg，每日 2 次），酌情逐渐增加剂量。ACEI 可以常规应用，如卡托普利 12.5 mg，每日 2 次；培哚普利 4 mg，每日 1 次；或贝那普利 5～10 mg，每日 1 次。

利尿药能有效地降低心脏前负荷，减轻肺循环和体循环瘀血，降低心室充盈压，改善患者气急和易疲乏等症状。

2.洋地黄类药物

对于伴有快速性心房颤动或心力衰竭的患者，可选用洋地黄制剂，使用时必须小剂量和谨慎观察。

3.抗心律失常治疗

发生心房颤动者较常见，可选用胺碘酮转复和维持心律。对于严重的缓慢性心律失常患者，可置入永久性心脏起搏器。

4.抗凝治疗

为防止血栓形成，应给予阿司匹林抗血小板药物治疗。心腔内附壁血栓形成者，应尽早给予华法林或肝素治疗。

（二）特殊治疗

对嗜酸性细胞增多症及其引起的心内膜心肌病变，皮质激素（泼尼松）和羟基脲或其他细胞毒性药物，能有效地减少嗜酸性粒细胞，阻止内膜心肌纤维化进展。最近报道联合应用左旋苯丙氨酸氮芥、泼尼松和秋水仙碱对淀粉样变性有一定疗效，心、肾功能损害较小。

（三）手术治疗

对严重的内膜心肌纤维化可行心内膜剥脱术，切除纤维性心内膜。伴有瓣膜反流者，可行人工瓣膜置换术。对于附壁血栓者，行血栓切除术。有报道认为，手术后难治性心力衰竭可显著好转，术后随访2~7年未见纤维化病变复发。

七、预后

本病预后不良。有报道认为手术后难治性心力衰竭可显著好转，术后随访2~7年未见纤维化病变复发。

（赵国忠）

第二节 扩张型心肌病

扩张型心肌病（dilated cardiomyopathy，DCM）是以一侧或双侧心腔扩大，收缩性心力衰竭为主要特征的一组疾病。病因不明者称为原发性扩张型心肌病，由于主要表现为充血性心力衰竭，以往又被称为充血性心肌病，该病常伴心律失常，五年存活率低于50%，发病率约为5/10万~10/10万，近年来有增高的趋势，男多于女2.5：1。

一、病因

（一）遗传因素

包括单基因遗传和基因多态性。前者包括显性和隐性两种，根据基因所在的染色体进一步分为常染色体和性染色体遗传。致病基因已经清楚者归为家族性心肌病。未清楚而又有希望的基因是编码dystrophin和cardiotrophin-1的基因。基因多态性目前以ACE的DD型研究较多，但与原发性扩张型心肌病的关系尚有待进一步证实。

（二）病毒感染

主要是柯萨奇病毒，此外尚有巨细胞病毒，腺病毒（小儿多见）和埃柯病毒等。以柯萨奇病毒研究较多。病毒除直接引起心肌细胞损伤外，尚可通过免疫反应，包括细胞因子和抗体损伤心肌细胞。

（三）免疫障碍

免疫障碍分两大部分：一是引起机体抵抗力下降，机体易于感染，尤其是嗜心肌病毒如柯萨奇病毒感染；第二是以心肌为攻击靶位的自身免疫损伤，目前已知的有抗β-受体抗体，抗M受体抗体，抗线粒体抗体，抗心肌细胞膜抗体，抗ADP/ATP载体蛋白抗体等。有些抗体具强烈干扰心肌细胞功能作用，如抗β-受体抗体的儿茶酚胺样作用较去甲肾上腺素强100倍以上，抗ADP/ATP抗体严重干扰心肌能量代谢等。

（四）其他

某些营养物质、毒物的作用或叠加作用应注意。

二、病理及病理生理

（一）大体解剖

心腔大、室壁相对较薄、附壁血栓，瓣膜及冠状动脉正常，随着病情发展，心腔逐渐变为球形。

（二）组织病理

心肌细胞肥大、变长、变性坏死、间质纤维化。组化染色（抗淋巴细胞抗体）淋巴细胞增多，约46%符合Dallas心肌炎诊断标准。

（三）细胞病理（超微结构）

（1）收缩单位变少，排列紊乱。

（2）线粒体增多变性，细胞化学染色示线粒体嵴排列紊乱、脱失及融合；线粒体分布异常，膜下及核周分布增多，而肌纤维间分布减少。

（3）脂褐素增多。

（4）严重者心肌细胞空泡变性，脂滴增加。

在上述病理改变的基础上，原发扩张型心肌病的病理生理特点可用一句话概括：收缩功能障碍为主，继发舒张功能障碍。扩张型心肌病的可能发生机制见图 17-1。

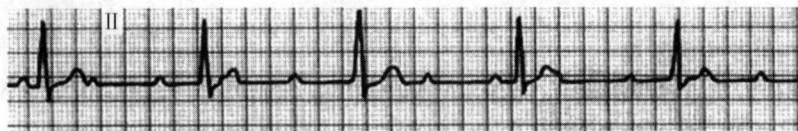

图 17-1　扩张型心肌病发病机制

三、临床表现

（1）充血性心力衰竭的临床表现。

（2）心律失常：快速，缓慢心律失常及各种传导阻滞，以室内阻滞较有特点。

（3）栓塞：以肺栓塞多见。绝大部分是细小动脉多次反复栓塞，表现为少量咯血或痰中带血，肺动脉高压等。周围动脉栓塞在国内较少见，可表现为脑、脾、肾、肠系膜动脉及肢体动脉栓塞。有栓塞者预后一般较差。

四、辅助检查

（一）超声心动图

房室腔内径扩大，瓣膜正常，室壁搏动减弱、呈"大腔小口"样改变是其特点。早期仅左室和左房大，晚期全心大。可伴二、三尖瓣功能性反流，很少见附壁血栓。

（二）ECG

QRS 可表现为电压正常、增高（心室大）和减低。有室内阻滞者 QRS 增宽。可见病理性 Q 波，多见于侧壁和高侧壁。左室极度扩大者，胸前导联 R 波呈马鞍形改变，即 V_3、V_4 呈 rS，$V_{1R}>V_{2R}$，$V_{5R}>V_{4R}>V_{3R}$。可见继发 ST-T 改变。有各种心律失常，常见的有室早、室性心动过速、房室传导阻滞、室内传导阻滞、心房颤动、心房扑动等。

（三）X 线

普大心影，早期肺瘀血明显，晚期由于肺动脉高压和/或右心衰竭，肺野透亮度可增加，肺瘀血不明显，左、右室同时衰竭者肺瘀血亦可不明显。伴有心衰者常有胸腔积液，以右侧或双侧多见，单左侧胸腔积液十分少见。

（四）SPECT

核素心血池显像示左室舒张末容积（EDV）扩大，严重者可达 800 mL，EF 下降 $<40\%$，严重者仅 $3\%\sim5\%$，心肌显像左室大或左、右室均大，左室壁显影稀疏不均，呈花斑样。

（五）心肌损伤标志

CK-MB、cTnT、cTnI 可增高。心肌损伤标志阳性者往往提示近期疾病活动、心衰加重，亦提示有病毒及免疫因素参加心肌损伤。

（六）其他检查

包括肝功、肾功、血常规、电解质、血沉异常等。

五、诊断及鉴别诊断

原发性扩张型心肌病目前尚无公认的诊断标准。可采用下列顺序：①心脏大，心率快，奔马律等心衰表现。②EF＜40％(UCG、SPECT、LVG)。③超声心动图表现为"大腔小口"样改变，左室舒张末内径指数≥27 mm/m²，瓣膜正常。④SPECT 示 EDV 增大，心肌显像呈花斑样改变。⑤以上表现用其他原因不能解释，即除外继发性心脏损伤。在临床上遇到难以解释的充血性心力衰竭首先应想到本病，通过病史询问、查体及上述检查符合①～④，且仍未找到可解释的原因即可诊断本病。

鉴别诊断：①应与所有引起心脏普大的原因鉴别。②ECG 有病理性 Q 波者应与陈旧性心梗鉴别。

六、治疗

与心力衰竭治疗基本相同，但强调的是：β-受体阻滞剂及保护心肌药物(如辅酶 Q_{10}、B 族维生素)的应用。见心力衰竭。

(赵国忠)

第三节　右心室心肌病

这是近年来提出的另一种原因不明的心肌病。Fontaine 在 1976 年首先报告右心室心肌病(ARVD)，以后欧洲等地及我国都有病例报告，目前，已逐渐受到临床医师的重视。

一、病因

本病病因尚未阐明。有人认为是先天性右心室发育异常所致，在一组大系列的报告中，约 35％的病例是家族性的，家系调查呈常染色体显性遗传。也有人认为本病并非发生在新生儿和婴儿，患者的心肌萎缩并非胚胎发生异常所致，可能是后天获得的疾病。化学性毒素，特别是病毒感染都被提出过为致病因素。

二、病理生理

病理所见均来自尸检报告。右心室心肌部分或全部缺如，由纤维、脂肪组织代替，肌小梁变平，心壁变薄，心内膜可贴近心外膜。病变广泛地累及右室，更多地集中在三尖瓣和肺动脉瓣下及心尖部。镜下见心肌灶性坏死和退行性变，伴有纤维组织增生和脂肪浸润，坏死心肌细胞周围有单核细胞浸润，但并不多见。

心肌病变使右心室心肌收缩力明显减弱，心搏量减少，右心室收缩末期和舒张末期容量增多，射血分数减少，右心室腔扩大，以后发生右心衰竭，部分患者发生起源于右心室的室性心律失常，多为折返机制引起，可致猝死。

三、临床表现

由于病情轻重不同，临床表现差异很大。80％病例发生在 7～40 岁，未见新生儿或婴儿的报告。轻者心脏不增大，也无症状，死后尸检才发现患本病；亦有心脏增大但症状不明显，仅在活动时感觉心悸不适，在体格检查或尸检时才被发现。重者心脏增大，发生室性心律失常，可因反复出现室性心动过速而多次晕厥以致猝死。亦有以猝死为首发表现的患者。无论有无心律失常，本病患者均发生右心衰竭，在病变广泛的患者中尤为如此，心衰前常有乏力，易疲劳等不适。

本病体征不多，近半数患者体检无异常发现，部分患者肺动脉瓣区第二心音呈固定分裂，很少听到病理性杂音,偶可闻及右心室奔马律。右心室显著增大者,心浊音界增大,心前区可隆起,有室性心律失常者听诊或触诊脉搏时可以发现。

四、实验室检查

(一)X 线检查

可见心影正常或增大。右心室已经增大的患者,X 线检查未必能显示心影的增大,有时可呈球形。

(二)心电图检查

胸导联 T 波倒置,多局限于 V_1 至 V_3 导联,亦可波及 $V_4 \sim V_6$ 导联。可有右束支传导阻滞,但不多见。出现室性心律失常者,其室早或室速的 QRS 波群多呈左束支传导阻滞,偶有呈右束支传导阻滞者,后者反映左心室受累。病变累及其他部位的患者亦可出现窦性或房性心律失常和窦房或房室传导阻滞。严重者发生心室颤动。心脏不增大亦无症状的患者,运动试验常有诱发室性心动过速的可能。

(三)超声心动图检查

可见右心室扩大或局限性扩张,伴随运动幅度减低,肌小梁排列紊乱;右室射血分数减低。而左室功能正常。

(四)心导管检查和选择性心血管造影

多数患者右心房和右心室压在正常范围,少数患者右心室舒张压增高,右心房 α 波压力读数增高。右心室造影见心腔扩大,肌小梁消失,室壁活动减弱或室壁节段性运动异常,甚至呈室壁瘤样突出。

(五)心内膜心肌活体组织检查

可见心肌组织变性坏死、纤维化、脂肪浸润和单核细胞浸润等,该项检查对心脏不增大,无明显症状或仅有室性心动过速发作的患者,诊断价值更大。

五、诊断和鉴别论断

主要依据右心室扩大、发生右心衰竭或晕厥、有室性过早搏动或室性心动过速、右胸导联心电图 T 波倒置室速发作时心电图 QRS 波群呈左束支传导阻滞型,超声心动图、放射性核素或选择性心血管造影检查示右心室扩大、右心室收缩力减弱或节段性运动异常、左心室功能正常,心内膜心肌活检有助于进一步确诊。凡有不明原因的晕厥或阵发性心动过速患者,宜考虑本病可能,并做进一步检查以确诊。鉴别诊断要注意排除冠状动脉粥样硬化性心脏病和其他类型的心肌病和右心室明显受累的疾病,尤其是三尖瓣病变等。

六、治疗

在心功能代偿期中宜避免劳累和呼吸道感染以预防发生心力衰竭。有室性心律失常的患者宜避免剧烈的运动、焦虑或过度兴奋,因为这些情况可导致血中儿茶酚胺浓度的增高而诱发室性心动过速。对有频发的室性早搏者应予抗心律失常药物治疗。β-受体阻滞剂及胺碘酮的有效率各为 33%,如联合使用两种药,有效率可达 83%。通过心脏电生理检查诱发室性心律失常来选择药物,疗效会更好。药物治疗无效时,通过电生理检查确定室性心律失常的起源部位,可施行手术切除或分离病灶,亦可用直流电击、射频波或激光销蚀。发生心室颤动时应立即进行电除颤和其他心肺复苏的措施。

(赵国忠)

第四节 肥厚型心肌病

肥厚型心肌病(hypertrophic cardiomyopathy,HCM)是指心室壁明显肥厚而又不能用血流动力学负荷解释,或无引起心室肥厚原因的一组疾病。肥厚可发生在心室壁的任何部位,可以是对称性,也可以是非对称性,室间隔、左室游离壁及心尖部较多见,右室壁罕见。根据有无左室内梗阻,可分为梗阻性和非梗阻性。根据梗阻部位又可分为左心室中部梗阻和左室流出道梗阻,后者又称为特发性肥厚型主动脉瓣下狭窄(idiopathic hypertrophic subaortic stenosis,IHSS),以室间隔明显肥厚,左室流出道梗阻为其特点,此种类型约占肥厚型心肌病的1/4。

一、病因

本病30%～40%有明确家族史,余为散发。梗阻性肥厚型心肌病有家族史者更多见,可高达60%左右。目前认为系常染色体显性遗传疾病,收缩蛋白基因突变是主要的致病因素。儿茶酚胺代谢异常、高血压和高强度体力活动可能是本病的促进因素。

二、病理生理

收缩功能正常乃至增强,舒张功能障碍为其共同特点。梗阻性肥厚型心肌病在心室和主动脉之间可出现压力阶差,在心室容量和外周阻力减小、心脏收缩加强时压力阶差增大。

三、临床表现

与发病年龄有关,发病年龄越早,临床表现越严重。部分可无任何临床表现,仅在体检或尸检时才发现。心悸、劳力性呼吸困难、心绞痛、劳力性晕厥、猝死是常见的临床表现。目前认为晕厥及猝死的主要原因是室性心律失常,剧烈活动是其常见诱因。心脏查体可见心界轻度扩大,有病理性第四心音。晚期由于心房扩大,可发生心房颤动。亦有少数演变为扩张型心肌病者,出现相应的体征。梗阻性肥厚型心肌病可在胸骨左缘3～4肋间和心尖区听到粗糙混合性杂音,该杂音既具喷射性杂音的性质,亦有反流性杂音的特点。目前认为该杂音系不对称肥厚的室间隔造成左室流出道梗阻,血液高速流过狭窄的左室流出道,由于Venturi效应(流体的流速越快,压力越低)将二尖瓣前叶吸引至室间隔,加重梗阻,同时造成二尖瓣关闭不全所造成的。该杂音受心肌收缩力、左心室容量和外周阻力影响明显。凡能增加心肌收缩力、减少左心室容量和外周阻力的因素均可使杂音加强,反之则减弱。如含服硝酸甘油片或体力活动使左室容量减少或增加心肌收缩力,均可使杂音增强,使用β-受体阻滞剂或下蹲位,使心肌收缩力减弱或左室容量增加,则均可使杂音减弱。

四、辅助检查

(一)心电图

最常见的表现为左心室肥大和继发性ST-T改变,病理性Q波亦较常见,多出现在Ⅱ、Ⅲ、aVF、aVL、V_5、V_6导联,偶有V_{1R}增高。上述改变可出现在超声心动图发现室壁肥厚之前,其机制不清。以V_3、V_4为中心的巨大倒置T波是心尖肥厚型心肌病的常见心电图表现。此外,尚有室内阻滞、心房颤动及期前收缩等表现。

（二）超声心动图

对本病具诊断意义，且可以确定肥厚的部位。梗阻性肥厚型心肌病室间隔厚度与左室后壁之比≥1.3（图17-2A，B，D）；室间隔肥厚部分向左室流出道突出，二尖瓣前叶在收缩期前向运动（systolic anterior motion，SAM）（图17-2C）。主动脉瓣在收缩期呈半开放状态。二尖瓣多普勒超声血流图示 A 峰＞E 峰，提示舒张功能低下。

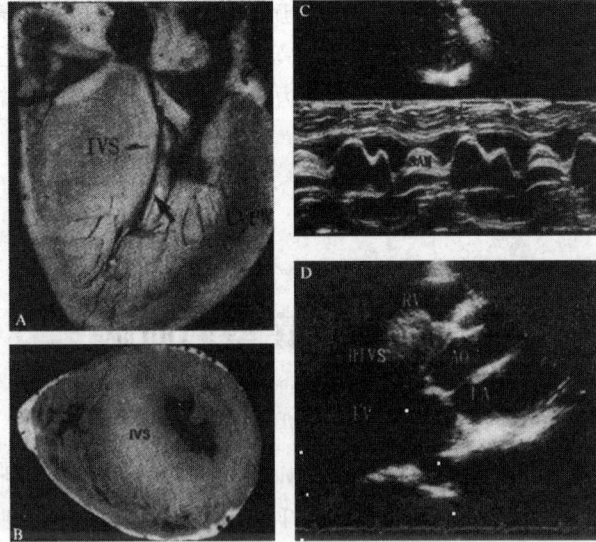

图 17-2　肥厚型心肌病

A：心脏纵切面观，室间隔厚度与之比＞1.3；B：肥厚梗阻型心肌病横断面；C：肥厚梗阻型心肌病 M 超声心动图 SAM 征；D：左室游离壁肥厚梗阻型心肌病 B 型超声心动图 HIVS 征象，HIVS：室间隔肥厚 RV：右心室，LV：左心室，IVS：室间隔，AO：主动脉 LVPW：左室后壁，SAM：收缩期前向运动。

（三）心导管检查和心血管造影

左室舒张末压升高，左室腔与左室流出道压力阶差大于 2.7 kPa（20 mmHg）者则可诊断梗阻存在。Brockenbrough 现象为梗阻性肥厚型心肌病的特异性表现。该现象系指具完全代偿期间的室早后心搏增强、心室内压增高而主动脉内压降低的反常现象。这是由于心搏增强加重左室流出道梗阻造成。心室造影显示左室腔变形，呈香蕉状（室间隔肥厚）、舌状或黑桃状（心尖肥厚）。冠状动脉造影多为正常，供血肥厚区域的冠状动脉分支常较粗大。

（四）同位素心肌显像

可显示肥厚的心室壁及室壁显影稀疏，提示心肌代谢异常。此与心脏淀粉样变性心室壁厚而显影密度增高相鉴别。

（五）心肌 MRI

可显示心室壁肥厚和心腔变形。

（六）心内膜心肌活检（病理改变）

心肌细胞肥大、畸形、排列紊乱。

五、诊断及鉴别诊断

临床症状、体征及心电图可提供重要的诊断线索。诊断主要依靠超声心动图、同位素心肌显像、心脏 MRI 等影像学检查，心导管检查对梗阻性肥厚型心肌病亦具诊断意义，而 X 线心脏拍片对肥厚型心肌病诊断帮助不大。心绞痛及心电图 ST-T 改变需与冠心病鉴别。心室壁肥厚需与负荷过重引起的室壁肥厚及心脏淀粉样变性室壁肥厚鉴别。冠心病缺乏肥厚型心肌病心室壁肥厚的影像特征，通过冠状动脉造影可显示冠状动脉狭窄。后负荷过重引起的心室壁肥厚可查出后负荷过重疾病,如高血压、主动脉狭窄、主动脉缩窄等;心脏淀粉样变性心室壁肥厚时,心电图表现为低电压,可资鉴别。

六、治疗及预后

基本治疗原则为改善舒张功能,防止心律失常的发生。可用 β-受体阻滞剂及主要作用于心脏的钙拮抗剂。对重症梗阻性肥厚型心肌病[左室腔与左室流出道压力阶差≥8.0 kPa(60 mmHg)]患者可安装 DDD 型起搏器,室间隔化学消融及手术切除肥厚的室间隔心肌等方法治疗。本病的预后因人而异。一般而言,发病年龄越早,预后越差。成人多死于猝死,小儿多死于心力衰竭,其次是猝死。家族史阳性者猝死率较高。应指导患者避免剧烈运动、持重及屏气,以减少猝死发生。

(赵国忠)

第五节 未定型心肌病

未定型心肌病(unclassified cardiomyopathy,UCM)是指不适合归类于扩张型心肌病、肥厚型心肌病、限制型心肌病和右室心肌病等类型的心肌病,如弹性纤维增生症、非致密性心肌病、线粒体受累、心室扩张甚轻而收缩功能减弱等。

一、心室肌致密化不全

心室肌致密化不全(noncompaction of ventricular myocardium,NVM)是一种先天性心室肌发育不全性心肌病,主要特征为左心室和(或)右心室,腔内存在大量粗大突起的肌小梁及深陷隐窝,常伴或不伴有心功能不全、心律失常及血栓栓塞。1984 年德国的 Engberding 等通过心血管造影和二维超声检查首次发现一成年女性患者左心室肌发育异常,心肌肌束间如海绵状的血液窦状隙持续存在;1985 年德国的 Goebel 等提出此类患者病变可能为一种新型疾病,从而引起人们关注。随着类似病例的不断发现,研究者们曾一度将此病称为"海绵样心肌病",直至 1990 年美国的 Chin 等将其正式命名为"心室肌致密化不全"。我国于 2000 年首次报道,其后 3 年陆续发现 30 余例,近 2 年有增多趋势。

(一)病因

NVM 病因迄今不明,儿童病例多呈家族性。近年基因学研究认为,它可能与 Xq28 染色体上的 G415 基因突变有关,另有报道基因 RKBP12、11p15、LMNA 等也可能与本病相关。通常在胚胎早期,心肌为由心肌纤维形成的肌小梁和深陷的小梁间隙(即隐窝)交织成的"海绵"样网状结构,其中小梁间隙与心室腔相通,血液通过此通道供应心肌。胚胎发育 4~6 周后,心肌逐渐致密化,大部分隐窝压缩成毛细血管,形成冠状动脉微循环系统。心肌致密化过程是从心外膜向心内膜、从基底部向心尖部进行的,在此过程中若某区域心肌致密化停止,将造成相应区域的致密化心肌减少,而由多个粗大的肌小梁取代,导致心肌供血失常,影响心肌收缩功能;而粗大的肌小梁又可使心室壁顺应性下降、舒张功能障碍。另外,心肌结构的变异、血流的紊乱易致心律失常和附壁血栓形成,甚至发生猝死。

(二)病理

病理学特征为心室腔内有大量粗大突起的肌小梁和与心室腔交通的深陷隐窝,组织学表现为隐窝表面覆以内皮细胞并与心外膜相延续。随着病程进展心脏逐渐扩大,类似于 DCM,发展到此阶段仍然可见扩大的心室腔内有大量粗大突起肌小梁和与心室腔交通深陷的隐窝,在心脏超声检查中应当注意这种病变的识别。

(三)临床表现

本病起病隐匿,有些患者出生即发病,有些直至中年时才出现症状,也有终身无症状者。病程的进展由非致密化心肌范围和慢性缺血程度决定,临床表现为进行性收缩和(或)舒张功能障碍、各种类型的心律失常(以快速室性心律失常多见)和系统性血栓栓塞,少数患儿病例可伴有面部畸形,前额突出、低位耳和高颚弓等。

(四)诊断

由于其临床表现无特异性,冠状动脉造影显示正常,X线和心电图检查很难将其与DCM鉴别,而超声心动图则可显示本病心室肌的异常结构特征与功能。

2001年Jenni等总结提出以下超声心动图诊断标准:①心室壁异常增厚并呈现两层结构,即薄且致密的心外膜层和厚而非致密的心内膜层,后者由粗大突起的肌小梁和小梁间的隐窝构成,且隐窝与左室腔交通而具有连续性。成人非致密化的心内膜层最大厚度/致密化的心外膜层厚度>0.2,幼儿则>1.4(心脏收缩末期胸骨旁短轴)。②主要受累心室肌(>80%)为心尖部、心室下壁和侧壁。③小梁间的深陷隐窝充满直接来自于左心室腔的血液(彩色多普勒显示),但不与冠状动脉循环交通。④排除其他先天性或获得性心脏病的存在。

少数DCM患者和正常心脏心室腔内也可能存在粗大的肌小梁(通常不超过3个),此时若无高质量的超声心动图识别,可通过磁共振成像提供更清晰的形态结构和更高的空间分辨率,心血管造影也可明确诊断。此外,这些影像学检查还可有助本病与肥厚型心肌病、心律失常型心肌病、心脏肿瘤和心室附壁血栓的鉴别。

NVM在成年人多因心力衰竭就诊时超声心动图检查表现为左心室扩大,薄且致密的心外膜层和厚而非致密的心内膜层,后者由粗大突起的肌小梁和小梁间的隐窝构成,隐窝与左室腔交通具有连续性,主要累及心尖部、心室下壁和侧壁,小梁间的深陷隐窝充满直接来自左心室腔的血液。在诊断扩张型心肌病时应当注意病因诊断与鉴别诊断。

(五)治疗与预后

目前尚无有效治疗方法。目前主要针对心力衰竭、各种心律失常和血栓栓塞等各种并发症治疗。药物可选用β-受体阻滞药和血管紧张素转化酶抑制药等抗心力衰竭;同时可使用辅酶Q_{10}和维生素B等改善心肌能量代谢;应用阿司匹林或华法林行抗栓治疗;必要时安置ICD控制恶性室性心律失常。Oechslin等对34例有症状成人NVM患者随访(44±39)个月,18例(53%)因心力衰竭住院,12例(35%)死亡(心力衰竭死亡和猝死各6例),14例(41%)出现室性心律失常,8例(24%)发生血栓栓塞事件,提示本病预后不良。关注超声心动图对NVM特征性病变的识别,提高本病早期诊断水平,有助于延缓患者寿命。由于本病为心室肌发育不良,心脏移植是终末阶段的主要治疗方法。

二、线粒体病累及心脏

线粒体病是指编码线粒体基因出现致病突变或与线粒体疾病相关的核DNA损害,导致ATP电子传递链酶的缺陷,ATP产生障碍,线粒体的形态发生改变而出现的一组多系统疾病。该疾病主要累及神经肌肉系统,心肌组织也是最易受累的组织之一。患者在心脏表现为心肌病,包括肥厚型心肌病、扩张型心肌病及左室致密化不全。廖玉华曾收治一例16岁男性线粒体病患者,主要表现为显著的LVH、心肌酶水平持续升高、静息及运动时乳酸及丙酮酸水平增高,乳酸与丙酮酸比值>20,肌肉与心肌活检显示心肌纤维间大量异型的线粒体堆积,见图17-3。

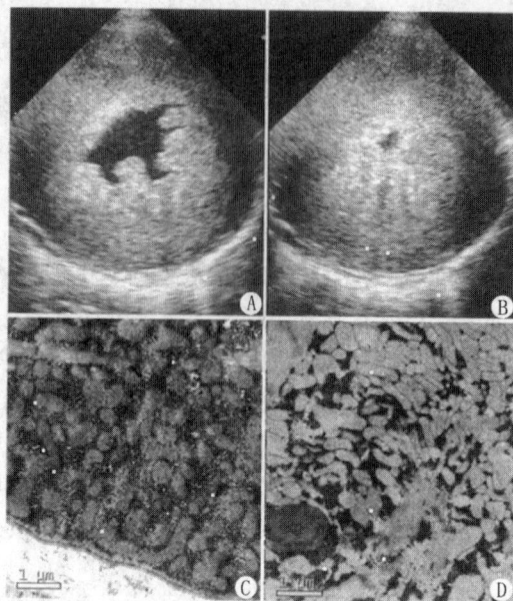

图 17-3　线粒体病累及心肌

二维超声心动图切面:A.左心室大小无明显增大,左心室后壁 3.4 cm,侧壁 3.2 cm;
B.左心室在收缩末期几乎闭塞,内径 1.2 cm。透射电镜:C.股四头肌活检,骨骼肌肌
膜下肌原纤维间大量异型线粒体堆积,糖原含量增多;D.心内膜心肌活检,心肌细胞
肌纤维排列紊乱粗细不等,肌原纤维间亦可见大量异型线粒体堆积,糖原含量增多

（赵国忠）

第六节　围生期心肌病

围生期心肌病(peripartum cardiomyopathy)是指在妊娠末期或产后 5 个月内,首次发生以累及心肌为主的一种心脏病,以往曾称产后心脏病。其临床表现为呼吸困难、血痰、肝大、水肿等心力衰竭症状,类似于扩张型心肌病。

一、定义

妊娠与心力衰竭的关系早在 1849 年已经被认识,1930 年才将它完整地描述为一个病种。围生期心肌病是一种以充血性心力衰竭为主要表现的心肌病,但是围生期心肌病与妊娠伴发心力衰竭不是同一概念。1971 年,Demakis 等提出围生期心肌病的诊断标准:①心力衰竭发生在产前 1 个月或产后 5 个月内。②缺乏确定的心力衰竭原因。③在产前 1 个月之前缺乏心脏病证据。④超声心动图证实左心室收缩功能损害。在诊断围生期心肌病时,必须排除其他与围生期心力衰竭有关的原因,如感染性、中毒性、代谢性疾病,缺血性和瓣膜性心脏病以及妊娠晚期并发症,包括妊娠毒血症、羊膜腔动脉或肺动脉栓塞。

二、流行病学

围生期心肌病发病率尚未明确,发病率占分娩者的 1/15 000～1/1 300。Cunningham 等回顾分析 106 000 例孕妇,发现初诊为围生期心肌病 28 例,其中 21 例(75%)先前有潜在的疾病,如高血压、二尖瓣狭窄、甲状腺毒症、感染或先兆子痫。Burch 等对初诊 34 例围生期心肌病进行回顾性分析,其中 11 例是败血症,18 例有贫血,23 例有妊娠中毒症。由于上述回顾性分析均提示围生期心肌病诊断不够严谨,故认为围生期心肌病发病率可能低于 1/15 000。

三、病因及危险因素

(一)围生期心肌病的危险因素

围生期心肌病多见于 30 岁以上孕妇,并且以多产妇发病率为高。最初认为营养不良与本病的发生有关,但是在许多营养良好的妇女中也发生围生期心肌病。双胞胎妊娠妇女发生围生期心肌病的危险性更高(7%～10%),其他危险因素包括妊娠中毒症、产后高血压、母亲有可卡因恶习、病毒感染或硒缺乏。

(二)围生期心肌病的病因

围生期心肌病作为一个独特病种主要来源于流行病学资料,病因尚不明确,其发病因素可能是多方面的。本病发生在妊娠分娩期前后的年轻妇女,然而在年轻妇女中特发性扩张型心肌病罕见。目前多数学者认为本病心肌病变可能为病毒感染。1982 年,Melvin 提出心肌炎作为围生期心肌病的病因,因在围生期心肌病患者右室心内膜心肌中发现有弥漫性淋巴细胞浸润和大量肌细胞水肿、坏死及纤维化。1990 年 Midei 再次强调围生期心力衰竭的发生与心肌炎有关,对 18 例围生期心肌病患者进行心内膜心肌活检,其中 14 例(78%)是心肌炎,4 例有慢性心力衰竭症状的围生期心肌病患者中 3 例心肌活检标本表现为持续性心肌炎,而 5 例心力衰竭改善患者的心肌活检,4 例结果阴性。O'Connell 以心肌活检诊断心肌炎将本病与特发性扩张型心肌病比较,发现围生期心肌病心肌炎的发生率(29%)比特发性扩张型心肌病(9%)更高。最近,Rizeq 报道本病与特发性扩张型心肌病比较,围生期心肌病患者心肌炎发生率很低(8.8%)。在病毒与围生期心肌病关系的研究中,Cenac 对 38 例围生期心肌病患者用补体结合试验检测血中肠病毒,并设置同等条件的对照组,结果两组柯萨奇病毒和埃柯病毒检出率没有差别。

目前,心肌炎与围生期心肌病发病学的关系还不能确立,尚需进一步研究。有人试图用免疫学机制来解释围生期心肌病的病因,但目前尚缺乏母亲或胎儿免疫应答的证据。Cenac 报道一组尼日尔围生期心肌病患者没有自身体液免疫的证据。有关围生期心肌病免疫学亦有待继续研究。

四、病理

围生期心肌病患者的心脏扩大,心肌呈苍白色,常见心室腔附壁血栓,心脏没有明显结构损坏,心内膜增厚和心包积液不常见。显微镜检查心肌纤维肥大,肌纤维变性,纤维化,心肌间质水肿,偶见淋巴细胞浸润。

五、临床表现

围生期心肌病起病 78% 发生于产后 0～4 个月,9% 发生在产前 1 个月,其他时间起病约 13%。围生期心肌病的症状:呼吸困难,端坐呼吸、夜间阵发性呼吸困难,疲劳,心悸,咳嗽,咯血,胸痛,腹痛。

体征:颈静脉充盈,心脏增大,病理性第三心音,P_2 亢进,二尖瓣、三尖瓣反流性杂音、肺部啰音、水肿、腹水、心律失常、栓塞、肝大。

六、辅助检查

(一)心电图

大多数患者表现为窦性心动过速,极少数表现为心房颤动,肢体导联低电压,左室肥厚。常有非特异性 ST-T 波改变,偶见前间壁 Q 波,PR 间期和 QRS 时限延长,束支阻滞。

(二)X 线胸片

心脏扩大和双侧少量胸腔积液。

（三）超声心动图

左心室扩大和左室收缩功能损害，室壁局部收缩增厚不均匀，二尖瓣反流，左房扩大，少量心包积液。

（四）心内膜心肌活检

有助于排除心肌感染性病因。

（五）血清学检查

可行细菌培养和病毒培养，柯萨奇 B 病毒抗体测定。

七、诊断与鉴别诊断

妊娠末期或产后 5 个月内，首次发生以累及心肌为主的心脏病，其临床表现为呼吸困难、血痰、肝大、水肿等心力衰竭症状，可以诊断围生期心肌病。围生期心肌病与扩张型心肌病的鉴别，围生期心肌病的临床表现与扩张型心肌病一样主要表现为充血性心力衰竭，但栓塞现象较常见。心电图、超声心动图和 X 线胸片检查均为非特异性变化，对两种疾病的鉴别诊断没有意义。血清抗心肌自身抗体检查对扩张型心肌病诊断有重要价值，也有助于与围生期心肌病鉴别。肠病毒 RNA 在扩张型心肌病心肌检出率为 30％～49％，CVB-IgM 在 7％～33％扩张型心肌病患者血清中持续存在。心内膜心肌病原学检查、血清病原学和免疫学检查对围生期心肌病与扩张型心肌病的诊断与鉴别诊断价值还需要进一步研究。

八、治疗

本病的治疗与其他心脏病引起的充血性心力衰竭相似，主要是应用地高辛、利尿药、限制钠盐和减轻后负荷。地高辛的作用是增加心室肌收缩和减慢心房颤动的心室率，通过胎盘屏障治疗子宫内胎儿过速性心律失常，还可以通过乳汁分泌，但婴儿摄入剂量非常小，对婴儿没有不良影响。由于围生期心肌病患者对地高辛特别敏感，宜小剂量使用。利尿药应用是心力衰竭治疗的基础，可以缓解呼吸困难症状。血管扩张药治疗减轻后负荷，降低左室舒张末压，增加心排血量。血管紧张素转换酶抑制药（ACEI）可以延长非妊娠心力衰竭患者的生命。然而，卡托普利与动物和人类产期病死率增加有关，故不宜应用。ACEI 通过乳汁分泌，对新生儿较安全。最近资料认为 ACEI 对胎儿有危险。

围生期心肌病栓塞发生率为 53％，妊娠晚期凝血因子Ⅱ、Ⅶ、Ⅷ和纤维蛋白原浓度增加，血小板黏附性增加，这种高凝状态可以持续到产后 4～6 周。产期患者可以短期选用肝素抗凝治疗。卧床休息易导致静脉血栓形成，最近不主张围生期心肌病患者长期卧床，应进行适当的主动或被动的肢体活动。

心脏移植已在围生期心肌病患者中成功地进行，对难治性围生期心肌病是一线生机。

九、预后

围生期心肌病可因心力衰竭进行性恶化而死亡，亦可因肺栓塞或室性心律失常而猝死。多数围生期心肌病患者经过临床治疗得以恢复，心脏大小可恢复正常；少数患者遗留心脏扩大，可在数年内死于心力衰竭或猝死。

（赵国忠）

第七节　酒精性心肌病

长期过度饮酒可以引起心力衰竭、高血压、脑血管意外、心律失常和猝死，过量饮酒是西方国家非缺血性扩张型心肌病的第 2 大病因。据统计，成年人中有一定的酒量者约占 2/3，过量饮酒者在 1/10 以上。与扩张型心肌病相比，酒精性心肌病（Alcoholic cardiomyopathy）若能够早期发现并及早戒酒，可以逆转或中止左心室功能减退。

一、发病机制与病理变化

过度饮酒对心肌损害有 3 种途径：①乙醇或其毒性产物对心肌的直接毒性作用。②营养不良，最常见为硫胺缺乏，引起脚气病性心脏病。③可能与乙醇添加剂（如钴）的毒性有关。乙醇经过肠道吸收后，在肝乙醇脱氢酶作用下，乙醇转化为乙醛，再经乙醛脱氢酶转换为醋酸盐，进入柠檬酸循环，继续氧化分解为 CO_2 和 H_2O。乙醛是导致酒精中毒的主要中间代谢产物。乙醇和乙醛可以干扰细胞功能，涉及 Ca^{2+} 的转运和结合、线粒体的呼吸、心肌脂代谢、心肌蛋白合成及肌纤维的 ATP 酶活性等方面。乙醇通过抑制钙与肌丝之间的相互作用干扰离体乳头肌的兴奋-收缩偶联，降低心肌收缩性。乙醇的代谢产物在心肌内蓄积还可以干扰心肌的脂代谢。

酒精性心肌病的心脏病变为非特异性改变。大体解剖及镜检与扩张型心肌病相似。酒精性心肌病的心脏可见血管壁水肿和心肌内冠状动脉周围纤维化，因而推测其心肌损害由心肌壁内小冠状动脉缺血所引起。据一组 30 例有多年饮酒史猝死病例的报道，其中 17 例临死时血液内乙醇浓度增高，与醉酒致死者相比，这些患者心室肥厚、局灶性心肌纤维化和心肌坏死以及单核细胞浸润更为突出。50%无症状的酒精性心肌病患者有心室肥厚，多数患者早期左心室壁增厚，不伴有心肌收缩功能减退，左心室舒张期末内径仍正常；晚期心室内径增大，室壁无增厚。但是无论心室内径有无增大，所有患者左室舒张末压均有不同程度增高。

乙醇、乙醛不仅可以促使 α-受体张力增高、交感神经兴奋、心率增快、血管收缩，还可能引起心电生理紊乱，心肌细胞膜变性和膜电位改变，尤其同时伴有低血镁和（或）低血钾时，可以导致 Ca^{2+} 运转失调，引起除极延缓和复极不均性传导减慢，成为折返和自律性电生理异常的基础。

二、临床表现

酒精性心肌病常见于 30～55 岁的男性，通常都有 10 年以上过度饮酒史。患者的营养状况因其生活条件而异，可伴有酒精性肝硬化和周围血管疾病。患者首次就诊的症状差异颇大，包括胸痛、心悸、晕厥或栓塞等表现。症状一般为隐匿性，有些患者可出现急性左心衰竭。疾病早期表现为酒后感到心悸、胸部不适或晕厥，阵发性心房颤动是早期常见表现之一。随着病情进展，心排血量降低，乏力、肢软最为常见。当患者发生心力衰竭时，表现为劳力性或夜间阵发性呼吸困难、气短和端坐呼吸。体循环栓塞多因左室或左房附壁血栓脱落引起，常在大量饮酒后发生。年轻的酒精性心肌病患者猝死可能由心室颤动所致。

体征主要包括心脏扩大、窦性心动过速、舒张压增高、脉压减小，常伴有室性或房性奔马律。乳头肌功能失调时，心尖区可出现收缩期吹风样杂音。当发生慢性心力衰竭时，可出现肺动脉高压症。右心衰竭表现轻重不一，多表现为颈静脉怒张和周围水肿。患者常合并有骨骼肌疾病，肌无力症状与心脏表现平行。

在心力衰竭早期，心脏中度扩大，如果不伴乳头肌功能失调所引起的二尖瓣关闭不全，经过治疗肺瘀血可获得缓解，心脏大小也有可能恢复正常。

三、辅助检查

（一）心电图

常为酒精性心肌病临床前期的唯一表现，多呈非特异性改变。对嗜酒者定期进行心电图普查，有助于本病的早期发现。Ⅰ度房室传导阻滞、室内传导阻滞、左心室肥厚、心前区导联 R 波逐渐减低和复极异常是常见的心电图改变。Q-T 延长占无心力衰竭患者的 42.8%。ST 段和 T 波改变非常多见，一般在停止饮酒后可恢复正常。最常见的心律失常是心房扑动、心房颤动和室性期前收缩。饮酒也可在无酒精性心肌病者中诱发心房颤动和心房扑动，另外低血钾、低血镁也参与诱发心律失常。猝死患者可能是心室颤动所致。

（二）胸部 X 线检查

无心力衰竭症状期 17.2％的嗜酒患者胸部 X 线显示心脏扩大,对于长期嗜酒者定期进行 X 线胸片普查,也有助于对本病的早期诊断。胸部 X 线常见表现为心影普遍性增大,合并心力衰竭患者可合并有肺瘀血或肺水肿征。晚期患者多有心脏显著扩大、肺瘀血和肺动脉高压表现,胸腔积液也常见。

（三）超声心动图

是诊断酒精性心肌病的主要手段。亚临床期多数患者可有左心室重量增加,室间隔和左心室后壁轻度增厚,左心房内径增大。心力衰竭患者则表现为心脏不同程度扩大,室壁活动减弱,心室功能减退,如左室射血分数和左室周径缩短率降低等。酒精性心肌病的心肌异常声学表现为左心室心肌内散在异常斑点状回声,该征象在伴有左心功能异常的饮酒者中检出率达 85.7％,而心功能正常的饮酒者为 37.5％（P<0.05）,无饮酒史对照组无此征象。

（四）血流动力学检查

与扩张型心肌病大致相同。较低的心脏指数和较高的左房压力常提示病情较重。

四、诊断

酒精性心肌病的诊断:① 符合扩张型心肌病的诊断标准。② 长期过量饮酒（WHO 标准:女性＞40 g/d,男性＞80 g/d,饮酒 5 年以上）。③ 既往无其他心脏病病史。④ 疾病发现早期戒酒 6 个月后,扩张型心肌病临床状态可得到缓解。饮酒是导致心功能损害的独立原因,建议戒酒 6 个月后再进行临床状态评价。

酒精性心肌病患者常伴有高血压,因为大量饮酒可以引起高血压发病率的增加,二者鉴别诊断主要依据病史。如果高血压的病程难以解释短期内发生的心脏扩大,则应考虑酒精性心肌病的诊断;高血压达到诊断标准的患者,也可以同时诊断高血压病。由于酒精性心肌病常合并有酒精性肝硬化,当患者的腹水难以控制时,除了考虑心力衰竭伴发心源性肝硬化外,还要注意酒精性肝硬化原因。

五、治疗

酒精性心肌病的治疗关键在于早期诊断、立即戒酒。如果出现心功能不全的临床表现仍然持续饮酒,将失去治愈的机会。除了戒酒外,可以应用维生素 B_1 20～60 mg,每天 3 次,因本病有维生素 B_1 缺乏的证据。钙拮抗药,如地尔硫草、尼群地平可以试用,因乙醇、乙醛干扰心肌细胞膜的 Ca^{2+} 的转运。辅酶 Q10 每日 10～20 mg,每日 3 次,因乙醇、乙醛影响线粒体的呼吸。本病心力衰竭的治疗与扩张型心肌病相同。

六、预后

酒精性心肌病确诊后仍然持续饮酒,预后不良,40％～60％的患者在 3～6 年死亡。据法国对一组心力衰竭入院的 108 例患者的观察,42 例被诊断为酒精性心肌病,其中 2/3 患者在 3 年内死亡;而非酒精性心肌病患者 3 年内死亡仅占 1/3。另一组 64 例嗜酒患者随访 4 年,戒酒患者 4 年死亡率为 9％,而持续饮酒患者的病死率达 57％。日本报道 10 例酒精性心肌病患者戒酒后 10 年生存率可达 100％。因此,酒精性心肌病患者早期诊断、立即戒酒,预后较好;戒酒对病程的影响可能与心肌损害的程度有关,心肌损害程度轻者预后更好。

（赵国忠）

第十八章　心包疾病

第一节　慢性心包炎

急性心包炎以后,可在心包上留下瘢痕粘连和钙质沉着。多数患者只有轻微的瘢痕形成和疏松的或局部的粘连,心包无明显的增厚,不影响心脏的功能,称为慢性粘连性心包炎(chronic adhesive pericarditis)。部分患者心包渗液长期存在,形成慢性渗出性心包炎(chronic effusive pericarditis),主要表现为心包积液,预后良好。少数患者由于形成坚厚的疤痕组织,心包失去伸缩性,明显地影响心脏的收缩和舒张功能,称为缩窄性心包炎,它包括典型的慢性缩窄性心包炎(chronic constrictive pericarditis)和在心包渗液的同时已发生心包缩窄的亚急性渗液性缩窄性心包炎(subacute effusive constrictive pericarditis),后者在临床上既有心包堵塞又有心包缩窄的表现,并最终演变为典型的慢性缩窄性心包炎。

一、病因

部分由结核性、化脓性和非特异性心包炎引起,也见于心包外伤后或类风湿性关节炎的患者。有许多缩窄性心包炎患者虽经心包病理组织检查也不能确定其病因。心包肿瘤和放射治疗也偶可引起本病。

二、发病机制及病理改变

在慢性缩窄性心包炎中,心包脏层和壁层广泛粘连增厚和钙化,心包腔闭塞成为一个纤维瘢痕组织外壳,紧紧包住和压迫整个心脏和大血管根部,也可以局限在心脏表面的某些部位,如在房室沟或主动脉根部形成环状缩窄。在心室尤其在右心室表面,瘢痕往往更坚厚,常为 0.2～2 cm 或更厚。在多数患者中,疤痕组织主要由致密的胶原纤维构成,呈斑点状或片状玻璃样变性,因此不能找到提示原发病变的特征性变化。有些患者则心包内尚可找到结核性或化脓性的肉芽组织。

由于时常发现外有纤维层包裹、内为浓缩血液成分和体液存在,提示心包内出血是形成心包缩窄的重要因素。心脏外形正常或较小,心包病变常累及贴近其下的心肌。缩窄的心包影响心脏的活动和代谢,有时导致心肌萎缩、纤维变性、脂肪浸润和钙化。

三、临床表现

缩窄性心包炎的起病常隐袭。心包缩窄的表现出现于急性心包炎后数月至数十年,一般为 2～4 年。在缩窄发展的早期,体征常比症状显著,即使在后期,已有明显的循环功能不全的患者亦可能仅有轻微的症状。

(一)症状

劳累后呼吸困难常为缩窄性心包炎的最早期症状,是由于心排血量相对固定,在活动时不能相应增加所致。后期可因大量的胸腔积液、腹水将膈抬高和肺部充血,以致休息时也发生呼吸困难,甚至出现端坐呼吸。大量腹水和肿大的肝脏压迫腹内脏器,产生腹部膨胀感。此外可有乏力、胃纳减退、眩晕、衰弱、心悸、咳嗽、上腹疼痛、水肿等。

（二）体征

1.心脏本身的表现

心浊音界正常或稍增大。心尖冲动减弱或消失，心音轻而远，这些表现与心脏活动受限制和心排血量减少有关。第二心音的肺动脉瓣成分可增强。部分患者在胸骨左缘第3～4肋间可听到一个在第二心音后0.1 s左右的舒张早期额外音（心包叩击音），性质与急性心包炎有心脏压塞时相似。心率常较快。心律一般是窦性，可出现过早搏动、心房颤动、心房扑动等异位心律。

2.心脏受压的表现

颈静脉怒张、肝大、腹水、胸腔积液、下肢水肿等与心脏舒张受阻，使心排血量减少，导致水、钠潴留，从而使血容量增加，以及静脉回流受阻使静脉压升高有关。缩窄性心包炎常有大量腹水，而且较皮下水肿出现得早，与一般心力衰竭有所不同。一些患者可发生胸水，有时出现奇脉，心排血量减少使动脉收缩压降低，静脉瘀血，反射性引起周围小动脉痉挛使舒张压升高，因此脉压变小。

四、影像心电图及导管

（一）X线检查

心脏阴影大小正常或稍大，心影增大可能由于心包增厚或伴有心包积液，左右心缘正常弧弓消失，呈平直僵硬，心脏搏动减弱，上腔静脉明显增宽，部分患者心包有钙化呈蛋壳状，此外，可见心房增大。

（二）心电图

多数有低电压，窦性心动过速，少数可有心房颤动，多个导联T波平坦或倒置。有时P波增宽或增高呈"二尖瓣型P波"或"肺型P波"表现左、右心房扩大，也可有右心室肥厚。

（三）超声心动图

可见右心室前壁或左心室后壁振幅变小，如同时有心包积液，则可发现心包壁层增厚程度。

（四）心导管检查

右心房平均压升高，压力曲线呈"M"形或"W"形，右心室压力升高，压力曲线呈舒张早期低垂及舒张晚期高原图形，肺毛细楔嵌压也升高。

五、诊断

有急性心包炎病史，伴有体、肺循环瘀血的症状和体征，而无明显心脏增大，脉压小，有奇脉，X线显示心包钙化，诊断并不困难。

六、鉴别诊断

本病应与肝硬化门静脉高压症及充血性心力衰竭相鉴别。肝硬化有腹水及下肢水肿，但无静脉压增高及颈静脉怒张等。充血性心力衰竭者多有心瓣膜病的特征性杂音及明显心脏扩大而无奇脉，超声心动图及X线检查有助鉴别。

限制型心肌病的血流动力学改变与缩窄性心包炎相似，故其临床表现与钙化的缩窄性心包炎极为相似，很难鉴别，其鉴别要点可参见表18-1。

七、治疗

应及早施行心包剥离术。如病程过久，心肌常有萎缩和纤维变性，影响手术的效果。因此，只要临床表现为心脏进行性受压，用单纯心包渗液不能解释，或在心包渗液吸收过程中心脏受压重征象越来越明显，或在进行心包腔注气术时发现壁层心包显著增厚，或磁共振显像显示心包增厚和缩窄，如心包感染已基本控制，就应及早争取手术。结核性心包炎患者应在结核活动已静止后考虑手术，以免过早手术造成结核的播散。如结核尚未稳定，但心脏受压症状明显加剧时，可在积极抗结核治疗下进行手术。手术中心包应尽量剥离,尤其两心室的心包必须彻底剥离。因心脏长期受到束缚,心肌常有萎缩和纤维变性,所以手术后心脏负担不应立即过重,应逐渐增加活动量。静脉补液必须谨慎,否则会导致急性肺水肿。由于萎缩的心肌恢复较慢。因此手术成功的患者常在术后4～6月才逐渐出现疗效。

手术前应改善患者一般情况,严格休息,低盐饮食,使用利尿剂或抽除胸水和腹水,必要时给以少量多次输血。有心力衰竭或心房颤动的患者可适应应用洋地黄类药物。

表 18-1 缩窄性心包炎和限制性心肌病的鉴别

鉴别项目	缩窄性心包炎	限制型心肌病
疲劳和呼吸困难	逐渐发生,后来明显	一开始就明显
吸气时颈静脉扩张	有	无
心尖搏动	常不明显	常扪及
奇脉	常有	无
二尖瓣与三尖瓣关闭不全杂音	无	常有
舒张期杂音	在第二心音之后较早出现,较响,为舒张早期额外音(心包叩击音)	在第二心音之后较迟出现,较轻,为第三心音,常可听到第四六心音
X 线	心脏轻度增大,常见心包钙化	心脏常明显增大,无心包钙化,可有心内膜钙化
心电图	QRS 波群低电压和广泛性 T 波改变,可有心房颤动或提示左房肥大的 P 波改变	可有波群低电压和广泛性 T 波改变,有时出现异常 Q 波,常有房室和心室内传导阻滞(特别是左束支传到阻滞)和心室肥大劳损,也有心房颤动
收缩时间间期测定	正常	异常(PEP 延长,LVET 缩短,PEP/LVET 比值增大)
超声心电图		
心房显著扩大	不常见	常见
舒张早期二尖瓣血流速率	有明显的呼吸变化	随呼吸变化极小
彼此相反的心室充盈	有	无
血流动力学检查		
左、右室舒张末期压	相等,相差 ≤ 0.67 kPa(5 mmHg)	>0.67 kPa(5 mmHg)
右室收缩压	≤0.67 kPa(5 mmHg)	>50 mmHg
右室舒张末期压	大于 1/3 右室收缩压	<1/3 右室收缩压
计算机化断层显像	心包增厚	心包正常
心内膜心肌活组织检查	正常	异常
洋地黄治疗反应	静脉压不变	静脉压下降

八、预后

如能及早进行心包的彻底剥离手术,大部分患者可获满意的效果。少数患者因病程较久,有明显心肌萎缩和心源性肝硬化等严重病变,则预后较差。

（仇　平）

第二节　急性心包炎

急性心包炎是一种以心包膜急性炎症病变为特点的临床综合征。

一、病因

(1)急性非特异性。

(2)感染:细菌(包括结核杆菌)、病毒、真菌、寄生虫、立克次体。

(3)肿瘤:原发性、继发性。

(4)自身免疫和结缔组织病:风湿热及其他胶原性疾病如系统性红斑狼疮、结节性动脉炎、类风湿性关节炎等;心脏损伤后(心肌梗死后综合征、心包切开后综合征)、血清病。

(5)内分泌、代谢异常:尿毒症、黏液性水肿、胆固醇性痛风。

(6)邻近器官疾病:急性心肌梗死、胸膜炎。

(7)先天性异常:心包缺损、心包囊肿。

(8)其他:外伤、放射治疗、药物等。

二、病理

急性心包炎根据病理变化可分为纤维蛋白性和渗液性心包炎。心包渗出液体无明显增加时为急性纤维蛋白性心包炎,渗出液增多时称渗液性心包炎。渗液可分为浆液纤维蛋白性、浆液血性、化脓性和出血性几种,多为浆液纤维蛋白性。液体量 100～500 mL,也可多达 2～3 L。心包渗液一般在数周至数月内吸收,但也可发生脏层和壁层的粘连。增厚而逐渐形成慢性心包炎。

三、诊断

(一)症状

1.胸痛

心前区呈锐痛或钝痛,随体位改变、深呼吸、吞咽而加剧,常放射到左肩、背部或上腹部。病毒性者多伴胸膜炎,心前区疼痛剧烈。

2.呼吸困难

是心包渗液时最突出的症状。在心脏压塞时,可有端坐呼吸、呼吸浅而快、身躯前倾、发绀等。

3.全身症状

随病变而异。结核性者起病缓慢,低热、乏力、食欲减退等。化脓性者起病急,高热及中毒症状严重。病毒性者常有上呼吸道感染及其他病毒感染的表现。

(二)体征

1.心包摩擦音

是纤维蛋白性心包炎的重要体征,呈抓刮样音调,粗糙,以胸骨左缘 3、4 肋间及剑突下最显著,前倾坐位较易听到。心包摩擦音是一种由心房、心室收缩和心室舒张早期三个成分所组成的三相摩擦音,也可仅有心室收缩早期所组成的双相摩擦音。心包渗液增多时消失,但如心包两层之间仍有摩擦,则仍可听到摩擦音。

2.心包积液引起的相应体征

心包积液在 300 mL 以上者心浊音界向两侧扩大,且随体位而改变。平卧时心底浊音区增宽,坐位时下界增宽,心尖搏动减弱或消失,或位于心浊音界左缘之内侧,心音遥远,心率快。大量心包积液可压迫左肺引起左下肺不张,于左肩胛下叩诊浊音,并可听到支气坚呼吸音,即左肺受压征(Ewart 征)。如积液迅速积聚,可发生急性心脏压塞。患者气促加剧、面色苍白、发绀、心排出量显著下降,产生休克。若不及时解除心脏压塞,可迅速致死;如积液较慢,可形成慢性心脏压塞,表现为发绀、颈静脉怒张、肝肿大、腹腔积液、皮下水肿、脉压小,常有奇脉。

四、辅助检查

(一)化验检查

感染性者常有白细胞计数增加及血沉增快等炎性反应。

(二)X 线检查

一般渗液＞200 mL 时可出现心影;向两侧扩大,积液多时心影呈烧瓶状,心脏搏动减弱或消失,肺野清晰。

(三)心电图

主要由心外膜下心肌受累而引起。

(1)常规 12 导联(除 aVR 及 V_1 外)皆出现 ST 抬高,呈弓背向下。

(2)一至数日后 ST 段回到基线,出现 T 波低平以至倒置。

(3)T 波改变持续数周至数月,逐渐恢复正常,有时保留轻度异常。

(4)心包积液时可有 QRS 波群低电压。

(5)心脏压塞或大量渗液时可见电交替。

(6)无病理性 Q 波。

(四)超声心动图

M 型超声心动图中,右室前壁与胸壁之间或左室后壁之后与肺组织之间均可见液性暗区。二维超声心动图中很容易见有液性暗区,且还有助于观察心包积液量的演变。

(五)放射性核素心腔扫描

用 ^{99m}Tc 静脉注射后进行心脏血池扫描,正常人心血池扫描图示心影大小与 X 线心影基本相符,心包积液时心血池扫描心影正常而 X 线心影明显增大。二者心影横径的比值小于 0.75。

(六)心包穿刺

(1)证实心包积液的存在,检查其外观和进行有关的实验室检查,如细菌培养,寻找肿瘤细胞,渗液的细胞分类,解除心脏压塞症状等。

(2)心包腔内注入抗生素、化疗药物。心包穿刺主要指征是心脏压塞和未能明确病因的渗液性心包炎。

(七)心包活检

主要指征为病因不明确而持续时间较长的心包积液,可以通过心包组织学、细菌学等检查以明确病因。

五、鉴别诊断

(一)心脏扩大

心包积液与心脏扩大的鉴别见表 18-2。

表 18-2　心包积液与心脏扩大的鉴别

项目	心包积液	心脏扩大
心尖搏动	不明显或于心浊音内侧	与心浊音界一致
奇脉	常有	无
心音及杂音	第一心音远,一般无杂音(风湿性例外)	心音较清晰,常有杂音或奔马律
X线检查	心影呈三角形,肺野清晰	心影呈球形,肺野瘀血
心电图	Q-T 间期多正常或缩短或有电交替	Q-T 间期延长,心肌病变者常伴有室内阻滞,左室肥大,心律失常多见
超声心动图	有心包积液征象,心腔大小正常	无心包积液征象,心腔多扩大
放射性核素扫描	心腔扫描大小正常,而X线片心影大	心腔大小与X线片心影大体一致
心包穿刺	见心包积液	不宜心包穿刺

（二）急性心肌梗死

心包炎者年龄较轻,胸痛之同时体温、白细胞即升高、血沉加快;而急性心肌梗死常在发病后期 48～72 h 出现体温、白细胞升高、血沉加快。此外,心包炎时多数导联 ST 段抬高,且弓背向下,无对应导联 ST 段压低,ST 段恢复等电位线后 T 波才开始倒置,亦无 Q 波。心肌酶谱仅轻度升高且持续时间较长。

（三）早期复极综合征

本综合征心电图中抬高的 ST 段与急性心包炎早期的心电图改变易混淆,前者属正常变异。以下有助于鉴别,早期复极时 ST 段抬高很少超过 2 mm,在 aVR 及 V$_1$ 导联中 ST 段常不压低,运动后抬高的 ST 段可转为正常,在观察过程中不伴有 T 波演变。

六、治疗

（一）一般对症治疗

患者卧床休息,直至疼痛及发热等症状消退;解除心脏压迫和对症处理,疼痛剧烈时可给予镇痛剂如阿司匹林 325 mg,每 4 h 一次,吲哚美辛 25 mg,每 4 h 一次等。心包积液量多时,行心包穿刺抽液以解除压迫症状。

（二）心包穿刺

以解除心脏压塞症状和减轻大量渗液引起的压迫症状,并向心脏内注入治疗药物。

（三）心包切开引流

用于心包穿刺引流不畅的化脓性心包炎。

（四）心包切除术

主要指征为急性非特异性心包炎有反复发作,以致长期致残。

七、常见几种不同病因的急性心包炎

（一）急性非特异性心包炎

急性非特异性心包炎是一种浆液纤维蛋白性心包炎,病因尚未完全肯定。病毒感染和感染后发生变态反应可能是主要病因,起病前 1～8 周常有呼吸道感染史。

1.临床表现

起病多急骤,表现为心前区或胸骨后疼痛,为剧烈的刀割样痛,也可有压榨痛或闷痛。有发热,体温在 4 h 内达 39 ℃或更高,为稽留热或弛张热。其他症状有呼吸困难、咳嗽、无力、食欲不振等。心包摩擦音是最重要的体征。心包渗液少量至中等量,很少发生心脏压塞。部分患者合并肺炎或胸膜炎。

2.实验室检查

白细胞数正常或中度升高,心包积液呈草黄色或血性,以淋巴细胞居多,心包液细菌培养阴性。X线检查示有心影增大或伴有肺浸润或胸膜炎改变。心电图有急性心包炎表现。病毒所致者,血清或心包积液的补体结合实验效价常增高。

3. 治疗

本病能自愈,但可多次反复发作。无特异性治疗方法,以对症治疗为主,如休息,止痛剂给予水杨酸钠制剂或消炎痛,肾上腺皮质激素可抑制本病急性期,如有反复发作,应考虑心包切除。

（二）结核性心包炎

5%～10%的结核患者发生结核性心包炎,占所有急性心包炎的7%～10%,在缩窄性心包炎的比例更大。结核性心包炎常由纵隔淋巴结结核、肺或胸膜结核直接蔓延而来,或经淋巴、血行播散而侵入心包。

1. 临床表现

（1）起病缓慢,不规则发热。

（2）胸痛不明显,心包摩擦音较少见,心包积液量较多,易致心脏压塞。

（3）病程长,易演变为慢性缩窄性心包炎。

2. 实验室检查

（1）心包积液多呈血性,内淋巴细胞占多数。

（2）涂片、培养及动物接种有时可发现结核杆菌。

（3）结核菌素试验阳性对本病诊断有一定帮助。

3. 治疗

（1）急性期卧床,增加营养。

（2）抗结核治疗一般用链霉素、异烟肼及对氨基水杨酸钠联合治疗,疗程1.5～2年,亦可用异烟肼5 mg/(kg·d)、乙胺丁醇25 mg/(kg·d)及利福平10 mg/(kg·d)联合治疗。

（3）常用肾上腺皮质激素4～6周,逐渐停药,减少渗出或粘连。

（4）有心包压塞征象者,应进行心包穿刺,抽液后可向心包腔内注入链霉素及激素。

（5）若出现亚急性渗液缩窄性心包炎表现或有心包缩窄趋势者,应尽早做心包切除。

（三）化脓性心包炎

化脓性心包炎主要致病菌为葡萄球菌、革兰氏阳性杆菌、肺炎球菌等。多为邻近的胸内感染直接蔓延如肺炎、脓胸、纵隔炎等,也可由血行细菌播散,如败血症等,或心包穿刺性损伤带入细菌。偶可因膈下脓肿或肝脓肿蔓延而来。

1. 临床表现

为高热伴严重毒血症,胸痛,心包摩擦音,部分患者可出现心脏压塞。发病后2～12周易发展为缩窄性心包炎。

2. 实验室检查

白细胞总数明显升高,血和心包液细菌培养阳性,心包液呈脓性,中性粒细胞占多数。

3. 治疗

（1）针对病原菌选择抗生素,抗生素用量要足,并在感染被控制后维持2周。

（2）应及早心包切开引流。

（四）肿瘤性心包炎

心包的原发性肿瘤主要为间皮瘤,且较少见。转移性肿瘤较多见,主要来自支气管和乳房的肿瘤,淋巴瘤和白血病也可侵犯心包。

1. 临床表现

为心包摩擦音、心包渗液的体征,渗液为血性,渗液抽走后又迅速产生,可引起心脏压塞。预后极差。

2. 实验室检查

心包渗液中寻找肿瘤细胞可以确诊。

3.治疗

包括用心包穿刺术、心包切开术,甚至心包切除术以解除心脏压塞以及心包内滴注抗癌药。

(五)急性心肌梗死并发心包炎

透壁性心肌梗死累及心包时可引起心包炎,多呈纤维蛋白性,偶有少量渗液。临床发生率7%~16%,常在梗压后2~4 h发生,出现胸痛及短暂而局限的心包摩擦音,心电图示ST段再度升高,但无与心肌梗压部位方向相反的导联ST段压低。治疗以对症处理为主,予以消炎痛、阿司匹林等,偶需要用肾上腺皮质激素。

(六)心脏损伤后综合征

包括心包切开术后综合征、心脏创伤后综合征及心肌梗死后综合征,一般症状于心脏损伤后2~3周或数月出现,反复发作,每次发作1~4周,可能为自身免疫性疾病,亦可能与病毒感染有关。

1.临床表现

有发热、胸痛、心包炎、胸膜炎渗液和肺炎等。白细胞总数增高,血沉加快,半数患者有心包摩擦音,亦可有心包渗液。症状有自限性,预后良好,但易复发,每次1周至数周。心脏压塞常见。

2.治疗

并有心包积液或胸腔积液者,需穿刺抽液。发热胸痛者可用消炎痛,重症患者可予以肾上腺皮质激素,有较好效果。

(七)风湿性心包炎

为风湿性全心炎的一部分,常伴有其他风湿病的临床表现,胸痛及心包摩擦音多见,心脏可有杂音,心包积液量少,多呈草绿色。抗链"O"滴定度及血清黏蛋白增高,血沉增快,抗风湿治疗有效。愈后可有心包粘连,一般不发展为缩窄性心包炎。

(八)尿毒症性心包炎

尿毒症性心包炎是急、慢性肾功能不全的晚期并发症,发生率为40%~50%,通常为纤维蛋白性,少数为浆液纤维蛋白性或血性,机制不明。

1.临床表现

一般无症状,或有发热、胸痛。心包摩擦音多见,如心包积液量多亦可导致心脏压塞。

2.治疗

除按肾衰竭处理外,对无症状且未充分透析者应加强血液透析,对疑出血性心包炎者应采用局部肝素化或改行腹膜透析,以防心包压塞。如经充分透析,心包积液反见增多者应暂停透析。对心包炎可给予消炎痛25 mg,一日3次,部分患者可奏效。对大量心包积液者应予心包穿刺引流,或留置导管做持续引流24~72 h,并向心包注入不易吸收的肾上腺皮质激素——羟氟烯索50 mg亦有效。若上述治疗仍不能解除心脏压塞,应考虑做心包胸膜开窗术。已发展成为亚急性或慢窄性心包炎者,在尿毒症基本控制以后,应考虑心包切除术。

(九)放射性心包炎

约5%接受4 000 rad照射的胸部或纵隔肿瘤患者,数月或数年后可患放射性心包炎,尤以霍奇金病中发病率为高。通常表现为急性纤维蛋白性心包炎、心包积液、亚急性渗出缩窄性心包炎或慢性缩窄性心包炎。心肌、心内膜亦可受损,发展为纤维化,也可伴发肺炎及胸膜炎。放疗所致心包积液可予激素治疗,有心脏压塞者应做心包穿刺。若出现反复心包压塞或缩窄性心包炎,应施行心包切除。

(十)胆固醇性心包炎

常见于甲状腺功能减退、类风湿关节炎、结核病或其他原因所致高胆固醇血症,亦可发生于特发性(非特异性)心包炎。发生机制未明,可能是心包表面细胞坏死,释放出细胞内胆固醇;或心包积血,红细胞溶解,释放出胆固醇;也可能因心包炎影响,减少了心包淋巴引流,使胆固醇的回吸收减少所致。心包渗液中胆固醇含量高,可有胆固醇结晶析出,胆固醇可刺激心包,使渗液增加,心包增厚。临床上表现为缓慢发展的非缩窄性大量积液(除非是血性积液),心包积液混浊而闪光,但也可澄清。胆固醇结晶使渗液呈金黄色。治疗应针对病因,多数患者需做心包切除。由黏液水肿所致者给予甲状腺片,从小剂量始,每日 15 mg,以后每 1～2 周增加 15～30 mg,平均每日量为 120～180 mg,待症状改善,基础代谢正常后减量维持之。

（仇　平）

第三节　缩窄性心包炎

慢性心包炎病程通常在 3 个月以上,包括渗出性、粘连性和缩窄性心包炎。缩窄性心包炎是指心脏被致密厚实的纤维化心包所包围,使心脏舒张期充盈受限而产生一系列循环障碍的临床征象。近几年临床观察到急性心包炎 1～3 个月内可以发生心包粘连、缩窄,迅速进展为缩窄性心包炎。

一、病因和发病机制

缩窄性心包炎的病因以结核性占首位,其次为化脓性、创伤性。近年认为特发性、尿毒症性、系统性红斑狼疮性心包炎也可引起缩窄性心包炎,肿瘤性、放射性和心脏直视手术引起缩窄性心包炎者在逐年增多。

二、病理

缩窄性心包炎的心脏外形一般在正常范围或偶有缩小,心包病变常累及心外膜下心肌,严重时导致心肌萎缩、纤维变性、脂肪浸润和钙化。心包脏层和壁层广泛粘连,心包增厚一般为 0.3～0.5 cm,心包腔有时被纤维组织完全填塞成为一个纤维瘢痕组织外壳,常伴有钙化。在多数患者中,瘢痕组织主要由致密的纤维组织构成,呈斑点状或片状玻璃样变性,而无提示原发病变的特征性病理改变。有些患者心包内找到结核性或化脓性的肉芽组织则可提供病因诊断依据。

三、病理生理

典型的缩窄性心包炎,由于心包失去弹性而由坚硬的纤维组织代替,形成一个大小固定的心脏外壳压迫心脏,限制了所有心腔的舒张期充盈量而使静脉压升高。由于心包呈匀称性缩窄,四个心腔的舒张压同等升高,相当于肺小动脉楔嵌压。加之静脉压升高,在心室舒张早期,血液异常迅速地流入心室,然而在心室舒张的中晚期心室扩张突然受到失去弹性的心包的限制,充盈受阻,心室腔内压力迅速上升。实际上缩窄性心包炎心室的全部充盈在舒张早期完成,这种左和右心室舒张期充盈的异常表现在心导管所证实的压力曲线上是呈一具有特征性的左右心室压力曲线,即所谓开方根号样压力曲线。

在呼吸时,胸腔压力变化不能传到心包腔和心腔内。因此,当吸气时,大静脉和右房压不下降,由静脉进入右房的血液不增加,这与正常人及心脏压塞时的情况相反。由于心室充盈异常,静脉压升高,心排量下降,代偿性心率加快;当增加体力活动时,心率不能进一步加速,心排量不能适应身体需要,临床上出现呼吸困难和血压下降;同时肾脏水钠潴留,进一步增加静脉压,临床上则出现肝大、下肢水肿、腹水和胸水等。

四、临床表现

多数缩窄性心包炎病例起病隐匿,也可以在急性心包炎 1～3 个月内发生,增加了心包炎急性期治疗的困难。判断心包缩窄的时间及临床症状出现的早晚对于外科治疗及判断其预后有意义。

（一）症状

劳力性呼吸困难为缩窄性心包炎的最早期症状，是由于心排血量相对固定，在活动时不能相应增加所致。后期可因大量的胸水、腹水使膈肌上抬，以致休息时也发生呼吸困难并伴有咳嗽、咳痰，甚至出现端坐呼吸。由于心排量降低、大量腹水压迫腹内脏器或肝脾肿大，患者可呈慢性病容，有软弱乏力、体重减轻、纳差、上腹膨胀及疼痛等。

（二）体征

颈静脉怒张是缩窄性心包炎最重要的体征之一，Kussmaul 征即吸气时颈静脉更加充盈，扩张的颈静脉在心脏舒张时突然塌陷。肝大、腹水及下肢水肿是常见的体征。心排量减少使动脉收缩压降低，反射性引起周围小动脉痉挛使舒张压升高使脉压变小，脉搏细弱无力。因僵硬的心包不受胸内压力影响，大约35%合并有心包积液患者可发现奇脉。心浊音界正常或稍增大，多数患者有收缩期心尖负性搏动，在胸骨左缘 3～4 肋间可闻及舒张早期额外音，即心包叩击音，通常发生在第二心音后 0.09～0.12 s，呈拍击样。心率较快，有时可出现心房颤动、心房扑动等异常节律，与心包钙化和心房扩大有关，提示预后较差。

五、实验室检查和特殊检查

（一）实验室检查

可有轻度贫血。病程较长者因肝瘀血常有肝功能损害，血浆蛋白尤其是清蛋白生成减少。腹水和胸水常为漏出液。

（二）心电图

心电图常表现为 QRS 波低电压、T 波平坦或倒置，两者同时存在是诊断缩窄性心包炎的强力佐证。心电图的改变常可提示心肌受累的范围和程度。50%左右的 P 波增宽有切迹，少于半数患者有心房颤动，而房室传导阻滞及室内束支阻滞较少见。有广泛心包钙化时可见宽的 Q 波。约 5%患者由于心包瘢痕累及右室流出道致右室肥厚伴电轴右偏。

（三）X 线

心包钙化是曾患过急性心包炎最可靠的 X 线征象，在大多数缩窄性心包炎患者中均可见到，常呈不完整的环状。心影大小多正常，部分患者轻度增大可能与心包积液或心包增厚有关，部分患者心影呈三角形或球形，心影变直或形成异常心弓，如主动脉结缩小或隐蔽不见，左右心房、右心室或肺动脉圆锥增大，上腔静脉扩张等。X 线透视见心脏搏动减弱，以心包最厚处明显。还可见肺门影增宽、肺水肿、胸膜增厚或有胸水。

（四）超声心动图

超声心动图虽然可见心包增厚，但没有特异性指标用于诊断缩窄性心包炎。M 型超声心动图可显示增厚的心包组成两条平行线，脏层和壁层心包之间至少有 1 mm 的清楚间隙。二维超声心动图可显示心包增厚、肝静脉和下腔静脉扩张等。

（五）CT 与 MRI 检查

CT 检查对心包增厚具有相当高的特异性和分辨率，可评估心包的形状及心脏大血管的形态，如腔静脉扩张、左室后壁纤维化及肥厚等，是对可疑的缩窄性心包炎有价值的检测手段。MRI 可清楚显示缩窄性心包炎的特征性改变即心包增厚，能准确测量其厚度，判断其累及范围；并能显示心脏舒张功能受限所引起的心脏大血管形态及内径的异常改变，如右室流出道狭窄及肝静脉、下腔静脉扩张等。

（六）心导管检查

缩窄性心包炎患者，可通过左右心导管同时记录左、右心的压力曲线。右心房压力曲线呈 M 或 W 波形，由增高并几乎相等的 a 波、V 波和加深的 Y 波及正常 X 波形成；右心室压力曲线呈现舒张早期下陷和舒张后期的高原波即开方根号样曲线。

六、诊断和鉴别诊断

患者有腹水、肝大、颈静脉怒张、Kussmaul 征、静脉压显著增高等体循环瘀血体征，而无显著心脏扩大或瓣膜杂音时,应考虑缩窄性心包炎。结合心脏超声、X线检查或CT、MRI等检查提示有心包钙化或增厚,心电图示QRS波群及ST-T改变等,诊断更易确定。

缩窄性心包炎与限制型心肌病临床表现极为相似,鉴别甚为困难(表18-3)。尚需与肝硬化、结核性腹膜炎和其他心脏病引起的心力衰竭相鉴别。

表18-3 缩窄性心包炎与限制型心肌病鉴别

鉴别要点	缩窄性心包炎	限制型心肌病
疲劳和呼吸困难	逐渐发生、后来明显	一开始就明显
吸气时颈静脉扩张	有	无
触诊心尖搏动	常不明显	常扪及
奔马律	无	有
心包叩击音	有	无
奇脉	常有	无
X线、CT、MRI示心包钙化	有	无
血流动力学检查		
左右心室舒张末压	一致	左室>右室
左室充盈	80%发生在舒张期前一半	40%发生在舒张期前一半
心内膜心肌活检	正常	异常

七、治疗

缩窄性心包炎的治疗主要是外科手术治疗,即心包剥离术或心包切除术。手术宜在病程相对早期施行,病程过久,患者营养及一般情况不佳,心肌常有萎缩和纤维变性,即使心包剥离成功,但因心肌不健全,而影响手术效果,甚至因变性心肌不能适应进入心脏血流的增加而发生心力衰竭。内科治疗只能作为减轻患者痛苦及手术前准备的措施。

八、预后和预防

缩窄性心包炎是心包增厚和血流动力学障碍进行性加重的慢性疾病,多因衰竭、腹水及周围水肿或严重心脏并发症而致残或死亡,如果能及早进行彻底的心包剥离手术,大部分患者可取得满意的效果。少数患者因病程较久,有明显心肌萎缩和心源性肝硬化则预后不佳。

(仇　平)

第四节　其他心包疾病

一、黏液性水肿性心包疾病

其他心包疾病黏液性水肿患者心包渗出液可能与水钠潴留,缓慢淋巴引流,毛细血管渗透性增加伴蛋白外渗有关;心包液常是透明或草绿的,伴蛋白和胆固醇增多,少量白细胞或红细胞;心包液积聚常很缓慢,量可多达5~6 L;心包液可呈黏滞胶冻状,黏液水肿心包液常不引起症状,心电图常呈非特异性改变,包括QRS波低电压和T波低平或倒置。经甲状腺素替代治疗后能缓慢消退,数月后才能消失,心脏压塞并发症少见。

二、胆固醇性心包炎

心包渗液中含有镜下可见的胆固醇结晶呈现典型的灿烂的"金色",胆固醇性心包积液与血清中脂质及胆固醇含量很相似,提示心包高胆固醇含量系单纯渗出,多数病例胆固醇性心包炎的发生无明显基础疾病,心包渗液常是大量的,但由于发展缓慢,心脏压塞并发症不常见。

三、乳糜心包

特发性乳糜心包很少见,乳糜心包常与胸导管或其引流入左锁骨下静脉发生机械性梗阻有关,由于手术或创伤性胸导管破裂或新生物、结核、先天性淋巴管瘤阻塞淋巴管、胸导管闭塞且无足够侧支引流,乳糜反流入心包;大多数乳糜心包患者是无症状的。受损的胸导管和心包腔之间的交通可通过淋巴管造影证实,亦可通过摄入一种亲脂性染料苏丹Ⅲ,再进行心包抽液检查;心包积液常为乳白色,富含胆固醇和三酰甘油蛋白含量<3.5 g/dL,通过苏丹Ⅲ染色可在镜下显示出脂肪小滴;可通过结扎胸导管和切除部分心包来引流乳糜液和预防再积聚。

（仇　平）

第十九章 主动脉疾病

第一节 主动脉瘤

一、病因

动脉壁中层受损,弹力纤维断裂,代之以纤维瘢痕组织,失去弹性。不能耐受血流冲击,动脉在病变段逐渐膨大,形成动脉瘤。引起主动脉瘤的主要原因如下。

（1）动脉粥样硬化最常见。多见于老年男性,男女之比为 10∶1 左右。

（2）感染以梅毒为主,常侵犯胸主动脉（详见"梅毒性心血管病"节）。败血症、心内膜炎时的菌血症使病菌经血流到达主动脉,主动脉邻近的脓肿直接蔓延,或在粥样硬化性溃疡的基础上继发感染,都可形成细菌性动脉瘤。

（3）囊性中层坏死较少见,病因未明。主动脉中层弹力纤维断裂,代之以异染性酸性粘多糖。主要见于升主动脉瘤,男性较多见。遗传性疾病如马方综合征、特纳（Turner）综合征、埃-当（Ehlers-Danlos）综合征等均可有囊性中层坏死,易致夹层动脉瘤。

（4）外伤贯通伤直接作用于受损处主动脉引起动脉瘤。间接损伤时暴力常作用于不易移动的部位,如左锁骨下动脉起源处的远端或升主动脉根部,而不是易移动的部位,受力较多处易形成动脉瘤。

（5）先天性以主动脉窦瘤为主。

（6）其他巨细胞性主动脉炎、白塞病、多发性大动脉炎等。

二、病理

1. 按结构分为

（1）真性主动脉瘤:由动脉壁的一层或多层构成。

（2）假性主动脉瘤:由于外伤、感染等原因,血液从动脉内溢出至动脉周围的组织内,血块及其机化物、纤维组织与动脉壁一起构成动脉瘤的壁。

（3）夹层动脉瘤:由于主动脉内膜破裂,血液流入血管壁内,引起夹层血肿,而使主动脉病变整段薄弱扩大,无明显瘤样表现。

2. 按形态分为

（1）梭形动脉瘤:较常见,瘤体对称性扩张涉及整个动脉壁周界,呈梭形或纺锤状。

（2）囊状动脉瘤:瘤体涉及动脉壁周界的一部分,呈囊状,可有颈,成不对称外凸。粥样硬化常呈梭状,外伤性动脉瘤常呈囊状。

3. 按发生部位分为

（1）升主动脉瘤,常涉及主动脉窦。

（2）主动脉弓动脉瘤。

（3）降主动脉瘤或胸主动脉瘤，起点在左锁骨下动脉的远端。

（4）腹主动脉瘤，常在肾动脉的远端。涉及主动脉窦的近端升主动脉瘤常为先天性，其次为马方综合征、梅毒与感染；升主动脉瘤主要由粥样硬化、囊性中层坏死、梅毒引起；降主动脉瘤、腹主动脉瘤以粥样硬化为主要原因。主动脉瘤大多为单个，极少数为二个。随病程发展，主动脉瘤可以发生破裂、附壁血栓形成、继发感染。

三、临床表现

除了先天性和创伤性主动脉瘤可见于青年人外，绝大多数胸主动脉瘤均发生于 40 岁以上的壮年人。梅毒性者发病年龄在 40～50 岁之间，一般不超过 55 岁；动脉硬化性者则在 50～70 岁之间，故发病年龄愈大，动脉硬化性的可能性愈大。男女之比为（3：1）～（10：1）。早期病例并无表现，直至压迫周围组织器官后，始出现症状和体征。

（一）症状

与动脉瘤的发展速度、大小和位置有关。一般来说，不外乎疼痛和压迫这两个症状。前者常为降主动脉瘤的主要症状，后者则为弓部动脉瘤的主要症状。

1. 疼痛症状

为动脉壁内神经因管壁扩张而受牵拉的结果，或为周围组织受动脉瘤压迫所致。疼痛的性质不一，多为钝痛，也有剧烈的穿刺痛，呈持续性，也可随运动或呼吸而加剧。升主动脉或弓部前壁的动脉瘤所引起的疼痛常位于胸骨后；弓降部以下的胸主动脉瘤，疼痛多向背部，尤其向左肩胛区放射，也有向上肢或颈部放射者。胸主动脉瘤所引起的疼痛较一般心绞痛持久，此点可资鉴别。个别病例可无疼痛，而主要呈现压迫症状。

2. 压迫症状

为胸内各种器官受动脉瘤压迫而引起的各种功能紊乱。胸主动脉瘤患者，尤其弓部瘤体后壁或下方凸出者，常出现某种程度的呼吸困难。严重的呼吸困难，可能因气管、支气管（或上腔静脉）受压迫所致。气管受压而产生的呼吸困难，患者采取胸部前倾位可获得改善。咳嗽是气管或支气管受压迫刺激的结果。较严重压迫能引起支气管部分甚至完全阻塞，并由此产生之气管炎、支气管扩张、肺不张或肺脓肿。声音嘶哑或失声是左喉返神经受牵拉的缘故，为左半弓动脉瘤的特征。

胸主动脉弓降部以下动脉瘤可压迫食管，引起不同程度的吞咽困难。晚期病例可能发生咯血或呕血，这提示动脉瘤已经破裂入呼吸道或消化道。这类病例伴有严重休克，不及时抢救即导致死亡。弓降部动脉瘤侵蚀椎体，压迫脊神经，可引起下肢酸麻和刺痛感，甚至瘫痪。

Kampeier 分析 633 例动脉瘤的症状，弓部动脉瘤者 65％有疼痛，60％有呼吸困难，54％有剧烈咳嗽；降主动脉瘤者一般不伴有咳嗽及呼吸困难，而 86％均有疼痛。Fisher 指出，弓部动脉瘤以引起自觉症状为主，而升主动脉瘤则以体征为主。

（二）体征

动脉瘤体积增大至相当程度后，向前可侵蚀胸骨、肋骨或锁骨；向后可侵蚀肋骨或椎骨而使胸廓表面膨出，故晚期病例胸廓上可见搏动性肿块，皮肤局部隆起，并可发生溃烂。升弓部动脉瘤压迫上腔静脉时，常出现上腔静脉阻塞综合征，即颈静脉和胸壁静脉怒张、面颈部肿胀和发绀等。

叩诊时，胸前区有异常的浊音区。听诊时，常可闻及局限性收缩期杂音。胸主动脉瘤伴有主动脉瓣关闭不全时，则在主动脉瓣区第二心音之后有舒张期吹风样杂音。此外，尚有周围血管征象如低舒张压和水冲脉等。动脉瘤压迫胸交感神经时，可出现霍纳综合征。

（三）放射线检查

胸主动脉瘤在胸部放射线摄片或荧光透视下的主要特征为：纵隔显示搏动性块状阴影，边界清晰，有时尚可见钙化斑点。平片检查不能准确地确定动脉瘤的部位和范围，有时难与纵隔肿瘤鉴别。因此，一般放射线检查对于早期发现本症有一定的价值，但确诊尚需依赖特殊检查。

（四）心血管造影

逆行性主动脉造影术不仅能显示主动脉瘤的部位、形态、大小和范围，而且也能充分显示上下段动脉和其分支的情况以及主动脉瓣有无关闭不全。在阅读逆行性主动脉造影片时，应注意下列几点：①动脉瘤因血栓形成，可能不全部显影或完全不显影，因此在排除动脉瘤之前应注意这种可能性，而需仔细观察动脉壁的边缘是否光平。②动脉瘤近侧的胸主动脉呈现扩大，远侧则见萎缩，动脉瘤愈大，两者口径的差异愈大。③动脉瘤颈的主动脉弓上三个分支血管常有扩大或轻度扭曲，有时一支或两支不显影，并不意味着已被病变所累及。

（五）超声心动图检查

尤其是彩色多普勒检查。对动脉瘤的诊断有帮助。它是无创性检查。对瘤体的大小，瘤内有无血栓存在都可提供有价值的信息。在与胸内肿瘤的鉴别诊断上也有帮助。

（六）CT 或磁共振 MRI

在设备良好，技术熟练和经验丰富的医疗单位，对胸主动脉瘤的患者施行断层摄片或磁共振检查，可清晰看到动脉瘤的范围、瘤体内血栓及其与附近重要脏器和头臂分支的关系。在夹层动脉瘤中，可见到内膜剥离的范围、主动脉真腔和假腔以及发生夹层的入口或可见其出口。它具有心血管造影相同的诊断价值，并且为无创性检查，无心导管通过动脉瘤可能造成瘤体内血栓脱落导致栓塞的危险。因此，如有设备，是目前优先考虑选用的特殊检查。

四、诊断和鉴别诊断

动脉瘤的诊断并不困难，放射线检查能提供早期诊断的主要线索，与临床表现结合后常可做出诊断，但要明确诊断或拟行外科治疗尚需作断层摄片或磁共振检查，甚至心血管造影检查，并以此鉴别诊断在胸部放射线片上所示纵隔阴影。

五、病程演变和预后

胸主动脉瘤的预后很差：梅毒性主动脉瘤较动脉硬化性或创伤性者更差。据 Kampeier 综合 633 例囊状胸主动脉瘤，症状开始出现后生存超过 2 年者仅 18 例，生存到 14 年和 15 年者各 1 例，绝大多数患者在诊断确定后 6~8 个月内死亡。在 Cranley 等（1954 年）统计的 189 例梅毒性主动脉瘤中，有 59% 的患者在出现症状后。1 年内死亡，77% 的患者在 2 年内死亡。死亡原因，半数为动脉瘤破裂。破裂部位不一，可在食管、心包、胸膜腔、肺、气管和大支气管、前胸壁、肺动脉、腹膜后间隙、腹腔、上腔静脉、纵隔等处。

创伤性主动脉瘤因起自于原来健康的组织，故其预后相对地较好。不少学者报道，患者经手术后可以存活至正常平均寿命。然而如不予治疗，也有于动脉瘤形成后数个月即破裂而致死者（Jay 和 French，1954 年）。硬化性主动脉瘤的预后较梅毒性动脉瘤为佳，但如瘤的大小超过 70% 将自行破裂。伴糖尿病、高血压或冠心病等疾病者预后极差。

总之，除某些演进缓慢的创伤性动脉瘤外，胸主动脉瘤的预后非常严重，多数病例均于发病后不久因动脉瘤破裂而死亡。因此，所有确定诊断的胸主动脉瘤都应尽早剖胸手术。

六、治疗

有药物保守治疗、外科手术治疗及介入治疗三种方法。

（一）内科治疗

减少危险因素是腹主动脉瘤内科治疗的主要内容。高血脂和高血压应该努力控制。大多数腹主动脉瘤患者是吸烟者，吸烟者动脉瘤破裂的危险性增加，必须戒烟。长期以来认为 β-受体阻滞药有助于降低腹主动脉瘤扩张和破裂的危险性，动物试验和临床研究支持这一设想。几个试验表明普萘洛尔对较小型动脉瘤（直径 <4 cm）的扩张率没有影响，但能够 50% 或更多地减缓较大型动脉瘤（直径 4.0~5.0 cm 或更大）的扩张率。因此应推荐 β-受体阻滞药应用于大型动脉瘤患者。

对于胸主动脉瘤特别强调 β-受体阻滞药的应用。Shore 随机将一组 70 例马方综合征的患者分成 β-受体阻滞药和无 β-受体阻滞药治疗组,随访了 10 年。β-受体阻滞药治疗明显减缓了主动脉扩张的速率,而且降低了主动脉瓣关闭不全、夹层、需要外科手术、心力衰竭、死亡的发生率。尽管研究的患者是马方综合征,但理论上对其他动脉瘤患者也是适用的。

（二）外科治疗

外科手术虽然仍是治疗胸主动脉瘤的经典方法,但外科手术的效果较之其他外科手术而言不能说是满意的。其一,胸主动脉瘤的自然病程还不很清楚,通常合并其他内科问题,破裂只占死亡原因的 32%～47%,有的患者的动脉瘤还未破裂就死于其他内科问题,手术是否值得做,什么时候做不清楚。其二,胸主动脉的外科手术死亡率和并发症偏高,其中,主动脉弓和降主动脉瘤手术的死亡率和并发症率更明显地高于升主动脉。降主动脉壁脆弱,血管缝合后血管壁撕裂导致出血。阻断主动脉造成脊髓的永久性损伤导致截瘫,发生率 5%～6%。

手术治疗的适应证:动脉瘤直径≥6 cm 或高危患者动脉瘤直径≥7 cm,动脉瘤扩张较快,伴有主动脉瓣关闭不全,存在与动脉瘤有关的症状的患者应该手术治疗。在马方综合征,手术应该更积极一些,动脉瘤直径≥5.5 cm 就可以考虑手术。在高危马方综合征,手术还要更积极一些,例如主动脉瘤快速扩大,有夹层家族史,怀孕。

手术方法:①切除病变动脉段,移植人造血管。②Bentall 手术,治疗累及主动脉瓣的升主动脉瘤的方法,切除动脉瘤,带有瓣膜的人造血管直接缝在动脉环上,将冠状动脉移植到人造血管上。③累及主动脉弓的动脉瘤要切除主动脉弓,然后将头臂动脉移植到人造血管上,容易并发脑卒中,发生率为 3%～7%。

对于所有>6 cm 的腹主动脉瘤,大多数直径>5 cm 的腹主动脉瘤选择手术,尽管手术存在一定的危险。直径<4 cm 的腹主动脉瘤则极少有手术指征,但直径 4～5 cm 的无症状动脉瘤选择手术是否有益还不能肯定。腹主动脉瘤患者患的是血管疾病,因此,本病合并冠状动脉、肾动脉、脑血管病可能性很大,增加了外科手术的风险。有研究发现腹主动脉瘤修补术 50% 的围术期死亡是心肌梗死引起。除此之外,腹主动脉瘤修补术患者常规冠状动脉造影显示严重可治愈的冠心病约占 31%,包括 18% 的以前无冠心病表现的患者;而且,由冠状动脉造影确诊的患者中多支病变占大多数。对于高危患者每 6 个月或 3 个月 CT 扫描是随访这类患者的有效方法。腹主动脉瘤的外科修补术包括主动脉瘤切开和人造血管(通常由涤纶或扩张的聚四氟乙烯制成)置入。尽管手术常常必须达到远端的髂动脉,但有时只需要一根简单的人造血管就足够。若是较大的动脉瘤,大部分瘤壁可以被留在原位(Greech 囊内法),因而减少了广泛分离的必要,缩短了主动脉钳夹时间。

（三）介入治疗

腔内覆膜支架置入术较外科手术的创伤更少,目前应用越来越多。1991 年 Parodi 和其同事报道了成功应用腔内覆膜支架治疗主动脉瘤(腹主动脉瘤)。1992 年出现了创伤小和更安全的治疗腹主动脉瘤的覆膜支架系统。1994 年 Dake 及其同事应用腔内覆膜支架治疗胸主动脉瘤,其中包括了 2 例胸主动脉夹层患者。所有的 13 例患者均成功置入了支架。之后腔内治疗迅速发展。

其基本原理:在 DSA 动态监测下,将一段适宜的人造血管内支架经股动脉导入主动脉内,在腹主动脉瘤近远端以内支架将人造血管固定在正常动脉内壁上,在血管腔内将动脉瘤壁与血流隔绝,达到消除动脉瘤壁承受血流冲击并维持腹主动脉血流通畅的目的。

主要的优点是大大减轻了手术的创伤程度:降低了传统腹主动脉瘤切除术后常见的心、肺、肾等重要脏器并发症的发生率;失血量少,术中、术后输血少甚至可不输血;患者住院时间缩短。使那些有严重并发症而不能耐受腹主动脉瘤切除术的高危患者获得了救治希望,患者的生理和心理压力大大减轻,从而使一些较小的腹主动脉瘤患者亦愿意接受手术。

开展这一手术的必要条件有:①具备良好的手术室内血管造影学监测设备。②足够可供选用的各种导管、导丝、人造血管和人造血管内支架。③具备能够进行应急腹主动脉瘤切除术的血管外科医师;④血管外科和介入放射科的默契合作。

1.腹主动脉瘤介入治疗的适应证和禁忌证

与切开手术的适应证基本相同。①瘤体直径＞5 cm。②瘤体直径每年增加＞0.5 cm。③出现破裂或其他并发症的征象。④同时对造影剂无变态反应。⑤肌酐水平＜221 μmol/L。瘤的直径在4～5 cm是否需要治疗还有较大的争议。如果经济状况允许,手术危险性小,即使瘤体不大也可以考虑手术。

有以下情况应谨慎:①动脉瘤与肾动脉的距离太短≤10 mm,支架没有足够的空间锚定。②动脉瘤的颈部弯曲＞60°,容易发生内漏。③腹主动脉瘤已经累及两侧髂动脉,估计置入支架会覆盖两侧髂内动脉的开口,仅覆盖一侧髂内动脉是安全的。④一侧髂内动脉已经闭塞,而置入支架会堵塞另一侧髂内动脉。⑤肠系膜下动脉和腰动脉仍通畅,术后会出现Ⅱ型内漏;肠系膜下动脉是结肠的主要血供来源。⑥髂动脉多处硬化或弯曲度＞90°,尤其伴有广泛钙化者,估计系统通过有很大困难,股动脉太小。⑦少儿或青少年患者,估计主动可能进一步发育。

胸主动脉瘤介入治疗的适应证:凡是左锁骨下动脉以远的真性或假性动脉瘤,只要动脉瘤的近端和远端有相对正常的动脉(1.5～2.0 cm)可供覆膜支架固定都是适应证。目前公认的适应证包括以下几种。①解剖特征理想(长度、位置、容易操作)。②高危患者动脉瘤直径＞5.5 cm。③低危患者动脉瘤直径＞6.5 cm。④患者知情同意。⑤外科手术危险性高。因为头臂动脉的缘故,目前这种方法还不能用于治疗升主动脉和主动脉弓处的动脉瘤。

2.测量

(1)胸主动脉瘤:术前要常规行增强的螺旋CT检查,从头臂动脉水平到腹腔动脉水平断层,每层3～5 mm,如果能够行三维重建就更好。根据下图的要求测量。支架应超过动脉瘤两端至少1.5～2.0 cm,支架的直径比参考血管直径大4～6 mm。按图19-1所示测量各参数。

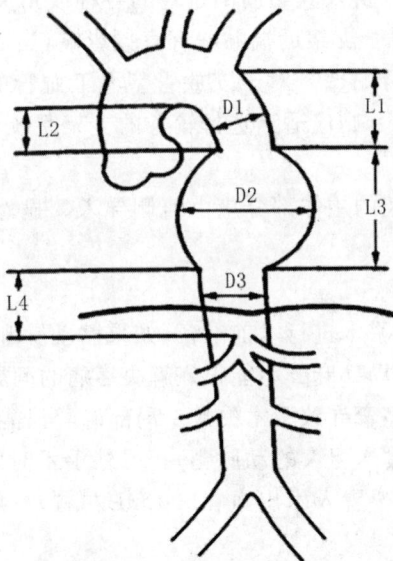

图 19-1　覆膜支架治疗胸主动脉瘤的测量参数
D1 动脉瘤近端参考血管的直径;L1 动脉瘤与左锁骨下动脉的距离;D3 动
脉瘤远端参考血管的直径;L3 动脉瘤的长度;L4 动脉瘤与腹腔动脉的距离

(2)腹主动脉瘤:CT检查和手术计划的制订是非常关键的步骤。CT有特殊的要求。①断层厚度3～6 mm。②断层范围应从肠系膜上动脉到髂内动脉开口以下。在分析CT片时,有几点应特别注意,首先要注意瘤体的颈部,也就是肾动脉与瘤体之间的一段动脉。颈部是支架固定的部位,其健康与否直接与远期效果有关。如果瘤体颈部过短(＜10 mm),支架与颈部没有足够的接触,固定就不稳固。如果颈部钙化比较重(动脉常常是椭圆形),不仅固定不牢,而且封闭不严,容易产生内漏。其次是髂总动脉。髂总动脉是支架落脚的地方,是内漏最常发生的部位。如果支架的两条腿在髂总动脉内的长度不够,支架的腿容易脱出,导致内漏。因此测量髂总动脉的长度非常重要。另外,还要注意髂动脉是否过度弯曲,估计支架系统能否顺利通过。动脉瘤波及髂总动脉并非少见,如果只是一侧,可以栓塞同侧的髂内动脉,将支架一直伸到髂外动脉完全健康的动脉段。要注意股动脉内径是否>7 mm,以利于支架顺利通过。按下图的要求测量各参数(图 19-2)。

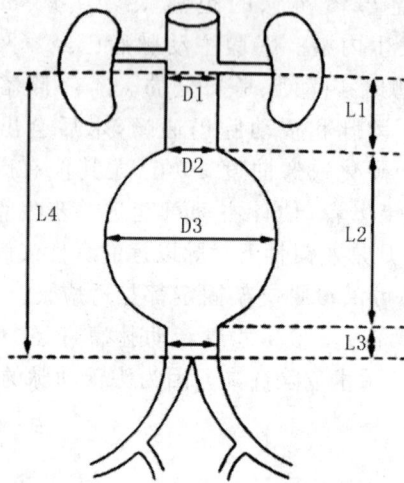

图 19-2 覆膜支架治疗腹主动脉瘤的测量参数

D1 瘤颈部直径;L1 瘤颈部长度;D3 瘤体直径;L3 瘤体长度;D4 髂动脉分叉上部直径;髂总动脉直径,到髂内动脉开口处的长度;支架欲固定部位的直径,股动脉直径

除上述径线测量外,主动脉瘤本身及其与周围血管的各种成角关系,其中主要有 5 个角度,对于操作及治疗效果也是至关重要的。α_1 对于支架近端贴壁有着直接影响,当 α_1 角度较大时,瘤体近端颈部的长度和内径应从严掌握,以保证支架充分贴壁。对于安放管型人工血管的患者,α_3 具有同样意义。α_2 角度决定了支架的实际长度,若此角度过大,则应适当选择较长的支架系统,以保证支架远端有足够的封闭及支撑长度。

β_1 与 β_2 的大小比较决定了支架的主体部分应由何侧导入。显然,选择 β 较小一侧导入,更易于通过瘤腔而减少损伤囊壁的可能。

3.术前准备

应按气管插管全身麻醉和开胸手术进行术前准备,如果髂动脉和股动脉局部解剖不是非常复杂也可以在局部麻醉做覆膜支架置入。但局部麻醉不能很好解决疼痛的问题。我们在局麻下做过人造血管覆盖支架置入术,从而引起疼痛和动脉痉挛导致手术失败。局部麻醉只能解决切皮的疼痛,而不能很好地解决牵拉动脉的疼痛(如分离股动脉和输送粗大的动脉鞘)。另外手术时间较长,患者很难耐受。转手术的可能性也是存在的。人造血管覆盖支架置入术出血在300 mL左右,一般无需输血,但准备 800～1 000 mL的全血是必要的。

4.效果和并发症

由于对操作成功有不同定义,因而结果有一些差异。在最近几个系列试验中,腹主动脉瘤支架置入的成功率是78%～94%。尽管结果是比较理想的,但仅有 30%～60% 的腹主动脉瘤患者的动脉瘤解剖结构适合行血管内修复。相对于传统的外科修复术,血管内修复的远期效果并不知晓。与支架技术相关的、尚未解决的主要问题是频繁发生的内漏。血管造影可以显示,由于支架未能完全将动脉瘤从主动脉循环中分离出去,造影剂持续流入动脉瘤囊内。如果内漏不能有效处理,那么就使患者处于动脉瘤扩张或破裂的持续危险中。

(吕 毅)

第二节　主动脉夹层分离

主动脉夹层分离指主动脉腔内血液从主动脉内膜撕裂处进入主动脉中膜并使中膜分离,沿主动脉长轴方向扩展形成主动脉壁的二层分离状态,又称主动脉壁间动脉瘤或主动脉夹层动脉瘤。

本病少见,发病率每年每百万人口约5～10例,高峰年龄50～70岁,男：女约(2～3)：1。发病多急剧,65%～70%在急性期死于心脏压塞、心律失常等,故早期诊断和治疗非常必要。根据发病时间分为急性期和慢性期:2周以内为急性期,超过2周为慢性期。近年我国患本病患者数有增多趋势。

一、病因和发病机制

病因未明,80%以上主动脉夹层分离者患有高血压,不少患者有囊性中层坏死。高血压并非引起囊性中层坏死的原因,但可促进其发展。临床与动物实验发现血压波动的幅度与主动脉夹层分离相关。马方综合征中主动脉囊性中层坏死颇常见,发生主动脉夹层分离的机会也多,其他遗传性疾病如 Turner 综合征、Ehlers-Danlos 综合征,也有发生主动脉夹层分离的趋向。主动脉夹层分离还易发生在妊娠期,其原因不明,推想妊娠时内分泌变化使主动脉的结构发生改变而易于裂开。

正常成人的主动脉壁耐受压力颇强,使壁内裂开需 66.5 kPa(500 mmHg)以上的压力。因此,造成夹层裂开的先决条件为动脉壁缺陷,尤其中层缺陷。一般而言,在年长者以中层肌肉退行性变为主,年轻者则以弹性纤维缺少为主。至于少数主动脉夹层分离无动脉内膜裂口者,则可能由于中层退行性变病灶内滋养血管破裂引起壁内出血所致。合并存在动脉粥样硬化有助于主动脉夹层分离发生。

二、病理

(一)病理特点

基本病变为囊性中层坏死。动脉中层弹性纤维有局部断裂或坏死,基质有黏液样变和囊肿形成。夹层分离常发生于升主动脉,此处经受血流冲击力最大,而主动脉弓的远端则病变少而渐轻。主动脉壁分裂为二层,其间有积血和血块,该处主动脉明显扩大呈梭形或囊状。病变如累及主动脉瓣瓣环,则环扩大而引起主动脉瓣关闭不全。病变可从主动脉根部向远处扩延,可达髂动脉及股动脉,亦可累及主动脉各分支,如无名动脉、颈总动脉、锁骨下动脉、肾动脉等。冠状动脉一般不受影响,但主动脉根部夹层内血块对冠状动脉口可有压迫作用。多数夹层分离的起源处有内膜横行裂口。常位于主动脉瓣上方,裂口也可有两处,夹层与主动脉腔相通。少数夹层内膜完整无裂口。部分病例外膜破裂而引起大出血,破裂处都在升主动脉,出血容易进入心包腔内,破裂部位较低者亦可进入纵隔、胸腔或腹膜后间隙。慢性裂开的夹层可形成一双腔主动脉。一个管道套于另一个管道之中,此种情况见于胸主动脉或主动脉弓的降支。

(二)病理分型和分级

根据内膜撕裂部位和主动脉夹层分离扩展范围分型。

1. Stanford 分型

(1)A 型:内膜撕裂可位于升主动脉、主动脉弓或近段降主动脉,扩展可累及升主动脉、弓部,也可延及降主动脉、腹主动脉。

(2)B 型:内膜撕裂口常位于主动脉峡部,扩展仅累及降主动脉或延伸至腹主动脉,但不累及升主动脉。

2. DeBakey 分型

(1)Ⅰ型:内膜撕裂位于升主动脉,而扩展累及腹主动脉。

(2)Ⅱ型:内膜撕裂位于升主动脉,而扩展仅限于升主动脉。

(3)Ⅲ型:内膜撕裂位于主动脉峡部,而扩展可仅累及降主动脉(Ⅲa型)或达腹主动脉(Ⅲb型)。

Stanford A 型相当于 DeBakey Ⅰ型和Ⅱ型,约占主动脉夹层分离的 65%～70%,而 Stanford B 型相当于 DeBakeyⅢ型,占 30%～35%(图 19-3)。

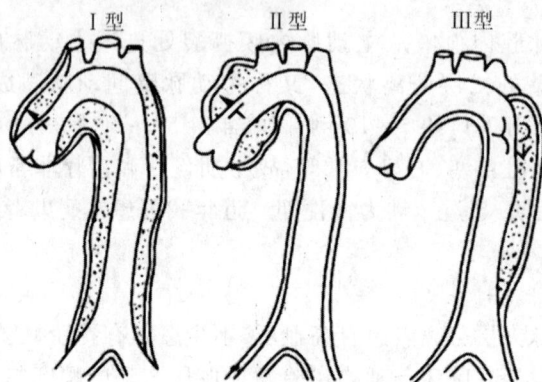

图 19-3　主动脉夹层动脉瘤分型示意图

3. Svensson 等分级

根据病理变化的不同,Svensson 等对主动脉夹层分离细分为 5 级。

(1)1 级:典型主动脉夹层分离伴有真假腔之间的内膜撕裂片。

(2)2 级:中膜层断裂伴有壁内出血或血肿形成。

(3)3 级:断续/细小夹层分离而无在撕裂部位的血肿偏心膨胀。

(4)4 级:斑块破裂/溃疡,主动脉粥样硬化穿透性溃疡通常在外膜下伴有环绕的血肿。

(5)5 级:医源性和创伤性夹层分离。

三、临床表现

(一)疼痛

夹层分离突然发生时,大多数患者突感疼痛,A 型多在前胸,B 型多在背部、腹部。疼痛剧烈难以忍受,起病后即达高峰,呈刀割或撕裂样。少数起病缓慢者疼痛可不显著。

(二)高血压

初诊时 B 型患者 70% 有高血压。患者因剧痛而有休克外貌,焦虑不安、大汗淋漓、面色苍白、心率加速,但血压常不低甚至增高。如外膜破裂出血则血压降低,不少患者原有高血压,起病后剧痛使血压更高。

(三)心血管症状

夹层血肿累及主动脉瓣瓣环或影响瓣叶的支撑时发生主动脉瓣关闭不全,可突然在主动脉瓣区出现舒张期吹风样杂音,脉压增宽,急性主动脉瓣反流可引起心力衰竭。脉搏改变,一般见于颈、肱或股动脉,一侧脉搏减弱或消失,反映主动脉的分支受压迫或内膜裂片堵塞其起源。胸锁关节处出现搏动或在胸骨上窝可触到搏动性肿块。可有心包摩擦音,夹层破裂入心包腔、胸膜腔可引起心脏压塞及胸腔积液。

(四)神经症状

主动脉夹层分离延伸至主动脉分支颈动脉或肋间动脉,可造成脑或脊髓缺血,引起偏瘫、昏迷、神志模糊、截瘫、肢体麻木、反射异常、视力与大小便障碍。2%～7%可有晕厥,但未必有其他神经症状。

(五)压迫症状

主动脉夹层分离压迫腹腔动脉、肠系膜动脉时可引起恶心、呕吐、腹胀、腹泻、黑便等;压迫颈交感神经节引起 Horner 综合征;压迫喉返神经致声嘶;压迫上腔静脉致上腔静脉综合征;累及肾动脉可有血尿、尿闭及肾缺血后血压增高。

四、实验室检查和辅助检查

（一）心电图

无特异性改变。病变累及冠状动脉时,可出现心肌急性缺血甚至急性心肌梗死改变,但 1/3 的患者心电图可正常。心包积血时可出现类似急性心包炎的心电图改变。

（二）X 线

胸片见上纵隔或主动脉弓影增大,主动脉外形不规则,有局部隆起。如见主动脉内膜钙化影,可准确测量主动脉壁的厚度。正常在 2～3 mm,增到 10 mm 时则提示夹层分离的可能,若超过 10 mm 可肯定为本病。

X 线、CT 是目前最常用于诊断主动脉夹层分离的方法,其中以对比剂增强多排螺旋 CT 效果最好。可显示病变主动脉扩张;发现主动脉内膜钙化,如钙化内膜向中央移位则提示主动脉夹层,如向外围移位提示单纯性动脉瘤;还可显示由主动脉内膜撕裂所致的内膜瓣。CT 对诊断位于降主动脉夹层分离的准确性高于其他部位,但难以判断主动脉瓣关闭不全的存在。

（三）超声心动图

经胸壁超声心动图诊断升主动脉夹层分离很有价值,且能识别心包积血、主动脉瓣关闭不全和胸腔积血等并发症。但诊断降主动脉夹层分离的敏感性较低。

近年应用经食管超声心动图(TEE)结合实时彩色血流显像技术诊断升主动和降主动脉夹层分离,判断主动脉瓣关闭不全和心包积液都有高的特异性及敏感性,判断内膜撕裂、假腔内血栓的敏感性较高。真假腔之间压力梯度可应用连续波(CW)多普勒测定,脉冲(PW)多普勒血流分析可显示单向和双向血流,但显像升主动脉远端和主动脉弓近端不甚清楚。由于其无创性,并能在床旁 10～15 min 内完成,可在血流动力学不稳定的患者中进行,现被推荐在外科手术前(麻醉后)做检查。但有食管静脉曲张、食管肿瘤或狭窄者中禁忌。

（四）磁共振成像(MRI)

是检测主动脉夹层分离最为清楚的显像方法,敏感性和特异性均高达 98%～100%,因而被认为是诊断本病的"金标准"。常被用于血流动力学稳定的患者和慢性患者的随访。但检测耗时较长,对急诊和血流动力学不稳定患者不够安全,在装有起搏器和带有人工关节、钢针等金属物的患者中禁忌使用,临床应用受限。

（五）主动脉造影术

选择性地造影主动脉曾被作为常规检查方法。对 B 型主动脉夹层分离的诊断较准确,但对 A 型病变诊断价值小。该技术为侵入性操作,具有一定的风险,现已少用。

（六）血管内超声(IVUS)

IVUS 直接从主动脉腔内观察管壁的结构,能准确识别其病理变化。对动脉夹层分离诊断的敏感性和特异性接近 100%。但和主动脉造影术同属侵入性检查有一定的危险性,也不常用。

（七）血和尿检查

可有 C 反应蛋白升高,白细胞计数轻中度增高。胆红素和 LDH 轻度升高,可出现溶血性贫血和黄疸。尿中可有红细胞,甚至肉眼血尿。平滑肌的肌球蛋白重链浓度增加,可用来作为诊断主动脉夹层分离的生化指标。

五、诊断和鉴别诊断

急起剧烈胸痛、血压高、突发主动脉瓣关闭不全、两侧脉搏不等或触及搏动性肿块应考虑本病。胸痛常被考虑为急性心肌梗死,但心肌梗死时胸痛开始不甚剧烈,逐渐加重,或减轻后再加剧,不向胸部以下放射,伴心电图特征性变化,若有休克外貌则血压常低,也不引起两侧脉搏不等,以上各点可鉴别。

如胸痛位于前胸、有主动脉瓣区舒张期杂音或心包摩擦音、右臂血压低脉搏弱、右颈动脉搏动弱、心电图示心肌缺血或梗死提示夹层分离位于主动脉近端;疼痛位于两肩胛骨间、血压高、左胸腔积液提示夹层分离位于主动脉远端。

超声心动图、X线CT、MRI等检查对确立主动脉夹层分离的诊断有很大帮助,对拟作手术治疗者可考虑主动脉造影或IVUS检查。

主动脉夹层分离须与急性冠脉综合征、无夹层分离的主动脉瓣反流、无夹层分离的主动脉瘤、肌肉骨骼痛、心包炎、纵隔肿瘤、胸膜炎、胆囊炎、肺栓塞、脑卒中等相鉴别。

六、预后

多数病例在起病后数小时至数天内死亡,在开始24 h内每小时病死率为1%～2%,视病变部位、范围及程度而异,越在远端,范围较小,出血量少者预后较好。急性期患者如未治疗65%～73%将于2周内死亡;慢性期患者预后较好。即使如此,不论采取何种治疗本病患者院外5年和10年总体生存率仍不足80%和40%。威胁患者生命并导致后期死亡的主要因素来自受累主动脉及相关的心血管疾病,常见的有夹层分离的主动脉持续性扩张破裂,受累脏器血流灌注进行性减少以致其功能不全,严重主动脉瓣关闭不全导致左心衰竭等。

七、治疗

对任何可疑或诊为本病患者,应立即住院进入监护病室(ICU)治疗。治疗分为紧急治疗与巩固治疗两个阶段。

(一)紧急治疗

(1)缓解疼痛。疼痛严重可给予吗啡类药物止痛,并镇静、制动,密切注意神经系统、肢体脉搏、心音等变化,监测生命体征、心电图、尿量等,采用鼻导管吸氧,避免输入过多液体以免升高血压及引起肺水肿等并发症。

(2)控制血压和降低心率。联合应用β-受体阻断剂和血管扩张剂,以降低血管阻力、血管壁张力和心室收缩力,减低左室 dp/dt,控制血压于 13.3～16.0 kPa(100～120 mmHg),心率在60～75 次/分以防止病变的扩展。可静脉给予短效 β-受体阻断剂艾司洛尔,先在 2～5 min 内给负荷剂量 0.5 mg/kg,然后以 0.1～0.2 mg/(kg·min)静滴,用药的最大浓度为 10 mg/mL,输注最大剂量为 0.3 mg/(kg·min)。美托洛尔也可静脉应用,但半衰期较长。也可应用阻滞 α 和 β-受体的拉贝洛尔。对有潜在不能耐受 β-受体阻断剂的情况(如支气管哮喘、心动过缓或心力衰竭),可在应用艾司洛尔时观察患者的反应情况。如不能耐受可用钙拮抗剂如维拉帕米,地尔硫䓬或硝苯地平等。如 β-受体阻断剂单独不能控制严重高血压,可联合应用血管扩张剂。通常用硝普钠,初始剂量为 25～50 μg/min,调节滴速,使收缩压降低至 13.3～16.0 kPa(100～120 mmHg)或足以维持尿量 25～30 mL/h 的最低血压水平。如出现少尿或神经症状,提示血压水平过低需予以调整。血压正常或偏低的患者,应排除出血进入胸腔、心包腔或者假腔中的可能。血压下降后疼痛明显减轻或消失是夹层分离停止扩展的临床指征。血压高而合并有主动脉大分支阻塞的患者,因降压能使缺血加重,不宜用降压治疗。

(3)严重血流动力学不稳定患者应立刻气管插管通气,给予补充血容量。有出血入心包、胸腔或主动脉破裂者给予输血。经右桡动脉作侵入性血压检测,如头臂干动脉受累(极少见),则改从左侧施行。监测两侧上肢血压以排除由于主动脉弓分支阻塞导致的假性低血压非常重要。在ICU或手术室内进行 TEE,一旦发现心脏压塞时,不需再行进一步影像检查而进行胸骨切开外科探查术。在手术前施行心包穿刺放液术可能有害,因心包内压降低后可引起再发出血。

(二)巩固治疗

病情稳定后可改用口服降压药控制血压,及时做 X线、CT、TEE 等检查,决定下一步诊治。

若内科治疗不能控制高血压和疼痛,出现病变扩展、破裂、脏器缺血等征象,夹层分离位于主动脉近端,夹层已破裂或濒临破裂,伴主动脉瓣关闭不全者,均应手术治疗。对缓慢发展的及主动脉远端夹层分离,可继续内科治疗。保持收缩压于13.3～16.0 kPa(100～120 mmHg)。

手术治疗是彻底去除病灶,防止病变发展,抢救破裂、脏器缺血等并发症的有效方法并具有一定远期疗效。选择手术时机和适应证很重要,取决于夹层分离的部位和患者的临床情况。对于升主动脉夹层分离(A型),虽经过有效抗高血压内科治疗,其发生主动脉破裂或心脏压塞等致命性并发症的危险性仍相当高(约90%)。故目前主张一经确诊,条件允许情况下应首选及时手术治疗。由于B型主动脉夹层分离发生破裂的危险性相对较低,且降主动脉手术具有很高的死亡率,在手术期间,主动脉钳夹所致的急性缺血可造成截瘫、急性肾衰竭等严重并发症,因此,对B型的手术指征仅限于并发主动脉破裂、远端灌注不良、经药物治疗后夹层仍扩展蔓延、无法控制的高血压及疼痛剧烈的病例。

近年来随着微创血管外科的发展,采用介入治疗技术已应用于主动脉夹层的治疗,如应用经皮血管内支架来扩展受压的主动脉分支血管,经皮血管内膜间隔开窗术以补偿腔内灌注压,改善相应受累血管远端的血供及经皮球囊堵塞假腔入口等。

(陈 朋)

第三节 多发性大动脉炎

多发性大动脉炎为主动脉及其主要分支的慢性进行性非特异性炎变,以引起不同部位的狭窄或闭塞为主。

本病在亚洲地区比较常见,而西欧国家罕见,多发生于青年女性,男女比例为1:(2～4),发病年龄以15～30岁为多。本病的病因尚不明确,目前认为可能因素有风湿性疾病(风湿热或系统性红斑狼疮)、感染(结核病或梅毒)、先天性血管异常、外伤等。

一般进展缓慢,预后视有无严重开发症和症状能否稳定而定,主要死因是脑出血。临床共分4型。

Ⅰ型:头臂动脉型,病变累及主动脉弓和头臂血管,也叫主动脉弓综合征。

Ⅱ型:主、肾动脉型,累及胸降主动脉和腹主动脉,无主动脉弓。

Ⅲ型:包括Ⅰ、Ⅱ型的特征。

Ⅳ型:上述三型均可合并肺动脉狭窄和闭塞,目前尚未发现大动脉炎单独侵犯肺动脉者。

一、临床表现

约3/4患者自青少年时发病,活动期可有全身症状,如发热、全身不适、食欲不振、体重下降、夜间盗汗、关节痛和疲乏等,病变动脉处可有局限性疼痛和压痛。

(一)头臂动脉型(即无脉病)

1.症状

(1)颈动脉和椎动脉狭窄或闭塞,可有不同程度的脑缺血,表现为头昏、眩晕、视觉障碍、头痛、记忆力减退、咀嚼时腭部肌肉疼痛。严重者有反复晕厥、抽搐、失语、偏瘫或昏迷。尤以头部上仰时,上述症状更易发作。

(2)锁骨下动脉或无名动脉狭窄或闭塞时,可出现单侧或双侧上肢缺血(可有一侧或双侧上肢无力、麻木酸痛,活动后上肢间歇性疼痛;伴有一侧或双侧上肢桡动脉搏动减弱或消失,上肢血压低或测不出)上肢无力,发凉,酸痛,麻木甚至肌肉萎缩。

(3)少数患者可发生锁骨下动脉窃血综合征,由于一侧锁骨下动脉或无名动脉有1/2以上狭窄闭塞,可引起同侧椎动脉的压力降低 1.3 kPa(10 mmHg)以上,则可使对侧椎动脉的血液逆流入狭窄或闭塞侧的椎动脉和锁骨下动脉。此外当患侧上肢活动时,其血流量可增加 50%～100%,此时在狭窄或闭塞部位的远端可引起虹吸现象,加重头部缺血,而发生一过性头晕或晕厥。

2.体征

(1)单侧或双侧颈动脉、桡动脉、肱动脉搏动减弱或消失。

(2)上肢血压明显降低或测不出,下肢血压则正常或增加。

(3)约半数患者于颈部或锁骨上部可听到Ⅱ级以上收缩期血管杂音,多数触不到细震颤。

(4)如有侧支循环形成,则血流经过扩大弯曲的侧支血管时,可产生连续性血管杂音。

(5)眼底视网膜贫血。

(二)主、肾动脉型

病变主要累及胸、腹主动脉及其分支,特别是肾动脉。

1.症状

(1)胸、腹主动脉及其分支的狭窄或闭塞可引起单侧或双侧下肢缺血,产生下肢无力、发凉、酸痛、麻木、易疲劳和间歇性跛行等。

(2)双侧或单侧肾动脉狭窄或闭塞可引起顽固性高血压,甚至发生左侧心力衰竭症状。

(3)少数患者大动脉炎波及冠状动脉或冠状动脉口,发生心绞痛或心肌梗死。

2.体征

(1)股动脉和足背动脉搏动减弱。

(2)下肢血压明显降低或测不出,而上肢血压增高。单纯胸或腹主动脉狭窄,则上肢血压高,下肢血压低或测不出;单纯肾血管性高血压,上下肢血压均增高,上肢舒张压常超过 16 kPa(120 mmHg),下肢血压较上肢高 2.7 kPa(20 mmHg)左右;主动脉和肾动脉均狭窄,则上、下肢血压差更大。

(3)胸主动脉狭窄者于背部脊柱两侧或胸骨旁可听到收缩期血管杂音,严重者于胸壁可见表浅动脉搏动;肾动脉受累时 60%～90% 于上腹部可听到Ⅱ级以上高调收缩期血管杂音,杂音出现率以双侧肾动脉受累较单侧为高。

(4)胸、腹主动脉严重狭窄产生侧支循环时,可出现连续性血管杂音。

(5)由高血压引起左心室肥厚、扩大,以至心力衰竭的体征。

(三)广泛型(混合型)

2/5 患者具有上述两种类型的临床症状和体征特点,病变广泛而多发,多数病情较重。

(四)肺动脉型

常呈多发性,病变程度较轻;晚期可出现肺动脉高压。表现为心悸、气短,肺动脉瓣区可闻及收缩期喷射音及收缩期杂音,肺动脉瓣第二音亢进等。

二、辅助检查

(一)实验室检查

动脉炎活动期,红细胞沉降率增快,C反应蛋白增高,白细胞计数增多,部分患者有红细胞计数和血红蛋白量降低,血清蛋白降低而 α、γ 球蛋白增高,免疫球蛋白 G 和抗主动脉抗体增高。晚期则上述抗体效价降低。

(二)眼底检查

在头臂动脉型中可见视盘苍白、视神经萎缩、视网膜动静脉不同程度的扩张和相互吻合,末梢血管闭塞;在主肾动脉型及混合型可见高血压和眼底改变。

(三)心电图

主肾动脉型及混合型可见左心室肥大或伴有劳损,偶可出现心肌梗死改变。

（四）X线检查

主肾动脉型及混合型可见左心室增大，若侵犯胸主动脉，可见主动脉弓凸出、扩张，甚至瘤样扩大，或者降主动脉变细、内收及搏动减弱等改变。

（五）血管造影

头臂动脉型可显示主动脉弓和（或）其分支受累部位血管边缘不规则，伴狭窄和狭窄后扩张，甚至闭塞；累及升主动脉者，可见升主动脉扩张，动脉瘤形成和主动脉反流。

主、肾动脉型可显示降主动脉或腹主动脉狭窄和阻塞，肾动脉亦可有狭窄和阻塞，前段狭窄后段血管可扩张，其附近可见粗大扭曲的侧支循环血管。

静脉肾盂造影可示患者肾缩小，肾盂显影浅淡。

（六）超声血管检查

可显示狭窄远端动脉的搏动强度和血流量减低。超声多普勒尚可探查主动脉及其主要分支狭窄或闭塞的部位、程度及血流减少情况（如颈动脉、锁骨下动脉、肾动脉等）。

（七）放射性核素

放射性核素肾图显示患侧肾脏有缺血性改变。

三、治疗

（一）内科治疗

1.抗感染治疗

如有活动性结核或链球菌感染，可应用抗结核药物及青霉素治疗，对抑制体内免疫机制可能有帮助。

2.激素

对急性活动期有助于制止或减缓病变的发展，对已有狭窄或闭塞的血管并无疗效。常用泼尼松龙30～40 mg/天，清晨顿服；地塞米松0.75～1.5 mg，每日3或4次。待炎症控制后，逐渐减量，并可用小剂量泼尼松龙长期维持。3.免疫抑制药

硫唑嘌呤50～100 mg，分次口服，也可用左旋咪唑、环磷酰胺等，一般常与激素合并应用，能更好地调节机体免疫功能。

4.抗凝药物

阿司匹林50 mg，1次/天；双嘧达莫25 mg，3次/天。

5.血管扩张剂

硝苯地平10～20 mg，口服，3次/天；烟酸100 mg，3次/天；妥拉唑啉（妥拉苏林）25～50 mg，3次/天。

6.降压药物

目前多选用卡托普利25～50 mg，3次/天。

7.其他

右旋糖苷或羟乙基淀粉（706代血浆）250 mL，静脉滴注，1次/天，10次为1个疗程；丹参注射液2～4 mL，每日1或2次，肌内注射。

（二）手术治疗

有严重临床表现时可考虑施行血管重建术：血管旁路移植术、颈总动脉—锁骨下动脉吻合术、动脉血栓内膜剥脱术加自体大隐静脉片增补术等。对单侧肾动脉受累而肾动脉较细无法施行肾动脉重建手术者，如患侧肾脏萎缩不明显，可考虑自体肾脏移植术。肾脏萎缩已很明显者，可考虑患侧肾脏切除术。

（三）中医治疗

1.辨证论治

（1）瘀血内停，脉络痹阻：胸部憋闷、气短、眩晕、肢麻以及桡动脉摸不到。

治法：活血化瘀，宣痹通络，养阴清热。

方药：银花藤45～60 g，玄参20～25 g，当归20～30 g，丹参30 g，川芎10～15 g，赤芍15 g，桃仁12 g，

红花 9 g,桂枝 9～12 g,海风藤(或用络石藤)15 g,薏苡仁 30 g,甘草 12 g。

(2)湿热蕴结,瘀阻血脉:症见下肢静脉曲张并发湿疹样皮炎等。

治法:清热燥湿。

方药:白鲜皮 30 g,马齿苋 30 g,苦参 30 g,苍术 15 g,黄柏 15 g。将上药用纱布包扎好,加水煎煮后,过滤去渣,趁热熏洗患处,每日 1 或 2 次,每次 1 h。如有创口,熏洗后再常规换药。

2.专方专药

(1)复方丹参片:4 片,3 次/天。

(2)活血通脉片:5 片,3 次/天。

(3)益气活血片:4 片,3 次/天。

四、治愈好转标准

1.治愈标准

手术治疗后症状及体征基本消失,血压、实验室及 X 线检查恢复正常。

2.好转标准

内科和手术治疗后,症状减轻,血压未恢复正常。

(赵国忠)

第二十章　肺动脉高压

肺动脉高压实际上是由多种原因，包括基因突变、药物、免疫性疾病、分流性心脏畸形、病毒感染等侵犯小肺动脉，引发小肺动脉发生闭塞性重构，导致肺血管阻力增加，进而右心室肥厚扩张的一类恶性心脏血管疾病。患者早期诊断困难，治疗棘手，预后恶劣，症状出现后多因难以控制的右心衰竭死亡。

这一类疾病因病因谱广，预后差而成为日益突出的公共卫生保健沉重负担。不仅在西方发达国家备受重视，在我国等发展中国家也逐渐成为心血管疾病防治的重要任务。因此，心血管专科高级医师应该熟练掌握肺动脉高压临床特点、诊治规范、特别是右心室衰竭处理与左心衰竭的不同特点。

根据英国、美国以及我国有关肺动脉高压专家共识等指南性文件，建议临床医师首诊发现肺血管疾病患者，应该及时转往相应专科医师处进行专科评估和靶向治疗，以免贻误最佳治疗时机。另外，国内外经验表明，培训专科医师，建立专业准入制度以及相应区域性专科诊疗中心是提高肺血管疾病诊治水平的重要途径。值得强调的是，由中华医学会心血管病分会、中华心血管病杂志编辑委员会组织编写的我国第一个"中国肺动脉高压筛查诊断与治疗专家共识"（以下简称专家共识）于 2007 年 11 月在中华心血管病杂志正式发表，为更好规范我国心血管医师的临床诊治行为，提供了重要参考依据。

一、概念和分类

(一)历史回顾

1973 年世界卫生组织（WHO）在日内瓦召开了第 1 次世界肺高血压会议，会议初步把肺高血压分为原发性肺高血压（primary pulmonary hypertension，PPH）和继发性肺高血压两大类。1998 年在法国 Evian 举行的第 2 次 WHO 肺高压专题会议首次将肺动脉高压与肺静脉高压、血栓栓塞性肺高压区分开；并将直接影响肺动脉及其分支的肺动脉高压（pulmonary arterial hypertension，PAH）与其他类型肺高血压严格区分；还将应用多年的原发性肺高血压分为散发性和家族性两大类。2003 年在威尼斯举行的第 3 次 WHO 会议正式取消了原发性肺高血压这一术语，并使用特发性肺动脉高压（idiopathic pulmonary arterial hypertension，IPAH）和家族性肺动脉高压（familial pulmonary arterial hypertension，FPAH）取而代之，特发性肺动脉高压和家族性肺动脉高压并列为肺动脉高压的亚类。

国内有专家建议使用"动脉型肺动脉高压"和"静脉型肺动脉高压"等概念。但肺静脉高压初期并不伴随肺动脉高压，如患者没有得到及时治疗，或导致肺静脉高压原因没有及时消除，才会逐渐伴随出现肺动脉高压。这一点在第 4 次世界卫生组织肺动脉高压会议（美国加州洛杉矶橘子郡，2008 年 2 月）上明确提出，称为"孤立的肺静脉高压（isolated pulmonary venous hypertension）"，属于肺高血压。所以目前国际上多数专家还是倾向于把孤立的肺动脉高压和肺高血压严格进行区分来进行定义。

目前关于 2008 年 2 月第 4 次世界肺高血压学术会议上术语的最新进展，还有几点必须强调：①"家族性肺动脉高压"已经更改为"遗传性家族型肺动脉高压"，而有骨形成蛋白 2 型受体（bone morphogenetic protein receptor 2，BMPR2）基因突变的特发性肺动脉高压患者，目前建议诊断为"遗传性散发型肺动脉高压"。②小孔房间隔缺损等左向右分流性先天性心脏病合并重度肺动脉高压患者，目前建议诊断为"类特发性肺动脉高压综合征（IPAH like physiology）"。

(二)肺高血压和肺动脉高压

肺高血压是指肺内循环系统发生高血压，整个肺循环，任何系统或者局部病变而引起的肺循环血压增高均可称为肺高血压(简称肺高压,pulmonary hypertension)。

肺动脉高压(PAH)是指孤立的肺动脉血压增高,肺静脉压力应正常,同时肺毛细血管嵌顿压正常。

特发性肺动脉高压(IPAH)是肺动脉高压的一种,指没有发现任何原因,包括遗传、病毒、药物而发生的肺动脉高压。研究发现26%的特发性肺动脉高压患者合并BMPR2突变,但目前认为合并基因突变应诊为"遗传性散发型肺动脉高压"。

肺高血压的诊断标准:在海平面状态下,静息时,右心导管检查肺动脉收缩压>30 mmHg(1 mmHg=0.133 kPa)和(或)肺动脉平均压>25 mmHg,或者运动时肺动脉平均压>30 mmHg。而诊断肺动脉高压的标准,除了上述肺高压标准之外,尚需肺毛细血管嵌顿压(PCWP)≤15 mmHg,肺血管阻力>3。

(三)威尼斯会议肺高血压临床分类

尽管2008年2月第4次世界肺高血压会议重新对肺高血压进行了分类,但鉴于正式分类尚未发表,个别问题还存在争议,因此,本教材仍采用威尼斯第3次世界卫生组织肺动脉高压专题会议制定的肺高血压诊断分类标准(表20-1)。

表20-1 2003年威尼斯会议肺高血压临床诊断分类

1.肺动脉高压	3.与呼吸系统疾病或缺氧相关肺高压
1.1特发性肺动脉高压	3.1慢性阻塞性肺疾病
1.2家族性肺动脉高压	3.2间质性肺病
1.3相关因素所致	3.3睡眠呼吸障碍
1.3.1胶原血管病	3.4肺泡低通气综合征
1.3.2先天性体-肺分流性心脏病	3.5慢性高原病
1.3.3门静脉高压	3.6肺泡-毛细血管发育不良
1.3.4HIV感染	4.慢性血栓和(或)栓塞性肺高压
1.3.5药物和毒物	4.1血栓栓塞近端肺动脉
1.3.6其他:甲状腺疾病,糖原贮积症,戈谢病,遗传性出血性毛细血管扩张症,血红蛋白病,骨髓增生性疾病,脾切除	4.2血栓栓塞远端肺动脉
1.4因肺静脉或毛细血管病变导致的肺动脉高压	4.3非血栓性肺栓塞[肿瘤,虫卵和(或)寄生虫,外源性物质]
1.4.1肺静脉闭塞病	5.混合性肺高压
1.4.2肺毛细血管瘤	类肉瘤样病,组织细胞增多症,淋巴血管瘤病,肺血管压迫(腺瘤,肿瘤,纤维性纵隔炎)
1.5新生儿持续性肺动脉高压	
2.左心疾病相关肺高压	
2.1主要累及左房或左室的心脏疾病	
2.2左心瓣膜病	

二、流行病学

(一)流行病学资料

由于特发性肺动脉高压发病率较低,而其他类型肺动脉高压诊断分类十分复杂,加之早期临床症状隐匿,不易发现,而且确诊依赖右心导管检查,因此普通人群流行病学方面资料较少。

特发性肺动脉高压可发生于任何年龄,但平均诊断年龄为36岁,男性确诊时年龄略高于女性。我国特发性和家族性肺动脉高压注册登记研究表明,女性发病率高于男性,女男比例约为2.4:1,与国外报道的(1.7~3.5):1相似,儿童特发性肺动脉高压性别比女性:男性为1.8:1,目前研究未发现特发性肺动脉高压的发病率存在种族差异。

根据1987年公布的美国国立卫生研究院(NIH)注册登记研究结果,人群中原发性肺高血压(PPH)年发病率为1/100万~2/100万。2006年法国研究表明法国成年人群中肺动脉高压年发病率和患病率分别为2.4/100万和15.0/100万。

虽然普通人群肺动脉高压发病率较低,但服用食欲抑制药人群中年发病率可达到

25/100 万～50/100 万。而尸检研究得到的患病率更高达 1 300/100 万。

儿童肺动脉高压发病率同样很低。中国肺动脉高压注册登记研究初步结果表明,儿童肺动脉高压患者中特发性、家族性以及结缔组织病、先天性心脏病相关性肺动脉高压所占比例分别为 31％、3％、8％、59％。

(二)危险因素

肺动脉高压的危险因素是指在肺动脉高压发展过程中可能起促进作用的任何因素,包括药物、疾病、年龄及性别等。

2003 年第 3 次 WHO 肺高血压会议上对肺动脉高压危险因素进行了系统阐述(表 20-2)。临床医师应熟悉肺动脉高压的常见危险因素,并应用到肺动脉高压诊断流程中。

表 20-2 2003 年威尼斯会议上确定的肺动脉高压危险因素

A.药物和毒物	3.不太可能的相关因素
1.已明确有致病作用	肥胖
阿米雷司	C.疾病
芬氟拉明	1.已明确的疾病
右芬氟拉明	HIV 感染
毒性菜籽油	2.非常有可能的疾病
2.非常可能有致病作用	门静脉高压/肝病
安非他明	胶原血管病
L-色氨酸	先天性体-肺分流性心脏病
3.可能有致病作用	3.可能的疾病
甲基-安非他明	甲状腺疾病
可卡因	血液系统疾病
化疗药物	脾切除术后
4.不太可能有致病作用	镰刀细胞性贫血
抗抑郁药	β-地中海贫血
口服避孕药	慢性骨髓增生性疾病
治疗剂量的雌激素	少见的遗传或代谢疾病
吸烟	1a 型糖原贮积症
B.有统计学意义的相关因素	戈谢病
1.明确的相关因素	遗传性出血性毛细血管扩张症
性别	
2.可能的相关因素	
妊娠	
高血压	

三、分子生物学

(一)基因突变

1954 年 Dresdale 首次报道了一例家族性原发性肺动脉高压家系,提示某些肺动脉高压可能与基因突变有关。1997 年发现染色体 2q31-32 有一个与家族性肺动脉高压有关的标记,2000 年明确该区域中编码骨形成蛋白 2 型受体(BMPR2)基因突变是肺动脉高压重要的遗传学机制。最近发现,ALK1/Endoglin 基因突变与遗传性出血性毛细血管扩张症合并特发性肺动脉高压的发病有关,可引起内皮细胞增殖(血管新生)和肺动脉平滑肌细胞增生,引起肺动脉高压特征性病理改变。各种类型肺动脉高压可能均有遗传因素参与。

(二)钾通道

缺氧可抑制小肺动脉平滑肌细胞的电压门控钾通道(K_V),导致钙通道开放增加,从而引起缺氧性肺血管收缩反应及血管重构。研究表明肺动脉高压以肺动脉平滑肌细胞的 K_{VL5} 表达下调为主,慢性缺氧性肺高压则 K_{VL5}、$K_{V2.1}$ 的表达均下调;食欲抑制药如芬氟拉明、阿米雷司则可直接抑制 K_{VL5} 和 $K_{V2.1}$;二氯乙酸甲酯(DCA)和西地那非可增加钾通道的表达及活性。因此钾通道功能异常在肺动脉高压发病机制中起重要作用。

(三)增殖和凋亡

小肺动脉重构与内皮细胞过度增殖及凋亡抵抗有关。目前认为缺氧、机械剪切力、炎症、某些药物或毒物及遗传易患性均可导致内皮细胞的异常增生。病理学研究发现,丛样病变是由异常增殖的内皮细胞和成纤维细胞构成的通道。而特发性肺动脉高压丛样病变为单克隆起源内皮细胞构成,与生长抑制基因如转化生长因子 β(TGF-β)2 型受体和凋亡相关基因 Bax 缺陷有关。另外特发性肺动脉高压及先心病相关性肺动脉高压丛样病变中还存在内皮细胞凋亡抵抗,导致不可逆性小肺动脉重构。

(四)5-羟色胺转运系统

肺动脉高压患者血液中 5-羟色胺(5-HT)水平升高,而最主要储存库-血小板中的含量却是下降的。多种类型肺动脉高压患者血浆中 5-HT 水平升高,即使肺移植或前列环素治疗也不能纠正;食欲抑制药阿米雷司、芬氟拉明与 5-HT 载体相互作用促使血小板释放 5-HT,并抑制其再摄取,导致血浆 5-HT 水平升高,因此也是一种钾通道拮抗药。临床及动物实验均证实,肺动脉平滑肌细胞中 5-HT 载体的表达和(或)活性升高均可引起小肺动脉重构。

(五)炎症机制

部分系统性红斑狼疮合并肺动脉高压患者经免疫抑制药治疗后病情明显改善,某些肺动脉高压患者体内可检测到循环自身抗体如抗核抗体及炎性细胞因子如 IL-1 和 IL-6 表达升高,肺组织学检查发现巨噬细胞和淋巴细胞炎性浸润,趋化因子 RANTSE 和 fractalkine 表达增加,提示炎症机制在肺动脉重构机制中起重要作用。

四、病理

肺动脉高压患者各级肺动脉均可发生结构重建,且严重程度和患者预后有一定相关性。肌型和弹性肺动脉、微细肺动脉的主要病理改变是中膜肥厚、弹性肺动脉扩张及内膜粥样硬化。各级肺小叶前或小叶内肺动脉主要表现为狭窄型动脉病变和复合型动脉病变:狭窄型病变包括肺动脉中膜平滑肌肥厚、内膜及外膜增厚;复合病变则包括丛样病变、扩张性病变和动脉炎性病变。对临床表现复杂、诊断困难的肺动脉高压患者,尽量争取行肺动脉病理解剖学检查。

五、血流动力学

(一)正常肺循环血流动力学特点

正常肺循环是一个低压、低阻、顺应性高的血液循环系统。肺血管床横截面积较大,因而阻力和压力均较低。肺血管壁薄,与气道解剖关系毗邻,因此肺血流动力学易受气道、纵隔及左右心室压力变化的影响。与临床关系密切的肺血流动力学参数有:肺动脉压、肺毛细血管楔压、肺血管阻力和右心排血量(或肺血流量)等,正常值范围,见表 20-3。肺动脉收缩压正常值为 1.7~3.5 kPa(13~26 mmHg),舒张压为 0.8~2.1 kPa(6~16 mmHg),肺动脉压随年龄增长略有升高。肺毛细血管楔压通过导管直接嵌顿在小肺动脉远端测量获得,正常值为 1.1~1.5 kPa(8~12 mmHg),临床上常用肺毛细血管楔压代替左心房压力。

表 20-3 肺循环血流动力学参数的正常参考值

参数	平均值	正常值
Q(L/分)	6.4	4.4～8.4
$PAP_{systolic}$(mmHg)	19	13～26
$PAP_{diastolic}$(mmHg)	10	6～16
PAP_{mean}(mmHg)	13	7～19
PAOP(mmHg)	9	5～13
PCWP(mmHg)	10	8～12
RAP(mmHg)	5	1～9
PVR(dyn·$s^{-1}cm^5$)	55	11～99

Q,肺血流量;PAPsystolic,肺动脉收缩压;PAPmean,肺动脉平均压;PAPdiastolic,肺动脉舒张压;PAOP,肺动脉闭塞压;PCWP,肺毛细血管楔压;RAP,右房压;PVR,肺血管阻力。

肺血管阻力(pulmonary vascular resistence,PVR):计算公式是 $R = \dfrac{\overline{P}_{PA} - \overline{P}_{LA}}{\overline{Q}_T}$,其中 $P_{PA} - P_{LA} =$ 肺动脉与左房之间的平均压差可以用 P_W 肺毛细血管楔压代替 P_{LV},单位是 mmHg。$\overline{Q}_T =$ 平均肺血流量,单位用 mL/s 表示。

心排血量:正常情况下左心排血量略高于右心,主要是由于 1%～2% 支气管静脉血直接回流到肺静脉所致。目前临床上常用计算右心排血量的方法有两种:热稀释法和 Fick 法。右心排血量的正常值为 4.4～8.4 L/分。

常用肺循环血流动力学参数的正常参考值,见表 20-3。

(二)肺动脉高压血流动力学特点

肺动脉高压血流动力学特征是肺动脉压力和肺血管阻力进行性升高,右心排血量逐渐下降,最终导致右室扩张,肥厚进而功能衰竭。

肺动脉高压无症状期为安静状态下肺动脉压正常,活动后明显升高,但是心排血量基本正常;有症状期为安静状态下肺动脉压、肺血管阻力升高,心排血量下降是症状出现的主要原因,此期可出现右室扩张和肥厚;恶化期为肺阻力进一步升高,心排血量继续下降,导致肺动脉压力也开始下降,此期肺循环血流动力学改变超过右室代偿范围,发生右心衰竭(图 20-1)。

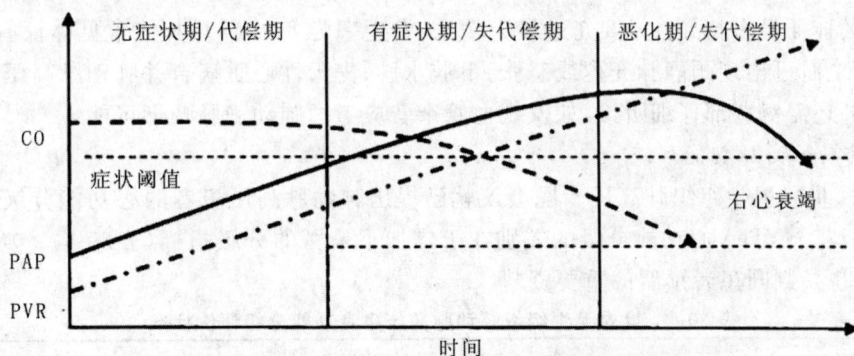

图 20-1 肺动脉高压不同时期血流动力学参数变化特点

(三)不同类型肺高血压血流动力学特点

1. 肺动脉压

安静状态下肺动脉平均压>3.3 kPa(25 mmHg)即可定义为肺高血压。根据诊断分类不同,肺动脉高压的升高可以分为被动性(如肺静脉压力升高),运动相关性(心排血量增加所致),肺血管阻力增加性(肺循环自身病变)。

2.毛细血管后性肺高压

又称肺静脉高压,肺毛细血管楔压≥2.0 kPa(15 mmHg),跨肺压差(TPG)正常;毛细血管前性肺高压,又称肺动脉高压,肺毛细血管楔压<2.0 kPa(15 mmHg),跨肺压差因肺血管阻力或心排血量增加而升高。

3.肺静脉回流受阻

如左室功能不全和二尖瓣疾病可被动引起肺动脉压升高。一些少见疾病如肺血管中层纤维化和肺静脉闭塞性疾病,也可直接引起肺静脉回流受阻导致肺高压。

4.肺血流增多

也可引起肺动脉压升高,如存在先天性左向右分流性心脏疾病。当肺血流明显增加和肺血管扩张能力达到最大时,肺血流略增加就可导致肺动脉压明显升高。

5.肺血管阻力增加

主要与小肺动脉重构、血管收缩和原位血栓形成有关。根据影响因素不同将肺血管阻力分为两种类型:固定型和(或)可逆型。固定型成分与肺动脉阻塞、闭塞及重构有关;可逆型成分与肺血管张力变化有关,肺血管张力与肺血管内皮、血管平滑肌细胞、细胞外基质、循环血细胞和血液成分相互作用有关。肺动脉高压时肺血管阻力>3。肺血管阻力增加往往与远端小肺动脉或近端肺动脉面积明显减少有关。

六、临床表现

(一)症状

肺动脉高压早期无明显症状,往往病情发展至心功能失代偿才引发症状。我国注册登记研究结果表明,患者首发症状至确诊时间为(26.4±27.6)个月。首发就诊症状是活动后气短,发生率高达98.6%。其后依次为胸痛、晕厥、咯血、心悸、下肢水肿及胸闷,发生率分别为29.2%、26.4%、20.8%、9.7%、4.2%和2.8%。

(二)既往史

采集病史时应注意询问:减肥药服用史,习惯性流产史,鼻出血,慢性支气管炎,HIV感染史,肝病,贫血,甲状腺疾病,打鼾史及深静脉血栓史等。上述病史可以提示一些病因诊断,对患者进行准确的诊断分类有重要价值,例如鼻出血需要考虑患者是否合并遗传性出血性毛细血管扩张症。

(三)体格检查

肺动脉高压的体征没有特异性,P2亢进最为常见,发生率为88.9%。其他常见体征有三尖瓣收缩期杂音;右心功能不全时可出现颈静脉充盈或怒张,下肢水肿;先天性心脏病合并肺动脉高压可出现发绀,杵状指(趾)等。另外还需对背部仔细听诊,如发现血管杂音应考虑肺动静脉畸形可能。

(四)WHO肺动脉高压功能评级

1998年第2次世界卫生组织肺高压专题会议就已提出肺动脉高压患者的心功能分级标准,即WHO功能分级。该分级与NYHA心功能分级的差别在于增加了晕厥的分级指标(表20-4)。功能分级不但是治疗策略的依据,也是判断患者预后的重要资料。

表20-4 世界卫生组织肺动脉高压患者功能分级评价标准

分级	描述
I	患者体力活动不受限,日常体力活动不会导致气短、乏力、胸痛或黑矇
II	患者体力活动轻度受限,休息时无不适,但日常活动会出现气短、乏力、胸痛或近乎晕厥
III	患者体力活动明显受限,休息时无不适,但低于日常活动量时即出现气短、乏力、胸痛或近乎晕厥
IV	患者不能进行任何体力活动,有右心衰竭的征象,休息时可有气短和(或)乏力,任何体力活动都可加重症状

七、辅助检查

（一）心电图

肺动脉高压患者的心电图表现缺乏特异性，电轴右偏、I导联出现S波、右心室高电压及右胸前导联可出现ST-T波改变有助于提示肺动脉高压。

（二）胸部X线检查

肺动脉高压患者胸部X线检查征象可能有肺动脉段凸出及右下肺动脉扩张，伴外周肺血管稀疏——"截断现象"，右心房和右心室扩大。

（三）超声心动图

超声心动图是肺动脉高压疑诊患者最主要的无创检查手段。超声心动图检查的右心房大小、左心室舒张末期内径及心包积液等是评估病情严重程度、评价疗效和估计预后的重要参数，还可发现心内畸形、大血管畸形及左心病变，在肺动脉高压病因诊断中具有重要价值。但由于超声心动图检查易受操作者的经验、仪器型号等因素影响，并且不能准确测量肺动脉平均压、肺毛细血管楔压及心排血量等参数，因此不能用于确诊肺动脉高压。

（四）肺功能检查

特发性肺动脉高压、先天性心脏病相关性肺动脉高压和结缔组织病相关性肺动脉高压均存在不同程度的外周气道通气功能障碍和弥散功能障碍。其中结缔组织病相关性肺动脉高压患者的DLco下降最为明显。

（五）睡眠监测

睡眠监测为常规检查方法之一，大约15%的睡眠呼吸障碍患者可发生肺高压。

（六）胸部CT、肺灌注扫描

胸部CT、肺灌注扫描是诊断肺栓塞，肺血管畸形等肺血管疾病重要的无创检查手段。高分辨率胸部CT也是鉴别特发性肺动脉高压和肺静脉闭塞病重要方法。

（七）心脏MRI检查

心脏MRI可以测量右心室舒张末期容积、右心室壁厚度、右心室射血分数等参数，是评价右心功能的重要检查手段。

（八）右心导管检查

右心导管检查是诊断肺动脉高压唯一的金标准，也是指导确定科学治疗方案必不可少的手段。对病情稳定、WHO肺动脉高压功能分级I～III级、没有明确禁忌证的患者均应积极开展标准的右心导管检查。右心导管检查时测定的项目包括：心率、右心房压、右心室压、肺动脉压（收缩压、舒张压和平均压）、肺毛细血管嵌压、心排血量、体循环血压、肺血管阻力和体循环阻力及导管径路各部位的血氧饱和度等。

（九）急性肺血管扩张试验

部分肺动脉高压尤其是特发性肺动脉高压的发病机制可能与肺血管痉挛有关，急性肺血管扩张试验是筛选这些患者的有效手段。国内急性肺血管扩张试验常选择腺苷或伊洛前列素。急性肺血管扩张试验阳性标准为：肺动脉平均压下降到5.3 kPa（40 mmHg）之下，且下降幅度超过1.3 kPa（10 mmHg），心排血量增加或至少不变。必须同时满足此3项标准，才可将患者诊断为试验结果阳性。初次检查阳性的患者服用足量的钙通道阻滞药治疗12个月时应及时随访，如果患者心功能稳定在I～II级，而肺动脉平均压基本或接近正常，则认为该患者符合钙通道阻滞剂长期敏感者的诊断标准。

（十）肺动脉造影

肺动脉造影是诊断肺栓塞、肺血管炎、肺血管肿瘤的金标准，在肺动脉高压诊断分类中具有重要价值。肺动脉造影显示的肺血管末端血液充盈状况对于判断患者肺动脉高压是否小动脉闭塞具有重要临床实用价值。需要注意，肺动脉造影并非肺动脉高压常规检查项目。血流动力学不稳定肺动脉高压患者进行肺动脉造影可能导致右心衰竭加重，甚至猝死。

（十一）6 min 步行距离试验

肺动脉高压患者首次入院后常规进行 6 min 步行距离试验。6 min 步行距离试验是评价患者活动耐量的客观指标，也是评价疗效的关键方法。另外首次住院的 6 min 步行距离试验结果与预后有明显相关性。进行 6 min 步行距离试验同时还应同时评价 Borg 呼吸困难分级，具体分级方法，见表 20-5。

表 20-5　Borg scale 分级

分级	描述
0 级	没有任何呼吸困难症状
0.5 级	呼吸困难症状非常非常轻微（刚刚觉察到）
1 级	呼吸困难症状非常轻微
2 级	呼吸困难症状轻微（轻）
3 级	有中等程度的呼吸困难症状
4 级	呼吸困难症状稍微有点重
5 级	呼吸困难症状严重（重）
6 级	
7 级	呼吸困难症状非常重
8 级	
9 级	
10 级	呼吸困难症状非常非常严重（最重）

八、诊断及鉴别诊断

根据肺高血压最新诊断分类标准，肺高血压共分为 5 大类，21 亚类，30 余小类，因此只有遵循根据规范的诊断流程才能对肺高血压患者进行准确的诊断分类（图 20-2）。

肺动脉高压的诊断和鉴别诊断要点：①首先提高肺动脉高压的诊断意识，尽量早期诊断，缩短确诊时间。②判断是否存在肺动脉高压的危险因素。③完善常规实验室检查，对肺动脉高压进行详细分类诊断；④右心导管检查及急性血管扩张试验确诊。⑤对患者心肺功能进行评估，确定治疗策略。

九、治疗

肺动脉高压的治疗大体分为 3 个不同阶段。第 1 个阶段通常称为"传统治疗时代"，也叫作"零靶向治疗时代"。第 2 个阶段称为"不充分靶向治疗时代"。第 3 个治疗时代称为"多元化时代"。

传统治疗时代指 1992 年以前。这个阶段的治疗实际上是针对肺动脉痉挛，右心衰竭和肺血管原位血栓形成。药物有钙通道阻滞药（CCBs）、氧气、地高辛和利尿药、华法林。

1992 年起，随着依前列醇（epoprostenol，商品名：FLOLAN）进入临床，肺动脉高压患者的预后发生了革命性改变。一直到 1999 年波生坦（Bosentan，商品名：全可利）的出现，这期间依前列醇是唯一靶向治疗肺动脉高压药物，因此称为不充分靶向治疗时代，也有专家称为"FLOLAN 时代"。

1999 年以后，波生坦、曲前列素、西地那非等药物逐渐进入临床使各类肺动脉高压患者预后得到更好的改善。球囊扩张等介入治疗方法使慢性血栓栓塞性肺高压患者多了治疗的选择。药物治疗无效的危重患者可以选择房间隔打孔技术或者肺移植技术也成为全球性的专家共识，因此这个阶段称为"多元化新时代"。下面将着重强调治疗中几个重要部分。

（一）传统治疗

首先，除了合并房性心动过速，心房颤动等快速性心律失常，地高辛被推荐仅能应用于心排血量和心脏指数小于正常值的患者。利尿药应谨慎使用，短期改善患者症状之后，即应减量并逐渐停用，因右心室充盈压对于维持足够心排血量非常关键。华法林应用之前需评估患者有无禁忌证。如无禁忌，则部分凝血酶原活动度的国际标准比值(INR)应该控制在 1.5～2.5,主要是对抗肺血管原位血栓形成和发展。

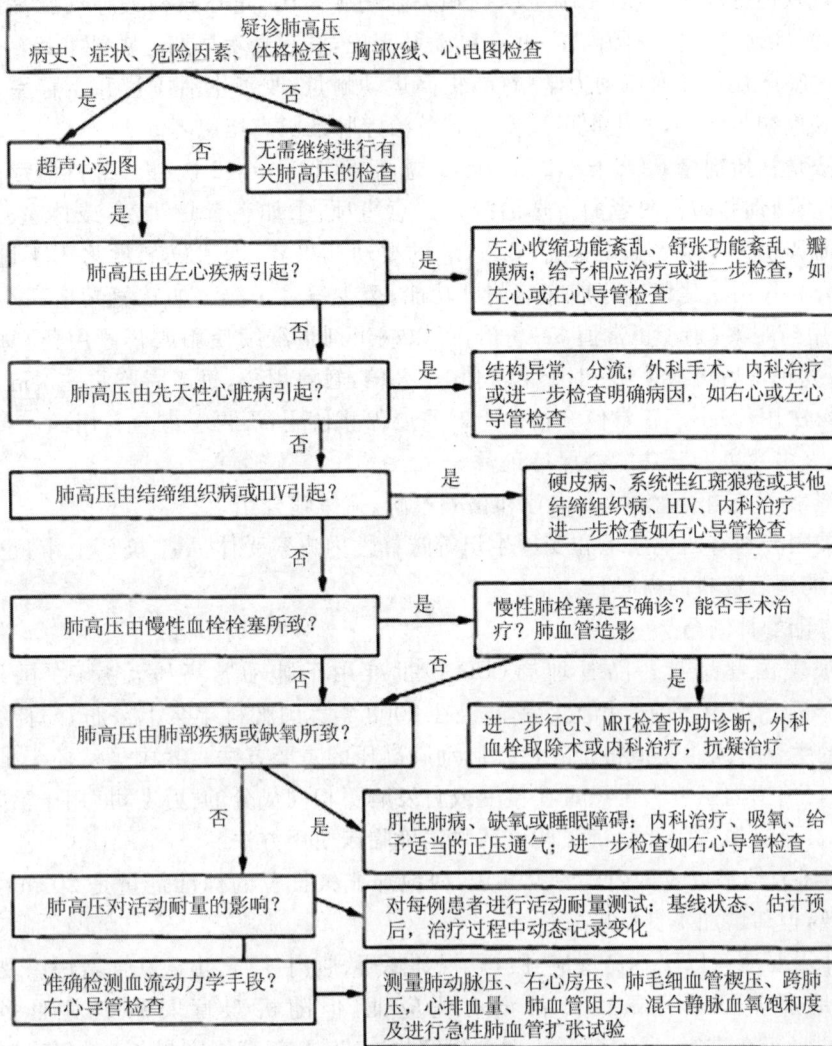

图 20-2 肺高血压的诊断流程

其次需要着重强调急性肺血管反应试验结果是患者能否服用 CCBs 的唯一根据,因为试验阳性往往提示大量小肺动脉痉挛。而试验阴性,则提示血管重塑而闭塞是主要病理基础,此时使用 CCBs 则有导致体循环血压下降、矛盾性肺动脉压力升高、心力衰竭加重、诱发肺水肿等危险。

服用 CCBs 之后的 1 年随访结果又是患者是否为 CCBs 长期敏感者的唯一证据,只有 CCBs 长期敏感者才能长期服用 CCBs 并能显著获益。服用 CCBs 之前应该根据 24 h HOLTER 的结果评估患者的基础心率,基础心率较慢的患者选择二氢吡啶类;基础心率较快的患者则选择地尔硫草。

原则上对于各类肺动脉高压患者,禁忌使用血管紧张素转换酶抑制药,血管紧张素 Ⅱ 受体拮抗药和硝酸酯类等血管扩张药。

(二)靶向治疗

对急性肺血管扩张试验结果阴性,病情稳定的肺动脉高压患者,建议采用前列环素类药物、内皮素受体拮抗药、5 型磷酸二酯酶抑制药等新型血管扩张药进行靶向治疗或联合治疗。

目前国内可以使用的靶向治疗药物有波生坦,西地那非和万他维等。

1.内皮素受体拮抗药

波生坦是非选择性内皮素受体拮抗药,是临床应用时间最长的口服靶向治疗药物,也是除了

FLOLAN之外,目前唯一有5年生存率随访结果的治疗方法。目前国外大量的研究报道已经证实,该药物可以明确治疗特发性肺动脉高压,结缔组织病相关肺动脉高压,先心病相关肺动脉高压,艾滋病毒感染相关肺动脉高压,慢性血栓栓塞性肺高压,儿童肺动脉高压,右心衰竭早期心功能Ⅱ级的肺动脉高压患者。该药可改善患者的临床症状和血流动力学指标,提高运动耐量,改善生活质量和生存率,推迟到达临床恶化时间。国内研究也初步证实,波生坦可以安全有效治疗肺动脉高压患者。

目前推荐用法是初始剂量62.5 mg,2次/天,4周,后续125 mg,2次/天,维持治疗。如无禁忌,是治疗心功能Ⅱ级、Ⅲ级肺动脉高压患者的首选治疗。注意事项:①如患者是儿童,或体重<40 kg,则用药剂量需要根据体重而调整为半量。如是体重<20 kg的婴幼儿患者,则建议剂量为1/4量。②由于具有潜在肝脏酶学指标升高作用。建议治疗期间监测肝功能,至少每月1次。如转氨酶增高小于等于正常值高限3倍,可以继续用药观察;小于正常值3~5倍,可以减半剂量继续使用或暂停用药,每2周监测一次肝功能,待转氨酶恢复正常后再次使用;小于正常值5~8倍,暂停用药,每2周监测一次肝功能,待转氨酶恢复正常后可考虑再次用药;小于正常值8倍以上时需要停止使用,不再考虑重新用药。转氨酶恢复正常后再次使用波生坦,大多数患者肝功能会保持正常。

波生坦和环孢素A有配伍禁忌,不推荐和格列本脲、氟康唑合用。

目前欧洲和美国分别有西他生坦和安贝生坦等选择性内皮素受体A拮抗药上市,也可以有效治疗肺动脉高压,但是长期预后资料尚需时日。

2.五型磷酸二酯酶抑制药

西地那非已被美国食品与药品管理局(FDA)批准用于肺动脉高压治疗,在国外上市的商品名"Revatio"。目前该药治疗患者的2年生存率已经在2008年美国胸科年会上公布,与传统治疗对比,确实明显延长了患者的生存时间。是值得推荐治疗肺动脉高压的重要方法。我国虽然还未批准治疗肺动脉高压的适应证,但是目前国内已有大量患者在接受或自发购买相同成分的"万艾可"用于治疗肺动脉高压,使用方法很不规范,甚至错误。因此亟待强调该药物正确临床使用方法。

根据SUPER研究结果以及国内外专家共识,西地那非被推荐的标准剂量是20 mg,3次/天,且增加剂量不能增加疗效,但却增加不良反应发生率。

使用西地那非需要注意以下不良反应:腹泻、视觉障碍、肌肉疼痛、儿童发育增快以及头痛和潮红。

同类药物伐地那非虽然在国内外都没有适应证,但随机双盲安慰剂对照多中心临床试验(E-VALUATION-1)正在进行,且前期开放对照研究也在2008年美国胸科年会公布,初步证明可以有效安全治疗肺动脉高压患者。因该药服用方便,5 mg,2次/天即可,价格相对低廉,因此对于我国经济情况相对较差患者,是可以考虑尝试的方法。其不良反应与西地那非类似。

3.前列环素以及结构类似物

我国目前唯一上市药物是伊洛前列素(ILOPROST,商品名万他维),短期内吸入伊洛前列素可降低肺动脉压力和肺血管阻力,提高运动耐量,改善生活质量。但伊洛前列素是否可长期单独应用治疗肺动脉高压目前还没有很好的研究来证实。目前大多数有经验专家建议,对于心功能较差患者可短期应用,病情缓解之后应及时替换为口服制剂如五型磷酸二酯酶抑制药或内皮素受体拮抗药波生坦。另外,对于急诊室或者重症监护病房以及手术中遇到肺动脉高压危象,或者急性和(或)重度右心衰竭患者,伊洛前列素吸入或者静脉泵入是非常重要的治疗选择。

需要强调:前列腺素 E_1(即前列地尔)与前列环素不同,不建议用于肺动脉高压的治疗。

曲前列素在欧美上市多年,可以经皮下注射,静脉注射和吸入途径等多种方法给药,方便、安全、有效。在治疗肺动脉高压药物中是目前公认最好的前列环素类药物。有望近期进入国内临床应用。

4.治疗目标

对于肺动脉高压这类恶性疾病,国内外专家倾向于"以目标为导向的靶向治疗",即治疗之前,先预设治疗目标,随后给予靶向治疗方案。3个月为1个周期,检查患者是否达到治疗目标,如达到,继续治疗。如没有达到目标,更换方案或者联合治疗。

一般来说,预先设定的治疗目标是下列生理指标至少 50% 改善,而其他指标没有恶化:如6 min步行距离、WHO 功能分级、Borg 呼吸困难指数、动脉氧饱和度、左心室舒张末内径、右心室内径、肺功能、平均肺动脉压、肺血管阻力、心排血指数、右心室射血分数、右心房平均压、右心室舒张末压和临床恶化事件等。

（三）联合治疗方案

1. 靶向联合方案

如果患者经单药治疗,没有达到预先设定的治疗目标或者病情仍进行性加重,建议采用联合治疗。目前尚无公认最佳联合治疗方案。根据专家经验,波生坦＋西地那非或波生坦＋伐地那非可能疗效最佳。

一般情况下,根据患者经济状况可以首选波生坦、西地那非或伐地那非来启动治疗。3 个月后评估,如达标,则继续治疗。如没有达标,则联合治疗。国内联合治疗,PDE_5 抑制药一般不变动剂量,而波生坦先用 62.5 mg,2 次/天。如再次评估达标,继续治疗,如没有达标,则波生坦可以增加剂量至 125 mg,2 次/天。如仍未达标,可以考虑适当增加伊洛前列素,或者曲前列素。再不达标或继续恶化,考虑静脉使用伊洛前列素,择机进行肺移植或房间隔打孔。

2. 靶向治疗之外的综合治疗

他汀:初步研究,证实可以加用,对抗肺动脉内皮的损伤。但需要进一步研究。

（四）介入治疗

对于肺血管炎或者血栓栓塞而导致的肺血管局部狭窄相关的肺动脉高压,可以考虑介入治疗。球囊扩张和支架置入可以明显改善患者的肺血液灌注,从而改善通气血流比值,提高动脉血氧饱和度,降低肺动脉阻力。其进一步机制有待于阐明。

（五）肺移植

药物治疗无效的肺动脉高压患者,可以考虑单侧、双侧或者部分肺叶肺移植。国外经验表明可有效纠正右心衰竭。国内经验有限。

（六）其他新技术

血管活性肠肽、弹性蛋白酶抑制药等都是初步证实有效的靶向治疗药物;而基因治疗,细胞移植治疗肺动脉高压的研究报道也初步显示其希望。同步起搏技术研究初步显示也可有效改善肺动脉高压患者的右心功能。但上述方法尚未成熟,仍在研究阶段,目前尚不能临床应用。

（吕　毅）

参考文献

[1] (美)莫勒,(美)汤森.高血压与心血管疾病现代治疗学[M].北京:人民卫生出版社,2010.

[2] Eric H. Awtry,Cathy Jeon,Molly G. Ware.心脏病学[M].第2版.北京:人民卫生出版社,2010.

[3] 于全俊.知名专家细说心脏病[M].合肥:安徽科学技术出版社,2010.

[4] 马小静.先天性心脏病CT诊断图谱[M].北京:人民卫生出版社,2010.

[5] 马礼坤,刘欣,霍勇.心血管疾病与血栓 基础与临床[M].合肥:安徽科学技术出版社,2014.

[6] 马丽萍,秦永文.现代心血管疾病临床诊断与治疗[M].上海:第二军医大学出版社,2012.

[7] 马依彤.心血管病防治指南和适宜技术基层推广手册[M].北京:人民军医出版社,2014.

[8] 马根山,张代富.心血管疾病介入治疗热点及难点解析[M].北京:人民卫生出版社,2010.

[9] 卢林.缺血性心脑血管疾病防治基础与临床[M].济南:山东大学出版社,2010.

[10] 田海明,王毅.临床心血管病综合征[M].合肥:安徽科学技术出版社,2010.

[11] 朱妙章.心血管生理学基础与临床[M].北京:高等教育出版社,2011.

[12] 刘璐,韩霞.心内科常见疾病诊疗新进展[M].昆明:云南科技出版社,2010.

[13] 许迪.心血管科临床处方手册[M].南京:江苏科学技术出版社,2015.

[14] 李小鹰.心血管疾病药物治疗学[M].第2版.北京:人民卫生出版社,2013.

[15] 李艳芳,李志忠,张京梅.2013ESC心血管疾病研究进展[M].北京:人民军医出版社,2013.

[16] 李艳芳,周玉杰,王春梅.心血管疾病研究进展[M].北京:人民军医出版社,2014.

[17] 沈卫峰,张凤如.心血管疾病并发症防治进展[M].上海:上海科学技术出版社,2013.

[18] 张七一.高血压及心血管疾病治疗学[M].北京:人民卫生出版社,2010.

[19] 张代富.代谢综合征与心血管疾病[M].北京:人民卫生出版社,2010.

[20] 张抒扬.心脏病手术和介入治疗[M].北京:科学出版社,2010.

[21] 张真路.心血管疾病生物标志物 病理生理学及疾病治疗中的应用[M].北京:人民卫生出版社,2011.

[22] 张雅慧.心血管系统疾病[M].北京:人民卫生出版社,2015.

[23] 罗心平,施海明.实用心血管内科医师手册[M].上海:上海科学技术出版社,2010.

[24] 周玉杰.临床心血管疾病经典问答1000问[M].北京:人民卫生出版社,2013.

[25] 赵水平,李江.心血管内科诊疗精要[M].长沙:中南大学出版社,2011.

[26] 胡大一.心血管疾病防治基本知识与技能[M].北京:人民卫生出版社,2011.

[27] 郭航远.变异心血管病学[M].杭州:浙江大学出版社,2015.

[28] 郭继鸿,王志鹏,张海澄,等.临床实用心血管病学[M].北京:北京大学医学出版社,2015.

[29] 黄峻.肾素－血管紧张素－醛固酮系统与心血管病[M].北京:中国协和医科大学出版社,2015.

[30] 黄霞.心血管疾病预防与健康教育[M].北京:人民军医出版社,2013.

[31] 康维强.现代分子心血管病学[M].北京:人民卫生出版社,2011.

[32] 葛均波.现代心脏病学[M].上海:复旦大学出版社,2011.

[33] 董吁钢,柳俊.心血管疾病预防与康复[M].广州:中山大学出版社,2013.

[34] 程友琴.心内科重症监护临床手册[M].北京:人民军医出版社,2010.

[35] 程丑夫.心血管内科疾病诊疗操作手册[M].长沙:湖南科学技术出版社,2012.

[36] 程龙献.心血管疾病循证治疗学[M].武汉:武汉大学出版社,2011.

[37] 管思明,张存泰.心血管科疑难问题解析[M].南京:江苏科学技术出版社,2011.

[38] 廖玉华.心血管疾病临床诊疗思维[M].北京:人民卫生出版社,2013.

[39] 潘朝曦.心血管病的防治和康复[M].苏州:苏州大学出版社,2010.

[40] 姜贤雄.稳心颗粒对冠心病室性心律失常患者心肌缺血与心功能的影响[J].浙江中医杂志,2014,(3):229－230.

[41] 昌思梦.动态心电图在冠心病患者临床治疗中的应用[J].药物与人,2014,27(9):126－127.

[42] 彭静.丹参多酚酸盐联合环磷腺苷葡胺对心绞痛患者 PCI 术后血粘度及炎性因子、NT－proBNP 的影响[J].海南医学院学报,2016,22(15):1623－1625.

[43] 孙妍,高邦如,薛军,等.动态心电图对冠状动脉粥样硬化性心脏病猝死的预测价值[J].医学综述,2010,16(24):3755－3757.

[44] 李秋梅.病毒性心肌炎 60 例临床治疗体会[J].中国现代药物应用,2011,5(3):74－75.

[45] 涂爱兰,邹月娥,欧阳清彦,等.中青年急性心肌梗死 78 例的临床特点、危险因素及疗效分析[J].临床医学工程,2010,17(11):81－82.